高等院校医学类系列教材

基于器官系统的临床实习教程

主　　编　高建林　桑爱民　施　炜
副主编　周　庆　赵建美　周晓宇
编　　者（以姓氏汉语拼音为序）

柏丹丹	蔡　群	陈尚明	丁　亮
樊　耀	冯　盈	顾术东	韩　潇
何志贤	黄荫浩	姜星杰	李　斌
李　楠	李海英	李鹏程	林赠华
刘　锟	马　彭	倪惠华	倪凯华
倪耀辉	农绍军	盛红专	汤　伟
唐　东	陶　然	王　鹏	王晓华
王信峰	王振欣	徐希德	薛万江
尹　剑	袁　芳	袁　瑾	袁伟燕
张健锋	张伟帅	张晓群	张亚峰
张亚平	张义德	章艳菊	赵洪瑜
支小飞	周　娟	周妮娜	朱　翔
朱欣航			

科学出版社

北　京

内 容 简 介

国内高等医学教育长期以来沿用"以学科为中心"的三段式教学模式，即基础医学、临床医学和临床实习三个阶段培养医学人才，该模式学科界限过于分明，容易造成学习内容相互分离，导致学生认知结构缺乏系统性，不利于医学生综合能力培养。临床实习是医学生将医学理论知识与实践相结合，培养医学生解决临床问题综合能力的重要阶段，在临床实习阶段采用"基于器官系统的学习"的教学模式，可以培养医学生多临床学科相结合的临床横向思维与"基于器官系统的学习"的疾病诊疗纵向思维，从而提高其在临床实习中分析问题和解决问题的能力。本教材以器官系统为基础，将基础医学与临床医学相结合、多临床学科相融合，突出临床实践的实用性，为医学生临床实践和系统临床思维能力培养提供有益帮助。

本教材可作为临床实习生、研究生和住院医师临床实践参考用书。

图书在版编目（CIP）数据

基于器官系统的临床实习教程/高建林，桑爱民，施炜主编 . — 北京：科学出版社，2022.9

高等院校医学类系列教材

ISBN 978-7-03-073140-1

Ⅰ . ①基… Ⅱ . ①高… ②桑… ③施… Ⅲ . ①人体器官 – 疾病 – 诊疗 – 高等学校 – 教材 Ⅳ . ① R322 ② R4

中国版本图书馆 CIP 数据核字（2022）第 168054 号

责任编辑：胡治国/责任校对：宁辉彩
责任印制：李 彤/封面设计：陈 敬

科 学 出 版 社 出版
北京东黄城根北街 16 号
邮政编码：100717
http://www.sciencep.com

北京盛通商印快线网络科技有限公司 印刷
科学出版社发行 各地新华书店经销
*

2022 年 9 月第 一 版 开本：787×1092 1/16
2022 年 9 月第一次印刷 印张：48 1/2
字数：1 303 000

定价：198.00 元
（如有印装质量问题，我社负责调换）

前　言

临床实习是医学生将医学理论知识与临床实践相结合，完成医学生到医师角色转变的重要阶段。随着生物医学模式向生物 - 心理 - 社会医学模式的转变，以及医学科学技术和临床学科建设的迅猛发展，医疗服务机构和患者对临床医生综合素质和能力的要求越来越高。为此，21 世纪全球医学卫生教育专家委员会提出了培养医学人才岗位胜任能力的培养目标。

传统的"以学科为中心"的临床实习模式由于学科之间缺乏横向与纵向联系，容易造成医学生临床思维培养专科化倾向，难以形成临床所需要的分析问题、解决问题的能力。而"基于器官系统的学习"（organ-system based learning）教学模式更加符合现代社会和医疗卫生机构对医学人才培养质量的要求，有利于提升医学生临床思维能力培养的完整性和系统性。在临床实习阶段采用"基于器官系统的学习"教学模式，可以培养医学生多临床学科相结合的临床横向思维与"基于器官系统的学习"的疾病诊疗纵向思维，从而提高其在临床实习中分析问题和解决问题的能力。

为深入推进器官系统为基础的临床实习模式改革，编者结合多年临床教学改革经验，组织临床教师编写了《基于器官系统的临床实习教程》。本教材以器官系统为基础，以疾病为导向，突出临床实践的实用性，将基础医学与临床医学相结合、多临床学科相融合，融预防、诊疗、康复、健康教育、患者照护、沟通合作等医学人才胜任力培养要素于一体，为引导和指导医学生临床实践和系统临床思维能力培养提供有益帮助，并为医学人才胜任力培养奠定良好基础。

由于编者水平所限，不当之处，敬请专家批评指正，以便修订完善。

高建林

2021 年 11 月 19 月

目　录

第一篇　循环系统

第二篇　呼吸系统

第三篇　消化系统

第十篇 其他（感染）

第十一篇 其他（麻醉）

第一篇 循 环 系 统

第一章 循环系统概论

循环系统由心脏和血管两部分组成，其功能是作为泵器官，为身体运输血液，通过血液将氧、营养物质及激素等供给组织，并将组织里的代谢废物带走。

【解剖生理要点】

1. 心脏 心脏是整个血液循环的发动机，主要由心腔、心壁、心脏纤维支架组成。

2. 主动脉 是人体内最粗大的动脉管，从心脏的左心室发出，向上向右再向下略呈弓状，再沿脊柱向下行，在胸腔和腹腔内分出很多较小的动脉。

主动脉是向全身各部输送血液的主要导管，也叫大动脉。

3. 冠状动脉 是主动脉的第一对分支动脉，为心脏的营养血管。各种原因阻塞该血管时可引起心肌梗死。

4. 心脏传导系统 病变时产生多种类型的心律失常。

5. 血液循环的神经体液调节 受交感神经及副交感神经的神经调节和血管紧张素、肾上腺素等的体液调节。

【临床表现及辅助检查】

1. 心血管疾病常见症状 心悸、呼吸困难、胸痛、水肿、晕厥等。

2. 体格检查 视诊、触诊、叩诊、听诊。

3. 实验室检查 心肌损伤标志物、血脂测定、血清电解质测定等。

4. 心电图检查 为循环系统疾病最常见的检查。

5. 动态心电图 可提高 ST 段变化和心律失常的检出率。

6. 胸部 X 线检查。

7. 超声心动图检查 准确了解心脏的解剖结构和心室功能。

8. 心导管检查和选择性心血管造影。

【诊断方法】

完整的循环系统疾病诊断应包括以下几个方面。

1. 病因诊断。

2. 解剖诊断。

3. 心律失常诊断。

4. 心功能诊断。

（盛红专）

第二章 心力衰竭

心力衰竭（heart failure，HF）是由于心脏各种器质性或功能性疾病导致心室舒张和（或）收缩功能受损，致使心排血量不能满足机体组织代谢需要，是以肺循环和（或）体循环淤血、器官组织灌注不足为特征的一种临床综合征，常表现为呼吸困难和体液潴留。

根据不同的分类方法，心力衰竭可分为：急性心力衰竭和慢性心力衰竭；收缩性心力衰竭和舒张性心力衰竭；左心衰竭、右心衰竭和全心衰竭等。

第一节 慢性心力衰竭

慢性心力衰竭（chronic heart failure，CHF）是心血管疾病的终末期表现及最主要的死因。目前冠状动脉粥样硬化性心脏病（冠心病）、原发性高血压为我国慢性心力衰竭的最主要病因。

【病因】

（一）基本病因

影响心排血量的3个主要决定因素：①心肌收缩力减弱；②心脏后负荷增加；③心脏前负荷增加。

（二）常见诱发因素

1. 感染 呼吸道感染是最常见、最重要的诱因。

2. 心律失常 心律失常特别是快速性心律失常可诱发心力衰竭，严重缓慢性心律失常亦可诱发。

3. 血容量增加。

4. 过度劳累或情绪激动。

5. 治疗不当。

6. 原有心脏病加重或并发其他疾病。

【发病机制】

心力衰竭的发展过程可分为心功能代偿期和失代偿期。心脏可通过调节发挥代偿功能，当代偿超过一定限度后，即诱发失代偿。调节包括：①弗朗克-斯塔林（Frank-Starling）定律；②神经体液调节；③心脏重构。

【临床表现】

心力衰竭的临床表现与哪一侧的心室或心房受累有密切关系。左心衰竭主要是由于左心房和（或）左心室衰竭引起肺淤血、心排血量降低而致；右心衰竭主要是右心房和（或）右心室衰竭引起体循环淤血引起。由左心衰竭诱发的肺动脉高压可导致右心功能损害，最终导致全心衰竭。左心衰竭并发右心衰竭时，左心衰竭症状可有所减轻。

（一）左心衰竭

1. 症状

（1）呼吸困难：①劳力性呼吸困难，是左心衰竭最早出现的症状，患者的活动耐力下降；②端坐呼吸；③夜间阵发性呼吸困难；④急性肺水肿，是左心衰竭最严重的形式。

（2）咳嗽、咳痰和咯血。

（3）少尿和肾功能受损。

2. 体征

（1）心脏：除基础心脏病体征外，常有心脏扩大，心尖区可有舒张期奔马律，肺动脉瓣听诊区第二心音亢进等。

（2）肺部湿啰音：两肺底部可闻及湿啰音，体位变化时身体下垂侧啰音较多。重症者两肺满布湿啰音并伴有哮鸣音。

（二）右心衰竭

1. 症状

（1）上腹部胀满：常伴有食欲缺乏，由胃肠道淤血所致，长期、慢性迁延可发展为心源性肝硬化。

（2）呼吸困难。

2. 体征

（1）颈静脉搏动增强、充盈或怒张。

（2）水肿：多先见于下肢，呈对称性、凹陷性，多于傍晚出现或加重，休息一夜后可减轻或消失。部分患者有胸腔积液，多为两侧。

（3）发绀。

（4）心脏体征：主要为基础心脏病表现。由于右心衰竭常继发于左心衰竭，因而左、右心均可扩大。

（三）全心衰竭

可同时存在左心衰竭、右心衰竭的临床表现，也可以左心衰竭或右心衰竭的临床表现为主。

【辅助检查】

（一）实验室检查

1. 利钠肽　是心力衰竭诊断、疗效判定和预后评估的重要指标。

2. 肌钙蛋白　主要作用是明确病因是否为心肌梗死。

（二）心电图

无特征性表现，可出现左心室肥大或右心室肥大，或左心室、右心室同时肥大的心电图图形。

（三）影像学检查

1. X线检查　可评估心影的大小和形态，反映肺淤血的有无，并有助于心力衰竭和肺部疾病的鉴别（图 1-2-1）。

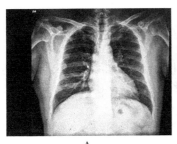 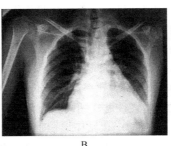 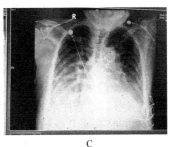

图 1-2-1　胸部 X 线检查

A. 正常胸部；B. 心脏扩大；C. 心脏扩大＋肺淤血

2. 超声心动图　可更准确地评价心脏各腔室的大小、形态变化及心瓣膜结构和功能，并可直接进行心脏收缩功能（常用左室射血分数，正常＞50%）和舒张功能（常用心室舒张早期血流速度 / 心室舒张末期血流速度，即 E/A 比值，正常＞1.2）的判定，是目前诊断心力衰竭最主要的仪器检查。

【诊断和鉴别诊断】

（一）诊断

基础心脏疾病史、左心衰竭或右心衰竭的症状与体征，结合胸部 X 线检查和心脏超声心动图有助于确诊。

（二）鉴别诊断

1. 心源性哮喘与支气管哮喘的鉴别。

2. 右心衰竭与心包积液、缩窄性心包炎等的鉴别。

3. 心源性水肿与肝性水肿、肾性水肿的鉴别。

【治疗】

治疗原则：采取综合治理措施，调动心力衰竭的代偿机制，减少负面效应，阻止或延缓心室重构的进展。

（一）一般治疗

1. 休息。

2. 控制钠盐摄入。

3. 体重管理。

（二）病因治疗和诱发因素控制

1. 病因治疗。

2. 诱因治疗。

（三）药物治疗

用药原则：①改善症状，包括利尿、扩血管、强心；②改善心脏重构。

1. 利尿药的应用 可使体内潴留的过多液体排出，减轻心脏的前负荷。利尿剂分为排钾利尿药和保钾利尿药。

（1）排钾利尿药：可致低血钾。代表性药物：口服中效利尿药，如噻嗪类；作用快而强的袢利尿药，以呋塞米为代表，具有静脉和口服两种制剂。

（2）保钾利尿药：单用时利尿效果较差，常与排钾利尿药合用，目的在于提高利尿效果和减少电解质紊乱的副作用。代表性药物：氨苯蝶啶、阿米洛利；醛固酮受体拮抗剂，如螺内酯、依普利酮。

电解质紊乱是利尿药长期使用中最常见的副作用，应注意监测。

2. 血管扩张药治疗 目的在于减轻心脏的后负荷及前负荷。

（1）肾素-血管紧张素-醛固酮系统（RAAS）抑制剂：一方面扩张血管，降低心脏后负荷；另一方面可以阻断RAAS，改善心脏重构，延长患者生命。

1）血管紧张素转化酶抑制剂（ACEI）：抑制血管紧张素转化酶活性，在缓解症状的同时可延缓心力衰竭的进展，降低心力衰竭患者的病死率。建议长期、终身用药。ACEI的副作用主要是低血压、干咳、血管性水肿、肾功能一过性恶化和高血钾等。

2）血管紧张素Ⅱ受体阻滞剂（ARB）：在受体途径阻断血管紧张素Ⅱ的效应。心力衰竭患者首选ACEI，且不建议ACEI和ARB在心力衰竭患者中联合应用。

3）醛固酮受体拮抗剂：有螺内酯和依普利酮等。

4）肾素抑制剂：能直接抑制肾素，降低血浆肾素活性，有效降低血压。

（2）直接血管扩张药：①静脉扩张药，如硝酸甘油和硝酸盐类；②小动脉扩张药，如肼屈嗪；③小动脉和静脉扩张药，如硝普钠、酚妥拉明、哌唑嗪等。

3. 正性肌力药 目的在于加强心肌收缩力，包括洋地黄类和非洋地黄类两大类药物。

（1）洋地黄类药物的应用：适应证有①除洋地黄中毒所诱发的心力衰竭外，其他原因所引起的收缩性心力衰竭均可用；②快速性室上性心律失常，如快速心率的心房颤动及心房扑动、阵发性室上性心动过速等；③伴有快速心室率的心房颤动/心房扑动的收缩性心力衰竭是洋地黄应用的最佳适应证。

（2）非洋地黄类正性肌力剂：①β受体激动剂，代表药物有多巴胺与多巴酚丁胺；②磷酸二酯酶抑制药，代表药物有氨力农、米力农。非洋地黄类正性肌力药长期使用可增加死亡率，建议在心力衰竭失代偿时短期应用，且在应用血管扩张药、减轻心脏负荷的基础上使用。

4. β受体阻滞剂　长期应用可抑制交感神经，改善心脏重构。

β受体阻滞剂的禁忌证有重度急性心力衰竭、支气管痉挛性疾病、严重心动过缓、高度房室传导阻滞及严重周围血管疾病。

5. 抗心力衰竭药物治疗进展　人重组脑钠肽、伊伐布雷定、左西孟旦、精氨酸血管升压素（AVP）受体拮抗剂、钠-葡萄糖耦联转运体2（SGLT-2）抑制剂，这些药物可以在前述药物治疗的基础上选用。

（四）非药物治疗

包括心脏再同步化治疗、左心室辅助装置、细胞替代治疗、心脏移植等。

第二节　急性心力衰竭

急性心力衰竭（acute congestive heart failure，AHF）是心力衰竭急性发作和（或）加重的一种临床综合征，可表现为急性新发或慢性心力衰竭急性失代偿，最常见的是急性左心衰竭所引起的急性肺水肿。

【病因和发病机制】

广泛的急性心肌梗死、二尖瓣狭窄，尤其是伴有心动过速、严重的心律失常、输液过快或过多时，易导致本病的发生。

【临床表现】

患者常突然感到极度呼吸困难、咳大量白色或血性泡沫状痰液、口唇青紫、两肺湿啰音，心脏听诊可有舒张期奔马律，血压下降，严重者可出现心源性休克。

【诊断和鉴别诊断】

诊断主要根据上述病因和临床表现，要注意与支气管哮喘相鉴别。

【治疗】

急性心力衰竭是内科急症，必须及时诊断，迅速抢救。

1. 镇静　皮下或肌内注射吗啡5～10mg或哌替啶50～100mg。

2. 吸氧　加压高流量给氧6～8L/min，必要时采用无创呼吸机持续加压或双水平气道正压给氧。

3. 减少静脉回流　患者取坐位或卧位，两腿下垂，以减少静脉回流。

4. 利尿　静脉给予作用快而强的利尿药，如呋塞米20～40mg静脉注射。

5. 血管扩张药　静脉滴注硝普钠或硝酸甘油。

6. 强心药　可静脉注射快速作用的洋地黄类药物。

7. 氨茶碱　伴有支气管痉挛者可选用。

8. 原有疾病和诱发因素治疗　如有快速性心律失常发作，应迅速控制。

【心力衰竭应掌握的内容】

1. 病史采集　气促、心悸、水肿、咯血、食欲缺乏。

2. 体格检查　颈静脉充盈及肝-颈静脉回流征阳性；肺部干、湿啰音；心尖冲动位置及范围、心界大小、心率、心律、心音、心脏杂音及附加音；肝脾大、移动性浊音；双下肢水肿及其特点。

3. 辅助检查　利钠肽和肌钙蛋白测定、心电图、X 线检查、超声心动图。

4. 治疗

（1）改善心脏重构：主要选择 ACEI〔ACEI 不耐受时，可选用 ARB，也可考虑选用血管紧张素受体脑啡肽酶抑制剂（ARNI）〕、β 受体阻滞剂、醛固酮受体拮抗剂联合应用，俗称"黄金三角"，适用于所有的心力衰竭患者。

（2）改善症状：利尿、扩血管、强心治疗，适用于有症状的心力衰竭患者。

（盛红专）

第三章　高　血　压

第一节　原发性高血压

原发性高血压是指以血压升高为主要临床表现的综合征，通常简称为高血压。

【病因和发病机制】

（一）病因

原发性高血压的病因尚未明确。目前认为高血压是在一定的遗传背景下由于多种后天环境因素作用使正常血压调节机制失代偿所致，其中遗传因素占40%，环境因素占60%，环境因素主要指高盐饮食、精神应激、吸烟、肥胖等。

（二）发病机制

上述各种因素可通过神经（交感神经系统）、肾（致水、钠潴留）、体内激素水平（肾素 - 血管紧张素 - 醛固酮系统、胰岛素抵抗）和血管调节等机制导致血压升高。

【临床表现】

（一）原发性高血压

多无特殊临床表现。

1. 神经系统　头痛、头晕和头胀是原发性高血压常见的症状。可并发脑血管意外：①脑梗死；②颅内出血，有脑实质和蛛网膜下腔出血。

2. 心脏表现　左心室因代偿而逐渐肥厚、扩张；可合并冠状动脉粥样硬化性心脏病。

3. 肾表现　可有血尿，多为显微镜血尿，少见有透明和颗粒管型。晚期肾功能失代偿，可出现尿毒症。

（二）急进性高血压

表现与缓进性高血压相似，但具有病情严重、发展迅速、视网膜病变和易进展为肾衰竭等特点。血压显著升高，舒张压多持续在 $130 \sim 140$ mmHg[①] 或更高，多因尿毒症而死亡，也可死于脑血管意外或心力衰竭。

（三）高血压危重症

1. 高血压危象（hypertensive crisis）　在诱发因素作用下以收缩压突然明显升高为主，舒张压也可升高，患者出现剧烈头痛、头晕等症状，可出现心绞痛、肺水肿、肾衰竭、高血压脑病等。控制血压后，病情可迅速好转。

2. 高血压脑病（hypertensive encephalopathy）　急进性或严重的缓进性高血压患者，由于急性的脑循环障碍导致脑水肿和颅内压增高，从而出现了一系列临床表现。发病时常先有突然血压升高，以舒张压为主，患者出现剧烈头痛、头晕，甚至昏迷，也可出现暂时性偏瘫、失语等。检查可见视盘水肿、脑脊液压力增高、蛋白质含量增高。发作短暂者历时数分钟，长者可达数小时甚至数天。

【高血压的分类和危险度分层】

1999 年，世界卫生组织和国际高血压学会（WHO/ISH）提出的高血压分类标准，将 18 岁以上成人的血压按不同水平分类，见表 1-3-1。

当收缩压与舒张压分别属于不同级别时，应按两者中较高的级别归类；既往有高血压病史，目前正服抗高血压药者，血压虽已低于 140/90mmHg，仍应诊断为高血压。

---

① 1mmHg=0.133kPa

表 1-3-1　血压水平的定义和分类

类别	收缩压（mmHg）	舒张压（mmHg）
理想血压	120	80
正常血压	< 130	< 85
正常高值	130 ～ 139	85 ～ 89
1 级高血压（轻度）	140 ～ 159	90 ～ 99
亚组：临界高血压	140 ～ 149	90 ～ 94
2 级高血压（中度）	160 ～ 179	100 ～ 109
3 级高血压（重度）	≥ 180	≥ 110
单纯收缩性高血压	≥ 140	< 90
亚组：临界收缩性高血压	140 ～ 149	< 90

高血压危险度分层：原发性高血压的严重程度并不单纯与血压升高的水平有关，必须结合患者总的心血管疾病危险因素及合并的靶器官损害做全面的评价。

心血管疾病危险因素包括：高血压（1 ～ 3 级）、吸烟、高脂血症、糖耐量受损和（或）空腹血糖受损、男性＞ 55 岁、女性＞ 65 岁、早发心血管疾病家族史（发病年龄女性＜ 65 岁、男性＜ 55 岁）、腹型肥胖、血同型半胱氨酸升高。

靶器官损害：左心室肥大，颈动脉超声提示内膜中层厚度≥ 0.9mm 或动脉粥样硬化斑块，颈动脉、股动脉脉搏波传导速度≥ 12m/s，踝臂指数＜ 0.9，估测的肾小球滤过率＜ 60ml/（min·1.73m^2）或血肌酐轻度升高，尿微量白蛋白升高或白蛋白 / 肌酐≥ 30mg/mmol。

伴随临床疾病：心脏疾病（心绞痛、心肌梗死、既往曾接受冠状动脉旁路手术、心力衰竭）、脑血管病（脑出血、缺血性脑卒中或短暂性脑缺血发作）、肾疾病（糖尿病肾病、肾功能受损、蛋白尿）、周围动脉疾病、高血压视网膜病变（≥Ⅲ级）、糖尿病。

危险度的分层可以根据血压水平、危险因素及合并的器官受损情况，将患者分为低、中、高和很高危险组（表 1-3-2）。治疗时不仅要考虑降压，还要考虑危险因素及靶器官损害的预防和逆转。

表 1-3-2　高血压患者心血管疾病危险度的分层

其他危险因素和并发症	高血压		
	1 级	2 级	3 级
无	低危	中危	高危
1 ～ 2 个其他危险因素	中危	中危	很高危
≥ 3 个其他危险因素	高危	高危	很高危
临床并发症或合并糖尿病	很高危	很高危	很高危

低度危险组（低危）：高血压 1 级，不伴有上述危险因素，治疗以改善生活方式为主，如 6 个月无效，再给予药物治疗。

中度危险组（中危）：高血压 1 级伴 1 ～ 2 个危险因素或高血压 2 级不伴有或伴有不超过 2 个危险因素者，治疗除改善生活方式外，可给予药物治疗。

高度危险组（高危）：高血压 1 ～ 2 级伴至少 3 个危险因素者，必须给予药物治疗。

很高危险组（很高危）：高血压 3 级或高血压 1 ～ 2 级伴靶器官损害及相关的临床疾病者（包括糖尿病），必须尽快给予强化治疗。

【并发症】

在我国，原发性高血压最常见的并发症是脑血管意外，其次是心力衰竭，再次是肾衰竭。

【辅助检查】

实验室检查有助于对原发性高血压的诊断和分型，了解靶器官的功能状态，有利于治疗时正确选择药物。血尿常规、肾功能、血脂、血糖、电解质（尤其血钾）、心电图、胸部 X 线检查和眼底检查应作为高血压患者的常规检查。

【诊断】

原发性高血压的诊断包括以下内容：①确诊高血压，即是否血压确实高于正常；②除外继发性高血压；③重要器官（心、脑、肾）功能评估；④有无合并可影响原发性高血压病情发展和治疗的情况，如冠心病、糖尿病、高脂血症、高尿酸血症、慢性呼吸道疾病等；⑤高血压分类和危险度分层。

至少两次在非同日静息状态下测得血压升高时方可诊断为高血压，而血压值应以连续测量 3 次的平均值计算。不同血压测量方法对高血压的定义见表 1-3-3。

表 1-3-3　不同血压测量方法对高血压的定义

类别	收缩压（mmHg）		舒张压（mmHg）
诊室血压	≥ 140	和（或）	≥ 90
家测血压	≥ 135	和（或）	≥ 85
动态血压			
白昼血压	≥ 135	和（或）	≥ 85
夜间血压	≥ 120	和（或）	≥ 70
全天血压	≥ 130	和（或）	≥ 80

【治疗措施】

高血压治疗的主要目的是降低动脉血压至正常或尽可能接近正常，以控制并减少与高血压有关的脑、心、肾和周围血管等靶器官的损害。

（一）一般治疗

劳逸结合，减少钠盐的摄入（氯化钠 < 6g/d），饮食中维持足够的钾、钙和镁摄入，控制体重、戒烟等。

（二）抗高血压药治疗

五大类一线抗高血压药：利尿药、β 受体阻滞剂、钙通道阻滞剂、血管紧张素转化酶抑制剂和血管紧张素 II 受体阻滞剂。

（三）抗高血压药的选用原则

对缓进性高血压患者，采取阶梯式抗高血压药的应用原则。建议选用长效制剂的抗高血压药或采用缓（控）释制剂。

（四）高血压危象的治疗

治疗原则：①迅速降压；②制止抽搐；③脱水、排钠、降低颅内压。

第二节　继发性高血压

继发性高血压是指继发于某些确定的疾病所引起的血压升高，约占高血压的 5%。部分继发性高血压可通过手术根治或改善。

继发性高血压的主要疾病和病因：

1. 肾实质性高血压　是最常见的继发性高血压，特点是肾疾病的发生在高血压发生前或二者同时发生，血压水平高且难以控制，易进展为恶性高血压。诊断取决于肾的功能和形态学检查。

2. 肾血管性高血压　由于肾动脉狭窄所致。

抗高血压药治疗首选 ACEI 或 ARB，但双侧肾动脉狭窄、肾功能受损或非狭窄侧肾功能较差者禁用，可通过介入治疗植入支架解除狭窄。

3. 原发性醛固酮增多症　是由于肾上腺良、恶性肿瘤或增生致肾上腺自发性过多地分泌醛固酮导致。临床表现为高血压、低血钾和血浆肾素活性受抑。

治疗：单侧者可手术切除，双侧或无法手术者可给予醛固酮受体拮抗剂（螺内酯、依普利酮），必要时可联合给予其他抗高血压药。

4. 皮质醇增多症　又称库欣综合征（Cushing syndrome），是由于多种病因导致的肾上腺皮质过量分泌皮质醇而产生的一组症候群。

降压治疗可采用利尿药或与其他抗高血压药联用，病因治疗主要是手术、放疗或药物治疗。

5. 嗜铬细胞瘤　是一种少见的由肾上腺嗜铬细胞组成的可分泌儿茶酚胺的肿瘤。降压治疗需联合 α 和 β 受体阻滞剂；病因治疗主要是手术切除肿瘤。嗜铬细胞瘤 90% 为良性。

6. 主动脉缩窄　多为先天性，少数由多发性大动脉炎导致。临床表现多为上肢血压增高，下肢血压不高或降低；腹部听诊可闻及血管杂音。主动脉造影可明确诊断。治疗可通过介入方法植入支架或进行外科手术。

7. 睡眠呼吸暂停综合征　与高血压尤其与夜间高血压和晨峰高血压关系密切。首选的治疗是无创呼吸机持续正压通气。

【高血压应掌握的内容】

1. 血压水平的定义和分类。

2. 高血压患者心血管疾病的危险度分层。

3. 高血压的一线降压药。

4. 常见继发性高血压的病因。

（盛红专）

第四章 冠 心 病

冠状动脉粥样硬化使血管腔狭窄或阻塞，和（或）因冠状动脉功能性改变（痉挛）导致心肌缺血、缺氧或坏死而引起的心脏病，统称冠状动脉粥样硬化性心脏病（coronary atherosclerotic heart disease，CHD），简称冠心病，是动脉粥样硬化致器官病变的最常见类型。

【病因】

冠心病的易患因素主要包括以下几方面。①年龄：多见于 40 岁以上的中老年人；②性别：男性多见；③高脂血症：血总胆固醇、低密度脂蛋白（low density lipoprotein，LDL）、甘油三酯、极低密度脂蛋白（very low density lipoprotein，VLDL）、载脂蛋白 B、脂蛋白 α [lipoprotein（α），Lp（α）] 增高，高密度脂蛋白（high density lipoprotein，HDL）、载脂蛋白 A I 和载脂蛋白 A II 均降低；④原发性高血压；⑤吸烟；⑥糖尿病。

【临床分型】

根据发病特点和治疗原则分为两类。

1. 急性冠脉综合征（acute coronary syndrome，ACS） 分为 ST 段抬高心肌梗死（ST segment elevated myocardial infarction，STEMI）、非 ST 段抬高 ACS [包括不稳定型心绞痛（unstable angina pectoris，UAP）和非 ST 段抬高心肌梗死（non-ST segment elevated myocardial infarction，NSTEMI）]。

2. 慢性冠脉综合征（chronic coronary syndrome，CCS） 包括稳定型心绞痛、缺血性心肌病和隐匿性冠心病。

第一节 急性冠脉综合征

急性冠脉综合征是一组由急性心肌缺血引起的综合征。动脉硬化不稳定斑块破裂或糜烂导致冠状动脉内血栓形成，被认为是 ACS 的主要病理基础。

一、ST 段抬高心肌梗死

【病因和发病机制】

在冠状动脉粥样硬化病变的基础上并发粥样斑块破裂、出血、管腔内血栓形成，或动脉内膜下出血或动脉持续性痉挛，使管腔发生持久而完全的闭塞，导致该动脉所供应心肌严重、持久的缺血，20 ～ 30min 或以上即致心肌坏死。

心肌梗死后主要出现左心室受累的血流动力学改变，心肌收缩力减弱、顺应性降低，每搏输出量和心排血量立即下降，动脉血压迅速降低，心率增快，可出现心律失常。

发生于急性心肌梗死的心力衰竭称为泵衰竭。根据基利普（Killip）的分级，分为以下四级。

Ⅰ级：尚无心力衰竭表现，是左心衰竭的代偿阶段。

Ⅱ级：有左心衰竭，但肺部啰音＜ 50% 肺野。

Ⅲ级：急性肺水肿，肺部啰音＞ 50% 肺野。

Ⅳ级：心源性休克。

肺水肿和心源性休克可以同时出现，是泵衰竭的最严重阶段。

【临床表现】

（一）症状

症状根据梗死面积的大小、部位、发展速度和原来心脏的功能情况等而轻重不同。

1. 疼痛　疼痛的部位和性质与心绞痛相同，但程度较重，范围较广，持续时间可长达数小时或更长。

2. 全身症状　主要是发热，伴有心动过速、白细胞增高等。

3. 胃肠道症状　恶心、呕吐和上腹部胀痛。

4. 心律失常　前壁心肌梗死易发生室性心律失常；下壁（膈面）心肌梗死易发生房室传导阻滞。前壁心肌梗死且发生房室传导阻滞时，说明梗死范围广泛，常伴有休克或心力衰竭，预后较差。

5. 低血压和休克。

6. 心力衰竭　主要是急性左心衰竭。

（二）体征

心尖区第一心音减弱，可出现第三或第四心音奔马律；部分有心包摩擦音；发生心律失常、休克或心力衰竭者常出现相应的体征和血压变化。

【并发症】

1. 乳头肌功能失调或断裂。

2. 心脏破裂。

3. 室壁瘤。

4. 栓塞。

5. 心肌梗死后综合征。

6. 其他　肩-手综合征（肩臂强直）等。

【辅助检查】

（一）心电图

心电图有特征性和动态性改变。

1. 特征性改变

（1）ST 段弓背向上抬高（图 1-4-1）。

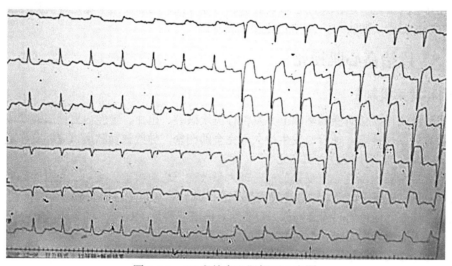

图 1-4-1　ST 段抬高心肌梗死心电图

（2）深而宽的 Q 波（病理性 Q 波）。

（3）T 波倒置。

2. 动态性改变

（1）起病数小时内，可无异常或出现异常高大、两支不对称的 T 波。

（2）数小时后（急性期），ST段弓背向上抬高，与T波连接呈单向曲线；数小时至2日内可出现病理性Q波且R波减低或消失；70%～80%的Q波会永久存在。

（3）在发病后数日至2周左右（亚急性期），面向梗死区的导联，ST段逐渐恢复到基线水平，T波变为平坦或显著倒置。

（4）发病后数周至数月（慢性期），T波可呈V形倒置，其两支对称，波谷尖锐。异常Q波以后常永久存在，而T波可能在数月至数年内恢复。

3.定位诊断 见表1-4-1。

表1-4-1 心肌梗死的心电图定位诊断

导联	前间隔	局限前壁	前侧壁	广泛前壁	下壁	下间壁	下侧壁	高侧壁	正后壁
V_1	+			+		+			
V_2	+			+		+			
V_3	+	+		+		+			
V_4		+		+					
V_5		+	+	+			+		
V_6			+				+		
V_7			+				+		+
V_8									+
aVR									
aVL		±	+	±	−	−	−	+	
aVF		...	...	...	+	+	+	−	
I		±	+	±	−	−	−	+	
II		...	...	...	+	+	+	−	
III		...	...	...	+	+	+	−	

注："+"为正面改变，表示典型Q波、ST段抬高及T波倒置等变化。"−"为反面改变，表示与上述相反的变化。"±"为可能有正面改变。"..."为可能有反面改变。

（二）实验室检查

血清心肌坏死标志物升高。

（1）肌红蛋白在起病后2h内升高，12h内达峰值，24～48h恢复正常。

（2）肌钙蛋白I（troponin I，TnI）或肌钙蛋白T（troponin T，TnT）于起病3～4h升高，TnI于11～24h达高峰，7～10d降至正常，TnT于24～48h达高峰，10～14d降至正常。

（3）肌酸激酶同工酶（CK-MB）发病4h内升高，16～24h达高峰，3～4d恢复正常，其高峰出现时间有助于判断血管再通治疗是否成功。

（三）超声心动图检查

以二维、多普勒和M型超声心动图测定左心室射血分数和室壁运动情况，检测心包积液及室间隔穿孔等。

【诊断】

根据典型的临床表现、特征性的心电图改变和实验室检查发现，诊断本病并不困难。

【鉴别诊断】

（一）心绞痛

心绞痛的疼痛性质与心肌梗死相同，但发作历时短，一般不超过15min，含服硝酸甘油疗效好，不伴有全身症状。

（二）急性心包炎

主要表现为心前区疼痛，心电图有 ST 段和 T 波变化，体格检查有心包摩擦音。病情不如心肌梗死严重，心电图除 aVR 和 V_1 外，其他导联均可能呈 ST 段弓背向下型抬高，无病理性 Q 波出现。

（三）急性肺动脉栓塞

肺动脉大块栓塞常可引起胸痛、气短和休克，常有右心负荷急剧增加，心电图变化与心肌梗死不同。

（四）急腹症

患者有上腹部疼痛甚至休克，但心电图和心肌酶正常。

（五）主动脉夹层分离

患者常以剧烈胸痛起病，颇似急性心肌梗死，但疼痛一开始即达高峰，呈撕裂样；两上肢血压及脉搏可有明显差别；CT 增强或超声心动图探测到主动脉壁夹层。

【治疗措施】

对于 STEMI，强调早期发现，尽快恢复缺血心肌的血液灌注；及时处理各种并发症，防止猝死。

（一）监护和一般治疗

1. 休息 患者应在"冠心病监护室"卧床休息。

2. 吸氧 适用于有呼吸困难和血氧饱和度低于 90% 者。

3. 监测措施 进行心电图、血压和呼吸的监测。

（二）缓解疼痛

1. 哌替啶或吗啡。

2. 硝酸酯类药物 要注意监测血压的变化。

3. β 受体阻滞剂 应在发病 24h 内尽早应用，从小剂量开始，逐渐递增。

（三）抗血小板治疗

1. 阿司匹林 首次 300mg，随后每日 75 ～ 100mg。

2. 腺苷二磷酸（ADP）受体拮抗药 第一代主要有氯吡格雷；第二代主要为替格瑞洛。两者均为首剂负荷后维持 12 个月。

3. 血小板糖蛋白 Ⅱb/Ⅲa 受体拮抗药（GP Ⅱb/Ⅲa） 用于直接行冠状动脉内介入治疗的患者。

（四）抗凝治疗

常用肝素或低分子量肝素。

（五）再灌注心肌治疗

1. 经皮冠状动脉介入治疗（percutaneous coronary intervention，PCI）

（1）直接 PCI：①发病 24 h 内（包括正后壁心肌梗死）并有持续性新发的 ST 段抬高或伴有新出现左束支传导阻滞的患者；②伴心源性休克或心力衰竭时，即使发病超过 24 h 者；③常规支架植入；④一般患者优先选择经桡动脉入路，重症患者可考虑经股动脉入路。

（2）溶栓后 PCI：溶栓后尽早将患者转运到有 PCI 条件的医院，溶栓成功者于 3 ～ 24h 进行冠状动脉造影和血运重建治疗；溶栓失败者尽早实施挽救性 PCI。溶栓治疗后无心肌缺血症状或血流动力学稳定者，不推荐紧急行 PCI。

2. 溶栓治疗

（1）适应证：①发病 12h 以内，预期首次医疗接触至 PCI 时间延迟大于 120min，无溶栓禁忌证；②发病 12 ～ 24h，仍有进行性缺血性胸痛和至少 2 个胸前导联或肢体导联 ST 段抬高 > 0.1mV，或血流动力学不稳定的患者，若无直接 PCI 条件，可以行溶栓治疗。

（2）绝对禁忌证：①既往有脑出血病史或不明原因的脑卒中；②已知脑血管结构异常；③颅内恶性肿瘤；④3 个月内的缺血性脑卒中（不包括 4.5h 内的急性缺血性脑卒中）；⑤可疑主动脉

夹层；⑥活动性出血或出血体质（不包括月经来潮）；⑦3个月内的严重头部闭合伤或面部创伤；⑧2个月内曾行颅内或脊柱内外科手术；⑨严重未控制的高血压［收缩压＞180mmHg和（或）舒张压＞110mmHg，对紧急治疗无反应］。

（3）溶栓药物选择：①重组组织型纤溶酶原激活剂（rt-PA），首选；②尿激酶；③链激酶。

（4）溶栓再通的标准：根据冠状动脉造影结果直接判断［心肌梗死溶栓治疗（TIMI）分级达到2～3级］，或根据以下情况判断：① 2h内胸痛解除；② 2h内抬高的ST段回降＞50%；③血清心肌酶检查中肌酸激酶同工酶（CK-MB）峰值提前于发病后14h内出现；④ 2h内出现室性心律失常或传导阻滞时，提示心肌已得到再灌注。

3. 外科治疗　主要是冠状动脉旁路移植术（coronary artery bypass grafting，CABG），包括体外循环下的冠状动脉旁路移植术、不停搏常温下的冠状动脉旁路移植术、小切口冠状动脉旁路移植术、胸腔镜辅助下的冠状动脉旁路移植术及机器人辅助下的冠状动脉旁路移植术等。

（1）CABG手术的适应证：①左冠状动脉主干超过50%狭窄，尤其合并右冠状动脉病变或左心室功能受损者；②严重三支病变，同时左心室功能受损，症状明显者；③心肌梗死并发症（如室壁瘤、室间隔穿孔、二尖瓣反流等）已经导致血流动力学明显障碍者；④经皮冠状动脉腔内成形术（percutaneous transluminal coronary angioplasty，PTCA）引起冠状动脉的血管破裂、急性血管壁夹层、血肿和急性血管闭塞等并发症，导致血流动力学急剧变化，需急诊手术时；⑤曾行CABG术的患者再次发生明显的心肌缺血现象，冠状动脉造影显示患者原旁路移植血管狭窄＞70%。

（2）CABG手术禁忌证：①冠状动脉病变弥漫，狭窄远端血管腔内径小于1mm；②陈旧性大面积心肌梗死，核素及超声心动图检查提示病变冠状动脉供血区域内心肌已无存活或存活心肌较少，手术对改善心功能帮助不大；③弥漫性心肌纤维化和缺血性心肌病，以及全身情况和重要器官功能不全，无法耐受手术，均列为手术禁忌证。

（六）其他

1. 调脂治疗。

2. 应用ACEI或ARB或ARNI。

3. 处理各种并发症，强调病因处理，同时积极给予对症治疗。

二、非ST段抬高ACS

非ST段抬高ACS包括不稳定型心绞痛（UAP）和非ST段抬高心肌梗死（NSTEMI），UAP/NSTEMI主要属于供氧减少性心肌缺血，多由于不稳定的动脉粥样斑块发生破裂、继发血栓形成导致管腔狭窄程度急剧加重，或由于冠状动脉痉挛，使心肌供血量下降导致的一组临床症状。UAP/NSTEMI的病因、发病机制和临床表现相似但程度不同，区别主要是缺血是否严重到导致心肌损伤，并且可以定量检测到心肌损伤的生物标志物。由于现代肌钙蛋白检测敏感度的提高，生物标志物阴性的UAP越来越少见。

与稳定型心绞痛相比，UAP/NSTEMI反映冠状动脉病变有所发展，预后较差，可发展为ST段抬高心肌梗死和非ST段抬高心肌梗死，也可发生猝死。也有一部分患稳定型心绞痛多年的患者，可在一个阶段中呈现心绞痛的进行性加重，然后又逐渐恢复稳定。

【临床表现】

（一）症状

UAP的胸痛表现与稳定型心绞痛相似，包括以下5种类型。①自发性心绞痛：心绞痛发作在休息时，并且持续时间通常在20min以上；②初发心绞痛：1个月内新发心绞痛，可表现为自发性与劳力性并存，程度至少在CCS Ⅲ级；③恶化型心绞痛：既往有心绞痛病史，近1个月内心绞痛恶化（疼痛更剧烈，发作次数频繁，时间延长或痛阈降低，按CCS分级至少增加1级，或至少达到Ⅲ级）；④变异型心绞痛：为 UA 的特殊类型，静息发生，由冠状动脉痉挛诱发，通常表现为心电图一过性 ST 段抬高；⑤梗死后心绞痛：心肌梗死后 1 个月内发作。

NSTEMI 的临床表现与 UAP 相似，但是比 UAP 更严重，持续时间更长，与 UAP 的最主要区别是合并有心肌损害，主要表现为心肌损伤标志物的升高。UAP 可发展为 NSTEMI 或 STEMI。

（二）体征

与稳定型心绞痛相似。

【辅助检查】

（一）心电图

大多数患者胸痛发作时有一过性的 ST 段（抬高或压低）和 T 波（低平或倒置）改变。若 ST 段的压低或 T 波的变化持续超过 12h 以上，则提示发生了 NSTEMI（图 1-4-2）。

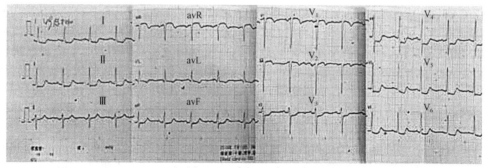

图 1-4-2　非 ST 段抬高 ACS 心电图

（二）心肌损伤标志物

对于 UAP 患者，心肌损伤标志物三项均正常；对于 NSTEMI 患者，心肌损伤标志物三项均可升高。

（三）冠状动脉造影

通过冠状动脉造影可发现一支或多支冠状动脉病变，冠状动脉内超声显像和光学相干断层成像可准确提供斑块的分布、性质、大小和斑块是否存在破溃，以及是否合并血栓形成等信息。

【诊断和鉴别诊断】

根据典型的心绞痛症状、心电图缺血性改变和心肌损伤标志物检测，可以做出 UAP/NSTEMI 的诊断。冠状动脉造影是确诊的重要方法。

【治疗】

与 ST 段抬高心肌梗死的治疗相似。

第二节　稳定型心绞痛

稳定型心绞痛（stable angina pectoris，SAP）是在冠状动脉固定性严重狭窄的基础上发生的。

【发病机制】

冠状动脉狭窄或部分分支闭塞时，血流量减少，对心肌的供血量相对地比较固定。当心脏负荷增加，心肌对血液的需求增加时；或当冠状动脉发生痉挛时；或在突然发生循环血流量减少的情况下（如休克、极度心动过速等），心肌血液供求之间存在矛盾，遂引起心绞痛。

在多数情况下，劳累诱发的心绞痛常在同一"心率 × 收缩压"值的水平上发生。

【临床表现】

主要临床表现为发作性胸痛，其特点为阵发性前胸压榨性疼痛，主要位于胸骨后部，可放射至心前区与左上肢，常发生于劳动或情绪激动时，持续数分钟，休息或含服硝酸酯制剂后消失。

【辅助检查】

1. 心电图　心绞痛发作时心电图可呈典型的缺血性 ST-T 改变，疼痛缓解后 ST-T 改变好转。心电图负荷试验有助于提高诊断率。

2. 心脏超声心动图　有助于了解心脏结构、功能，排查其他原因所致的心绞痛。

3. 冠状动脉造影　是诊断冠心病的金指标。

4. 冠状动脉血管内超声显像（IVUS）、冠状动脉内光学相干断层成像（OCT）及冠状动脉血流储备分数（FFR）　均为在冠状动脉造影的基础上进行的检查，目的在于进一步明确冠状动脉狭窄的程度、性质及功能学判定（了解狭窄对冠状动脉血流的影响）（图 1-4-3）。

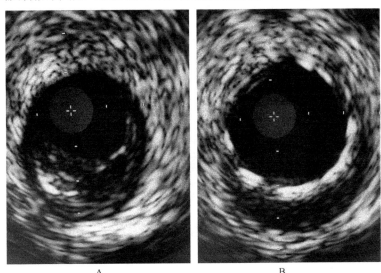

A　　　　　　　　　　　B

图 1-4-3　植入支架前后血管内的超声变化

A. 植入支架前的血管内超声；B. 植入支架后的血管内超声

【诊断】

根据典型的发作特点，含硝酸甘油可缓解，结合年龄和存在的冠心病易患因素，除外其他原因所致的心绞痛，一般即可建立诊断。

【鉴别诊断】

1. 心脏神经症。

2. 急性心肌梗死。

3. 其他疾病引起的心绞痛。

4. 肋间神经痛。

此外，不典型的心绞痛还需与由食管病变、膈疝、溃疡病、肠道疾病、颈椎病等引起的胸、腹疼痛相鉴别。

【治疗】

本病的治疗可参考 ST 段抬高心肌梗死。

【冠心病应掌握的内容】

1. 冠心病常见易患因素和分类。

2. 心绞痛的疼痛特点。

3. 急性冠脉综合征的定义。

4. STEMI 典型的临床表现、特征性的心电图改变和心肌标志物变化。

5. STEMI 的治疗。

6. 冠状动脉旁路移植术的适应证。

（盛红专　刘　锟）

第五章　心脏瓣膜疾病

心脏瓣膜疾病（valvular heart disease）是由多种原因引起的单个或多个瓣膜（包括瓣环、瓣叶、腱索、乳头肌等）的结构或功能异常，导致瓣口狭窄和（或）关闭不全。

风湿性心脏病又称风湿性心瓣膜病（rheumatic valvular heart disease），简称风心病，是风湿性炎症过程所致的瓣膜损害，主要累及 40 岁以下人群，女性多于男性。近年来，我国风心病的发病率显著下降。风心病患者中二尖瓣最常受累，其次为主动脉瓣；老年退行性瓣膜病以主动脉瓣膜病变最为常见，其次为二尖瓣病变。

第一节　二尖瓣狭窄

绝大多数二尖瓣狭窄（mitral stenosis）是风湿热的后遗症，极少数为先天性狭窄或老年性二尖瓣环或环下钙化。二尖瓣狭窄患者中 2/3 为女性。约 25% 的风心病患者为单纯性二尖瓣狭窄，40% 的风心病患者为二尖瓣狭窄合并二尖瓣关闭不全。

【发病机制】

正常二尖瓣质地柔软，瓣口面积为 $4 \sim 6cm^2$。当瓣口面积减小为 $1.5 \sim 2.0cm^2$ 时为轻度狭窄；$1.0 \sim 1.5cm^2$ 时为中度狭窄；$< 1.0cm^2$ 时为重度狭窄。二尖瓣狭窄后的主要病理生理改变是舒张期血流由左心房流入左心室受限，左心房压力增高，进而引起肺静脉和肺毛细血管压力的升高，肺动脉压力上升，并可引起右心室肥大和扩张，继而可发生右心衰竭，此时肺动脉压力有所降低，肺循环血流量有所减少，肺淤血得以缓解，患者气促略有改善。

【临床表现】

1. 症状　通常情况下，从初次风湿性心脏病到出现明显二尖瓣狭窄的症状可长达 10 年，主要表现为心力衰竭的症状。

（1）呼吸困难。

（2）咳嗽。

（3）咯血：①痰中带血或血痰；②大量咯血；③粉红色泡沫痰，由毛细血管破裂所致，属急性肺水肿的特征。

（4）血栓栓塞：80% 患者发生血栓栓塞与心房颤动相关，由左心房栓子脱落所致。

（5）其他：左心房肥大和左肺动脉扩张可压迫左侧喉返神经，引起声音嘶哑；左心房显著肥大可压迫食管，引起吞咽困难等。

2. 体征

（1）心脏听诊：心尖区可闻及隆隆样杂音，可伴有舒张期震颤；出现拍击样第一心音和二尖瓣开瓣音提示为隔膜型二尖瓣狭窄；肺动脉瓣区可闻及第二心音亢进和分裂。

（2）其他体征：二尖瓣面容；胸骨左缘出现收缩期抬举样搏动。

【并发症】

1. 心律失常　以房性心律失常最多见，先出现房性期前收缩，以后出现房性心动过速、心房扑动、阵发性心房颤动直至持续性心房颤动。

2. 充血性心力衰竭和急性肺水肿。

3. 栓塞　以脑栓塞最常见；右心房来源的栓子可造成肺栓塞。

4. 肺部感染。

5. 亚急性感染性心内膜炎　较少见。

【辅助检查】

1. 心电图检查　特征性的改变为 P 波增宽且呈双峰形，晚期常合并心房颤动。

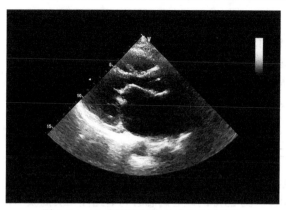

图 1-5-1　二尖瓣狭窄的超声心动图表现

2. 超声心动图检查　对于确定瓣口面积和跨瓣压力阶差、判断病变的程度、决定手术方法及评价手术的疗效均有很大价值。M 型超声可见二尖瓣前叶呈"城墙"样改变（EF 斜率降低，A 峰消失）（图 1-5-1）。

经食管超声心动图检查有助于左心耳和左心房内附壁血栓的检出。

【鉴别诊断】

1. 急性风湿性心脏病　由心室肥大、二尖瓣相对狭窄所致，杂音每日变化较大，好转后杂音消失。

2. "功能性"二尖瓣狭窄　见于动脉导管未闭和室间隔缺损、主动脉瓣关闭不全等。

3. 左心房黏液瘤。

4. 三尖瓣狭窄。

【诊断】

根据心尖区隆隆样舒张期杂音并伴有左心房肥大，结合超声心动图的检查结果可做出诊断。

【治疗措施】

1. 一般治疗　积极预防链球菌感染与风湿活动，以及感染性心内膜炎。

2. 药物治疗　对失代偿期患者，首选利尿药并限制钠盐的摄入，右心衰竭明显或出现快速心房颤动时，可采用洋地黄类药物缓解症状，控制心室率。伴心房颤动的患者建议抗凝治疗。

出现急性肺水肿时：①应选用扩张静脉，减轻心脏前负荷为主的硝酸酯类药物，避免使用以扩张小动脉为主的血管扩张药；②洋地黄类药物对二尖瓣狭窄合并窦性心律无益，仅对合并快速心室率的心房颤动有益。

3. 手术治疗　治疗的关键是解除二尖瓣狭窄，降低跨瓣压力阶差。常采用的手术方法如下。

（1）内科介入治疗：经皮穿刺二尖瓣球囊分离术。

（2）外科手术治疗：有二尖瓣交界分离术及二尖瓣置换术两类。前者又分为闭式二尖瓣交界分离术及直视分离术两种。闭式二尖瓣交界分离术多采用经左心室植入扩张器的方法，对隔膜型疗效较好。手术适应证：患者年龄不超过 55 岁，心功能在 Ⅱ～Ⅲ 级，近半年内无风湿活动或感染性心内膜炎，术前检查心房内无血栓，不伴有或仅有轻度二尖瓣关闭不全或主动脉瓣病变。对中度或重度二尖瓣关闭不全且已有心房内血栓形成、瓣膜重度钙化或腱索明显融合者应行直视分离术。

二尖瓣置换术的适应证：心功能在Ⅲ～Ⅳ级，伴有明显二尖瓣关闭不全或主动脉瓣病变且有左心室肥大；瓣膜严重钙化以致不能分离修补。常用二尖瓣膜分为机械瓣和生物瓣。机械瓣经久耐用，不易钙化或感染，但需终身抗凝治疗，伴有溃疡病或出血性疾病者忌用。生物瓣不需抗凝治疗，但易发生感染性心内膜炎，数年后瓣膜钙化或机械性损伤，继而失效。

第二节　二尖瓣关闭不全

二尖瓣包括四部分：瓣叶、瓣环、腱索和乳头肌，其中任何一个发生结构异常或功能失调，均可导致二尖瓣关闭不全（mitral insufficiency）。

【发病机制】

二尖瓣关闭不全的主要病理生理改变是二尖瓣反流，使左心房负荷和左心室舒张期负荷加重。失代偿时，心排血量和射血分数下降，临床上出现肺淤血和体循环灌注低下等左心衰竭的表现。晚期可出现肺动脉高压和全心衰竭。

急性二尖瓣关闭不全时，可诱发急性肺水肿。

【病理改变】

慢性二尖瓣关闭不全发病者中，由风湿热造成的瓣叶损害最多见，其次为冠心病、先天性畸形和二尖瓣瓣环钙化等。

急性二尖瓣关闭不全可见于感染性心内膜炎、急性心肌梗死、穿通性或闭合性胸外伤及自发性腱索断裂等情况。

【临床表现】

1. 症状 从初次风湿性心脏病到出现明显二尖瓣关闭不全的症状时间可长达 20 年。一旦发生心力衰竭，则进展迅速。

常见症状：劳力性呼吸困难或端坐呼吸；咯血和栓塞较少见；急性二尖瓣关闭不全患者可很快发生急性左心衰竭或肺水肿。

2. 体征

（1）心脏听诊：心尖区可闻及收缩期吹风样杂音，响度在 3/6 级以上；可伴有收缩期震颤。

（2）其他：动脉血压正常而脉搏较细弱。心界向左下扩大，心尖区可触及局限性收缩期抬举样搏动。肺动脉高压和右心衰竭时，可有颈静脉怒张、肝大、下肢水肿等。

【并发症】

并发症与二尖瓣狭窄相似，但出现较晚。感染性心内膜炎较多见，栓塞少见。急、慢性二尖瓣关闭不全患者发生腱索断裂时，短期内可发生急性左心衰竭，甚至出现急性肺水肿。

【辅助检查】

1. X 线检查 严重者可出现左心房和左心室明显肥大，肥大的左心房可推移和压迫食管。

2. 心电图检查 严重者可有左心室肥大和心肌劳损；肺动脉高压时可出现右心室肥大的表现。慢性二尖瓣关闭不全伴左心房肥大者多有心房颤动。窦性心律的患者出现 P 波增宽且呈双峰形，提示左心房增大。

3. 超声心动图检查 是检测和定量二尖瓣反流的最准确的无创性诊断方法，二维超声心动图上可见二尖瓣前、后叶反射增强、变厚，瓣口在收缩期关闭对合不佳；腱索断裂时，二尖瓣可呈连枷样改变，在左心室长轴面上可见瓣叶在收缩期呈鹅颈样钩向左心房，舒张期呈挥鞭样漂向左心室。M 型超声可见舒张期二尖瓣前叶 EF 斜率增大，瓣叶活动幅度增大；左心房肥大，收缩期过度扩张、室间隔活动过度。多普勒超声显示左心房收缩期反流。左心声学造影见造影剂在收缩期由左心室返回左心房（图 1-5-2）。

4. 放射性核素检查 左心房和左心室肥大，左心室舒张末期容积增加。肺动脉高压时，

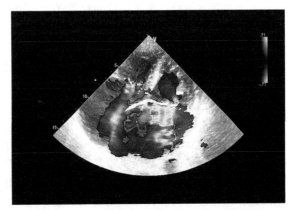

图 1-5-2 二尖瓣关闭不全的超声心动图表现

可见肺动脉主干和右心室肥大。

【鉴别诊断】

二尖瓣关闭不全的杂音应与下列情况的心尖区收缩期杂音相鉴别。

1. 相对性二尖瓣关闭不全　可发生于各种原因导致的合并有心脏肥大的心脏疾病，由于左心室或二尖瓣瓣环显著扩大，造成二尖瓣相对关闭不全而出现心尖区收缩期杂音。

2. 功能性心尖区收缩期杂音　约 50% 的正常儿童和青少年可听到心前区收缩期杂音，响度在 1/6～2/6 级，短促，性质柔和，不掩盖第一心音，无心房和心室的肥大。亦可见于发热、贫血、甲状腺功能亢进症等高动力循环状态，原因消除后杂音即消失。

3. 室间隔缺损　可在胸骨左缘第 3～4 肋间隙闻及粗糙的全收缩期杂音，常伴有收缩期震颤，杂音向心尖区传导，心尖冲动呈抬举样。心电图及 X 线检查显示左、右心室扩大。超声心动图显示室间隔连续中断，超声造影可证实心室水平左向右分流存在。

4. 三尖瓣关闭不全　胸骨左缘下端可闻及局限性吹风样的全收缩期杂音，吸气时因回心血量增加可使杂音增强，呼气时减弱。肺动脉高压时，肺动脉瓣区第二心音亢进，颈静脉 v 波增大。可有肝搏动、肝大。心电图和 X 线检查可见右心室扩大。超声心动图可明确诊断。

5. 主动脉瓣狭窄　心底部主动脉瓣区响亮粗糙的收缩期杂音，向颈部传导，伴有收缩期震颤。可有收缩早期喀喇音，心尖冲动呈抬举样。心电图和 X 线检查可见左心室肥大。超声心动图可明确诊断。

【诊断】

临床诊断主要是依据心尖区典型的收缩期吹风样杂音，且有左心房和左心室肥大，超声心动图可明确诊断。

【治疗措施】

慢性二尖瓣关闭不全患者在相当长时间内可无症状，但一旦出现症状，则预后差。

1. 内科治疗

（1）急性二尖瓣重度反流时，常发生急性左心衰竭，此时首选动脉扩张药以减轻体循环阻力（如硝普钠或硝酸甘油），增加主动脉输出量；当合并低血压时，可行主动脉内球囊反搏。

（2）慢性二尖瓣关闭不全：应避免过度的体力劳动及剧烈运动，限制钠盐的摄入；对风心病患者应积极预防链球菌感染与风湿活动，以及感染性心内膜炎；早期应用 ACEI/ARB/ARNI 和 β 受体阻滞剂。适当使用利尿药、血管扩张药，特别是减轻心脏后负荷的血管扩张药。洋地黄类药物宜用于出现心力衰竭的患者，对伴有心房颤动者更有效。

2. 外科手术治疗　手术治疗的疗效优于药物治疗。瓣膜修复术比人工瓣膜置换术的病死率低，长期存活率较高，血栓栓塞发生率较小。

（1）术前准备：手术治疗前，可行心导管检查和左心室造影，这些检查对明确二尖瓣反流、原发性心肌病或功能性二尖瓣关闭不全有很大帮助；血流动力学检查有助于评估受累瓣叶的病变严重程度；冠状动脉 CT 检查或造影检查可确定患者是否存在冠状动脉病变。

（2）手术适应证：①急性二尖瓣关闭不全；②心功能Ⅲ～Ⅳ级，经内科积极治疗后；③无明显临床症状或心功能在Ⅱ级或Ⅱ级以下，超声心动图检查显示左心室收缩期末内径达 50mm 或舒张期末内径达 70mm，射血分数 ≤ 50% 时即应尽早手术治疗。

（3）手术种类：①心瓣膜修复术，能最大限度地保存天然瓣膜。本法适用于二尖瓣松弛所致的脱垂；腱索过长或断裂；风湿性二尖瓣病变局限，前叶柔软无皱缩且腱索虽有纤维化或钙化但无挛缩；感染性心内膜炎二尖瓣赘生物或穿孔病变局限，前叶无或仅有轻微损害者。②人工瓣膜置换术，置换的瓣膜有机械瓣和生物瓣。机械瓣的优点为耐磨损性强，但血栓栓塞的发生率高，需终身抗凝治疗；机械瓣的跨瓣压力阶差较高。生物瓣的优点为发生血栓栓塞率低，不需终身抗凝治疗；具有与天然瓣相仿的中心血流，但不如机械瓣牢固。

年轻患者和心房颤动或血栓栓塞高危需抗凝治疗的患者，宜选用机械瓣；若瓣环小，则宜选用血流动力学效果较好的人工瓣；如有出血倾向或有抗凝禁忌者，以及年轻女性，换瓣术后拟妊娠生育，宜用生物瓣。

第三节　主动脉瓣狭窄

正常主动脉瓣口面积超过 $3.0cm^2$。当瓣口面积减小为 $1.5cm^2$ 时为轻度狭窄；$1.0cm^2$ 时为中度狭窄；$< 1.0cm^2$ 时为重度狭窄。

【病因】

主动脉瓣狭窄（aortic stenosis）可由风湿热的后遗症、先天性畸形或老年性主动脉瓣钙化所致。主动脉瓣狭窄患者中 80% 为男性，常合并主动脉瓣关闭不全及二尖瓣病变。病理变化为瓣膜交界处粘连和纤维化，常合并钙质沉着。

先天性主动脉瓣狭窄可分为单叶式、二叶式或三叶式。单叶式可引起严重的左心室流出道梗阻，患儿多在 1 年内死亡。50% 的先天性主动脉瓣狭窄为二叶式，30% 为三叶式，在儿童期此两种瓣叶畸形瓣口可无明显狭窄，但异常的瓣叶结构最终可导致瓣口狭窄，还可能合并关闭不全。主动脉根部受涡流冲击可出现狭窄后扩张。

老年性主动脉瓣钙化是一种退行性改变，占老年患者的 18%，瓣口狭窄相对较轻，部分患者可伴有关闭不全。

【发病机制】

主动脉瓣狭窄后的主要病理生理改变是左心室收缩期阻力增加，使得左心室收缩力增强，以提高跨瓣压力阶差，维持静息时正常的心排血量，从而引起左心室肥大，导致左心室舒张期顺应性下降，舒张末期压力升高，在运动时会引起心排血量增加不足，严重者可引起心排血量减少，导致心脑供血不足、低血压和心律失常的表现；左心室肥大，收缩力加强，增加心肌氧耗量，可加重心肌缺血。

【临床表现】

1. 症状　由于左心室代偿能力较大，即使存在主动脉瓣狭窄，相当长的时间内患者可无症状，直至瓣口面积小于 $1cm^2$ 时才出现临床症状，主要为呼吸困难、胸痛和晕厥三联征。

（1）劳力性呼吸困难：因左心室顺应性降低和左心室肥大，左心室舒张末期压力和左心房压力上升，引起肺毛细血管楔压增高和肺动脉高压所致。日常活动即可出现呼吸困难，甚至端坐呼吸。当有劳累、情绪激动、呼吸道感染等诱因时，可诱发急性肺水肿。

（2）心绞痛：1/3 的患者可有劳力性心绞痛，由于瓣口严重狭窄，心排血量下降，平均动脉压降低，可致冠状动脉血流量减少。心绞痛多在夜间睡眠时及劳动后发生。

（3）劳力性晕厥：轻者表现为黑矇，可为首发症状，多在体力活动中或其后立即发作。发病机制可能为：运动时外周血管阻力下降而心排血量不能相应增加；运动停止后回心血量减少，左心室充盈量及心排血量下降；运动使心肌缺血加重，导致心肌收缩力突然减弱，引起心排血量下降；运动时可出现各种心律失常，导致心排血量的突然减少。由于心排血量的突然降低，造成脑供血明显不足，即可发生晕厥。

（4）胃肠道出血：见于严重主动脉瓣狭窄患者，可能是由于血管发育不良、血管畸形所致，较常见于老年主动脉瓣钙化。

（5）血栓栓塞：多见于老年钙化性主动脉瓣狭窄患者。栓塞可发生在脑血管、视网膜动脉、冠状动脉和肾动脉。

（6）其他症状：晚期可出现心排血量降低的各种表现。

2. 体征

（1）心脏听诊：在胸骨右缘第 2 肋间隙可听到粗糙、响亮的喷射性收缩期杂音，常伴有收缩期震颤；杂音向颈动脉及锁骨下动脉传导；通常杂音越长、越响，收缩期高峰出现越早，提示主动脉瓣狭窄越严重；左心室肥大和心力衰竭时可听到第三心音（舒张期奔马律）。

（2）其他体征：脉搏平而弱，收缩压降低，脉压减小；心力衰竭时心界向左扩大。心尖区可触及收缩期抬举样搏动。

【并发症】

1. 充血性心力衰竭　50% ~ 70% 的患者死于充血性心力衰竭。

2. 栓塞　多见于钙化性主动脉瓣狭窄，以脑栓塞最常见。

3. 亚急性感染性心内膜炎　可见于二叶式主动脉瓣狭窄。

【辅助检查】

1. X 线检查　常见主动脉狭窄后扩张和主动脉钙化，心力衰竭时左心室明显扩大。

2. 心电图检查　严重者心电图显示左心室肥大与心肌劳损。

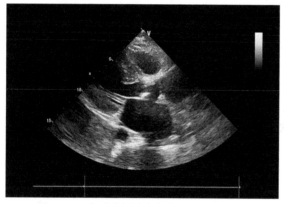

图 1-5-3　主动脉瓣狭窄的超声心动图表现

3. 超声心动图检查　M 型超声可见主动脉瓣变厚、活动幅度减小、开放幅度小，瓣叶反射光点增强（提示瓣膜钙化），以及主动脉根部扩张、左心室后壁和室间隔对称性肥厚。二维超声心动图上可见主动脉瓣收缩期呈向心性弯形运动，并能明确有无先天性瓣膜畸形。多普勒超声显示缓慢而渐减的血流通过主动脉瓣，并可计算最大跨瓣压力阶差（图 1-5-3）。

【诊断和鉴别诊断】

发现心底部主动脉瓣区喷射性收缩期杂音，即可诊断主动脉瓣狭窄，超声心动图检查可明确诊断。临床上主动脉瓣狭窄应与下列情况的主动脉瓣区收缩期杂音相鉴别。

1. 肥厚型梗阻性心肌病　亦称为特发性肥厚性主动脉瓣下狭窄（IHSS），在胸骨左缘第 4 肋间隙可闻及收缩期杂音，收缩期喀喇音罕见，主动脉瓣区第二心音正常。超声心动图显示左心室壁不对称性肥厚，室间隔显著增厚，与左心室后壁之比 ≥ 1.3，收缩期室间隔前移，左心室流出道变窄，可伴有二尖瓣前叶收缩期向前移位而引起二尖瓣反流。

2. 主动脉扩张　见于各种原因所致的主动脉扩张。可在胸骨右缘第 2 肋间隙闻及短促的收缩期杂音，超声心动图可明确诊断。

3. 肺动脉瓣狭窄　可于胸骨左缘第 2 肋间隙闻及粗糙响亮的收缩期杂音，常伴收缩期喀喇音，肺动脉瓣区第二心音减弱并分裂，主动脉瓣区第二音正常，右心室肥大，肺动脉主干呈狭窄后扩张。

4. 三尖瓣关闭不全　于胸骨左缘下端可闻及高调的全收缩期杂音，颈静脉搏动，肝大，右心房和右心室明显肥大。超声心动图可证实诊断。

5. 二尖瓣关闭不全　心尖区可闻及全收缩期吹风样杂音，向左腋下传导，第一心音减弱，主动脉瓣区第二心音正常，主动脉瓣无钙化。

【治疗措施】

1. 内科治疗　避免过度运动，预防感染性心内膜炎，定期随访和复查超声心动图。洋地黄类药物可用于心力衰竭患者，使用利尿药时应注意防止血容量不足；硝酸酯类药物可缓解心绞痛症状；ACEI/ARB/ANRI 和 β 受体阻滞剂不适于主动脉瓣狭窄患者。

2. 手术治疗 凡出现症状者，均应考虑手术治疗。治疗的关键是解除主动脉瓣狭窄，降低跨瓣压力阶差。常采用的手术方法如下。

（1）内科经皮穿刺主动脉瓣球囊分离术：能即刻减小跨瓣压力阶差，增加心排血量和改善症状。适应证：儿童和青年的先天性主动脉瓣狭窄；不能耐受手术者；重度狭窄危及生命；明显狭窄伴严重左心功能不全的手术前过渡。

（2）内科经皮主动脉瓣置换术：主要适用于外科手术高危，预期寿命小于 8 年的患者。主要采用经股动脉穿刺途径把人工瓣膜输送到原来瓣膜位置，扩张后取代原来的瓣膜，行使其正常功能。

（3）外科直视下主动脉瓣交界分离术：可有效改善血流动力学，但 10 ～ 20 年后可继发瓣膜钙化和再狭窄，需再次手术。适用于儿童和青少年先天性主动脉瓣狭窄且无钙化的患者；心排血量正常但最大收缩压力阶差超过 50mmHg 的患者；或瓣口面积小于 $1.0cm^2$ 的患者。

（4）外科人工瓣膜置换术：手术适应证如下。①有症状，特别是晕厥、心绞痛和左心衰竭者；②左心室肥大严重并有肺静脉高压或右心衰竭者；③无症状或症状轻而跨瓣压力阶差 > 75mmHg 者；④有症状、跨瓣压力阶差 > 50mmHg 及瓣口面积 < $1.0cm^2$ 者；⑤跨瓣压力阶差 < 50mmHg、瓣口面积 ≤ $0.8cm^2$、心电图显示左心室进行性肥大或超声心动图提示主动脉瓣钙化严重者；⑥中度和重度主动脉瓣狭窄并伴有冠状动脉病变者。

第四节 主动脉瓣关闭不全

主动脉瓣关闭不全（aortic insufficiency）可因主动脉瓣叶和瓣环，以及升主动脉的病变所致。男性患者多见，约占 75%；女性患者多同时伴有二尖瓣病变。

【病因】

急性主动脉瓣关闭不全多见于感染性心内膜炎，或瓣叶变性和脱垂。

慢性主动脉瓣关闭不全发病患者中，可由主动脉瓣本身病变致关闭不全或主动脉根部扩张引起相对性关闭不全。由于风湿热造成瓣叶损害所引起者最多见，占全部主动脉瓣关闭不全患者的 2/3。

【发病机制】

主动脉瓣关闭不全的主要病理生理改变是由于舒张期大量血液经主动脉瓣反流回左心室，使左心室舒张期负荷加重（同时接受正常左心房回流和异常主动脉反流），致左心室舒张末期容积逐渐增大。病情早期阶段，左心室心排血量增加，射血分数正常；晚期阶段，心肌收缩力减弱，出现心力衰竭。主动脉瓣反流明显时，主动脉舒张压明显下降，冠状动脉灌注压降低，心肌血供减少，使心肌收缩力进一步减弱。

急性主动脉瓣关闭不全时，左心室突然增加大量反流的血液，可引起急性左心功能不全，甚至急性肺水肿。

【病理改变】

病理变化主要是炎症和纤维化，使瓣叶变硬、缩短、变形，多数患者合并主动脉瓣狭窄，导致瓣叶在收缩期开放和舒张期关闭异常。主动脉瓣关闭不全还可见于二叶式主动脉瓣、主动脉瓣穿孔、室间隔缺损伴主动脉瓣脱垂等，以及结缔组织疾病、瓣膜黏液样变等。

升主动脉病变可造成主动脉根部扩张、主动脉瓣环扩大，引起主动脉瓣反流。常见病因有马方综合征、主动脉窦动脉瘤、梅毒性主动脉炎等。

【临床表现】

1. 症状 通常情况下，主动脉瓣关闭不全从开始到出现明显的症状可长达 10 ～ 15 年，一旦发生心力衰竭，则进展迅速。

（1）心悸：可能是由于心尖冲动增强、心律失常所致；由于脉压显著增大，患者常感身体各部有强烈的动脉搏动感，尤以头颈部为甚。

（2）呼吸困难：劳力性呼吸困难最早出现，晚期可出现端坐呼吸和夜间阵发性呼吸困难。

（3）胸痛：心绞痛发生率较主动脉瓣狭窄低。

（4）晕厥：当快速改变体位时，可出现头晕或眩晕，晕厥较少见。

（5）其他症状：右心衰竭晚期可出现肝淤血、肿大，踝部水肿，胸腔积液或腹水。

急性主动脉瓣关闭不全时，由于突然的左心室容量负荷加大，室壁张力增加，可很快发生急性左心衰竭或出现肺水肿。

2. 体征

（1）心脏听诊：主动脉瓣区可闻及高调递减型哈气样舒张期杂音，于坐位前倾呼气末明显。主动脉瓣关闭不全越严重，杂音所占的时间越长、响度越大。轻度关闭不全者，此杂音柔和，仅出现于舒张早期；较重度关闭不全时，杂音可为全舒张期且粗糙；在重度或急性主动脉瓣关闭不全时，由于左心室舒张末期压力增高至与主动脉舒张压相等，故杂音持续时间反而缩短。如杂音带音乐性质，常提示瓣膜的一部分出现翻转、撕裂或穿孔。

心尖区常可闻及柔和、低调的隆隆样舒张中期或收缩前期杂音，即 Austin-Flint 杂音，是由于主动脉瓣大量反流，冲击二尖瓣前叶，阻碍其开启并使其震动，从而引起相对性二尖瓣狭窄。

急性严重主动脉关闭不全时，舒张期杂音柔和、短促；第一心音减弱或消失，可闻及第三心音。

（2）其他体征：心尖冲动扩大并向左下移位，可见抬举性搏动。心浊音界向左下扩大。主动脉瓣区可触到收缩期震颤；胸骨左下缘可触到舒张期震颤。颈动脉搏动增强，并呈双重搏动。可出现周围血管体征：水冲脉（water-hammer pulse）、毛细血管搏动征（capillary pulsation sign）、股动脉枪击音（pistol-shot sound）、股动脉收缩期和舒张期双重杂音即迪罗齐耶杂音（Duroziez's murmur），以及头部随心搏频率的上下摆动即缪塞（Musset sign）。

【并发症】

充血性心力衰竭多见，并为主动脉瓣关闭不全的主要死亡原因，一旦出现心功能不全的症状，往往在 2～3 年死亡。感染性心内膜炎亦可见，栓塞少见。

【辅助检查】

1. X 线检查　左心室增大，升主动脉和主动脉结扩张，呈"主动脉型心脏"。透视下显示主动脉搏动增强，与左心室搏动配合呈"摇椅样"摆动。

2. 心电图检查　可有左心室肥大和心肌劳损，晚期显示左心房肥大。可见束支传导阻滞。

3. 超声心动图检查　舒张期二尖瓣前叶快速高频的振动是主动脉瓣关闭不全的特征性表现。

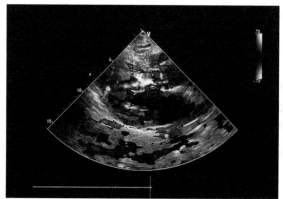

二维超声心动图上可见主动脉瓣增厚，舒张期关闭对合不佳；多普勒超声显示主动脉瓣下方舒张期涡流，对检测主动脉瓣反流非常敏感，并可判定其严重程度（图 1-5-4）。

【诊断和鉴别诊断】

有典型主动脉瓣关闭不全的舒张期杂音伴周围血管体征，可诊断主动脉瓣关闭不全，超声心动图可确诊。主动脉瓣关闭不全应与下列疾病相鉴别。

1. 肺动脉瓣关闭不全　本病常为肺动脉高

图 1-5-4　主动脉瓣关闭不全的超声心动图表现

压所致。此时颈动脉搏动正常，肺动脉瓣区第二心音六进，胸骨左缘舒张期杂音吸气时增强；心电图示右心房和右心室肥大。多见于二尖瓣狭窄，亦可见于房间隔缺损。

2. 主动脉窦瘤破裂　本病的破裂常破入右心，在胸骨左下缘有持续性杂音，有突发性胸痛，进行性右心衰竭，主动脉造影及超声心动图检查可确诊。

3. 冠状动静脉瘘　多引起连续性杂音，但也可在主动脉瓣区听到舒张期杂音，或其杂音的舒张期成分较响；心电图及X线检查多正常；主动脉造影可见主动脉与冠状静脉窦、右心房、右心室或肺动脉总干之间有交通。

【治疗措施】

1. 内科治疗　无症状且左心室功能正常者不需治疗，但需超声心动图检查随访。风心病应积极预防链球菌感染与风湿活动以及感染性心内膜炎；梅毒性主动脉炎应给予全疗程的青霉素治疗。避免过度运动，限制钠盐的摄入。使用洋地黄类药物、利尿药及血管扩张药。应积极预防和治疗心律失常和感染。

2. 外科手术治疗　人工瓣膜置换术是治疗主动脉瓣关闭不全的主要手段，一旦出现症状或左心室功能不全或心脏明显增大时即应手术治疗。

（1）瓣膜修复术：较少用，仅适用于感染性心内膜炎主动脉瓣赘生物或穿孔；主动脉瓣及其瓣环撕裂。对于升主动脉动脉瘤造成瓣环扩张所致的主动脉瓣关闭不全，可行瓣环紧缩成形术。

（2）人工瓣膜置换术：绝大多数的主动脉瓣关闭不全均宜施行瓣膜置换术。机械瓣和生物瓣均可使用。手术危险性和后期病死率取决于主动脉瓣关闭不全的发展阶段及手术时的心功能状态。主动脉瓣关闭不全手术的理想时机是心肌发生不可逆损伤前，尽管心功能受损患者手术治疗的围手术期风险较大，但与药物治疗相比，手术可以延长生存时间，严重主动脉瓣关闭不全合并心功能低下的患者采用非手术治疗，1年内病死率高达50%。

（3）急性主动脉瓣关闭不全的治疗：急性主动脉瓣关闭不全患者因为左心室不能在短时间内代偿，可很快出现进行性充血性心力衰竭、心动过速和心排血量下降，极易导致死亡，应在积极内科治疗的同时，及早采用手术治疗。术前应静脉滴注正性肌力药物和血管扩张药以维持心功能和血压。

第五节　联合瓣膜病

联合瓣膜病系指两个以上瓣膜有病损的心脏疾病，以二尖瓣狭窄合并主动脉瓣关闭不全最常见。

【病因】

引起多瓣膜病的病因，多数为单一病因，少数为多病因所致。

1. 一种疾病同时损害几个瓣膜，最常见为风湿性心脏病。

2. 一个瓣膜病变经血流动力学异常导致邻近瓣膜发生病变。

3. 不同疾病分别导致不同的瓣膜损害。

【诊断】

1. 疾病史、症状　二尖瓣狭窄合并主动脉瓣关闭不全两种瓣膜病损的症状均可出现。

2. 体征　前述两瓣膜病病损的体征均可出现，但听诊时两个瓣膜舒张期杂音的性质不同。

3. 辅助检查　两个瓣膜中哪一个病损重则该瓣膜病损引起的病理改变居主导地位，故最适宜的检查为超声心动图检查，可明确各瓣膜的病损情况。

【治疗措施】

避免过度运动，限制钠盐的摄入，有心力衰竭时可采用利尿、扩张血管、强心等药物治疗。

早期行外科手术治疗。

【心脏瓣膜疾病应掌握的内容】

1. 病史采集　各型心脏瓣膜疾病的晚期均以心力衰竭为共同表现。

对主动脉瓣狭窄或关闭不全，尤其主动脉瓣狭窄的患者，除心力衰竭的表现外，还可有胸痛和晕厥。

2. 体格检查　心脏杂音的位置、时相、性质对诊断心脏瓣膜疾病具有重要的诊断意义：心尖区隆隆样舒张期杂音首先提示二尖瓣狭窄；心尖区收缩期吹风样杂音，响度3/6级以上，首先考虑二尖瓣关闭不全；主动脉瓣狭窄可在胸骨右缘第2肋间隙闻及粗糙、响亮的喷射性收缩期杂音；主动脉瓣关闭不全患者可在主动脉瓣区闻及高调递减型哈气样舒张期杂音，于坐位前倾呼气末明显。

3. 辅助检查　心电图、X线检查有助于发现心脏瓣膜疾病导致的心房或心室肥大、肺淤血，超声心动图是确诊心脏瓣膜疾病的依据。

4. 治疗

（1）改善症状的治疗：①改善症状，采用利尿、扩血管、强心治疗，适用于有心力衰竭症状的心脏瓣膜疾病患者；②注意防治感染性心内膜炎；③病因治疗，如风湿热、冠心病、心肌缺血。

（2）病变瓣膜本身的治疗

1）内科治疗：通过介入的方法进行球囊扩张或经皮瓣膜置换术。

2）外科治疗：对病变瓣膜进行机械瓣或生物瓣的置换，或瓣膜的修补、成形术。

（盛红专　刘　锟）

第六章 心 肌 病

心肌病是指以心肌病变为主要表现的疾病。本病可分为两大类：一类为病因不明的原发性或特发性心肌病；另一类为病因明确的或与全身疾病有关的继发性或特异性心肌病。

目前心肌病分类如下。

（1）遗传性心肌病：肥厚型心肌病、右心室发育不良心肌病、左心室致密化不全、离子通道病等。

（2）混合型心肌病：扩张型心肌病、限制型心肌病。

（3）获得性心肌病：感染性心肌病、心动过速性心肌病、围生期心肌病等。

第一节 扩张型心肌病

扩张型心肌病（dilated cardiomyopathy，DCM）为左心室或双侧心室扩大伴心室收缩功能减退的心肌病，临床表现为心脏扩大、心力衰竭、心律失常、血栓栓塞和猝死。确诊后 5 年生存率约为 50%。

【病因和发病机制】

病因迄今未明。目前已发现本病与下列因素有关。

1. 感染 病原体直接侵犯并由此引发的慢性炎症和免疫反应，以病毒为最常见，主要为柯萨奇病毒 B、埃可病毒（ECHO virus）等。

2. 炎症 心肌的炎症性疾病、结缔组织疾病和血管炎等。

3. 遗传 25%～50% 的 DCM 病例有基因突变或家族遗传背景，目前已发现 30 个染色体位点突变与 DCM 相关。

4. 中毒、药物和代谢异常 乙醇中毒、部分化疗药，以及嗜铬细胞瘤、甲状腺功能亢进症等内分泌疾病均可导致 DCM。

【临床表现】

各年龄均可发病，但以中年居多。起病多缓慢，从心脏扩大至失代偿有时可达 10 年以上。

1. 症状 以充血性心力衰竭为主，其中以气促和水肿最常见。

2. 体征

（1）心率加快，心尖冲动向左下移位，可有奔马律。

（2）相对性二尖瓣或三尖瓣关闭不全所致的收缩期吹风样杂音，此种杂音在心功能改善后可减轻。

（3）血压多数正常，但晚期病例血压降低，脉压变小。

（4）脉搏弱、交替脉。

（5）左心衰竭时肺部可有啰音，以肺底部为著。

（6）右心衰竭时肝大、水肿，甚至出现胸腔积液和腹水。

（7）心律失常：多种心律失常合并存在。

（8）栓塞：可表现为脑、肾、肺等的栓塞。

【辅助检查】

1. 胸部 X 线检查 心影扩大，心胸比＞50%，肺淤血和肺间质水肿，两侧胸腔积液较多见。

2. 心电图检查 缺乏诊断特异性，以心脏肥大、心肌损害和心律失常为主。

3. 超声心动图检查 是诊断和评估 DCM 病情变化最常用的检查手段。早期左心室扩大，后

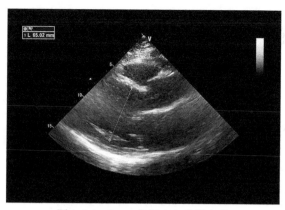

图 1-6-1　DCM 的超声心动图表现

期各心腔均扩大；同时室壁运动减弱，左心室射血分数常显著下降，可能有少量心包积液；由于心腔显著扩大，瓣环相应增大，可见二、三尖瓣反流（图 1-6-1）。

4. 冠状动脉 CT 检查或冠状动脉造影　多为完全正常。

【诊断和鉴别诊断】

本病为不明原因的左心室或双心室肥大，心室收缩功能受损，伴或不伴有充血性心力衰竭和心律失常，须排除其他引起心脏扩大、收缩功能减低的原因后方能做出本病的诊断。本病应与下列疾病相鉴别。

1. 风湿性心脏病。

2. 心包积液。

3. 冠心病。

4. 先天性心脏病。

5. 继发性心肌病。

诊断家族性 DCM 首先应除外继发性和获得性心肌病，同时一个家系中包括先证者在内有两个或两个以上的 DCM 患者，或在患者的一级亲属中有不明原因的 35 岁以下猝死者。家庭成员基因筛查有助于确诊。

【治疗措施】

1. 病因和诱因治疗　积极寻找病因和诱因，并给予相应的治疗。

2. 改善心脏重构　包括 ACEI/ARB/ARNI、β 受体阻滞剂和醛固酮受体拮抗药的"黄金三角"治疗。一旦诊断考虑 DCM，若无禁忌证，均应立即使用，从小剂量开始，视患者耐受性逐渐增加至目标剂量或最大耐受剂量。

3. 改善血流动力学变化　利尿、扩张血管、强心等治疗，可改善患者症状。

4. 治疗心律失常　尤其对于有症状者需用抗心律失常药或电学方法治疗。对快速室性心律失常、有猝死危险者应积极安装埋藏式自动复律除颤器（AICD）；高度房室传导阻滞或室内传导阻滞者可通过植入带有左心室电极的起搏器，同步起搏左、右心室使心室的收缩同步化。

5. 口服抗凝药　适用于并发心房颤动或已有附壁血栓或血栓栓塞病史的患者。

6. 心脏移植　适用于长期心力衰竭，内科治疗无效者。

【特殊类型心肌病】

DCM 中部分病因明确，具有独特的临床特点。

1. 缺血性心肌病　由严重冠状动脉病变导致的心肌缺血、坏死，临床表现为心腔扩大和心力衰竭。

2. 酒精性心肌病　与长期大量饮酒（女性＞ 40g/d，男性＞ 80g/d，饮酒 5 年以上）相关，有 DCM 的临床表型，既往无心脏疾病史。早期戒酒后，多数患者心脏情况能改善或恢复。

3. 围生期心肌病　特点为既往无心脏病的女性在妊娠最后 1 个月至产后 6 个月发生 DCM 的表型。高龄和营养不良、近期出现妊娠高血压综合征、双胎妊娠及缩宫素治疗与本病具有一定的相关性。通常预后良好，但再次妊娠常引起疾病复发。

4. 心动过速性心肌病　长期快速心室率的房性心律失常，如心房扑动、心房颤动和阵发性室上性心动过速可诱发本病,临床表现为 DCM 表型。有效控制心室率或转复窦性心律是关键,同时采用可改善心脏重构的药物,包括 ACEI/ARB/ARNI、β 受体阻滞剂和醛固酮受体拮抗剂的"黄金三角"治疗。

5. 心肌致密化不全　临床表现为 DCM,超声心动图检查发现左心室疏松层与致密层比值 > 2,心脏磁共振有助于诊断,临床处理主要是对症治疗。该病属于遗传性心肌病,为患者胚胎发育过程中心外膜到心内膜的致密化过程提前终止。

第二节　肥厚型心肌病

肥厚型心肌病(hypertrophic cardiomyopathy,HCM)是一种常染色体显性遗传性心肌病,特征为不对称性室间隔肥厚,偶可呈同心性肥厚,是青少年和运动员猝死的首位原因。根据左心室流出道有无梗阻分为梗阻性和非梗阻性。

【病因】

本病有明显的家族性发病倾向,呈常染色体显性遗传。家族性病例发病的形式可以是无症状的心肌不对称性肥厚,也可有典型的梗阻症状。

【病理生理】

1. 左心室流出道梗阻　静息或运动负荷下超声心动图检查显示左心室流出道压力阶差 $\geq 30mmHg$ 者,属于梗阻性 HCM,约占 70%。发病机制在于收缩期肥厚的室间隔凸入左心室流出道造成狭窄,造成左心室腔与流出道之间压力阶差增大。部分患者在静息时无流出道梗阻,运动后显著。

2. 舒张功能异常　肥厚的心肌顺应性减低,使心室舒张期充盈发生障碍,舒张末期压可以升高。

3. 心肌缺血　由于心肌需氧超过冠状动脉血供,室壁内冠状动脉狭窄,舒张期过长,心室壁内张力增高等引起。

【临床表现】

1. 主要症状

(1)劳力性呼吸困难:占 90% 以上。

(2)心前区疼痛:多在活动时发生。

(3)心悸:由于心律失常所致,最常见的为心房颤动。

(4)晕厥:多在运动时发生。易发生心源性猝死。

2. 常见体征

(1)心浊音界向左扩大。心尖冲动向左下移位,有抬举性搏动。

(2)胸骨左缘第 3～4 肋间隙可闻及喷射性收缩中晚期杂音,可伴有收缩期震颤,见于有左心室流出道梗阻的患者。

(3)凡增加心肌收缩力或减轻心脏负荷的措施,以及期前收缩后均可使杂音增强;凡减弱心肌收缩力或增加心脏负荷的措施均可使杂音减弱。

【辅助检查】

1. 心电图表现　①ST-T 改变:少数心尖部心肌肥厚的患者胸前导联可表现为巨大倒置 T 波;②左心室肥大:多见于左胸导联;③异常 Q 波;④室内传导阻滞和各种心律失常。

2. 超声心动图表现　为临床最主要的诊断手段。

(1)不对称性室间隔肥厚,室间隔厚度 $\geq 15mm$ 或与左心室后壁厚度之比 $\geq 1.3 : 1$;但厚度不达标者不能完全除外本病诊断。

（2）室间隔部分向左心室流出道内凸出、二尖瓣前叶在收缩期前移（SAM），见于伴有左心室流出道梗阻的病例。

（3）左心室舒张功能障碍。

（4）部分患者心肌肥厚局限于心尖部。

3. X 线检查 普通胸部 X 线检查可见左心室增大，或在正常范围。核素心血管造影可显示左心室腔缩小。核素心肌扫描则可显示心肌肥厚的部位和程度。

4. 心导管检查 显示心室舒张末期压增高。有左心室流出道梗阻者在心室腔与流出道间有收缩期压力阶差。

5. 心脏磁共振（CMR） 显示心室壁和（或）室间隔局限性或普遍性增厚，梗阻性 HCM 可见左心室流出道狭窄、SAM 征、二尖瓣关闭不全等。

【诊断和鉴别诊断】

胸骨下段左缘有收缩期杂音，用生理动作或药物作用观察到杂音改变有助于诊断。超声心动图检查显示舒张期室间隔厚度 ≥ 15mm 或与左心室后壁厚度之比 ≥ 1.3，阳性家族史有助于诊断。依据是否有二尖瓣收缩期前移，亦有助于区分梗阻性与非梗阻性病例。心导管检查显示左心室流出道压力阶差可以确诊。心室造影对诊断也有价值。此外，还须做以下鉴别诊断。

1. 室间隔缺损 收缩期杂音部位相近，但为全收缩期，心尖区多无杂音，超声心动图、心导管检查及心血管造影可以区别。

2. 主动脉瓣狭窄 症状和杂音性质与 HCM 相似，但杂音部位较高，并常有主动脉瓣区收缩期喷射音，生理动作或药物作用对杂音影响不大；超声心动图检查可以明确病变部位。

3. 冠心病 心电图上可有 ST-T 改变与异常 Q 波，但冠心病无特征性杂音；超声心动图检查显示室间隔不增厚，但可有节段性室壁运动异常。

【治疗措施】

1. 药物治疗

（1）减轻左心室流出道梗阻：① β 受体阻滞剂是梗阻性 HCM 的一线治疗药物；②非二氢吡啶类钙拮抗药可用于不能耐受 β 受体阻滞剂的患者。不建议联合应用 β 受体阻滞剂与钙拮抗药。

（2）治疗心力衰竭：早期舒张功能减退，后期出现收缩期心力衰竭，其治疗同一般心力衰竭的治疗。

（3）心房颤动治疗：HCM 最常见的心律失常是心房颤动。阵发性心房颤动常用胺碘酮，持续性心房颤动可用 β 受体阻滞剂控制心室率。除非禁忌，均需口服抗凝药物。

2. 非药物治疗

（1）外科手术治疗：在左心室流出道梗阻的患者中，有明显室间隔肥厚的，可选择外科手术，将引起左心室流出道梗阻的室间隔肥厚心肌切除。手术可达到降低左心室流出道压力阶差、改善症状、降低病死率和减少二尖瓣反流的目的。

（2）室间隔化学消融术或射频室间隔消融术：主要适用于年龄大、手术耐受差、合并症多的情况。

（3）起搏治疗：通过选择右心室心尖起搏减轻左心室流出道梗阻，适于药物治疗效果不佳，或心率不耐受，尤其合并因其他原因有双腔起搏植入适应证的患者。

3. 猝死的风险评估和 ICD 预防 对猝死高危的患者建议安装 ICD。猝死高危因素：曾发生过心搏骤停、一级亲属中有一个或多个 HCM 猝死患者、左心室严重肥厚（≥ 30mm）、动态心电图检查发现反复非持续性室性心动过速、运动时低血压、不明原因晕厥尤其是发生在运动时。

第三节　限制型心肌病

限制型心肌病（restrictive cardiomyopathy，RCM）的特征为原发性心肌和（或）心内膜纤维化，或是心肌的浸润性病变，引起以心脏充盈受阻、舒张功能下降为特征的心肌病。

【病因】

部分病因不明，病因分类如下①浸润性：异常物质或代谢产物堆积于细胞内或细胞间，最常见的为淀粉样变性；②非浸润性：包括特发性 RCM；③心内膜病变：心内膜弹力纤维增生症、嗜酸性粒细胞增多症等。

【病理生理】

心内膜与心肌纤维化使心室舒张发生障碍，还可伴有不同程度的收缩功能障碍。房室瓣受累时可以出现二尖瓣或三尖瓣关闭不全。

【临床表现】

起病比较缓慢。病变以左心室为主者有左心衰竭和肺动脉高压的表现；病变以右心室为主者有体循环淤血的表现。心包积液也可存在。内脏栓塞不少见。

X 线检查可能见到心内膜、心肌钙化的阴影。心室造影可见心室腔缩小。心电图检查示低电压，有异常 Q 波。超声心动图检查可见心内膜增厚，心尖部心室腔闭塞。

【诊断和鉴别诊断】

早期不明显，诊断较困难。临床症状显著时可依靠超声心动图诊断。

鉴别诊断：主要与缩窄性心包炎相鉴别。有急性心包炎病史、X 线检查显示心包钙化、胸部 CT 或磁共振检查示心包增厚时，支持缩窄性心包炎的诊断；心电图部分有低电压、束支传导阻滞，超声心动图检查发现心尖部心腔闭塞及心内膜增厚有助于心肌病的诊断。对于诊断困难的病例可做心室造影和心内膜心肌活检。

【治疗措施】

以对症为主。有水肿和腹水者宜用利尿药，应用利尿药或血管扩张药时应注意不宜使心室充盈压下降过多而影响心功能；为防止栓塞可用抗凝药物。

近年来常采用手术治疗方法，可手术切除纤维化增厚的心内膜，房室瓣受损者同时进行人造瓣膜置换术。

【心肌病应掌握的内容】

1. 扩张型心肌病应掌握的内容

（1）以气促、水肿为主要表现。

（2）心尖冲动向左下移位，心浊音界向左或两侧扩大，心率快时呈奔马律；颈静脉充盈及肝 - 颈静脉回流征阳性；肺部干、湿啰音；双下肢水肿。

（3）利钠肽升高，超声心动图检查显示左心室或双心室扩大，伴心室收缩功能下降，必要时可行冠状动脉造影以排除缺血性心肌病。

（4）治疗：同心力衰竭部分。

2. 肥厚型心肌病应掌握的内容

（1）病史采集：气促、胸痛和晕厥，与主动脉瓣狭窄相似。注意家系调查，特别询问家族中有无类似症状或猝死患者，对直系亲属进行心电图、超声心动图检查（必要时）以进行筛查。

（2）体格检查：梗阻型者于胸骨左缘第 3～4 肋间隙闻及喷射性的收缩中晚期杂音，其强度受多种因素影响。

（3）辅助检查：超声心动图显示不对称性室间隔肥厚，室间隔厚度≥15mm 或与左心室后壁厚度之比≥1.3：1；部分需行冠状动脉造影或冠状动脉 CT，除外心肌缺血。

（4）治疗：治疗方法包括两大类。①药物治疗：β 受体阻滞剂或非二氢吡啶类钙拮抗药，对并发的心力衰竭或心律失常应采用相应的治疗。②非药物治疗：内科治疗常采用室间隔化学消融术或射频室间隔消融术、起搏治疗术；外科治疗常采用室间隔肌纵深切开术和肥厚心肌部分切除术。

3. 限制型心肌病应掌握的内容

（1）以气促、水肿为主的心力衰竭临床表现。

（2）心力衰竭的体征，但心界无扩大，听诊无杂音。

（3）超声心动图检查可见心内膜增厚，心尖部心室腔闭塞。

无特异性治疗手段，主要是避免诱发因素及对症治疗；继发性限制型心肌病患者应针对病因积极治疗。

（盛红专 刘 锟）

第七章　感染性心内膜炎

感染性心内膜炎（infective endocarditis，IE）是指因细菌、真菌和其他微生物（如病毒、立克次体、衣原体、螺旋体等）直接感染而引起心脏瓣膜或心室壁内膜的炎症，伴赘生物形成的一种疾病。感染性心内膜炎典型的临床表现有发热、杂音、贫血、栓塞、皮肤病损、脾大和血培养阳性等。

【病因】

本病常多发于原已有疾病的心脏，近年来发生于无基础心脏病的患者日益增多，人工瓣膜置换术后的感染性心内膜炎也有增多。

根据病程，感染性心内膜炎分为急性和亚急性。急性感染性心内膜炎患者常由化脓性细菌侵入心内膜引起，多由毒力较强的病原体感染所致，金黄色葡萄球菌几乎占50%以上，常发生于无基础心脏病的患者。亚急性感染性心内膜炎患者最常见的为甲型溶血性链球菌感染，多见于有基础心脏疾病的患者。

【发病机制】

亚急性感染性心内膜炎与下列因素有关。

1. 血流动力学因素　发生于有器质性心脏病的患者，由于存在着异常的血液压力阶差，可引起血液强力喷射和涡流。

2. 非细菌性血栓性心内膜炎　血流的喷射冲击，使心内膜的内皮受损、胶原暴露，形成血小板 - 纤维素血栓，有利于微生物沉积和生长。

3. 短暂性菌血症　反复的暂时性菌血症使机体产生循环抗体，尤其是凝集素，它可促使少量的病原体聚集成团，易黏附在血小板 - 纤维素血栓上而引起感染。

4. 细菌感染无菌性赘生物　取决于发生菌血症的频度和循环中细菌的数量和细菌黏附于赘生物的能力。

【病理改变】

本病的基本病理变化为在心瓣膜表面附着赘生物，后者可延伸至腱索、乳头肌和室壁内膜。当病变严重时，心瓣膜可形成深度溃疡，甚至发生穿孔，偶见乳头肌和腱索断裂。

本病的赘生物通常较大而脆，易碎落成感染栓子，随循环血流播散到身体各部产生栓塞，尤以脑、脾、肾和肢体动脉为多，引起相应器官的梗死或脓肿、细菌性动脉瘤。

本病常有因微血栓或免疫机制引起的皮肤病损，如皮肤黏膜瘀点、指甲下出血、Osler 结节和Janeway 损害等；感染病原体和体内产生的相应抗体结合成免疫复合物，沉着于肾小球的基底膜上，引起局灶性肾小球肾炎或弥漫性或膜型增殖性肾小球肾炎，后者可引起肾衰竭。

【临床表现】

1. 发热　最常见症状，热型以不规则热为最多。体温大多为37.5～39℃，也可高达40℃以上。

2. 心脏杂音　原有心脏病的杂音出现强度和性质的变化，或出现新的杂音，或原来正常的心脏出现杂音，主要由心内膜炎导致心瓣膜损害所致。约有15% 的患者开始时没有心脏杂音，而在治疗期间出现杂音。

3. 皮肤病损　主要由微血管炎或微栓塞所致。①皮肤和黏膜的瘀点：发生率最高，多见于眼睑结膜、口腔黏膜、胸前和手足背皮肤。②甲床下线状出血：特征为线状，远端达不到甲床前边缘，压之可有疼痛。③Osler 结节：为指或趾垫出现的豌豆大小的红或紫色痛性结节，常见于亚急性感染性心内膜炎患者。奥斯勒（Osler）结节并不是本病所特有，在系统性红斑狼疮、伤寒、淋巴瘤中亦可出现。④詹韦（Janeway）损害：在手掌和足底出现小的直径为 1 ~ 4mm 的无痛的出血性或红斑性损害，主要见于急性患者。⑤罗特（Roth）斑：发生于视网膜的出血斑，可能有白色中心，多见于亚急性感染性心内膜炎患者。

4. 动脉栓塞　可发生于机体的任何部位。在患左向右分流的先天性心脏病和右侧心内膜炎时，肺栓塞常见。

5. 感染的非特异症状　脾大、贫血、疼痛。

【分型】

1. 急性感染性心内膜炎　常发生于正常的心脏，病原体通常是高毒力的细菌，如金黄色葡萄球菌或真菌。起病往往突然，伴高热、寒战，全身毒血症状明显，常是全身严重感染的一部分，病程多急骤凶险。由于心瓣膜和腱索的急剧损害，在短期内可出现高调杂音或原有杂音性质迅速改变，常可快速地发展为急性充血性心力衰竭而致死亡。

2. 亚急性感染性心内膜炎　大多数患者起病缓慢，只有非特异性隐袭症状，如全身不适、疲倦、低热及体重减轻等。少数起病以本病的并发症形式开始，如栓塞、不能解释的脑卒中、心脏瓣膜疾病的进行性加重、顽固性心力衰竭、肾小球肾炎和术后出现心瓣膜杂音等。

【并发症】

1. 充血性心力衰竭和心律失常、心肌脓肿　心力衰竭是本病最常见的并发症，也是本病的首要致死原因。

当感染累及心肌、侵犯传导组织时，可致心律失常，多数为室性期前收缩、房室传导阻滞和束支传导阻滞。

心肌脓肿常见于金黄色葡萄球菌和肠球菌感染，特别是凝固酶阳性的葡萄球菌，应及时做外科手术切除和修补。

2. 栓塞现象　是仅次于心力衰竭的常见并发症。最常见部位是脑、肾、脾和冠状动脉。本病痊愈后 1 ~ 2 年仍有发生栓塞的可能，然而并不一定就是复发，需密切观察。

3. 菌性动脉瘤　以真菌性动脉瘤最为常见。不压迫邻近组织的动脉瘤本身几乎无症状，可在破裂后出现临床症状。不能缓解的局限性头痛常提示脑动脉有动脉瘤；局部压痛或有搏动性包块可提示该处有动脉瘤存在。

4. 神经精神方面的并发症　指脑部血管感染性栓塞引起的一系列症状，以及由于脑神经和脊髓或周围神经损害而引起的偏瘫、截瘫、失语、定向障碍、共济失调等运动、感觉障碍和周围神经病变。

5. 肾的并发症　包括免疫复合物引起的间质性肾炎和急性或慢性增殖性肾小球肾炎。

【辅助检查】

1. 血培养　有 75% ~ 85% 的患者血培养阳性。血培养阳性是诊断本病的最直接的证据。急性感染性心内膜炎患者应在使用抗菌药物前每隔 1 小时采血 1 次，共 3 次后开始给予抗菌药物治疗；亚急性感染性心内膜炎患者同样在应用抗菌药物前每隔 1 小时采血 1 次，共 3 次，如次日未见细菌生长，重复采血 3 次后开始抗菌药物治疗。先前应用过抗菌药物的患者最好能停药 2 ~ 7d 后采血。本病的菌血症为持续性，故无须在体温升高时采血。每次取血 10 ~ 15ml，同时做需氧菌和厌氧菌培养，在人工瓣膜置换、较长时间留置静脉插管 / 导尿管或有药物成瘾者，应加做真菌培养。观察时间至少 2 周，当培养结果阴性时应保持到 3 周，确诊必须 2 次以上血培养阳性。一般做静脉血培养，动脉血培养阳性率并不高于静脉血。罕见情况下，血培养阴性患者，骨髓培养可阳性。培养阳性者应做各种抗菌药物单独或联合的药物敏感试验，以便指导治疗。

2. 实验室检查 红细胞和血红蛋白降低，偶可有溶血现象。

3. 心电图检查 一般无特异性。可表现为房室传导阻滞、束支传导阻滞和（或）室性期前收缩。

4. 超声心动图检查 不仅可了解基础心脏病和功能，还可探测到心瓣膜上的赘生物，以及赘生物的所在部位、大小、数目和形态（图1-7-1）。

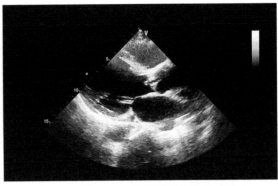

图1-7-1 心瓣膜赘生物

【诊断和鉴别诊断】

感染性心内膜炎的临床表现缺乏特异性。血培养阳性和超声心动图异常是诊断感染性心内膜炎的主要依据。具体的感染性心内膜炎诊断可参照杜克（Duke）诊断标准，标准如下。

1. 主要标准

（1）血培养阳性（符合以下至少一项标准）

1）2次独立血培养检测出感染性心内膜炎典型致病微生物：甲型溶血性链球菌、牛链球菌、"HACEK"细菌群①、金黄色葡萄球菌、无原发灶的社区获得性肠球菌。

2）持续血培养阳性时检测出感染性心内膜炎致病微生物：间隔12h以上取样时，至少2次血培养阳性；首末次取样时间间隔至少1h，至少4次独立培养中大多数为阳性或全部3次培养均为阳性。

3）单次血培养伯纳特立克次体阳性或逆相Ⅰ IgG抗体滴度＞1∶800。

（2）心内膜感染证据

1）超声心动图表现：赘生物、脓肿或新出现的人工瓣膜开裂。

2）新出现的心瓣膜反流。

2. 次要标准

（1）易发因素：易于患病的心脏状况、静脉药物成瘾者。

（2）发热：体温＞38℃。

（3）血管表现：重要动脉栓塞、脓毒性肺梗死、霉菌性动脉瘤、颅内出血、结膜出血或Janeway损害。

（4）免疫学表现：肾小球肾炎、Osler结节、Roth斑或类风湿因子阳性。

（5）微生物学证据：血培养阳性但不符合主要标准或缺乏感染性心内膜炎病原体感染的血清学证据。

3. 确诊感染性心内膜炎需满足下列条件之一 ①符合2条主要标准；②符合1条主要标准和3条次要标准；③符合5条次要标准。

4. 疑诊感染性心内膜炎需满足下列条件之一 ①符合1条主要标准和1条次要标准；②符合3条次要标准。

由于本病的临床表现多样，既具有多样性，又缺乏特异性，常易与其他疾病混淆。亚急性感染性心内膜炎患者需与风湿热、淋巴瘤、结核病和系统性红斑狼疮等相鉴别，急性感染性心内膜炎患者应与败血症相鉴别。

【治疗措施】

及早治疗可以提高治愈率，但在应用抗菌药物治疗前应抽取足够的血培养；明确病原体，采

---

① "HACEK"细菌群由五个菌属组成，H代表嗜血杆菌属（*Haemophilus*），A代表放线杆菌属（*Actinobacillus*），C代表心杆菌属（*Cardiobacterium*），E代表艾肯菌属（*Eikenella*），K代表金氏菌属（*Kingella*）。

用最有效的抗菌药物是治愈本病的最根本的因素。

1. 抗菌药物治疗　应遵循以下用药原则，①早期：在抽取血培养后即开始治疗；②联合：至少两种具有协同作用的杀菌剂联合应用；③大剂量：需高于一般常用量，使感染部位达到有效浓度；④长疗程：至少需 4～6 周，人工瓣膜心内膜炎需 6～8 周或更长，以降低复发率；⑤以静脉用药为主：保持稳定而高的血药浓度；⑥根据药动学给药：如大剂量应用青霉素等药物时，宜分次静脉滴注，避免高剂量给药后可能引起的中枢神经系统毒性反应；⑦敏感抗菌药物：病原体明确时，根据药物敏感试验选用抗菌药物。病原体不明时，急性感染性心内膜炎患者选用对金黄色葡萄球菌、链球菌和革兰氏阴性杆菌均有效的抗菌药物；亚急性感染性心内膜炎患者，选用针对大多链球菌的抗菌药物。

2. 手术治疗

（1）适应证：①心瓣膜穿孔、破裂、腱索离断，发生难治性急性心力衰竭。②人工瓣膜置换术后感染，内科治疗不能控制。③并发细菌性动脉瘤破裂或四肢大动脉栓塞。④先天性心脏病发生感染性心内膜炎，经系统治疗，仍不能控制时，手术应在加强支持疗法和抗菌药物控制下尽早进行。术后应持续使用抗菌药物 4～6 周。

（2）手术原则：①彻底清除感染组织，这是手术成功的关键所在，感染性心内膜炎的外科治疗要达到这样的目的，有时十分困难，因为广泛的切除心内感染组织往往会导致心脏不可逆的损伤。手术中应尽可能地减少坏死组织赘生物等的残留。②关闭瘘管和异常空腔，纠正原发畸形。③重建心瓣膜功能，心瓣膜功能的重建包括瓣膜置换术和瓣膜修补术。

（3）手术方式：包括病灶清除术＋瓣膜成形术和病灶清除术＋瓣膜置换术。应根据受损瓣膜的具体情况选择相应的术式。

【预防】

有风湿性瓣膜病或先天性心脏病的患者，需注意口腔卫生，及时处理各种感染病灶，施行手术或器械检查前应给予抗菌药物预防，心内膜炎往往发生在术后 2 周左右。

【感染性心内膜炎应掌握的内容】

1. 病史采集　围绕"发热、心脏杂音"进行采集。

既往史突出心脏病的情况，尤其是先天性心脏病、风湿性心瓣膜病等病史，有无吸毒史，是否进行过心脏手术，尤其是心脏瓣膜置换术等病史。

2. 体格检查　着重于检查心脏杂音的有无、部位、性质、时相，注意每天听诊；注意皮肤瘀点、线状出血、Roth 斑、Osler 结节、Janeway 损害等表现。注意有无贫血和脾大。

3. 辅助检查　血培养阳性是诊断本病的最重要的证据；超声心动图检查发现心瓣膜赘生物是确诊的重要依据，同时超声心动图检查还可以明确有无基础心脏病和感染性心内膜炎的心脏并发症。

4. 治疗

（1）有效的抗菌药物是治愈本病的最根本的因素。

（2）手术治疗。

（盛红专　刘　锟）

第八章 心 肌 炎

心肌炎是指心肌内局限性或弥漫性的急性、亚急性或慢性炎症病变，常为各种全身性疾病的一部分。最常见病因为病毒感染，细菌、真菌、螺旋体、立克次体等也可引起心肌炎。非感染性心肌炎病因包括毒物、药物、结缔组织病等。心肌炎起病急缓不定，临床表现轻重不一，病程多具有自限性，亦可进展为扩张型心肌病。本章主要讲述病毒性心肌炎。

【病因】

各种病毒都可引起心肌炎，其中以引起肠道和上呼吸道感染的病毒最多见。临床上绝大多数病毒性心肌炎由柯萨奇病毒和埃可病毒引起。柯萨奇病毒 B 组为人体心肌炎的首位病原体。

病毒性心肌炎的发病机制主要为病毒的直接侵犯和病毒介导的由 T 淋巴细胞诱导的免疫损伤。早期以病毒直接作用为主，以后则以免疫反应为主。

【临床表现】

心肌炎的临床表现取决于病变的广泛程度与部位。重者可致猝死，轻者几乎无症状。老幼均可发病，但以年轻人较易发病。男性多于女性。

1. 症状　心肌炎的症状可能出现于病毒感染的症状期或恢复期。90% 左右的心肌炎以心律失常为主诉或首见症状，其中少数患者可由此发生晕厥或阿 - 斯综合征。极少数患者起病后发展迅速，出现心力衰竭或心源性休克。

2.体征

（1）心脏扩大：轻者心脏不扩大，心脏显著扩大反映心肌炎广泛而严重。

（2）心率改变：心率增速与体温不相称，或心率异常缓慢，均为心肌炎的可疑征象。

（3）心音改变：心尖区第一心音可减低或分裂；心音可呈胎心样；心包摩擦音的出现反映有心包炎存在。

（4）杂音：心尖区可能有收缩期吹风样杂音或舒张期杂音，杂音响度都不超过三级。心肌炎好转后即消失。

（5）心律失常：以房性与室性期前收缩最常见，其次为房室传导阻滞，此外，心房颤动、病态窦房结综合征亦可出现。心律失常是造成猝死的原因之一。

（6）心力衰竭：重症弥漫性心肌炎患者可出现急性心力衰竭，易合并心源性休克。

【辅助检查】

1. 白细胞计数可升高，急性期红细胞沉降率（血沉）可增速。

2. 部分患者血清心肌损伤标志物肌钙蛋白 I 或 T、肌红蛋白、肌酸激酶同工酶（CK-MB）升高，反映有心肌坏死。

3. 心电图　①ST-T 变化；②心律失常：除窦性心动过速与窦性心动过缓外，异位心律与传导阻滞常见。房性、室性、房室交界性期前收缩均可出现，约 2/3 的患者以室性期前收缩为主要表现，可以见于急性期，在恢复期消失，亦可随瘢痕形成而造成持久的心律失常。

4. X 线检查　局灶性心肌炎无异常变化；弥漫性心肌炎或合并心包炎的患者心影可扩大，心脏搏动减弱，严重者可见肺充血或肺水肿。

5. 超声心动图检查　可显示左心室收缩或舒张功能异常、节段性及区域性室壁运动异常、室壁厚度增加、心肌回声反射增强和不均匀、右心室扩张及运动异常。

6. 核素检查　2/3 的患者可见到左心室射血分数减低。

7. 病毒学检查　包括从咽拭子或粪便标本中或心肌组织中分离出病毒，血清中可检测特异性抗病毒抗体的滴定度。

8. 心内膜心肌活检　有助于诊断、病情评估和预后判断，不作为常规检查。

【诊断】

病毒性心肌炎的诊断必须建立在有心肌炎证据和病毒感染证据的基础上。确诊有赖于心内膜心肌活检，同时需排除其他原因导致的心肌炎。

附：1995 年全国心肌炎心肌病专题座谈会提出的成人急性病毒性心肌炎诊断参考标准

（一）在上呼吸道感染、腹泻等病毒感染后 1～3 周或急性期中出现心脏表现，如严重乏力（心排血量降低）、第一心音明显减弱、舒张期奔马律、心包摩擦音、心脏扩大、充血性心力衰竭或阿 - 斯综合征等。

（二）上述感染后 1～3 周或与发病同时新出现的各种心律失常和（或）心电图异常，且在未服抗心律失常药之前出现下列心电图改变者。

1. 房室传导阻滞、窦房传导阻滞或束支传导阻滞。

2. 2 个以上导联的 ST 段呈水平型或下斜型下移 ≥20.05mV，或多个导联的 ST 段异常抬高或有异常 Q 波。

3. 多源、成对的室性期前收缩，自主性房性或交界性心动过速，持续或非持续阵发性室性心动过速，以及心房扑动或心室扑动、心房颤动或心室颤动。

4. 2 个以上以 R 波为主导联的 T 波倒置、平坦或降低 ＜R 波的 1/10。

5. 频发的房性期前收缩或室性期前收缩。

注：具有 1～3 任何一项即可诊断；具有 4 或 5，以及无明显病毒感染史者必须具有以下指标之一，以助诊断。

（1）有下列病原学依据之一

1）第 2 份血清中同型病毒抗体滴度较第 1 份血清升高 4 倍（2 份血清应相隔 2 周以上）或一次抗体效价 ≥640 者为阳性，320 者为可疑（如以 1：32 为基础者则宜以 ≥256 为阳性，128 为可疑阳性，根据不同实验室标准做决定）。

2）病毒特异性 IgM ≥1：320 者为阳性（按各实验室诊断标准，但需在严格质控条件下）。上述 1）、2）如同时有同种病毒基因阳性者更支持有近期病毒感染。

3）单有血液中肠道病毒核酸阳性，可能为其他肠道病毒感染。

4）从心内膜、心肌、心包或心包穿刺液中测出肠道病毒或其他病毒基因片段。

（2）左心室收缩功能减弱（经无创或有创检查证实）。

（3）病程早期有 CK、CK-MB、AST、LDH 增高，并在急性期中有动态变化。如有条件可进行血清心脏肌钙蛋白 I 或肌钙蛋白 T、肌凝蛋白轻链或重链测定。

（三）对尚难明确诊断者可长期随访。在有条件时可做心内膜心肌活检进行病毒基因检测及病理学检查。

在考虑病毒性心肌炎诊断时，应除外甲状腺功能亢进症、二尖瓣脱垂综合征及影响心肌的其他疾病，如风湿性心肌炎、中毒性心肌炎、冠心病、结缔组织病、代谢性疾病及克山病（克山病地区）等。如条件允许，必须进行上述任何一项病原学检查。

【治疗措施】

心肌炎的治疗应针对两个方面，即病毒感染和心肌炎症。

原发病毒感染：干扰素或干扰素诱导剂；一些中草药，如板蓝根、连翘、大青叶、虎杖等，经初步实验研究，认为可能对病毒感染有效。

心肌炎患者应卧床休息、进易消化和富含维生素和蛋白质的食物。注意对症治疗。

肾上腺皮质激素的应用：适用于严重心肌炎的心力衰竭；严重心律失常（如高度房室传导阻滞）的减轻或消除。

【预后】

大多数患者经过适当治疗后痊愈，不遗留任何症状或体征。极少数患者在急性期因严重心律失常、急性心力衰竭和心源性休克而死亡。部分患者经过数周或数月后病情趋于稳定，但有一定程度的心脏扩大、心功能减退、心律失常或心电图变化，成为后遗症。还有部分患者由于急性期后炎症持续，转为慢性心肌炎，逐渐出现进行性心脏扩大、心功能减退、心律失常，经过数年或10～20年后死于上述各并发症。

【病毒性心肌炎应掌握的内容】

1. 病史采集　病毒性心肌炎大部分以心律失常为主要症状，部分严重者以晕厥或心力衰竭就诊，其前1～4周常有病毒感染史。

2. 体格检查　期前收缩、与体温不相称的心率增快（部分有心搏骤停）；部分合并心力衰竭者有奔马律、肺部啰音，甚至休克。

3. 辅助检查　可有心肌损伤标志物升高、特异性病毒 IgM 抗体滴度增高，心电图示期前收缩、ST-T 改变，超声心动图显示心脏正常或有心脏扩大、功能下降等改变。

4. 治疗　休息＋对症治疗。糖皮质激素不常规使用。

（盛红专）

第九章 心包疾病

心包疾病是由多种原因引起的心包病理性改变。按病因可分为感染性、非感染性、过敏性或免疫性；按病程分为急性（病程＜6周）、亚急性（病程为6周～6个月）和慢性（病程＞6个月）。心包炎（pericarditis）是最常见的心包病变，可分为急性和慢性两种，前者常伴有心包积液，后者常引起心包缩窄。

第一节 急性心包炎

急性心包炎（acute pericarditis）是心包脏层和壁层的急性炎症，可以同时合并心肌炎和（或）心内膜炎，也可以是某种全身性疾病累及心包的表现。

【病因】

最常见病因为病毒感染。除系统性红斑狼疮性心包炎外，男性发病率明显高于女性。病因分类如下。

1. 感染性心包炎

（1）病毒性心包炎：如流行性感冒、传染性单核细胞增多症和柯萨奇病毒、埃可病毒、巨细胞病毒等引起的心包炎。

（2）细菌性心包炎：①化脓性心包炎；②结核性心包炎。

（3）真菌性心包炎。

2. 伴有其他器官或组织系统疾病的心包炎

（1）自身免疫性疾病：如风湿热、类风湿关节炎、系统性红斑狼疮和艾滋病等。

（2）过敏性疾病：如血清病、过敏性肉芽肿和过敏性肺炎等。

（3）邻近器官的疾病：如心肌梗死、肺栓塞及胸膜、肺和食管疾病等。

（4）内分泌代谢性疾病：如尿毒症、黏液性水肿、糖尿病、痛风等。

（5）其他：如胰腺炎、珠蛋白生成障碍性贫血、肠源性脂肪代谢障碍等。

3. 物理因素引起的心包炎

（1）创伤。

（2）放射线。

4. 药物引起的心包炎 如肼屈嗪、普鲁卡因胺、苯妥英钠、青霉素、异烟肼、保泰松等引起的心包炎。

5. 肿瘤引起的心包炎

（1）原发性：如间皮瘤、肉瘤等。

（2）继发性：如转移性肿瘤。

6. 特发性或非特异性心包炎 病因不明。

【临床表现】

1. 症状 包括原发性疾病的症状及心包炎本身的症状。心包炎的症状主要有以下几方面。

（1）心前区疼痛：为急性心包炎的特征，主要见于早期的纤维蛋白渗出阶段。疼痛常局限于胸骨下部或心前区，于体位改变、深呼吸时加剧，坐位或前倾位时减轻。

（2）心脏压塞的症状：患者通常有呼吸困难，甚至休克。

（3）心包积液对邻近器官压迫的症状：肺、气管、支气管和大血管受压迫引起肺淤血，加重呼吸困难，使呼吸浅而速；气管受压可产生咳嗽和声音嘶哑；食管受压可出现吞咽困难。

（4）全身症状：心包炎本身亦可引起畏寒、发热、心悸、出汗、乏力等症状，与原发性疾病的症状常难以区分。

2. 体征

（1）心包摩擦音：是急性纤维蛋白性心包炎的典型体征，呈抓刮样粗糙的高频声音，往往盖过心音且有较心音更贴近耳朵的感觉。在胸骨左缘第 3～4 肋间隙，胸骨下部和剑突附近最清楚，深吸气、身体前倾或让患者取俯卧位，并将听诊器的胸件紧压胸壁时摩擦音增强。常仅出现数小时，或持续数天、数周不等。在心前区听到心包摩擦音，就可做出心包炎的诊断。

（2）心包积液：积液量在 200～300ml 以上或渗液迅速积聚时可产生以下体征。①心脏体征：心尖冲动减弱、消失或出现于心浊音界左缘内侧处；心浊音界向两侧扩大、相对浊音区消失，患者由坐位转变为卧位时第 2～3 肋间隙的心浊音界增宽（烧瓶形转变为球形）；心音弱而远，心率快。少数患者在胸骨左缘第 3～4 肋间隙可听到舒张早期额外音（心包叩击音）。②左肺受压迫的征象：大量心包积液时，心脏向后移位，压迫左侧肺部，可引起左肺下叶不张，体格检查可见左肩胛骨下方有浊音区、语颤增强及支气管呼吸音（尤尔特征）。③心脏压塞的征象：与心包积液产生的速度和积液量有关。快速心包积液，可引起急性心脏压塞，出现明显的心动过速、血压下降，甚至休克（贝克三体征）；当渗液积聚较慢时，除心率加速外，静脉压可显著升高，产生颈静脉怒张、搏动和吸气时扩张，肝大伴触痛、腹水、皮下水肿和肝 - 颈静脉回流征阳性等体循环淤血的表现，以及脉压减小、脉搏细弱，甚至奇脉。

【辅助检查】

1. 心电图检查 可出现如下改变。

（1）ST 段呈弓背向下的抬高：见于除 aVR 和 V_1 外所有的导联。

（2）T 波改变：由心外膜下心肌纤维复极延迟所致。

（3）PR 段移位：QRS 波群低电压、电交替，P 波、QRS 波群、T 波全部电交替为大量心包积液的特征性心电图表现。

（4）心律失常：窦性心动过速多见，部分发生各种类型的房性心律失常。在风湿性心包炎中可出现不同程度的房室传导阻滞。

2. X 线检查 当心包积液超过 250ml 时，可出现心影增大，心影随体位改变而移动。

3. 超声波检查 可见心包腔内的液体，舒张末期右心房塌陷和舒张期右心室游离壁塌陷是诊断心脏压塞的最敏感而特异的征象（图 1-9-1）。

4. 磁共振成像 能清晰地显示心包积液的容量和分布情况，并可分辨积液的性质，如非出血性渗液大都是低信号强度；尿毒症、外伤、结核性液体内含蛋白质和细胞较多，可见中或高信号强度。

5. 心包穿刺术 有心包积液时，可做心包穿刺术，用渗液做涂片、培养和寻找病理细胞，有助于确定病原体。测定心包积液腺苷脱氨酶（ADA）活性≥ 30U/L，对诊断结核性心包炎具有高度特异性。

6. 心包镜检查 凡有心包积液需手术引流者，可先行心包镜检查。它可直接窥察心包，

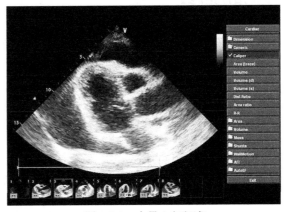

图 1-9-1 大量心包积液

并在可疑区域做心包活检，从而提高病因诊断的准确性。

【诊断】

在心前区闻及心包摩擦音，则心包炎的诊断即可确立。如出现颈静脉怒张、奇脉、心浊音界

扩大、心音遥远等体征，应考虑为心包积液的可能，即可进一步行心脏超声检查明确诊断。

【鉴别诊断】

常见心包炎的鉴别诊断见表 1-9-1。

表 1-9-1　四种常见心包炎的鉴别

鉴别要点	风湿性心包炎	结核性心包炎	化脓性心包炎	非特异性心包炎
疾病史	起病前 1～2 周常有上呼吸道感染，伴其他风湿病的表现，为全心炎的一部分	常伴有原发性结核病灶，或与其他浆膜腔结核同时存在	常有原发的感染病灶，伴明显的毒血症表现	起病前 1～2 周常有上呼吸道感染，起病多急骤，可复发
发热	多数为不规则的轻度或中度发热	低热或常不显著	高热	持续发热，为稽留热或弛张热
胸痛	常有	常无	常有	常极为剧烈
心包摩擦音	常有	少有	常有	明显，出现早
心脏杂音	常伴有显著杂音	无	无	无
抗链球菌溶血素 O 试验	常增高	正常	正常或增高	正常或增高
白细胞计数	中度增高	正常或轻度增高	明显增高	正常或增高
血培养	阴性	阴性	可阳性	阴性
心包积液				
量	较少	常大量	较多	较少至中等量
性质	多为草黄色	多为血性	脓性	草黄色或血性
ADA 活性	＜ 30U/L	≥ 30U/L	＜ 30U/L	＜ 30U/L
细胞分类	中性粒细胞占多数	淋巴细胞较多	中性粒细胞占多数	淋巴细胞占多数
细菌	无	有时可找到结核分枝杆菌	能找到化脓性细菌	无
治疗	抗风湿病药物	抗结核药	抗菌药物	肾上腺皮质激素

【治疗措施】

急性心包炎的治疗包括对原发性疾病的病因治疗、解除心脏压塞和对症治疗。

1. 卧床休息　胸痛时给予镇静药，必要时给予吗啡类药物或左侧星状神经节封闭。

2. 病因治疗

（1）风湿性心包炎时应加强抗风湿治疗。

（2）结核性心包炎时应早期开始抗结核治疗，并给予足够的剂量和较长的疗程，直到结核活动停止 1 年左右再停药；如渗液继续产生或有心包缩窄的表现，应及时做心包切除术，以防止发展为缩窄性心包炎。

（3）化脓性心包炎时应选用足量有效的抗菌药物，并反复心包穿刺抽脓和心包腔内注入抗菌药物，如疗效不显著，即应及早考虑做心包切开引流术，如引流发现心包增厚，则可做广泛心包切除术。

（4）非特异性心包炎时应用肾上腺皮质激素可能有效，如反复发作亦可考虑心包切除术。

3. 心包穿刺抽液　一方面可解除心脏压塞，另一方面有利于行心包积液的病因判断。穿刺常用部位有两处：①胸骨剑突与左肋缘相交的尖角处；②心尖部内侧。

第二节 慢性心包炎

急性心包炎以后，少数患者由于形成坚厚的瘢痕组织，心包失去伸缩性，影响心脏的收缩和舒张功能，称为缩窄性心包炎。包括典型的慢性缩窄性心包炎和在心包积液的同时已发生心包缩窄的亚急性渗液性缩窄性心包炎，后者在临床上既有心包压塞又有心包缩窄的表现，并最终演变为典型的慢性缩窄性心包炎。

【病因】

缩窄性心包炎常继发于急性心包炎，结核性心包炎占多数，非特异性心包炎其次，放射治疗和心脏直视手术引起者在逐渐增多，少数为化脓性心包炎和创伤性心包炎。风湿性心包炎很少引起心包缩窄。

【临床表现】

缩窄性心包炎的起病常隐袭。

1. 症状 劳累后呼吸困难为最早期症状；后期可因大量的胸腔积液、腹水致休息时也发生呼吸困难，甚至出现端坐呼吸。大量腹水和肿大的肝压迫腹腔内器官，产生腹部膨胀感。此外，还可有乏力、胃纳减退、眩晕、衰弱、心悸、咳嗽、上腹疼痛、水肿等症状。

2. 体征

（1）心脏本身的表现：心浊音界正常或稍增大；心尖冲动减弱或消失，心音轻而远；心律一般是窦性，可出现期前收缩、心房颤动、心房扑动等异位心律。

（2）心脏受压的表现：颈静脉怒张、肝大、腹水、胸腔积液、下肢水肿等；缩窄性心包炎的腹水较皮下水肿出现早，且多属大量，皮下水肿出现较迟和较轻，且主要分布于下肢及腰骶部；可出现胸腔积液、脉压变小，甚至奇脉。

【辅助检查】

1. 实验室检查 无特征性改变，静脉压显著增高，且在吸气时进一步上升［库斯莫尔（Kussmaul）征］。

2. 心电图检查 QRS波群低电压、T波平坦或倒置；可有右心室肥大或右束支传导阻滞，心房颤动在病程长和年龄较大的患者中多见。

3. X线检查 心包钙化；心影增大呈三角形或球形，心缘变直或形成异常心弓。

4. 心导管检查 缩窄性心包炎右心导管检查的主要特点为"肺微血管"压、肺动脉舒张压、右心室舒张末期压、右心房平均压和腔静脉压均显著增高和趋向于相等，心排血量减低。

【诊断和鉴别诊断】

腹水、肝大、颈静脉怒张、静脉压显著增高，但无显著心脏扩大或心瓣膜杂音，应考虑缩窄性心包炎的可能；如再有急性心包炎的既往史，心脏搏动减弱，听到舒张早期额外音，脉压变小、奇脉和下肢水肿，X线检查发现心包钙化，心电图发现QRS波群、T波和P波改变，常可明确诊断。

缩窄性心包炎和限制型心肌病的临床表现极为相似，鉴别往往甚为困难，表1-9-2有助于两者的鉴别诊断。

表1-9-2 缩窄性心包炎和限制型心肌病的鉴别

鉴别项目	缩窄性心包炎	限制型心肌病
疲劳和呼吸困难	逐渐发生，后来明显	一开始就明显
吸气时颈静脉扩张	有	无
心尖冲动	常不明显	常可扪及

续表

鉴别项目		缩窄性心包炎	限制型心肌病
奇脉		常有	无
二尖瓣与三尖瓣关闭不全的杂音		无	常有
舒张期的心音		在第二心音之后较早出现，较响，为舒张早期额外音（心包叩击音）	在第二心音之后较迟出现，较轻，为第三心音，常可听到第四心音
X 线检查		心脏轻度增大，常见心包钙化	心脏常明显增大，无心包钙化，可有心内膜钙化
心电图		QRS 波群低电压和广泛性 T 波改变，可有心房颤动或提示左心房肥大的 P 波改变	可有 QRS 波群低电压和广泛性 T 波改变，有时可出现异常 Q 波，常有房室和心室内传导阻滞（特别是左束支传导阻滞）和心室肥大、心肌劳损，也可有心房颤动
收缩时间间期测定		正常	异常（PEP 延长，LVET 缩短，PEP/LVET 值增大）
超声心动图	心房显著扩大	不常见	常见
	舒张早期二尖瓣血流速率	有明显的呼吸变化	随呼吸变化极小
	彼此相反的心室充盈	有	无
血流动力学	左、右心室舒张末期压	相等（相差≤5mmHg）	相差>5mmHg
	右心室收缩压	≤5mmHg	>5mmHg
	右心室舒张末期压	>1/3 右心室收缩压	<1/3 右心室收缩压
计算机断层成像		心包增厚	心包正常
心内膜心肌活检		正常	异常
洋地黄类药物治疗反应		静脉压不变	静脉压下降

注：PEP，收缩前期；LVET，左室射血时间。

缩窄性心包炎外科治疗常可得到良好的效果，但心肌病则预后不佳。因此，个别鉴别诊断实在困难的心肌病病例应进行血流动力学和影像学（CT 或 MRI）检查，必要时做心内膜活检。

【治疗措施】

外科治疗：慢性缩窄性心包炎一旦确定诊断，应尽早手术治疗——心包剥离术。在死亡病例中约 75% 死于急性或亚急性心力衰竭，因此，术后严格限制血容量，适当给予强心支持仍是保证手术成功的重要部分。

【心包炎应掌握的内容】

1. 病史采集　胸痛、心包摩擦音和心电图多导联 ST-T 改变是急性心包炎纤维蛋白渗出阶段的主要临床表现。大量心包积液时，可表现为心脏压塞和对邻近器官压迫的表现。慢性缩窄性心包炎主要表现为心力衰竭，常见心包钙化。

2. 体格检查　急性纤维蛋白渗出阶段的特征性体征为心包摩擦音。大量心包积液时除心力衰竭的体征外，还可出现心脏相对浊音界消失、心界随体位变动和左肺受压的表现；左肩胛骨下方有浊音区、语颤增强和支气管呼吸音，以及心脏压塞的表现。慢性缩窄性心包炎可闻及心包叩击音。

3. 治疗　急性纤维蛋白渗出性心包炎主要是病因治疗和对症治疗，糖皮质激素不作为常规使用。大量心包积液的患者需要行心包穿刺抽液，一方面可解除心脏压塞，另一方面有利于行心包积液的病因判断。

心包剥离术的适应证：①慢性缩窄性心包炎诊断明确，应尽早手术治疗；②如患者情况较差，进食少，腹水严重，肝肾功能差，血浆蛋白低下，心率在120次/分以上，红细胞沉降率增快等，先给予非手术治疗。待病情稳定及情况好转后，再择期行心包剥离术；③病情严重，非手术治疗无明显改善者，可先行心包开窗术，以改善全身功能状况，然后进行心包切除术。

缩窄性心包炎常用的手术方式是经胸骨正中切口心包剥离术，先切开左心前区增厚的心包，在心包脏层外找到分层后，沿分界面仔细剥离左心室前壁和心尖部的心包，再游离右心室，心包剥离的顺序为左心室、右心室流出道、右心室、上下腔静脉环形束带。心包切除的范围，两侧达到膈神经前方，上方达到大血管起始部，下方达到心包膈肌面，术中注意不要剥离过深，以免损伤心肌和冠状动脉，如遇到钙化或瘢痕粘连紧密处难以剥离时，可像孤岛样残留在心肌上。如在心包剥离时出现心律失常、循环不稳定或心肌颜色发白、心肌收缩无力，剥离操作适可而止，仅将左、右心室面及下腔静脉缩窄环增厚的心包剥离即可，以提高手术的安全性。

在心包剥离术后，淤滞在组织内的体液会流入血液循环，加重心脏负担，应适当使用强心、利尿药物，加强对心、肺、肾功能的监测，控制输液量，注意水电解质的平衡。

（盛红专　刘　锟）

第十章 心律失常

【发病机制】

（一）心脏传导系统的解剖

心脏传导系统包括窦房结、结间束、房室结、房室束，以及左、右束支和浦肯野纤维网。

心脏的冲动在窦房结形成后，由结间束和普通心房肌传递，抵达房室结及左心房。冲动在房室结内传导速度极为缓慢，抵达房室束后传导再度加速。左、右束支与浦肯野纤维的传导速度极快，可使全部心室肌几乎同时被激动。最后，冲动抵达心外膜，完成一次心动周期。

心脏传导系统接受迷走神经与交感神经支配。

（二）电生理学基本原理

1. 离子通道的电生理学 心脏的电信号传递是通过离子通道的离子流，Na^+、K^+、Ca^{2+}、Cl^-是主要的离子载体，它们跨细胞膜流动的电流能兴奋、激活心肌细胞，并在细胞间传递。编码功能性离子通道亚单位的基因突变与一些遗传性心律失常有关。

2. 动作电位的时相 心脏的膜电位分为 5 个时相。

0 期：上升支或快速除极。

1 期：早期快速复极期。

2 期：平台期。

3 期：终末快速复极期。

4 期：静息期。

某些心肌细胞的静息膜电位在舒张期逐步除极。这种自律细胞所具有的特性被称为 4 期舒张除极。

3. 心律失常的发病机制 包括冲动形成异常、冲动传导异常，或者同时发生病变。有时一种机制引起的心律失常可以促使另一种不同机制的心律失常发作。

（1）冲动形成异常：指的是正常起搏点窦房结发放频率异常（过快或过慢）或是窦房结以外的异位起搏点的激动发放控制了心房或心室节律。

触发性活动由后除极产生，当发生在动作电位 2 期或 3 期膜电位水平降低时称为早期后除极；当发生在复极完成后的 4 期，称为晚期或延迟后除极。后除极可见于局部儿茶酚胺浓度增高、心肌缺血 - 再灌注、低血钾、高血钙或洋地黄中毒。

（2）冲动传导异常：传导延迟或传导阻滞可以导致心动过缓或心动过速。心动过缓发生于冲动的传导发生阻滞时，并发生心脏停搏或缓慢逸搏心律；心动过速见于传导延迟或传导阻滞引起的折返。

折返是快速心律失常中最常见的发病机制。如果有部分心肌细胞在最初的除极活动中未被激动，而其兴奋性又在冲动消失前恢复，这部分心肌将可能再次兴奋从原先除极活动中恢复可兴奋性的区域。这样的过程称为折返。

产生折返的基本要素有：①心脏两条或更多具有不同传导性与不应期的通路，相互连接形成一个闭合环；②其中一条通道传导发生单向阻滞；③持续折返要求的解剖通路长度等于或超过折返的波长，即可兴奋间期。

【诊断】

（一）疾病史

心律失常的患者可以有各种不同的主诉，多以心悸、胸闷、晕厥、晕厥前状态和心力衰竭就诊，部分患者可以无明显不适。

（二）体格检查

心律失常发作时的心率、血压十分重要。检查颈静脉压力和脉搏波可以发现心房扑动时的快速波动，或因完全性房室传导阻滞或室性心动过速导致的房室分离，此时患者右心房收缩发生在三尖瓣关闭时，可产生大炮 a 波，第一心音强弱不等。

心动过速时一些诱发试验具有诊断和治疗价值，如瓦尔萨尔瓦（Valsalva）动作或颈动脉窦按摩可以中止房室结维持的心动过速。兴奋迷走神经可使窦性心动过速的心率短时间下降，随即恢复至原来水平。

体格检查还可以发现器质性心脏病的存在，这时通常预示情况严重，预后不良，如负向心尖冲动、反流性或狭窄性心脏杂音、第三和第四心音奔马律等。

（三）心电图

心电图是分析心律失常的最基本工具，标准临床心电图包括 12 导联的记录，包括 6 个肢体导联（Ⅰ、Ⅱ、Ⅲ、aVR、aVL、aVF）和 6 个单极胸导联（$V_1 \sim V_6$）。必要时可加做 18 导联心电图（V_3R、V_4R、V_5R、V_7、V_8、V_9）。

（四）其他特殊检查

1. 运动试验　对于运动诱发的有症状的心律失常，包括晕厥、持续心悸，需要行运动试验。

2. 动态心电图　可以连续记录心电图，当系统发现并定量重要的心律事件，如心动过速或长间歇，临床医师将得到所需要的重要临床信息。

3. 植入式循环记录仪（ILR）　对于一些症状发作不频繁或一过性发作的患者，动态心电图和长程事件记录仪均不能提供诊断信息时，可使用植入式循环记录仪。

4. 直立倾斜试验　阳性反应通常表现为心率、血压的下降伴晕厥或近似晕厥，可分为心脏抑制性、血管抑制性和混合性。

5. 创伤性电生理检查　通过在静脉内至心房系统或心室系统置入多电极导管来记录或刺激心脏内的电活动。电生理检查可用于下列疾病的诊断：房室传导阻滞、室间传导异常、窦房结功能障碍、各种心动过速和原因不明的晕厥或心悸等。

【治疗】

（一）药物治疗

1. 抗心律失常药的分类　大部分抗心律失常药可以根据其对 Na^+、K^+、Ca^{2+} 和通道的阻滞作用或对受体的阻滞进行分类。最常用的分类方法为沃思·威廉斯（Vaughan Williams）分类法。

Ⅰ类药物主要是阻滞钠通道，有些还能阻滞钾通道，分为 3 个亚类，$Ⅰ_A$、$Ⅰ_B$、$Ⅰ_C$ 类。

$Ⅰ_A$ 类药物：能降低 V_{max}（0 期动作电位升幅）和延长动作电位时程，包括奎尼丁、普鲁卡因和丙吡胺。

$Ⅰ_B$ 类药物：不能降低 V_{max} 和缩短动作电位时程，包括美西律、苯妥英钠和利多卡因。

$Ⅰ_C$ 类药物：能降低 V_{max}，大幅减慢传导速度和轻度延缓折返，包括氟卡尼和普罗帕酮。

Ⅱ类药物：能阻滞 β 肾上腺素受体，包括普萘洛尔、比索洛尔和美托洛尔。

Ⅲ类药物：主要是阻滞钾通道和延长复极，包括胺碘酮、索他洛尔、伊布利特等。

Ⅳ类药物：主要是阻滞慢钙通道，包括维拉帕米、地尔硫䓬和其他。

2. 临床上重要的抗心律失常药

（1）利多卡因：对急性心肌梗死或心脏血管血运重建后的室性期前收缩、室性心动过速患者，以及院外发生心室颤动、心肺复苏的患者有效。

用法用量：静脉注射，起始剂量为 1 ~ 2mg/kg，注射速度为 20 ~ 50mg/min，20 ~ 40min 后给予起始剂量的 1/2，维持剂量为 1 ~ 4mg/min。

不良反应：最常见的不良反应是与剂量相关的中枢神经系统毒性，包括头晕、感觉异常、精神障碍、谵妄、木僵、昏迷及癫痫。偶有窦房结抑制及希氏束 - 浦肯野系统阻滞。利多卡因及普鲁卡因胺可升高除颤阈值。

（2）普罗帕酮：可用于治疗阵发性室上性心动过速、心房颤动和危及生命的室性心动过速，并可以控制自发性室性期前收缩，非持续性和持续性室性心动过速。

用法用量：每 6 ～ 8h 口服 100 ～ 200mg，最大剂量为 900mg/d。1 ～ 2mg/kg 静脉负荷剂量为体重加入 5% 葡萄糖注射液稀释，于 10 分钟内缓慢注射，静脉注射起效后可改为静脉滴注 0.5 ～ 1.0mg/min 或口服维持。

不良反应：包括头晕、味觉异常、视物模糊、支气管痉挛，其次为胃肠道反应。心脏不良反应包括房室传导阻滞、窦房结抑制及心功能不全加重。

3. 胺碘酮　广谱抗心律失常药，包括房室结、房室通道、交界区心动过速、心房扑动和心房颤动，以及与冠状动脉疾病及肥厚型心肌病相关的室性心动过速和心室颤动。

用法用量：推荐第 1 ～ 3 周给予 600mg/d，之后的数周给予 400mg/d，总量达到 8 ～ 12g 后，维持剂量为 200mg/d 或更低。胺碘酮可通过静脉给药方式快速达到负荷剂量，起始剂量为 15mg/min，维持 10min 后以 1mg/min 的速度维持 6h，再以 0.5mg/min 的速度维持 18h。

不良反应：最常见的不良反应是肺部和消化道不适。可出现无症状的肝酶升高，如肝酶升高未超过治疗前正常水平的 2 ～ 3 倍，无须停药。神经功能受损、光敏感性、皮肤变色、胃肠道功能紊乱、甲状腺功能亢进症或甲状腺功能减退症亦有发生。心脏不良反应包括症状性的心动过缓、室性心律失常加重、尖端扭转型室性心动过速、充血性心力衰竭。

4. 维拉帕米　可终止持续的房室结折返性心动过速及与旁路相关的顺向性房室折返性心动过速。能抑制某些室性心动过速，如左束支传导阻滞的特发性室性心动过速、极短联律间期的多形性室性心动过速，但对于大多反复发作的室性心动过速无效。

用法用量：通常于 1 ～ 2min 静脉注射 5 ～ 10mg，静脉注射过程中需监测心率和血压，30min 后重复静脉注射相同剂量。达到治疗效果（如心房颤动的心率得到控制）后以 0.05mg/（kg·min）的速度静脉滴注维持。口服剂量为 240 ～ 480mg/d，分多次服用。

不良反应：维拉帕米应用于合并显著血流动力学异常或者同时使用 β 受体阻滞剂的患者时需谨慎。

（二）非药物治疗

1. 直流电复律　任何可以引起低血压、充血性心力衰竭、精神状态改变或者心绞痛，并且对药物治疗无效的心律失常均需进行电复律。心房颤动的患者在合并预激综合征，在心室率非常快时电复律为首选。洋地黄类药物诱发的心律失常为直流电复律的禁忌证。心房扑动的患者药物治疗效果往往不佳，电复律通常为首选治疗措施。对于其他类型的阵发性室上性心动过速，当药物或刺激迷走神经方法不能转复，或出现血流动力学失代偿时，可选择电复律。

复律时一般从小剂量开始逐渐增加能量。25 ～ 50J 的能量能够成功终止大多数除心房颤动以外的阵发性室上性心动过速。使用单向波除颤仪终止心房颤动时，起始能量应大于 100J，使用双向波仪器时，可从 50J 开始。电击能量应逐级增加，360J 为安全上限。稳定性室性心动过速的初始能量为 25 ～ 50J，若有紧急情况需立即终止心动过速，可以适当提高初始能量。终止心室颤动时通常所需能量为 100 ～ 200J（双向波），单向波为 200 ～ 360J。

在电复律过程中，可使用镇静药异丙酚，或者麻醉药（如地西泮或咪达唑仑）。建立静脉通路，备齐所有用于紧急心肺复苏的仪器设备。复律前和复律中，需经鼻导管或者面罩吸氧。必要时可人工通气，防止深度镇静时出现低氧血症。

无禁忌证的患者、心房颤动发作超过 48h，或发作时间不明确的心房颤动患者在复律前需接受抗凝治疗至少 3 周，复律后至少 4 周。

2. 导管消融治疗心律失常　导管消融是指将导管置于与触发和维持心律失常相关的心肌区域附近，通过导管上的电极头端释放射频能量，破坏该部位的心肌组织，达到治疗心律失常目的的一种治疗方法。

导管消融已广泛应用于治疗各种快速性心律失常，包括不适当的窦性心动过速、阵发性房性心动过速、阵发性房室折返性心动过速、阵发性房室结折返性心动过速、心房扑动和心房颤动、房性和室性期前收缩、室性心动过速等。对一些反复发作的心动过速，如大多数阵发性室上性心动过速及阵发性心房扑动、心房颤动，以及特发性室性心动过速、局灶性房性心动过速，导管消融可以作为首选的治疗方法。

3. 心脏起搏器和植入型心律转复除颤器　心律失常的电治疗包括低电压脉冲治疗和高电压除颤治疗，前者用于治疗心动过缓或提供抗心动过速起搏以终止折返性心动过速；后者可以对心房颤动或心室颤动提供除颤治疗，或对室性心动过速进行心腔内电复律。

植入永久性心脏起搏器的适应证主要有：症状可以明确归因于缓慢性心律失常的病态窦房结综合征患者；三度或二度Ⅱ型房室传导阻滞的患者；阻滞在房室束以内或以下的二度Ⅰ型房室传导阻滞的患者；交替性束支传导阻滞，伴或不伴有晕厥症状的患者；心脏抑制性颈动脉窦综合征和反复发作的无法预期的晕厥、反复晕厥的患者；心脏手术后高度或完全房室传导阻滞的患者等。

植入型心律转复除颤器（ICD）是预防高危患者发生心脏性猝死的最重要治疗手段。扩张型心肌病或缺血性心肌病患者，在最优化治疗（包括药物治疗）的基础上，心功能Ⅱ～Ⅲ级（NYHA分级），LVEF ≤ 35%，预期生存时间＞1年的患者应当植入ICD。心脏再同步化治疗（CRT）可改善心脏做功、缓解症状、提高舒适感，并降低心力衰竭的发病率和病死率。如果患者有植入ICD的适应证，且其为窦性心律时QRS波群时限≥ 130ms，推荐应用CRT-D，心电图呈左束支传导阻滞的患者获益更多。

【临床常见的心律失常】

（一）窦性心动过速

成人窦性心律的频率超过100次／分，为窦性心动过速（图1-10-1）。可见于健康人或某些病理状态，如发热、甲状腺功能亢进症、贫血、休克、心肌缺血、充血性心力衰竭，应用肾上腺素、阿托品等药物亦可引起窦性心动过速。治疗应针对病因和去除诱发因素，必要时，β受体阻滞剂、非二氢吡啶类钙通道阻滞剂（如地尔硫䓬）、伊伐布雷定可用于减慢心率。

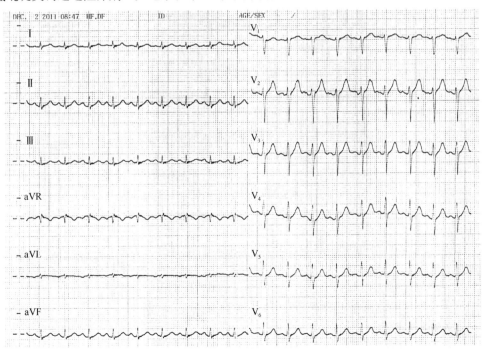

图1-10-1　窦性心动过速

（二）病态窦房结综合征

病态窦房结综合征是由窦房结病变导致传导功能减退，产生多种心律失常的综合表现，经常同时合并心房自律性异常。

心电图主要表现：①持续而显著的窦性心动过缓（50次/分以下），且排除由药物引起；②窦性停搏与窦房传导阻滞；③窦房传导阻滞与房室传导阻滞同时并存；④心动过缓-心动过速综合征，这是指心动过缓与房性快速性心律失常交替发作，后者包括心房扑动、心房颤动或房性心动过速。

若患者无心动过缓相关症状，不必治疗，仅定期随诊观察即可。对于有症状的病态窦房结综合征患者，应接受起搏治疗。

（三）快速性室上性心律失常

1. 房性心动过速　房性心动过速根据发生机制与心电图表现的不同，可分为自律性房性心动过速、折返性房性心动过速与紊乱性房性心动过速3种。心肌梗死、慢性肺部疾病、大量饮酒及各种代谢障碍均为致病原因。洋地黄中毒，特别在低血钾时易发生。

心电图表现：①心房率为150～200次/分；②P波形态与窦性者不同；③可出现二度Ⅰ型或Ⅱ型房室传导阻滞，但心动过速不受影响；④P波之间的等电线仍存在；⑤刺激迷走神经不能终止心动过速，仅加重房室传导阻滞；⑥发作开始时心率逐渐加速（图1-10-2）。

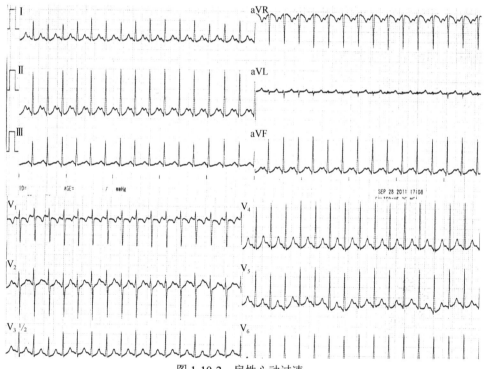

图1-10-2　房性心动过速

房性心动过速合并快速心室率，可由洋地黄中毒所致，或临床上有严重充血性心力衰竭或休克征象，应进行紧急治疗。洋地黄中毒引起者立即停用洋地黄；已有高血钾或不能应用氯化钾者，可选用利多卡因、β受体阻滞剂。非洋地黄中毒引起者应积极寻找病因，洋地黄类药物、β受体阻滞剂、钙通道阻滞剂可用于减慢心室率；如未能转复为窦性心律，可加用ⅠA、ⅠC或Ⅲ类抗心律失常药。如出现严重的充血性心力衰竭或休克，可行直流同步电复律。如反复发生房性心动过速药物治疗无效时，可考虑射频消融治疗。

2. 心房扑动　心电图特征为心房活动呈现规律的锯齿状扑动波，扑动波之间的等电位线消失，在Ⅱ、Ⅲ、aVF或V₁导联最为明显。典型心房扑动的心房率通常为250～350次/分。心室率规则或不规则，取决于房室传导比率是否恒定。不规则的心室率系由传导比率发生变化（如 2：1 与 4：1 传导交替）所致（图 1-10-3）。

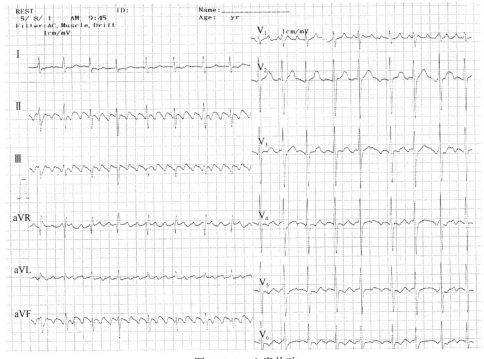

图 1-10-3 心房扑动

治疗应首先针对原发疾病进行治疗。最有效终止心房扑动的方法是直流电复律。钙通道阻滞剂维拉帕米或地尔硫草、超短效的 β 受体阻滞剂艾司洛尔可用于减慢心房扑动时的心室率。洋地黄类药物减慢心室率的效果较差。Ⅲ类抗心律失常药伊布利特 / 多非利特能有效转复心房扑动，但少数患者可引起尖端扭转性室性心动过速，因此转复过程中应严密监测。如心房扑动患者合并冠心病、充血性心力衰竭等时，应选用胺碘酮，此药对预防心房扑动复发亦有效。对于反复发作、症状明显或引起血流动力学不稳定的心房扑动，应选用射频消融治疗。

3. 心房颤动 是一种十分常见的心律失常，发病率随年龄增加而增加。心房颤动的病因尚不明确。心房颤动可见于正常人，心脏与肺部疾病患者亦可出现心房颤动。

心房颤动症状的轻重受心室率快慢的影响。心房颤动时心房有效收缩消失，心排血量比窦性心律时减少 25% 或更多。心房颤动有并发体循环栓塞的危险性。

心房颤动患者心脏听诊第一心音强度变化不定，心律极不规则。当心室率快时可发生脉搏短绌。

如心房颤动患者的心室率变得规则，应考虑以下可能：①恢复窦性心律。②转变为房性心动过速。③转变为心房扑动（固定的房室传导比率）。④发生房室交界性心动过速或室性心动过速。如心室率变得慢而规则（30 ～ 60 次 / 分），提示可能出现完全性房室传导阻滞。⑤心房颤动患者并发房室交界性与室性心动过速，或完全性房室传导阻滞。

心电图表现：P 波消失，代之以小而不规则的 f 波，频率为 350 ～ 600 次 / 分；心室率极不规则，未接受过药物治疗、房室传导功能正常的患者心室率通常为 100 ～ 160 次 / 分（图 1-10-4）。当心室率过快时可发生室内差异性传导。

根据慢性心房颤动发生的持续状况，可分为阵发性、持续性、长程持续性与永久性心房颤动。阵发性心房颤动常能自行终止，当发作频繁或伴随症状明显时，可口服普罗帕酮、胺碘酮，以减少发作的次数与持续时间，如心房颤动反复发作可行射频消融术。

持续性房颤和长程持续性房颤不能自动转复为窦性心律。如选择复律，普罗帕酮、索他洛尔、胺碘酮、伊布利特可供选用。复律后复发机会仍很高，普罗帕酮、索他洛尔、胺碘酮亦可用作预防复发，亦可以选择导管消融治疗。

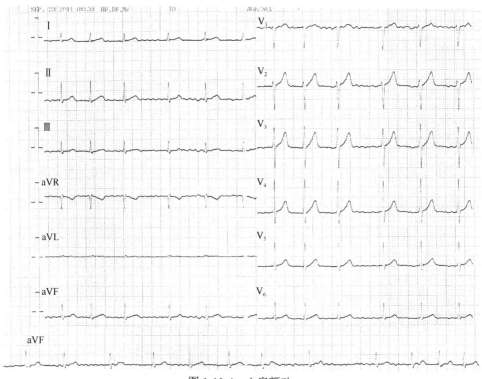

图 1-10-4 心房颤动

慢性心房颤动经复律与维持窦性心律治疗无效，且患者再无复律治疗的意愿称为永久性心房颤动。此时，治疗目的应为控制心房颤动过快的心室率，可选用地高辛、β 受体阻滞剂或钙通道阻滞剂。

根据 CHA_2DS_2-VASc 评分系统（表 1-10-1），＞ 1 分的患者均应接受长期抗凝治疗，评分 0 分者可以不给予抗凝治疗。口服华法林，使凝血酶原时间国际标准化比值（INR）维持在 2.0 ～ 3.0，能安全而有效地预防脑卒中的发生。也可以选择新型口服抗凝药物，如 Xa 因子抑制药利伐沙班或阿哌沙班，或 IIa 因子抑制药达比加群酯。对于血栓高危患者，使用抗凝药物有禁忌，或出血风险高的心房颤动患者，可选择左心耳封堵或行经胸穿刺心外膜左心耳套扎术。

表 1-10-1 CHA_2DS_2-VASc 评分系统

危险因素	分值
充血性心力衰竭	1
高血压病史	1
≥ 75 岁	2
65 ～ 74 岁	1
糖尿病	1
脑卒中 / 短暂性脑缺血发作 / 血栓栓塞	2
女性	1
血管疾病（包括既往心肌梗死、主动脉斑块、周围动脉疾病）	1

注：总分 9 分，其中 0 分为低危组，1 分为中危组，2 ～ 9 分为高危组。

4. 阵发性室上性心动过速 大多数阵发性室上性心动过速由折返机制引起，分为窦房折返性心动过速、房室结内折返性心动过速与房室折返性心动过速。心动过速起始与终止发作突然，持续时间长短不一。

房室结内折返性心动过速的心电图表现：心率 150 ～ 250 次 / 分，节律规则；QRS 波群形态与时限均正常，但发生室内差异性传导或原有束支传导阻滞时，QRS 波群形态异常；P 波为逆行性（Ⅱ、Ⅲ、aVF 导联倒置），常埋藏于 QRS 波群内或位于其终末部分，P 波与 QRS 波群保持固定关系；起始突然，通常由一个房性期前收缩触发，其下传的 P—R 间期显著延长，随之引起心动过速发作（图 1-10-5）。

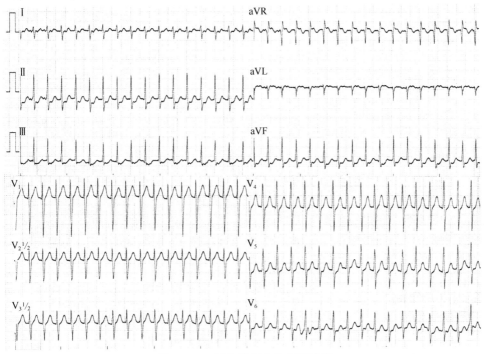

图 1-10-5　阵发性室上性心动过速

急性发作期如患者的心功能与血压正常，可先尝试刺激迷走神经的方法。颈动脉窦按摩或瓦尔萨尔瓦（Valsalva）动作、诱导恶心、将面部浸没入冰水内等方法可使心动过速终止。药物方面首选腺苷（6 ～ 12mg 快速静脉注射），如腺苷无效可改静脉注射维拉帕米（首次 5mg，无效时隔10min 再静脉注射 5mg）或地尔硫䓬（0.25 ～ 0.35mg/kg），也可选用普罗帕酮 1 ～ 2mg/kg 静脉注射。当患者出现严重心绞痛、低血压、充血性心力衰竭表现时，应立即电复律。导管射频消融术已十分成熟，具有安全、迅速、有效且能根治心动过速的优点，应优先选择应用。

5. 预激综合征 指心电图呈预激表现，临床上有心动过速发作。典型预激综合征表现为：①窦性心搏的 P—R 间期短于 0.12s；②某些导联之 QRS 波群超过 0.12s，QRS 波群起始部分粗钝（称 delta 波），终末部分正常；③ ST-T 波呈继发性改变，与 QRS 波群主波方向相反（图 1-10-6）。

预激综合征发作房室折返性心动过速，最常见的类型是冲动通过房室结向前传导，经旁路做逆向传导，称为正向型房室折返性心动过速；如激动经旁路向前传导、经房室结逆向传导，则产生逆向型房室折返性心动过速，此时 QRS 波群增宽畸形，易与室性心动过速相混淆。预激综合征患者亦可发生心房颤动与心房扑动，若冲动沿旁路下传，由于其不应期短，会产生极快的心室率，甚至演变为心室颤动。

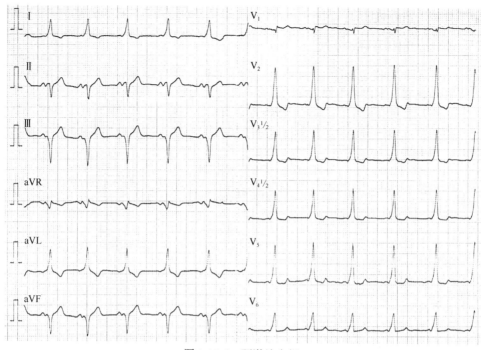

图 1-10-6　预激综合征

预激综合征患者发作正向型房室折返性心动过速，可参照房室结内折返性心动过速处理。预激综合征患者发作心房扑动与心房颤动时的治疗药物宜选择延长房室旁路不应期的药物，如普鲁卡因胺与伊布利特，如伴有晕厥或低血压，应立即电复律。

经导管消融旁路根治预激综合征室上性心动过速发作应列为首选。

（四）室性心律失常

1. 室性期前收缩　是一种最常见的心律失常。正常人与各种心脏病患者均可发生室性期前收缩。患者可感到心悸，失重感或代偿间歇后有力的心脏搏动。

心电图的特征：提前发生的 QRS 波群，时限通常超过 0.12s、宽大畸形，ST 段与 T 波的方向与 QRS 主波方向相反；室性期前收缩后出现完全性代偿间歇，即包含室性期前收缩在内前、后两个下传的窦性搏动之间期，等于两个窦性 R—R 间期之和（图 1-10-7）。

室早二联律：指每个窦性搏动后跟随一个室性期前收缩。

室早三联律：每两个正常搏动后出现一个室性期前收缩。

成对室性期前收缩：连续发生两个室性期前收缩。

单形性室性期前收缩：同一导联内，室性期前收缩形态相同，室性期前收缩与其前面的窦性搏动之间期（称为配对间期）恒定；形态不同者称多形性或多源性室性期前收缩。

室性并行心律：心室的异位起搏点规律地自行发放冲动，并能防止窦房结冲动的入侵。

如患者无器质性心脏病，无明显症状，可不必使用药物治疗。注意避免诱发因素，如吸烟、咖啡、应激等。药物治疗宜选用 β 受体阻滞剂、美西律、普罗帕酮、莫雷西嗪等。若急性心肌梗死并发窦性心动过速与室性期前收缩，早期应用 β 受体阻滞剂可能会减少心室颤动的危险。β 受体阻滞剂对室性期前收缩的疗效不显著，但能降低心肌梗死后的猝死发生率、再梗死率和总病死率。药物治疗效果不佳，频发的室性期前收缩或出现心力衰竭时可行导管消融治疗。

2. 室性心动过速　常发生于各种器质性心脏病患者，最常见的为冠心病，也可发生于无器质性心脏病的患者，称为特发性室性心动过速。

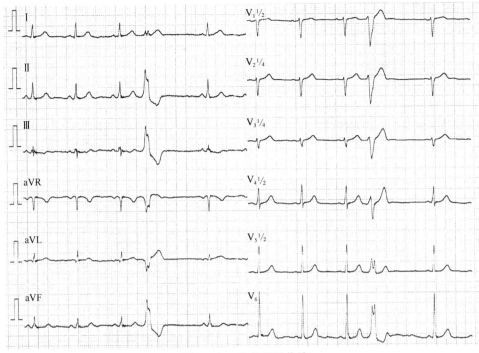

图 1-10-7 室性期前收缩

室性心动过速分为非持续性室性心动过速（发作时间短于 30s，能自行终止）和持续性室性心动过速（发作时间超过 30s，需药物或电复律方能终止，或伴有明显血流动力学障碍与心肌缺血）。临床症状包括低血压、少尿、晕厥、气促、心绞痛等。

室性心动过速的心电图特征：3 个或以上的室性期前收缩连续出现；QRS 波群形态畸形，时限超过 0.12s；ST-T 波方向与 QRS 波群主波方向相反；心室率通常为 100～250 次/分；心律规则，但亦可略不规则；心房独立活动与 QRS 波群无固定关系，形成室房分离；偶尔个别或所有心室激动逆传夺获心房；心室夺获与室性融合波。按室性心动过速发作时 QRS 波群的形态，可将室性心动过速分为单形性室性心动过速和多形性室性心动过速。QRS 波群方向呈交替变换者称双向性室性心动过速（图 1-10-8）。

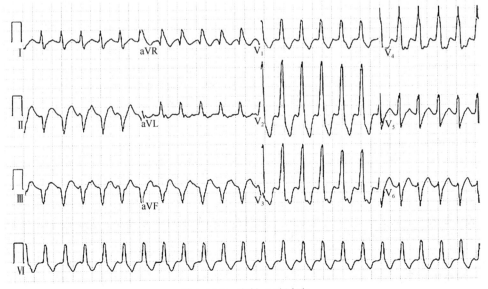

图 1-10-8 室性心动过速

目前除了 β 受体阻滞剂以外，尚未能证实其他抗心律失常药能降低心脏性猝死的发生率。有器质性心脏病或有明确诱因时应首先给予针对性治疗。无器质性心脏病患者发生非持续性短暂室性心动过速，如无症状或血流动力学影响，处理的原则与室性期前收缩相同；如有持续性室性心动过速发作，无论有无器质性心脏病，均应给予治疗。

抗心律失常药亦可与植入型心律转复除颤器合用，治疗复发性室性心动过速，可改善预后，降低病死率。对于无器质性心脏病的特发性单源性室性心动过速可考虑首选导管射频消融治疗。

3. 尖端扭转型室性心动过速　是多形性室性心动过速的一个特殊类型，发作时 QRS 波群的振幅与波峰呈周期性改变，频率为 200 ～ 250 次 / 分（图 1-10-9）。病因可为先天性、电解质紊乱（如低钾血症、低镁血症等）、抗心律失常药（如ⅠA 类或Ⅲ类）、吩噻嗪和三环类抗抑郁药、颅内病变、心动过缓（特别是三度房室传导阻滞）等。

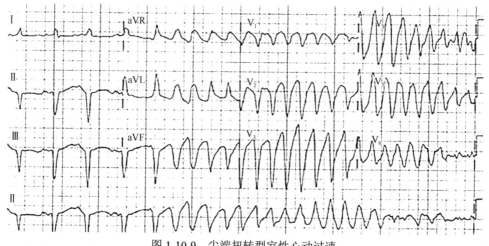

图 1-10-9　尖端扭转型室性心动过速

尖端扭转型室性心动过速的治疗应寻找和去除导致 Q—T 间期延长的病变和停用有关药物。首先给予静脉注射镁盐（硫酸镁 2g，稀释至 40mg 缓慢静脉注射，然后以 8mg/min 的速度静脉滴注）。亦可使用临时心房起搏或心室起搏，起搏前可先试用异丙肾上腺素或阿托品。先天性长 Q—T 间期综合征治疗应选用 β 受体阻滞剂。对于基础心室率明显缓慢者，可起搏治疗，联合应用 β 受体阻滞剂。药物治疗无效者，可考虑行左颈胸交感神经切断术，或植入埋藏式自动复律除颤器。

4. 心室扑动与心室颤动　常见于缺血性心脏病。此外，抗心律失常药，以及严重缺氧、缺血、预激综合征合并心房颤动与极快的心室率、电击伤等亦可引起。临床症状包括意识丧失、抽搐、呼吸停顿甚至死亡，听诊心音消失，脉搏触不到，血压亦无法测到。

心室扑动呈正弦图形，波幅大而规则，频率为 150 ～ 300 次 / 分（通常在 200 次 / 分以上），有时难以与室性心动过速相鉴别（图 1-10-10）。心室颤动的波形、振幅与频率均极不规则，无法辨认 QRS 波群、ST 段与 T 波（图 1-10-11）。

（五）房室传导阻滞

房室传导阻滞可以发生在房室结、房室束及束支等不同的部位。一度房室传导阻滞患者通常无症状；二度房室传导阻滞可引起心悸与心搏脱漏；三度房室传导阻滞的症状取决于心室率的快慢与伴随病变，症状包括疲倦、乏力、头晕、晕厥、心绞痛、心力衰竭等。完全性或高度房室传导阻滞（如心室率过慢）可导致脑缺血，患者可出现暂时性意识丧失，甚至抽搐，称为阿 - 斯（Adams-Stokes）综合征，严重者可致猝死。

心电图表现如下。

1. 一度房室传导阻滞　每个心房冲动都能传导至心室，但 P—R 间期超过 0.20s（图 1-10-12）。

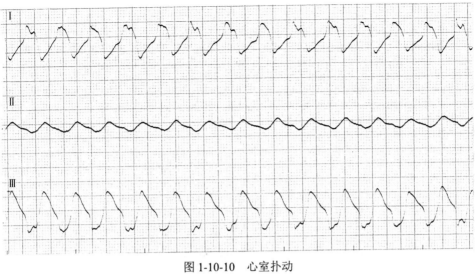

图 1-10-10 心室扑动

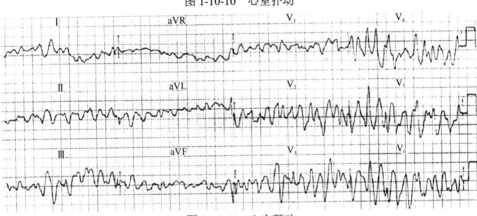

图 1-10-11 心室颤动

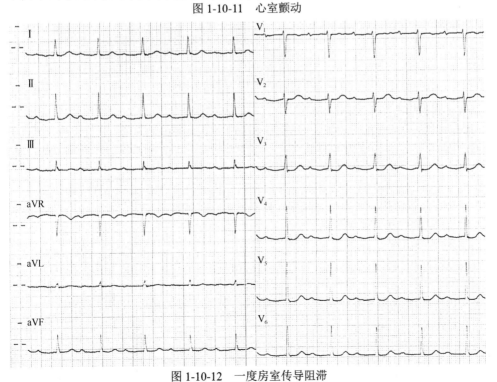

图 1-10-12 一度房室传导阻滞

2. 二度房室传导阻滞　通常将二度房室传导阻滞分为Ⅰ型和Ⅱ型。①二度Ⅰ型房室传导阻滞：又称文氏阻滞，表现为P—R间期进行性延长，直至1个P波受阻不能下传至心室。相邻R—R间期进行性缩短，直至1个P波不能下传至心室。包含受阻P波在内的R—R间期小于正常窦性P—P间期的2倍（图1-10-13）。②二度Ⅱ型房室传导阻滞：心房冲动突然传导阻滞，但P—R间期恒定不变。下传搏动的P—R间期大多正常（图1-10-14）。当QRS波群增宽、形态异常时，阻滞往往位于希氏束-浦肯野系统；若QRS波群正常，阻滞可能位于房室结内。

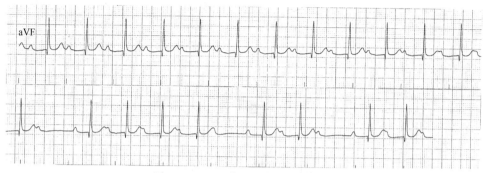

图1-10-13　二度Ⅰ型房室传导阻滞

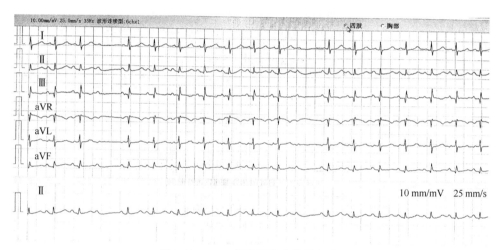

图1-10-14　二度Ⅱ型房室传导阻滞

3. 三度（完全性）房室传导阻滞　三度房室传导阻滞时全部心房冲动均不能传导至心室，其特征为：房室分离，心房率快于心室率，心室率取决于异位起搏点的位置。如位于房室束及其邻近，心室率为40～60次/分，QRS波群正常，心律亦较稳定；如位于心室内传导系统的远端，心室率可低至40次/分，QRS波群增宽，心室律常不稳定（图1-10-15）。

　　一度房室传导阻滞与二度Ⅰ型房室传导阻滞时心室率不太慢者通常无须特殊治疗。二度Ⅱ型与三度房室传导阻滞时如心室率显著减慢，伴有明显症状或血流动力学障碍，甚至阿-斯综合征发作者，应及早给予心脏起搏治疗。

（六）室内传导阻滞

　　室内传导阻滞是指房室束分叉以下部位的传导阻滞。室内传导系统由3个部分组成，包括右束支、左前分支和左后分支。室内传导系统的病变可波及单支、双支或三支。

　　左束支传导阻滞较为常见，常发生于风湿性心脏病、高血压心脏病、冠心病、心肌病与先天性心血管疾病，亦可见于大面积肺梗死、急性心肌梗死后。此外，正常人亦可发生右束支传导阻滞。左束支传导阻滞常发生于充血性心力衰竭、急性心肌梗死、急性感染、奎尼丁与普鲁卡因胺中毒、高血压心脏病、风湿性心脏病、冠心病与梅毒性心脏病。左前分支传导阻滞较为常见，左后分支传导阻滞较为少见。

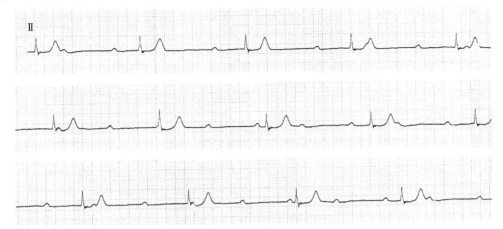

图 1-10-15　三度房室传导阻滞

右束支传导阻滞时 QRS 波群时限＞0.12s，V_1、V_2 导联呈 rsR 波形，R 波粗钝；V_5、V_6 导联呈 qRS 波形，S 波宽阔。T 波与 QRS 波群主波方向相反（不完全性右束支传导阻滞的波形与上述相似，但 QRS 波群时限＜0.12s）（图 1-10-16）。

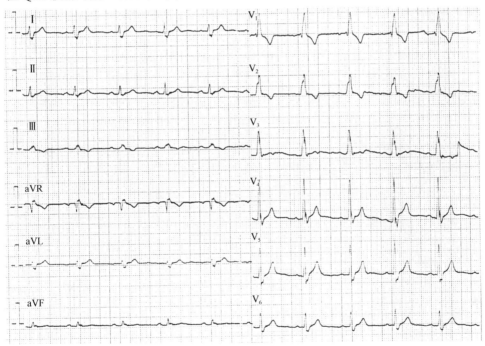

图 1-10-16　右束支传导阻滞

左束支传导阻滞时 QRS 波群时限≥0.12s。V_5、V_6 导联 R 波宽大，顶部有切迹或粗钝，其前方无 q 波。V_1、V_2 导联呈宽阔的 QS 波或 rS 波形。V_5～V_6 导联 T 波与 QRS 波群主波方向相反。不完全性左束支传导阻滞的图形与上述图形相似，但 QRS 波群时限＜0.12s（图 1-10-17）。

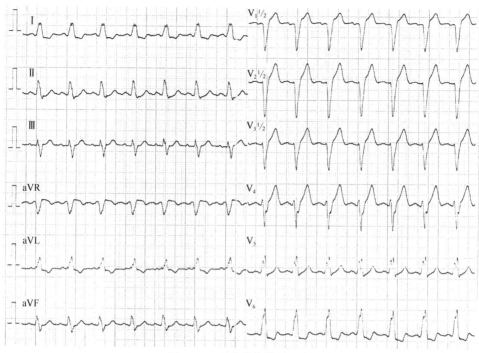

图 1-10-17　左束支传导阻滞

左前分支传导阻滞时额面 QRS 波群平均电轴左偏，Ⅰ、aVL 导联呈 qR 波形，Ⅱ、Ⅲ、aVF 导联呈 rS 波形，QRS 波群时限＜ 0.12s（图 1-10-18）。

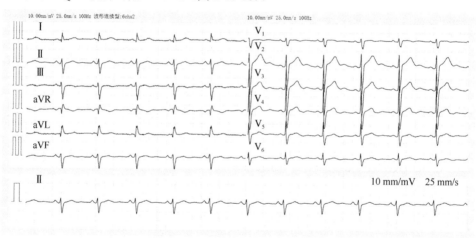

图 1-10-18　左前分支传导阻滞

左后分支传导阻滞时额面 QRS 波群平均电轴右偏，Ⅰ 导联呈 rS 波，Ⅱ、Ⅲ、aVF 导联呈 qR 波形，且 R Ⅲ＞ R Ⅱ，QRS 波群时限＜ 0.12s（图 1-10-19）。确立诊断前应首先排除引起电轴右偏的常见病变，如心室肥大、肺气肿、侧壁心肌梗死与正常变异等。

双分支传导阻滞与三分支传导阻滞：前者是指心室内传导系统三分支中的任何两分支同时发生传导阻滞。后者是指三分支同时发生传导阻滞，如三分支均传导阻滞，则表现为完全性房室传导阻滞，最常见的为右束支传导阻滞合并左前分支传导阻滞。右束支传导阻滞合并左后分支传导阻滞较罕见。当右束支传导阻滞与左束支传导阻滞两者交替出现时，双侧束支传导阻滞的诊断便可成立。

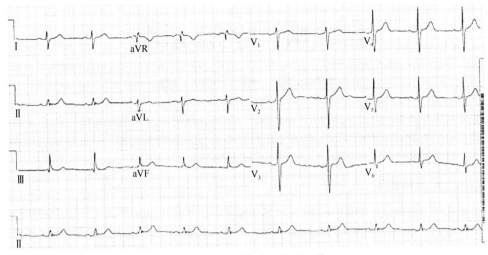

图 1-10-19　左后分支传导阻滞

　　慢性单侧束支传导阻滞的患者如无症状，无须接受治疗。双分支与不完全性三分支传导阻滞有可能进展为完全性房室传导阻滞。急性前壁心肌梗死发生双分支、三分支传导阻滞或慢性双分支、三分支传导阻滞，伴有晕厥或阿 - 斯综合征发作者，则应及早考虑心脏起搏器治疗。

【心律失常应掌握的内容】

1. 心律失常的发病机制。

2. 心脏传导系统结构。

3. 心脏动作电位的时相。

4. 心律失常的诊断。

5. 心律失常的治疗，包括药物治疗和非药物治疗。

（黄荫浩）

第二篇　呼吸系统

第一章　肺　脓　肿

肺脓肿是肺组织坏死形成的脓腔，临床特征为高热、咳嗽和咳大量脓臭痰。胸部 X 线检查显示单发或多发的含气液平面的空洞，如有多个直径小于 2cm 的空洞则称为坏死性肺炎。本病男性多于女性。自抗菌药物广泛使用以来，发病率已明显降低。

【病因和发病机制】

病原体常为上呼吸道、口腔的定植菌，包括需氧、厌氧和兼性厌氧菌。90% 的肺脓肿患者合并有厌氧菌感染，毒力较强的厌氧菌对部分患者可单独致病。常见的其他病原体包括金黄色葡萄球菌、化脓性链球菌、肺炎克雷伯菌和铜绿假单胞菌。大肠埃希菌和流感嗜血杆菌也可引起坏死性肺炎。根据感染途径，肺脓肿可分为以下类型。

（一）吸入性肺脓肿

病原体经口、鼻、咽腔吸入而致病。正常情况下，吸入物经气道黏液纤毛装置、咳嗽反射和肺巨噬细胞可迅速清除，但当有意识障碍，如在麻醉、醉酒、药物过量、癫痫、脑血管意外情况下，或存在受寒、极度疲劳等诱因时，全身免疫力与气道防御清除功能降低，吸入的病原体可致病。此外，还可由于鼻窦炎、牙槽脓肿等脓性分泌物被吸入而致病。脓肿常为单发，其部位与支气管解剖和体位有关。由于右主支气管较陡直，且管径较粗大，吸入物易进入右肺。仰卧位时，好发于上叶后段或下叶背段；坐位时好发于下叶后基底段，右侧卧位时，则好发于右上叶前段或后段。病原体多为厌氧菌。

（二）继发性肺脓肿

某些细菌性肺炎，如金黄色葡萄球菌、铜绿假单胞菌和肺炎克雷伯菌肺炎等，以及支气管扩张、支气管囊肿、支气管肺癌、肺结核空洞等继发感染可导致继发性肺脓肿。支气管异物阻塞，也是导致肺脓肿特别是小儿肺脓肿的重要因素。肺部邻近器官的化脓性病变，如膈下脓肿、肾周围脓肿、脊柱脓肿或食管穿孔等波及肺时也可引起肺脓肿。阿米巴肝脓肿好发于肝右叶顶部，易穿破膈肌至右肺下叶，形成阿米巴肺脓肿。

（三）血源性肺脓肿

因皮肤外伤感染、疖、痈、中耳炎或骨髓炎等所致的菌血症，菌栓经血行播散到肺，可引起小血管栓塞、炎症和坏死而形成肺脓肿。静脉吸毒者如有右心细菌性心内膜炎，可发生三尖瓣赘生物脱落阻塞肺小血管而形成肺脓肿，常为两肺外野的多发性脓肿。致病菌以金黄色葡萄球菌、表皮葡萄球菌及链球菌为常见。

【病理】

感染物阻塞细支气管，小血管炎症栓塞，致病菌繁殖而引起肺组织的化脓性炎症、坏死，形成肺脓肿，继而坏死组织液化破溃到支气管，脓液部分排出，形成有气液平面的脓腔，空洞壁表面常见残留坏死组织。病变有向周围扩展的倾向，甚至超越叶间裂而波及邻接的肺段。若脓肿靠近胸膜，可发生局限性纤维蛋白性胸膜炎，发生胸膜粘连；如为张力性脓肿，破溃到胸膜腔，则可形成脓胸、脓气胸或支气管胸膜瘘。肺脓肿可完全吸收或仅剩少量纤维瘢痕。

如急性肺脓肿治疗不彻底，或支气管引流不畅，导致大量坏死组织残留脓腔，炎症迁延 3 个月以上则称为慢性肺脓肿。慢性肺脓肿时脓腔壁成纤维细胞增生，肉芽组织使脓腔壁增厚，并可累及周围细支气管，致其变形或扩张。

【临床表现】

（一）症状

吸入性肺脓肿患者多有齿、口、咽喉的感染灶，或手术、醉酒、劳累、受凉和脑血管病等病史。急性起病，畏寒、高热，体温达 39～40℃，伴有咳嗽、咳黏液痰或黏液脓性痰。炎症累及壁层胸膜可引起胸痛，且与呼吸有关。病变范围大时可出现气促，此外还有精神不振、全身乏力、食欲缺乏等全身中毒症状。如感染不能及时控制，可于发病的 10～14d 突然咳出大量脓臭痰及坏死组织。约有 1/3 的患者有不同程度的咯血，偶有中、大量咯血而突然窒息致死。一般在咳出大量脓痰后，体温明显下降，全身毒性症状随之减轻，数周内逐渐恢复正常。肺脓肿破溃到胸膜腔，可出现突发性胸痛、气短，出现脓气胸。部分患者缓慢发病，仅有一般的呼吸道感染症状。

血源性肺脓肿患者多先有原发病灶引起的畏寒、高热等全身脓毒症的表现。经数日或数周后才出现咳嗽、咳痰，痰量不多，极少咯血。

慢性肺脓肿患者常有咳嗽、咳脓痰、反复发热和咯血，持续数周到数月。可有贫血、消瘦等慢性中毒症状。

（二）体征

肺部体征与肺脓肿的大小和部位有关。初起时肺部可无阳性体征，或患侧可闻及湿啰音；病变继续发展，可出现肺实变体征，能够闻及支气管呼吸音；肺脓腔增大时，可出现空瓮音；病变累及胸膜可闻及胸膜摩擦音或呈现胸腔积液的体征。血源性肺脓肿大多无阳性体征。慢性肺脓肿常有杵状指（趾）。

【辅助检查】

急性肺脓肿血白细胞总数达（20～30）×10⁹/L，中性粒细胞百分比在90%以上，核明显左移，常有毒性颗粒。慢性患者的血白细胞可稍升高或正常，红细胞和血红蛋白减少。

（一）细菌学检查

痰涂片革兰氏染色及痰、胸腔积液和血培养（包括需氧培养和厌氧培养），以及抗菌药物敏感试验，均有助于确定病原体和选择有效的抗菌药物。尤其是胸腔积液和血培养阳性时对病原体的诊断价值更大。

（二）X 线检查

早期的炎症在 X 线检查时表现为大片、浓密、模糊的浸润阴影，边缘不清，或为团片状浓密阴影。在肺组织坏死、肺脓肿形成后，脓腔出现圆形透亮区及气液平面，四周炎症浸润环绕，脓腔内壁光整或略有不规则。慢性肺脓肿时脓腔壁增厚，内壁不规则，有时呈多房性，周围有纤维组织增生及邻近胸膜增厚，肺叶收缩，纵隔可向患侧移位。并发脓胸时，患侧胸部呈大片浓密阴影。若伴发气胸可见气液平面。

血源性肺脓肿时病灶分布在一侧或两侧，呈散在局限性炎症，或边缘整齐的球形病灶，中央有小脓腔和气液平面。炎症吸收后，亦可能有局灶性纤维化或小气囊后遗阴影。

CT 能更准确地定位、区别肺脓肿和有气液平面的局限性脓胸，可发现体积较小的脓肿和葡萄球菌肺炎引起的肺气囊，并有助于做体位引流和外科手术治疗。

（三）支气管镜检查

支气管镜检查有助于明确病因和病原学诊断，并可用于治疗；可取痰液标本行需氧培养和厌氧菌培养；可经支气管镜吸引脓液、冲洗支气管及注入抗菌药物，以提高疗效与缩短病程。

【诊断和鉴别诊断】

对于有口腔手术、昏迷呕吐或异物吸入史，突发畏寒、高热、咳嗽和咳大量脓臭痰等的患者，血液白细胞总数及中性粒细胞显著增高，X 线检查示肺部有浓密的炎症阴影，其中有空腔、气液平面，做出急性肺脓肿的诊断并不困难。有皮肤创伤感染、疖、痈等化脓性病灶，或静脉吸毒患心内膜炎者，如出现发热不退、咳嗽、咳痰等症状，X 线胸片示两肺多发性肺脓肿，可诊断为血源性肺脓肿。痰、血培养（包括厌氧菌培养），以及抗菌药物敏感试验，对确定病因、诊断和抗菌药物的选用有重要价值。肺脓肿应与下列疾病相鉴别。

（一）细菌性肺炎

早期肺脓肿与细菌性肺炎在症状和 X 线胸片表现很相似，但常见的肺炎链球菌肺炎多伴有口唇疱疹、铁锈色痰而无大量脓臭痰，X 线胸片示肺叶、肺段实变或呈片状、淡薄的炎症病变，边缘模糊不清，没有空洞形成。当用抗菌药物治疗后仍高热不退，咳嗽、咳痰加剧并咳出大量脓痰时应考虑为肺脓肿。

（二）空洞性肺结核继发感染

空洞性肺结核起病缓慢，病程长，可有长期咳嗽、午后低热、乏力、盗汗，食欲缺乏或有反复咯血的表现。X 线胸片显示空洞壁较厚，一般无气液平面，空洞周围炎症病变较少，常伴有条索、斑点及结节状病灶，或肺内其他部位的结核播散灶，痰中可找到结核分枝杆菌。

（三）支气管肺癌

支气管肺癌阻塞支气管常引起远端肺部化脓性感染，毒性症状多不明显，脓痰量亦较少。X 线胸片示空洞壁较厚，多呈偏心空洞，残留的肿瘤组织可使内壁凹凸不平，空洞周围有少许炎症细胞浸润，肺门淋巴结可有肿大，故不难与肺脓肿区分。阻塞性感染由于支气管引流不畅，抗菌药物效果不佳，因此对出现肺同一部位反复感染，且抗菌药物疗效差的患者，要考虑支气管肺癌引起阻塞性肺炎的可能，可送痰涂片找癌细胞和支气管镜检查，以明确诊断。

（四）肺囊肿继发感染

肺囊肿继发感染时，囊肿内可见气液平面，周围炎症反应轻，无明显中毒症状和脓痰。如有以往的 X 线胸片做对照，更容易鉴别。

【治疗】

治疗原则是抗菌药物治疗和脓液引流。

（一）抗菌药物治疗

吸入性肺脓肿多为厌氧菌感染，一般均对青霉素敏感，仅脆弱拟杆菌对青霉素不敏感，但对林可霉素、克林霉素和甲硝唑敏感。可根据病情的严重程度决定青霉素剂量，轻度者 120 万～ 240 万 U/d，病情严重者可用 1000 万 U/d 分次静脉滴注，以提高坏死组织中的药物浓度。体温一般在治疗 3 ～ 10d 降至正常，然后可改为肌内注射。如青霉素疗效不佳，可用林可霉素 1.8 ～ 3.0g/d 分次静脉滴注，或克林霉素 0.6 ～ 1.8g/d，或甲硝唑 0.4g，每日 3 次口服或静脉滴注。

血源性肺脓肿多为葡萄球菌和链球菌感染，可选用耐 β- 内酰胺酶的青霉素或头孢菌素。如为耐甲氧西林的葡萄球菌，应选用万古霉素或替考拉宁。

如为阿米巴原虫感染，可用甲硝唑治疗；如为革兰氏阴性杆菌感染，可选用第二代或第三代头孢菌素、氟喹诺酮类，可联用氨基糖苷类抗菌药物。

抗菌药物疗程为 8 ～ 12 周，直至 X 线胸片显示脓腔和炎症消失，或仅有少量的残留纤维化。

（二）脓液引流

脓液引流是提高疗效的有效措施。痰液黏稠不易咳出者可用祛痰药或雾化吸入生理盐水、祛痰药，或支气管扩张药以利痰液引流。身体状况较好者可采取体位引流排痰，引流的体位应使脓肿处于最高位，每日 2 ～ 3 次，每次 1 ～ 15 分钟。经纤维支气管镜冲洗及吸引也是痰液引流的有效方法。

（三）手术治疗

适应证：①肺脓肿病程超过 3 个月，经内科治疗脓腔不缩小，或脓腔过大（5cm 以上）估计不易闭合者；②大咯血经内科治疗无效或危及生命；③伴有支气管胸膜瘘或脓胸，经抽吸、引流和冲洗疗效不佳者；④支气管阻塞限制了气道引流，如肺癌。对病情重不能耐受手术者，可经胸壁插入导管到脓腔进行引流。术前应评价患者的一般情况和肺功能。

【肺脓肿应掌握的内容】

（一）问诊

发病时间、发热热型、最高体温为多少；咳嗽的音色、剧烈程度，是否伴有脓臭痰，有无痰中带血、胸痛等症状。近期是否有淋雨、受凉史，有无拔牙、牙痛史，此次发病以来是否诊疗过，查了些什么辅助检查，结果是什么，用了些什么药，效果如何？既往是否有类似情况。是否有明确的支气管扩张、支气管哮喘、慢性支气管炎等肺部基础疾病史，是否有糖尿病史及近期血糖控制情况，是否有传染病史。有无药物过敏史等（其他常规问诊自行完善）。

（二）体格检查

体温、脉搏、血压、呼吸，神志情况、面容；胸部专科情况，包括有无呼吸三凹征、双侧呼吸音是否对称、有无干湿啰音、有无胸膜摩擦音。其他系统常规体格检查。

（三）实验室检查及 CT 检查等

结合胸部 CT 检查，如发现肺内有单发或多发空洞性病变伴液平面，可采取增强 CT 或支气管镜检查，以进一步诊断、排除特殊感染及肿瘤性病变。完善血常规、超敏 C 反应蛋白、肝肾功能、血糖、血气分析及痰液病原体等常规检查结果。掌握肺部空洞性病变的鉴别诊断。

（四）肺脓肿的治疗

掌握肺脓肿的一般治疗、抗感染治疗的疗程及外科治疗的适应证。吸入性肺脓肿抗感染治疗除兼顾社区感染常见病原体外，还须覆盖厌氧菌；血源性肺脓肿抗感染治疗须覆盖葡萄球菌和链球菌感染，必要时可选用万古霉素或替考拉宁。

（周 娟 丁 亮）

第二章　慢性肺源性心脏病

慢性肺源性心脏病是由肺、胸廓或肺动脉血管慢性病变所致的肺循环阻力增加、肺动脉高压、进而使右心肥大、扩大，甚至发生右心衰竭的心脏病，简称慢性肺心病。慢性肺心病多数继发于慢性支气管、肺疾病，尤其是慢性阻塞性肺疾病（慢阻肺）。

【病因】

按原发病的不同部位，慢性肺心病可分为四类。

（一）支气管、肺疾病

以慢阻肺最为多见，占 80% ～ 90%；其次为支气管哮喘、支气管扩张、重症肺结核、肺尘埃沉着病、慢性弥漫性肺间质纤维化、结节病、过敏性肺泡炎、嗜酸性肉芽肿等。

（二）胸廓运动障碍性疾病

较少见，包括严重的脊椎后、侧凸及脊椎结核、类风湿关节炎、风湿性关节炎、胸膜广泛粘连及胸廓成形术后造成的严重胸廓或脊椎畸形，以及神经肌肉疾病，如脊髓灰质炎。

（三）肺血管疾病

甚少见。累及肺动脉的过敏性肉芽肿病、广泛或反复发生的多发性肺小动脉栓塞及肺小动脉炎，以及原因不明的原发性肺动脉高压。

（四）其他

原发性肺泡通气不足及先天性口咽畸形、睡眠呼吸暂停低通气综合征等。

【发病机制和病理】

引起右心室肥大、扩大的因素很多，但先决条件是肺的功能和结构的改变及发生反复的气道感染和低氧血症，导致体液因子和肺血管的一系列变化，使肺血管阻力增加，产生肺动脉高压。

（一）肺动脉高压的形成

1. 肺血管阻力增加的功能性因素　缺氧、高碳酸血症的呼吸性酸中毒使肺血管收缩、痉挛。

2. 肺血管阻力增加的解剖学因素　解剖学因素系指肺血管解剖结构的改变形成肺循环血流动力学的障碍。主要原因如下。

（1）长期反复发作的慢阻肺及支气管周围炎，可累及邻近的肺小动脉，引起血管炎、血管壁增厚、管腔狭窄或纤维化，甚至完全闭塞，使肺血管阻力增加，产生肺动脉高压。

（2）随肺气肿的加重，肺泡内压增高，压迫肺泡毛细血管，也造成毛细血管管腔的狭窄或闭塞。

（3）肺泡壁的破裂造成毛细血管网的毁损，肺泡毛细血管床减损至超过 70% 时则肺循环阻力增大，促使肺动脉高压的发生。

（4）慢性缺氧使肺血管收缩，血管壁张力增高，同时缺氧时肺内产生多种生长因子（如多肽生长因子），可直接刺激血管壁的平滑肌细胞、内膜弹力纤维及胶原纤维增生。

（5）血栓形成。尸检发现，部分慢性肺心病急性发作期的患者存在多发性肺微小动脉原位血栓形成，由此引起肺血管阻力增加，加重肺动脉高压。

慢性肺心病肺血管阻力增加、肺动脉高压的原因中，功能性因素较解剖学的因素更为重要。在急性加重期经过治疗，缺氧和高碳酸血症得到纠正后，肺动脉压可明显降低，部分患者甚至可恢复到正常范围。

3. 血容量增多和血液黏稠度增加　慢性缺氧可产生继发性红细胞增多，使血液黏稠度增加；缺氧可使醛固酮增加，导致水、钠潴留；缺氧还可使肾小动脉收缩，肾血流量减少，也加重了水、钠潴留，使血容量增多。血液黏稠度增加和血容量增多，可导致肺动脉压升高。

（二）心脏病变和心力衰竭

肺循环阻力增加时，右心发挥其代偿功能，以克服肺动脉压升高的阻力而发生右心室肥大。慢性肺心病时由于存在缺氧、高碳酸血症、酸中毒、相对血流量增多等因素，如持续性加重，则可发生左、右心室肥大，甚至导致左心衰竭。此外，由于①心肌缺氧、乳酸积累、高能磷酸键合成降低，使心功能受损；②反复的肺部感染、细菌毒素对心肌的毒性作用；③酸碱平衡失调、电解质紊乱所致的心律失常等，均可影响心肌，加速心力衰竭的发生。

（三）其他重要器官的损害

缺氧和高碳酸血症除对心脏具有影响外，尚可使其他重要器官（如脑、肝、肾、胃肠及内分泌系统、血液系统等）发生病理改变，引起多器官的功能损害。

【临床表现】

本病发展缓慢，临床上除原有肺、胸疾病的各种症状和体征外，主要是逐步出现肺、心功能衰竭及其他器官损害的征象。本章按其功能的代偿期与失代偿期进行分述。

（一）肺、心功能代偿期

此期主要是慢阻肺的表现，症状有慢性咳嗽、咳痰、气短，活动后可感心悸、呼吸困难、乏力和劳动耐力下降。体格检查可有明显的肺气肿体征，听诊多有呼吸音减弱，偶有干、湿啰音，下肢轻微水肿。心浊音界常因肺气肿而不易叩出。心音遥远，但肺动脉瓣区可有第二心音亢进，提示有肺动脉高压。三尖瓣区出现收缩期杂音或剑突下示心脏搏动，多提示有右心肥大、扩大。部分病例因肺气肿使胸膜腔内压升高，阻碍腔静脉回流，可见颈静脉充盈，又因膈下降，使肝上界及下缘明显地下移，应与右心衰竭的肝淤血征象相鉴别。

（二）肺、心功能失代偿期

1. 呼吸衰竭　急性呼吸道感染为常见诱因。表现为呼吸困难加重，夜间为甚，常有头痛、失眠、食欲缺乏，但白天嗜睡，甚至出现表情淡漠、神志恍惚、谵妄等肺性脑病的表现。体征上可见明显发绀，以及球结膜充血、水肿，严重时可有视网膜血管扩张、视盘水肿等颅内压增高的表现。腱反射减弱或消失，出现病理反射。因高碳酸血症，可出现周围血管扩张的表现，如皮肤潮红、多汗。

2. 右心衰竭　表现为气促更明显，以及心悸、食欲缺乏、腹胀、恶心等。体征上可见发绀更明显，颈静脉扩张，心率增快，可出现心律失常，剑突下可闻及收缩期杂音，甚至出现舒张期杂音。肝大且有压痛，肝-颈静脉回流征阳性，下肢水肿，重者可有腹水。少数患者可出现肺水肿及全心衰竭的体征。

【辅助检查】

（一）X 线检查

除肺、胸的基础疾病及急性肺部感染的特征外，尚可有肺动脉高压的表现，包括：右下肺动脉干扩张，横径 ≥ 15mm；扩张的右下肺动脉干横径与气管横径的比值 ≥ 1.07；肺动脉段明显突出或其高度 ≥ 3mm；中心肺动脉扩张和外周分支纤细，形成残根征；圆锥部显著凸出（右前斜位 45°）或其高度 ≥ 7mm；右心室增大（图 2-2-1）。具有上述任一条均可诊断。

（二）心电图检查

心电图对慢性肺心病的诊断阳性率为 60.1% ～ 88.2%。主要表现有右心室肥大的改变，如电轴右偏、额面平均电轴 ≥ +90°、重度顺钟向转位、$RV_1 + SV_5 ≥ 1.05mV$ 及肺型 P 波，也可见右束支传导阻滞及低

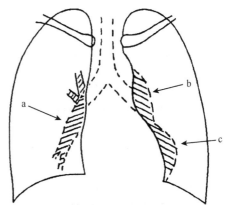

图 2-2-1　慢性肺心病 X 线胸片正位
a.右下肺动脉干增宽；b.肺动脉段凸出；c.心尖上凸

电压图形，可作为诊断慢性肺心病的参考条件。在 V_1、V_2 导联，甚至延至 V_3 导联，可出现酷似陈旧性心肌梗死的图形 QS 波，应注意鉴别。典型肺心病的心电图表现见图 2-2-2。

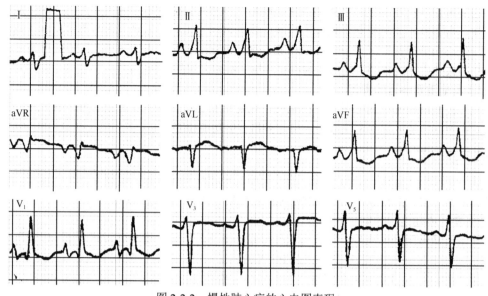

图 2-2-2　慢性肺心病的心电图表现

电轴右偏，顺钟向转位，肺型 P 波，V_1 导联的 QRS 波群呈 qR，V_5 导联的 R/S < 1，RV_1+SV_5=1.5mV

（三）超声心动图检查

超声心动图诊断慢性肺心病的阳性率为 60.6% ～ 87.0%。慢性肺心病的超声心动图诊断标准如下：①右心室流出道内径 ≥ 30mm；②右心室内径 ≥ 20mm；③右心室前壁厚度 ≥ 5mm 或前壁搏动幅度增强；④左、右心室内径比值 < 2；⑤右肺动脉内径 ≥ 18mm 或肺动脉干 ≥ 20mm；⑥ 流出道 / 左心房内径 > 1.4。

（四）血气分析

慢性肺心病肺功能失代偿期可出现低氧血症或合并高碳酸血症，当 PaO_2 < 60mmHg、$PaCO_2$ > 50mmHg，表示有呼吸衰竭。H^+ 浓度可正常或升高，碱中毒时可以降低。

（五）血液检查

合并感染时，白细胞总数增高、中性粒细胞也增加。部分患者的血清学检查可有肾功能或肝功能改变；血清的钾、钠、氯、钙、镁离子浓度均可有变化，除钾离子以外，其他多低于正常。

（六）其他

肺功能检查对早期或缓解期的慢性肺心病患者有意义。痰液的细菌学检查可以指导急性加重期慢性肺心病抗菌药物的选用。

【诊断和鉴别诊断】

根据患者有慢阻肺或慢性支气管炎、肺气肿病史，或其他胸、肺疾病病史，并出现肺动脉压增高、右心室肥大或右心功能不全的征象，如颈静脉怒张、肺动脉瓣区第二心音（P_2）>主动脉瓣区第二心音（A_2）、剑突下心脏搏动增强及肝大、压痛，以及肝 - 颈静脉回流征阳性、下肢水肿等，心电图、X 线胸片、超声心动图有肺动脉增宽和右心增大、肥大的征象，可以作出诊断。

本病须与下列疾病相鉴别。

（一）冠状动脉粥样硬化性心脏病（冠心病）

慢性肺心病与冠心病均多见于老年人，有许多相似之处，而且常有两病共存。冠心病有典型的心绞痛、心肌梗死的病史或心电图表现，若有左心衰竭的发作史、原发性高血压、高脂血症、糖尿病史则更有助于鉴别。体格检查、X 线检查及心电图检查呈以左心室肥大为主的征象，可有助于鉴别。慢性肺心病合并冠心病时鉴别有较多的困难，应详细询问病史，进行体格检查及有关心、肺功能的检查而加以鉴别。

（二）风湿性心脏病

风湿性心脏病的三尖瓣疾病应与慢性肺心病的相对三尖瓣关闭不全相鉴别。前者往往有风湿性关节炎和心肌炎的病史，其他瓣膜（如二尖瓣、主动脉瓣）常有病变，X线检查、心电图、超声心动图有特殊表现。

（三）原发性心肌病

本病多为全心增大，无慢性呼吸道疾病史，无肺动脉高压的X线表现等。

【治疗】

（一）肺、心功能代偿期

原则上是采用中西药结合的综合措施，目的是增强患者的免疫功能，去除诱发因素，减少或避免急性加重期的发生，希望逐渐使肺、心功能得到部分或全部恢复。

（二）肺、心功能失代偿期

治疗原则为积极控制感染；通畅呼吸道，改善呼吸功能；纠正缺氧和二氧化碳潴留；控制呼吸衰竭和心力衰竭的发生；积极处理并发症。

1. 控制感染　呼吸系统感染是引起慢性肺心病急性加重致肺、心功能失代偿的常见原因。应积极控制感染；参考痰液的细菌培养及药物敏感试验选择抗菌药物；在还没有细菌培养结果前，可根据感染的环境及痰涂片革兰氏染色选用抗菌药物。

2. 通畅呼吸道，纠正缺氧和二氧化碳潴留　给予扩张支气管、湿化痰液等治疗，通畅呼吸道，改善通气功能；合理氧疗，纠正缺氧；需要时给予无创正压通气或气管插管有创正压通气治疗。

3. 控制心力衰竭　慢性肺心病心力衰竭的治疗与其他心脏病心力衰竭的治疗有不同之处，因为慢性肺心病患者一般在积极控制感染，改善呼吸功能后心力衰竭便能得到改善，患者尿量增多，水肿消退，肿大的肝缩小、压痛消失。一般不需加用利尿药，但对治疗后无效的较重患者可适当选用利尿药、强心药或血管扩张药。

（1）利尿药：有减少血容量、减轻右心负荷、消除水肿的作用。原则上宜选用作用温和的利尿药，联合保钾利尿药，小剂量、短疗程使用，如氢氯噻嗪25mg，1～3次/日，联用螺内酯20～40mg，1～2次/日。重度而急需行利尿的患者可用呋塞米20mg肌内注射或口服。利尿药应用后患者可出现低钾、低氯性碱中毒，使痰液黏稠，不易排痰和血液浓缩，应注意预防。

（2）强心药：慢性肺心病患者由于慢性缺氧及感染，对洋地黄类药物耐受性很低，疗效较差，且易发生心律失常，这与处理一般心力衰竭有所不同。应用强心药的剂量宜小，一般约为常规剂量的1/2或2/3量，同时选用作用快、排泄快的强心药，如毒毛花苷K 0.125～0.25mg，或毛花苷C 0.2～0.4mg加入10%葡萄糖溶液内缓慢静脉注射。用药前应注意纠正缺氧，防治低钾血症，以免发生药物毒性反应。低氧血症、感染等均可使心率增快，故不宜以心率作为衡量强心药应用和疗效的考核指标。应用指征：①感染已被控制，呼吸功能已改善，利尿药不能取得良好疗效且反复水肿的心力衰竭患者；②以右心衰竭为主要表现而无明显急性感染的患者；③出现急性左心衰竭的患者；④合并室上性快速心律失常，如室上性心动过速、心房颤动（心室率＞100次/分）的患者。

（3）血管扩张药：可减轻心脏前、后负荷，降低心肌氧耗量，增加心肌收缩力，对部分顽固性心力衰竭有一定效果，但并不像治疗其他心脏病那样效果明显。血管扩张药对降低肺动脉压的疗效尚不肯定，因为目前还没有对肺动脉具有选择性的药物应用于临床。血管扩张药在扩张肺动脉的同时也扩张体循环动脉，往往造成体循环血压下降，反射性地引起心率增快、氧分压下降、二氧化碳分压上升等副作用，因此限制了一般血管扩张药在慢性肺心病患者中的临床应用。有研究认为，钙通道阻滞剂、中药川芎嗪等有一定降低肺动脉压的效果且无副作用，长期应用的疗效还在研究中。

（4）控制心律失常：一般心律失常经过治疗慢性肺心病的感染、缺氧后可自行消失，如果持续存在可根据心律失常的类型选用药物。

（5）加强护理工作：本病多急重、反复发作，多次住院，造成患者及其家属思想、精神上和经济上的极大负担，应加强心理护理，提高患者对治疗的信心，积极配合治疗；同时又因病情复杂多变，因此必须严密观察病情变化，宜加强心、肺功能的监护，通过翻身、拍背排除呼吸分泌物，以改善通气功能。

【并发症】

（一）肺性脑病

肺性脑病是由呼吸衰竭所致的缺氧、二氧化碳潴留而引起精神障碍、神经系统症状的一种综合征。诊断肺性脑病必须除外脑动脉硬化、严重电解质紊乱、单纯性碱中毒、感染中毒性脑病等，是慢性肺心病死亡的首要原因，应积极防治。

（二）酸碱平衡失调及电解质紊乱

慢性肺心病出现呼吸衰竭时，由于缺氧和二氧化碳潴留，当机体发挥最大限度代偿能力仍不能保持体内平衡时，可发生各种不同类型的酸碱平衡失调及电解质紊乱，使呼吸衰竭、心力衰竭、心律失常的病情更加恶化，应进行监测，及时采取治疗措施。

（三）心律失常

心律失常多表现为房性期前收缩及阵发性室上性心动过速，其中以紊乱性房性心动过速最具特征性，也可有心房扑动及心房颤动。少数病例由于急性严重心肌缺氧，可出现心室颤动，甚至心搏骤停。应注意与洋地黄中毒等引起的心律失常相鉴别。

（四）休克

慢性肺心病休克并不多见，一旦发生，则预后不良。发生原因有：感染中毒性休克；失血性休克，多由上消化道出血引起；心源性休克，由严重心力衰竭或心律失常所致。

（五）消化道出血

慢性肺心病由于感染、呼吸衰竭致缺氧和二氧化碳潴留，心力衰竭致胃肠道淤血，以及应用糖皮质激素等，常并发消化道出血。因此，除了针对消化道出血的治疗外，还需进行病因治疗和预防治疗。

（六）弥散性血管内凝血

慢性肺心病由于感染、缺氧等因素在疾病晚期损伤微血管体系导致凝血活化、全身微血管血栓形成、凝血因子大量消耗并继发纤溶亢进，引起出血及微循环衰竭。

（七）深静脉血栓形成

慢性肺心病易形成肺微小动脉原位血栓及深静脉血栓，应用普通肝素或低分子量肝素可预防。

【慢性肺源性心脏病应掌握的内容】

（一）问诊

咳嗽、咳痰的特点，症状的出现或加重是否有季节性，此次加重有无诱因，是否伴咯血、喘息，病程中有无发热、热型及持续时间，气短出现的时间，有无下肢水肿、少尿情况，有无不能平卧、夜间憋醒的现象，有无心脏病等其他慢性疾病病史，是否吸烟及吸烟量，从事何种职业。

（二）体格检查

体温、呼吸频率、血压、脉搏等基本生命体征；口唇发绀情况、胸廓形状、呼吸运动和呼吸音情况；肺部有无干、湿啰音，啰音的性质、部位；心界是否增大，心脏有无杂音；有无颈静脉扩张、肝大，以及双下肢水肿等情况。

（三）实验室检查

动脉血气分析有助于判断有无低氧血症、呼吸衰竭及酸碱平衡失调情况；X线检查、心电图检查可辅助判断有无肺动脉高压、右心增大征象；超声心动图检查可明确有无右心增大及心功能情况，同时可提示有无肺动脉高压；血常规、CRP、PCT等炎症指标有助于了解有无感染，判断此次急性加重是否有感染诱因，其他生化指标可了解各个器官功能及有无电解质紊乱。

（四）治疗

治疗原则：肺、心功能代偿期以延缓肺、胸基础疾病的进展为主，避免急性加重期的发生；肺、心功能失代偿期以积极控制感染，改善肺、心功能为主。

（周　娟　张伟帅）

第三章 肺 炎

肺炎是指终末气道、肺泡和肺间质的炎症，可由病原微生物、理化因素、免疫损伤、过敏及药物所致。细菌性肺炎是最常见的肺炎，也是最常见的感染性疾病之一。近年来，尽管应用强力的抗菌药物和有效的疫苗，但肺炎总的病死率不仅不降低，甚至有所上升。

【病因和发病机制】

正常的呼吸道免疫防御机制，包括支气管内黏液纤毛装置、肺泡巨噬细胞等细胞防御的完整性等，使气管隆嵴以下的呼吸道保持无菌。是否发生肺炎取决于两个因素：病原体和宿主。如果病原体数量多，毒力强和（或）宿主呼吸道局部和全身免疫防御系统损害，即可发生肺炎。病原体可通过下列途径引起肺炎：①空气吸入；②血行播散；③邻近感染部位蔓延；④上呼吸道定植菌的误吸。肺炎还可通过误吸胃肠道的定植菌（胃食管反流）和通过人工气道吸入环境中的致病菌引起。病原体直接抵达下呼吸道后，滋生繁殖，引起肺泡毛细血管充血、水肿，肺泡内纤维蛋白渗出及细胞浸润。除了金黄色葡萄球菌、铜绿假单胞菌和肺炎克雷伯菌等可引起肺组织的坏死性病变易形成空洞外，肺炎治愈后多不遗留瘢痕，肺的结构与功能均可恢复。

【分类】

（一）解剖分类

1. 大叶性（肺泡性）肺炎　病原体先在肺泡引起炎症，经肺泡间孔（科恩孔）向其他肺泡扩散，致使部分肺段或整个肺段、肺叶发生炎症改变。典型者表现为肺实质炎症，通常并不累及支气管。致病菌多为肺炎链球菌。X线胸片显示肺叶或肺段的实变阴影。

2. 小叶性（支气管性）肺炎　病原体经支气管入侵，引起细支气管、终末细支气管及肺泡的炎症，常继发于其他疾病，如支气管炎、支气管扩张、上呼吸道病毒感染及长期卧床的危重患者。病原体有肺炎链球菌、葡萄球菌、病毒、肺炎支原体及军团菌等。X线检查显示沿肺纹理分布的不规则斑片状阴影，边缘密度浅而模糊，无实变征象，肺下叶常受累。

3. 间质性肺炎　以肺间质为主的炎症，可由细菌、支原体、衣原体、病毒或肺孢子菌等引起。累及支气管壁及支气管周围，有肺泡壁增生及间质水肿，因病变仅在肺间质，故呼吸道症状较轻，异常体征较少。X线检查通常表现为一侧或双侧肺下部的不规则条索状阴影，从肺门向外伸展，可呈网状，其间可有小片的肺不张阴影。

（二）病因分类

1. 细菌性肺炎　如肺炎链球菌、金黄色葡萄球菌、甲型溶血性链球菌、肺炎克雷伯菌、流感嗜血杆菌、铜绿假单胞菌等所致的肺炎。

2. 非典型病原体所致的肺炎　如军团菌、支原体和衣原体等所致的肺炎。

3. 病毒性肺炎　如冠状病毒、腺病毒、呼吸道合胞病毒、流行性感冒病毒（流感病毒）、麻疹病毒、巨细胞病毒、单纯疱疹病毒等所致的肺炎。

4. 真菌所致的肺炎　如白念珠菌、曲霉菌、隐球菌、肺孢子菌等所致的肺炎。

5. 其他病原体所致的肺炎　如立克次体（如Q热立克次体）、弓形虫（如鼠弓形虫）、寄生虫（如肺包虫、肺吸虫、肺血吸虫）等所致的肺炎。

6. 理化因素所致的肺炎　如放射性损伤引起的放射性肺炎，胃酸吸入引起的化学性肺炎，或对吸入的内源性脂类物质产生炎症反应的类脂性肺炎等。

（三）患病环境分类

由于细菌学检查阳性率低，细菌培养结果滞后，病因分类在临床上应用较为困难，目前多按肺炎的获得环境分成两类，以利于指导经验治疗。

1. 社区获得性肺炎（CAP） 是指在医院外罹患的感染性肺实质炎症，包括具有明确潜伏期的病原体感染而在入院后平均潜伏期内发病的肺炎。临床诊断依据：①新近出现的咳嗽、咳痰或原有呼吸道疾病症状加重，并出现脓性痰，伴或不伴有胸痛；②发热；③肺实变体征和（或）闻及湿啰音；④白细胞计数 $> 10 \times 10^9/L$ 或 $< 4 \times 10^9/L$，伴或不伴有中性粒细胞核左移；⑤胸部 X 线检查显示片状、斑片状浸润性阴影或间质性改变，伴或不伴有胸腔积液。以上①～④项中任何 1 项加第⑤项，除外非感染性疾病即可做出诊断。社区获得性肺炎常见病原体为肺炎链球菌、支原体、衣原体、流感嗜血杆菌和呼吸道病毒（甲、乙型流感病毒，以及腺病毒、呼吸合胞病毒和副流感病毒）等。

2. 医院获得性肺炎（HAP） 亦称医院内肺炎，是指患者入院时不存在，也不处于潜伏期，而于入院 48h 后在医院（包括老年护理院、康复院等）内发生的肺炎。医院获得性肺炎还包括呼吸机相关性肺炎和卫生保健相关性肺炎。临床诊断依据是 X 线检查出现新的或进展的肺部浸润影加上下列 3 个临床表现中的两个或以上即可以诊断为肺炎：①发热超过 38℃；②血液中白细胞增多或减少；③脓性气道分泌物。HAP 的临床表现、实验室检查和影像学检查特异性低，应注意与肺不张、心力衰竭和肺水肿、基础疾病肺侵犯、药物性肺损伤、肺栓塞和急性呼吸窘迫综合征等相鉴别。无感染高危因素患者的常见病原体依次为肺炎链球菌、流感嗜血杆菌、金黄色葡萄球菌、大肠埃希菌、肺炎克雷伯菌、不动杆菌属等；有感染高危因素患者的常见病原体为铜绿假单胞菌、肠杆菌属、肺炎克雷伯菌等。金黄色葡萄球菌的感染有明显增加的趋势。

【临床表现】

细菌性肺炎的症状变化较大，可轻可重，取决于病原体和宿主的状态。常见症状为咳嗽、咳痰，或原有呼吸道症状加重，并出现脓性痰或血痰，伴或不伴有胸痛。肺炎病变范围大者可有呼吸困难、呼吸窘迫。大多数患者有发热。早期肺部体征无明显异常，重症者可有呼吸频率增快、鼻翼扇动、发绀。肺实变时有典型的体征，如叩诊呈浊音、语颤增强和支气管呼吸音等，也可闻及湿啰音。并发胸腔积液者，患侧胸部叩诊呈浊音、语颤减弱、呼吸音减弱。

【诊断和鉴别诊断】

肺炎的诊断程序应遵循下面的几个步骤。

（一）确定肺炎诊断

首先必须把肺炎与上呼吸道感染和下呼吸道感染区别开来，呼吸道感染虽然有咳嗽、咳痰和发热等症状，但各有其特点，上、下呼吸道感染无肺实质浸润，胸部 X 线检查可鉴别；其次，应把肺炎与其他类似肺炎的疾病区别开来。肺炎常须与下列疾病相鉴别。

1. 肺结核 多有全身中毒症状，如午后低热、盗汗、疲乏无力、体重减轻、失眠、心悸，女性患者可有月经失调或闭经等。X 线胸片见病变多在肺尖或锁骨上下，密度不匀，消散缓慢，且可形成空洞或肺内播散。痰中可找到结核分枝杆菌。一般抗菌药物治疗无效。

2. 肺癌 多无急性感染中毒症状，有时痰中带血丝。血液中白细胞计数不高，若痰中发现癌细胞可以确诊。肺癌可伴发阻塞性肺炎，经抗菌药物治疗后炎症消退，肿瘤阴影渐趋明显，或可见肺门淋巴结肿大，有时出现肺不张。若经过抗菌药物治疗后肺部炎症不消散，或暂时消散后于同一部位再出现肺炎，应密切随访。对有吸烟史及年龄较大的患者，必要时进一步做 CT、MRI、纤维支气管镜和痰脱落细胞等检查，以免贻误诊断。

3. 急性肺脓肿 早期临床表现与肺炎链球菌肺炎相似，但随着病程进展，咳出大量脓臭痰为肺脓肿的特征。X 线检查显示脓腔及气液平面，易与肺炎相鉴别。

4. 肺血栓栓塞症 多有静脉血栓的危险因素，如血栓性静脉炎、心肺疾病、创伤、手术和肿瘤等病史，可发生咯血、晕厥，呼吸困难较明显，颈静脉充盈。X 线胸片示区域性肺血管纹理减少，有时可见尖端指向肺门的楔形阴影，动脉血气分析常见低氧血症及低碳酸血症。D-二聚体、

CT 肺动脉造影（CTPA）、放射性核素肺通气 / 灌注扫描和 MRI 等检查可帮助鉴别。

5. 非感染性肺部浸润 还需排除非感染性肺部疾病，如肺间质纤维化、肺水肿、肺不张、肺嗜酸性粒细胞增多症和肺血管炎等。

（二）评估严重程度

如果肺炎的诊断成立，评价病情的严重程度对于决定是否在门诊或入院治疗，甚或 ICU 治疗至关重要。肺炎的严重性取决于 3 个主要因素：局部炎症程度、肺部炎症的播散和全身炎症反应程度。重症肺炎目前还没有普遍认同的诊断标准，如果肺炎患者需要通气支持（急性呼吸衰竭、气体交换严重障碍伴高碳酸血症或持续低氧血症）、循环支持（血流动力学障碍、外周低灌注）和需要加强监护和治疗（肺炎引起的脓毒症或基础疾病所致的其他器官功能障碍），可认为是重症肺炎。

2007 年发布的成人 CAP 处理共识指南，提出了重症肺炎的诊断标准。主要标准：①需要有创机械通气；②感染性休克需要血管收缩药治疗。次要标准：①呼吸频率 ≥ 30 次 / 分；②氧合指数（PaO_2/FiO_2）≤ 250；③多肺叶浸润；④意识障碍 / 定向障碍；⑤氮质血症（BUN ≥ 20mg/dl）；⑥白细胞减少（白细胞 < $4.0×10^9$/L）；⑦血小板减少（血小板 < $10.0×10^9$/L）；⑧低体温（T < 36℃）；⑨低血压，需要强力的液体复苏。符合 1 项主要标准或 3 项次要标准者即可诊断为重症肺炎，考虑收入 ICU 治疗。

（三）确定病原体

由于人类上呼吸道黏膜表面及其分泌物中含有许多微生物，即正常菌群，因此，途经口咽部的下呼吸道分泌物或痰极易受到污染，有慢性气道疾病（如慢性支气管炎、支气管扩张）患者、老年人和危重病患者，其呼吸道定植菌明显增加，可影响痰液中致病菌的分离和判断。应用抗菌药物治疗后可影响细菌培养的结果。因此，在采集呼吸道标本行细菌培养时应尽可能在抗菌药物应用前采集，避免污染，及时送检，其结果才能起到指导治疗的作用。目前常用的方法如下。

1. 痰 痰标本采集方便，是最常用的下呼吸道病原学标本。采集后在室温下 2h 内送检。先直接涂片，再在光镜下观察细胞数量，如每低倍视野鳞状上皮细胞 < 10 个，白细胞 > 25 个，或鳞状上皮细胞 : 白细胞 < 1 : 2.5，即可做污染相对较少的合格标本接种培养。痰定量培养分离的致病菌或条件致病菌浓度为 10^7cfu/ml，可以认为是肺部感染，如致病菌浓度 ≤ 10^4cfu/ml，则为污染菌；介于两者之间时，建议重复做痰培养；如连续分离到相同的细菌，浓度为 $1×10^5 ∼ 1×10^6$cfu/ml，连续两次以上，也可认为是致病菌。

2. 经纤维支气管镜或人工气道吸引 受口咽部细菌污染的机会较咳痰为少，如吸引物细菌培养浓度 ≥ $1×10^5$cfu/ml，可认为是致病菌，低于此浓度者则多为污染菌。

3. 防污染样本毛刷 如所取标本细菌培养浓度 ≥ $1×10^3$cfu/ml，可认为是致病菌。

4. 支气管肺泡灌洗（BAL） 如灌洗液细菌培养浓度 ≥ $1×10^4$cfu/ml，防污染 BAL 标本细菌培养浓度 ≥ $1×10^3$cfu/ml，可认为是致病菌。

5. 经皮针刺肺活检和开胸肺活检 两种方法所取标本检测的敏感性和特异性很好，但由于是创伤性检查，容易引起并发症，如气胸、出血等，临床一般用于对抗菌药物经验性治疗无效或其他检查不能确定者。

6. 血和胸腔积液培养 肺炎患者的血和痰培养如分离到相同细菌，可确定为肺炎的病原体。如仅血培养阳性，不能用其他原因（如腹腔感染、静脉导管相关性感染）解释菌血症的发生，血培养的细菌也可认为是肺炎的病原体。胸腔积液培养到的细菌则基本可认为是肺炎的致病菌。由于血或胸腔积液标本的采集均经过皮肤，故其结果须排除操作过程中皮肤细菌的污染。

7. 尿抗原试验 包括军团菌尿抗原和肺炎链球菌尿抗原。

虽然目前有许多的病原学诊断方法，但仍有高达 40% ∼ 50% 的社区获得性肺炎不能确定其相关病原体，也没有一种方法可以确定所有的病原体，而每一种诊断检查都有其局限性。另外，标本污染、病原体的低检出率及病原学诊断在时间上的滞后性，使大多数肺部感染的抗菌治疗特别是初始的抗菌治疗都是经验性的，而且相当一部分病例的抗菌治疗始终是在没有病原学诊断的情况下进行的。医院获得性肺炎（如呼吸机相关性肺炎）、免疫抑制宿主肺炎和对抗感染治疗无反应的重症肺炎等，仍应积极采用各种手段确定病原体，以指导临床的抗菌药物治疗。

【治疗】

抗感染治疗是肺炎治疗的最主要环节。细菌性肺炎的治疗包括经验性治疗和针对病原体治疗。前者主要是根据本地区、本单位的肺炎病原体流行病学资料，选择可能覆盖病原体的抗菌药物；后者则根据呼吸道或肺组织标本的细菌培养和药物敏感试验结果，选择体外试验敏感的抗菌药物。此外，还应该根据患者的年龄、有无基础疾病、是否有误吸、住普通病房或是重症监护病房、住院时间长短和肺炎的严重程度等，选择抗菌药物和给药途径。青壮年和无基础疾病的社区获得性肺炎患者，常用青霉素类、第一代头孢菌素等，由于我国肺炎链球菌对大环内酯类抗菌药物耐药率高，故对该菌所致的肺炎不单独使用大环内酯类抗菌药物治疗，对耐药的肺炎链球菌可使用对呼吸系统感染有特效的氟喹诺酮类（莫西沙星、吉米沙星和左氧氟沙星）。老年人、有基础疾病或需要住院的社区获得性肺炎患者，常用氟喹诺酮类及第二、三代头孢菌素，以及 β 内酰胺类 /β 内酰胺酶抑制药，或厄他培南，可联合大环内酯类药物治疗。医院获得性肺炎常用第二、三代头孢菌素，以及 β 内酰胺类 /β 内酰胺酶抑制药、氟喹诺酮类或碳青霉烯类药物治疗。

重症肺炎的治疗首先应选择广谱的强力抗菌药物，并应足量、联合用药。因为初始经验性治疗不足或不合理，或其后根据病原学结果调整抗菌药物者，其病死率均明显高于初始治疗正确者。重症社区获得性肺炎常用 β 内酰胺类联合大环内酯类或氟喹诺酮类药物治疗；青霉素过敏者可用氟喹诺酮类和氨曲南治疗。医院获得性肺炎可用氟喹诺酮类或氨基糖苷类联合抗假单胞菌的 β 内酰胺类、广谱青霉素 /β 内酰胺酶抑制药、碳青霉烯类的任何一种，必要时可联合万古霉素、替考拉宁或利奈唑胺进行治疗。

肺炎的抗菌药物治疗应尽早进行，一旦怀疑为肺炎即马上给予首剂抗菌药物，病情稳定后可从静脉途径转为口服治疗。肺炎抗菌药物治疗的疗程至少 5d，大多数患者需要 7 ～ 10d 或更长疗程，如体温正常 48 ～ 72h，无肺炎任何一项临床不稳定征象可停用抗菌药物。肺炎临床稳定标准：①体温≤ 37.8℃；②心率≤ 100 次 / 分；③呼吸频率≤ 24 次 / 分；④收缩压≥ 90mmHg；⑤呼吸室内空气条件下动脉血氧饱和度≥ 90% 或 PaO_2 ≥ 60mmHg；⑥能够经口进食；⑦精神状态正常。

抗菌药物治疗后 48 ～ 72h 应对病情进行评价。治疗有效表现：体温下降、症状改善、临床状态稳定、白细胞逐渐降低或恢复正常，而 X 线胸片显示病灶吸收较迟。如 72h 后症状无改善，原因可能有：①药物未能覆盖致病菌，或细菌耐药；②特殊病原体感染，如结核分枝杆菌、真菌、病毒等；③出现并发症或存在影响疗效的宿主因素（如免疫抑制）；④非感染性疾病误诊为肺炎；⑤药物热。需仔细分析，做必要的检查，进行相应处理。

【肺炎应掌握的内容】

（一）问诊

发病时间，发热热型，呈弛张热还是稽留热，最高体温为多少；咳嗽音色、剧烈程度，是否伴有咳嗽，痰液的颜色、性状；有无胸闷、气短、胸痛等症状，胸痛是否与呼吸及咳嗽相关；有无食欲缺乏、尿量减少等情况；是否有腹痛、皮疹、关节痛等其他系统等症状；近期是否有受凉史，有无禽类、家畜接触史及饲养宠物情况，是否有接触破旧霉变家具或织物，有无打扫旧屋史；此次发病以来是否诊治过，进行了哪些辅助检查，结果是什么，用了哪些药，效果如何，既往是否有类似情况；是否有明确的支气管扩张、支气管哮喘、慢性支气管炎等肺部基础疾病史，是否有肺结核及其他传染病史；有无药物过敏史，有无疫区接触史等。其他常规问诊自行完善。

（二）体格检查

体温、脉搏、血压、呼吸；神志情况、面容、胸部专科情况（包括有无呼吸三凹征、双侧呼吸音是否对称，以及有无干、湿啰音，有无胸膜摩擦音）。其他系统常规体格检查。

（三）实验室检查及 CT 检查等

结合胸部正侧位 X 线检查，初步判断是否存在两肺、纵隔或胸膜病变，必要时做胸部 CT 进一步确定是否存在肺炎。完善血常规、超敏 C 反应蛋白、肝肾功能、血气分析及痰培养等常规检查结果，依据 CURB-65[①] 评分判断患者的肺炎严重程度，决定是否住院及是否入住 ICU 或 RICU 病房进一步诊治。

（四）肺炎的治疗

掌握社区获得性肺炎常见病原体类型、经验性抗感染治疗及支持对症处理方法；结合病原体检查、药物敏感试验结果，选择体外试验敏感的抗菌药物；同时须结合患者年龄、是否存在结构性肺病基础及肺外基础性疾病情况，合理使用抗感染药物、疗程及给药途径。

（周　娟　章艳菊）

---

① CURB-65 包括意识障碍（C），血尿素氮（U），呼吸频率（R），血压（B），年龄（65 岁）。

第四章 呼吸衰竭

呼吸衰竭（respiratory failure）是指各种原因引起的肺通气和（或）换气功能严重障碍，以致不能进行有效的气体交换，导致缺氧伴或不伴二氧化碳潴留，从而引起一系列生理功能和代谢紊乱的临床综合征。在海平面的大气压下，于静息条件下呼吸室内空气，排除心内解剖分流和原发于心排血量降低等情况后，动脉血氧分压（PaO_2）低于60mmHg，伴或不伴有二氧化碳分压（$PaCO_2$）高于50mmHg，可诊断为呼吸衰竭。

【病因】

完整的呼吸过程由相互衔接且同时进行的外呼吸、气体运输和内呼吸3个环节组成。参与外呼吸（即肺通气和肺换气）任何一个环节的严重病变都可导致呼吸衰竭。临床上常见的病因有如下几方面。

（一）气道阻塞性病变

支气管炎症、痉挛及上呼吸道肿瘤、异物等阻塞气道，可引起通气不足、气体分布不匀，导致通气血流比例失调，发生缺氧和二氧化碳潴留。

（二）肺组织病变

肺炎、重度肺结核、肺气肿、弥散性肺纤维化、肺水肿、急性呼吸窘迫综合征（ARDS）、硅沉着病等，可引起肺容量、通气量、有效弥散面积减少，通气血流比例失调，导致肺动脉样分流，引起缺氧和（或）二氧化碳潴留。

（三）肺血管疾病

肺栓塞、肺血管炎等可引起通气血流比例失调，或部分静脉血未经氧合直接流入肺静脉，导致呼吸衰竭。

（四）胸廓病变

胸部外伤所致的连枷胸、严重的自发性或外伤性气胸、严重的脊柱畸形、大量胸腔积液、胸膜肥厚与粘连、强直性脊柱炎等，均可限制胸廓活动和肺扩张，导致通气不足及吸入气体分布不均，从而发生呼吸衰竭。

（五）神经中枢及其传导系统呼吸肌疾病

脑血管病、脑炎、脑外伤、电击、药物中毒等可直接或间接抑制呼吸中枢；脊髓灰质炎及多发性脑神经炎所致的神经肌肉接头阻滞可影响传导功能；重症肌无力和破伤风等均可累及呼吸肌，损害呼吸动力，可引起通气不足。

【分类】

在临床实践中，通常按动脉血气、发病急缓及发病机制进行分类。

（一）按动脉血气分析分类

1. Ⅰ型呼吸衰竭 即低氧性呼吸衰竭，血气分析特点是$PaO_2 < 60mmHg$，$PaCO_2$降低或正常。主要见于肺换气功能障碍（通气血流比例失调、弥散功能损害、肺动静脉分流等），如严重肺部感染性疾病、间质性肺疾病、急性肺栓塞等。

2. Ⅱ型呼吸衰竭 即高碳酸性呼吸衰竭，血气分析特点是$PaO_2 < 60mmHg$，同时伴有$PaCO_2 > 50mmHg$，系由肺泡通气不足所致。单纯通气不足、低氧血症和高碳酸血症的程度是平行的，若伴有换气功能障碍，则低氧血症更严重，如慢阻肺。

（二）按照发病机制分类

1. 通气性呼吸衰竭 驱动或调控呼吸运动的中枢神经系统、外周神经系统、神经肌肉组织（包括神经肌肉接头和呼吸肌）及胸廓统称为呼吸泵，这些部位的功能障碍引起的呼吸衰竭又称为泵衰竭。通常泵衰竭主要引起通气功能障碍，表现为Ⅱ型呼吸衰竭。

2. 换气性呼吸衰竭　气道阻塞、肺组织和肺血管病变造成的呼吸衰竭称为肺衰竭。肺实质和肺血管病变常引起换气功能障碍，表现为Ⅰ型呼吸衰竭。严重的气道阻塞性疾病（如慢阻肺）常影响通气功能，造成Ⅰ型呼吸衰竭。

（三）按病程分类

按病程，呼吸衰竭可分为急性和慢性。

1. 急性呼吸衰竭　是指呼吸功能原来正常，由于几类病因（如脑血管意外、药物中毒抑制呼吸中枢、呼吸肌麻痹、肺梗死、ARDS 等）的突然发生，引起通气或换气功能严重损害，突然发生呼吸衰竭的临床表现。急性呼吸衰竭时因机体不能很快代偿，如不及时抢救，会危及患者生命。

2. 慢性呼吸衰竭　一些慢性疾病可使呼吸功能的损害逐渐加重，经过较长时间发展为呼吸衰竭，如慢阻肺、肺结核、间质性肺疾病、神经肌肉病变等，其中以慢阻肺最常见。早期虽有低氧血症或伴高碳酸血症，但机体通过代偿适应，生理功能障碍和代谢紊乱较轻，仍保持一定的生活活动能力。另一种较常见的临床情况是在慢性呼吸衰竭的基础上，因合并呼吸系统感染、气道痉挛或并发气胸等情况，病情急性加重，在短时间内出现 PaO_2 显著下降和（或）$PaCO_2$ 显著升高，称为慢性呼吸衰竭急性加重，其病理生理学改变和临床表现兼有慢性和急性呼吸衰竭的特点。

【发病机制和病理生理】

（一）低氧血症和高碳酸血症的发生机制

各种病因通过肺泡通气量不足、弥散障碍、通气血流比例失调、肺内动静脉分流增加、氧耗量增加 5 个主要机制，使通气和（或）换气过程发生障碍，导致呼吸衰竭。临床上单一机制引起的呼吸衰竭很少见，往往是多种机制并存或随着病情的发展先后参与发病过程。

1. 肺泡通气量不足　正常成人静息状态下肺泡通气量约为 4L/min 时，才能维持正常的肺泡氧分压（PaO_2）和肺泡二氧化碳分压（$PaCO_2$）。肺泡通气量（V_A）减少会引起 PaO_2 下降和 $PaCO_2$ 上升，从而发生缺氧和 CO_2 潴留。除无效腔通气量增加可直接减少肺泡通气量外，凡能减弱呼吸的动力或增加胸壁与肺的弹性阻力、非弹性阻力的任何原因，都可引起肺泡通气量不足而导致呼吸衰竭。PaO_2 及 $PaCO_2$ 与 V_A 的关系见图 2-4-1。

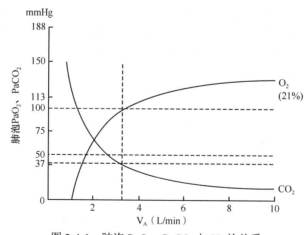

图 2-4-1　肺泡 PaO_2、$PaCO_2$ 与 V_A 的关系

2. 弥散障碍　肺泡与血流经肺泡膜进行气体交换的过程是一个物理性弥散过程。单位时间内气体的弥散量取决于肺泡膜两侧的气体分压差、肺泡的面积与厚度和气体的弥散常数。弥散常数又与气体的分子量和溶解度相关。此外，气体总弥散量还取决于血液与肺泡接触的时间。静息状态时，流经肺泡壁毛细血管的血液与肺泡的接触时间约为 0.72s，而 O_2 完成气体交换的时间为

$0.25 \sim 0.3s$，CO_2 则只需 $0.13s$，并且 O_2 的弥散能力仅为 CO_2 的 $1/20$，故弥散障碍时常以低氧血症为主。

3. 肺泡通气血流比例失调　　有效的换气不仅取决于肺泡膜的面积与厚度、肺泡总通气量与血流量，还取决于肺泡通气量与血流量之间的正常比例。肺部疾病时肺的总通气量与总血流量有时可以正常，但通气与血流的分布不均匀及比例的严重失调却可使患者不能进行有效的换气，这是肺部疾病引起呼吸衰竭最常见的机制。正常人在静息状态下，肺泡通气量（V_A）约为 $4L/min$，肺血流量（Q）约为 $5L/min$，二者的比值（V_A/Q）约为 0.8。即使在健康人，肺的各部分通气与血流的分布也都不是均匀的，直立位时，肺泡通气量和血流量都是自上而下递增的，而血流量的上下差别更大，其结果是各部肺泡的 V_A/Q 比值自上而下递减；在正常青年人，V_A/Q 比值的变动范围自上而下为 $0.6 \sim 3$，随着年龄增大，变动范围扩大，尽管如此，PaO_2 和 $PaCO_2$ 最终仍可维持在正常范围。肺泡通气血流比例失调有两种主要形式：①部分肺泡通气量不足。肺部病变（如肺泡萎陷、肺炎、肺不张、肺水肿等）引起病变部位的肺泡通气量不足，V_A/Q 比值变小，部分未经氧合或未经充分氧合的静脉血（肺动脉血）通过肺泡的毛细血管或短路流入动脉血（肺静脉血）中，故又称肺动静脉分流或功能性分流（functional shunt）。②部分肺泡血流量不足。肺血管病变（如肺栓塞）引起栓塞部位的血流量减少，通气血流比值增大，肺泡通气不能被充分利用，又称为无效腔通气（dead space-like ventilation）。通气血流比例失调通常仅导致低氧血症，而无 CO_2 潴留，其原因主要是：①动脉与混合静脉血的氧分压差为 $59mmHg$，比 CO_2 分压差 $5.9mmHg$ 大 10 倍；②氧解离曲线呈"S"形，正常肺泡毛细血管的血氧饱和度已处于曲线的平台段，无法携带更多的氧以代偿低 PaO_2 区的血氧含量下降，而 CO_2 解离曲线在生理范围内呈直线，有利于通气良好区对通气不足区的代偿，排出足够的 CO_2，不至于出现 CO_2 潴留。然而，严重的通气血流比例失调亦可导致 CO_2 潴留。

4. 肺内动静脉分流增加　　肺动脉内的静脉血未经氧合直接流入肺静脉，导致 PaO_2 降低，是通气血流比例失调的特例，常见于肺动静脉瘘。这种情况下，提高吸氧浓度并不能提高分流静脉血的血氧分压。分流量越大，吸氧后提高动脉血氧分压的效果越差，若分流量超过 30%，吸氧并不能明显提高 PaO_2。

5. 发热、寒战、呼吸困难和抽搐均增加氧耗量　　寒战时氧耗量可达 $500ml/min$；严重哮喘时，呼吸肌做功增加，氧耗量可达正常的十几倍。所以，若氧耗量增加的患者同时伴有通气功能障碍，则会出现严重的低氧血症。

（二）低氧血症和高碳酸血症对机体的影响

低氧血症和高碳酸血症能够影响全身各系统器官的代谢、功能，甚至使组织结构发生变化。

在呼吸衰竭的初始阶段，各系统器官的功能和代谢可发生一系列代偿性反应，以改善组织供氧、调节酸碱平衡、适应内环境的变化。当呼吸衰竭进入严重阶段时，则出现代偿不全，表现为各系统器官严重的功能和代谢紊乱，直至衰竭。

1. 中枢神经系统变化　　呼吸衰竭时，由于低氧血症与高碳酸血症的作用，中枢神经系统的功能可发生明显变化，轻度时可使兴奋性升高，严重时将发生一系列中枢神经系统的功能障碍，直接威胁生命。

中枢神经对缺氧很敏感，通常完全停止供氧 $4 \sim 5min$ 即可引起不可逆性脑损害。低氧对中枢神经系统影响的程度与缺氧发生的速度和程度有关，PaO_2 为 $60mmHg$ 时可出现智力和视力轻度减退；如 PaO_2 迅速降至 $40 \sim 50mmHg$ 及以下时，就会引起一系列的神经精神症状，如头痛、不安、定向与记忆障碍、精神错乱、嗜睡，以致惊厥和昏迷；PaO_2 低于 $20mmHg$ 时，只需几分钟就可造成神经细胞的不可逆性损害。

CO_2 潴留发生迅速而严重时，也能引起严重的中枢神经系统功能障碍。一般认为，当 $PaCO_2$ 超过 $80mmHg$ 时，可引起头痛、头晕、烦躁不安、言语不清、扑翼样震颤、精神错乱、嗜睡、昏迷、抽搐等，这种由缺氧和 CO_2 潴留所致的神经精神障碍症候群称为肺性脑病，又称 CO_2 麻醉。

肺性脑病早期，患者往往有失眠、兴奋、烦躁不安等症状，除上述神经精神症状外，还可表现为木僵、视力障碍、球结膜水肿及发绀等。肺性脑病的发病机制尚未完全阐明，但目前认为，低氧血症、CO_2 潴留和酸中毒 3 个因素共同损伤脑血管和脑细胞是最根本的发病机制。

缺氧和 CO_2 潴留均会使脑血管扩张、血流阻力降低、血流量增加以代偿脑缺氧；缺氧和酸中毒还能损伤血管内皮细胞使其通透性增高，导致脑间质水肿；缺氧还可使红细胞腺苷三磷酸（ATP）生成减少，造成钠钾泵功能障碍，引起细胞内 Na^+ 及水分增多，形成脑细胞水肿。以上情况均可引起脑组织充血、水肿和颅内压增高，压迫脑血管，进一步加重脑缺血、缺氧，形成恶性循环，严重时可出现脑疝。

2. 循环系统变化　一定程度的 PaO_2 降低和 $PaCO_2$ 升高，可使心率反射性增快、心肌收缩力增强、心排血量增加；缺氧和 CO_2 潴留时，交感神经兴奋，使皮肤和腹腔器官血管收缩，而冠状动脉血管由于主要受局部代谢产物的影响而发生扩张，其血流量是增加的。严重的缺氧和 CO_2 潴留可直接抑制心血管中枢，造成心脏活动抑制和血管扩张、血压下降、心律失常等严重后果。急性严重缺氧可导致心室颤动或心搏骤停。长期持续缺氧还可引起心肌变性、坏死、纤维化等病变。长期慢性缺氧可引起肺血管收缩，CO_2 潴留，血液氢离子浓度增高，更增加肺血管对缺氧的敏感性，使肺血管收缩进一步加重，从而大大增加肺循环的阻力。原发肺部疾病可引起肺小动脉壁增厚、管腔狭窄或纤维化、肺毛细血管网受压破坏与减少、毛细血管内皮细胞肿胀或微血栓阻塞等变化，亦可增加肺循环阻力而导致肺动脉高压。缺氧、肺动脉高压及心肌受损等多种病理变化共同作用，最终导致肺源性心脏病。

3. 呼吸系统变化　呼吸衰竭患者的呼吸变化受到 PaO_2 降低和 $PaCO_2$ 升高所引起的反射活动及原发疾病的影响。

低氧（$PaO_2 < 60mmHg$）作用于颈动脉体和主动脉体的化学感受器，可反射性兴奋呼吸中枢，增强呼吸运动，使呼吸频率增快，甚至出现呼吸窘迫。当缺氧程度缓慢加重时，这种反射性兴奋呼吸中枢的作用将变得迟钝。缺氧对呼吸中枢的直接作用是抑制，当 $PaO_2 < 30mmHg$ 时，此作用可大于反射性兴奋作用而使呼吸抑制。

CO_2 是强有力的呼吸中枢兴奋剂。当 $PaCO_2$ 急骤升高时，呼吸加深加快；长时间、严重的 CO_2 潴留，会造成中枢化学感受器对 CO_2 的刺激作用发生适应；当 $PaCO_2 > 80mmHg$ 时，会对呼吸中枢产生抑制和麻醉效应，此时呼吸运动主要靠低 PaO_2 对外周化学感受器的刺激作用来维持。因此对这种患者进行氧疗时，如吸入高浓度氧，由于解除了低氧对呼吸中枢的刺激作用，可造成呼吸抑制，应注意避免。

4. 肾功能变化　呼吸衰竭时肾功能也可遭到损害，轻者尿中出现蛋白质、红细胞、白细胞及管型等，严重时可发生急性肾衰竭，出现少尿、氮质血症和代谢性酸中毒等变化，此时肾结构往往无明显变化，故常为功能性肾衰竭。只要呼吸功能好转，肾功能就可较快恢复。肾衰竭的基本发病机制在于缺氧与高碳酸血症反射性引起肾血管收缩，从而使肾血流量严重减少。

5. 消化系统变化　严重缺氧可使胃壁血管收缩，因而能降低胃黏膜的屏障作用。CO_2 潴留可增强胃壁细胞的碳酸酐酶活性，使胃酸分泌增多，故呼吸衰竭时可出现胃肠道黏膜糜烂、坏死、出血与溃疡形成等变化。缺氧可直接或间接损害肝细胞，使谷丙转氨酶升高，若缺氧能够得到及时纠正，肝功能可逐渐恢复正常。

6. 酸碱平衡失调及电解质紊乱　呼吸功能障碍可导致血 $PaCO_2$ 增高、pH 下降、H^+ 浓度升高，发生呼吸性酸中毒；在持续或严重缺氧的患者体内，组织细胞能量代谢的中间过程（如三羧酸循环、氧化磷酸化和有关酶的活性）受到抑制，使能量生成减少，体内乳酸和无机磷产生增多，导致代谢性酸中毒，此时患者表现为呼吸性酸中毒合并代谢性酸中毒。由于能量不足，体内转运离子的钠泵功能障碍，使细胞内 K^+ 转移至血液，而 Na^+ 和 H^+ 进入细胞内，造成细胞内酸中毒和高钾血症。

慢性呼吸衰竭时因 CO_2 潴留发展缓慢，肾可通过减少 HCO_3^- 的排出来维持 pH 恒定。当 HCO_3^- 持续增加时血中 Cl^- 相应降低，可产生低氯血症。当呼吸衰竭恶化，CO_2 潴留进一步加重时，

HCO_3^- 已不能代偿，使 pH 低于正常范围（< 7.35），则呈现失代偿性呼吸性酸中毒合并代谢性碱中毒。

一、急性呼吸衰竭

【病因】

呼吸系统疾病，如严重呼吸系统感染、急性呼吸道阻塞性病变、重度或危重哮喘、各种原因引起的急性肺水肿、肺血管疾病、胸廓外伤或手术损伤、自发性气胸和急剧增加的胸腔积液等，可导致肺通气和（或）换气障碍；脑炎、脑外伤、电击、药物麻醉或中毒等可直接或间接抑制呼吸中枢，或神经肌肉疾病，如脊髓灰质炎、急性感染性多发性神经根炎、重症肌无力等，可引起肺通气不足。上述各种原因均可造成急性呼吸衰竭。

【临床表现】

（一）呼吸困难

表现在呼吸频率、节律和幅度的改变。较早表现为呼吸频率增快，病情加重时出现呼吸困难，辅助呼吸肌活动加强，如三凹征。中枢性疾病或中枢神经抑制性药物所致的呼吸衰竭，表现为呼吸节律的改变，如潮式呼吸、比奥呼吸等。

（二）发绀

发绀是缺 O_2 的典型症状。当动脉血氧饱和度低于 90% 时，可在血流量较大的口唇、指甲出现发绀。

（三）神经精神症状

急性呼吸衰竭的精神症状较慢性呼吸衰竭明显。急性缺 O_2 时可出现精神错乱、狂躁、昏迷、抽搐等症状；急性 CO_2 潴留、pH < 7.3 时，会出现精神症状。严重的 CO_2 潴留还可出现腱反射减弱或消失、锥体束征阳性等。

（四）循环系统症状

多数患者有心动过速；严重低氧血症和酸中毒可导致心肌损害，亦可引起周围循环衰竭、血压下降、心律失常、心脏停搏。

（五）消化和泌尿系统症状

严重呼吸衰竭对肝、肾功能都有影响，如蛋白尿、尿中出现红细胞和管型。常因胃肠道黏膜充血、水肿、糜烂、渗血，或应激性溃疡引起上消化道出血。

【诊断】

各种辅助检查能客观反映呼吸衰竭的性质和程度，对指导氧疗、机械通气时各种参数的调节，以及纠正酸碱平衡失调和电解质紊乱均有重要价值。

（一）血气分析

血气分析对判断呼吸衰竭和酸碱平衡失调的严重程度及指导治疗均具有重要意义。pH 可反映机体的代偿状况，有助于鉴别急性或慢性呼吸衰竭。血气分析主要检测动脉血氧分压（PaO_2）、动脉血氧饱和度（SaO_2）、动脉血氧含量（CaO_2）、动脉血二氧化碳分压（$PaCO_2$）、pH、二氧化碳结合力（CO_2CP）等各项指标。

（二）肺功能检测

对于某些重症患者，肺功能检测在一定程度上受到限制。肺功能检测有助于判断原发病的种类及通气功能障碍的性质（阻塞性、限制性或混合性）及是否合并换气功能障碍，并可对通气和换气功能障碍的严重程度进行判断。呼吸肌功能测试能够提示呼吸肌无力的原因和严重程度。

（三）胸部影像学检查

胸部影像学检查包括 X 线胸片、胸部 CT 和放射性核素肺通气/灌注扫描等，有助于分析引起呼吸衰竭的原因。

【治疗】

呼吸衰竭的治疗原则总体是：加强呼吸支持，包括保持呼吸道通畅、纠正缺氧和改善通气等；呼吸衰竭病因和诱因的治疗；加强一般支持治疗及对其他重要器官功能的监测与支持。

二、慢性呼吸衰竭

【病因】

慢性呼吸衰竭常由支气管、肺疾病引起，如慢阻肺、重症肺结核、肺间质纤维化、肺尘埃沉着病等。胸廓病变和胸部手术、外伤、广泛胸膜增厚、胸廓畸形亦可导致慢性呼吸衰竭。

【临床表现】

除引起慢性呼吸衰竭的原发症状外，主要是缺 O_2 和 CO_2 潴留所致的多器官功能紊乱的表现。

（一）呼吸困难

表现为呼吸频率、节律和幅度的改变。中枢性呼吸衰竭，呈潮式、间歇或抽泣样呼吸；慢阻肺是由慢而较深的呼吸转为浅快呼吸，辅助呼吸肌活动加强，呈点头或提肩呼吸；中枢神经药物中毒表现为呼吸匀缓、昏睡；严重肺心病并发呼吸衰竭 CO_2 麻醉时，则出现浅慢呼吸。

（二）发绀

发绀是缺 O_2 的典型症状。当动脉血氧饱和度低于 90% 时，可在血流量较大的口唇、指甲出现发绀，另应注意红细胞增多者发绀更明显，贫血者则发绀不明显或不出现；严重休克末梢循环差的患者，即使动脉血氧分压尚正常，也可出现发绀。发绀还受皮肤色素及心功能的影响。

（三）神经精神症状

急性呼吸衰竭的精神症状较慢性呼吸衰竭明显。急性缺 O_2 时可出现精神错乱、狂躁、昏迷、抽搐等症状；慢性缺 O_2 时多有智力或定向功能障碍。CO_2 潴留可出现中枢抑制之前的兴奋症状，如失眠、烦躁、躁动，但此时切忌用镇静药或催眠药，以免加重 CO_2 潴留。严重时可发生肺性脑病，表现为神志淡漠、肌束震颤、间歇抽搐、昏睡，甚至昏迷等。pH 代偿时，尚能进行个人日常生活活动；急性 CO_2 潴留，pH ＜ 7.3 时，会出现精神症状；严重 CO_2 潴留可出现腱反射减弱或消失，锥体束征阳性等。

（四）循环系统症状

严重的缺 O_2 和 CO_2 潴留可引起肺动脉高压，导致右心衰竭的发生，常伴有体循环淤血体征。CO_2 潴留可使外周体表静脉充盈、皮肤红润、湿暖多汗、血压升高、心排血量增多而致脉搏洪大。因脑血管扩张，可产生搏动性头痛。晚期由于严重缺 O_2、酸中毒引起心肌损害，可出现周围循环衰竭、血压下降、心律失常、心脏停搏。

（五）消化和泌尿系统症状

严重的呼吸衰竭对肝、肾功能都有影响，如谷丙转氨酶与非蛋白氮升高、蛋白尿、尿中出现红细胞和管型。常因胃肠道黏膜充血、水肿、糜烂、渗血，或应激性溃疡引起上消化道出血。以上这些症状均可随缺 O_2 和 CO_2 潴留的纠正而消失。

【诊断】

慢性呼吸衰竭失代偿期，根据患者呼吸系统慢性疾病或其他导致呼吸功能障碍的病史，有缺 O_2 和（或）CO_2 潴留的临床表现，结合有关体征，诊断并不困难。动脉血气分析能客观反映呼吸衰竭的性质和程度，对指导氧疗、机械通气时各种参数的调节，以及纠正酸碱平衡失调和电解质紊乱均有重要价值。

【治疗】

慢性呼吸衰竭患者多有一定的基础疾病，急性发作发生失代偿性呼吸衰竭时，可直接危及患者生命，必须采取及时而有效的抢救。呼吸衰竭处理的原则是在保持呼吸道通畅的条件下，改善缺O_2和纠正CO_2潴留，以及代谢功能紊乱，从而为基础疾病和诱发因素的治疗争取时间和创造条件，但具体措施应结合患者的实际情况而定。

【呼吸衰竭应掌握的内容】

（一）问诊

发病前是否有异物或特殊粉尘吸入、运动或情绪波动史，呼吸困难是否伴有咳嗽或胸痛、咯血，入院前是否曾经诊治过，具体治疗方案和效果如何，既往有何种疾病，是否有呼吸系统症状，重点应明确患者此次急性发病是既往的慢性呼吸系统疾病的急性加重或并发症，还是突发的急性疾病，了解患者的职业史、过敏史。

（二）体格检查

体温、血压、脉搏、呼吸频率等基本生命体征；皮肤、黏膜的颜色、湿度、温度；呼吸节律、呼吸形式，有无三凹征，有无胸腹矛盾呼吸等；肺部听诊有无呼吸音减弱或增强，有无干、湿啰音及胸膜摩擦音；心界是否增大，心脏有无杂音；有无颈静脉怒张、肝大，以及双下肢水肿等情况。

（三）辅助检查

血常规、CRP、PCT、生化、凝血功能、脑钠肽（BNP）、心肌标志物、细胞免疫功能等测定可了解患者的一般状况及各个器官的功能，监测血气分析、氧合指数，急性呼吸衰竭，需动态监测胸部影像学改变，以了解患者对治疗的反应。

（四）呼吸衰竭的治疗

1. 急性呼吸衰竭的治疗

（1）建立通畅的气道：对任何类型的呼吸衰竭，保持呼吸道通畅是最基本、最重要的治疗措施。在氧疗和改善通气之前，必须采取各种措施，保持呼吸道通畅。

若患者昏迷，应使其处于仰卧位，头后仰，托起下颌并将口打开；痰黏稠不易咳出，可用溴己新喷雾吸入，或用支气管解痉药、β_2受体兴奋剂扩张支气管，必要时可给予肾上腺皮质激素吸入缓解支气管痉挛，还可用纤维支气管镜吸出分泌物。如经上述处理效果差，则采用气管插管或气管切开，建立人工气道。

（2）氧疗：是通过提高肺泡内氧分压，增加O_2弥散能力，提高PaO_2和SpO_2，增加可利用的氧。在保证PaO_2迅速提高到60mmHg或SpO_2达90%以上的前提下，尽量降低吸氧浓度。

吸氧浓度：① I 型呼吸衰竭，可给予吸入较高氧浓度（35%～45%），纠正缺O_2，但晚期患者吸高浓度氧效果较差。② II 型呼吸衰竭，其氧疗原则应给予低浓度（＜35%）持续给氧，可以缓解低氧血症，且不会引起CO_2潴留。

氧疗的方法：①鼻导管或鼻塞吸氧，吸入氧浓度（FiO_2）与吸入氧流量大致呈如下关系：FiO_2＝21+4×吸入氧流量（L/min）。②面罩供氧，包括简单面罩、带储气囊无重复呼吸面罩和文丘里面罩。优点是面罩内的氧浓度稳定，不受呼吸频率和潮气量的影响；缺点是进食、咳痰不便。

（3）增加通气量，减少CO_2潴留：CO_2潴留是由肺泡通气量不足引起的，只有增加肺泡通气量才能有效地排出CO_2。机械通气治疗呼吸衰竭的疗效已得到肯定，而呼吸兴奋剂的应用，因其疗效不一，尚存在争论。

合理应用呼吸兴奋剂：呼吸兴奋剂可刺激呼吸中枢或周围化学感受器，通过增强呼吸中枢的兴奋性，增加呼吸频率和潮气量以改善通气。与此同时，患者的氧耗量和CO_2产生量亦相应增加，且与通气量呈正相关。

由于其使用简单、经济，且有一定疗效，故仍较广泛地应用于临床，但应掌握其临床适应证。呼吸兴奋剂的使用原则：必须保持气道通畅，否则会促发呼吸肌疲劳，加重CO_2潴留；脑缺氧、脑水肿未纠正而出现频繁抽搐者慎用；患者的呼吸肌功能基本正常；不可突然停药。主要适用于以中枢抑制为主、通气量不足引起的呼吸衰竭，不宜用于以肺换气功能障碍为主所致的呼吸衰竭。常用的药物有尼可刹米和洛贝林，用量过大可引起不良反应。近年来这两种药物在西方国家几乎已被淘汰，取而代之的有多沙普仑，该药对由镇静催眠药过量引起的呼吸抑制和慢阻肺并发急性呼吸衰竭的患者均有显著的呼吸兴奋效果。

机械通气：当呼吸衰竭患者经上述处理不能有效改善缺氧和 CO_2 潴留时，需使用机械通气。呼吸衰竭时应用机械通气能维持必要的肺泡通气量，降低 $PaCO_2$；改善肺的气体交换效能；使呼吸肌得以休息，有利于恢复呼吸肌功能。

（4）病因治疗：在解决呼吸衰竭本身所致危害的前提下，针对不同病因采取适当的治疗措施是治疗呼吸衰竭的根本所在。

（5）一般支持疗法：主要是及时纠正电解质紊乱和酸碱平衡失调。呼吸衰竭患者由于摄入不足或代谢紊乱，往往存在营养不良，需保证充足的营养及热量供给。应加强液体输入管理，防止血容量不足和液体负荷过大，对于维持氧输送能力和防止肺水肿具有重要意义。

（6）其他重要器官功能的监测与支持：重症患者需加强对重要器官功能的监测与支持，预防和治疗肺动脉高压、肺源性心脏病、肺性脑病、肾功能不全、消化道功能障碍和弥散性血管内凝血等。尤其需预防多器官功能障碍综合征（multiple organ dysfunction syndrome，MODS）的发生。

2. 慢性呼吸衰竭的治疗

（1）建立通畅的气道：对任何类型的呼吸衰竭，保持呼吸道通畅是最基本、最重要的治疗措施。

（2）氧疗：慢阻肺是导致慢性呼吸衰竭的常见呼吸系统疾病，患者常伴有 CO_2 潴留，应给予持续低浓度（＜35%）吸氧，将 PaO_2 控制于 60mmHg 或 SaO_2 控制于 90% 或略高，以防止血氧含量过高。慢性高碳酸血症患者呼吸中枢的化学感受器对 CO_2 反应性差，呼吸主要靠低氧血症对颈动脉体、主动脉体化学感受器的刺激来维持。若吸入高浓度氧，使血氧迅速上升，将解除低氧对外周化学感受器的刺激，造成患者呼吸抑制，使通气状况进一步恶化，导致 CO_2 进一步上升，甚至导致肺性脑病。

（3）增加通气量，减少 CO_2 潴留：包括使用呼吸兴奋剂及呼吸机治疗。根据病情选用无创机械通气或有创机械通气。慢阻肺急性加重早期及时应用无创机械通气可以防止呼吸功能不全加重，缓解呼吸肌疲劳，减少后期的气管插管率，改善预后。

（4）纠正酸碱平衡失调和电解质紊乱：慢性呼吸衰竭常发生呼吸性酸中毒。呼吸性酸中毒的发生多为慢性过程，机体常通过增加碱储备来代偿，以维持 pH 处于相对正常的水平。当以机械通气等方法较为迅速地纠正呼吸性酸中毒时，原已增加的碱储备会使 pH 升高，对机体造成严重危害，故在纠正呼吸性酸中毒时，应注意同时纠正潜在的代谢性碱中毒，通常给予患者盐酸精氨酸和补充氯化钾。

（5）抗感染治疗：呼吸系统感染是呼吸衰竭发生的重要因素，尤其是建立人工气道机械通气和免疫功能低下的患者可反复发生感染，且感染不易控制，需根据痰培养及其药物敏感试验结果，选择有效的药物控制呼吸道感染。

（6）其他重要器官功能的监测与支持：呼吸衰竭往往会累及其他重要器官，应加强对重要器官功能的监测与支持，预防和治疗肺动脉高压、肺源性心脏病、肺性脑病、肾功能不全、消化道功能障碍和弥散性血管内凝血等。

（7）营养支持：呼吸衰竭患者因热量摄入不足和呼吸功能增加、发热等因素，导致能量消耗增加，机体处于负氮平衡。常规给予高蛋白质、高热量、低脂肪饮食，以及多种维生素和微量元素的饮食，必要时作静脉高营养治疗。

（周　娟　丁　亮）

第五章　慢性支气管炎

慢性支气管炎（chronic bronchitis）是气管、支气管黏膜及其周围组织的慢性非特异性炎症。临床上以咳嗽、咳痰为主要症状，每年发病持续 3 个月，连续 2 年或 2 年以上。应排除具有咳嗽、咳痰、喘息症状的其他疾病（如肺结核、肺尘埃沉着病、肺脓肿、心脏病、心功能不全、支气管扩张、支气管哮喘、慢性鼻咽炎、胃食管反流病等疾病）。

【病因和发病机制】

本病的病因尚不完全清楚，可能是多种因素长期相互作用的结果。

（一）有害气体和有害颗粒

如香烟、烟雾、粉尘、刺激性气体（二氧化硫、二氧化氮、氯气、臭氧等）等，这些理化因素可损伤气道上皮细胞，使纤毛运动减退，巨噬细胞吞噬能力降低，导致气道净化功能下降；同时刺激黏膜下感受器，使副交感神经功能亢进，使支气管平滑肌收缩，腺体分泌亢进，杯状细胞增生，黏液分泌增加，气道阻力增加。

香烟烟雾还可使氧自由基产生增多，诱导中性粒细胞释放蛋白酶，抑制抗胰蛋白酶系统，破坏肺弹力纤维，引发肺气肿的形成。

（二）感染因素

病毒、支原体、细菌等感染是慢性支气管炎发生、发展的重要原因之一。病毒感染以流感病毒、鼻病毒、腺病毒和呼吸道合胞病毒为主。细菌感染常继发于病毒感染，常见病原体为肺炎链球菌、流感嗜血杆菌、卡他莫拉菌和葡萄球菌等，这些感染因素同样可造成气管、支气管黏膜的损伤和慢性炎症。

（三）其他因素

免疫、年龄和气候等因素均与慢性支气管炎有关。寒冷空气可以刺激腺体增加黏液分泌、纤毛运动减弱、黏膜血管收缩、局部血液循环障碍，有利于继发感染。老年人由于肾上腺皮质功能减退、细胞免疫功能下降、溶菌酶活性降低，因此容易造成呼吸道的反复感染。

【病理】

支气管上皮细胞变性、坏死、脱落，后期出现鳞状上皮化生，纤毛变短、粘连、倒伏、脱失。黏膜和黏膜下充血、水肿，杯状细胞和黏液腺肥大和增生、分泌旺盛，大量黏液潴留。浆细胞、淋巴细胞浸润及轻度纤维增生。病情继续发展，炎症可由支气管壁向其周围组织扩散，黏膜下层平滑肌束发生断裂、萎缩，黏膜下和支气管周围纤维组织增生，肺泡弹性纤维断裂，进一步发展成阻塞性肺疾病。

【临床表现】

（一）症状

缓慢起病，病程长，反复急性发作而病情加重。主要症状为咳嗽、咳痰，或伴有喘息或气短。急性加重系指咳嗽、咳痰、喘息或气短等症状突然加重。急性加重的主要原因是呼吸道感染，病原体可以是病毒、细菌、支原体和衣原体等。

1. 咳嗽　一般以晨间咳嗽为主，睡眠时有阵发性咳嗽或排痰。

2. 咳痰　一般为白色黏液和浆液泡沫性痰，偶可带血。清晨时排痰较多，起床后或体位变动可刺激排痰。

3. 喘息或气短　喘息明显者常称为喘息性支气管炎，部分可能合并支气管哮喘。若伴肺气肿时可表现为劳动或活动后气短。

（二）体征

早期多无异常体征。急性发作期可在背部或双肺底闻及干、湿啰音，咳嗽后可减少或消失。如合并哮喘可闻及广泛哮鸣音并伴呼气期延长。

（三）辅助检查

1. X 线检查　早期可无异常。反复发作可引起支气管壁增厚，细支气管或肺泡间质炎症细胞浸润或纤维化，表现为肺纹理增粗、紊乱，呈网状或条索状、斑点状阴影，双下肺野较明显。

2. 呼吸功能检查　早期无异常。当有小气道阻塞，最大呼气流速 - 容积曲线在 75% 和 50% 肺容量时，最大呼气流量明显降低。

3. 血液检查　细菌感染时偶可出现白细胞总数和（或）中性粒细胞增高。

4. 痰液检查　可培养出致病菌。痰涂片可发现革兰氏阳性菌或革兰氏阴性菌，或大量破坏的白细胞和已破坏的杯状细胞。

【诊断和鉴别诊断】

依据咳嗽、咳痰，或伴有喘息，每年发病持续 3 个月，连续 2 年或 2 年以上，并排除其他慢性气道疾病可诊断。

慢性支气管炎需和以下疾病相鉴别。

（一）咳嗽变异性哮喘

以刺激性咳嗽为特征，灰尘、油烟、冷空气等容易诱发咳嗽，常有家庭或个人过敏疾病史。对抗菌药物治疗无效，支气管激发试验阳性可鉴别。

（二）嗜酸细胞性支气管炎

临床症状与慢性支气管炎类似，X 线检查无明显改变或肺纹理增加，支气管激发试验阴性，临床上容易误诊。诱导痰检查嗜酸细胞比例增加（≥ 3%）可以诊断。

（三）肺结核

常有发热、乏力、盗汗及消瘦等症状。痰液找抗酸杆菌及胸部 X 线检查可以鉴别。

（四）支气管肺癌

多数患者有数年吸烟史，顽固性刺激性咳嗽或过去有咳嗽史，近期咳嗽性质发生改变，常有痰中带血。有时表现为反复同一部位的阻塞性肺炎，经抗菌药物治疗未能完全消退。痰脱落细胞学、胸部 CT 及纤维支气管镜等检查，可明确诊断。

（五）肺间质纤维化

临床经过缓慢，开始仅有咳嗽、咳痰，偶有气短感。在胸部下后侧仔细听诊可闻及爆裂音（Velcro 啰音）。血气分析示动脉血氧分压降低，但二氧化碳分压可不升高。

（六）支气管扩张

典型支气管扩张患者常表现为反复、大量咳脓痰，或反复咯血。X 线胸片常见肺野纹理粗乱或呈卷发状。高分辨力螺旋 CT 检查有助于诊断。

【治疗】

急性加重期的治疗以抗感染、平喘、化痰及改善症状为主；缓解期以戒烟、增强体质、避免感染为主。

【慢性支气管炎应掌握的内容】

（一）问诊

重点询问咳嗽、咳痰的特点，有无诱因，是白天咳嗽、夜间咳嗽还是凌晨咳嗽，咳嗽有无季节性，咳嗽的缓解方式是自行缓解还是用药物缓解，用何种药物缓解，每年发病持续时间，还有伴随症状，如是否伴随发热、胸痛、气短、喘息、咯血等；要询问其间是否曾到医院就诊，是否行检查，检查结果如何，药物治疗的情况及治疗的反应；是否有心血管疾病史，以及过敏史、吸烟史等。

（二）体格检查

一般状况、血压、呼吸、脉搏、体温；皮肤、黏膜有无发绀，是否端坐呼吸；胸部视诊有无三凹征；触诊触觉语颤有无减弱或增强，有无胸膜摩擦感；叩诊有无过清音或鼓音；听诊注意呼吸音是否对称及有无干、湿啰音。

（三）实验室检查

血常规、CRP、胸部 X 线检查可明确有无急性感染，痰液检查可明确病原体并针对性选用抗菌药物。依据咳嗽、咳痰，或伴有喘息，每年发病持续 3 个月，连续 2 年或 2 年以上，并排除其他慢性气道疾病，可做出慢性支气管炎的诊断。

（四）治疗

1. 急性加重期的治疗

（1）控制感染：抗菌药物治疗可选用喹诺酮类、大环内酯类、β 内酰胺类或磺胺类药物口服，病情严重时可静脉给药。如左氧氟沙星 0.4g，每日 1 次；罗红霉素 0.3g，每日 2 次；阿莫西林（amoxicillin）2 ～ 4g/d，分 2 ～ 4 次口服；头孢呋辛酯 1.0g/d，分 2 次口服；复方磺胺甲噁唑（SMZ-co）口服，每次 2 片，每日 2 次。如果能培养出致病菌，可按药物敏感试验结果选用抗菌药。

（2）镇咳祛痰药：可试用复方甘草合剂 10ml，口服，每日 3 次；或复方氯化铵合剂 10ml，口服，每日 3 次；也可加用祛痰药溴己新 8 ～ 16mg，口服，每日 3 次；盐酸氨溴索 30mg，口服，每日 3 次；桃金娘油 0.3g，口服，每日 3 次。干咳为主者可用镇咳药，如右美沙芬、那可丁或其合剂等。

（3）平喘药：有气喘者可加用解痉平喘药，如氨茶碱 0.1g，口服每日 3 次，或用茶碱控释制剂，或长效 β_2 受体激动剂加糖皮质激素吸入。

2. 缓解期的治疗

（1）戒烟，避免有害气体和其他有害颗粒的吸入。

（2）增强体质，预防感冒，也是防治慢性支气管炎的主要内容之一。

（3）反复呼吸道感染者，可试用免疫调节剂或中医中药，如细菌溶解产物、卡介菌多糖核酸、胸腺肽等，部分患者可见效。

（周　娟　张伟帅）

第六章　支气管扩张症

支气管扩张症多见于儿童和青年。大多继发于急、慢性呼吸道感染和支气管阻塞后，反复发生支气管炎症，致使支气管壁结构破坏，引起支气管结构异常和持久性扩张。临床表现主要为慢性咳嗽、咳大量脓痰和（或）反复咯血。

【病因和发病机制】

支气管扩张症的主要病因是支气管-肺组织感染和支气管阻塞，两者相互影响，促使支气管扩张的发生和发展。支气管扩张症也可能是先天发育障碍及由遗传因素引起，但较少见。另有约30%的支气管扩张症患者病因未明，通常情况下，弥漫性支气管扩张发生于存在遗传、免疫或解剖缺陷的患者，如囊性纤维化、纤毛运动障碍和严重的 α_1-抗胰蛋白酶缺乏。低免疫球蛋白血症、免疫缺陷和罕见的气道结构异常也可引起弥漫性疾病，如巨气管支气管症（莫-昆二氏综合征）、支气管软骨发育不全，以及变应性支气管肺曲菌病等常见疾病的少见并发症。局灶性支气管扩张可源自未进行治疗的肺炎或气道阻塞，如异物或肿瘤、外源性压迫或肺叶切除后解剖移位。支气管扩张症的病因见表2-6-1。

表2-6-1　支气管扩张症的病因

种类	诱发因素
感染	
细菌	铜绿假单胞菌、流感嗜血杆菌、卡他莫拉菌、肺炎克雷伯菌、金黄色葡萄球菌、非结核分枝杆菌
真菌	荚膜组织胞浆菌
病毒	腺病毒、流感病毒、单纯疱疹病毒、麻疹病毒、百日咳病毒
免疫缺陷	
原发性	低免疫球蛋白血症，包括IgG亚群的缺陷（IgG_2、IgG_4）、慢性肉芽肿性疾病、补体缺陷
继发性	长期服用免疫抑制药及人类免疫缺陷病毒（HIV）感染
先天性疾病	
α_1-抗胰蛋白酶缺乏	支气管扩张症仅见于严重缺乏的患者
纤毛缺陷	原发纤毛不动综合征和卡塔格内综合征
囊性纤维化	白种人常见
先天性结构缺损	
淋巴管性	黄甲综合征
气管支气管性	巨气管支气管症，支气管软骨发育不全
血管性	肺隔离症
其他	
气道阻塞	外源性压迫、异物、恶性肿瘤、黏液阻塞、肺叶切除后其余肺叶纠集弯曲
毒性物质吸入	氨气、氯气和二氧化氮使气道直接受损，改变结构和功能
炎性肠病	常见于慢性溃疡性结肠炎、肠道的切除可加重肺部疾病
移植	可能继发于免疫抑制导致的频发感染

所有这些疾病损伤了宿主气道的清除机制和防御功能，使其清除分泌物的能力下降，从而易

于发生感染和炎症。细菌反复感染可使充满炎症介质和病原体黏稠液体的气道逐渐扩大、形成瘢痕和扭曲。支气管壁由于水肿、炎症和新生血管形成而变厚。非结核分枝杆菌也可导致患者支气管扩张症。周围间质组织和肺泡的破坏导致了肺纤维化、肺气肿，或二者兼有。

【病理】

支气管扩张常是位于肺段或亚段的支气管管壁被破坏和发生炎症改变，受累管壁的结构包括软骨、肌肉和弹性组织破坏，被纤维组织替代。扩张的支气管内可积聚稠厚的脓性分泌物，其外周气道也往往被分泌物阻塞或被纤维组织闭塞所替代。扩张的支气管包括 3 种不同类型：①柱状扩张。支气管呈均一管形扩张且突然在一处变细，远处的小气道往往被分泌物阻塞。②囊状扩张。扩张的支气管腔呈囊状改变，支气管末端的盲端也呈无法辨认的囊状结构。③不规则扩张。病变支气管腔呈不规则改变或呈串珠样改变。显微镜下可见支气管炎症及纤维化、支气管壁溃疡、鳞状上皮化生和黏液腺增生，病变支气管相邻的肺实质也可存在纤维化、肺气肿、支气管肺炎和肺萎陷。炎症可致支气管壁血管增多，并伴有相应支气管的动脉扩张及支气管动脉和肺动脉相吻合。

【临床表现】

（一）症状

1. 慢性咳嗽、大量脓痰 与体位改变有关，这是由于支气管扩张部位分泌物储积，改变体位时分泌物刺激支气管黏膜引起咳嗽和排痰，其严重程度可用痰量估计：轻度，＜ 10ml/d；中度，10 ～ 150ml/d；重度，＞ 150ml/d。急性感染发作时，黄绿色脓痰量每日可达数百毫升。感染时痰液收集于玻璃瓶中静后可出现分层的特征：上层为泡沫，下悬脓性成分，中层为浑浊的黏液，下层为坏死组织沉淀物。引起感染的常见病原体为铜绿假单胞菌、金黄色葡萄球菌、流感嗜血杆菌、肺炎链球菌和卡他莫拉菌。

2. 反复咯血 50% ～ 70% 的患者有程度不等的咯血，从痰中带血至大量咯血，咯血量与病情严重程度、病变范围有时不一致。部分患者以反复咯血为唯一症状，临床上称为干性支气管扩张症，其病变多位于引流良好的肺上叶支气管。

3. 反复肺部感染 特点是同一肺段反复发生肺炎并迁延不愈，这是由于扩张的支气管清除分泌物的功能丧失，引流差，从而易于发生反复感染。

4. 慢性感染中毒症状 如反复感染，可出现发热、乏力、食欲缺乏、消瘦、贫血等，儿童可影响发育。

（二）体征

早期或干性支气管扩张症可无异常的肺部体征，病变重或继发感染时常可闻及下胸部、背部固定而持久的局限性粗湿啰音，有时可闻及哮鸣音，部分慢性患者伴有杵状指（趾）。出现肺气肿、肺心病等并发症时有相应体征。

【辅助检查】

胸部 X 线检查时，囊状支气管扩张的气道表现为显著的囊腔，腔内可存在气液平面（图 2-6-1）。囊腔内无气液平面时，很难与大泡性肺气肿或严重肺间质病变的蜂窝肺相鉴别。支气管扩张的其他表现为气道壁增厚，主要由支气管周围的炎症所致。由于受累肺实质通气不足、萎陷，扩张的气道往往聚拢，纵切面可显示为"双轨征"，横切面显示"环形阴影"。这是由于扩张的气道内充满了分泌物，管腔显像较透亮区致密，产生不透明的管道或分支的管状结构。但是这一检查对判断有无支气管扩张缺乏特异性，病变轻时影像学检查可正常。

可明确支气管扩张诊断的影像学检查为支气管造影，是经导管或支气管镜在气道表面滴注不透光的碘脂质造影剂，直接显像扩张的支气管，但由于这一技术为创伤性检查，现已被 CT 取代，后者也可在横断面上清楚地显示扩张的支气管（图 2-6-2）。高分辨力 CT（HRCT）的出现，进一步提高了 CT 诊断支气管扩张的敏感性，由于其无创、易重复，易被患者接受，现已成为支气管扩张症的主要诊断方法。

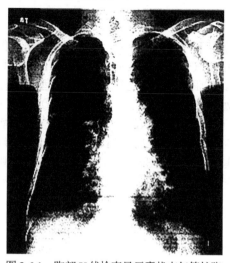
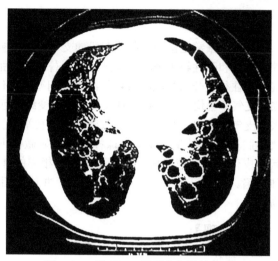

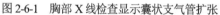

图 2-6-1　胸部 X 线检查显示囊状支气管扩张　　　　图 2-6-2　胸部 CT 显示支气管扩张

其他检查有助于支气管扩张的直观观察或病因诊断。当支气管扩张呈局灶性且位于肺段支气管以上时，纤维支气管镜检查可发现"弹坑"样改变；痰液检查常显示含有丰富的中性粒细胞及定植或感染的多种微生物；痰涂片染色及痰细菌培养结果可指导抗菌药物治疗；肺功能测定可以证实由弥漫性支气管扩张或相关的阻塞性肺疾病导致的气流受限。

【诊断和鉴别诊断】

（一）诊断

根据反复咳脓痰、咯血的病史和既往有诱发支气管扩张的呼吸道感染病史，高分辨率 CT（HRCT）显示支气管扩张的异常影像学改变，即可明确诊断为支气管扩张。纤维支气管镜检查或局部支气管造影，可明确出血、扩张或阻塞的部位。还可经支气管镜进行局部灌洗，采取灌洗液标本进行涂片、细菌学和细胞学检查，从而进一步协助诊断和指导治疗。

（二）鉴别诊断

1. 慢性支气管炎　多发生在中年以上的患者，在气候多变的冬、春季节咳嗽、咳痰明显，多为白色黏液痰，感染急性发作时可出现脓性痰，但无反复咯血病史。听诊双肺可闻及散在的干、湿啰音。

2. 肺脓肿　起病急，有高热、咳嗽、大量脓臭痰；X 线检查可见局部浓密的炎症阴影，内有空腔液平面。急性肺脓肿经有效抗菌药物治疗后，炎症可完全吸收消退。若为慢性肺脓肿，则以往多有急性肺脓肿的病史。

3. 肺结核　常有低热、盗汗、乏力、消瘦等结核毒性症状，干、湿啰音多位于肺上叶局部，X 线胸片和痰结核分枝杆菌检查可做出诊断。

4. 先天性肺囊肿　X 线检查可见多个边界纤细的圆形或椭圆形阴影，壁较薄，周围组织无炎症细胞浸润。胸部 CT 检查和支气管造影可协助诊断。

5. 弥漫性泛细支气管炎　有慢性咳嗽、咳痰、活动时呼吸困难，常伴有慢性鼻窦炎，胸部 X 线片和胸部 CT 显示弥漫分布的小结节影，大环内酯类抗菌药物治疗有效。

【治疗】

（一）治疗基础疾病

对活动性肺结核伴支气管扩张的患者应积极抗结核治疗，低免疫球蛋白血症可用免疫球蛋白替代治疗。

（二）控制感染

出现痰量及其脓性成分增加等急性感染征象时需应用抗菌药物，可依据痰革兰氏染色和痰培养结果指导抗菌药物的应用，但在开始时常需给予经验治疗（如给予氨苄西林、阿莫西林或头孢克洛）。存在铜绿假单胞菌感染时，可选择口服喹诺酮类，静脉给予氨基糖苷类或第三代头孢菌素。对于慢性咳脓痰的患者，除使用短程抗菌药物外，还可考虑使用疗程更长的抗菌药物，如口服阿莫西林或吸入氨基糖苷类，或间断并规则使用单一抗菌药物及轮换使用抗菌药物。

（三）改善气流受限

支气管扩张药可改善气流受限，并帮助清除分泌物，对伴有气道高反应及可逆性气流受限的患者常有明显疗效。

（四）清除气道分泌物

应用化痰药物，以及振动、拍背和体位引流等胸部物理治疗均有助于清除气道分泌物。为加强分泌物的清除，应强调体位引流和雾化吸入重组 DNA 酶，后者可通过阻断中性粒细胞释放 DNA 来降低痰液黏度。

（五）外科治疗

如果支气管扩张为局限性，且经充分的内科治疗仍顽固反复发作者，可考虑外科手术切除病变肺组织。如果大出血来自增生的支气管动脉，经休息和抗菌药物等非手术治疗不能缓解，反复大咯血时，病变局限者可考虑外科手术，否则采用支气管动脉栓塞术治疗。对于那些尽管采取了所有治疗仍致残的病例，组织配型合适者可考虑肺移植。

【支气管扩张症应掌握的内容】

（一）问诊

反复咳嗽、咳痰或痰中带血（咯血）多长时间，既往诊疗经过。此次发病的时间，咳嗽音色、剧烈程度，是否伴有脓臭痰，有无痰中带血、胸痛等症状。近期是否有淋雨、受凉及劳累史，此次发病以来是否诊疗过，查了些什么辅助检查，结果是什么，用了些什么药，效果如何，既往是否有大咯血病史，是否有肺结核病史，年幼时是否有肺炎、麻疹、水痘病史。是否有吸烟史。有无肺外基础疾病史。有无药物过敏史等。其他常规问诊自行完善。

（二）体格检查

体温、脉搏、血压、呼吸、神志情况、面容、胸部专科情况（包括有无呼吸三凹征，双侧呼吸音是否对称，有无干啰音及固定湿啰音）。其他系统常规体格检查。

（三）辅助检查

结合 X 线胸片可初步判断是否存在支气管扩张的改变，必要时行胸部 HRCT 进一步诊断，明确肺结构破坏的严重程度及是否合并感染等情况。完善血常规、超敏 C 反应蛋白、肝肾功能、血糖、血气分析及痰培养查病原体等常规检查结果，评估患者的病情严重程度及肺通气情况。

（四）支气管扩张症的治疗

掌握支气管扩张症的一般治疗及呼吸支持治疗。掌握大咯血的处理原则，一般治疗、止血药及血管活性药的使用及其机制。掌握支气管扩张症的常见病原体，抗感染治疗须覆盖铜绿假单胞菌，常用的抗铜绿假单胞菌药物。

（周　娟　章艳菊）

第七章 支气管哮喘

支气管哮喘（bronchial asthma，简称哮喘）是指由多种细胞（如嗜酸性粒细胞、肥大细胞、T淋巴细胞、中性粒细胞、气道上皮细胞等）和细胞内组分参与的气道慢性炎症性疾病。这种慢性炎症与气道高反应性相关，通常出现广泛多变的可逆性气流受限，并引起反复发作性的喘息、气短、胸闷或咳嗽等症状，常在夜间和（或）清晨发作、加剧，多数患者可自行缓解或经治疗缓解。

【病因和发病机制】

（一）病因

哮喘的病因还不十分清楚，患者个体过敏体质及外界环境的影响是发病的危险因素。哮喘与多基因遗传有关，同时受遗传因素和环境因素的双重影响。

（二）发病机制

哮喘的发病机制尚不完全清楚，可概括为免疫 - 炎症机制、神经机制和气道高反应性及其相互作用。

1. 免疫 - 炎症机制 免疫系统在功能上分为体液（抗体）介导的和细胞介导的免疫，均参与哮喘的发病。根据变应原吸入后哮喘发生的时间，可分为速发型哮喘反应（IAR）、迟发型哮喘反应（LAR）和双相型哮喘反应（OAR）。IAR 几乎在吸入变应原的同时立即发生反应，15～30min 达高峰，2h 后逐渐恢复正常。LAR 在 6h 左右发病，持续时间长，可达数天。哮喘的炎症反应是由多种炎症细胞、炎症介质和细胞因子参与的相互作用的结果，关系十分复杂，尚有待进一步研究。

2. 神经机制 神经因素也被认为是哮喘发病的重要环节。支气管受复杂的自主神经支配，除胆碱能神经、肾上腺素能神经外，还有非肾上腺素能非胆碱能（NANC）神经系统。

3. 气道高反应性（airway hyperresponsiveness，AHR） 表现为气道对各种刺激因子出现过强或过早的收缩反应，是哮喘患者发生、发展的另一个重要因素。目前普遍认为，气道炎症是导致气道高反应性的重要机制之一，当气道受到变应原或其他因素刺激后，由于多种炎症细胞、炎症介质和细胞因子的参与，出现气道上皮发生损害和上皮下神经末梢发生裸露等，从而导致气道高反应性。

有关哮喘发病机制总结于图 2-7-1。

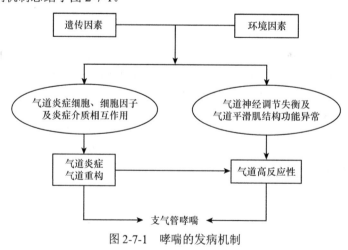

图 2-7-1 哮喘的发病机制

【病理】

疾病早期，因病理的可逆性，肉眼观察解剖学上很少有器质性改变。随着疾病的发展，病理学变化逐渐明显，肉眼可见肺膨胀及肺气肿、肺柔软疏松有弹性、支气管及细支气管内含有黏稠的痰液及黏液栓，支气管壁增厚，黏膜肿胀充血形成皱襞，黏液栓塞局部可出现肺不张。显微镜下可见气道上皮下有肥大细胞、肺泡巨噬细胞、嗜酸性粒细胞、淋巴细胞与中性粒细胞浸润，出现气道黏膜下组织水肿、微血管通透性增加、支气管内分泌物潴留、支气管平滑肌痉挛、纤毛上皮细胞脱落、基底膜露出、杯状细胞增殖及支气管分泌物增加等病理改变。若哮喘长期、反复发作，可表现为支气管平滑肌肌层肥厚、气道上皮细胞下纤维化、基底膜增厚等，致气道重构和周围肺组织对气道的支持作用消失。

【临床表现】

（一）症状

为发作性伴有哮鸣音的呼气性呼吸困难或发作性胸闷和咳嗽，严重者被迫采取坐位或呈端坐呼吸、干咳或咳大量白色泡沫痰，甚至出现发绀等，有时咳嗽可为唯一的症状（咳嗽变异性哮喘）。哮喘症状可在数分钟内发作，经数小时至数天，用支气管扩张药或自行缓解。某些患者在缓解数小时后可再次发作。在夜间及凌晨发作和加重常是哮喘的特征之一。

（二）体征

发作时胸部呈过度充气状态，有广泛的哮鸣音，呼气音延长，但在轻度哮喘或非常严重哮喘发作时，哮鸣音可不出现。心率增快、奇脉、胸腹反常运动和发绀常出现在严重哮喘患者中。非发作期体格检查可无异常。

【辅助检查】

（一）痰液检查

如患者无痰咳出时可通过痰诱导方法进行检查。痰涂片在显微镜下可见较多的嗜酸性粒细胞。

（二）呼吸功能检查

1. 通气功能检测　在哮喘发作时呈阻塞性通气功能改变，呼气流速指标均显著下降，第1秒用力呼气量（FEV_1）、一秒率（第1秒用力呼气量占用力肺活量比值，$FEV_1/FVC\%$）及呼气流量峰值（PEF）均减少。肺容量指标可见用力肺活量减少、残气量增加、功能残气量和肺总量增加，残气量占肺总量的百分比增高。缓解期上述通气功能指标可逐渐恢复。

2. 支气管激发试验（bronchial provocation test，BPT）　用以测定气道反应性，常用吸入激发剂为醋甲胆碱、组胺、甘露糖醇等。吸入激发剂后患者通气功能下降、气道阻力增加。运动亦可诱发气道痉挛，使通气功能下降。一般适用于通气功能在正常预计值的70%以上的患者。如FEV_1下降≥20%，可诊断为激发试验阳性。

3. 支气管扩张试验（bronchialdilation test，BDT）　用以测定气道可逆性。有效的支气管扩张药可使发作时的气道痉挛得到改善，肺功能指标好转。常用吸入型的支气管扩张药有沙丁胺醇、特布他林及异丙托溴铵等。支气管扩张试验阳性诊断标准：① FEV_1 较用药前增加12%或以上，且其绝对值增加200ml或以上；② PEF 较治疗前增加60L/min或增加≥20%。

4. 呼气流量峰值（PEF）及其变异率测定　PEF可反映气道通气功能的变化。哮喘发作时PEF下降。此外，由于哮喘有通气功能时间节律变化的特点，常于夜间或凌晨发作或加重，使患者气道通气功能下降。若24h内PEF或昼夜PEF波动率≥20%，也符合气道可逆性改变的特点。

（三）动脉血气分析

哮喘发作时由于过度通气可使$PaCO_2$下降，pH上升，表现为呼吸性碱中毒。若重症哮喘，病情进一步发展，气道阻塞严重，可发生缺氧及CO_2潴留，$PaCO_2$上升，表现为呼吸性酸中毒。若缺氧明显，可合并代谢性酸中毒。

（四）胸部 X 线检查

早期在哮喘发作时可见两肺透亮度增加，呈过度通气状态；在缓解期多无明显异常。如并发呼吸道感染，可见肺纹理增加及炎症细胞浸润阴影。同时要注意肺不张、气胸或纵隔气肿等并发症的存在。

（五）特异性变应原的检测

哮喘患者大多数伴有过敏体质，对众多的变应原和刺激物敏感。测定变应性指标、结合病史有助于对患者的病因诊断和脱离致敏因素的接触。

【诊断】

（一）诊断标准

1. 反复发作喘息、气短、胸闷或咳嗽，多与接触变应原、冷空气及物理、化学性刺激，以及病毒性上呼吸道感染、运动等有关。

2. 发作时在双肺可闻及散在或弥漫性、以呼气相为主的哮鸣音，呼气相延长。

3. 上述症状经治疗可缓解或自行缓解。

4. 除外其他疾病所引起的喘息、气短、胸闷和咳嗽。

5. 临床表现不典型者（如无明显喘息或体征）下列三项中至少一项应表现为阳性：①支气管激发试验或运动试验阳性；②支气管扩张试验阳性；③昼夜 PEF 变异率 ≥ 20%。

符合 1 ~ 4 条或 4、5 条者，可以诊断为支气管哮喘。

（二）支气管哮喘的分期及控制水平分级

支气管哮喘可分为急性发作期、非急性发作期。

1. 急性发作期　是指气促、咳嗽、胸闷等症状突然发生或症状加重，常有呼吸困难，以呼气流量降低为其特征，常由接触变应原等刺激物或治疗不当所致。哮喘急性发作时严重程度可分为轻度、中度、重度和危重四级。

2. 非急性发作期（亦称慢性持续期）　许多哮喘患者即使没有急性发作，但在相当长的时间内仍有不同频度和（或）不同程度地出现症状（喘息、咳嗽、胸闷等），肺通气功能下降。过去曾以患者白天、夜间哮喘发作的频度和肺功能测定指标为依据，将非急性发作期的哮喘病情严重程度分为间歇性、轻度持续、中度持续和重度持续四级。哮喘控制水平分为完全控制、部分控制和未控制 3 个等级（表 2-7-1）。

评估哮喘控制水平有助于以控制哮喘临床特征、肺功能为目标的治疗。

表 2-7-1　哮喘控制水平

临床特征	完全控制	部分控制	未控制
白天症状	无（或≤ 2 次 / 周）	＞ 2 次 / 周	出现≥ 3 项部分控制特征
活动受限	无	有	
夜间症状 / 憋醒	无	有	
需要使用缓解药次数	无（或＜ 2 次 / 周）	＞ 2 次 / 周	
肺功能	正常或≥ 80% 预计值	＜ 80% 预计值	
急性发作	无	≥ 1 次 / 年	任何 1 周出现 1 次

【鉴别诊断】

（一）左心衰竭引起的喘息样呼吸困难

患者多有高血压、冠状动脉粥样硬化性心脏病、风湿性心脏病和二尖瓣狭窄等病史和体征。阵发性咳嗽，常咳出粉红色泡沫痰，两肺可闻及广泛的湿啰音和哮鸣音，左心界扩大，心率增快，心尖部可闻及奔马律。病情许可做胸部 X 线检查时，可见心脏肥大、肺淤血征，有助于鉴别。若一时难以鉴别，可雾化吸入 β_2 受体激动剂或静脉注射氨茶碱缓解症状后行进一步检查，忌用肾上腺素或吗啡，以免发生危险。

（二）慢性阻塞性肺疾病

多见于中老年人，有慢性咳嗽史，喘息常年存在，有加重期。患者多有长期吸烟或接触有害气体的病史。有肺气肿体征，两肺或可闻及湿啰音。但临床上严格将慢性阻塞性肺疾病和哮喘区分有时十分困难，用支气管扩张药或口服、吸入激素做治疗性试验可能有所帮助。慢性阻塞性肺疾病也可与哮喘同时存在。

（三）上气道阻塞

可见于中央型支气管肺癌、气管支气管结核、复发性多软骨炎等气道疾病或气管异物吸入，导致支气管狭窄或伴发感染时，可出现喘鸣或类似哮喘样呼吸困难，肺部可闻及哮鸣音。但根据临床病史，特别是出现吸气性呼吸困难，以及痰液细胞学或细菌学检查、胸部 X 线摄影、CT 或 MRI 检查或支气管镜检查等，常可明确诊断。

（四）变态反应性肺浸润

见于热带嗜酸性粒细胞增多症、肺嗜酸性粒细胞增多性浸润、多源性变态反应性肺泡炎等。多有接触史，症状较轻，患者常有发热，胸部 X 线检查可见多发性、此起彼伏的淡薄斑片浸润阴影，可自行消失或再发。肺组织活检也有助于鉴别。

【并发症】

发作时可并发气胸、纵隔气肿、肺不张；长期反复发作和感染可并发慢性支气管炎、肺气肿、支气管扩张、间质性肺炎、肺纤维化和肺源性心脏病。

【治疗】

目前尚无特效的治疗方法，但长期规范化治疗可使哮喘症状得到控制，减少复发乃至不发作。长期使用最少量或不用药物能使患者活动不受限制，并能与正常人一样生活、工作和学习。

（一）脱离变应原

部分患者能找到引起哮喘发作的变应原或其他非特异刺激因素，立即使患者脱离变应原是防治哮喘最有效的方法。

（二）急性发作期的治疗

急性发作时的治疗主要是尽快缓解气道阻塞，纠正低氧血症，恢复肺功能，预防进一步恶化或再次发作，防止并发症。一般根据病情的分度进行综合性治疗。

1. 轻度 每日定时吸入糖皮质激素丙酸倍氯米松（BDP，200～500μg），出现症状时吸入短效 β_2 受体激动剂，可间断吸入。效果不佳时可加用口服 β_2 受体激动剂控释片或小量茶碱控释片（200mg/d），或加用抗胆碱药（如异丙托溴铵）气雾剂吸入。

2. 中度 吸入剂量一般为 BDP，每日 500～1000μg；规则吸入 β_2 受体激动剂或联合抗胆碱药吸入，或口服长效 β_2 受体激动剂。亦可加用口服白三烯（LT）受体拮抗药，若不能缓解，可持续雾化吸入 β_2 受体激动剂（或联合应用抗胆碱药吸入），或口服糖皮质激素（＜60mg/d）。必要时可用氨茶碱静脉注射。

3. 重度至危重度 持续雾化吸入 β_2 受体激动剂，或联合应用抗胆碱药；静脉滴注氨茶碱或沙丁胺醇，加用口服 LT 受体拮抗药。静脉滴注糖皮质激素（如琥珀酸氢化可的松、甲泼尼龙、地塞米松）。待病情得到控制和缓解后（一般为 3～5d），改为口服给药。注意维持水、电解质平衡，纠正酸碱平衡失调，当 pH ＜ 7.20，且合并代谢性酸中毒时，应适当补充碱性药物；可给予氧疗，如病情恶化、缺氧不能纠正时，可进行无创通气或气管插管机械通气。若并发气胸，可在胸腔闭式引流气体的同时进行机械通气。此外应预防下呼吸道感染等。

（三）哮喘非急性发作期的治疗

一般哮喘经过急性期治疗后症状可基本得到控制，但哮喘的慢性炎症的病理生理改变仍然存在，因此，必须制订哮喘的长期治疗方案。应根据哮喘的控制水平选择合适的治疗方案，将对哮喘患者进行的哮喘知识、控制环境、避免诱发因素等教育贯穿于整个治疗阶段。由于哮喘发作的复发性及多变性，需不断评估哮喘的控制水平，治疗方法则依据控制水平进行调整。治疗必须个体化，联合应用，以最小量、最简单的联合用药，以副作用最少的治疗方法，达到最佳控制症状的目标。

（四）免疫疗法

免疫疗法分为特异性和非特异性两种，前者又称脱敏疗法（或称减敏疗法）。非特异性疗法，包括注射卡介苗、转移因子、疫苗等生物制品，可抑制变应原反应的过程，对治疗哮喘有一定辅助的疗效。

【支气管哮喘疾病应掌握的内容】

（一）问诊

发病时的情况，如诱发因素、发病时症状的特点、缓解方式（自行缓解还是用药缓解），用何种药物缓解；喘息的特点，是否伴有咳嗽、咳痰，有无咯血，有无夜间呼吸困难、憋醒史；药物治疗的情况，此次发病来诊前用了哪些药物，治疗的反应如何，一些有喘息症状的患者在院外常应用了糖皮质激素类或茶碱类的抗炎平喘药物，要询问 24h 内使用的累积剂量，给入院后下一步的用药提供参考，以免药物过量，引起毒性反应。要注意询问过敏史，如儿时有无湿疹史，是否患过荨麻疹，有无青霉素过敏史，有无花粉过敏史，有无变应性鼻炎的症状；有无慢性咳嗽、咳痰史，有无心脏疾病史。是否饲养宠物，居住环境是否潮湿，是否居住在新装修的房屋，是否有职业性过敏物质接触史。

（二）体格检查

生命体征（血压、脉搏、呼吸、体温）、一般状况、神志、体位、出汗的多少、谈话的方式、口唇发绀的情况，肺部听诊是否存在干、湿啰音，如存在干啰音，注意产生的部位、性质、时相及与体位的关系。

（三）辅助检查

痰液中的嗜酸性粒细胞比例是否增高，可进行肺通气功能的测定、支气管扩张试验，必要时行支气管激发试验，呼气流量峰值对支气管哮喘的诊断及治疗效果的判断均有作用，动脉血气分析有助于判断支气管哮喘的严重程度，胸部影像学检查有助于排除其他疾病。结合症状、体格检查、肺功能检查可对支气管哮喘做出正确的诊断。

（四）支气管哮喘的治疗

1. 治疗原则　哮喘的治疗目标是达到并维持症状的控制；维持正常活动，包括运动能力；维持肺功能水平尽量接近正常；预防哮喘急性加重；避免因哮喘药物治疗导致的不良反应；预防哮喘导致的死亡；哮喘的治疗应以患者病情的严重程度为基础，根据其控制水平类别选择适当的治疗方案。哮喘药物的选择既要考虑药物的疗效及安全性，也要考虑患者的实际状况，如经济收入和当地的医疗资源等。要为每个初诊患者制订哮喘的防治计划，定期随访、监测，改善患者的依从性，并根据患者的病情变化及时修订治疗方案。

2. 常用药物　包括缓解药物和控制药物两大类。

（1）缓解哮喘发作的药物：此类药物主要作用为扩张支气管，故也称支气管扩张药。

1）β_2 肾上腺素受体激动药（简称 β_2 受体激动剂）：主要是通过激动呼吸道的 β_2 受体，松弛支气管平滑肌，是控制哮喘急性发作的首选药物。常用的短效 β_2 受体激动剂有沙丁胺醇、特布他林和非诺特罗，作用时间为 4 ~ 6h。长效 β_2 受体激动剂有福莫特罗、沙美特罗及丙卡特罗，作用时间为 10 ~ 12h。

用药方法可采用吸入，包括定量气雾剂吸入、干粉吸入、持续雾化吸入等，也可采用口服或静脉注射。首选吸入法，因药物吸入气道可直接作用于呼吸道，局部浓度高且作用迅速，所用剂量较小，全身性不良反应少。常用药物为沙丁胺醇或特布他林Ⅰ，每喷 100μg，每日 3 ～ 4 次，每次 1 ～ 2 喷。通常 5 ～ 10min 即可见效，可维持 4 ～ 6h。长效 β_2 受体激动剂可用福莫特罗 4.5μg，每日 2 次，每次 1 喷，可维持 12h。

2）抗胆碱药：吸入抗胆碱药如异丙托溴铵（ipratropine bromide），为胆碱受体（M 受体）拮抗药，可以阻断节后迷走神经通路，降低迷走神经兴奋性而起到扩张支气管作用，并有减少痰液分泌的作用，与 β_2 受体激动剂联合吸入有协同作用，尤其适用于夜间哮喘及多痰的患者。可用定量吸入器（MDI），每日 3 次，每次 25 ～ 75μg 或用 100 ～ 150μg/ml 的溶液持续雾化吸入，约 10min 起效，维持 4 ～ 6h。不良反应少，少数患者有口苦或口干感。

3）茶碱类：除能抑制磷酸二酯酶，提高平滑肌细胞内的环磷酸腺苷（cAMP）浓度外，还能拮抗腺苷受体；刺激肾上腺分泌肾上腺素，增强呼吸肌的收缩；增强气道纤毛清除功能和抗炎作用。茶碱类是目前治疗哮喘的有效药物，茶碱与糖皮质激素合用具有协同作用。

口服给药：包括氨茶碱和控（缓）释茶碱，后者因其昼夜血药浓度平稳，不良反应较少，且可维持较好的治疗浓度，平喘作用可维持 12 ～ 24h，可用于控制夜间哮喘。一般剂量为每日 6 ～ 10mg/kg，用于轻 - 中度哮喘。静脉注射氨茶碱首次剂量为 4 ～ 6mg/kg，注射速度不宜超过 0.25mg/（kg·min），静脉滴注维持量为 0.6 ～ 0.8mg/（kg·h），每日注射量一般不超过 1.0g。静脉给药主要应用于重、危症哮喘。茶碱的主要副作用为胃肠道症状（恶心、呕吐）、心血管症状（心动过速、心律失常、血压下降）及尿多，偶可兴奋呼吸中枢，严重者可引起抽搐，甚至死亡。最好在用药中监测血浆氨茶碱浓度。

（2）控制或预防哮喘发作的药物：此类药物主要用于治疗哮喘的气道炎症，亦称抗炎药。

1）糖皮质激素：由于哮喘时的病理基础是慢性非特异性炎症，因此糖皮质激素是当前控制哮喘发作最有效的药物，可分为吸入药、口服药和静脉用药。①吸入治疗是目前推荐的长期抗炎治疗哮喘的最常用方法，常用吸入药物有倍氯米松、布地奈德、氟替卡松、莫米松等，通常需规律吸入 1 周以上方能生效。吸入药物治疗的全身性不良反应少，少数患者可引起口咽念珠菌感染、声音嘶哑或呼吸道不适，吸药后用清水漱口可减轻局部反应和胃肠道吸收。长期使用较大剂量（> 1000μg/d）者应注意预防全身性不良反应，如肾上腺皮质功能抑制、骨质疏松等。②口服药有泼尼松、泼尼松龙，用于吸入糖皮质激素无效或需要短期加强的患者，起始剂量为 30 ～ 60mg/d，症状缓解后逐渐减量至≤ 10mg/d，然后停用，或改用吸入药。③静脉用药：重度或严重哮喘发作时应及早应用琥珀酸氢化可的松，注射后 4 ～ 6h 起作用，常用量为 100 ～ 400mg/d，或甲泼尼龙 80 ～ 160mg/d，起效时间更短（2 ～ 4h）。地塞米松因在体内半衰期较长、不良反应较多，宜慎用，一般为 10 ～ 30mg/d，症状缓解后应逐渐减量，然后改口服和以吸入制剂维持。

2）LT 调节药：通过调节 LT 的生物活性而发挥抗炎症作用，同时具有舒张支气管平滑肌的作用，可以作为治疗轻度哮喘的一种控制药物的选择。常用半胱氨酸 LT 受体拮抗药，如孟鲁司特 10mg，每日 1 次；或扎鲁司特 20mg、每日 2 次。不良反应通常较轻微，主要是胃肠道症状，少数有皮疹、血管性水肿、转氨酶升高，停药后可恢复正常。

3）其他药物：酮替酚和新一代组胺 H_1 受体拮抗剂，如阿司咪唑、曲尼斯特、氯雷他定，对轻症哮喘和季节性哮喘有一定治疗效果，也可与 β_2 受体激动剂联合用药。

（五）哮喘患者的管理

1. 教育 建立医患之间的合作关系是实现有效的哮喘管理的首要措施，应增加理解、增强技能、增加满意度、增强自信心、提高依从性和自我管理能力，从而增进健康，减少卫生保健资源使用。

2. 确定并减少与危险因素接触 进行评估、治疗和监测，起始治疗及调整是以患者的哮喘控制水平为依据，包括评估哮喘控制、治疗效果，以及监测以维持控制这样一个持续循环的过程。

（周 娟 丁 亮）

第八章 肋骨骨折

【解剖和病理生理】

暴力直接作用于肋骨,可使肋骨向内弯曲折断;前后挤压暴力可使肋骨腋段向外弯曲折断。第1～3肋骨粗短,且有锁骨、肩胛骨保护,不易发生骨折,一旦骨折说明致伤暴力巨大,常合并锁骨、肩胛骨骨折和颈部、腋部的血管、神经损伤。第4～7肋骨长而薄,最易折断。第8～10肋前端肋软骨形成肋弓与胸骨相连,第11～12肋前端游离,弹性都较大,均不易骨折。

若发生骨折,应警惕腹内器官和膈肌损伤。多根多处肋骨骨折(rib fracture)可使局部胸壁失去完整肋骨支撑而软化,出现反常呼吸,即吸气时软化区胸壁内陷,呼气时外凸,又称为连枷胸(flail chest)。老年人肋骨骨质疏松,脆性较大,容易发生骨折。已有恶性肿瘤转移灶的肋骨,也容易发生病理性骨折。

【临床表现】

临床表现:肋骨骨折端可刺激肋间神经产生局部疼痛,在深呼吸、咳嗽或转动体位时加剧。胸痛使呼吸变浅、咳嗽无力,呼吸道分泌物增多、潴留,易致肺不张和肺部感染。骨折端向内移位可刺破胸膜、肋间隙血管和肺组织,产生血胸、气胸、皮下气肿或咯血。伤后晚期,骨折端移位发生的损伤可能造成迟发性血胸或血气胸。连枷胸的反常呼吸可使伤侧肺受到塌陷胸壁的压迫,因呼吸时两侧胸腔压力的不均衡造成纵隔扑动,影响肺通气,导致体内缺氧和二氧化碳潴留,严重时可发生呼吸衰竭和循环衰竭。连枷胸常伴有广泛肺挫伤,挫伤区域的肺间质或肺泡水肿导致氧弥散障碍,出现低氧血症。

体征:胸壁可有畸形,局部明显压痛,挤压胸部疼痛可加重,甚至产生骨摩擦音。

【影像学检查】

X线胸片可显示肋骨骨折断裂线和断端错位,但前胸肋软骨骨折并不显示X线征象。

【并发症】

骨折端向内移位可刺破胸膜、肋间隙血管和肺组织,产生血胸、气胸、皮下气肿或咯血。伤后晚期,骨折端移位发生的损伤可能造成迟发性血胸或血气胸。

【治疗原则】

治疗原则是镇痛、清理呼吸道分泌物、固定胸廓和防治并发症。注意鼓励患者咳嗽、排痰,早期下床活动,以减少呼吸系统的并发症。固定胸廓的方法因肋骨骨折的损伤程度与范围不同而异。

1. 闭合性单处肋骨骨折多能自行愈合。固定胸廓的目的主要为减少肋骨断端活动、减轻疼痛,可采用多头胸带或弹性胸带固定胸廓。

2. 闭合性多根多处肋骨骨折胸壁软化范围大、反常呼吸明显的连枷胸患者,需在伤侧胸壁放置牵引支架,在体表用毛巾钳或导入不锈钢丝,抓持住游离段肋骨,并固定在牵引支架上,消除胸壁反常呼吸。

3. 开放性肋骨骨折胸壁伤口需彻底清创,用不锈钢丝固定肋骨断端。如胸膜已穿破,尚需作胸腔闭式引流,术后应用抗菌药物,预防感染。

【肋骨骨折应掌握的内容】

（一）问诊

骨折的原因、时间,是否伴有内脏损伤等情况。神志是否清楚,回答问题是否清晰明确。有无搬动情况、有无呼吸困难等表现。

（二）体格检查

体温、脉搏、血压、呼吸、神志情况、面容及胸部专科情况（包括有无呼吸三凹征、双侧呼吸音是否对称及有无干、湿啰音，以及有无胸膜摩擦音或骨擦音），以及有无胸痛、胸痛部位、有无反常呼吸音及连枷胸。其他系统常规体格检查。

（三）辅助检查

X线胸片或肋骨正侧位片，或者胸部CT可进一步明确肋骨骨折情况及内脏有无损伤。完善血常规、超敏C反应蛋白、肝肾功能、血糖、血气分析等常规检查结果。完善超声心动图，明确有无心脏损伤。

（四）治疗

治疗原则是镇痛、清理呼吸道分泌物、固定胸廓和防治并发症。注意鼓励患者咳嗽、排痰，早期下床活动，以减少呼吸系统的并发症。闭合性单处肋骨骨折骨折两断端因有上、下完整的肋骨和肋间肌的支撑，较少有错位、活动和重叠，多能自行愈合。闭合性多根多处肋骨骨折胸壁软化范围大、反常呼吸明显的连枷胸患者，需在伤侧胸壁放置牵引支架，在体表用毛巾钳或导入不锈钢丝，抓持住游离段肋骨，并固定在牵引支架上，消除胸壁反常呼吸。开放性肋骨骨折胸壁伤口需彻底清创，用不锈钢丝固定肋骨断端。如胸膜已穿破，尚需作胸腔闭式引流，术后应用抗菌药物，预防感染。

（韩 潇）

第九章 气 胸

胸膜腔内积气称为气胸。气胸的形成多为肺组织、气管、支气管、食管破裂，空气逸入胸膜腔，或由胸壁伤口穿破胸膜，使胸膜腔与外界沟通，外界空气进入所致。气胸可以分为闭合性气胸、开放性气胸和张力性气胸三类。

【病因和发病机制】

正常情况下胸膜腔内没有气体，这是因为毛细血管血中各种气体分压的总和仅为706mmHg，比大气压低54mmHg。在整个呼吸周期，胸膜腔内压均为负压，系由胸廓向外扩张，肺向内弹性回缩对抗产生的。胸膜腔内出现气体仅在3种情况下发生：①肺泡与胸腔之间产生破口，气体从肺泡进入胸膜腔，直到压力差消失或破口闭合；②因胸壁创伤产生与胸膜腔的交通，也出现同样的结果；③胸膜腔内有产气的微生物。临床上主要见于前两种情况。气胸时失去了胸膜腔负压对肺的牵引作用，甚至因正压对肺产生压迫，使肺失去膨胀能力，表现为肺容积缩小、肺活量减低、最大通气量降低的限制性通气功能障碍。由于肺容积缩小，初期血流量并不减少，产生通气血流比例下降，导致动静脉分流，出现低氧血症。大量气胸时，由于失去了胸膜腔负压吸引静脉血回心，甚至胸膜腔内正压对血管和心脏的压迫，使心脏充盈减少，心排血量降低，引起心率加快、血压降低，甚至休克。张力性气胸可引起纵隔移位，致循环障碍，甚或窒息死亡。

原发性自发性气胸多见于瘦高体型的男性青壮年患者，常规X线检查肺部常无显著病变，但可有胸膜下肺大疱（pulmonary bulla），多在肺尖部，此种胸膜下肺大疱的原因尚不清楚，可能与吸烟、身高和小气道炎症有关，也可能与非特异性炎症瘢痕或弹性纤维先天性发育不良有关。

继发性自发性气胸多见于有基础肺部病变的患者，由于病变引起细支气管不完全阻塞，形成肺大疱破裂，如肺结核、慢性阻塞性肺疾病（COPD）、肺癌、肺脓肿、肺尘埃沉着病及淋巴管平滑肌瘤等。月经性气胸仅在月经来潮前后24～72h发生，病理机制尚不清楚，可能是由于胸膜上有异位子宫内膜破裂所致。妊娠期气胸可因每次妊娠而发生，可能跟激素变化和胸廓顺应性改变有关。

脏层胸膜破裂或胸膜粘连带撕裂，如其中的血管破裂可形成自发性血气胸。航空、潜水作业而无适当防护措施时，从高压环境突然进入低压环境，以及机械通气压力过高时，均可发生气胸。抬举重物时用力过猛、剧咳、屏气，甚至大笑等，可能是促使气胸发生的诱因。

【临床类型】

根据脏层胸膜破裂情况的不同及其发生后对胸膜腔内压力的影响，自发性气胸通常分为以下3种类型。

（一）闭合性（单纯性）气胸

胸膜破裂口较小，随肺萎缩而闭合，空气不再继续进入胸膜腔。胸膜腔内压接近或略超过大气压，测定时可为正压亦可为负压，视气体量多少而定。抽气后压力下降而不复升，表明其破裂口不再漏气。

（二）交通性（开放性）气胸

破裂口较大或因脏、壁两层胸膜间有粘连或牵拉，使破口持续开放，吸气与呼气时空气可自由进出胸膜腔。胸膜腔内压在0cmH_2O上下波动；抽气后可呈负压，但观察数分钟，压力又复升至抽气前水平。

（三）张力性（高压性）气胸

破裂口呈单向活瓣或活塞作用，吸气时胸廓扩大，胸膜腔内压变小，空气进入胸膜腔；呼气时胸膜腔内压升高，压迫活瓣使之关闭，致使胸膜腔内空气越积越多，内压持续升高，使肺受压，纵隔向健侧移位，影响心脏血液回流。此型气胸胸膜腔内压测定常超过10cmH_2O，甚至高达

20cmH$_2$O，抽气后胸膜腔内压可下降，但又迅速复升，对机体的呼吸、循环功能影响最大，必须紧急抢救处理。

【临床表现】

气胸症状的轻重与有无肺基础疾病及功能状态、气胸发生的速度、胸膜腔内积气量及其压力大小 3 个因素有关。若原已存在严重肺功能减退，即使气胸量小，也可有明显的呼吸困难；年轻人即使肺压缩在 80% 以上，有的症状亦可以很轻。

（一）症状

起病前部分患者可能有持重物、屏气、剧烈体力活动等诱因，但多数患者在正常活动或安静休息时发生，偶有在睡眠中发病者。大多数起病急骤，患者突感一侧胸痛，呈针刺样或刀割样，持续时间短暂，继之胸闷和呼吸困难，可伴有刺激性咳嗽，系气体刺激胸膜所致。少数患者可发生双侧气胸，以呼吸困难为突出表现。积气量大或原已有较严重的慢性肺疾病者，呼吸困难明显，患者不能平卧，如果侧卧，则被迫使气胸侧在上，以减轻呼吸困难。

张力性气胸时胸膜腔内压骤然升高，肺被压缩，纵隔移位，迅速出现严重呼吸、循环障碍。患者表情紧张、胸闷、挣扎坐起、烦躁不安、发绀、冷汗、脉速、虚脱、心律失常，甚至发生意识不清、呼吸衰竭。

（二）体征

取决于积气量的多少和是否伴有胸腔积液。少量气胸体征不明显，尤其对肺气肿患者更难确定，听诊呼吸音减弱具有重要意义。大量气胸时，气管向健侧移位，患侧胸部隆起，呼吸运动与触觉语颤减弱，叩诊呈过清音或鼓音，心或肝浊音界缩小或消失，听诊呼吸音减弱或消失。左侧少量气胸或纵隔气肿时，有时可在左心缘处听到与心跳一致的气泡破裂音，称阿曼（Hamman）征。液气胸时，胸内有振水声。血气胸如失血量过多，可使血压下降，甚至发生失血性休克。

为了便于临床观察和处理，根据临床表现把自发性气胸分成稳定型和不稳定型，符合下列所有表现者为稳定型，否则为不稳定型：呼吸频率 < 24 次 / 分；心率为 60 ~ 120 次 / 分；血压正常；呼吸室内空气时 SaO$_2$ > 90%；两次呼吸间说话成句。

【影像学检查】

X 线胸片检查是诊断气胸的重要方法，可显示肺受压程度、肺内病变情况及有无胸膜粘连、胸腔积液及纵隔移位等。气胸的典型 X 线表现为外凸弧形的细线条形阴影，称为气胸线，线外透亮度增高，无肺纹理，线内为压缩的肺组织。大量气胸时，肺向肺门回缩，呈圆形阴影。大量气胸或张力性气胸时常显示纵隔及心脏移向健侧。合并纵隔气肿时在纵隔旁和心缘旁可见透光带。

肺结核或肺部慢性炎症使胸膜多处粘连，在发生气胸时，多呈局限性包裹，有时气胸互相通连。气胸若延及下部胸腔，肋膈角可变锐利。合并胸腔积液时，显示气液平面，X 线透视下变动体位可见液面亦随之移动。局限性气胸在 X 线后前位胸片易遗漏，侧位胸片可协助诊断，或在 X 线透视下转动体位可发现气胸。

CT 表现为胸膜腔内出现极低密度的气体影，伴有肺组织不同程度的萎缩改变。CT 对于小量气胸、局限性气胸及肺大疱与气胸的鉴别比 X 线胸片更敏感和准确。

气胸容量的大小可依据 X 线胸片判断。由于气胸容量近似肺直径立方与单侧胸腔直径立方的比率 [（单侧胸腔直径^3－肺直径^3）/ 单侧胸腔直径^3]，侧胸壁至肺边缘的距离为 1cm 时，占单侧胸腔容量的 25% 左右，2cm 时约占单侧胸腔容量的 50%。故从侧胸壁与肺边缘的距离 ≥ 2cm 时为大量气胸，< 2cm 时为小量气胸。如从肺尖气胸线至胸膜腔顶部估计气胸大小，距离 ≥ 3cm 时为大量气胸，< 3cm 时为小量气胸。

【诊断和鉴别诊断】

根据临床症状、体征及影像学表现，气胸的诊断通常并不困难。X 线检查或 CT 显示气胸线是确诊的依据，若病情十分危重无法搬动患者做 X 线检查时，应当机立断在患侧胸腔体征最明显处试验穿刺，如抽出气体，可证实气胸的诊断。

自发性气胸尤其是老年人和原有心、肺慢性疾病基础者，临床表现酷似其他心、肺急症，必须认真鉴别。

（一）支气管哮喘与慢性阻塞性肺疾病

两者均有不同程度的气促及呼吸困难，体征亦与自发性气胸相似，但支气管哮喘患者常有哮喘反复阵发性发作史，慢性阻塞性肺疾病（COPD）患者的呼吸困难多呈长期缓慢进行性加重。当哮喘及 COPD 患者突发严重呼吸困难、冷汗、烦躁，支气管扩张药、抗感染药物等治疗效果不好，且症状加剧时，应考虑并发气胸的可能，X 线检查有助于鉴别。

（二）急性心肌梗死

患者亦有突然胸痛、胸闷，甚至呼吸困难、休克等临床表现，但常有高血压、冠状动脉粥样硬化性心脏病病史。体征、心电图、X 线检查、血清酶学检查有助于诊断。

（三）肺血栓栓塞症

大面积肺栓塞也可突发起病，表现为呼吸困难、胸痛、烦躁不安、惊恐，甚或濒死感，临床上酷似自发性气胸，但患者可有咯血、低热和晕厥，且常有下肢或盆腔血栓性静脉炎、骨折、术后、脑卒中、心房颤动等病史，或发生于长期卧床的老年患者。体格检查、胸部 X 线检查可鉴别。

（四）肺大疱

位于肺周边的肺大疱，尤其是巨型肺大疱易被误认为是气胸。肺大疱通常起病缓慢，呼吸困难并不严重，而气胸症状多突然发生。影像学上，肺大疱气腔呈圆形或卵圆形，疱内有细小的条纹理，为肺小叶或血管的残遗物。肺大疱向周围膨胀，可将肺压向肺尖区、肋膈角及心膈角，而气胸则呈胸外侧的透光带，其中无肺纹理可见。从不同角度做胸部 X 线透视，可见肺大疱为圆形透光区，在肺大疱的边缘看不到发丝状气胸线，肺大疱内压力与大气压相仿，抽气后，肺大疱容积无明显改变。如误对肺大疱抽气测压，甚易引起气胸，须认真鉴别。

（五）其他

消化性溃疡穿孔、胸膜炎、肺癌、膈疝等，偶可有急起的胸痛、上腹部疼痛及气促等，亦应注意与自发性气胸鉴别。

【治疗】

自发性气胸的治疗目的是促进患侧肺复张、消除病因及减少复发。治疗具体措施有非手术治疗、胸膜腔减压、经胸腔镜手术或开胸手术等，应根据气胸的类型与病因、发生频次、肺压缩程度、病情状态及有无并发症等适当选择。部分轻症者可经非手术治疗治愈，但多数需做胸膜腔减压以助患者肺复张，少数患者（10% ～ 20%）需手术治疗。影响肺复张的因素包括患者年龄、基础肺疾病、气胸类型、肺萎陷时间长短及治疗措施等。老年人肺复张时间通常较长；交通性气胸较闭合性气胸需时长；有基础肺疾病、肺萎陷时间长者肺复张时间亦长；单纯卧床休息肺复张时间显然较胸腔闭式引流或胸腔穿刺抽气为长。有支气管胸膜瘘、脏层胸膜增厚、支气管阻塞者，均可妨碍肺复张，并易导致慢性持续性气胸。

（一）内科治疗

主要适用于稳定型小量气胸及首次发生的症状较轻的闭合性气胸。应严格卧床休息，酌情给予镇静、镇痛等药物。由于胸膜腔内气体分压和肺毛细血管内气体分压存在压力差，促使每日可自行吸收胸膜腔内气体容积（X 线胸片的气胸面积）的 1.25% ～ 1.8%。高浓度吸氧可加快胸膜腔内气体的吸收，经鼻导管或面罩吸入 10L/min 的氧，可达到比较满意的疗效。非手术治疗需密切监测病情改变，尤其在气胸发生后 24 ～ 48h。如患者年龄偏大，并有肺基础疾病（如 COPD），其胸膜破裂口愈合慢，呼吸困难等症状严重，即使气胸量较小，原则上不主张采取非手术治疗。

此外，不可忽视肺部基础疾病的治疗。如明确因肺结核并发气胸，应给予抗结核药；由肺部肿瘤所致气胸者，可先做胸腔闭式引流，待明确肿瘤的病理学类型及有无转移等情况后，再进一步做针对性治疗。COPD 合并气胸者应注意积极控制肺部感染，解除气道痉挛等。

1. 排气疗法

（1）胸腔穿刺抽气：适用于小量气胸、呼吸困难较轻、心肺功能尚好的闭合性气胸患者。抽气可加速肺复张，迅速缓解症状。通常选择患侧胸部锁骨中线第 2 肋间隙为穿刺点，局限性气胸则要选择相应的穿刺部位。皮肤消毒后用气胸针或细导管直接穿刺入胸腔，随后连接于 50ml 或 100ml 注射器或气胸机抽气并测压，直到患者呼吸困难缓解为止。一次抽气量不宜超过 1000ml，每日或隔日抽气 1 次。张力性气胸患者病情危急，应迅速解除胸腔内正压以避免发生严重并发症，紧急时亦需立即行胸腔穿刺排气，无其他抽气设备时，为了抢救患者生命，可用粗针头迅速刺入胸膜腔以达到暂时减压的目的。亦可用粗注射针头，在其尾部扎上橡皮指套，指套末端剪一小裂缝，插入胸腔做临时排气，高压气体从小裂缝排出，待胸腔内压减至负压时，套囊即塌陷，小裂缝关闭，外界空气不能进入胸膜腔。

（2）胸腔闭式引流：适用于不稳定型气胸，以及呼吸困难明显、肺压缩程度较重的交通性或张力性气胸、反复发生气胸的患者。无论其气胸容量多少，均应尽早行胸腔闭式引流。插管部位一般多取锁骨中线外侧第 2 肋间隙，或腋前线第 4～5 肋间隙，如为局限性气胸或需引流胸腔积液，则应根据 X 线胸片或在 X 线透视下选择适当部位进行插管排气引流。插管前，在选定部位先用气胸箱测压以了解气胸类型，然后在局部麻醉下沿肋骨上缘平行做 1.5～2cm 的皮肤切口，用套管针穿刺进入胸膜腔，拔去针芯，通过套管将灭菌胶管插入胸膜腔。亦可在切开皮肤后，经钝性分离肋间组织达胸膜，再穿破胸膜将导管直接送入胸膜腔。一般选用胸腔引流专用硅胶管，或外科胸腔引流管。16～22F 导管适用于大多数患者，如有支气管胸膜瘘或机械通气的患者，应选择 24～28F 的大导管。导管固定后，另一端可连接海姆利希（Heimlich）单向活瓣，或置于水封瓶的水面下 1～2cm，使胸膜腔内压力保持在 -1～2cmH$_2$O 或以下，插管成功则导管持续逸出气泡，呼吸困难迅速缓解，压缩的肺可在几小时至数天内复张。对肺压缩严重、时间较长的患者，插管后应夹住引流管分次引流，避免胸腔内压力骤降产生肺复张后肺水肿。如未见气泡溢出 1～2d，患者气短症状消失，经 X 线透视或摄片见肺已全部复张时，可以拔除导管。有时虽未见气泡冒出水面，但患者症状缓解不明显，应考虑为导管不通畅，或部分滑出胸膜腔，需及时更换导管或做其他处理。

原发性自发性气胸经导管引流后，即可使肺完全复张；继发性气胸常因气胸分隔，单导管引流效果不佳，有时需在患侧胸腔插入多根导管。两侧同时发生气胸者，可在双侧胸腔做插管引流。若经水封瓶引流后未能使胸膜破口愈合，肺持久不能复张，可在引流管加用负压吸引装置。可用低负压可调节吸引机，如吸引机形成负压过大，可用调压瓶调节，一般负压为 -20～-10cmH$_2$O，如果负压超过设置值，则空气由压力调节管进入调压瓶，因此胸膜腔所承受的吸引负压不会超过设置值，可避免过大的负压吸引对肺的损伤。负压吸引水瓶装置见图 2-9-1。

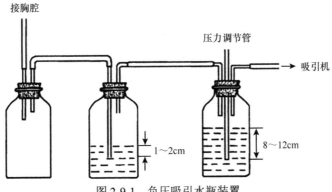

接胸腔　　压力调节管　　→ 吸引机

1～2cm　　8～12cm

图 2-9-1　负压吸引水瓶装置

闭式负压吸引宜连续开动吸引机，如经 12h 后肺仍未复张，应查找原因。如无气泡冒出，表示肺已复张，可停止负压吸引，观察 2 ～ 3d，经 X 线透视或胸片证实气胸未再复发后，即可拔除引流管，用凡士林纱布覆盖手术切口。

水封瓶应放在低于患者胸部的地方（如患者床下），以免瓶内的水反流进入胸腔。应用各式插管引流排气过程中，应注意严格消毒，防止发生感染。

2. 化学性胸膜固定术　由于气胸复发率高，为了预防复发，可于胸腔内注入硬化剂，产生无菌性胸膜炎症，使脏层和壁层胸膜粘连，从而消灭胸膜腔间隙。本法主要适应于不宜手术或拒绝手术的下列患者：①持续性或复发性气胸；②双侧气胸；③合并肺大疱；④肺功能不全，不能耐受手术者。常用硬化剂有多西环素、滑石粉等，用生理盐水 60 ～ 100ml 稀释后经胸腔导管注入，夹管 1 ～ 2h 后引流；或经胸腔镜直视下喷洒粉剂。胸腔注入硬化剂前，尽可能使肺完全复张。为避免药物引起的局部剧痛，先注入适量利多卡因，让患者转动体位，充分麻醉胸膜，15 ～ 20min 后再注入硬化剂。若一次治疗无效，可重复注药。观察 1 ～ 3d，经 X 线透视或摄片证实气胸已吸收时，可拔除引流管。此法成功率高，主要不良反应为胸痛、发热，滑石粉可引起急性呼吸窘迫综合征，应用时应予注意。

（二）外科手术治疗

经内科治疗无效的气胸可为手术的适应证，主要适应于长期气胸、血气胸、双侧气胸、复发性气胸、张力性气胸引流失败者，以及胸膜增厚致肺膨胀不全或影像学有多发性肺大疱者。手术治疗成功率高，复发率低。

1. 胸腔镜　直视下粘连带烙断术可促使破口关闭；对肺大疱或破裂口喷涂纤维蛋白胶或医用胶水；或用掺钕钇铝石榴石激光器（Nd：YAG laser）或二氧化碳激光烧灼＜ 20mm 的肺大疱。电视辅助胸腔镜手术（VATS）可行肺大疱结扎、肺段或肺叶切除，具有微创、安全等优点。

2. 开胸手术　如无禁忌证，亦可考虑开胸修补破口、肺大疱结扎，手术过程中用纱布擦拭胸膜腔上部的壁层胸膜，有助于促进术后胸膜粘连。若肺内原有明显病变，可考虑将肺叶或肺段切除。

【并发症及其处理】

（一）脓气胸

由金黄色葡萄球菌、肺炎克雷伯菌、铜绿假单胞菌、结核分枝杆菌及多种厌氧菌引起的坏死性肺炎、肺脓肿及干酪样肺炎可并发脓气胸，也可由胸腔穿刺或肋间插管引流所致。病情多危重，常有支气管胸膜瘘形成。脓液中可查到病原体。除积极使用抗菌药物外，应插管引流，胸膜腔内生理盐水冲洗，必要时尚应根据具体情况考虑手术。

（二）血气胸

自发性气胸伴有胸膜腔内出血常与胸膜粘连带内血管断裂有关，肺完全复张后，出血多能自行停止，若继续出血不止，除抽气、排液及适当输血外，应考虑开胸结扎出血的血管。

（三）纵隔气肿与皮下气肿

由于肺泡破裂逸出的气体进入肺间质，可形成间质性肺气肿。肺间质内的气体沿血管鞘可进入纵隔，甚至进入胸部或腹部的皮下组织，导致皮下气肿。张力性气胸抽气或行胸腔闭式引流后，亦可沿针孔或切口出现胸壁皮下气肿，或全身皮下气肿及纵隔气肿。大多数患者并无症状，但颈部可因皮下积气而变粗。气体积聚在纵隔间隙可压迫纵隔大血管，出现干咳、呼吸困难、呕吐及胸骨后疼痛，并向双肩或双臂放射，疼痛常因呼吸运动及吞咽动作而加剧。患者也可出现发绀、颈静脉怒张、脉速、低血压、心浊音界缩小或消失、心音遥远、心尖部可听到清晰的与心跳同步的"咔嗒"声（Hamman 征）。X 线检查于纵隔旁或心缘旁（主要为左心缘）可见透明带。皮下气肿及纵隔气肿随胸膜腔内气体排出减压而自行吸收。吸入浓度较高的氧可增加纵隔内氧浓度，有利于气肿消散。若纵隔气肿张力过高影响呼吸及循环功能，可行胸骨上窝切开排气。

【治疗原则】

（一）闭合性气胸

发生气胸时间较长且积气量少的患者，无须特殊处理，胸膜腔内的积气一般可在1～2周自行吸收。大量气胸需进行胸腔穿刺，抽尽积气，或行胸腔闭式引流，促使肺尽早膨胀，并使用抗菌药物预防感染。

（二）开放性气胸

处理时需将开放性气胸立即变为闭合性气胸，赢得挽救生命的时间，并迅速转送至医院。使用无菌敷料（如凡士林纱布、棉垫）或清洁器材（如塑料袋、衣物、碗杯等）制作成不透气敷料和压迫物，在伤员用力呼气末封盖吸吮伤口，并加压包扎。转运途中如伤员呼吸困难加重或有张力性气胸表现，应在伤员呼气时开放密闭敷料，排出高压气体。送达医院后进一步处理措施：给氧，补充血容量，纠正休克；清创，缝合胸壁伤口，并做胸腔闭式引流；给予抗菌药物，鼓励患者咳嗽、排痰，预防感染；如疑有胸腔内器官损伤或进行性出血，则需行开胸探查术。

（三）张力性气胸

张力性气胸是可迅速致死的危急重症。入院前或院内急救时需迅速使用粗针头穿刺胸膜腔减压，并外接单向活瓣装置；在紧急时可在针柄部外接剪有小口的柔软塑料袋、气球或避孕套等，使胸腔内高压气体易于排出，而外界空气不能进入胸膜腔。进一步处理：应安置胸腔闭式引流，使用抗菌药物预防感染。持续漏气而肺难以膨胀时需考虑开胸探查术或电视胸腔镜手术探查。

【气胸应掌握的内容】

（一）问诊

重点询问内容如下。①起病的时间及缓急，有无持重物、屏气、剧烈体力活动等诱因。②呼吸困难：性质、程度及出现的时间、与体位关系。③胸痛、胸闷：部位、性质，与呼吸、咳嗽和体位的关系。④咳嗽：性质，发生与加剧的时间，体位改变与咳嗽、咳痰的关系，持续的时间。⑤有无呼吸、循环功能障碍：患者是否表情紧张、胸闷、挣扎坐起、烦躁不安、发绀、出冷汗、脉速、虚脱、心律失常，甚至发生意识不清、呼吸衰竭等情况。⑥发病后是否就诊，何时何地做过何种检查，结果如何，应行何种治疗，症状变化情况如何（好转、进展、出现新症状）。⑦既往有何疾病，有无类似情况出现，有无慢性支气管炎、支气管扩张症、肺结核及淋巴管平滑肌瘤等肺部疾病，有无高血压、心脏病、糖尿病等内科疾病病史，有无肝炎等传染病病史，有无外伤史。⑧个人史：职业，有无烟酒等不良嗜好。⑨家族史：父母及兄弟姐妹的疾病史，家族中有无类似疾病等。

（二）体格检查

生命体征、一般情况（神志、体型等）、皮肤（有无皮下气肿等）、颈部（气管是否居中，颈静脉有无怒张）、胸部（视诊：呼吸是否平稳，胸廓的形态、呼吸的类型和节律、胸廓的呼吸运动度，有无三凹征；触诊：呼吸运动是否对称，有无触觉语颤、胸膜摩擦感等；叩诊：肺下界；听诊：呼吸音、语音传导、胸膜摩擦音）。

（三）相关检查

血常规、血气分析、X线胸片或胸部CT、心电图等。掌握胸腔穿刺术及胸腔闭式引流术。

（韩　潇）

第十章 胸腔积液

胸膜腔是位于肺和胸壁之间的一个潜在的腔隙。在正常情况下脏层胸膜和壁层胸膜表面上有一层很薄的液体，在呼吸运动时起润滑作用。胸膜腔和其中的液体并非处于静止状态，在每一次呼吸周期中胸膜腔的形状和压力均有很大变化，使胸膜腔内的液体持续滤出和吸收，并处于动态平衡。任何因素使胸膜腔内液体形成过快或吸收过缓，即产生胸腔积液（pleural effusion）。

胸膜腔积血称为血胸。胸膜腔积血主要来源于心脏、胸腔内大血管及其分支、胸壁、肺组织、膈肌和心包血管出血。血胸发生后不但因血容量丢失影响循环功能，还可压迫肺，减少呼吸面积。血胸可推移纵隔，使健侧肺也受压，并影响腔静脉回流。当胸腔内迅速积聚大量血液，超过肺、心包和膈肌运动所起的去纤维蛋白作用时，胸膜腔内积血发生凝固，形成凝固性血胸。凝血块机化后形成纤维板，限制肺与胸廓的活动，损害呼吸功能。血液是良好的培养基，经伤口或肺破裂口侵入的细菌，会在积血中迅速滋生繁殖，引起感染性血胸，最终导致脓血胸。持续大量出血所致的胸膜腔积血称为进行性血胸。少数伤员因肋骨断端活动刺破肋间血管或血管破裂处血凝块脱落，发生延迟出现的胸膜腔内积血，称为迟发性血胸。

【病因和发病机制】

胸腔积液是常见的内科疾病，肺、胸膜和肺外疾病均可引起。临床上常见的病因和发病机制如下。

（一）胸膜毛细血管内静水压增高

如充血性心力衰竭、缩窄性心包炎、血容量增加、上腔静脉或奇静脉受阻，产生胸膜腔漏出液。

（二）胸膜通透性增加

如胸膜炎症（肺结核、肺炎）、结缔组织病（系统性红斑狼疮、类风湿关节炎）、胸膜肿瘤（恶性肿瘤转移、间皮瘤）、肺梗死、膈下炎症（膈下脓肿、肝脓肿、急性胰腺炎）等，产生胸膜腔渗出液。

（三）胸膜毛细血管内胶体渗透压降低

如低蛋白血症、肝硬化、肾病综合征、急性肾小球肾炎、黏液性水肿等，产生胸膜腔漏出液。

（四）壁层胸膜淋巴引流障碍

癌症淋巴管阻塞、发育性淋巴管引流异常等，产生胸膜腔渗出液。

（五）损伤

主动脉瘤破裂、食管破裂、胸导管破裂等，产生血胸、脓胸和乳糜胸。

（六）医源性

药物、放射治疗、消化内镜检查和治疗、支气管动脉栓塞术、卵巢过度刺激综合征、液体负荷过大、冠状动脉旁路移植术、骨髓移植、中心静脉置管穿破和腹膜透析等，都可以引起渗出性或漏出性胸腔积液。

【临床表现】

（一）症状

呼吸困难是最常见的症状，多伴有胸痛和咳嗽。呼吸困难与胸廓顺应性下降、患侧膈肌受压、纵隔移位、肺容量下降刺激神经反射有关。病因不同其症状亦有所差别。结核性胸膜炎多见于青年人，常有发热、干咳、胸痛，随着胸腔积液量的增加，胸痛可缓解，但可出现胸闷、气促。恶性胸腔积液多见于中年以上的患者，一般无发热，感胸部隐痛，常伴有消瘦和呼吸道或原发部位肿瘤的症状。炎症性积液多为渗出性，常伴有咳嗽、咳痰、胸痛及发热。心力衰竭所致胸腔积液为漏出液，有心功能不全的其他表现。肝脓肿所伴右侧胸腔积液可为反应性胸膜炎，亦可为脓胸，多有发热和肝区疼痛。症状也和积液量有关，积液量少于 0.3 ～ 0.5L 时症状多不明显，大量积液时心悸及呼吸困难更加明显。血胸的临床表现与出血量、出血速度和个人体质有关。< 0.5L 为少量血胸，0.5 ～ 1.0L 为中量血胸，> 1.0L 为大量血胸。

（二）体征

与积液量有关。少量积液时，可无明显体征，或可触及胸膜摩擦感及闻及胸膜摩擦音。中至大量积液时，可出现患侧胸廓饱满，触觉语颤减弱，局部叩诊浊音，呼吸音减低或消失，可伴有气管、纵隔向健侧移位。肺外疾病（如胰腺炎和类风湿关节炎等）引起的胸腔积液多有原发病的体征。

血胸具有面色苍白、脉搏细速、血压下降和末梢血管充盈不良等低血容量休克的表现，并有呼吸急促、肋间隙饱满、气管向健侧移位、伤侧叩诊浊音和呼吸音减低等胸腔积液的临床和胸部 X 线表现。

【辅助检查】

（一）诊断性胸腔穿刺和胸腔积液检查

对明确积液性质及病因诊断均至关重要，大多数积液的原因通过胸腔积液分析可确定。疑为渗出液必须做胸腔穿刺，如有漏出病因则避免胸腔穿刺。不能确定时也应做胸腔穿刺抽液检查。

1. 外观　漏出液透明、清亮，静置不凝固，比重 < 1.016 ～ 1.018。渗出液多呈草黄色，稍浑浊，易有凝块，比重 > 1.018。血性胸腔积液呈洗肉水样或静脉血样，多见于肿瘤、结核和肺栓塞。乳状胸腔积液多为乳糜胸。巧克力色胸腔积液应考虑阿米巴肝脓肿破溃入胸膜腔的可能。黑色胸腔积液可能为曲霉感染。黄绿色胸腔积液见于类风湿关节炎。厌氧菌感染胸腔积液常有臭味。

2. 细胞　胸膜炎症时，胸腔积液中可见各种炎症细胞及增生与退化的间皮细胞。漏出液细胞数常少于 $100 \times 10^6/L$，以淋巴细胞与间皮细胞为主，渗出液的白细胞常超过 $500 \times 10^6/L$，脓胸时白细胞多达 $10\,000 \times 10^6/L$ 以上。中性粒细胞增多时提示为急性炎症；淋巴细胞为主时则多为结核性或肿瘤性；寄生虫感染或结缔组织病时嗜酸性粒细胞常增多。胸腔积液中红细胞超过 $5 \times 10^9/L$ 时，可呈淡红色，多由恶性肿瘤或结核所致。胸腔穿刺损伤血管亦可引起血性胸腔积液，应谨慎鉴别。红细胞超过 $100 \times 10^9/L$ 时应考虑创伤、肿瘤或肺梗死。血细胞比容 > 外周血血细胞比容 50% 以上时为血胸。

恶性胸腔积液中有 40% ～ 90% 可查到恶性肿瘤细胞，反复多次检查可提高检出率。胸腔积液标本有凝块时应固定及切片，行组织学检查。胸腔积液中恶性肿瘤细胞常有核增大且大小不一、核畸变、核深染、核质比例失常及有丝核分裂异常等特点，应注意鉴别。胸腔积液间皮细胞常有变形，易误认为肿瘤细胞。结核性胸腔积液间皮细胞常低于 5%。

3. pH 和葡萄糖　正常胸腔积液的 pH 接近 7.6。pH 降低可见于不同原因的胸腔积液，脓胸、食管破裂、类风湿性积液时 pH 常降低，如 pH < 7.0 仅见于脓胸及食管破裂所致的胸腔积液。结核性和恶性积液的 pH 也可降低。

正常胸腔积液中葡萄糖含量与血中含量相近。漏出液与大多数渗出液的葡萄糖含量正常，而脓胸、类风湿关节炎、系统性红斑狼疮、结核和恶性胸腔积液中的葡萄糖含量可 < 3.3mmol/L。若胸膜病变范围较广，使葡萄糖及酸性代谢物难以透过胸膜，葡萄糖和 pH 可较低，提示肿瘤广泛浸润，其胸腔积液中肿瘤细胞的发现率较高，胸膜活体组织检查的阳性率也较高，胸膜固定术效果差，患者存活时间亦短。

4. 病原体　胸腔积液涂片查找细菌及进行培养，有助于病原体诊断。结核性胸膜炎时胸腔积液沉淀后做结核分枝杆菌培养，阳性率仅为 20%；巧克力色胸腔积液应镜检阿米巴滋养体。

5. 蛋白质　渗出液的蛋白质含量较高（> 30g/L），胸腔积液 / 血清值大于 0.5。漏出液的蛋白质含量较低（< 30g/L），以清蛋白为主，黏蛋白定性试验［里瓦尔塔（Rivalta）试验］阴性。

6. 脂质　乳糜胸的胸腔积液呈乳状浑浊，离心后不沉淀，苏丹Ⅲ可染成红色；甘油三酯含量

> 1.24mmol/L，胆固醇不高，脂蛋白电泳可显示乳糜微粒，多见于胸导管破裂。假性乳糜胸的胸腔积液呈淡黄或暗褐色，含有胆固醇结晶及大量退变细胞（淋巴细胞、红细胞），胆固醇多大于5.18mmol/L，甘油三酯含量正常，与陈旧性积液胆固醇积聚有关，见于陈旧性结核性胸膜炎、恶性胸腔积液、肝硬化和类风湿关节炎等引起的胸腔积液。

7. 酶渗出液　乳酸脱氢酶（LDH）含量增高，大于 200U/L，且胸腔积液 LDH/ 血清 LDH 值大于 0.6。LDH 活性是反映胸膜炎症程度的指标，其值越高，表明炎症越明显。LDH > 500U/L 常提示为恶性肿瘤或胸腔积液已并发细菌感染。

胸腔积液的淀粉酶升高可见于急性胰腺炎、恶性肿瘤等。急性胰腺炎伴胸腔积液时，淀粉酶溢漏致使该酶在胸腔积液中含量高于血清中含量。部分患者胸痛剧烈、呼吸困难，可能掩盖其腹部症状，此时胸腔积液的淀粉酶已升高，临床诊断时应予注意。淀粉酶同工酶测定有助于肿瘤的诊断，如唾液型淀粉酶升高而非食管破裂，则恶性肿瘤可能性极大。

腺苷脱氨酶（ADA）在淋巴细胞内含量较高。结核性胸膜炎时，因细胞免疫受刺激，淋巴细胞明显增多，故胸腔积液中 ADA 多高于 45U/L，其诊断结核性胸膜炎的敏感度较高。人类免疫缺陷病毒（HIV）感染合并结核的患者 ADA 不升高。

8. 免疫学检查　结核性胸膜炎时胸腔积液中的 γ 干扰素多大于 200pg/ml。系统性红斑狼疮及类风湿关节炎引起的胸腔积液中补体 C3、C4 成分降低，且免疫复合物的含量增高。系统性红斑狼疮引起的胸腔积液中抗核抗体滴度可达 1：160 以上。

9. 肿瘤标志物　癌胚抗原（CEA）在恶性胸腔积液中早期即可升高，且比血清中更显著。若胸腔积液癌胚抗原（CEA）> 20μg/L 或胸腔积液 CEA/ 血清 CEA > 1，常提示为恶性胸腔积液，其敏感性为 40% ～ 60%，特异性为 70% ～ 88%。胸腔积液的端粒酶测定与 CEA 相比，其敏感性和特异性均大于 90%。近年来还开展了许多肿瘤标志物检测，如糖链肿瘤相关抗原、细胞角蛋白 19 片段、神经元特异烯醇酶等，可作为鉴别诊断的参考。联合检测多种肿瘤标志物，可提高阳性检出率。

10. 对于血胸，胸腔穿刺抽出血液可明确诊断。具备以下征象可提示存在进行性血胸：①持续脉率加快、血压降低，或虽经补充血容量血压仍不稳定；②胸腔闭式引流量每小时超过 200ml，持续 3h；③血红蛋白量、红细胞计数和血细胞比容进行性降低，引流胸腔积血的血红蛋白量和红细胞计数与周围血液相接近，且迅速凝固。具备以下情况应考虑感染性血胸：①有畏寒、高热等感染的全身表现；②抽出胸腔积血 1ml，加入 5ml 蒸馏水，无感染时呈淡红透明状，出现浑浊或絮状物提示感染；③胸腔积血无感染时红细胞、白细胞计数比例应与周围血液相似，即 500：1，感染时白细胞计数明显增加，比例达 100：1 可确定为感染性血胸；④若积血涂片和细菌培养发现致病菌则有助于诊断，并可依此选择有效的抗菌药物。当胸腔闭式引流量减少，而体格检查和放射影像学检查发现有血胸持续存在的证据，应考虑凝固性血胸。

（二）X 线检查

胸腔积液 X 线检查时的影像学改变与积液量和是否有包裹或粘连有关。极小量的游离性胸腔积液，胸部 X 线检查仅见肋膈角变钝；积液量增多时显示有向外侧、向上的弧形上缘的积液影，见图 2-10-1。

平卧时积液散开，使整个肺野透亮度降低。大量积液时患侧胸部有致密影，气管和纵隔被推向健侧。液气胸时有气液平面。积液时常遮盖肺内原发病灶，故复查 X 线胸片应在抽液后，可发

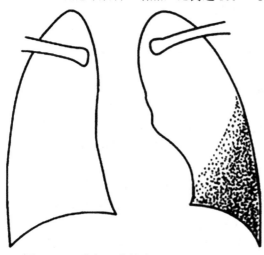

图 2-10-1　胸部 X 线检查提示左侧胸腔积液

现肺部肿瘤或其他病变。包裹性积液不随体位改变而变动，边缘光滑饱满，多局限于肺叶间或肺与膈之间。肺底积液可仅有膈肌升高或形状的改变。CT 检查可显示少量的胸腔积液、肺内病变、胸膜间皮瘤、胸内转移性肿瘤、纵隔和气管旁淋巴结病变等，有助于病因诊断。CT 扫描诊断胸腔积液的准确性，在于能正确鉴别支气管肺癌的胸膜侵犯或广泛转移及良性或恶性胸膜增厚，对恶性胸腔积液的病因诊断、肺癌分期与选择治疗方案至关重要。

（三）超声检查

超声检查探测胸腔积液的灵敏度高，定位准确，临床上用于估计胸腔积液的深度和积液量，协助胸腔穿刺定位。B 超引导下的胸腔穿刺常用于包裹性和少量的胸腔积液。

（四）胸膜活检

经皮闭式胸膜活检对胸腔积液的病因诊断有重要意义，可发现肿瘤、结核和其他胸膜肉芽肿性病变。拟诊结核病时，活检标本除做病理学检查外，还应做结核分枝杆菌培养。胸膜针刺活检具有简单、易行、损伤性较小的优点，阳性诊断率为 40% ～ 75%。在 CT 或 B 超引导下做活检可提高成功率。脓胸或有出血倾向者不宜做胸膜活检。如活检证实为恶性胸膜间皮瘤，1 个月内应对活检部位行放射治疗。

（五）胸腔镜或开胸活检

对上述检查不能确诊者，必要时可经胸腔镜或剖胸直视下活检，由于胸膜转移性肿瘤更常发生在脏层胸膜，故此项检查有积极的意义。胸腔镜检查对恶性胸腔积液的病因诊断率最高，可达70% ～ 100%，为拟定治疗方案提供依据。通过胸腔镜能全面检查胸膜腔，观察病变形态特征、分布范围及邻近器官的受累情况，且可在直视下多处活检，故诊断率较高，肿瘤临床分期亦较准确。临床上有少数胸腔积液的病因虽经上述多种检查仍难以确定，如无特殊禁忌，可考虑剖胸探查。

（六）支气管镜

对有咯血或疑有气道阻塞者可行此项检查。

【诊断和鉴别诊断】

胸腔积液的诊断和鉴别诊断分 3 个步骤。

（一）确定有无胸腔积液

中量以上的胸腔积液症状和体征均较明显，诊断不难。少量积液（0.3L）仅表现为肋膈角变钝，有时易与胸膜粘连混淆，可行患侧卧位的胸部 X 线检查，液体可散开于肺外带。在体征上需与胸膜增厚相鉴别，胸膜增厚叩诊呈浊音，听诊呼吸音减弱，但往往伴有胸廓扁平或塌陷、肋间隙变窄、气管向患侧移位、语音传导增强等体征。B 超、CT 等检查可确定有无胸腔积液。

（二）区别漏出液和渗出液

诊断性胸腔穿刺可区别积液的性质。漏出液外观清澈透明，为无色或浅黄色，不凝固；渗出液外观颜色深，呈透明或浑浊的草黄或棕黄色，或血性，可自行凝固。两者划分标准多根据比重（以 1.018 为界）、蛋白质含量（以 30g/L 为界）、细胞数（以 500×10^9/L 为界）判定，小于以上界限为漏出液，反之为渗出液，但其诊断的敏感性和特异性较差。目前多根据 Light 标准，尤其对蛋白质浓度在 25 ～ 35g/L 者，符合以下任何 1 条可诊断为渗出液：①胸腔积液蛋白 / 血清蛋白＞ 0.5；②胸腔积液 LDH/ 血清 LDH ＞ 0.6；③胸腔积液 LDH 水平大于血清正常值高限的 2/3。此外，诊断渗出液的指标还有胸腔积液胆固醇浓度＞ 1.56mmol/L、胸腔积液胆红素 / 血清胆红素＞ 0.6、血清 - 胸腔积液清蛋白梯度＜ 12g/L。有些积液难以确切地划入漏出液或渗出液，见于恶性胸腔积液，系由于多种机制参与积液的形成。

（三）寻找胸腔积液的病因

漏出液常见病因是充血性心力衰竭，多为双侧胸腔积液，积液量右侧多于左侧。强烈利尿可引起假性渗出液。肝硬化胸腔积液多伴有腹水。肾病综合征胸腔积液多为双侧，可表现为肺底积液。低蛋白血症的胸腔积液多伴有全身水肿。腹膜透析胸腔积液类似于腹膜透析液，葡萄糖含量高，蛋白质 < 1.0g/L。如不符合以上特点，或伴有发热、胸痛等症状应行诊断性胸腔穿刺。

在我国，渗出液最常见的病因为结核性胸膜炎，多见于青壮年，表现为胸痛（积液增多后胸痛减轻或消失，但出现气短），常伴有干咳、潮热、盗汗、消瘦等结核中毒症状，胸腔积液检查以淋巴细胞为主，间皮细胞 < 5%，蛋白质多大于 40g/L，ADA 及 γ 干扰素增高，沉渣找结核分枝杆菌或培养可呈阳性，但阳性率仅约为 20%。胸膜活检阳性率达 60% ~ 80%，纯蛋白衍化物（PPD）皮试强阳性。老年患者可无发热，结核菌素试验也常为阴性，应予注意。

肺炎旁胸腔积液（parapneumonic effusion）系指肺炎、肺脓肿和支气管扩张感染引起的胸腔积液，如积液呈脓性则称脓胸。患者多有发热、咳嗽、咳痰、胸痛等症状，血白细胞计数增高，中性粒细胞增加伴核左移。先有肺实质的浸润影，或肺脓肿和支气管扩张的表现，然后出现胸腔积液，积液量一般不多。胸腔积液呈草黄色甚或脓性，白细胞计数明显增高，以中性粒细胞为主，葡萄糖和 pH 降低，诊断不难。脓胸系胸腔内致病菌感染造成积脓，多与未能有效控制肺部感染，致病菌直接侵袭胸腔有关，常见细菌为金黄色葡萄球菌、肺炎链球菌、化脓性链球菌及大肠埃希菌、肺炎克雷伯菌和假单胞菌等，且多合并厌氧菌感染，少数可由结核分枝杆菌或真菌、放线菌、诺卡菌等所致。急性脓胸常表现为高热、胸痛等；慢性脓胸有胸膜增厚、胸廓塌陷、慢性消耗和杵状指（趾）等。胸腔积液呈脓性、黏稠；涂片革兰氏染色可找到细菌或脓液细菌培养阳性。

恶性肿瘤侵犯胸膜可引起恶性胸腔积液，常由肺癌、乳腺癌和淋巴瘤直接侵犯或转移至胸膜所致，其他部位的肿瘤包括胃肠道和泌尿、生殖系统肿瘤。以 45 岁以上的中老年人多见，有胸部钝痛、咳血丝痰和消瘦等症状，胸腔积液多呈血性、量大、增长迅速，CEA > 20μg/L，LDH > 500U/L，胸腔积液脱落细胞检查及胸膜活检、胸部影像学、纤维支气管镜、胸腔镜等检查，有助于进一步诊断和鉴别。疑为其他器官肿瘤者需进行相应检查。

【治疗】

胸腔积液为胸部或全身疾病的一部分，病因治疗尤为重要。漏出液常在纠正病因后吸收。

非进行性血胸可根据积血量的多少，采用胸腔穿刺或胸腔闭式引流治疗，及时排出积血，促使肺膨胀，改善呼吸功能，并使用抗生素预防感染。

进行性血胸应及时开胸探查；凝固性血胸应待伤员情况稳定后尽早手术，清除血块，并剥除胸膜表面的因血凝块机化而形成的包膜。

感染性血胸应及时改善胸腔引流，排尽感染性积血、积脓。若效果不佳或肺复张不良，应尽早手术清除感染性积血，剥离脓性纤维膜。

【胸腔积液应掌握的内容】

（一）问诊

重点询问内容如下。①起病的时间及缓急；②呼吸困难：性质、程度及出现的时间及与体位的关系；③胸痛、胸闷：部位、性质，与呼吸、咳嗽和体位的关系；④咳嗽：性质、发生与加剧的时间，体位改变与咳嗽、咳痰的关系，持续的时间；⑤有无畏寒、发热、潮热、盗汗、咯血、体重减轻等；⑥发病后是否就诊，何时何地做过何种检查，结果如何，应用何种治疗，症状变化情况如何（好转、进展、出现新症状）；⑦既往有何疾病，有无类似情况出现，有无慢性支气管炎、支气管扩张、肺结核等肺部疾病，有无高血压、心脏病、糖尿病等内科疾病病史，有无肝炎等传染病病史，有无外伤史；⑧个人史：职业，有无烟酒等不良嗜好；⑨家族史：父母及兄弟姐妹的疾病史，家族中有无类似疾病等。

（二）体格检查

生命体征、一般情况（神志等）、颈部（气管是否居中、颈静脉有无怒张）、胸部（视诊：呼吸是否平稳，胸廓的形态、呼吸的类型和节律、胸廓的呼吸运动度，有无三凹征；触诊：呼吸运动是否对称，有无触觉语颤、胸膜摩擦感等；叩诊：肺下界；听诊：呼吸音、语音传导、胸膜摩擦音）。

（三）辅助检查

诊断性胸腔穿刺（掌握胸腔穿刺术）和胸腔积液检查、胸部影像学（X线检查、胸部CT、胸部B超）、胸膜活检、胸腔镜或开胸肺活检，以及支气管镜。关注血常规、血生化、肿瘤指标、结核菌素试验、结核感染T细胞斑点试验（T-SPOT）、病原体、风湿免疫相关指标及心、肝、肾等相关指标，有利于鉴别诊断。

（四）治疗

1.结核性胸膜炎

（1）一般治疗：包括休息、营养支持和对症治疗。

（2）抽液治疗：由于结核性胸膜炎胸腔积液的蛋白质含量高，容易引起胸膜粘连，原则上应尽快抽尽胸膜腔内的积液或肋间插细管引流，可解除肺及心、血管受压，改善呼吸，使肺功能免受损伤。抽液后可减轻毒性症状，体温下降，有助于使被压迫的肺迅速复张。大量胸腔积液者每周抽液2～3次，直至胸腔积液完全消失。首次抽液不要超过700ml，以后每次抽液量不应超过1000ml。过快、过多抽液可使胸腔压力骤降，发生肺复张后的肺水肿或循环衰竭，表现为剧咳、气促、咳大量泡沫样痰，双肺满布湿啰音，PaO_2下降，X线检查显示肺水肿的体征。应立即吸氧，酌情应用糖皮质激素及利尿药，控制液体入量，严密监测病情与酸碱平衡，有时需气管插管机械通气。若抽液时发生头晕、冷汗、心悸、面色苍白、脉细等表现考虑胸膜反应，应立即停止抽液，使患者平卧，必要时皮下注射0.1%肾上腺素0.5ml，密切观察病情，注意血压变化，防止休克。一般情况下，抽胸腔积液后，没必要胸腔内注入抗结核药，但可注入链激酶等以防止胸膜粘连。

（3）抗结核药治疗。

（4）糖皮质激素：疗效不肯定。全身毒性症状严重、大量胸腔积液者，可在抗结核药治疗的同时，尝试加用泼尼松30mg/d，分3次口服。待体温正常、全身毒性症状减轻、胸腔积液量明显减少时，即应逐渐减量至停用。停药速度不宜过快，否则易出现反跳现象，一般疗程为4～6周。注意不良反应或结核的播散，应掌握适应证，慎重使用。

2.类肺炎性胸腔积液和脓胸 前者一般积液量少，经有效的抗菌药物治疗后可吸收，积液多者应胸腔穿刺抽液，胸腔积液pH＜7.2时应肋间隙插管引流。

脓胸的治疗原则是控制感染、引流胸腔积液及促使肺复张，恢复肺功能。抗菌药物应用要足量，体温恢复正常后再持续用药2周以上，以防止脓胸复发，急性期可联合抗厌氧菌的药物，全身及胸腔内给药。引流是脓胸最基本的治疗方法，包括反复抽脓或胸腔闭式引流。可用2%碳酸氢钠或生理盐水反复冲洗胸膜腔，然后注入适量抗菌药物及链激酶，使脓液变稀便于引流。少数脓胸可采用肋间隙插管胸腔闭式引流。对有支气管胸膜瘘者不宜冲洗胸膜腔，以免引起细菌播散。慢性脓胸应改进原有的胸腔引流，也可考虑外科胸膜剥离术等治疗。此外，一般支持治疗亦相当重要，应给予高能量、高蛋白质及富含维生素的食物，纠正水、电解质紊乱及维持酸碱平衡。

3.恶性胸腔积液 包括原发病和胸腔积液的治疗。如部分小细胞肺癌所致的胸腔积液行全身化疗有一定疗效，纵隔淋巴结有转移者可行局部放射治疗。胸腔积液多为晚期恶性肿瘤常见的并发症，其胸腔积液生长迅速，常因大量积液的压迫引起严重呼吸困难，甚至导致死亡。常需反复胸腔穿刺抽液，但反复抽液可使蛋白质丢失太多，效果不理想。可选择化学性胸膜固定术，在抽吸胸腔积液或胸腔插管引流后，胸膜腔内注入博来霉素、顺铂、丝裂霉素等抗肿瘤药，或胸膜粘连剂，如滑石粉等，可减缓胸腔积液的产生。也可胸膜腔内注入生物免疫调节剂，如短小棒状杆菌疫苗、白介素-2、干扰素、淋巴因子激活的杀伤细胞、肿瘤浸润性淋巴细胞等，可抑制恶性肿瘤细胞、增强淋巴细胞局部浸润及活性，并使胸膜粘连。此外，可胸膜腔内插管持续引流，目前多选用细管引流，其具有创伤小、易固定、效果好、可随时胸膜腔内注入药物等优点。对插管引流后肺仍不复张者，可行胸-腹腔分流术或胸膜切除术。虽经上述多种治疗，恶性胸腔积液的预后不良。

（周　娟　张伟帅）

第十一章 脓 胸

【解剖和生理功能】

（一）解剖

脓胸是指脓性渗出液积聚于胸膜腔内的化脓性感染。

（二）分类

脓胸按病理发展过程可分为急性和慢性脓胸；按致病菌则可分为化脓性、结核性和特异病原性脓胸；按波及的范围又可分为全脓胸和局限性脓胸。

（三）病理生理

致病菌进入胸膜腔的途径：①直接由化脓病灶侵入或破入胸膜腔，或因外伤、手术污染胸膜腔；②经淋巴途径；③血源性播散。早期脓液稀薄，含有白细胞和纤维蛋白，呈浆液性，在此期内若能排出渗液，易肺复张。随着病程进展，脓细胞及纤维蛋白增多，渗出液逐渐由浆液性转为脓性，纤维蛋白沉积于脏、壁胸膜表面。初期纤维素膜附着不牢固，质软而易脱落，以后随着纤维素层的不断加厚，韧性增强而易于粘连，并有使脓液局限化的倾向。纤维素在脏胸膜附着后将使肺膨胀受到限制。以上病理变化基本属于临床的急性期。以后，毛细血管及炎症细胞形成肉芽组织，纤维蛋白沉着机化，在壁、脏胸膜上形成韧厚致密的纤维板，构成脓腔壁，脓腔内有脓液沉淀物和肉芽组织，纤维板固定紧束肺组织，牵拉胸廓内陷，纵隔向病侧移位，并限制胸廓的活动性，从而减低呼吸功能，临床上进入慢性脓胸期。

【病因】

致病菌多来自肺内感染灶，也有少数来自胸内和纵隔内的其他器官或身体其他部位的病灶，直接或经淋巴侵入胸膜引起感染化脓。继发于脓毒血症或败血症的脓胸，则多通过血行播散。致病菌以肺炎球菌多见，但由于抗菌药物的应用，这些细菌所致的肺炎和脓胸已较前减少，而葡萄球菌特别是耐药性金黄色葡萄球菌却大大增多。此外，还有大肠埃希菌、铜绿假单胞菌、真菌等，虽略少见，但亦较以前增多。若为厌氧菌感染，则成腐败性脓胸。

【临床表现】

急性脓胸的临床表现常有高热、脉快、呼吸急促、食欲缺乏、胸痛、全身乏力、白细胞增高等。积脓较多者尚有胸闷、咳嗽、咳痰等症状。

体征：患侧触觉语颤减弱，叩诊呈浊音，听诊呼吸音减弱或消失。严重者可伴有发热和休克。

慢性脓胸的临床表现常有长期低热、食欲缺乏、消瘦、贫血、低蛋白血症等慢性全身中毒症状，有时尚有气促、咳嗽、咳脓痰等症状。

【影像学检查】

急性脓胸的胸部 X 线检查显示患部有积液所致的致密阴影。若有大量积液，患侧即呈现大片浓密阴影，纵隔向健侧移位。如脓液在胸下部，可见一由外上向内下的斜行弧线形阴影。超声检查所示的积液反射波能明确胸腔积液的范围和准确定位，有助于脓胸的诊断和胸腔穿刺。慢性脓胸根据病史、体格检查和 X 线胸片，诊断慢性脓胸并不困难。

【诊断】

急性脓胸的胸部 X 线检查可明确诊断。如脓液在胸下部，可见一由外上向内下的斜行弧线形阴影。脓液不多者，有时可同时看到肺内病变。伴有气胸时则出现气液平面。若未经胸腔穿刺而出现液面者，应高度怀疑有气管、食管瘘。超声检查所示的积液反射波能明确胸腔积液的范围和准确定位，有助于脓胸的诊断和胸腔穿刺。胸腔穿刺抽得脓液，可诊断为脓胸。首先观察其外观性状、质地稀稠、有无臭味；其次是做涂片镜检、细菌培养及药物敏感试验，以指导临床用药。

慢性脓胸根据病史、体格检查和X线胸片，诊断慢性脓胸并不困难。若未做过引流者，需作胸腔穿刺，化验培养脓液，明确致病菌种。脓腔造影或食管造影可明确脓腔范围和部位，若疑有支气管胸膜瘘宜慎用或禁忌，可自瘘口内注入少量亚甲蓝，若吐出蓝色痰液，即可证实有支气管胸膜瘘。

【治疗原则】

急性脓胸的治疗原则：①根据致病菌对药物的敏感性，选用有效抗菌药物；②彻底排净脓液，早日使肺复张；③控制原发感染，全身支持治疗，如补充营养素和维生素、注意水和电解质的平衡、纠正贫血等。排净脓液的方法：及早反复胸腔穿刺抽脓，并向胸膜腔内注入抗菌药物；若脓液稠厚不易抽出，或经过治疗脓液量不见减少，患者症状无明显改善，或发现有大量气体，疑伴有气管食管瘘或腐败性脓胸等，均宜及早施行胸腔闭式引流进行治疗。

慢性脓胸的治疗原则：①改善全身情况，消除中毒症状和营养不良；②消灭致病原因和脓腔；③尽力使受压的肺复张，恢复肺的功能。

【脓胸应掌握的内容】

（一）问诊

发病时间、发热热型及持续时间、最高体温；咳嗽剧烈的程度及持续时间，是否伴有脓臭痰，有无痰中带血、胸痛等症状；是否有其他肺部疾病，如支气管扩张、支气管哮喘、慢性支气管炎等，是否有传染病史，有无过敏史等。

（二）体格检查

体温、脉搏、血压、呼吸、神志情况、面容及胸部专科情况（包括有无呼吸三凹征、双侧呼吸音是否对称及有无干湿啰音，以及有无胸膜摩擦音）；两侧胸部的触觉语颤有无减弱、胸部叩诊的音色、听诊呼吸音是否减弱或消失。

（三）辅助检查

常采用X线检查或CT检查，胸部X线检查显示患部有积液所致的致密阴影，若有大量积液，患侧即呈现大片浓密阴影，纵隔向健侧移位。B超检查能明确胸腔积液的范围和准确定位，有助于脓胸的诊断和穿刺。胸腔穿刺抽取脓液，注意观察其外观性状、质地稀稠程度、有无臭味。脓液涂片镜检、细菌培养及药物敏感试验亦可明确诊断。

（四）治疗

参照急性脓胸及慢性脓胸的治疗原则。

（韩　萧）

第十二章 肺 癌

【流行病学】

肺癌大多数起源于支气管黏膜上皮，因此也称支气管肺癌。近50年来，全世界肺癌的发病率明显增高。据统计，在欧美某些国家和我国大城市中，肺癌的发病率已居男性各种肿瘤的首位。肺癌患者多数是男性，男女之比为（3～5）：1，但近年来，女性肺癌的发病率也明显增加。发病年龄大多在40岁以上。

【病因】

病因至今不完全明确。大量资料表明，长期大量吸烟是肺癌的一个重要致病因素。某些工业部门和矿区职工，肺癌的发病率较高，这可能与长期接触石棉、铬、镍、铜、锡、砷、放射性物质等致癌物质有关。城市居民肺癌的发病率比农村高，这可能与大气污染和烟尘中致癌物质的含量较高有关。人体内在因素如免疫状态、代谢活动、遗传因素、肺部慢性感染等，也可能对肺癌的发病有影响。近年来，在肺癌分子生物学方面的研究表明，*p53*基因、*nm23-H*基因等表达的变化及基因突变与肺癌的发病有密切的关系。

虽然病因和发病机制尚未明确，但通常认为与下列因素有关。

（一）吸烟

大量研究表明，吸烟是肺癌病死率进行性增加的首要原因。烟雾中的苯并芘、尼古丁、亚硝胺和少量放射性元素钋等均有致癌作用，尤其易致鳞状上皮细胞癌和未分化小细胞癌。与不吸烟者比较，吸烟者发生肺癌的危险性平均高4～10倍，重度吸烟者可达10～25倍。吸烟量与肺癌之间存在着明显的量-效关系，开始吸烟的年龄越小，吸烟时间越长，吸烟量越大，肺癌的发病率越高。一支烟的致癌危险性相当于0.01～0.04mGy的放射线，每天吸30支纸烟，相当于1.2mGy的放射线剂量。

（二）职业致癌因子

已被确认的致人类肺癌的职业因素包括石棉、砷、铬、镍、铍、煤焦油、芥子气、三氯甲醚、氯甲甲醚、烟草的加热产物及铀、镭等放射性物质衰变时产生的氡和氡子气、电离辐射和微波辐射等，这些因素可使肺癌发生的危险性增加3～30倍。石棉是公认的致癌物质，接触者肺癌、胸膜和腹膜间皮瘤的发病率明显增高，潜伏期可达20年或更久，接触石棉的吸烟者的肺癌病死率为非接触吸烟者的8倍。

（三）空气污染

空气污染包括室内小环境污染和室外大环境污染，室内被动吸烟、燃料燃烧和烹调过程中均可能产生致癌物。有资料表明，室内用煤、接触煤烟或其不完全燃烧物为肺癌的危险因素，特别是对女性腺癌的影响较大。烹调时加热所释放出的油烟雾也是不可忽视的致癌因素。在重工业城市大气中，存在着3,4-苯并芘、氧化亚砷、放射性物质、镍铬化合物及不燃的脂肪族碳氢化合物等致癌物质。污染严重的大城市居民每日吸入的空气中含有苯并芘量可超过20支纸烟的含量，并增加纸烟的致癌作用。大气中苯并芘含量每增加$1\mu g/m^2$，肺癌的病死率可增加1%～15%。

（四）电离辐射

大剂量电离辐射可引起肺癌，不同射线产生的效应也不同，如在日本广岛原子弹爆炸释放的是中子和α射线，长崎则仅有α射线，前者患肺癌的危险性高于后者。美国1978年报道，一般人群中电离辐射的来源约49.6%来自自然界，44.6%为医疗照射，来自X线诊断的电离辐射可占36.7%。

（五）饮食与营养

一些研究已表明，较少食用含 β 胡萝卜素的蔬菜和水果，肺癌发生的危险性升高。血清中 β 胡萝卜素水平低的人，肺癌发生的危险性也高。流行病学调查资料也表明，较多地食用含 β 胡萝卜素的绿色、黄色和橘黄色的蔬菜和水果及含维生素 A 的食物，可减少肺癌发生的危险性，这一保护作用对于正在吸烟的人或既往吸烟者特别明显。

（六）其他诱发因素

美国癌症协会将结核列为肺癌的发病因素之一。有结核病者患肺癌的危险性是正常人群的 10 倍，其主要组织学类型是腺癌。此外，病毒感染、真菌毒素（黄曲霉）等，对肺癌的发生可能也起到一定作用。

（七）遗传和基因改变

经过长期探索和研究，现在已经逐步认识到肺癌可能是一种外因通过内因发病的疾病。上述的外因可诱发细胞的恶性转化和不可逆的基因改变，包括原癌基因的活化、抑癌基因的失活、自反馈分泌环的活化和细胞凋亡的抑制，从而导致细胞生长的失控。许多基因发生癌变的机制还不清楚，但这些改变最终将涉及细胞关键性生理功能的失控，包括增殖、凋亡、分化、信号传递与运动等。与肺癌关系密切的癌基因主要有 *ras* 和 *myc* 基因家族、*c-erbB-2*、*Bcl-2*、*c-fos* 及 *c-jun* 基因等。相关的抑癌基因包括 *p53*、*Rb*、*CDKN2*、*FHIT* 基因等。与肺癌发生、发展相关的分子改变还包括错配修复基因，如 *hMSH2* 及 *hPMS1* 的异常、端粒酶的表达。

【病理生理】

肺癌起源于支气管黏膜上皮。癌肿可向支气管腔内和（或）邻近的肺组织生长，并可通过淋巴、血行或经支气管转移扩散。癌肿的生长速度和转移扩散的情况与癌肿的组织学类型、分化程度等生物学特性有一定关系。起源于肺段及肺段以上支气管的肺癌，称为中心型肺癌。起源于肺段以下支气管的肺癌，称为周围型肺癌。

肺癌的病理组织学分类包括鳞状细胞癌、小细胞癌、腺癌、大细胞癌。因相似的生物学特性，鳞状细胞癌、腺癌和大细胞癌称为非小细胞肺癌。

鳞状细胞癌（鳞癌）：在肺癌中最为常见，约占 50%。患者年龄大多在 50 岁以上，男性占多数。大多起源于较大的支气管，常为中心型肺癌，生长速度较缓慢，病程较长，对放射和化学疗法较敏感。通常先经淋巴转移，血行转移发生较晚。

腺癌：发病年龄较小，女性相对多见。多数起源于较小的支气管上皮，多为周围型肺癌，少数则起源于大支气管。早期一般没有明显的临床症状，表现为圆形或椭圆形分叶状肿块。一般生长较慢，但有时在早期即发生血行转移，淋巴转移则较晚发生。

小细胞癌（未分化小细胞癌）：发病率比鳞癌低，发病年龄较轻，多见于男性。一般起源于较大支气管，大多为中心型肺癌。细胞形态与小淋巴细胞相似，形如燕麦穗粒，因而又称为燕麦细胞癌。小细胞癌细胞质内含有神经内分泌颗粒。小细胞癌恶性程度高，生长快，较早出现淋巴和血行广泛转移。对放射和化学疗法较敏感，但预后较差。

细支气管肺泡癌是腺癌的一种类型，起源于细支气管黏膜上皮或肺泡上皮，故又称为细支气管肺泡细胞癌。发病率低，女性较多见，常位于肺野周围部分。一般分化程度较高，生长较慢，癌细胞沿细支气管、肺泡管和肺泡壁生长，而不侵犯肺泡间隔。淋巴和血行转移发生较晚，但可侵犯胸膜或经支气管播散到其他肺叶。

大细胞癌：甚为少见，约 50% 起源于大支气管。细胞大，胞质丰富，胞核形态多样，排列不规则。大细胞癌分化程度低，常在发生脑转移后才被发现，预后很差。

2015 年，国际肺癌研究协会（International Association for the Study of Lung Cancer，IASLC）对肺癌分期系统进行了更新，制定了第八版国际肺癌 TNM 分期标准，基于此，国际抗癌联盟（UICC）最新版肺癌 TNM 分期标准于 2017 年 1 月正式颁布实施（表 2-12-1，表 2-12-2）。

表 2-12-1　肺癌的 TNM 分期

T 分期

T_x: 未发现原发肿瘤，或者通过痰细胞学或支气管灌洗发现癌细胞，但影像学及支气管镜无法发现

T_0: 无原发肿瘤的证据

T_{is}: 原位癌

T_1: 肿瘤最大径≤ 3cm，周围包绕肺组织及脏层胸膜，支气管镜见肿瘤侵及叶支气管，未侵及主支气管

T_{1a}（mi）: 微浸润性腺癌（microivasive adenocarcinoma，MIA）[a]

T_{1a}: 肿瘤最大径≤ 1cm[b]

T_{1b}: 1cm <肿瘤最大径≤ 2cm

T_{1c}: 2cm <肿瘤最大径≤ 3cm

T_2: 3cm <肿瘤最大径≤ 5cm；侵犯主支气管（不常见的表浅扩散型肿瘤，不论体积大小，侵犯限于支气管壁时，虽可能侵犯主支气管，仍为 T_1），但未侵及隆突；侵及脏层胸膜；有阻塞性肺炎或者部分或全肺肺不张。符合以上任何一个条件即归为 T_2

T_{2a}: 3cm <肿瘤最大径≤ 4cm

T_{2b}: 4cm <肿瘤最大径≤ 5cm

T_3: 5cm <肿瘤最大径≤ 7cm，直接侵犯以下任何一个器官，包括胸壁（包含肺上沟瘤）、膈神经、心包；同一肺叶出现孤立性癌结节。符合以上任何一个条件即归为 T_3

T_4: 肿瘤最大径> 7cm；无论大小，侵及以下任何一个器官，包括纵隔、心脏、大血管、隆突、喉返神经、主支气管、食管、椎体、膈肌；同侧不同肺叶内孤立癌结节

N 分期

N_x: 区域淋巴结无法评估

N_0: 无区域淋巴结转移

N_1: 同侧支气管周围和（或）同侧肺门淋巴结以及肺内淋巴结有转移，包括直接侵犯而累及的

N_2: 同侧纵隔内及（或）隆突下淋巴结转移

N_3: 对侧纵隔、对侧肺门、同侧或对侧前斜角肌及锁骨上淋巴结转移

M 分期

M_0: 无远处转移

M_1: 远处转移

M_{1a}: 局限于胸腔内，包括胸膜播散（恶性胸腔积液、心包积液或胸膜结节）以及对侧肺叶出现癌结节（许多肺癌胸腔积液是同一肿瘤引起的，少数患者胸腔积液多次细胞学检查阴性，既不是血性也不是渗液，如果各种因素和临床判断认为渗液和肿瘤无关，那么不应该把胸腔积液纳入分期因素）[c]

M_{1b}: 远处器官单发转移灶为 M_{1b}[d]

M_{1c}: 多个或单个器官多处转移为 M_{1c}

　　a: 单发结节，肿瘤直径≤ 3cm，贴壁生长为主，病灶中任何一个浸润灶的最大直径≤ 5cm。

　　b: 任何大小的非常见浅表肿瘤，只要局限于支气管壁，即使累及主气管，也定义为 T_{1a}。

　　c: 大部分肺癌患者胸腔积液或者心包积液是由肿瘤所引起的，但是如果胸腔积液多次细胞学未能找到癌细胞，胸腔积液又是非血性和非渗出的，临床判断胸腔积液和肿瘤无关，属于 M_0。

　　d: 具有这些特点的 T_2 肿瘤，如果肿瘤最大径≤ 4cm 或者直径不能确定的属于 T_{1a}，如果 4cm <肿瘤最大径≤ 5cm 归 T_{2b}。

表 2-12-2　TNM 与临床分期的关系

T 分期	N_0	N_1	N_2	N_3	M_{1a}	M_{1b}	M_{1c}
T_{1a}	I a1	II b	III a	III b	IV a	IV a	IV b
T_{1b}	I a2	II b	III a	III b	IV a	IV a	IV b
T_{1c}	I a3	II b	III a	III b	IV a	IV a	IV b
T_{2a}	I b	II b	III a	III b	IV a	IV a	IV b
T_{2b}	II a	II b	III a	III b	IV a	IV a	IV b
T_3	II b	III a	III b	III c	IV a	IV a	IV b
T_4	III a	III a	III b	III c	IV a	IV a	IV b

【临床表现】

　　早期肺癌特别是周围型肺癌往往无任何症状，大多在胸部 X 线检查时发现。癌肿在较大的支

气管内长大后，常出现刺激性咳嗽，极易误认为伤风感冒。当癌肿继续长大影响引流，继发肺部感染时，可以有脓性痰液，痰量也较前增多。另一常见症状是血痰，通常为痰中带血点、血丝或断续地小量咯血，大量咯血很少见。晚期肺癌可压迫、侵犯邻近器官、组织或发生远处转移。

（一）原发肿瘤引起的症状和体征

1. 咳嗽　为早期症状，常为无痰或少痰的刺激性干咳，当肿瘤引起支气管狭窄后可加重咳嗽，多为持续性，呈高调金属音性咳嗽或刺激性呛咳。细支气管 - 肺泡细胞癌可有大量黏液痰，伴有继发感染时，痰量增加，且呈黏液脓性。

2. 血痰或咯血　多见于中央型肺癌。肿瘤向管腔内生长者可有间歇或持续性痰中带血，如果表面糜烂严重侵蚀大血管，则可引起大咯血。

3. 气短或喘鸣　肿瘤向支气管内生长，或转移到肺门淋巴结致使肿大的淋巴结压迫主支气管或隆突，或引起部分气道阻塞时，可有呼吸困难、气短、喘息，偶尔表现为喘鸣，听诊时可发现局限或单侧哮鸣音。

4. 发热　肿瘤组织坏死可引起发热，多数发热是由肿瘤引起的阻塞性肺炎所致，抗菌药物治疗效果不佳。

5. 体重下降　消瘦为恶性肿瘤的常见症状之一。肿瘤发展到晚期，由于肿瘤毒素和消耗的原因，并有感染、疼痛所致的食欲缺乏，可表现为消瘦或恶病质。

（二）肺外、胸内扩展引起的症状和体征

1. 胸痛　近50%的患者可有模糊或难以描述的胸痛或钝痛，可由肿瘤细胞侵犯所致，也可由阻塞性炎症波及部分胸膜或胸壁引起。若肿瘤位于胸膜附近，则产生不规则的钝痛或隐痛，疼痛常于呼吸、咳嗽时加重。肋骨、脊柱受侵犯时可有压痛点，而与呼吸、咳嗽无关。肿瘤可压迫肋间神经，胸痛可累及其分布区。

2. 声音嘶哑　癌肿直接压迫或转移致纵隔淋巴结压迫喉返神经（多见左侧），可发生声音嘶哑。

3. 吞咽困难　癌肿侵犯或压迫食管，可引起吞咽困难，还可引起气管食管瘘，导致肺部感染。

4. 胸腔积液　约10%的患者有不同程度的胸腔积液，通常提示有肿瘤转移并累及胸膜或肺淋巴回流受阻。

5. 上腔静脉阻塞综合征　是由于上腔静脉被附近肿大的转移性淋巴结压迫或右上肺的原发性肺癌侵犯，以及腔静脉内癌栓阻塞静脉回流引起。表现为头面部和上半身淤血水肿、颈部肿胀、颈静脉扩张，患者常主诉领口进行性变紧，可在前胸壁见到扩张的静脉侧支循环。

6. 霍纳综合征　肺尖部肺癌又称肺上沟瘤（Pancoast tumor），易压迫颈部交感神经，引起病侧眼睑下垂、瞳孔缩小、眼球内陷，同侧额部与胸壁少汗或无汗。也常有肿瘤压迫臂丛神经造成以腋下为主、向上肢内侧放射的烧灼样疼痛，在夜间尤甚。

（三）胸外转移引起的症状和体征

以小细胞肺癌居多，其次为未分化大细胞肺癌、腺癌、鳞癌。

1. 转移至中枢神经系统　可引起颅内压增高，如头痛、恶心、呕吐、精神状态异常。少见的症状为癫痫发作、偏瘫、小脑功能障碍及定向力和语言障碍。此外还可有脑病、小脑皮质变性、外周神经病变、肌无力及精神症状。

2. 转移至骨骼　可引起骨痛和病理性骨折。大多为溶骨性病变，少数为成骨性。肿瘤转移至脊柱后可压迫椎管引起局部压迫和受阻症状。此外，也常见股骨、肱骨和关节转移，甚至引起关节腔积液。

3. 转移至腹部　部分小细胞肺癌可转移到胰腺，表现为胰腺炎症状或梗阻性黄疸。其他细胞类型的肺癌也可转移到胃肠道、肾上腺和腹膜后淋巴结，多无临床症状，依靠 CT、MRI 或正电子发射断层成像（PET）可做出诊断。

4. 转移至淋巴结　锁骨上淋巴结是肺癌转移的常见部位，可毫无症状。典型者多位于前斜角肌区，固定且坚硬，逐渐增大、增多，可以融合，多无痛感。

（四）非转移性胸外表现

肺癌非转移性胸外表现或称副肿瘤综合征（paraneoplastic syndrome），主要有以下几方面的表现。

1. 肥大性肺性骨关节病（hypertrophic pulmonary osteoarthropathy）　常见于肺癌，也见于局限性胸膜间皮瘤和肺转移癌（胸腺、子宫、前列腺转移）。多侵犯上、下肢长骨远端，发生杵状指（趾）和肥大性骨关节病。

2. 异位促性腺激素　合并异位促性腺激素的肺癌不多，大部分是大细胞肺癌，主要为男性轻度乳房发育和增生性骨关节病。

3. 分泌促肾上腺皮质激素样物　小细胞肺癌或支气管类癌是引起库欣综合征的最常见细胞类型，很多患者在瘤组织中甚至血液中可测到促肾上腺皮质激素（ACTH）增高。

4. 分泌抗利尿激素　不适当的抗利尿激素分泌可引起厌食、恶心、呕吐等水中毒症状，还可伴有逐渐加重的神经并发症，其特征是低钠（血清钠＜ 135mmol/L）、低渗（血浆渗透压＜ 280mOsm/kg）。

5. 神经肌肉综合征　包括小脑皮质变性、脊髓小脑变性、周围神经病变、重症肌无力和肌病等。发生原因不明确。这些症状与肿瘤的部位和有无转移无关。它可以发生于肿瘤出现前数年，也可与肿瘤同时发生；在手术切除后尚可发生，或原有的症状无改变。可发生于各型肺癌，但多见于小细胞未分化癌。

6. 高钙血症　可由骨转移或肿瘤分泌过多的甲状旁腺激素相关蛋白引起，常见于鳞癌。患者表现为嗜睡、厌食、恶心、呕吐和体重减轻及精神变化。切除肿瘤后血钙水平可恢复正常。

7. 类癌综合征　典型特征是皮肤、心血管、胃肠道和呼吸功能异常。主要表现为面部、上肢躯干的潮红或水肿，以及胃肠蠕动增强、腹泻、心动过速、喘息、瘙痒和感觉异常。这些阵发性症状和体征与肿瘤释放不同的血管活性物质有关，除了 5- 羟色胺外，还包括缓激肽、血管舒缓素和儿茶酚胺。

此外，还可有黑棘皮病及皮肌炎、掌跖皮肤过度角化症、硬皮病，以及栓塞性静脉炎、非细菌性栓塞性心内膜炎、血小板减少性紫癜、微血管性溶血性贫血等肺外表现。

【辅助检查】

（一）胸部影像学检查

胸部影像学检查是发现肿瘤最重要的方法之一。可通过透视或正侧位 X 线胸片和 CT 发现肺部的阴影。

1. 中央型肺癌　肺癌向管腔内生长可引起支气管阻塞的临床表现。阻塞不完全时呈现肺段、肺叶的局限性气肿。完全阻塞时，表现为肺段、肺叶的肺不张。肺不张伴有肺门淋巴结肿大时，下缘可表现为倒"S"状影像，是中央型肺癌，特别是右上叶中央型肺癌的典型表现。引流支气管被阻塞后可导致远端肺组织继发性感染，发生肺炎或肺脓肿。炎症常呈肺段、肺叶区域分布，近肺门部阴影较浓。若肿瘤向管腔外生长，可产生单侧性、不规则的肺门肿块。肿块亦可能由支气管肺癌与转移性肺门或纵隔淋巴结融合而成。CT 可明显提高分辨率，CT 支气管三维重建技术还可发现肺段支气管以上管腔内的肿瘤或狭窄。

2. 周围型肺癌　早期多呈局限性、小斑片状阴影，边缘不清，密度较淡，易误诊为炎症或结核。随着肿瘤增大，阴影渐增大，密度增高，呈圆形或类圆形，边缘常呈分叶状，伴有脐凹或细毛刺。高分辨 CT 可清晰地显示肿瘤的分叶、边缘的毛刺、胸膜凹陷征，以及支气管充气征和空泡征，甚至钙质分布类型，见图 2-12-1。

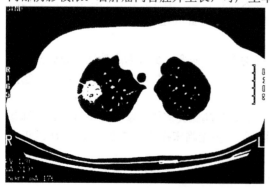

图 2-12-1　周围型肺癌

3. 细支气管 - 肺泡细胞癌　有结节型与弥漫型两种表现。结节型与周围型肺癌的圆形病灶的影像学表现不易区别。弥漫型为两肺大小不等的结节状播散病灶，边界清楚，密度较高，随病情发展逐渐增多、增大，甚至融合成肺炎样片状阴影。病灶间常有增深的网状阴影，有时可见支气管充气征。

CT 的优点在于能够显示一些普通 X 线检查所不能发现的病变，包括小病灶和位于心脏后、脊柱旁、肺尖、近隔面及肋骨头部位的病灶，CT 还可显示早期肺门和纵隔淋巴结肿大，CT 更易识别肿瘤有无侵犯邻近器官。

（二）磁共振成像

与 CT 相比，磁共振成像（MRI）在明确肿瘤与大血管之间的关系上有优越性，而在发现小病灶（< 5mm）方面则不如 CT 敏感。

（三）单光子发射计算机断层成像（SPECT）

SPECT 方法简便、无创，是利用肿瘤细胞摄取放射性核素与正常细胞之间的差异，进行肿瘤定位、定性和骨转移的诊断。目前应用的方法包括放射性核素肿瘤阳性显像和放射免疫肿瘤显像。前者以亲肿瘤的标记化合物作为显像剂，虽性能稳定，但特异性差；后者以放射性核素标记的肿瘤抗原或其相关抗原制备的特异抗体为显像剂进行肿瘤定位诊断，特异性高，但制备过程复杂，影响因素多，稳定性不如前者。

（四）正电子发射断层成像

与正常细胞相比，肺癌细胞的代谢及增殖加快，对葡萄糖的摄取增加，注入体内的 ^{18}F-2- 脱氧 D- 葡萄糖可相应地在肿瘤细胞内大量积聚，其相对摄入量可以反映肿瘤细胞的侵袭性及生长速度，故可用于肺癌及淋巴结转移的定性诊断，诊断肺癌骨转移的价值也优于 SPECT。PET 扫描对肺癌的敏感性可达 95%，特异性可达 90%，对发现转移病灶也很敏感，但对肺泡细胞癌的敏感性较差，评价时应给予考虑。

（五）痰脱落细胞检查

如果痰标本收集方法得当，3 次以上的系列痰标本可使中央型肺癌的诊断率提高到 80%，周围型肺癌的诊断率达 50%。其他影响准确性的因素有：痰中混有脓性分泌物可引起恶性细胞液化；细胞病理学家识别恶性细胞的能力。

（六）支气管镜检查

支气管镜检查对诊断、确定病变范围、明确手术指征与方式有帮助。支气管镜可见的支气管内病变，刷检的诊断率可达 92%，活检诊断率可达 93%。经支气管镜肺活检术（transbronchial lung biopsy，TBLB）可提高周围型肺癌的诊断率。支气管镜检查时的灌洗物、刷检物的细胞学检查也可对诊断提供重要帮助。

（七）细针吸取细胞学检查

可经皮或经支气管镜进行细针吸取细胞学检查，还可在超声波、X 线或 CT 引导下进行，目前常用的主要为浅表淋巴结和经超声波引导的细针吸取细胞学检查。

（八）纵隔镜检查

纵隔镜检查是一种对纵隔转移淋巴结进行评价和取活检的创伤性检查手段。它有利于肿瘤的诊断及 TNM 分期。

（九）胸腔镜检查

主要用于确定胸腔积液或胸膜肿块的性质。

（十）其他细胞或病理学检查

如胸腔积液的细胞学检查，以及对胸膜、淋巴结、肝或骨髓的活检。

（十一）开胸肺活检

若经痰细胞学检查、支气管镜检查和经皮针刺肺活检等项检查均未能确立细胞学诊断，可考虑开胸肺活检，但必须根据患者的年龄、肺功能等仔细权衡利弊后决定。

（十二）肿瘤标志物检查

肺癌的标志物很多，其中包括蛋白质、内分泌物质、肽类和各种抗原物质，如癌胚抗原（CEA）及可溶性膜抗原（如 CA50、CA12-5、CA19-9）、某些酶 [如神经特异性烯醇酶（NSE）]、细胞角质蛋白 19 片段抗原 12-1（cyfra21-1）等虽然对肺癌的诊断有一定帮助，但缺乏特异性，对某些肺癌的病情监测有一定参考价值。

【诊断】

肺癌的治疗效果与肺癌的早期诊断密切相关。因此，应该大力提倡早期诊断、及早治疗，以提高患者生存率，甚至治愈率。这需要临床医师具有高度警惕性，详细采集病史，对肺癌的症状、体征、影像学检查有一定经验，并及时进行细胞学及气管镜等检查，可使 80% ～ 90% 的肺癌患者得到确诊。

肺癌的早期诊断有赖于多方面的努力。①普及肺癌的防治知识，患者有任何可疑肺癌症状时能及时就诊，对 40 岁以上长期重度吸烟者或有危险因素接触史者应该每年体检，进行防癌或排除肺癌的有关检查。②医务人员应对肺癌的早期征象提高警惕，避免漏诊、误诊。应重点排查有高危险因素的人群或有下列可疑征象者：无明显诱因的刺激性咳嗽持续 2 ～ 3 周，治疗无效；原有慢性呼吸道疾病，咳嗽性质发生改变；短期内持续或反复痰中带血或咯血，且无其他原因可解释；反复发作的同一部位肺炎，特别是肺段的肺炎；原因不明的肺脓肿，无中毒症状，无大量脓痰，无异物吸入史，抗炎治疗效果不显著；原因不明的四肢关节疼痛及杵状指（趾）；影像学提示局限性肺气肿或段、叶性肺不张；孤立性圆形病灶和单侧性肺门阴影增大，原有肺结核病灶已稳定，而形态或性质发生改变；无中毒症状的胸腔积液，尤其是呈血性、进行性增加者。有上述表现之一，即值得怀疑，需进行必要的辅助检查，包括影像学检查，尤其是低剂量 CT 扫描，是目前普查发现肺癌最有价值的方法。③发展新的早期诊断方法，如早期诊断的标志物等，但是细胞学和病理学检查仍是确诊肺癌的必要手段。

【鉴别诊断】

肺癌常与某些肺部疾病共存，或其影像学形态表现与某些疾病相类似，故常易误诊或漏诊，必须及时进行鉴别，以利于早期诊断。痰脱落细胞检查、支气管镜或其他组织病理学检查有助于鉴别诊断，但应与下列疾病相鉴别。

（一）肺结核

1. 肺结核球　多见于年轻患者，病灶多见于结核的好发部位，如肺上叶尖后段和下叶背段。一般无症状，病灶边界清楚，密度高，可有包膜。有时含钙化点，周围有纤维结节状病灶，多年不变。

2. 肺门淋巴结结核　易与中央型肺癌相混淆，多见于儿童、青年，多有发热、盗汗等结核中毒症状。结核菌素试验常呈阳性，抗结核药治疗有效。肺癌多见于中年以上的成人，病灶发展快，呼吸道症状比较明显，抗结核药治疗有效。

3. 急性血行播散型肺结核　应与弥漫型细支气管肺泡癌相鉴别。通常血行播散型肺结核患者年龄较轻，有发热、盗汗等全身中毒症状，呼吸道症状不明显。X 线检查表现为细小、分布均匀、密度较淡的粟粒样结节病灶。细支气管 - 肺泡细胞癌两肺多有大小不等的结节状播散病灶，边界清楚、密度较高，进行性发展和增大，且有进行性呼吸困难。

（二）肺炎

若无毒性症状，抗菌药物治疗后肺部阴影吸收缓慢，或同一部位反复发生肺炎时，应考虑到肺癌的可能。肺部慢性炎症机化，形成团块状的炎性假瘤，也易与肺癌相混淆，但炎性假瘤往往形态不整，边缘不齐，核心密度较高，易伴有胸膜增厚，病灶长期无明显变化。

（三）肺脓肿

起病急，中毒症状严重，多有寒战、高热、咳嗽、咳大量脓臭痰等症状。肺部X线检查表现为均匀的大片状炎症阴影，空洞内常见较深液平面。血常规检查可发现白细胞和中性粒细胞增多。癌性空洞继发感染，常为刺激性咳嗽、反复血痰，随后出现感染、咳嗽加剧。X线胸片可见癌肿块影有偏心空洞，壁厚，内壁凹凸不平。结合支气管镜检查和痰脱落细胞检查可以鉴别。

（四）纵隔淋巴瘤

纵隔淋巴瘤颇似中央型肺癌，常为双侧性，可有发热等全身症状，但支气管刺激症状不明显，痰脱落细胞检查阴性。

（五）肺部良性肿瘤

许多良性肿瘤在影像学上与恶性肿瘤相似，其中尤以支气管腺瘤、错构瘤等更难鉴别。

（六）结核性渗出性胸膜炎

应与癌性胸腔积液相鉴别。

【治疗原则】

治疗方案主要根据肿瘤的组织学决定。通常小细胞肺癌（SCLC）发现时已有转移，难以通过外科手术根治，主要依赖化疗或放化疗综合治疗。相反，非小细胞肺癌（NSCLC）可为局限性，外科手术或放疗可根治，但对化疗的反应较SCLC差。

目前主要有外科手术治疗、放射治疗、化学药物治疗、中医中药治疗及免疫治疗等。手术治疗仍然是肺癌最重要和最有效的治疗手段。

【原发性肺癌应掌握的内容】

（一）问诊

重点询问内容如下。①起病的时间及缓急。②咳嗽：性质，发生与加剧的时间，气候变化对症状的影响，体位改变与咳嗽、咳痰的关系，持续的时间。③咳痰：性质、24h数量、黏稠度、颜色及气味。④咯血：量和颜色、持续时间。⑤呼吸困难：性质、程度及出现的时间。⑥胸痛：部位、性质，与呼吸、咳嗽和体位的关系。⑦有无畏寒、发热、声音嘶哑、吞咽困难、食欲缺乏、头痛、头晕、骨痛和体重减轻等。⑧发病后是否就诊，何时何地做过何种检查，结果如何，应用何种治疗，症状变化情况如何（好转、进展、出现新症状）。⑨既往有何疾病，有无类似情况出现，有无慢性支气管炎、支气管扩张、肺结核等肺部疾病，有无高血压、心脏病、糖尿病等内科疾病史，有无肝炎、结核等传染病史，有无外伤史，有无药食物过敏史，有无输血。⑩个人史：居住环境如何，饮食状况；以前从事过何种职业，是否有经常接触粉尘及刺激性化学药物或放射性物质接触史，防护设备如何；有无烟酒等不良嗜好。⑪家族史：父母及兄弟姐妹的疾病史，家族中有无类似疾病等。

（二）体格检查

生命体征；一般情况；全身淋巴结有无肿大，淋巴结有几个，大小、质地，有无压痛；颈部气管是否居中；胸廓外形有无畸形，肋间隙有无增宽，胸壁有无静脉曲张、皮下气肿，有无肿块可触及（大小、质地、活动度）、有无压痛。肺：呼吸情况、频率，呼吸运动是否对称，胸廓活动度如何，触觉语颤有无增强或减弱，有无胸膜摩擦感及皮下捻发感；叩诊情况，肺下界及肺下界活动度；肺部听诊有无啰音、病理性支气管呼吸音及胸膜摩擦音，听觉语音是否正常。下肢有无凹陷性水肿。有无上腔静脉阻塞综合征、肥大性肺性骨关节病、霍纳综合征等相关症状。

（三）辅助检查

血生化、肿瘤全套、影像学检查（胸腹部、骨、头颅、肾上腺等部位）、痰液脱落细胞、细针吸取细胞学检查，以及气管镜、纵隔镜、胸腔镜检查等。

（四）治疗

1. 非小细胞肺癌

（1）局限性病变

手术治疗：对于可耐受手术的 I a、I b、II a 和 II b 期非小细胞肺癌，首选手术。III a 期病变患者的年龄、心肺功能和解剖位置合适，也可考虑手术。术前化疗（新辅助化疗）可使许多原先不能手术者降级而能够手术，电视胸腔镜手术可用于肺功能欠佳的周围型病变的患者。

根治性放疗：III 期患者及拒绝或不能耐受手术的 I、II 期患者均可考虑根治性放疗。已有远处转移、恶性胸腔积液或累及心脏者一般不考虑根治性放疗。放疗射线可损伤肺实质和胸内其他器官，如脊髓、心脏和食管，对有严重肺部基础疾病的患者也应注意。

根治性综合治疗：对产生霍纳综合征的肺上沟瘤可采用放疗和手术联合治疗。对于 III a 期的患者，N_2 期病变也可选择手术加术后放化疗、新辅助化疗加手术或新辅助放化疗加手术。对 III b 期和肿瘤体积大的 III a 病变，与单纯放疗相比，新辅助化疗（含顺铂的方案 2～3 个周期）加放疗（60Gy）的中位生存期可从 10 个月提高至 14 个月，5 年生存率可从 7% 提高至 17%。

（2）播散性病变：不能手术的非小细胞肺癌患者中 70% 预后差。患者可根据行动状态评分为 0（无症状）、1（有症状，完全能走动）、2（<50% 的时间卧床）、3（>50% 的时间卧床）和 4（卧床不起），依据评分适当选择应用化疗和放疗，或支持治疗。

化学药物治疗（简称化疗）：联合化疗可增加生存率、缓解症状及提高生活质量，可使 30%～40% 的患者部分缓解，近 5% 的患者完全缓解，中位生存期为 9～10 个月，1 年生存率为 40%。因此，若患者行为状态评分≤2 分，且主要器官功能可耐受，可给予化疗。化疗应使用标准方案，如紫杉醇＋卡铂、多西紫杉醇＋顺铂或长春瑞滨＋顺铂、吉西他滨＋顺铂及丝裂霉素 C＋长春地辛＋顺铂等以铂类为基础的化疗方案。

放射治疗（简称放疗）：如果患者的原发瘤阻塞了支气管引起阻塞性肺炎、上呼吸道或上腔静脉阻塞等症状，应考虑放疗；也可对无症状的患者给予预防性治疗，防止胸内病变进展。通常 1 个疗程为 2～4 周，剂量为 30～40Gy。心脏压塞患者可给予心包穿刺术和放疗，颅脑转移、脊髓压迫和臂丛神经受累的患者亦可通过放疗缓解。对于颅脑转移和脊髓压迫的患者，可给予地塞米松 25～75mg/d，分 4 次，并迅速减至缓解症状所需的最低剂量。

靶向治疗：肿瘤分子的靶向治疗是以肿瘤组织或细胞中所具有的特异性（或相对特异）分子为靶点，利用分子靶向药物能够特异性阻断该靶点的生物学功能，选择性地从分子水平来逆转肿瘤细胞的恶性生物学行为，从而达到抑制肿瘤生长，甚至消退肿瘤的目的。包括以表皮生长因子受体为靶点的靶向治疗，代表药物为吉非替尼、厄洛替尼等。此外还有以肿瘤血管生成为靶点的靶向治疗，其中贝伐珠单抗联合化疗能明显提高化学药物治疗晚期非小细胞肺癌的有效率并延长中位肿瘤的进展时间。

转移灶治疗：伴颅脑转移时可考虑放疗。术后或放疗后出现的气管内肿瘤复发，经纤维支气管镜给予激光治疗，可使 80%～90% 的患者缓解。胸腔转移引起的恶性胸腔积液治疗见第十一章。

2. 小细胞肺癌　推荐以化疗为主的综合治疗，以延长患者生存期。

（1）化疗：常使用的联合方案是依托泊苷加顺铂或卡铂，每 3 周 1 次，共 4～6 个周期。其他常用的方案为依托泊苷、顺铂和异环磷酰胺。初次联合化疗可能会导致中至重度的粒细胞减少（如粒细胞数为 $0.5×10^9/L～1.5×10^9/L$）和血小板减少症（血小板计数 $<50×10^9/L～100×10^9/L$）。初始治疗 4～6 个周期后，应重新分期以确定是否进入临床完全缓解（所有临床明显的病变和癌旁综合征完全消失）、部分缓解、无反应或进展（见于 10%～20% 的患者）。治疗后进展或无反应的患者应该调换新的化疗药物。

（2）放疗：对明确有颅脑转移者应给予全脑高剂量放疗（40Gy）。也有报道对完全缓解的患者可给予预防性颅脑放射（PCI），能显著地减少脑转移（存活≥2 年），未做 PCI 的患者 60%～80% 发生脑转移，但生存受益小。也有研究表明，PCI 后可发生认知损害。治疗前需将放疗的利弊告知患者。对有症状、胸部或其他部位病灶进展的患者，可给予全剂量（如胸部肿瘤团块给予 40Gy）放疗。

（3）综合治疗：大多数局限期的小细胞肺癌可考虑给予依托泊苷加铂类药物化疗及同步放疗的综合治疗。尽管会出现放化疗的急慢性毒性，但能降低局部治疗的失败率，并提高生存期。可选择合适的患者（局限期、行动状态评分为 0～1 且基础肺功能良好），给予全部剂量的放疗并尽可能减少对肺功能的损伤。

对于广泛期病变，通常不提倡初始胸部放疗。然而，对情况良好的患者（如行动状态评分为 0～1、肺功能好及仅一个部位扩散者）可在化疗的基础上增加放疗。对所有患者，如果化疗不足以缓解局部肿瘤症状，可增加一个疗程的放疗。

尽管常规不推荐小细胞肺癌进行手术治疗，偶尔也有患者符合切除术的要求（纵隔淋巴结阴性，且无转移者）。

（4）生物应答调节剂（biological response modifier，BRM）：为小细胞肺癌提供了一种新的治疗手段，如小剂量干扰素（$2×10^6$U），每周 3 次的间歇疗法。转移因子、左旋咪唑、集落刺激因子在肺癌的治疗中都能增加机体对化疗、放疗的耐受性，提高疗效。

（五）中医药治疗

祖国医学有许多单方及配方在肺癌的治疗中可与西药治疗起协同作用，减少患者对放疗、化疗的反应，提高机体的抗病能力，在巩固疗效、促进、恢复机体功能中起到辅助作用。

（周　娟　章艳菊）

第十三章 食 管 癌

【流行病学】

食管癌是常见的一种消化道癌肿。我国是世界上食管癌高发地区之一，每年平均病死约 15 万人。发病年龄多在 40 岁以上，男多于女，男性约为 31.66/10 万，女性约为 15.93/10 万，占各部位癌死亡的第二位，仅次于胃癌。我国发病率以河南省为最高，此外江苏、山西、河北、福建、陕西、安徽、湖北、山东、广东等省均为高发区。

【病因】

食管癌可能是由多种因素所致的疾病。①化学因素：亚硝胺；②生物因素：真菌；③缺乏某些微量元素：钼、铁、锌、氟、硒等在粮食、蔬菜、饮水中含量偏低；④缺乏维生素：缺乏维生素 A、维生素 C，以及动物蛋白、新鲜蔬菜、水果摄入不足；⑤烟、酒、热食热饮、口腔不洁等因素；⑥食管癌遗传易感因素。

【病理生理】

按病理形态，临床上食管癌可分为四型。①髓质型：食管壁明显增厚并向腔内外扩展，使癌瘤的上下端边缘呈坡状隆起。多数累及食管周径的全部或绝大部分。切面呈灰白色，为均匀致密的实体肿块。②覃伞型：瘤体呈卵圆形扁平肿块状，向腔内呈蘑菇样突起，故名覃伞。隆起的边缘与其周围的黏膜境界清楚，瘤体表面多有浅表溃疡，其底部凹凸不平。③溃疡型：瘤体的黏膜面呈深陷而边缘清楚的溃疡。溃疡的大小和外形不一，深入肌层，阻塞程度较轻。④缩窄型（即硬化型）：瘤体形成明显的环形狭窄，累及食管全部周径，较早出现阻塞。

癌转移主要经淋巴途径：首先进入黏膜下淋巴管，通过肌层到达与肿瘤部位相应的区域淋巴结。颈段癌可转移至喉后、颈深和锁骨上淋巴结；胸段癌转移至食管旁淋巴结后，可向上转移至胸顶纵隔淋巴结，向下累及贲门周围的膈下及胃周淋巴结，或沿着气管、支气管至气管分叉及肺门；食管中、下段癌亦可向远处转移至锁骨上淋巴结、腹主动脉旁和腹腔丛淋巴结。以上这些均属晚期。血行转移发生较晚。

【临床表现】

临床表现：早期时症状常不明显，但在吞咽粗硬食物时可能有不同程度的不适感觉，包括吞咽食物哽噎感，胸骨后烧灼样、针刺样或牵拉摩擦样疼痛。食物通过缓慢，并有停滞感或异物感。哽噎停滞感常通过吞咽水后缓解消失。症状时轻时重，进展缓慢。

中晚期食管癌典型的症状为进行性吞咽困难，先是难咽干的食物，继而半流质，最后水和唾液也不能咽下。常吐黏液样痰，为下咽的唾液和食管的分泌物。患者逐渐消瘦、脱水、无力。持续胸痛或背痛表示为晚期症状。

体征：癌肿侵犯喉返神经，可出现声音嘶哑；压迫颈交感神经节，可产生霍纳综合征；侵入气管、支气管，可形成食管、气管或支气管瘘，出现吞咽水或食物时剧烈呛咳，并发生呼吸系统的感染。最后出现恶病质状态。若有肝、脑等器官转移，可出现黄疸、腹水、昏迷等。

【辅助检查】

通过超声内镜检查（EUS）来判断食管癌的浸润层次、向外扩展深度及有无纵隔、淋巴结或腹内器官转移等，对估计外科手术可能性可能有帮助。

【诊断】

体格检查时应特别注意锁骨上有无肿大的淋巴结、肝有无肿块和有无腹水、胸腔积液等远处转移的体征。

对可疑病例诊断，均应做食管吞稀钡 X 线双重对比造影。我国常用带网气囊食管细胞采集器，做食管拉网检查脱落细胞，早期病变阳性率较高，是一种简便易行的普查筛选诊断方法。对临床已有症状或怀疑而又未能明确诊断者，则应尽早做纤维食管镜检查，在直视下钳取多块活组织做病理组织学检查。

【鉴别诊断】

早期无吞咽困难时，应与食管炎、食管憩室和食管静脉曲张相鉴别。

【治疗原则】

治疗方法包括外科治疗、放射治疗、化学治疗和综合治疗。两种以上疗法同时或先后应用称为综合治疗。结果显示，以综合治疗效果较好。

（一）手术治疗

手术是治疗食管癌的首选方法。若全身情况良好，有较好的心肺功能储备，无明显远处转移征象者，可考虑手术治疗。一般以颈段癌长度＜ 3cm、胸上段癌长度＜ 4cm、胸下段癌长度＜ 5cm 切除的机会较大。也有瘤体不太大但已与主要器官（如主动脉、气管等）紧密粘连而不能切除者。对较大的鳞癌，估计切除可能性不大但患者全身情况良好者，可先采用术前放疗，待瘤体缩小后再做手术。手术禁忌证：①全身情况差，已呈恶病质，或有严重心、肺或肝、肾功能不全者；②病变侵犯范围大，已有明显外侵及穿孔征象，如已出现声音嘶哑或已有食管气管瘘者；③已有远处转移者。

（二）放射疗法

①放射和手术综合治疗：可增加手术切除率，也能提高远期生存率。术前放疗后，休息2～3周再做手术较为合适。对术中切除不完全的残留癌组织处做金属标记，一般在术后 3 ～ 6 周开始术后放疗。②单纯放射疗法：多用于颈段、胸上段食管癌，因手术难度大，手术并发症多，疗效常不满意；也可用于有手术禁忌证而发病时间不长，患者尚可耐受的放疗者。

（三）化学治疗

采用化疗与手术治疗相结合或与放疗、中医中药相结合的综合治疗，有时可提高疗效，或使食管癌患者症状缓解，生存期延长。要定期检查血常规，并注意药物反应。

【食管癌应掌握的内容】

（一）问诊

重点询问内容如下。①起病的时间及缓急；②有无进食不畅或哽噎感；③患者是否逐渐消瘦、营养不良；④是否有持续胸背部疼痛；⑤是否有声音嘶哑、呛咳或者霍纳综合征；⑥发病后是否就诊，何时何地做过何种检查，结果如何，有无胃镜及病理情况，应用何种治疗，症状变化情况如何（好转、进展、出现新症状）；⑦既往有何疾病；⑧个人史：居住环境如何、饮食状况，有无烟酒等不良嗜好；⑨家族史：父母及兄弟姐妹的疾病史，家族中有无类似疾病等。

（二）体格检查

生命体征；一般常规身体情况；全身淋巴结有无肿大，淋巴结有几个，其大小、质地，有无压痛，尤其是锁骨上有无肿大淋巴结；肝有无肿块或者有无腹水、胸腔积液等远处转移体征。

（三）辅助检查

筛查可用带网气囊食管细胞采集器，做食管拉网检查脱落细胞。诊断方法包括血生化、肿瘤全套；影像学检查包括食管吞稀钡 X 线双重对比造影；超声内镜检查，临床常用的有胃镜、食管吞稀钡双重 X 线造影；胸部及上腹部增强 CT 可明确肿瘤病变的范围及毗邻情况。年龄偏大的患者需要查心肺功能及冠状动脉 CT。

（四）治疗

治疗分外科治疗、放射治疗、化学治疗和综合治疗。

手术治疗：是治疗食管癌的首选方法。手术适用范围及适应证、禁忌证见本章"治疗原则"部分。食管癌手术切口主要有胸腔手术切口、腹腔手术切口、颈部手术切口。对于下段食管癌常采用胸部手术切口。中段食管癌常选择胸腹联合手术切口。对于部分肿瘤位置较高的，可以采用颈胸腹联合三切口。原则上应切除食管大部分，切除的长度应在距癌瘤上、下 5～8cm 及以上；切除的广度应包括肿瘤周围的纤维组织及所有淋巴结的清除，包括颈部、胸顶上纵隔、食管气管旁和隆凸周围、腹内胃小弯、胃左动脉及腹主动脉周围等处。食管下段癌，与代食管器官吻合多在主动脉弓上；食管中段或上段癌则应吻合在颈部。常用的代食管器官是胃，有时用结肠或空肠。常见的术后并发症是吻合口瘘和吻合口狭窄。经食管裂孔钝性剥除食管癌做食管内翻剥脱术可用于心、肺功能差，患早期癌而不宜做开胸手术者。对晚期食管癌，不能进行根治或放射治疗、进食有困难者，可做姑息性手术，包括食管腔内置管术、食管胃转流吻合术、食管结肠转流吻合术或胃造瘘术等。

放射及化学疗法见该章"治疗原则"部分。

（韩　潇）

第十四章　食管良性狭窄与贲门痉挛

第一节　食管良性肿瘤

食管良性肿瘤少见，可分为腔内型、黏膜下型及壁内型。①腔内型：包括息肉及乳头状瘤；②黏膜下型：有血管瘤及颗粒细胞成肌细胞瘤；③壁内型：肿瘤发生于食管肌层，最常见的是食管平滑肌瘤（esophageal leiomyoma）。后者约占食管良性肿瘤的 3/40。

【临床表现】

食管良性肿瘤主要取决于肿瘤的解剖部位和体积大小。较大的肿瘤可以不同程度地堵塞食管腔，出现吞咽困难、呕吐和消瘦等症状。

【诊断】

不论有无症状，均须经 X 线检查和内镜检查，方可做出诊断。食管造影检查可出现半月状压迹。食管镜检查可见肿瘤表面黏膜光滑、正常。

【治疗原则】

外科手术切除病变。对腔内型小而长蒂的肿瘤可经内镜摘除。食管良胜肿瘤的手术效果满意，预后良好，恶变者罕见。

第二节　食管灼伤

食管灼伤多为误吞强酸或强碱等化学腐蚀剂引起的食管化学性灼伤，亦有因长期反流性食管炎、长期进食浓醋或长期服用酸性药物（如多西环素、四环素、阿司匹林等）引起食管化学性灼伤者，但较少见。

【病理】

Ⅰ度：食管黏膜表浅充血、水肿，经过脱屑期以后 7 ~ 8d 而痊愈，不遗留瘢痕。Ⅱ度：灼伤累及食管肌层。在急性期组织充血、水肿、渗出，组织坏死脱落后形成溃疡，3 ~ 6 周发生肉芽组织增生，以后纤维组织形成瘢痕而导致狭窄。Ⅲ度：食管全层及其周围组织凝固坏死，可导致食管穿孔和纵隔炎。灼伤后病理过程大致可分为 3 个阶段。第一阶段即在伤后最初几天内发生炎症、水肿或坏死，常出现早期食管梗阻的症状。第二阶段在伤后 1 ~ 2 周，坏死组织开始脱落，出现软的、红润的肉芽组织，梗阻症状常可减轻，这时食管壁最为薄弱，持续 3 ~ 4 周。第三阶段瘢痕及狭窄形成，并逐渐加重。病理演变过程可进行数周至数月，但超过 1 年后再发生狭窄者少见。瘢痕狭窄的好发部位常在食管的生理狭窄处，即食管入口、气管分叉平面及食管下端处。

【临床表现】

引起唇、口腔、咽部、胸骨后及上腹部剧烈疼痛，随即有反射性呕吐，吐出物常带血性。若灼伤涉及会厌、喉部及呼吸道，可出现咳嗽、声音嘶哑、呼吸困难。严重者可出现昏迷、虚脱、发热等中毒症状。瘢痕狭窄形成后可导致食管部分或完全梗阻，甚至唾液也难咽下。因不能进食，后期可出现营养不良、脱水、消瘦、贫血等。小儿生长发育受到影响。

【诊断】

早期主要依据有无吞服腐蚀剂史及上述有关临床表现，体格检查发现口咽部有灼伤表现，即可确立诊断。必要时要通过食管碘油造影确诊。胸骨后疼痛、背或腹痛应排除食管或胃穿孔。晚期做食管 X 线造影有助于诊断。

【治疗原则】

（一）急诊处理程序

1. 简要采集病史，包括所服腐蚀剂的种类、时间、浓度和量。

2. 迅速判断患者的一般情况，特别是呼吸系统和循环系统状况。保持呼吸道通畅，必要时行气管切开，尽快建立静脉通道。

3. 尽早吞服植物油或蛋白水，以保护食管和胃黏膜。无条件时甚至可吞咽生理盐水或清水稀释。

4. 积极处理并发症，包括喉水肿、休克、胃穿孔、纵隔炎等。

5. 防止食管狭窄，早期使用肾上腺皮质激素和抗菌药物，可减轻炎症反应、预防感染、纤维组织增生及瘢痕形成。

（二）扩张疗法

宜在伤后 2 ~ 3 周后食管急性炎症、水肿开始消退后进行。

（三）手术治疗

对严重长段狭窄及扩张疗法失败者，可采用手术治疗。

第三节 贲门痉挛

贲门失弛症又称贲门痉挛，是指吞咽时食管体部无蠕动，贲门括约肌松弛不良。本病多见于20 ~ 50 岁，女性稍多。

【病因病理】

病因和病理至今未明。一般认为本病系由食管肌层内神经节的变性、减少或缺如，食管失去正常的推动力而致。食管下括约肌和贲门不能松弛，致食物滞留于食管内，久之则食管扩张、肥厚、伸长、屈曲、失去肌张力。因食物淤滞，可慢性刺激食管黏膜，导致充血、炎症，甚至发生溃疡。随时间延长，少数患者可发生癌变。

【临床表现】

主要症状为吞咽困难、胸骨后沉重感或阻塞感。热食较冷食易于通过，有时吞咽固体食物时因可形成一定压力，反而可以通过。初为间歇发作，随着疾病进展，以后呈持续性进食困难。食管扩大明显时，可容纳大量液体及食物。在夜间可发生气管内误吸，并发肺炎。

【诊断】

食管造影检查的特征为食管体部蠕动消失，食管下端及贲门部呈鸟嘴状，边缘整齐光滑，上端食管明显扩张，可有液面。钡剂不能通过贲门。做食管纤维镜检查可确诊，并排除癌肿。

【治疗原则】

（一）非手术治疗

病程短且病情较轻，可用解痉镇痛药。部分轻症患者早期可先试行食管扩张术，以缓解症状，但应注意防止强力扩张的并发症，如食管穿孔、出血。

（二）手术治疗

通常采用经腹或经左胸做食管下段贲门肌层切开术（Heller 手术），也有在此手术基础上加做抗反流手术、胃底固定术、幽门成形术等。

【食管良性狭窄及贲门痉挛应掌握的内容】

（一）问诊

发病时间，是否有吞咽困难，是否有胸痛，胸痛类型及位置、持续时间。发病以来是否诊疗过，是否做过胃镜、食管钡剂检查、消化道造影等，有无病理结果。既往是否有类似情况。是否有糖尿病病史，以及近期血糖控制情况，是否有传染病病史。有无药物过敏史等。食管灼伤要注意是否有误服强酸或强碱史，若有吞服，需明确强酸、强碱的类型、浓度、剂量、接触的时间等。贲门痉挛需注意症状是否时轻时重，有无气管内误吸、并发肺炎等。

（二）体格检查

测量生命体征及检查身体一般情况。食管良性肿瘤患者的症状和体征主要取决于肿瘤的解剖部位和体积大小，而食管灼伤的患者体格检查时应特别注意有无口咽部灼伤的表现。

（三）辅助检查

食管良性肿瘤患者须经 X 线检查和内镜检查，方可做出诊断。食管灼伤患者的诊断主要依据有无吞服腐蚀剂病史及相关临床表现，必要时可通过食管碘油造影确诊。贲门痉挛可通过食管造影或食管纤维镜检查明确诊断。另外，血生化等检查、胸部及上腹部增强 CT 等也是必要的。年龄偏大的患者需要查心肺功能及冠状动脉 CT。

（四）治疗

食管良性肿瘤多为手术治疗，食管灼伤及贲门痉挛可根据具体情况决定是否进行非手术治疗或手术治疗，可参照本章"治疗原则"。

（韩 潇）

第十五章 纵 隔 肿 瘤

【解剖结构】

纵隔的解剖结构前为胸骨，后为胸椎，两侧为纵隔胸膜，上连颈部，下止于膈肌。纵隔内有心脏、大血管、食管、气管、神经、胸腺、胸导管及丰富的淋巴组织和结缔组织、脂肪组织。简单的划区法是以胸骨角与第 4 胸椎下缘的水平连线为界，把纵隔分成上、下两部分。近年来将含有很多重要器官的纵隔间隙，称为"内脏器官纵隔"（以往称中纵隔）；在气管、心包前面的间隙为前纵隔；在气管、心包后方的间隙（包括食管和脊柱旁纵隔）称后纵隔。临床上常将这两种划区综合来定位病变部位，常见分类包括：胸骨后甲状腺肿、神经源性肿瘤、支气管囊肿、畸胎瘤与皮样囊肿、心包囊肿、胸腺瘤。

【病因】

神经源性肿瘤：多起源于交感神经，少数起源于外围神经，多位于后纵隔脊柱旁肋脊区内，以单侧多见。一般无明显症状，长大压迫神经干或恶性变侵蚀时可发生疼痛。纵隔神经源性肿瘤可分成两大类：①自主神经系统肿瘤，大多起源于交感神经。恶性的有神经母细胞瘤及节细胞神经母细胞瘤，良性的有神经节细胞瘤。尚有少数发生于迷走神经的神经纤维瘤。②起源于外围神经的肿瘤，良性的有神经鞘瘤和神经纤维瘤，恶性的有恶性神经鞘瘤及神经纤维肉瘤。

畸胎瘤与皮样囊肿：多位于前纵隔，接近心底部的心脏大血管前方。根据胚层来源虽可分成表皮样囊肿、皮样囊肿和畸胎瘤（含外、中、内 3 种胚层组织）3 种类型，但其发生学相同。畸胎瘤多为实质性，内含大小不同、数目不等的囊肿，囊壁常有钙化片，囊内除有结缔组织外还含有表皮、真皮及皮脂腺等。囊内多为褐黄色液体，混有皮脂及胆固醇结节，并有毛发。实体部分有骨、软骨、肌、支气管、肠壁及淋巴样组织等。10% 的畸胎瘤为恶性。

胸腺瘤：多位于前上纵隔，分上皮细胞型、淋巴细胞型和混合型三类。呈椭圆形阴影或分叶状，边缘界线清楚，多为良性，包膜完整，但临床上常视为有潜在恶性，易浸润附近的组织、器官。约 15% 的胸腺瘤合并重症肌无力，反之，重症肌无力患者中约有 50% 以上有胸腺瘤或胸腺增生异常。有些退化的残余胸腺内含有活跃的生发中心，常异位于气管前、甲状腺下极、肺门、心包、月扁肌等处的脂肪组织内。胸腺因涉及人体免疫功能，有些疾病可能与自身免疫机制改变有关。

纵隔囊肿：较常见的有支气管囊肿、食管囊肿（或称胃肠囊肿、前肠囊肿或肠源性囊肿）和心包囊肿，均由胚胎发育过程中部分胚细胞异位而引起。三种囊肿均属良性，多呈圆形或椭圆形，壁薄，边缘界线清楚。

胸内异位组织肿瘤和淋巴源性肿瘤：前者有胸骨后甲状腺肿、甲状旁腺肿瘤等；后者多系恶性，如淋巴肉瘤、霍奇金病等。肿块常呈双侧性且不规则。淋巴源性肿瘤不宜手术，多采用放射治疗或化学药物治疗。

其他肿瘤：一般有血管源性、脂肪组织性、结缔组织性，以及来自肌组织的间叶性肿瘤等。较为少见。

【临床表现】

症状：与肿瘤大小、部位、生长方向和速度、质地、性质等有关。良性肿瘤由于生长缓慢，向胸腔方向生长，可生长到相当大的程度时尚无症状或很轻微；相反，恶性肿瘤侵蚀程度高，进展迅速，故肿瘤较小时已经出现症状。常见症状有胸痛、胸闷及刺激或压迫呼吸系统、神经系统、大血管、食管的症状。

体征：压迫神经系统，出现霍纳综合征；压迫喉返神经出现声音嘶哑；压迫臂丛神经出现上臂麻木、肩胛区疼痛及向上肢放射性疼痛；哑铃状的神经源性肿瘤有时可压迫脊髓引起截瘫；刺激或压迫呼吸系统，可引起剧烈咳嗽、呼吸困难，甚至发热；压迫大血管，可致单侧上肢及颈的静脉压增高；压迫上腔静脉可出现面部、上肢的肿胀、发热及颈浅静脉扩张、前胸静脉迂曲等表现的上腔静脉综合征；压迫食管可引起吞咽困难。

特异性症状：对确诊意义较大，如随吞咽运动上下移动的为胸骨后甲状腺肿；咳出头发样细毛或豆腐渣样皮脂为破入肺内的畸胎瘤；伴重症肌无力者为胸腺瘤等。

【影像学检查】

胸部影像学检查是诊断纵隔肿瘤的重要手段，包括X线检查、X射线体层摄影、CT或磁共振成像。超声检查有助于鉴别实质性、血管性或囊性肿瘤。放射性核素扫描可协助诊断胸骨后甲状腺肿。

【诊断】

（一）胸部影像学检查

胸部影像学检查是诊断纵隔肿瘤的重要手段，常用的有X线、X射线体层摄影、CT或磁共振成像。

（二）超声检查

有助于鉴别实质性、血管性或囊性肿瘤。

（三）放射性核素扫描

可协助诊断胸骨后甲状腺肿。

（四）颈部肿大淋巴结活检

有助于鉴别淋巴源性肿瘤或其他恶性肿瘤。

（五）气管镜、食管镜、纵隔镜等检查

有助于鉴别诊断，但应用较少。

（六）诊断性放射治疗

观察肿瘤经过放射治疗后在短期内能否缩小，有助于鉴别对放射性敏感的肿瘤，如恶性淋巴瘤等。

【治疗原则】

治疗除恶性淋巴源性肿瘤适用放射治疗外，绝大多数原发性纵隔肿瘤只要无其他禁忌证，均应手术治疗。即使良性肿瘤或囊肿毫无症状，由于会逐渐长大，压迫毗邻器官，甚至出现恶性变或继发感染，因此均应采取手术治疗。恶性纵隔肿瘤若已侵入邻近器官无法切除或已有远处转移，则禁忌手术，可根据病理性质给予放射治疗或化学药物治疗。

【纵隔肿瘤应掌握的内容】

（一）问诊

发病时间；是否有胸痛、胸闷、刺激症状；是否有霍纳综合征、是否有声音嘶哑、有无颈静脉扩张、有无吞咽困难等各种压迫症状；是否有糖尿病病史及近期血糖控制情况；是否有传染病病史；有无药物过敏史等。

（二）体格检查

生命体征；身体一般情况；纵隔肿瘤的症状及肿瘤大小、部位、生长方向和速度、质地、性质等。良性肿瘤由于生长缓慢，向胸腔方向生长，可生长到相当大的程度时尚无症状或很轻微；相反，恶性肿瘤侵蚀程度高，进展迅速，故肿瘤较小时已经出现症状。

（三）辅助检查

根据各系统的压迫症状及体征，以及 X 线检查、PET、CT 或 MRI、超声检查、放射性核素扫描、淋巴结活检、气管镜、食管镜、纵隔镜等可明确诊断。临床多用胸部 CT、MRI 或者 PET 来明确诊断。

（四）治疗

除恶性淋巴源性肿瘤适用放射治疗外，绝大多数原发性纵隔肿瘤均应手术治疗。若恶性肿瘤有远处转移或禁忌手术，可根据病理情况给予放射治疗或化学药物治疗。

（韩　潇）

第三篇 消化系统

第一章 胃 炎

第一节 急性胃炎

急性胃炎（acute gastritis）（也称糜烂性胃炎、出血性胃炎、急性胃黏膜病变）是由多种病因引起的以胃黏膜变质、渗出为主的病变。病理组织学特征：表层上皮细胞变性、坏死、脱落；固有层血管受损引起出血和血浆外渗；胃黏膜固有层见到以中性粒细胞为主的炎症细胞浸润。

【解剖和生理功能】

1. 胃的位置和分区 胃位于食管和十二指肠之间，上端与食管相连的入口部位称贲门，距离门齿约40cm，下端与十二指肠相连接的出口为幽门。腹段食管与胃大弯的交角称贲门切迹，该切迹的黏膜面形成贲门皱襞，有防止胃内容物向食管反流的作用。幽门部环状肌增厚，浆膜面可见一环形浅沟，幽门前静脉沿此沟的腹侧面下行，是术中区分胃幽门与十二指肠的解剖标志。将胃小弯和胃大弯分作三等份，再连接各对应点可将胃分为3个区域，上1/3为贲门胃底部区（upper，U区），中1/3是胃体部区（middle，M区），下1/3即幽门部区（lower，L区）。

2. 胃的韧带 胃与周围器官由韧带相连接，包括胃膈韧带、肝胃韧带、胃脾韧带、胃结肠韧带和胃胰韧带，胃凭借韧带固定于上腹部。胃胰韧带位于胃后方，自腹主动脉起始处向上达到胃与贲门部，其内有胃左动脉走行，参与组成小网膜的囊后壁。

3. 胃的血管 胃的动脉血供丰富，主要来源于腹主动脉，发自腹主动脉的胃左动脉和来自肝固有动脉的胃右动脉形成胃小弯动脉弓供血胃小弯。胃大弯由来自胃十二指肠动脉的胃网膜右动脉和来自脾动脉的胃网膜左动脉构成胃大弯的动脉弓。来自脾动脉的数支胃短动脉供应胃底。胃后动脉可以是一支或两支，起自脾动脉的中1/3段，于小网膜囊后壁的腹膜后面伴同名静脉上行，分布于胃体上部与胃底的后壁。胃有丰富的黏膜下血管丛，静脉回流汇集到门静脉系统。胃的静脉与同名动脉伴行，胃短静脉、胃网膜左静脉均回流入脾静脉；胃网膜右静脉则回流入肠系膜上静脉；胃左静脉（即冠状静脉）的血液可直接注入肝门静脉或汇入脾静脉；胃右静脉直接注入肝门静脉。

4. 胃的淋巴引流 胃黏膜下的淋巴管网丰富，并经贲门与食管、经幽门与十二指肠相交通。胃周围的淋巴结，沿胃的主要动脉及其分支分布，淋巴管回流则逆动脉血流方向走行，经多个淋巴结逐步向动脉根部聚集。引流胃的淋巴结分为3站16组：1贲门右、2贲门左、3胃小弯、4胃大弯、5幽门上、6幽门下、7胃左动脉旁、8肝总动脉旁、9腹主动脉旁、10脾门、11脾动脉旁、12肝十二指肠韧带内、13胰后淋巴结、14肠系膜上动脉旁、15结肠中动脉旁、16腹主动脉旁。第一站 N_1：全胃1～6；胃窦3～6；胃体1，3～6；贲门1～4。第二站 N_2：全胃7～11；胃窦1，7～9；胃体2，7～11；贲门5～11。第三站 N_3：全胃12～14；胃窦2，10～14；胃体12～14；贲门12～14。按淋巴的主要引流方向可分为以下四群：①腹腔淋巴结群，引流胃小弯上部的淋巴液；②幽门上淋巴结群，引流胃小弯下部的淋巴液；③幽门下淋巴结群，引流胃大弯右侧的淋巴液；④胰脾淋巴结群，引流胃大弯上部的淋巴液。

5. 胃的神经 胃受自主神经支配，支配胃的运动神经，包括交感神经与副交感神经。胃的交感神经为来自腹腔神经丛的节后纤维，和动脉分支伴行进入胃，主要抑制胃的分泌和运动，并传出痛觉；胃的副交感神经来自迷走神经，主要促进胃的分泌和运动。交感神经与副交感神经纤维共同在肌层间和黏膜下层组成神经网，以协调胃的分泌和运动功能。左、右迷走神经沿食管下行，左迷走神经在贲门前面，分出肝胆支和胃前支；右迷走神经在贲门背侧，分出腹腔支和胃后支。迷走神经的胃前支、胃后支都沿胃小弯走行，发出的分支和胃动、静脉分支伴行，进入胃的前、后壁。最后的 3 ～ 4 终末支，在距幽门 5 ～ 7cm 处进入胃窦，形似"鸡爪"，支配幽门的排空功能，在行高选择性胃迷走神经切断术时可作为保留分支的标志。

6. 胃壁的结构　胃壁从外向内分为浆膜层、肌层、黏膜下层和黏膜层。①胃壁肌层外层是沿长轴分布的纵行肌层，内层由环状走向的肌层构成。胃壁肌层由平滑肌构成，环行肌纤维在贲门和幽门处增厚形成贲门和幽门括约肌。②黏膜下层为疏松的结缔组织，血管、淋巴管及神经丛丰富。由于黏膜下层的存在，使黏膜层与肌层之间有一定的活动度，因而在手术时黏膜层可以自肌层剥离开。③胃黏膜层由黏膜上皮、固有膜和黏膜肌构成。黏膜层含大量胃腺，分布在胃底和胃体，约占全胃面积 2/3 的胃腺为胃底腺（泌酸腺）。胃腺由功能不同的细胞组成，分泌胃酸、电解质、蛋白酶原和黏液等。主细胞分泌胃蛋白酶原与凝乳酶原；壁细胞分泌盐酸和抗贫血因子（内因子）；黏液细胞分泌含碱性因子的黏液。贲门腺分布在贲门部，该部腺体与胃体部黏液细胞相似，主要分泌黏液。幽门腺分布在胃窦和幽门区，腺体除含主细胞和黏蛋白原分泌细胞外，还含有 G 细胞分泌促胃液素、D 细胞分泌生长抑素，此外还有嗜银细胞及多种内分泌细胞，可分泌多肽类物质、组胺及 5- 羟色胺（5-HT）等。胃底主要分布着主细胞、壁细胞、黏液细胞、嗜银细胞；胃体主要分布着主细胞、壁细胞、黏液细胞；胃窦主要是 G 细胞、黏液细胞。

【生理功能】

胃具有运动和分泌两大功能，通过其接纳、储藏食物，将食物与胃液研磨、搅拌、混匀，初步消化，形成食糜并逐步分次排入十二指肠为其主要的生理功能。此外，胃黏膜还有吸收某些物质的功能。十二指肠接受胃内食糜及胆汁、胰液。

（一）胃的运动

食物在胃内的储藏、混合、搅拌及有规律地排空，主要由胃的肌肉运动参与完成。胃的蠕动波起自胃体，通向幽门，胃窦部肌层较厚，增强了远端胃的收缩能力，幽门括约肌发挥作用，调控食糜进入十二指肠。胃的电起搏点位于胃底近大弯侧的肌层，有规律地发出频率约为 3 次 / 分的脉冲信号（起搏电位），该信号沿胃的纵肌层传向幽门，每次脉冲不是都引起肌肉的蠕动收缩，但脉冲信号决定了胃蠕动收缩的最高频率。随着起搏电位的到来，每次收缩都引起胃内层环状肌的去极化。食糜进入漏斗状的胃窦腔，胃窦的收缩蠕动较胃体更快而有力，每次蠕动后食糜进入十二指肠的量取决于蠕动的强度与幽门的开闭状况。幽门关闭，食物在胃内往返运动；幽门开放时，每次胃的蠕动波将 5 ～ 15ml 食糜送入十二指肠。

空胃腔的容量仅为 50ml，但在容受性舒张状况下，可以承受 1000ml 而无胃内压增高。容受性舒张是迷走神经感觉纤维介导的主动过程。进食后的扩张刺激引发蠕动，若干因素影响到胃蠕动的强度、频率及胃排空的速度。胃的迷走神经反射可加速胃蠕动；进食的量与质对于胃排空亦起到调节作用，食物颗粒小因较少需研磨，比大颗粒食物排空为快；十二指肠壁的受体能够感受食糜的渗透浓度与化学成分，当渗透量（压）大于 200mmol/L 时肠迷走神经反射被激活，胃排空延迟；不少胃肠道激素能够对胃的运动进行精细调节，促胃液素能延迟胃的排空。

（二）胃液分泌

胃腺分泌胃液，正常成人每日分泌量为 1500 ～ 2500ml，胃液的主要成分为胃酸、胃酶、电解质、黏液和水。壁细胞分泌盐酸，而非壁细胞的分泌成分类似细胞外液，略呈碱性，其中钠是主要阳离子。胃液的酸度取决于上述两种成分的配合比例，并和分泌速度、胃黏膜血液流速有关。

胃液分泌分为基础分泌（或称消化间期分泌）和餐后分泌（即消化期分泌）。基础分泌是指不受食物刺激时的自然胃液分泌，其量较小，餐后胃液分泌明显增加。餐后分泌可分为 3 个时相：①迷走相（头相），食物经视觉、味觉、嗅觉等刺激兴奋神经中枢，兴奋经迷走神经下传至壁细胞、主细胞、黏液细胞，使其分泌胃酸、胃蛋白酶原和黏液；迷走神经兴奋还可使 G 细胞分泌促胃液素、刺激胃黏膜肥大细胞分泌组胺，进而促进胃酸分泌。②胃相，指食物进入胃以后引起的胃酸分泌，包括食物对胃壁的物理刺激（扩张）引起的迷走神经长反射和食物成分对胃黏膜的化学性刺激造成的胃壁内胆碱反射短通路。在胃相的胃酸分泌中，促胃液素介导的由食物成分刺激引起的胃酸分泌占主要部分，当胃窦部的 pH < 2.5 时促胃液素释放受抑制，pH 达到 1.2 时，促胃液素分泌完全停止，对胃酸及促胃液素分泌起负反馈调节作用。胃窦细胞分泌的生长抑素也抑制促胃液素的释放。如果手术使得正常的壁细胞黏膜与胃窦黏膜的关系改变，酸性胃液不流经生成促胃液素的部位，血液中的促胃液素可增高很多，促使胃酸分泌，常伴明显酸刺激。③肠相，指食物进入小肠后引起的胃酸分泌，包括小肠膨胀及食物中某些化学成分刺激十二指肠和近端空肠产生肠促胃液素，促进胃液分泌。进入小肠的酸性食糜能够刺激促胰液素、胆囊收缩素、抑胃肽等的分泌。小肠内的脂肪能抑制促胃液素的产生，使胃酸分泌减少。消化期的胃酸分泌有着复杂而精确的调控机制，从而维持胃酸分泌的相对稳定。

【病因】

本病病因有应激（如严重创伤或手术等）、药物（如阿司匹林）、乙醇、物理因素（如大剂量放射线照射）、十二指肠 - 胃反流、胃黏膜血液循环障碍等。

【临床表现】

患者表现为上腹痛、胃部胀满、恶心、呕吐和食欲缺乏，重症患者可有呕血和黑粪等消化道出血的表现。

【辅助检查】

内镜检查：胃黏膜充血、水肿、出血、糜烂（可伴有浅表溃疡）等一过性病变。

【诊断】

诊断：①上腹痛、胃部胀满、恶心、呕吐和食欲缺乏，重症患者可有呕血和黑粪等消化道出血的表现；②存在上述诱发因素；③急诊胃镜提示糜烂、溃疡及出血病灶。

【治疗】

（1）去除病因。

（2）抑酸治疗，质子泵抑制药（PPI）是首选药物。

第二节 慢性胃炎

慢性胃炎是指由各种病因所致的胃黏膜以慢性炎症细胞（单个核细胞，主要是淋巴细胞、浆细胞）浸润为主的病变。当胃黏膜在慢性炎症细胞浸润的同时见到急性炎症细胞浸润时，称为慢性"活动性胃炎"或"慢性胃炎伴活动"。

【病因】

（一）幽门螺杆菌感染

幽门螺杆菌（*Helicobacter pylori*，HP）感染是慢性胃炎最主要的病因。HP 胃炎是一种感染性疾病。所有 HP 感染者几乎都存在慢性活动性胃炎，亦即 HP 胃炎。HP 感染与慢性活动性胃炎之间的因果关系符合科赫原则。HP 感染可以在人 - 人之间传播。因此，不管有无症状和（或）并发症，HP 胃炎都是一种感染性疾病。

（二）胆汁反流、长期服用非甾体抗炎药等药物和乙醇摄入

胆汁反流、长期服用非甾体抗炎药（NSAID）等药物和乙醇摄入是慢性胃炎相对常见的病因。胆汁、NSAID（包括阿司匹林）等药物和乙醇可以通过不同机制损伤胃黏膜，这些因素是 HP 阴

性胃炎相对常见的病因。

（三）自身免疫性胃炎

在我国相对少见。自身免疫性胃炎是一种由自身免疫功能异常所致的胃炎，主要表现为以胃体为主的萎缩性胃炎，伴有血和（或）胃液壁细胞抗体和（或）内因子抗体阳性，严重者因维生素 B_{12} 缺乏可有恶性贫血的表现。

（四）其他

感染性、嗜酸粒细胞性、淋巴细胞性、肉芽肿性胃炎和肥厚性胃炎相对少见。除 HP 感染外，同属螺杆菌的海尔曼螺杆菌可单独（＜1%）或与 HP 共同感染引起慢性胃炎。其他感染性胃炎（包括其他细菌、病毒、寄生虫、真菌）更少见。随着克罗恩病（CD）在我国发病率的上升，肉芽肿性胃炎的诊断率可能会有所增加。

（五）基于病因进行分类

HP 感染是慢性胃炎的主要病因，将慢性胃炎分成 HP 胃炎和非 HP 胃炎有助于慢性胃炎处理中重视对 HP 的检测和治疗。

（六）基于内镜和病理诊断进行分类

可将慢性胃炎分成萎缩性和非萎缩性两大类。胃黏膜萎缩可分成单纯性萎缩和化生性萎缩，胃黏膜腺体有肠化生者属于化生性萎缩。

（七）基于胃炎部位分类

可将慢性胃炎分为以胃窦为主的胃炎、以胃体为主的胃炎和全胃炎三大类。以胃体为主的胃炎尤其是伴有胃黏膜萎缩者，胃酸分泌多减少，发生胃癌的风险增加；胃窦为主者胃酸分泌多增加，发生十二指肠溃疡的风险增加。这一胃炎分类法对预测胃炎并发症有一定作用。

【临床表现】

（一）慢性胃炎

无特异性临床表现。消化不良症状的有无和严重程度与慢性胃炎的分类、内镜下表现、胃黏膜病理组织学分级均无明显相关性。

在一项纳入 8892 例慢性胃炎患者的全国多中心研究显示，13.1% 的患者无任何症状，有症状者常表现为依次上腹痛（52.9%）、腹胀（48.7%）、餐后饱胀（14.3%）和早饱感（12.7%），近 1/3 的患者有上述 2 个以上症状共存，与消化不良症状谱相似。日本一项纳入 9125 例慢性胃炎患者的临床研究中，40% 的患者有消化不良表现，慢性胃炎与功能性消化不良在临床表现和精神心理状态方面无显著差异。

（二）自身免疫性胃炎

可长时间缺乏典型临床症状，胃体萎缩后的首诊症状主要以贫血和维生素 B_{12} 缺乏引起的神经系统症状为主。

最新流行病学调查研究显示，以壁细胞抗体阳性为诊断标准的患者中，该病在人群中的总发病率为 2%，老年女性发病率可达 4%～5%，且无种族、地域特异性。患者在胃体萎缩前无典型临床表现，进展至胃体萎缩后多以贫血和维生素 B_{12} 缺乏引起的神经系统症状就诊。有研究表明，因胃体萎缩、胃酸减少引起的缺铁性贫血可先于巨幼细胞贫血出现。自身免疫性胃炎致恶性贫血的患者中，合并原发性甲状旁腺亢进与 1 型糖尿病的发病率较健康人群增高 3～5 倍。一项国外最新的横断面研究纳入 379 例临床诊断为自身免疫性胃炎的患者，其餐后不适综合征（postprandial distress syndrome，PDS）占有消化道症状者的 60.2%，独立相关因素为低龄（＜55 岁）、吸烟、贫血，国内尚无自身免疫性胃炎的大样本研究。

（三）其他

感染性、嗜酸粒细胞性、淋巴细胞性、肉芽肿性胃炎和巨大肥厚性胃炎的症状表现多样。

淋巴细胞性胃炎：内镜下表现为绒毛状、疣状胃炎，伴糜烂，病理特征为胃黏膜上皮内淋巴细胞＞25/100上皮细胞。临床表现多样，1/3～1/2的患者表现为食欲缺乏、腹胀、恶心、呕吐，1/5的患者合并低蛋白血症与乳糜泻。

肉芽肿性胃炎：克罗恩病为累及上消化道的表现之一，病理表现为局灶性胃炎、肉芽肿性胃炎。

体征：患者一般无明显阳性体征，部分患者可有中上腹轻压痛。

【辅助检查】

（一）实验室检查

1. 胃液分析 测定基础胃液分泌量（BAO）及组胺试验或五肽促胃液素后测定最大泌酸量（MAO）和高峰泌酸量（PAO）以判断胃的泌酸功能，有助于慢性萎缩性胃炎的诊断及指导临床治疗。慢性浅表性胃炎的胃酸分泌多正常，广泛而严重的慢性萎缩性胃炎的胃酸分泌降低。

2. 血清学检测 慢性萎缩性胃炎的血清促胃液素常中度升高，这是因胃酸缺乏不能抑制G细胞分泌所致。若病变严重，不但胃酸和胃蛋白酶原分泌减少，内因子分泌也减少，导致维生素B_{12}含量也下降；血清主成分分析常呈阳性（75%以上）。

3. HP检测 推荐尿素呼气试验，为非侵入性HP检测的首选方法；若患者无活检禁忌，胃镜检查时推荐快速尿素酶试验可作为HP的检测方法，不推荐快速尿素酶试验作为根除治疗后的评估试验；如准备行HP药物敏感试验，可采用培养或分子生物学方法检测；除血清学和分子生物学检测外，HP检测前必须停用质子泵抑制药（PPI）至少2周，停用抗菌药物、铋剂和某些具有抗菌作用的中药至少4周；HP根除治疗后，应常规评估其是否根除，评估根除治疗后结果的最佳方法是尿素呼气试验，粪便抗原试验可作为备选。评估应在治疗完成后不少于4周进行。

（二）胃镜和活体组织检查

胃镜和病理活检是诊断慢性胃炎的主要方法。内镜结合病理组织学检查，可诊断慢性胃炎为慢性非萎缩性胃炎和慢性萎缩性胃炎两大基本类型。慢性非萎缩性胃炎在内镜下可见黏膜红斑、黏膜出血点或斑块，黏膜粗糙伴或不伴水肿、充血、渗出等基本表现。慢性萎缩性胃炎在内镜下可见黏膜红白相间，以白相为主，皱襞变平，甚至消失，部分黏膜血管显露；可伴有黏膜颗粒或结节状等表现。

慢性胃炎可同时存在糜烂、出血或胆汁反流等表现，这些在内镜检查中可获得可靠的证据。糜烂可分为2种类型，即平坦型和隆起型，前者表现为胃黏膜有单个或多个糜烂灶，其大小从针尖样到直径数厘米不等；后者可见单个或多个疣状、膨大皱襞状或丘疹样隆起，为5～10mm，顶端可见黏膜缺损或脐样凹陷，中央有糜烂。糜烂的发生可与HP感染和服用黏膜损伤药物等有关。因此，在诊断时应给予描述，如慢性非萎缩性胃炎或慢性萎缩性胃炎伴糜烂、胆汁反流等。活检标本做病理学检查，以判断慢性非萎缩性胃炎、慢性萎缩性胃炎，肠上皮化生、异型增生，甚至肿瘤性病变。可行病理活检组织快速尿素酶试验。

【诊断】

慢性胃炎症状无特异性，体征很少，X线检查一般只有助于排除其他胃部疾病，故确诊要靠胃镜检查及胃黏膜活体组织检查。慢性胃炎的内镜诊断系指肉眼或特殊成像方法所见的黏膜炎症变化，需与病理检查结果结合做出最终判断。

在我国有50%～80%的患者在胃黏膜中可找到幽门螺杆菌，推荐胃镜检查时常规进行HP检测。

【鉴别诊断】

（一）胃癌

慢性胃炎的症状包括食欲缺乏、上腹不适、贫血等，少数胃窦胃炎的X线检查表现与胃癌颇相似，需特别注意鉴别。绝大多数患者行胃镜检查及活检有助于鉴别。

（二）消化性溃疡

两者均有慢性上腹痛，但消化性溃疡以上腹部规律性、周期性疼痛为主，而慢性胃炎疼痛很少有规律性并以消化不良为主。鉴别依靠胃镜检查。

（三）慢性胆道疾病

慢性胆囊炎、胆石症常有慢性右上腹痛、腹胀、嗳气等消化不良的症状，易误诊为慢性胃炎，但该病在胃肠检查时可无异常发现，B 超检查和磁共振胆胰管成像（MRCP）对鉴别诊断有帮助。

（四）其他

肝炎、肝癌及胰腺疾病亦可因出现食欲缺乏、消化不良等症状而延误诊治，全面体格检查及有关检查可防止误诊。

【并发症】

（一）上消化道出血

慢性胃炎时发生出血并不少见，常由于黏膜萎缩变薄、血管显露、粗糙食物磨搓导致黏膜糜烂出血，以黑粪为主要表现。若出血量大时可突然吐血，重者头晕，心悸、眼黑、大汗，甚至休克等。

（二）贫血

慢性胃炎大量失血后常伴有两种贫血：①巨幼细胞贫血，即恶性贫血，患者具有贫血表现，如头晕、乏力、心悸、面色苍白；②缺铁性贫血，一是由于慢性失血所致，二是由于慢性胃炎患者食欲缺乏导致营养不足，三是因胃酸缺乏，影响铁的吸收。

（三）胃癌前病变

根据国际卫生组织统计，在胃癌高发区，经 10～20 年随访，胃癌的平均发生率为 10%，其发病经过为：浅表性胃炎 - 慢性胃炎 - 肠化生或不典型增生 - 胃癌。慢性胃炎的癌变与 HP 感染和胃炎症增生关系密切。肠化生范围和肠化生亚型对预测胃癌发生的危险性均有一定的价值，AB-PAS 和 HID-AB 黏液染色能区分肠化生亚型。研究强调，应重视肠化生范围，肠化生范围越广，发生胃癌的危险性越高。肠化生分型对胃癌的预测亦有积极意义，不完全型和（或）结直肠型肠化生与胃癌的发生更相关。异型增生（上皮内瘤变）是最重要的胃癌前病变，有异型增生（上皮内瘤变）的要注明，分为轻度、中度和重度异型增生（或低级别和高级别上皮内瘤变）。

【治疗】

（一）治疗原则

慢性胃炎的治疗应尽可能针对病因，遵循个体化原则。治疗目的是去除病因、缓解症状和改善胃黏膜的炎症反应。

慢性胃炎的治疗目的是去除病因、缓解症状和改善胃黏膜组织学状况。慢性胃炎消化不良症状的处理与功能性消化不良相同。无症状、HP 阴性的慢性非萎缩性胃炎无须特殊治疗；对于慢性萎缩性胃炎，特别是严重的慢性萎缩性胃炎或伴有上皮内瘤变者应注意预防其恶性变。

（二）饮食和生活方式的个体化调整

虽然尚无明确的证据显示某些饮食摄入与慢性胃炎症状的发生存在因果关系，且亦缺乏饮食干预疗效的大型临床研究，但是饮食习惯的改变和生活方式的调整是慢性胃炎治疗的一部分。目前，临床医师也常建议患者应尽量避免长期、大量服用引起胃黏膜损伤的药物（如 NSAID），注意改善饮食与生活习惯（如避免过多饮用咖啡、大量饮酒和长期大量吸烟）。

（三）HP 的根除治疗

证实 HP 阳性的慢性胃炎，无论有无症状和并发症，均应进行 HP 根除治疗，除非有抗衡因素存在（抗衡因素包括患者伴某些疾病、社区再感染率高、卫生资源优先度安排等）。

HP 胃炎的治疗采用《第五次全国幽门螺杆菌感染处理共识报告（2017）》推荐的铋剂四联 HP

根除方案：质子泵抑制剂（PPI）+ 铋剂 +2 种抗菌药物，疗程为 10 或 14 天。HP 根除治疗后所有患者都应常规进行 HP 复查，评估根除治疗的效果；在治疗完成后至少 4 周进行评估，最佳的非侵入性评估方法是尿素呼气试验（$^{13}C/^{14}C$）。

（四）伴胆汁反流的慢性胃炎的治疗

可应用胃肠促动药和（或）有结合胆酸作用的胃黏膜保护药。胃肠促动药（如盐酸伊托必利、莫沙必利和多潘立酮等）可防止或减少胆汁反流。有结合胆酸作用的铝碳酸镁制剂，可增强胃黏膜屏障，并可结合胆酸，从而减轻或消除胆汁反流所致的胃黏膜损伤。有条件时，可酌情短期应用熊去氧胆酸制剂。

（五）抑酸和胃黏膜保护治疗

服用引起胃黏膜损伤的药物 [如 NSAID（包括阿司匹林）] 后出现慢性胃炎症状者，建议加强抑酸和胃黏膜保护治疗；根据原发病充分评估，必要时停用损害胃黏膜的药物。

（六）个体化治疗

有胃黏膜糜烂和（或）以上腹痛和上腹烧灼感等主要症状的患者，可根据病情或症状严重程度选用胃黏膜保护药、抗酸药、H_2 受体拮抗剂（H_2RA）或 PPI。以上腹饱胀、恶心或呕吐等为主要症状者可用胃肠促动药。具有明显的与进食相关的腹胀、食欲缺乏等消化功能低下症状者，可考虑应用消化酶制剂。

胃酸 / 胃蛋白酶在胃黏膜糜烂（尤其是平坦糜烂）和以上腹痛或上腹烧灼感等症状的发生中起重要作用，抗酸或抑酸治疗对愈合糜烂和消除上述症状有效。胃黏膜保护药（如吉法酯、替普瑞酮、铝碳酸镁制剂、瑞巴派特、硫糖铝、依卡倍特、聚普瑞锌等）可改善胃黏膜屏障，促进胃黏膜糜烂愈合，但对症状的改善作用尚有争议。抗酸药起效迅速但作用相对短暂，包括奥美拉唑、艾司奥美拉唑、雷贝拉唑、兰索拉唑、泮托拉唑和艾普拉唑等在内的 PPI 抑酸作用强而持久，可根据病情或症状严重程度选用。PPI 主要在肝经细胞色素 P450 系统中的 $CYP2C19$、$CYP3A4$ 代谢，可能与其他药物发生相互作用，其中奥美拉唑发生率最高，艾司奥美拉唑是奥美拉唑的纯左旋结构，既保证了强而持久的抑酸作用，又明显降低了对 $CYP2C19$ 的依赖。泮托拉唑和艾普拉唑与 $CYP2C19$ 亲和力低，雷贝拉唑主要经非酶代谢途径，它们均较少受 $CYP2C19$ 酶基因多态性的影响。在慢性胃炎的治疗中，建议 PPI 应用需遵从个体化原则，对于长期应用者要掌握适应证、有效性和患者的依从性，并全面评估获益和风险。根据 2006 年科克伦（Cochrane）数据库系统综述所示，H_2RA 对于非溃疡性消化不良症状，H_2RA 的疗效较安慰药高 22%，PPI 的疗效较安慰药高 14%，从而认为两者治疗消化不良症状的疗效相当。在一项多中心前瞻性单臂开放标签研究中，纳入 10 311 例临床诊断为慢性胃炎且有症状的患者，给予法莫替丁治疗，20mg/d，共 4 周，结果发现法莫替丁可明显缓解患者上腹痛、上腹饱胀和胃灼热的症状。另外有研究通过对十二指肠球部溃疡患者的比较，发现亚洲患者的壁细胞总量和酸分泌能力明显低于高加索人。因此，某些患者选择抗酸药或 H_2RA 进行适度抑酸治疗可能更经济且不良反应更少。

上腹饱胀或恶心、呕吐的发生可能与胃排空迟缓相关，胃动力异常是慢性胃炎不可忽视的因素，胃肠促动药可改善上述症状。多潘立酮是选择性外周多巴胺 D_2 受体拮抗药，能增加胃和十二指肠动力，促进胃排空。需要注意的是，因有报道在多潘立酮每日剂量超过 30mg 和（或）伴有心脏病患者、接受化学疗法的肿瘤患者、电解质紊乱等严重器质性疾病的患者、年龄＞ 60 岁的患者中，发生严重室性心律失常甚至心源性猝死的风险可能升高，因此，2016 年 9 月国家食品药品监督管理总局就多潘立酮说明书有关药物安全性方面进行了修订，建议上述患者应用时要慎重，或在医师指导下使用。莫沙必利是选择性 5- 羟色胺 4 受体激动剂，能促进食管动力、胃排空和小肠传输，莫沙必利的应用经验主要是在包括我国在内的多个亚洲国家，临床上治疗剂量未见心律失常活性，对 Q—T 间期亦无有意义的临床影响。伊托必利为多巴胺 D_2 受体拮抗药和乙酰胆碱酯酶抑制药，前瞻性、多中心、随机对照双盲研究显示，盐酸伊托必利可显著改善消化不良的症状，由此 2016 年《罗马Ⅳ：功能性胃肠病》指出，盐酸伊托必利可有效缓解腹胀、早饱等症状，且不良反应发生率低。

另外，可针对进食相关的中上腹饱胀、食欲缺乏等消化不良症状应用消化酶制剂，推荐患者餐中服用，效果优于餐前和餐后服用，目的在于在进食的同时提供充足的消化酶，以帮助营养物质的消化，缓解相应症状。消化酶制剂种类较多，我国常用的包括米曲菌胰酶片、复方阿嗪米特肠溶片、胰酶肠溶胶囊、复方消化酶胶囊等。

（七）抗抑郁药或抗焦虑药治疗

有消化不良症状且伴明显精神心理因素的慢性胃炎的患者治疗可用抗抑郁药或抗焦虑药。流行病学调查发现，精神心理因素与消化不良症状发生相关，尤其是焦虑症和抑郁症。抗抑郁药或抗焦虑药可作为伴有明显精神心理因素者，以及常规治疗无效和疗效差者的补救治疗，包括三环类抗抑郁药或选择性 5- 羟色胺再摄取抑制药等。上述治疗主要是针对消化不良的症状。

（八）中医、中药治疗

可用于慢性胃炎的治疗。多个中成药可缓解慢性胃炎的消化不良症状，甚至可能有助于改善胃黏膜的病理状况，如摩罗丹、胃复春、羔羊胃 B_{12} 胶囊等。但目前尚缺乏多中心、安慰药对照、大样本、长期随访的临床研究证据。

【胃炎应掌握的内容】

（一）问诊

发病时间，腹痛位于哪个部位，腹痛特点，是阵发性还是持续性，是绞痛还是钝痛、胀痛，是否有放射痛，有无加重或减轻的因素。是否伴有恶心、呕吐，是否有呕血、黑粪，是否有腹泻、脓血便，是否有胸闷、胸痛，有无伴黄疸和白陶土样粪便，有无畏寒、发热。此外，是否有咳嗽、咳痰，是否有酱油样尿及腰酸，是否有皮疹及关节肿痛等。此次发病以来是否诊疗过，查了些什么辅助检查，结果是什么，用了些什么药，效果如何，既往是否有类似发作史，是否有明确的胆囊或胆管结石病史，是否有肝炎、结核病史。有无药物过敏史，有无疫区接触史，有无酗酒史。其他常规问诊自行完善。

（二）体格检查

体温、脉搏、血压、呼吸、神志情况、面容及巩膜、皮肤黏膜是否黄染及黄染程度，以及腹部专科情况（包括有无腹肌紧张，压痛部位，有无反跳痛，有无肿块，肝肋下是否可触及，是否有触痛，胆囊区是否有压痛，墨菲征是否阳性，肠鸣音是否正常）。

（三）辅助检查

血清学检测：如血清胃蛋白酶原（PG）Ⅰ、Ⅱ及促胃液素 -17（G-17）、HP 抗体、血清胃壁细胞抗体（PCA）等。HP 检测和胃镜＋胃黏膜活检有助于确诊。

（四）胃炎的治疗

1. 治疗原则　胃炎的治疗应尽可能针对病因，遵循个体化的原则。治疗目的是去除病因、缓解症状和改善胃黏膜炎症反应。一般采用内科治疗，包括抗 HP 治疗、抑酸、胃黏膜保护药、促进消化道动力的药物和对症处理等。

2. 内镜治疗　异型增生（上皮内瘤变）是最重要的胃癌前病变，可行内镜下手术切除，包括内镜黏膜切除术（EMR）、内镜黏膜下剥离术（ESD）等。

3. 外科手术　慢性胃炎癌变的患者，建议外科手术治疗。

（张健锋）

第二章　消化性溃疡

消化性溃疡（peptic ulcer，PU）是指在各种致病因子的作用下，黏膜发生炎症反应与坏死、脱落、形成溃疡，溃疡的黏膜坏死，缺损可穿透黏膜肌层，严重者可达固有肌层或更深。病变可发生于食管、胃或十二指肠，也可发生于胃空肠吻合口附近或含有胃黏膜的梅克尔憩室内，其中以胃、十二指肠最常见。本病可见于任何年龄，以 20～50 岁居多，男性多于女性，两者之比约为（2～5）：1，临床上十二指肠溃疡多于胃溃疡，两者之比约为 3：1。

【解剖和生理功能】

（一）解剖结构

胃的解剖结构详见本篇第一章胃炎。十二指肠是幽门和十二指肠悬韧带［屈氏（Treitz）韧带］之间的小肠，长约 25cm，呈"C"形，是小肠最粗和最固定的部分。十二指肠分为四部分。①球部：长 4～5cm，属腹膜间位，活动度大，黏膜平整、光滑，球部是十二指肠溃疡的好发部位。胆总管、胃十二指肠动脉和肝门静脉在球部后方通过。②降部：与球部成锐角下行，固定于后腹壁，腹膜外位，仅前外侧有腹膜遮盖，内侧与胰头紧密相连，胆总管和胰管开口于此部中下1/3 交界处内侧肠壁的十二指肠乳头，距幽门 8～10cm，距门齿约 75cm。从降部起十二指肠黏膜呈环形皱襞。③水平部：自降部向左走行，长约 10cm，完全固定于腹后壁，属腹膜外位，横部末端的前方有肠系膜上动、静脉跨越下行。④升部：先向上行，然后急转向下、向前，与空肠相接，形成十二指肠空肠曲，由十二指肠悬韧带固定于后腹壁，此韧带是十二指肠与空肠分界的解剖标志。整个十二指肠环抱在胰头周围。十二指肠的血供来自胰十二指肠上动脉和胰十二指肠下动脉，两者分别起源于胃十二指肠动脉与肠系膜上动脉。胰十二指肠上、下动脉的分支在胰腺前后吻合成动脉弓。

（二）生理功能

胃的生理功能详见本篇第一章胃炎。十二指肠黏膜内有十二指肠腺［布伦纳（Brunner）腺］，分泌的十二指肠液含有多种消化酶，如蛋白酶、脂肪酶、蔗糖酶、麦芽糖酶等。十二指肠黏膜内的内分泌细胞能分泌促胃液素、抑胃肽、胆囊收缩素、促胰液素等肠道激素。

【病因和发病机制】

消化性溃疡的发病机制主要与胃、十二指肠黏膜的损伤因素和黏膜自身防御、修复因素之间失平衡有关，其中 HP 感染、非甾体抗炎药（NSAID，如阿司匹林）的广泛应用是引起消化性溃疡最常见的损伤因素，胃酸和（或）胃蛋白酶引起黏膜自身消化亦是导致溃疡形成的损伤因素。

（一）HP 感染

HP 感染为消化性溃疡重要的发病原因和复发因素之一。

大量临床研究已证实，消化性溃疡患者的 HP 检出率显著高于普通人群，而根除 HP 后溃疡复发率明显下降。由此认为，HP 感染是导致消化性溃疡的主要病因之一。

不同部位的 HP 感染引起溃疡的机制有所不同。在以胃窦部感染为主的患者中，HP 可通过抑制 D 细胞活性，导致高促胃液素血症，引起胃酸分泌增加；同时，HP 也可直接作用于肠嗜铬样细胞（ECL 细胞），后者释放组胺引起壁细胞泌酸增加，这种胃窦部的高酸分泌状态易诱发十二指肠溃疡。在以胃体部感染为主的患者中，HP 直接作用于壁细胞并引起炎症反应、萎缩，导致胃酸分泌减少，以及胃黏膜防御能力下降，从而造成溃疡。HP 感染者中仅 15% 的患者发生消化性溃疡，说明除了细菌毒力，遗传易感性也有一定的作用。研究发现，一些细胞因子的遗传多态性与 HP 感染引发的消化性溃疡密切相关。

（二）NSAID 的应用

应用 NSAID 是消化性溃疡的主要病因之一，而且在上消化道出血中起重要作用。

NSAID（如阿司匹林）的应用日趋广泛，常被用于抗炎镇痛，治疗风湿性疾病、骨关节炎、心脑血管疾病等，然而其具有多种不良反应。流行病学调查显示，在服用 NSAID（如阿司匹林）的人群中，15%～30% 的人会患消化性溃疡。NSAID（如阿司匹林）可使溃疡出血、穿孔等并发症发生的危险性增加 4～6 倍，而老年人中消化性溃疡及其并发症的发生率和病死率约有 25% 与 NSAID（如阿司匹林）的应用有关。NSAID（如阿司匹林）对胃肠道黏膜的损伤机制包括局部和系统两个方面的作用，局部作用为 NSAID（如阿司匹林）透过胃肠道黏膜上皮细胞膜进入细胞体，电离出大量氢离子，从而造成线粒体损伤，对胃肠道黏膜产生毒性，使黏膜细胞间连接的完整性被破坏，上皮细胞膜通透性增加，从而激活中性粒细胞介导的炎症反应，促使上皮糜烂、溃疡形成；系统作用主要是 NSAID（如阿司匹林）抑制环氧合酶 1，减少对胃黏膜具有保护作用的前列腺素的合成，进而引起胃黏膜血供减少，上皮细胞屏障功能减弱，氢离子反向弥散增多，进一步损伤黏膜上皮，导致糜烂、溃疡形成。

（三）胃酸

胃酸在消化性溃疡的发病中起着重要作用。"无酸，无溃疡"的观点已得到普遍认同。胃酸对消化道黏膜的损伤作用一般只有在正常黏膜防御和修复功能遭受破坏时才发生。许多十二指肠溃疡患者都存在基础酸排出量（basal acid output，BAO）、夜间酸分泌、最大酸排出量（maximal acid output，MAO）、十二指肠酸负荷等增高的情况。胃溃疡患者除了幽门前区溃疡外，其胃酸分泌量大多正常，甚至低于正常。一些神经内分泌肿瘤，如促胃液素瘤大量分泌促胃液素，常导致高胃酸分泌状态，过多的胃酸成为溃疡形成的起始因素。

（四）其他

某些药物（如糖皮质激素、部分抗肿瘤药和抗凝血药）的广泛使用也可诱发消化性溃疡，亦是上消化道出血不可忽视的原因之一，尤其应重视目前已广泛使用的抗血小板药，其亦能增加消化道出血的风险，如噻吩吡啶类药物氯吡格雷等。

吸烟、饮食、遗传、应激与心理因素，以及胃十二指肠运动异常等在消化性溃疡的发生中也起到了一定作用。

【临床表现】

（一）消化性溃疡疼痛的特点

1. 长期性　由于溃疡发生后可自行愈合，但每次愈合后又容易复发，故常有上腹痛长期、反复发作的特点。整个病程平均为 6～7 年，有的可长达一二十年，甚至更长。

2. 周期性　上腹疼痛呈反复周期性发作，为此种溃疡的特征之一，尤以十二指肠溃疡更为突出。中上腹疼痛发作可持续几天、几周或更长，继以较长时间地缓解。全年都可发作，但以春、秋季节发作者多见。

3. 节律性　溃疡疼痛与饮食之间的关系具有明显的相关性和节律性。在一天中，早晨 3 点至早餐的一段时间，胃酸分泌量最低，故在此时间内很少发生疼痛。十二指肠溃疡的疼痛好在两餐之间发生，持续不减直至下餐进食或服制酸药物后缓解。一部分十二指肠溃疡患者，由于夜间的胃酸较高，尤其在睡前曾进餐者，可发生半夜疼痛。胃溃疡疼痛的发生较不规则，常在餐后 1h 内发生，经 1～2 小时后逐渐缓解，直至下餐进食后再复出现上述节律。

4. 疼痛部位　十二指肠溃疡的疼痛多出现于中上腹部，或在脐上方，或在脐上方偏右处；胃溃疡疼痛的位置也多在中上腹，但稍偏高处，或在剑突下和剑突下偏左处。疼痛范围约数厘米直径大小。因为空腔内脏的疼痛在体表上的定位一般不十分确切，所以，疼痛的部位也不一定准确反映溃疡所在的解剖位置。

5. 疼痛性质 多呈钝痛、灼痛或饥饿样痛，一般较轻且能耐受，持续性剧痛提示有溃疡穿透或穿孔。

6. 影响因素 疼痛常因精神刺激、过度疲劳、饮食不慎、药物影响、气候变化等因素诱发或加重，可因休息、进食、服制酸药、以手按压疼痛部位、呕吐等方法得到减轻或缓解。

（二）消化性溃疡的其他症状与体征

症状：本病除中上腹疼痛外，尚可有唾液分泌量增多、胃部或胸骨后的烧灼感、反胃、嗳酸、嗳气、恶心、呕吐等其他胃肠道症状。食欲多保持正常，但偶可因食后疼痛发作而惧食，以致体重减轻。全身症状可有失眠等神经症的表现，或有缓脉、多汗等自主神经功能紊乱的症状。

体征：溃疡发作期，中上腹部可有局限性压痛，程度不重，其压痛部位多与溃疡的位置基本相符。并发上消化道出血时会出现皮肤、黏膜苍白等贫血貌，严重者可出现四肢湿冷、血压下降、心率加快等休克表现。

【辅助检查】

血常规检查显示白细胞正常或者轻度升高，中性粒细胞比例增加，红细胞和血红蛋白下降。肝功能检查显示白蛋白和球蛋白下降（出血量大时）。肾功能检查显示血尿素氮（BUN）升高。

（一）胃镜检查

胃镜检查是确诊消化性溃疡的主要方法。消化性溃疡在胃镜下通常呈圆形、椭圆形或线形，边缘锐利，基本光滑，被灰白色或灰黄色的脓苔所覆盖，周围黏膜充血、水肿，略隆起。

胃镜检查过程中应注意溃疡的部位、形态、大小、深度、疾病分期，以及溃疡周围黏膜的情况。胃镜检查对鉴别良、恶性溃疡具有重要价值。必须指出，胃镜下溃疡的各种形态改变对病变的良、恶性鉴别仅有参考价值。因此，对胃溃疡应常规做活体组织检查，治疗后应复查胃镜直至溃疡愈合。对不典型或难以愈合的溃疡，必要时应做进一步相关检查，如胃肠X线钡餐、超声内镜、共聚焦内镜等明确诊断。

NSAID溃疡以胃部多见，可分布在胃窦、胃体、胃角等不同部位，溃疡形态多样，大小不一，常呈多发、浅表性溃疡。近年来也有以胃镜下黏膜缺损大小来区分溃疡和糜烂的方法。

（二）X线钡餐检查

消化性溃疡进行X线检查时的主要表现为龛影，系钡剂填充溃疡的凹陷部分所致。在正面观上，龛影呈圆形或椭圆形，边缘整齐。因溃疡周围的炎性水肿而形成环形透亮区。

（三）HP感染的检测

对消化性溃疡应常规做尿素酶试验、组织学检测，以及 ^{13}C 或 ^{14}C 呼气试验等，以明确是否存在HP感染。细菌培养可用于药物敏感试验和细菌学研究。血清抗体检测只适用于人群普查，因其不能分辨是否为现症感染，故亦不能用于判断HP根除治疗是否有效。国际共识认为，粪便抗原检测方法的准确性与呼气试验相似。

应用抗菌药物、铋剂和某些有抗菌作用的中药的患者，应在停药至少4周后进行检测；应用抑酸药者应在停药至少2周后进行检测。消化性溃疡引起的活动性出血、严重萎缩性胃炎、胃恶性肿瘤可能会导致尿素酶依赖的试验呈假阴性。不同时间、采用多种方法或采用非尿素酶依赖试验的方法检测可取得更可靠的结果。胃黏膜、肠化生组织中HP检出率低，病理提示存在活动性炎症反应时高度提示有HP感染；活动性消化性溃疡患者在排除NSAID溃疡后，HP感染的可能性＞95%。因此，在上述情况下，如HP检测阴性，要高度怀疑假阴性。

（四）胃液分析

正常男性和女性平均的基础酸排出量（BAO）分别为2.5mmol/h和1.3mmol/h，男性和女性十二指肠溃疡患者的BAO平均分别为5.0mmol/h和3.0mmol/h。当BAO＞10mmol/h时，常提示促胃液素瘤的可能。五肽促胃液素按6μg/kg注射后，十二指肠溃疡者体内的最大酸排出量（MAO）

常超过 40mmol/h。由于各种胃病的胃液分析结果，胃酸幅度与正常人有重叠，因此对溃疡病的诊断仅作参考。

【诊断】

中上腹痛、反酸是消化性溃疡的典型症状，腹痛发生与进餐时间的关系是鉴别胃与十二指肠溃疡的重要临床依据。中上腹痛呈周期性、节律性发作。近年来由于抗酸药和抑酸药等的广泛使用，症状不典型的患者日益增多。由于 NSAID（如阿司匹林）有较强的镇痛作用，因此临床上 NSAID 溃疡以无症状者居多，部分以上消化道出血为首发症状，或表现为恶心、食欲缺乏、腹胀等消化道非特异性症状。

胃镜检查＋黏膜活检是诊断消化性溃疡的金标准。

【鉴别诊断】

消化性溃疡还需与胃癌、淋巴瘤、克罗恩病、结核病、巨细胞病毒感染等导致的上消化道溃疡相鉴别。

【并发症】

消化性溃疡的主要并发症包括上消化道出血、穿孔和幽门梗阻等，而胃溃疡是否会发生癌变尚无定论。

上消化道出血为消化性溃疡尤其是 NSAID 溃疡最常见的并发症。消化性溃疡并发穿孔多见于老年患者，考虑可能与老年患者的临床症状较隐匿，以及 NSAID 类药物应用率较高等因素有关。幽门梗阻的发生目前已较少见，这可能与临床上早发现、早治疗、早期根除 HP 和 PPI 的广泛应用有关。至于消化性溃疡与胃癌的关系，国际上争议仍较多。从临床统计学角度来看，普遍认为十二指肠溃疡并不增加胃癌的发生，甚至两者呈负相关，而胃溃疡与胃癌尤其是非贲门部位的胃癌则呈正相关，但从病理组织学角度而言，胃溃疡是否会发生恶性变尚无定论。

【治疗】

（一）消化性溃疡的一般治疗

消化性溃疡活动期，在针对消化性溃疡可能的病因治疗的同时，患者要注意休息，避免剧烈运动，避免刺激性饮食，同时建议其戒烟、戒酒。

（二）消化性溃疡的抑酸治疗

1. 抑酸治疗　是缓解消化性溃疡症状、愈合溃疡的最主要措施。PPI 是首选药物。抑酸治疗可降低胃内酸度，与溃疡尤其是十二指肠溃疡的愈合存在直接关系。如果用药物抑制胃酸分泌，使胃内 pH 升高 ≥ 3，每天维持 18 ～ 20h，则可使大多数十二指肠溃疡在 4 周内愈合。消化性溃疡的治疗通常采用标准剂量的 PPI，每日 1 次，早餐前 0.5h 服药。治疗十二指肠溃疡的疗程为 4 ～ 6 周，胃溃疡为 6 ～ 8 周，通常在胃镜下检查溃疡愈合率均＞ 90%。对于存在高危因素和巨大溃疡的患者，建议适当延长疗程。PPI 的应用可降低上消化道出血等并发症的发生率。对于 HP 阳性的消化性溃疡，应常规行 HP 根除治疗，在抗 HP 治疗结束后，仍应继续使用 PPI 至疗程结束。

2. PPI　推荐使用 PPI 治疗因促胃液素瘤或 G 细胞增生等致促胃液素分泌增多而引起的消化性溃疡。对于促胃液素瘤的治疗，通常应用双倍标准剂量的 PPI，每日分 2 次用药，若 BAO ＞ 10mmol/h，则还需增加剂量，以达到理想的抑酸效果。对于行促胃液素瘤根治性手术的患者，由于术前患者长期处于高促胃液素血症状态，所以术后仍需继续采用抑酸治疗，维持一段时期。

3. 其他　其他抑酸药与抗酸药亦有助于缓解消化性溃疡的腹痛、反酸等症状，促进溃疡愈合。H_2 受体拮抗剂的抑酸效果逊于 PPI，常规采用标准剂量，每日 2 次，对十二指肠溃疡的疗程需要 8 周，用于治疗胃溃疡时的疗程应更长。

（三）消化性溃疡的抗 HP 治疗

1. 根除 HP 应成为 HP 阳性消化性溃疡的基本治疗，是溃疡愈合和预防复发的有效防治措施。

2. HP 的根除治疗方案。《第五次全国幽门螺杆菌感染处理共识报告》指出：推荐铋剂四联（PPI+ 铋剂 +2 种抗菌药物）作为主要的经验性根除 HP 治疗方案（推荐 7 种方案），疗程为 10 或 14 天。

（1）抗菌药物组合：①阿莫西林 + 克拉霉素；②阿莫西林 + 左氧氟沙星；③阿莫西林 + 呋喃唑酮；④四环素 + 呋喃唑酮；⑤四环素 + 甲硝唑；⑥阿莫西林 + 甲硝唑；⑦阿莫西林 + 四环素。

（2）含左氧氟沙星的方案不推荐用于初次治疗，可作为补救治疗的备选方案。

（3）不论初次治疗还是补救治疗，如需选择含克拉霉素、甲硝唑或左氧氟沙星的三联方案，应进行药物敏感试验。

（4）抑酸药在根除方案中起重要作用，应选择作用稳定、疗效高、受 *CYP2C19* 基因多态性影响较小的 PPI，以提高根除率。

（5）青霉素过敏者推荐的铋剂四联方案抗菌药物组合：①四环素 + 甲硝唑；②四环素 + 呋喃唑酮；③四环素 + 左氧氟沙星；④克拉霉素 + 呋喃唑酮；⑤克拉霉素 + 甲硝唑；⑥克拉霉素 + 左氧氟沙星。

我国 HP 对抗菌药物的耐药率呈上升趋势。克拉霉素和氟喹诺酮类药物的耐药率较高，已经达到了限制其经验性使用的阈值，原则上不可重复应用；甲硝唑的耐药率也很高，治疗时应给予足够剂量和疗程。四环素、呋喃唑酮、阿莫西林的耐药率低，治疗失败后不易产生耐药，可作为我国 HP 根除治疗方案中的优先选择药物，必要时可重复应用。经 2 次正规方案治疗失败时，应评估根除治疗的风险获益比，对于根除治疗后可有明确获益的患者，建议由有经验的医师在全面评估已用药物、分析可能失败原因的基础上谨慎选择治疗方案，建议至少间隔 3 ～ 6 个月，如有条件，可进行药物敏感试验，但作用可能有限。另外，抑酸药在根除方案中起重要作用，应选择作用稳定、疗效高、受 *CYP2C19* 基因多态性影响较小的 PPI，以提高 HP 的根除率。

3. HP 是否根除成功需要评估。推荐所有患者均应在根除治疗后进行复查，HP 感染根除治疗后的判断应在根除治疗结束至少 4 周后进行。复查最好采用非侵入方法，包括尿素呼气试验和粪便 HP 抗原试验。残胃者用呼气试验检测 HP 的结果并不可靠，推荐至少采用两种检测方法来验证。

4. 有些研究发现，益生菌能改善 HP 相关性胃炎的组织病理学改变，并能提高 HP 的根除率，减少一些与治疗相关的胃肠道不良反应，但这些论点尚待更多研究结果证实。

（四）消化性溃疡的其他药物治疗

1. 联合应用胃黏膜保护药可提高消化性溃疡的愈合质量，有助于减少溃疡的复发。对于老年人消化性溃疡、难治性溃疡、巨大溃疡和复发性溃疡，建议在抑酸、抗 HP 治疗的同时，联合应用胃黏膜保护药。

2. 中医药治疗消化性溃疡也是一种有效的方法。已有报道证实，中医药是治疗消化性溃疡的有效方法之一。

（五）NSAID 溃疡的防治

1. PPI 是治疗 NSAID 溃疡中药物治疗的首选。对于 NSAID 溃疡的治疗，在病情允许的情况下，首选停用 NSAID。除此之外，药物治疗应首选 PPI，其能高效抑制胃酸分泌，显著改善患者的胃肠道症状，预防消化道出血，并能促进溃疡愈合。

2. 胃黏膜保护药具有增加前列腺素合成、清除并抑制自由基、增加胃黏膜血流等的作用，对 NSAID 溃疡有一定的治疗作用。

3. NSAID 溃疡并发症的预防可根据不同的风险程度采用不同的方案。在应用 NSAID（如阿司匹林）的患者中，有 15% ～ 30% 会发生消化性溃疡，其中 2% ～ 4% 可能发生出血或穿孔。目前认为，应用 NSAID 的患者增加胃肠道损伤的可能因素包括：胃肠道溃疡病史、年龄、存在其他合并症（如糖尿病、肝硬化、缺血性心脏病、肿瘤、脑血管病等）及合并应用抗血小板药、抗凝血药、糖皮质激素、选择性 5- 羟色胺再摄取抑制药等，以及慢性肾功能不全及血液透析患者、合并 HP 感染等。此外，NSAID 的使用剂量、类型和疗程也被证实与 NSAID 溃疡的发生有关。

日本学者认为，抑酸药可减少并预防低剂量阿司匹林（low dose aspirin，LDA）相关性溃疡及其出血的发生，即使患者既往无消化性溃疡病史，仍推荐抑酸治疗，以减少并预防 LDA 相关性消化性溃疡的发生。

4. NSAID 溃疡伴 HP 感染患者行 HP 根除治疗仍有争议。HP 感染会增加 NSAID（如阿司匹林）相关的消化道并发症的风险，是一个独立的危险因素，在接受长期 NSAID（如阿司匹林）治疗前应检查并根除 HP，这对患者有益。更有研究认为，根除 HP 可显著降低 NSAID 溃疡患者再出血的风险，因此，一旦发现 HP 感染，应及时根除。2015 年发表的日本消化性溃疡诊治指南提出，对于已在使用 NSAID 的患者，其使用 PPI 类药物预防溃疡发生的效果优于根除 HP 治疗，并且认为根除 HP 并不能加速 NSAID 溃疡的愈合，因而对于该类患者并不推荐行 HP 根除治疗。

（六）消化性溃疡并发出血的治疗

疑似消化性溃疡并发急性出血时，应尽可能在 24h 内做急诊胃镜检查，有循环衰竭征象者，应先迅速纠正循环衰竭后再行胃镜检查。

对于存在高风险临床特征的急性非静脉曲张性上消化道出血患者，可以考虑行极早期（12h 内）的胃镜检查，这类患者包括：在充分液体复苏治疗后仍存在血流动力学不稳定的患者、呕血或胃肠减压持续出血的患者，以及存在中断抗凝治疗指征的患者。

PPI 的止血效果显著优于 H_2 受体拮抗剂，其起效快并可显著降低再出血的发生率，因此应尽可能早期应用 PPI，改善出血病灶在胃镜下的表现，从而减少胃镜下止血的需要。我国最新指南建议，对于胃镜下止血治疗后的高危患者，如 Forrest 分级中 Ia 至 IIb 的溃疡患者、胃镜下止血困难或胃镜下止血效果不确定者、合并服用抗血小板药或 NSAID 者，可静脉给予大剂量的 PPI 72h，并适当延长大剂量 PPI 的疗程，然后改为标准剂量的 PPI 静脉滴注，每日 2 次，使用 3～5d，此后口服标准剂量的 PPI，直至溃疡愈合。

我国有关指南推荐，对福里斯特（Forrest）分级中 Ia 至 IIb 的出血病变应行胃镜下止血治疗。对于溃疡出血的患者，建议早期行 HP 检查，根除治疗应在出血停止后尽早开始。由于胃内出血和 PPI 的使用，可使急性期患者 HP 组织学检测的假阴性率升高，故而对于急性期检测 HP 阴性的溃疡出血患者，建议出血停止 4 周后重复行 HP 检测，而根除治疗结束后应注意随访评估根除的效果。

（七）消化性溃疡的复发及预防

1. HP 感染、长期服用 NSAID（如阿司匹林）是导致消化性溃疡复发的主要原因，其他原因尚有吸烟、饮酒、不良生活习惯等。

2. 对于复发性溃疡的治疗，应首先分析其原因，再做出相应的处理。

根除 HP 后，溃疡复发率显著低于单用抑酸药治疗组和未根除治疗组，提示 HP 是导致溃疡复发的主要因素，其中包括未进行 HP 根除治疗和根除治疗后 HP 再次转为阳性者，后者包括再燃（recrudescence）和再感染（reinfection）两种可能。近年来多项研究表明，再燃可能是 HP 感染复发的主要因素，应对 HP 感染者再次进行根除治疗。

3. 对非 HP 感染、HP 根除失败，以及其他不明原因的复发性消化性溃疡的预防，建议应用 PPI 或 H_2 受体拮抗剂维持治疗。

4. 长期服用 NSAID（如阿司匹林）是导致消化性溃疡复发的另一重要因素，如因原发病需要不能停药者可更换为选择性环氧合酶 2 抑制药，并同时服用 PPI。

【消化性溃疡应掌握的内容】

（一）问诊

发病时间；腹痛位于哪个部位，腹痛的特点、性质与程度，是阵发性还是持续性，是绞痛还是钝痛、胀痛，是否有放射痛；有无慢性、周期性、节律性中上腹隐痛或灼痛，突然剧烈的刀割样、烧灼样持续性疼痛，如为胀痛，有无呕吐后减轻或缓解；有无剑突下钻顶样痛。有无诱发、加重或缓解腹痛的因素：腹痛发作前有无进食油腻食物、暴饮暴食、酗酒史。腹痛是否有排便、呕吐或排气后减轻或者缓解等。腹痛是否伴有反酸、嗳气、呕吐、腹胀、停止排便排气，以及腹泻、血便；是否伴有寒战、高热、黄疸、休克等症状；是否有胸闷、胸痛，是否有咳嗽、咳痰，是否有血尿、酱油样尿及腰酸，是否有皮疹及关节肿痛等。此次发病以来是否诊疗过，查了些什么辅助检查，结果是什么，用了些什么药物，效果如何；既往史对腹痛的病因诊断十分重要，如是否有类似发作史，反复发作的节律性上腹痛病史有助于消化性溃疡的诊断；胆石症、尿路结石的病史，有助于胆绞痛、肾绞痛的鉴别诊断。有无药物过敏史、有无疫区接触史、有无烟酒等不良嗜好。其他常规问诊自行完善。

（二）体格检查

体温、脉搏、血压、呼吸、神志情况、面容、体位、腹式呼吸，皮肤黏膜有无苍白，以及巩膜、皮肤黏膜是否黄染及黄染程度；腹部专科情况（包括有无压痛、反跳痛和肌紧张，压痛部位，有无肿块，肝、脾、肋下是否可触及，是否有触痛，胆囊区是否有压痛，墨菲征是否阳性，肠鸣音是否正常）。

（三）辅助检查

完善实验室检查，临时医嘱须开血常规、尿常规、粪常规＋隐血试验、血淀粉酶、尿淀粉酶、肝功能、肾功能、电解质、血糖、肿瘤标志物全套、血型、凝血功能、X线胸片、心电图、腹部B超检查，根据情况是否申请上腹部CT增强、MRI等检查。如患者无内镜检查禁忌证，应尽快安排胃镜检查以明确诊断。

（四）消化性溃疡的治疗

1.治疗原则　消除病因，控制症状，促进愈合，预防复发。

2.内科治疗

（1）在针对消化性溃疡可能病因治疗的同时，还要注意戒烟、戒酒，注意饮食、休息等一般治疗。

（2）抑酸治疗，可联合胃黏膜保护药。

（3）根除HP是HP阳性消化性溃疡的基本治疗，是溃疡愈合和预防复发的有效防治措施。

（4）中医药治疗。

（5）上消化道出血并发症的治疗（参照本篇第十一章上消化道出血）。

3.内镜下的治疗　溃疡并发上消化道出血经药物治疗无效，应尽早进行内镜下止血干预，根据病灶情况可选择喷洒止血药物、注射止血、金属夹夹闭止血、氩等离子体凝固术（APC）/微波烧灼止血等治疗。

4.外科手术治疗　适应证：大量出血经内科紧急处理无效、急性穿孔、瘢痕性幽门梗阻、内科治疗无效的顽固性溃疡、胃溃疡疑为癌性溃疡者。手术方式有胃大部切除术、缝扎止血等。

（张健锋）

第三章 胃 癌

胃癌（gastric cancer，GC）是指原发于胃的上皮源性恶性肿瘤。在我国，胃癌发病率仅次于肺癌，居第二位，死亡率排第三位。全球每年新发胃癌病例约 120 万，中国约占其中的 40%。我国早期胃癌占比很低，仅约 20%，大多数发现时已是进展期，总体 5 年生存率不足 50%。近年来随着胃镜检查的普及，早期胃癌发现比例逐年增高。

【解剖和生理功能】

胃的解剖与生理功能见胃炎章节。

【病因】

①地域环境：胃癌的发病有明显的地域性差别，我国西北和东部沿海地区胃癌的发病率明显高于南方地区。②饮食生活因素：长期食用熏烤、盐腌食品的人群，胃远端癌的发病率高，与食品中亚硝酸盐、真菌毒素、多环芳烃化合物等致癌物含量高有关。食物中缺乏新鲜蔬菜、水果与发病也有一定的关系。吸烟者胃癌发病的危险性较不吸烟者高 50%。③幽门螺杆菌（HP）感染：HP 阳性者胃癌发生的危险性是 HP 阴性者的 3～6 倍。④慢性疾病和癌前病变：胃溃疡、胃息肉（腺瘤性息肉恶性变率为 10%～20%，炎性息肉、增生性息肉恶性变少）、慢性萎缩性胃炎（常伴肠上皮化生或黏膜上皮异型增生）、胃大部切除术后残胃（残胃黏膜发生慢性炎症改变，可在术后 15～25 年发展为残胃癌，残胃癌是指因良性疾病行胃大部切除术后，5 年以上残胃出现的原发癌）、胃黏膜上皮异型增生。⑤遗传和基因：胃癌患者有血缘关系的亲属其胃癌发病率较对照组高 4 倍，其一级亲属患胃癌的比例显著高于二、三级亲属，说明遗传因素起一定的作用。胃黏膜的癌变是一个多因素、多步骤、多阶段的发展过程，涉及癌基因、抑癌基因、凋亡相关基因与转移相关基因等的改变。

【临床表现】

早期胃癌患者常无特异的症状，随着病情的进展可出现类似胃炎、溃疡病的症状，主要有：①上腹饱胀不适或隐痛，以饭后为重；②食欲缺乏、嗳气、反酸、恶心、呕吐、黑粪等。

进展期胃癌除上述症状外，常出现：①体重减轻、贫血、乏力。②胃部疼痛，如疼痛持续加重且向腰背部放射，则提示可能存在胰腺和腹腔神经丛受侵。胃癌一旦穿孔，可出现剧烈腹痛的胃穿孔症状。③恶心、呕吐，常由肿瘤引起梗阻或胃功能紊乱所致。贲门部癌可出现进行性加重的吞咽困难及反流症状，胃窦部癌引起幽门梗阻时可呕吐宿食。④出血和黑粪，当肿瘤侵犯血管时，可引起消化道出血。小量出血时仅有大便隐血试验阳性，当出血量较大时可表现为呕血及黑粪。⑤其他症状，如腹泻（患者因胃酸缺乏、胃排空加快）、转移灶的症状等。少数患者可触及肿块，应注意检查左锁骨上淋巴结有无肿大及直肠前凹有无肿块。晚期患者可出现严重消瘦、贫血、水肿、发热、黄疸和恶病质。

临床表现不能作为诊断胃癌的主要依据，但是在制定诊治策略时，应充分考虑是否存在合并症及伴随疾病会对整体治疗措施产生的影响。

【辅助检查】

（一）实验室检查

肿瘤标志物：广泛应用于临床诊断，而且肿瘤标志物的联合检测为我们提供了动态观察肿瘤发生、发展及临床疗效评价和患者预后的可能性，从而提高了检出率和鉴别诊断的准确度。常规推荐糖类抗原 72-4（carbohydrate antigen 72-4，CA72-4）、癌胚抗原（carcinoembryonic antigen，CEA）和糖类抗原 19-9（carbohydrate antigen 19-9，CA19-9），可在部分患者中进一步检测甲胎蛋白（alpha fetoprotein，AFP）和癌抗原 12-5（canter antigen 12-5，CA12-5），CA12-5 对于腹膜转移，AFP 对于特殊病理类型的胃癌，均具有一定的诊断和预后价值。

胃镜检查：胃镜可确定肿瘤的位置，获得组织标本以行病理检查，是目前诊断胃癌的金标准。经口插镜后，可在内镜直视下从食管上端开始循腔进镜，依次观察食管、贲门、胃体、胃窦、幽门、十二指肠球部及十二指肠降部，退镜时依次从十二指肠、胃窦、胃角、胃体、胃底贲门、食管退出。通过依次全面观察、应用旋转镜身、屈曲镜端及倒转镜身等方法观察上消化道全部，尤其是胃壁的大弯、小弯、前壁及后壁，观察黏膜色泽、光滑度、黏液、蠕动及内腔的形状等。如发现病变则需确定病变的具体部位及范围。

（二）影像学检查

1. X 线气钡双重对比造影　定位诊断优于常规 CT 或 MRI，对临床医师手术方式及胃切除范围的选择有指导意义。早期胃癌表现为黏膜相异常，进展期 X 线征象主要有溃疡型龛影、肿块型充盈缺损、弥漫浸润型胃壁僵硬及胃腔狭窄、黏膜皱襞改变、蠕动异常、排空障碍。

2. 超声检查（ultrasonography，US）　因简便易行、灵活直观、无创、无辐射等特点，可作为胃癌患者的常规影像学检查。充盈胃腔之后常规超声可显示病变部位胃壁的层次结构，判断浸润深度，是对胃癌 T 分期的有益补充；彩色多普勒血流成像可以观察病灶内的血供；超声双重造影可在观察病灶形态特征的基础上观察病灶及周围组织的微循环灌注特点；超声检查还可发现腹、盆腔重要器官及淋巴结有无转移，颈部、锁骨上淋巴结有无转移；超声引导下的肝、淋巴结穿刺活检有助于肿瘤的诊断及分期。

3. CT　CT 检查应为首选的临床分期手段，我国多层螺旋 CT 已广泛普及，特别推荐胸腹盆腔联合大范围扫描。在无 CT 增强对比剂禁忌情况下均采用增强扫描，常规采用 1mm 左右层厚连续扫描，并推荐使用多平面重建图像，有助于判断肿瘤的部位、肿瘤与周围器官（如肝脏、胰腺、膈肌、结肠等）或血管的关系及区分肿瘤与局部淋巴结，增加分期信息和提高准确率。为了更好地显示病变，推荐口服阴性对比剂（一般扫描前口服 500 ～ 800ml 水）使胃腔充分充盈、胃壁扩张，常规采用仰卧位扫描，对于肿瘤位于胃体下部和胃窦部时，可以依检查目的和患者配合情况采用特殊体位（如俯卧位、侧卧位等），建议采用多期增强扫描。CT 对进展期胃癌的敏感度为 65% ～ 90%，早期胃癌约为 50%，T 分期准确率为 70% ～ 90%，N 分期为 40% ～ 70%。因而不推荐使用 CT 作为胃癌初诊的首选诊断方法，但在胃癌分期诊断中推荐为首选影像学检查方法。

4. MRI　推荐对 CT 对比剂过敏者或其他影像学检查怀疑转移者使用。MRI 有助于判断腹膜转移状态，可酌情使用。增强 MRI 是胃癌肝转移的首选或重要补充检查，特别是注射肝特异性对比剂更有助于诊断和确定转移病灶的数目、部位。腹部 MRI 检查对了解胃癌的远处转移情况与增强 CT 的准确度基本一致，对胃癌 N 分期的准确度及诊断淋巴结侵犯的敏感度较 CT 更高，MRI 多 b 值弥散加权成像（DWI）对胃癌 N/T 分级有价值。MRI 具有良好的软组织对比性，随着 MRI 扫描技术的进步，对于进展期食管胃结合部癌，CT 平扫不能明确诊断，或肿瘤导致内镜超声无法完成时，推荐依据所在中心实力酌情尝试 MRI。

5. PET　可辅助胃癌分期，但不做常规推荐。如 CT 怀疑有远处转移可应用 PET 评估患者全身情况，另外，研究显示，PET 对于放化疗或靶向治疗的疗效评价也有一定价值，但亦不做常规推荐。在部分胃癌组织学类型中，肿瘤和正常组织的代谢之间呈负相关关系，如黏液腺癌、印戒细胞癌、低分化腺癌通常是 [18]F- 氟代脱氧葡萄糖（[18]F-fluorodeoxyglucose，[18]F-FDG）低摄取的，故此类患者应慎重应用。

6. 发射型计算机断层成像（emission computerized tomography，ECT）　骨扫描在探测胃癌骨转移病变方面应用最广、经验丰富、性价比高，且具有较高的灵敏度，但在脊柱及局限于骨髓内的病灶有一定的假阴性率，可与 MRI 结合提高探测能力。对高度怀疑骨转移的患者可行骨扫描检查。

（三）超声内镜检查术

超声内镜检查术（endoscopic ultrasound，EUS）被认为是胃肠道肿瘤局部分期的最精确方法，在胃癌 T 分期（特别是早期癌）和 N 分期时其检查准确率不亚于或超过 CT，常用于区分黏膜层和黏膜下层病灶，动态观察肿瘤与邻近器官的关系，并可通过 EUS 引导穿刺活检淋巴结，明显提高局部 T、N 分期的准确率。对拟施行内镜黏膜切除术（endoscopic mucosal resection，EMR）、内镜黏膜下剥离术（endoscopic submucosal dissection，ESD）等内镜治疗者必须进行此项检查。EUS 能发现直径 5mm 以上的淋巴结，淋巴结的回声类型、边界及大小可作为主要的判断标准。现认为，转移性淋巴结多为圆形、类圆形低回声结构，其回声常与肿瘤组织相似或更低，边界清晰，内部回声均匀，直径＞ 1cm；非特异性炎性肿大的淋巴结常呈椭圆形或三角形高回声改变，边界模糊，内部回声均匀。

【诊断】

（一）定性诊断

采用胃镜检查进行病变部位活检及病理检查等方法明确病变是否为癌、肿瘤的分化程度及特殊分子表达的情况等，以及与胃癌自身性质和生物学特点密切相关的属性与特征，除常规组织学类型外，还应该明确劳伦（Lauren）分型及 *HER2* 基因表达的状态。以下人群应重点检查以防漏诊：40 岁以上，既往无胃病史而出现上消化道症状者，或溃疡病腹痛规律改变者；有胃癌家族史；有胃癌前期病变者，如萎缩性胃炎、胃溃疡、胃息肉、胃大部切除术病史者；原因不明的消化道慢性失血者；短期内体重明显减轻者。

（二）分期诊断

分期诊断胃癌的主要目的是在制订治疗方案之前充分了解疾病的严重程度及特点，以便为选择合理的治疗模式提供充分的依据。胃癌的严重程度可集中体现在局部浸润深度、淋巴结转移程度及远处转移存在与否 3 个方面，在临床工作中应选择合适的辅助检查方法，以期获得更为准确的分期诊断信息。

（三）病理诊断

1. 大体类型　胃癌好发于胃窦部，分为早期胃癌和进展期胃癌。

（1）早期胃癌：病变仅累及黏膜或黏膜下层，不论病灶大小、有无淋巴结转移。可分为Ⅰ型隆起型、Ⅱ型表浅型（Ⅱa 为浅表隆起型；Ⅱb 为浅表平坦型；Ⅱc 为浅表凹陷型）、Ⅲ型凹陷型。微小胃癌：直径＜ 0.5cm 的胃癌。小胃癌：直径＜ 1.0cm 的胃癌。

（2）进展期胃癌：癌组织浸润深度超过黏膜下层，按博尔曼（Borrmann）分型法分为Ⅰ型息肉肿块型、Ⅱ型溃疡局限型、Ⅲ型溃疡浸润型、Ⅳ型弥漫浸润型（皮革胃：全胃受累，癌肿沿胃壁各层全周性浸润生长，边界不清，胃腔缩窄，胃壁僵硬如革囊状，恶性程度极高，发生转移早）。

2. 组织类型　腺癌（最多见，分为肠型和弥漫型）、乳头状腺癌、管状腺癌、黏液腺癌、印戒细胞癌、腺鳞癌、鳞状细胞癌、小细胞癌、未分化癌、其他。

3. 扩散与转移　①淋巴转移：最常见的转移途径；②直接浸润；③血行转移：肝（最常见）、肺、胰、骨；④腹膜种植：克鲁肯贝（Krukenberg）瘤，女性患者胃癌细胞经腹膜种植或血行转移，形成卵巢转移性肿瘤。

4. 临床病理分期　依据肿瘤浸润的深度、淋巴结及远处转移情况，pTNM 分为Ⅰ～Ⅳ期。p 表示术后病理组织学证实。T 表示肿瘤浸润的深度：T_1 浸润至固有层、黏膜肌层或黏膜下层；T_2 浸润至肌层；T_3 穿透浆膜下结缔组织，未侵犯脏腹膜或邻近结构；T_{4a} 侵及浆膜；T_{4b} 侵犯邻近组织或器官。N 表示淋巴转移状况：N_0 无淋巴结转移（受检淋巴结至少 15 个）；N_1 为 1 ～ 2 个区域淋巴结转移；N_2 为 3 ～ 6 个区域淋巴结转移；N_3 为 7 个以上区域淋巴结转移。M 表示远处转移情况。除早期胃癌可取得较好疗效（5 年生存率达 80% ～ 90%）外，一般术后 5 年生存率仍在 20% ～ 30%。施行规范治疗的Ⅰ期胃癌的 5 年生存率为 82% ～ 95%，Ⅱ期为 55%，Ⅲ期为

15%～30%，Ⅳ期为2%。Borrmann Ⅳ型弥漫浸润型较Ⅱ型溃疡局限型，黏液腺癌较分化型腺癌，贲门癌与胃上1/3的近端胃癌较胃体及胃远端癌的预后要差。

【鉴别诊断】

（一）胃良性溃疡

与胃癌相比，胃良性溃疡一般病程较长，曾有典型溃疡疼痛反复发作史，抗酸药治疗有效，多不伴有食欲缺乏。除非合并出血、幽门梗阻等严重的合并症，多无明显体征，不会出现近期明显消瘦、贫血、腹部肿块，甚至左锁骨上窝淋巴结肿大等。更为重要的是通过 X 线钡餐和胃镜检查可发现，良性溃疡直径常小于2.5cm，为圆形或椭圆形龛影，边缘整齐，蠕动波可通过病灶；胃镜下可见黏膜基底平坦，有白色或黄白色脓苔覆盖，周围黏膜水肿、充血，黏膜皱襞向溃疡集中。

（二）胃淋巴瘤

占胃恶性肿瘤的2%～7%。95%以上的胃原发恶性淋巴瘤为非霍奇金淋巴瘤，常广泛浸润胃壁，形成一大片浅溃疡。以上腹部不适、胃肠道出血及腹部肿块为主要临床表现。

（三）胃肠道间质瘤

间叶源性肿瘤，约占胃肿瘤的3%，肿瘤呈膨胀性生长，可向黏膜下或浆膜下浸润形成球形或分叶状的肿块。瘤体小，症状不明显，可有上腹不适或类似溃疡病的消化道症状，瘤体较大时可扪及腹部肿块，常有上消化道出血的表现。

（四）胃神经内分泌肿瘤

神经内分泌肿瘤（neuroendocrine tumor）是一组起源于肽能神经元和神经内分泌细胞的具有异质性的肿瘤，所有神经内分泌肿瘤均具有恶性潜能。这类肿瘤的特点是能储存和分泌不同的肽和神经胺。虽然胃、肠、胰的神经内分泌肿瘤是一种少见的疾病，占胃肠恶性肿瘤不足2%的比例，但目前在美国NEN是发病率仅次于结直肠癌的胃肠道恶性肿瘤。诊断仍以组织学活检病理为金标准，但是常规的 HE 染色已不足以充分诊断神经内分泌肿瘤，目前免疫组织化学染色方法中的突触生长蛋白（synaptophysin，Syn）和嗜铬粒蛋白 A（chromogranin A，CgA）染色为诊断神经内分泌肿瘤的必检项目，并需根据核分裂象和 Ki-67（%）对 NEN 进行分级。

（五）胃良性肿瘤

胃良性肿瘤占全部胃肿瘤的2%左右，按组织来源可分为上皮细胞瘤和间叶组织瘤，前者常见为胃腺瘤，后者以平滑肌瘤常见。一般体积较小，发展较慢。胃窦和胃体为多发部位。多无明显临床表现，X 线钡餐显示为圆形或椭圆形的充盈缺损，而非龛影；胃镜下则表现为黏膜下肿块。

【并发症】

（一）早期并发症

术后胃出血（术后24h 内，术中止血不确切；术后4～6d，吻合口黏膜坏死、脱落；术后10～20d，吻合口缝线处感染、黏膜下脓肿腐蚀血管所致）、术后胃瘫（以胃排空障碍为主的综合征，无器质性病变，常发生于术后2～3d，多发生在饮食由禁食改流质或流质改半流质时，上消化道造影检查可见残胃扩张、无张力，蠕动波少而弱，胃肠吻合口通过欠佳。多数患者经非手术治疗可好转，严禁立即再次手术，非手术治疗包括禁食、胃肠减压、营养支持、促进胃动力等）、胃肠壁缺血坏死、吻合口破裂或瘘、十二指肠残端破裂、术后肠梗阻（输入袢梗阻：多见于毕Ⅱ式吻合，闭袢性，易绞窄，急性完全性呕吐物量少，含胆汁，应立即手术治疗，慢性不全性呕吐物含大量胆汁；输出袢梗阻：多由于术后肠粘连等压迫肠管所致，呕吐物含食物及胆汁；吻合口梗阻：吻合口过小或内翻过多加之吻合口水肿所致，呕吐物含食物，不含胆汁）等。

（二）远期并发症

倾倒综合征（胃大部切除术后失去幽门的节制功能，胃内容物排空过快，多见于毕Ⅱ式吻合。

早期倾倒综合征：进食后 30min，餐后高渗性胃内容物快速进入肠道，导致肠道内分泌细胞大量分泌血管活性物质，出现血容量不足的表现，伴恶心、呕吐、腹部绞痛、腹泻；晚期倾倒综合征：进食后 2～4h，食物进入肠道刺激胰岛素大量分泌，导致反应性低血糖）、碱性反流性胃炎（三联征：上腹或胸骨后烧灼痛，进食加重，制酸药无效；胆汁性呕吐，呕吐后腹痛仍旧；体重下降）、营养性并发症等。

【治疗】

（一）治疗原则

应当采取综合治疗的原则，即根据肿瘤的病理学类型及临床分期，结合患者一般状况和器官功能状态，采取多学科治疗模式（包括胃肠外科、消化内科、肿瘤内科、内镜中心、放疗科、介入科、影像科、康复科、营养科、分子生物学家、生物信息学家等），有计划、合理地应用手术、化疗、放疗和生物靶向等治疗手段，达到根治或最大幅度地控制肿瘤、延长患者生存期、改善生活质量的目的。①早期胃癌且无淋巴结转移证据，可根据肿瘤侵犯深度，考虑内镜下治疗或手术治疗，术后无须辅助放疗或化疗。②局部进展期胃癌或伴有淋巴结转移的早期胃癌，应当采取以手术为主的综合治疗。根据肿瘤侵犯深度及是否伴有淋巴结转移，可考虑直接行根治性手术或术前先行新辅助化疗，再考虑根治性手术。成功实施根治性手术的局部进展期胃癌，需根据术后病理分期决定辅助治疗方案（辅助化疗，必要时考虑辅助化放疗）。③复发 / 转移性胃癌应当采取以药物治疗为主的综合治疗手段，在恰当的时机给予姑息性手术、放射治疗、介入治疗、射频治疗等局部治疗，同时也应当积极给予镇痛、支架植入、营养支持等最佳支持治疗。

（二）手术治疗

外科手术是胃癌的主要治疗手段，也是目前能治愈胃癌的唯一方法。

1. 根治性手术 指断线距肿瘤肉眼边缘 5cm 以上。除确定已有远处转移或恶病质外，应争取及早探查、根治切除；早期胃癌可行局部切除或包括第一站淋巴结清扫的根治性切除，< 1cm 的非溃疡凹陷型和直径 < 2cm 的隆起型黏膜癌可在内镜下行胃黏膜切除术（EMR）；病变侵及浆膜外的，应行包括第二站淋巴清扫术的根治性切除；胃体部癌病变大于 1/3 胃区的适于行胃全切除术，并清扫第二站淋巴结；胃癌的扩大根治术适用于胃癌侵及邻近组织或器官，包括胰体、尾及脾的根治性胃大部切除术或胃全切除术，有肝、结肠等邻近器官浸润的可行联合器官切除术。

2. 姑息性手术 原发病灶无法切除，只针对胃癌导致的梗阻、穿孔、出血等并发症而作的手术，包括胃空肠吻合术、空肠造口术、穿孔修补术、姑息性胃大部切除术等。

3. 胃肠道重建方式 胃十二指肠吻合术（毕Ⅰ式，手术简单、接近正常解剖生理、术后因胃肠功能紊乱而引起的并发症少）、胃空肠吻合术（毕Ⅱ式，操作复杂，改变了正常解剖生理关系，术后并发症较多）、食管胃吻合术、胃或食管空肠鲁氏 Y 形（Roux-en-Y）吻合术。

（三）化疗及靶向治疗

一般早期胃癌无淋巴结转移者术后无须化疗。胃癌的化疗可以分为围手术期化疗和姑息化疗，围手术期化疗包括术前新辅助化疗和术后辅助化疗。进展期胃癌的围手术期化疗，可以提高患者的生存率；晚期胃癌的姑息化疗能延长患者的生存期，提高生活质量。胃癌化疗的常用药物主要有氟尿嘧啶类（5-FU、卡培他滨、替吉奥）、铂类（顺铂、奥沙利铂）、紫杉类（紫杉醇、多西紫杉醇）、蒽环类（表柔比星、阿霉素）、伊立替康等。

1. 胃癌围手术期化疗 是胃癌综合治疗的重要组成部分，可使胃癌的整体预后得到显著改善。新辅助化疗＋手术＋辅助化疗的围手术期化疗模式是胃癌综合治疗的重要组成部分，已有多项研究证实，与单纯手术相比，胃癌的围手术期化疗，可以达到使肿瘤降期、提高 R0 切除率和改善患者整体生活质量的效果，且不增加术后并发症及病死率。

（1）胃癌新辅助化疗：对局部肿瘤较大、难以切除的胃癌患者，术前新辅助化疗可以使肿瘤缩小，增加手术根治的机会，对于胃癌新辅助化疗，应及时进行疗效评价。目前胃癌术前的新辅助化疗推荐方案包括：表柔比星联合顺铂及氟尿嘧啶（ECF）、顺铂联合氟尿嘧啶（PF）、ECF改良方案、奥沙利铂联合卡培他滨（XELOX）、奥沙利铂加叶酸联合氟尿嘧啶（FOLFOX）、顺铂联合替吉奥（SP）、奥沙利铂联合替吉奥（SOX）等。

（2）胃癌辅助化疗：辅助化疗适用于术后早期胃癌有淋巴结转移或进展期的胃癌患者。术后辅助化疗推荐方案包括卡培他滨联合奥沙利铂或顺铂，或者替吉奥单药。

2. 胃癌姑息化疗 对于无手术根治机会，或复发转移的胃癌患者，目前主要采用以全身药物治疗为主的综合治疗。胃癌药物主要包括化学药物和分子靶向药物。姑息化疗适用于全身状况良好，主要器官功能基本正常的无法切除、复发或姑息性切除术后的胃癌患者。晚期胃癌的化疗以联合化疗方案为主，对于一般情况较差，无法耐受联合化疗的患者，可考虑选择氟尿嘧啶类单药方案化疗。晚期胃癌的常用化疗药物包括氟尿嘧啶类、铂类、紫杉类，通常一线化疗方案以氟尿嘧啶类药物为基础，联合铂类和（或）紫杉类药物组成两药或三药联合化疗方案。

3. 胃癌靶向治疗 靶向药物只用于晚期胃癌的治疗，主要包括以HER2为靶点的药物和抗血管生成的药物。

（1）以HER2为靶点的药物：主要有曲妥珠单抗，曲妥珠单抗联合顺铂＋氟尿嘧啶/卡培他滨已成为HER2阳性进展期胃癌的一线标准治疗方案，曲妥珠单抗与其他化疗方案（如奥沙利铂＋卡培他滨、奥沙利铂＋卡培他滨＋多西紫杉醇、顺铂＋替吉奥等）的联合应用，也显示出了较好的疗效和安全性。

（2）抗血管生成药物：包括抗血管内皮生长因子受体（vascular endothelial growth factor receptor，VEGFR）抗体（雷莫芦单抗），以及针对VEGFR通路的小分子酪氨酸激酶抑制药物，如阿帕替尼。雷莫芦单抗单药及联合紫杉类药物，已被批准用于晚期胃癌的二线治疗。阿帕替尼是我国研发的口服小分子抗血管生成抑制药，主要通过高度选择性地抑制VEGFR-2酪氨酸激酶的活性，阻断血管内皮生长因子（vascular endothelial growth factor，VEGF）与其受体结合后的信号转导通路，从而强效抑制肿瘤血管生成和发挥抗肿瘤的作用，被批准用于晚期胃癌患者的三线及三线以上治疗。

4. 常用化疗方案

（1）单药方案：替吉奥，按体表面积决定初始每天给药量（体表面积 $< 1.25m^2$，$40mg \times 2/d$；$1.25m^2 \leqslant$ 体表面积 $< 1.5m^2$，$50mg \times 2/d$；体表面积 $\geqslant 1.5m^2$，$60mg \times 2/d$）连续给药 $1 \sim 14d$，停7d，或连续给药21d，停14d。伊立替康，$125mg/m^2$，静脉滴注，第1、8d，每3周重复；伊立替康，$150 \sim 180mg/m^2$，静脉滴注，第1d，每2周重复。

（2）顺铂＋氟尿嘧啶类：PF，顺铂 $75 \sim 100mg/m^2$，静脉滴注，第1d，5-FU，$750 \sim 1000mg/（m^2 \cdot d）$，静脉滴注24h，第 $1 \sim 4d$，每4周重复。XP，顺铂 $80mg/m^2$，静脉滴注，第1d；卡培他滨每次 $1000mg/m^2$，每日2次，第 $1 \sim 14d$，每3周重复。SP，顺铂 $60mg/m^2$，静脉滴注，第1d；替吉奥每次 $40mg/m^2$，每日2次，第 $1 \sim 14d$，每3周重复。

（3）奥沙利铂＋氟尿嘧啶类：XELOX，奥沙利铂 $130mg/m^2$，静脉滴注2h，第1d；卡培他滨每次 $1000mg/m^2$，口服，每日2次，第 $1 \sim 14d$，每3周重复。FOLFOX，奥沙利铂，$85mg/m^2$，静脉滴注2h，第1d；亚叶酸钙（LV）$400mg/m^2$，静脉滴注2h，第1d；5-FU，$400mg/m^2$，静脉滴注，第1d，然后 $2400 \sim 3600mg/m^2$，输注 $46 \sim 48h$，每2周重复。SOX：奥沙利铂，$130mg/m^2$，静脉滴注2h，第1d；替吉奥每次 $40mg/m^2$，每日2次，第 $1 \sim 14d$，每3周重复。

（4）三药联合方案：ECF，表柔比星，$50mg/m^2$，静脉滴注，第1d；顺铂 $60mg/m^2$，静脉滴注，第1d；5-FU，$200mg/（m^2 \cdot d）$，静脉滴注24h，第 $1 \sim 21d$，每3周重复。DCF，多西紫杉醇，$75mg/m^2$，静脉滴注，第1d；顺铂 $75mg/m^2$，静脉滴注，第1d；5-FU，$1000mg/（m^2 \cdot d）$，静脉滴注24h，第 $1 \sim 5d$，每4周重复。EOX，表柔比星，$50mg/m^2$，静脉滴注，第1d；奥沙利铂，$130mg/m^2$，静脉滴注2h，第1d；卡培他滨每次 $625mg/m^2$，每日2次，第 $1 \sim 21d$，每3周重复。

（5）靶向药物：曲妥珠单抗（＋化疗），负荷剂量 $8mg/kg$（静脉滴注90min），维持剂量 $6mg/kg$

（静脉滴注 30 ～ 90min），每 3 周重复。治疗过程中，若出现延迟或中断，延迟时间≤ 1 周，可直接使用维持剂量；延迟时间≥ 1 周，应重新导入负荷剂量。阿帕替尼：850mg，口服，每日 1 次，餐后 30min 以温水送服，28d 为 1 个周期，若用药过程中出现不良反应，美国国家癌症研究所（NCI）毒性分级在 1 ～ 2 级者可维持原剂量水平；NCI 毒性分级在 3 ～ 4 级者暂停用药，待不良反应恢复到≤ 1 级，下调 1 个剂量后再继续用药，若下调至 250mg，仍不能耐受，则应暂停 / 终止用药。

（四）放疗

1. 胃癌放疗适应证　无法切除的局部晚期胃癌、手术困难的局部晚期胃癌推荐术前放化疗；D1 术后或局部复发高危的患者，应推荐术后放化疗；符合姑息性放疗指征，无放疗禁忌。

2. 放射治疗方案　靶区确定：可以通过腹部 CT、内镜超声、内镜等技术确定原发肿瘤和淋巴结区。术后患者照射范围应包括瘤床、吻合口和部分残胃，可以通过术中留置标志物确定瘤床、吻合口 / 残端位置。根据肿瘤位置不同，照射范围和淋巴结引流区亦不相同：胃近 1/3 肿瘤或贲门食管交界肿瘤，照射范围应包括原发肿瘤及食管下段 3 ～ 5cm、左半膈肌和邻近胰体，高危淋巴结区包括邻近食管周围、胃周、胰腺上、腹腔干区、脾动脉和脾门淋巴结区；胃中 1/3 肿瘤或胃体癌，靶区应包括原发肿瘤及胰体部，淋巴结区应包括邻近的胃周、胰腺上、腹腔干区和脾门、肝门及十二指肠淋巴结区；胃远端 1/3 肿瘤，如果累及胃十二指肠结合部，照射野应包括原发肿瘤及胰头、十二指肠第一段和第二段，淋巴结区包括胃周、胰腺上、腹腔干、肝门、胰十二指肠淋巴结，术后病例应该包括十二指肠残端 3 ～ 5cm，高危淋巴结区相同。制订治疗计划时，还应考虑胃充盈变化和呼吸运动的影响。推荐使用 CT 模拟定位和三维适形放疗技术，有条件的医院可考虑使用调强放疗技术。如使用二维照射技术，应设计遮挡保护正常组织，以减轻毒性反应。治疗剂量：45 ～ 50.4Gy/25 ～ 28f/5 ～ 5.5w，单次 1.8Gy 常规分割，必要时局部可加量到 55 ～ 60Gy。同步化放疗同期可给予氟尿嘧啶类或紫杉类为基础的增敏剂。正常组织保护：采用三维适形放疗技术，正常组织的剂量限制为：60% 肝脏接受的最大剂量≤ 30Gy，一侧肾脏（多为右侧）33% 体积接受的最大剂量≤ 22.5Gy，另一侧肾脏 1/3 体积接受的剂量≤ 45Gy；脊髓≤ 40Gy，1/3 心脏＜ 50Gy，尽量降低左心室的剂量。

（五）其他治疗

其他治疗包括免疫治疗和中医中药治疗等。

【胃癌应掌握的内容】

（一）问诊

上腹部主要症状及发病时间，腹痛特点，是阵发性还是持续性，是绞痛还是钝痛、胀痛，有无加重或减轻的因素。既往有无慢性胃炎或溃疡病史，上腹不适及疼痛规律有无改变。是否伴有食欲缺乏、体重减轻及乏力，是否伴有恶心、呕吐，是否有呕血、黑粪。此次发病以来是否诊疗过，做了哪些辅助检查，结果是什么，用了哪些药物，效果如何，既往是否有类似发作史，是否家族中有类似病患，是否有肝炎、结核病史，是否有手术史（特别是腹部手术史），有无药物过敏史，有无疫区接触史，有无酗酒史。其他常规问诊自行完善。

（二）体格检查

体温、脉搏、血压、呼吸、神志情况、营养情况、面容及巩膜、皮肤黏膜是否黄染、锁骨上淋巴结是否肿大，以及腹部专科情况（包括有无腹部膨隆、有无腹肌紧张、压痛部位、有无反跳痛；有无包块，其质地、境界及活动度；肝肋下是否可触及、是否有叩击痛及触痛、胆囊区是否有压痛、是否有振水音、是否有移动性浊音、肠鸣音是否正常）。直肠指诊时指套是否染血，直肠前凹是否有固定肿块。

（三）辅助检查

血常规、尿常规、粪常规及隐血试验、肝功能、肾功能、电解质、血糖、CEA 系列、血型、凝血功能、输血系列、心电图、胃镜及病理、胸部 CT 平扫及全腹盆腔增强 CT。根据需要行腹腔灌洗液的细胞学检查、PET、心肌标志物、超声心动图、血气分析、肺功能检查等。

（四）治疗方案

根据术前检查评估临床分期，结合指南及基础病情选择个体化的治疗方案。择期手术的术前准备：术前 1d 给予流质饮食，并给予口服泻药；术晨留置胃管及尿管。外科手术后的观察及处理：监测生命体征、血压、心率、呼吸、血氧饱和度等指标，有助于及时发现术后早期严重的合并症；吸氧，改善机体氧合，保护器官功能；术后给予平卧位或半卧位（根据麻醉方式），鼓励患者术后早期下床活动；禁食水，直到胃肠功能恢复，恢复饮食应按照清流质、流质、半流质、普食的顺序进行，现代加速康复外科也提倡术后早期就给予肠内营养治疗；应全量补液及营养支持治疗；抗感染选择广谱抗菌药物，应覆盖革兰氏阴性杆菌及厌氧菌，术后使用 3d，再根据情况调节是否继续使用；保持引流管通畅，关注引流液情况，能早期发现并发症的发生，如术后出血、吻合口瘘等；鼓励患者活动下肢，早期下床活动，术后 2d 可给予低分子量肝素抗凝治疗，以预防血栓形成。

（五）随访

术后 2 周至 2 年内每 3 个月复诊 1 次、3～5 年每 6 个月复诊 1 次，包括采集病史、体重指数，给予体格检查，检验血常规、血生化及肿瘤标志物。术后 6 个月起至 5 年内每年超声检查 1 次；术后 1 年起至 5 年内每年检查胃镜及螺旋 CT 1 次。必要时进行残胃造影、钡剂灌肠、结肠镜、骨扫描、PET 等检查。5 年后可利用基本体检、单位体检或短期综合体检进行复查。

（薛万江　张健锋　顾术东　赵洪瑜　冯　盈）

第四章 炎性肠病

炎性肠病（inflammatory bowel disease，IBD）是一种病因尚不十分清楚的、由异常免疫介导的慢性非特异性肠道炎症性疾病，包括溃疡性结肠炎（ulcerative colitis，UC）和克罗恩病（Crohn disease，CD）。UC 是一种病因尚不十分清楚的结肠和直肠慢性非特异性炎症性疾病，病变局限于大肠黏膜及黏膜下层，病变多位于乙状结肠和直肠，也可延伸至降结肠，甚至整个结肠，病程漫长，常反复发作。CD 是一种慢性炎性肉芽肿性疾病，多见于末端回肠和邻近结肠，但从口腔至肛门各段消化道均可受累，呈节段性或跳跃性分布，病变累及口腔、食管、胃、十二指肠者较少见。

【解剖和生理功能】

（一）解剖结构

小肠：上端起于胃幽门口，下端止于回盲瓣，是消化管中最长的一部分，在成人全长 5 ～ 7m，按位置与形态，分为十二指肠、空肠和回肠三部分，是食物消化与吸收的主要场所。小肠管径由十二指肠（3 ～ 5cm）向下逐渐变细，末端回肠管腔仅 1.0 ～ 1.2cm，异物易在此处嵌顿。

大肠：是位于盲肠与直肠之间的一段消化道，围绕在小肠周围。全长近 1.5m，由盲肠、升结肠、横结肠、降结肠、乙状结肠和直肠组成。大肠壁由黏膜、黏膜下层、肌层、浆膜层四层结构组成。大肠肠壁结构与小肠的主要不同点在于：结肠黏膜缺少绒毛，肌层外部纵行肌分散成三条袋状而不是像小肠那样呈一个连续的圆柱状肌肉层，结肠浆膜层外附有一些脂肪垂。结肠的神经支配由自主神经和肠神经系统支配，包括肠肌间神经丛和黏膜下神经丛。

（二）生理功能

小肠的主要生理作用：小肠的组织结构特点为小肠的吸收创造了良好的条件，小肠的生理功能表现在小肠的运动、分泌、消化及吸收等方面，并且与药物代谢密切相关。小肠平滑肌各种形式的运动可以完成对食糜的研磨、混合、搅拌等机械消化；小肠腺分泌的小肠液与小肠内胆汁、胰液一起完成食糜的化学消化；小肠黏膜内分散存在有许多内分泌细胞，可分泌多种消化道激素，如促胰液素、胆囊收缩素、抑胃肽和胃动素等，它们对胃肠运动和分泌有重要的调节作用。

大肠的主要生理作用：①吸收进入肠道的带有消化液的水分和电解质；②运送食物残渣；③暂时储存待排泄物。

【病因】

本病病因和发病机制尚未完全明确，已知肠道黏膜免疫系统异常反应所导致的炎症反应在 IBD 发病中起重要作用，认为是由多因素相互作用所致，主要包括环境、遗传、感染和免疫因素。

环境因素作用于遗传易感者，在肠道菌群的参与下，启动了难以停止的、发作与缓解交替的肠道天然免疫及获得性免疫反应（如免疫细胞释放 TNF-α、IL-1、IL-2、IL-4、IL-6、IL-8 等），导致肠黏膜屏障损伤、溃疡经久不愈、炎症性增生等病理改变。针对炎症反应通路上的主要免疫分子而开发的生物制剂，如 TNF-α 单克隆抗体英夫利昔单抗（infliximab，IFX）等所产生的显著治疗效果，反映了肠黏膜免疫屏障在 IBD 发生、发展、转归中始终发挥着重要作用。

【临床表现】

UC 最常发生于青壮年期，根据我国资料统计，发病高峰年龄为 20 ～ 49 岁，性别差异不明显（男女比为 1.0∶1 ～ 1.3∶1）。临床表现为持续或反复发作的腹泻、黏液脓血便伴腹痛、里急后重和不同程度的全身症状，病程多在 4 ～ 6 周及以上。可有皮肤、黏膜、关节、眼、肝胆等肠外表现。黏液脓血便是 UC 最常见的症状。不超过 6 周程的腹泻需要与多数感染性肠炎相鉴别。UC 的肠外表现包括关节损伤（如外周关节炎、脊柱关节炎等）、皮肤黏膜表现（如口腔溃疡、结节性红斑和坏疽性脓皮病）、眼部病变（如虹膜炎、巩膜炎、葡萄膜炎等）、肝胆疾病（如脂肪肝、原发性硬化性胆管炎、胆石症等）、血栓栓塞性疾病等。

CD 最常发生于青年期，根据我国统计资料，发病高峰年龄为 18～35 岁，男性略多于女性（男女比约为 1.5：1）。临床表现呈多样化，包括消化道表现、全身表现、肠外表现和并发症。消化道表现主要有腹泻和腹痛，可有血便；全身表现主要有体重减轻、发热、食欲缺乏、疲劳、贫血等，青少年患者可见生长发育迟缓；肠外表现与 UC 相似；并发症常见的有瘘管、腹腔脓肿、肠腔狭窄和肠梗阻、肛周病变（肛周脓肿、肛周瘘管、皮赘、肛裂等），较少见的有消化道大出血、肠穿孔，病程长者可发生癌变。腹泻、腹痛、体重减轻是 CD 的常见症状，如有这些症状出现，特别是年轻患者，要考虑本病的可能，如伴肠外表现和（或）肛周病变则高度疑为本病。肛周脓肿和肛周瘘管可为少部分 CD 患者的首诊表现，应给予注意。

【辅助检查】

（一）实验室检查

评估患者的炎症程度和营养状况等，强调粪常规检查和培养应不少于 3 次。根据流行病学特点，进行排除阿米巴肠病、血吸虫病等的相关检查。初步的实验室检查应包括血常规、电解质、CRP、ESR、血清白蛋白等，有条件的单位可行粪便钙卫蛋白和血清乳铁蛋白等检查作为辅助指标。抗酿酒酵母菌抗体（anti-*Saccharomyces cerevisiae* antibody，ASCA）或抗中性粒细胞胞质抗体（antineutrophil cytoplasmic antibody，ANCA）不作为 CD 的常规检查项目。

（二）内镜检查

1. 结肠镜检查 结肠镜检查和黏膜活体组织检查（活检）是 UC 诊断的主要依据。结肠镜下的 UC 病变多从直肠开始，呈连续性、弥漫性分布。轻度炎症的内镜特征为红斑、黏膜充血和血管纹理消失；中度炎症的内镜特征为血管形态消失，出血黏附在黏膜表面、糜烂，常伴有粗糙呈颗粒状的外观及黏膜脆性增加（接触性出血）；重度炎症内镜下则表现为黏膜自发性出血及溃疡。缓解期可见正常黏膜表现，部分患者可有假性息肉形成，或瘢痕样改变。对于病程较长的患者，黏膜萎缩可导致结肠袋形态消失、肠腔狭窄，以及炎（假）性息肉。伴巨细胞病毒（cytomegalovirus，CMV）感染的 UC 患者内镜下可见不规则、深凿样或纵行溃疡，部分伴大片状黏膜缺失。内镜下黏膜染色技术能提高内镜对黏膜病变的识别能力，结合放大内镜技术通过对黏膜微细结构的观察和病变特征的判别，有助于 UC 的诊断，有条件者还可以选用共聚焦内镜检查。如出现了肠道狭窄，结肠镜检查时建议行多部位活检以排除结直肠癌。不能获得活检标本或内镜不能通过狭窄段时，应完善 CT 结肠成像检查。

结肠镜检查和活检应列为 CD 诊断的常规首选检查项目，结肠镜检查应达末段回肠。早期 CD 的内镜下表现为阿弗他溃疡，随着疾病进展，溃疡可逐渐增大、加深，彼此融合形成纵行溃疡。CD 病变在内镜下多为非连续改变，病变间黏膜可完全正常；其他常见内镜下表现为卵石征、肠壁增厚伴不同程度狭窄、团簇样息肉增生等；少见直肠受累和（或）瘘管开口、环周和（或）连续的病变。必须强调的是，无论结肠镜检查结果如何（确诊 CD 或疑诊 CD），均需选择有关检查（详见下述）明确小肠和上消化道的累及情况，以便为诊断提供更多的证据及进行疾病评估。

2. 小肠胶囊内镜检查（small bowel capsule endoscopy，SBCE） 对小肠黏膜异常相当敏感，但对一些轻微病变的诊断缺乏特异性，且有发生滞留的危险。主要适用于疑诊 CD 但结肠镜及小肠放射影像学检查阴性者。SBCE 检查阴性倾向于排除 CD，阳性结果需综合分析并常需进一步检查证实。

3. 小肠镜检查 目前我国常用的是气囊辅助式小肠镜（balloon-assisted enteroscopy，BAE）。该检查可在直视下观察病变、取活检和进行内镜下治疗，但为侵入性检查，有一定的发生并发症的风险。主要适用于其他检查（如 SBCE 或放射影像学）发现小肠病变或尽管上述检查阴性而临床高度怀疑小肠病变需进行确认及鉴别者，或已确诊 CD 还需要 BAE 检查以指导或进行治疗者。

小肠镜下 CD 的病变特征与结肠镜下所见相同。

4. 胃镜检查　　少部分 CD 病变可累及食管、胃和十二指肠，但一般很少单独累及。原则上胃镜检查应列为 CD 的常规检查项目，尤其是有上消化道症状者、儿童和 IBD 类型待定（inflammatory bowel disease unclassified，IBDU）者。

（三）影像学检查

1. 小肠 CT/MR 造影（CTE/MRE）　　是迄今评估小肠炎症性病变的标准影像学检查，有条件的单位应将此检查列为 CD 诊断的常规检查项目。该检查可反映肠壁的炎性改变、病变分布的部位和范围、狭窄的存在及其可能的性质（炎症活动性或纤维性狭窄）、肠腔外并发症，如瘘管形成、腹腔脓肿或蜂窝织炎等。活动期 CD 典型的 CTE 表现为肠壁明显增厚（＞4mm）；肠黏膜明显强化伴有肠壁分层改变，黏膜内环和浆膜外环明显强化，呈"靶症"或"双晕征"；肠系膜血管增多、扩张、扭曲，呈"木梳征"；相应系膜的脂肪密度增高、模糊；肠系膜淋巴结肿大等。MRE 与 CTE 对评估小肠炎症性病变的精确性相似，前者较费时，设备和技术要求较高，但无放射线暴露之虑，推荐用于监测累及小肠患者的疾病活动度。CTE 或 MRE 可更好地扩张小肠，尤其是近段小肠，可能更有利于高位 CD 病变的诊断。肛瘘行直肠磁共振检查有助于确定肛周病变的位置和范围，了解瘘管类型及其与周围组织的解剖关系。

2. 钡剂灌肠及小肠钡剂造影　　钡剂灌肠已被结肠镜检查所代替，但对于肠腔狭窄无法继续进镜者仍有诊断价值。小肠钡剂造影敏感度低，已被 CTE 或 MRE 代替，但对无条件行 CTE 检查的单位则仍是小肠病变检查的重要技术。该检查对肠腔狭窄的动态观察可与 CTE/MRE 互补，必要时可两种检查方法同用。UC 患者 X 线检查所见的主要改变：①黏膜粗乱和（或）颗粒样改变；②肠管边缘呈锯齿状或毛刺样改变，肠壁有多发性小充盈缺损；③肠管短缩，袋囊消失呈铅管样。CD 患者的 X 线检查所见为多发性、跳跃性病变，病变处见裂隙状溃疡、卵石样改变、假息肉、肠腔狭窄、僵硬，可见瘘管。

3. 经腹肠道超声检查　　可显示肠壁病变的部位和范围、肠腔狭窄、肠瘘及脓肿等。CD 的主要超声表现为肠壁增厚（≥4 mm）；回声减低，正常肠壁层次结构模糊或消失；受累肠管僵硬，结肠袋消失；透壁炎症时可见周围脂肪层回声增强，即脂肪"爬行征"；肠壁血流信号较正常增多；内瘘、窦道、脓肿和肠腔狭窄；其他常见表现有炎性息肉、肠系膜淋巴结肿大等。超声造影对于经腹超声判断狭窄部位的炎症活动度有一定价值。超声检查方便、无创，患者接纳度好，对 CD 的初筛及治疗后疾病活动度的随访有价值，值得进一步研究。

（四）病理组织学检查

1. 取材要求　　黏膜病理组织学检查需多段（包括病变部位和非病变部位）、多点取材。外科标本应沿肠管的纵轴切开（肠系膜对侧缘），取材应包括淋巴结、末段回肠和阑尾。

2. 大体病理特点　　①节段性或者局灶性病变；②融合的纵行线性溃疡；③卵石样外观，瘘管形成；④肠系膜脂肪包绕病灶；⑤肠壁增厚和肠腔狭窄等特征。

3. 光学显微镜下的特点　　外科手术切除标本诊断 CD 的光学显微镜下特点如下。①透壁性（transmural）炎；②聚集性炎症分布，透壁性淋巴细胞增生；③黏膜下层增厚（由纤维化 - 纤维肌组织破坏和炎症、水肿造成）；④裂沟（裂隙状溃疡，fissure ulcer）；⑤非干酪样肉芽肿（包括淋巴结）；⑥肠道神经系统的异常（黏膜下神经纤维增生和神经节炎、肌间神经纤维增生）；⑦相对比较正常的上皮 - 黏液分泌保存（杯状细胞通常正常）。内镜下黏膜活检的诊断：局灶性的慢性炎症、局灶性隐窝结构异常和非干酪样肉芽肿是公认的最重要的在结肠内镜活检标本上诊断 CD 的光学显微镜下特点。

病理诊断：CD 的病理学诊断通常要求观察到 3 种以上的特征性表现（无肉芽肿时）或观察到非干酪样肉芽肿和另一种特征性光学显微镜下表现，同时需要排除肠结核等。相比内镜下活检标本，手术切除标本可观察到更多的病变，诊断价值更高。

【诊断】

UC 诊断要点：在排除其他疾病（详见"鉴别诊断"部分）的基础上，可按下列要点诊断。①具有上述典型临床表现者为临床疑诊，安排进一步检查；②同时具备上述结肠镜和（或）放射影像学特征者，可临床拟诊；③如再具备上述黏膜活检和（或）手术切除标本组织病理学特征者，可以确诊；④初发病例如临床表现、结肠镜检查和活检组织学改变不典型者，暂不确诊 UC，应给予密切随访。

CD 诊断要点：在排除其他疾病（见"鉴别诊断"部分）的基础上，可按下列要点诊断。①具备上述临床表现者可临床疑诊，安排进一步检查；②同时具备上述结肠镜或小肠镜（病变局限在小肠者）特征及影像学（CTE 或 MRE，无条件者采用小肠钡剂造影）特征者，可临床拟诊；③如再加上活检提示 CD 的特征性改变且能排除肠结核，可做出临床诊断；④如有手术切除标本（包括切除肠段及病变附近淋巴结），可根据标准做出病理确诊；⑤对无病理确诊的初诊病例随访 6～12 个月及以上，根据对治疗的反应及病情变化判断，对于符合 CD 自然病程者可做出临床确诊。如与肠结核混淆不清但倾向于肠结核时，应先按肠结核进行诊断性治疗 8～12 周，再行鉴别。

【鉴别诊断】

（一）UC 需与以下疾病鉴别

1. 急性感染性肠炎　多见于各种细菌感染，如志贺菌、空肠弯曲杆菌、沙门菌、产气单胞菌、大肠埃希菌、耶尔森菌等。常有流行病学特点（如不洁食物史或疫区接触史），急性起病常伴发热和腹痛，具有自限性（病程一般为数天至 1 周，不超过 6 周）；抗菌药物治疗有效；粪便检出病原体可确诊。

2. 阿米巴肠病　有流行病学特征，果酱样粪便。结肠镜下见溃疡较深、边缘潜行，间以外观正常的黏膜。确诊有赖于从粪便或组织中找到病原体，非流行区患者血清阿米巴抗体阳性有助于诊断。高度疑诊病例采用抗阿米巴治疗有效。

3. 肠道血吸虫病　有疫水接触史，常有肝脾大。确诊有赖于粪便检查见血吸虫虫卵或孵化毛蚴阳性。急性期结肠镜下可见直肠、乙状结肠黏膜有黄褐色颗粒，活检黏膜压片或组织病理学检查见血吸虫虫卵。免疫学检查有助于鉴别。

4. 其他　肠结核、真菌性肠炎、抗菌药物相关性肠炎（包括假膜性肠炎）、缺血性结肠炎、放射性肠炎、嗜酸粒细胞性肠炎、过敏性紫癜、胶原性结肠炎、肠白塞综合征、结肠息肉病、结肠憩室炎和人类免疫缺陷病毒（human immunodeficiency virus，HIV）感染合并的结肠病变应与 UC 相鉴别。还需注意结肠镜检查发现的直肠轻度炎症改变，如不符合 UC 的其他诊断要点，常为非特异性，应认真寻找病因，观察病情变化。

5. UC 合并艰难梭菌（*Clostridium difficile*）或 CMV 感染　重度 UC 或在免疫抑制药维持治疗病情处于缓解期的患者出现难以解释的症状恶化时，应考虑合并艰难梭菌或 CMV 感染的可能。确诊艰难梭菌感染可行粪便毒素试验（酶联免疫测定毒素 A 和毒素 B）、核苷酸 PCR、谷氨酸脱氢酶抗原检测等。确诊 CMV 结肠炎可给予结肠镜下黏膜活检行 HE 染色找巨细胞包涵体、免疫组织化学染色和 CMV DNA 实时荧光定量 PCR。特征性的内镜下表现和外周血 CMV DNA 实时荧光定量 PCR > 1200 拷贝 /ml 时，临床上要高度警惕 CMV 结肠炎。

（二）CD 的鉴别诊断

1. 溃疡性结肠炎与克罗恩病的鉴别　UC 的症状以脓血便多见，病变呈连续性分布，而 CD 常有腹泻但脓血便较少见，病变呈节段性分布；UC 的直肠绝大多数受累，而 CD 的直肠受累少见；UC 患者肠腔狭窄少见，若有狭窄呈中心性狭窄，而 CD 狭窄多见，且为偏心性狭窄；内镜表现：UC 的溃疡浅，黏膜弥漫性充血、水肿、颗粒状，脆性增加，而 CD 呈纵行溃疡、卵石样外观，病变间黏膜外观正常（非弥漫性）。活检特征：UC 患者的固有膜全层弥漫性炎症、隐窝脓肿、隐窝结构明显异常、杯状细胞减少，而 CD 表现为裂隙状溃疡、非干酪性肉芽肿、黏膜下层淋巴细胞聚集的特点。

2. 肠结核与 CD 的鉴别　最困难的疾病是肠结核。回结肠型 CD 与肠结核的鉴别困难，这是因为除活检发现干酪样坏死性肉芽肿为肠结核诊断的特异性指标外，两种疾病的临床表现、结肠镜下所见和活检所见常无特征性区别，然而干酪样坏死性肉芽肿在活检中的检出率却很低。因此强调在活检未见干酪样坏死性肉芽肿的情况下，可依靠对临床表现、结肠镜下所见和活检结果进行综合分析相鉴别。

下列表现倾向 CD 诊断：肛周病变（尤其是肛瘘、肛周脓肿），并发瘘管、腹腔脓肿，疑为 CD 的肠外表现，如反复发作的口腔溃疡、皮肤结节性红斑等；结肠镜下可见典型的纵行溃疡、典型的卵石样外观、病变累及 ≥ 4 个肠段、病变累及直肠肛管。下列表现倾向肠结核诊断：伴活动性肺结核，PPD 强阳性；结肠镜下见典型的环形溃疡，回盲瓣口固定开放；活检见肉芽肿分布在黏膜固有层且数目多、直径大（长径 > 400μm），特别是有融合，抗酸染色阳性。其他检查：活体组织检查时结核分枝杆菌 DNA 检测阳性有助于肠结核的诊断；γ 干扰素释放试验（如 T 细胞酶联免疫斑点试验）阴性有助于排除肠结核；CT 检查见腹腔肿大淋巴结坏死有助于肠结核诊断。鉴别仍有困难者给予诊断性抗结核治疗，如治疗数周（2 ～ 4 周）内症状明显改善，并于 2 ～ 3 个月后结肠镜复查发现病变痊愈或明显好转，支持肠结核，可继续完成正规抗结核疗程。有手术指征者行手术探查，绝大多数肠结核可在病变肠段和（或）肠系膜淋巴结组织病理学检查中发现干酪样坏死性肉芽肿，从而获得病理确诊。

3. 肠白塞综合征　系统表现不典型者的鉴别亦会相当困难。其他需要鉴别的疾病还有感染性肠炎（如 HIV 相关肠炎、血吸虫病、阿米巴肠病、耶尔森菌感染、空肠弯曲菌感染、艰难梭菌感染、CMV 感染等）、缺血性结肠炎、放射性肠炎、药物性（如 NSAID）肠病、嗜酸粒细胞性肠炎、以肠道病变为突出表现的多种风湿性疾病（如系统性红斑狼疮、原发性血管炎等）、肠道恶性淋巴瘤、憩室炎、转流性肠炎等。

【并发症】

UC 的并发症包括中毒性巨结肠、肠穿孔、下消化道大出血、上皮内瘤变，以及癌变。

CD 的并发症常见的有瘘管、腹腔脓肿、肠腔狭窄和肠梗阻、肛周病变（肛周脓肿、肛周瘘管、皮赘、肛裂等），较少见的有消化道大出血、肠穿孔，病程长者可发生癌变。

【治疗】

（一）UC 的治疗

1. 氨基水杨酸制剂　是治疗轻、中度 UC 的主要药物，包括传统的柳氮磺吡啶（sulfasalazine，SASP）和其他各种不同类型的 5-氨基水杨酸（5-aminosalicylic acid，5-ASA）制剂。SASP 的疗效与其他 5-ASA 制剂相似，但不良反应远较 5-ASA 制剂多见。目前尚缺乏证据显示不同类型 5-ASA 制剂的疗效有差异。每天 1 次顿服美沙拉嗪与分次服用等效。临床可选择的药物有柳氮磺吡啶、巴柳氮、奥沙拉嗪、美沙拉嗪等。

2. 激素　足量的氨基水杨酸制剂治疗后（一般 2 ～ 4 周）症状控制不佳者，尤其是病变较广泛者，应及时改用激素。按泼尼松 0.75 ～ 1mg/（kg·d）（其他类型全身作用激素的剂量按相当于上述泼尼松剂量折算）给药。达到症状缓解后开始逐渐缓慢减量至停药，注意快速减量会导致早期复发。

3. 免疫抑制药（硫嘌呤类药物）　包括硫唑嘌呤（azathioprine，AZA）和 6- 巯基嘌呤（6-mercaptopurine，6-MP），适用于对激素无效或激素依赖的患者。欧美推荐硫唑嘌呤的目标剂量为 1.5 ～ 2.5mg/（kg·d）；我国相关文献数据显示，低剂量硫唑嘌呤 [（1.23±0.34）mg/（kg·d）] 对难治性 UC 患者有较好的疗效和安全性，但这篇文献证据等级较弱。另外，对激素依赖的 UC 患者，低剂量 [1.3mg/（kg·d）] 硫唑嘌呤可有效维持疾病缓解。欧美共识意见推荐 6- 巯基嘌呤的目标剂量为 0.75 ～ 1.50mg/（kg·d），使用方法和注意事项与硫唑嘌呤相同。

临床上进行 UC 治疗时常会将氨基水杨酸制剂与硫嘌呤类药物合用，但氨基水杨酸制剂会增加硫嘌呤类药物的骨髓抑制毒性，应特别注意。

4. 沙利度胺　适用于难治性 UC 的治疗，但由于国内外均为小样本临床研究，故不作为首选治疗药物。

5. 英夫利昔单抗（IFX）　当激素和上述免疫抑制药治疗无效或激素依赖或不能耐受上述药物治疗时，可考虑 IFX 治疗。国外研究已肯定其疗效，我国 IFX Ⅲ期临床试验也肯定其对中重度 UC 的疗效，其 8 周临床应答率为 64%，黏膜愈合率为 34%。关于 IFX 的使用详见"CD 的治疗"部分。

6. 选择性白细胞吸附疗法　主要机制是减低活化或升高的粒细胞和单核细胞。我国多中心初步研究显示其对轻中度 UC 有一定疗效。对于轻中度 UC 患者，特别是合并机会性感染者可考虑应用。

7. 远段结肠炎的治疗　对病变局限在直肠或直肠、乙状结肠者，强调局部用药（病变局限在直肠用栓剂，局限在直肠、乙状结肠用灌肠剂），口服与局部用药联合应用疗效更佳。轻度远段结肠炎可视情况单独局部用药或口服和局部联合用药；中度远段结肠炎应口服和局部联合用药；对于病变广泛者口服和局部联合用药亦可提高疗效。局部用药有美沙拉嗪栓剂，每次 0.5 ～ 1.0g，每天 1 ～ 2 次；美沙拉嗪灌肠剂，每次 1 ～ 2g，每天 1 ～ 2 次。激素有氢化可的松琥珀酸钠盐（禁用酒石酸制剂），每晚 100 ～ 200mg；布地奈德泡沫剂，每次 2mg，每天 1 ～ 2 次，适用于病变局限在直肠者，布地奈德的全身不良反应少。不少中药灌肠剂（如锡类散）亦有效，可试用。

8. 难治性直肠炎（refractory proctitis）　产生原因有以下几种。①患者依从性不佳；②黏膜药物的浓度不足；③局部并发症认识不足（感染等）；④诊断有误（IBS、CD、黏膜脱垂、肿瘤等）；⑤常规治疗效果欠佳。需要全面评估患者诊断、患者用药依从性和药物充分性。必要时可考虑给予全身激素、免疫抑制药和（或）生物制剂治疗。

9. 药物维持治疗　由氨基水杨酸制剂或激素诱导缓解后以氨基水杨酸制剂维持，用原诱导缓解剂量的全量或半量，氨基水杨酸制剂维持治疗的疗程为 3 ～ 5 年或更长。

10. 外科手术治疗　绝对指征：大出血、穿孔、癌变，以及高度疑为癌变。相对指征：①积极内科治疗无效的重度 UC（见上述重度 UC 的治疗），合并中毒性巨结肠，内科治疗无效者宜更早行外科干预；②内科治疗效果不佳和（或）药物不良反应已严重影响生命质量者，可考虑外科手术。

（二）CD 的治疗

1. 一般治疗　必须要求患者戒烟，继续吸烟会明显降低药物疗效，增加手术率和术后复发率。营养支持：CD 患者营养不良常见，注意监测患者的体重和体重指数（BMI）；对于铁、钙和维生素（特别是维生素 D、维生素 B_{12}）等物质的缺乏，可做相应处理；对重症患者可予以营养支持治疗，首选肠内营养，不足时辅以肠外营养。

2. 轻度活动期 CD 的治疗　主要治疗原则是控制或减轻症状，尽量减少治疗药物对患者的损伤。氨基水杨酸制剂适用于结肠型、回肠型和回结肠型，应用美沙拉嗪时需及时评估疗效。病变局限在回肠末端、回盲部或升结肠者，布地奈德疗效优于美沙拉嗪。对上述治疗无效的轻度活动期 CD 患者视为中度活动期 CD，按中度活动期 CD 处理。

3. 中度活动期 CD 的治疗　激素是最常用的治疗药物。病变局限于回盲部者，为减少全身作用激素的相关不良反应，可考虑应用布地奈德，但该药对中度活动期 CD 的疗效不如全身作用的激素。激素无效或激素依赖时加用硫嘌呤类药物或甲氨蝶呤，研究证明，这类免疫抑制药可诱导活动期 CD 的缓解，与激素有协同作用，但起效慢，硫唑嘌呤用药 12 ～ 16 周后才达到最大疗效，因此其作用主要是在激素诱导症状缓解后，继续维持撤离激素的缓解。

（1）硫唑嘌呤和 6- 巯基嘌呤：同为硫嘌呤类药物，两药疗效相似，初始选用硫唑嘌呤或 6-

巯基嘌呤主要是用药习惯问题，我国医师使用硫唑嘌呤的经验较多。欧洲共识意见推荐的目标剂量为 1.5 ～ 2.5mg/（kg·d），有研究认为，中国患者剂量为 1.0 ～ 1.5mg/（kg·d）亦有效。硫唑嘌呤存在量 - 效关系，剂量不足会影响疗效，增加剂量会增加药物不良反应的风险，有条件的单位建议行 6- 硫代鸟基嘌呤核苷酸（6-thioguanine nucleotides，6-TGN）血液浓度测定以指导调整剂量。使用硫唑嘌呤出现不良反应的患者换用 6- 巯基嘌呤，欧美共识意见推荐，6- 巯基嘌呤的目标剂量为 0.75 ～ 1.50mg/（kg·d），使用方法和注意事项与硫唑嘌呤相同，部分患者可以耐受。

硫嘌呤类药物治疗无效或不能耐受者，可考虑换用甲氨蝶呤。国外推荐诱导缓解期的甲氨蝶呤剂量为每周 25mg，肌内注射或皮下注射。12 周达到临床缓解后，可改为每周 15mg，肌内注射或皮下注射，亦可改口服，但疗效可能降低。疗程可持续 1 年，更长疗程的疗效和安全性目前尚无共识。我国人群的剂量和疗程尚无共识。用药过程中注意监测药物不良反应：早期胃肠道反应常见，叶酸可减轻胃肠道反应，应常规同时使用；最初 4 周内每周、4 周之后每月定期检查全血细胞和肝功能；妊娠为甲氨蝶呤使用的禁忌证，用药期间和停药后数月内应避免妊娠。

（2）生物制剂：抗肿瘤坏死因子 -α（TNF-α）单克隆抗体用于激素和上述免疫抑制药治疗无效或激素依赖者或不能耐受上述药物的治疗者，IFX 仍然是我国目前唯一批准用于 CD 治疗的生物制剂。

IFX 的使用方法为 5mg/kg，静脉滴注，在第 0、2、6 周给予，作为诱导缓解；随后每隔 8 周给予相同剂量行长程维持治疗。使用 IFX 前接受激素治疗时应继续原来治疗，在取得临床完全缓解后将激素逐步减量直至停用。对于原先使用免疫抑制药无效者，没有必要继续合用免疫抑制药；对于 IFX 治疗前未接受过免疫抑制药治疗者，IFX 与硫唑嘌呤合用可提高撤离激素缓解率和黏膜愈合率。

对于维持治疗期间复发者，应查找原因，包括药物谷浓度及抗药抗体浓度检测。如为浓度不足，可增加剂量或缩短给药间隔时间；如为抗体产生而未合用免疫抑制药者，可加用免疫抑制药，也可换用其他治疗方案。目前，尚无足够资料提出何时可以停用 IFX。对于 IFX 维持治疗达 1 年，维持无激素缓解伴黏膜愈合和 C 反应蛋白（CRP）正常者，可考虑停用 IFX，继续以免疫抑制药维持治疗。对停用 IFX 后复发者，再次使用 IFX 可能仍然有效。

（3）沙利度胺：已有临床研究证实，沙利度胺对儿童及成人难治性 CD 有效，可用于无条件使用抗 TNF-α 单克隆抗体者。起始剂量建议为 75mg/d 或以上，值得注意的是，该药的疗效及不良反应与剂量相关。

（4）其他：氨基水杨酸制剂对中度活动期 CD 疗效不明确。环丙沙星和甲硝唑仅用于有合并感染者。其他免疫抑制药、益生菌的疗效尚待进一步研究。对于有结肠远端病变者，必要时可考虑美沙拉嗪局部治疗。

4. 重度活动期 CD 的治疗 重度 CD 患者病情严重，并发症多，手术率和病死率高，应及早采取积极有效的措施处理。注意确定是否存在并发症，包括局部并发症（如脓肿或肠梗阻）或全身并发症（如机会性感染）。强调通过细致检查尽早发现并做相应处理。

发挥全身作用的激素可口服或静脉给药，剂量相当于 0.75 ～ 1mg/（kg·d）泼尼松。对于抗 TNF-α 单克隆抗体，可在激素无效时视情况应用，亦可在一开始就应用。激素或传统治疗无效者可考虑手术治疗。手术适应证和手术时机的掌握应从治疗开始就与外科医师密切配合，共同商讨。综合治疗：合并感染者给予广谱抗菌药物或环丙沙星和（或）甲硝唑，视病情给予输液、输血和输白蛋白，视营养状况和进食情况给予肠外营养或肠内营养支持。

5. 特殊部位 CD 的治疗 存在广泛性小肠病变（累计长度＞ 100cm）的活动性 CD，常导致营养不良、小肠细菌过度生长、因小肠多处狭窄而多次手术造成短肠综合征等严重且复杂的情况，因此早期即应给予积极治疗，如早期应用抗 TNF-α 单克隆抗体和（或）免疫抑制药（硫唑嘌呤、6-巯基嘌呤、甲氨蝶呤）。营养治疗应作为重要辅助手段，轻度患者可考虑将全肠内营养作为一线治疗。食管、胃、十二指肠 CD 可独立存在，亦可与其他部位的 CD 同时存在，其治疗原则与其他部位的 CD 相仿，不同的是，加用 PPI 对改善症状有效。轻度胃、十二指肠 CD 可仅给予 PPI 治疗，由于该类型 CD 一般预后较差，中重度患者宜早期应用免疫抑制药（硫唑嘌呤、6- 巯基嘌呤、甲氨蝶呤），对病情严重者早期考虑给予 IFX。

6. 药物诱导缓解后的维持治疗　应用激素或生物制剂诱导缓解的 CD 患者往往需继续长期使用药物，以维持撤离激素的临床缓解。激素依赖的 CD 是维持治疗的绝对指征。激素不应用于维持缓解。用于维持缓解的主要药物如下。

（1）氨基水杨酸制剂：诱导缓解后，仍以氨基水杨酸制剂作为缓解期的维持治疗。氨基水杨酸制剂对激素诱导缓解后维持缓解的疗效不确定。

（2）硫嘌呤类药物或甲氨蝶呤：硫唑嘌呤是激素诱导缓解后用于维持缓解最常用的药物，能有效维持撤离激素的临床缓解或在维持症状缓解下减少激素用量。硫唑嘌呤不能耐受者可考虑换用 6- 巯基嘌呤。硫嘌呤类药物治疗无效或不能耐受者可考虑换用甲氨蝶呤。上述免疫抑制药维持治疗期间复发者，首先应检查服药依从性和药物剂量或浓度是否足够，以及其他影响因素，如存在，应做相应处理；如排除，可改用抗 TNF-α 单克隆抗体诱导缓解，并继续以抗 TNF-α 单克隆抗体维持治疗。

（3）抗 TNF-α 单克隆抗体：使用抗 TNF-α 单克隆抗体诱导缓解后应以抗 TNF-α 单克隆抗体维持治疗。

7. 肛瘘的处理　首先通过症状和体格检查，尤其是麻醉下的肛门指诊，并结合影像学检查 [如 MRI 和（或）超声内镜或经皮肛周超声检查] 等了解是否合并感染及瘘管的解剖结构（一般将肛瘘分为单纯性和复杂性两大类），在此基础上制订治疗方案。行结肠镜检查可了解是否存在直肠、结肠病变及其严重程度，有助于指导治疗。如有脓肿形成必须先行外科手术给予充分引流，并给予抗菌药物治疗。

无症状的单纯性肛瘘无须处理。有症状的单纯性肛瘘及复杂性肛瘘首选抗菌药物 [如环丙沙星和（或）甲硝唑] 治疗，并以硫唑嘌呤或 6- 巯基嘌呤维持治疗。存在活动性肠道 CD 者，必须积极治疗活动性 CD，应由肛肠外科医师根据病情决定是否手术，以及术式的选择（如单纯性肛瘘瘘管切除术、复杂性肛瘘切开挂线术，甚至肠道转流术或直肠切除术）。已有证据证实抗 TNF-α 单克隆抗体对肛瘘的疗效。对于复杂性肛瘘，IFX 与外科手术及抗感染药联合治疗的效果较好。

8. 外科手术指征　需接受手术的 CD 患者往往存在营养不良、合并感染，部分患者长期使用激素，因而存在巨大手术风险。内科医师对此应有足够认识，避免盲目的无效治疗而贻误手术时机、增加手术风险。围手术期的处理十分重要。

（1）CD 的并发症：①肠梗阻，由纤维狭窄所致的肠梗阻视病变部位和范围行肠段切除术或狭窄成形术；短段狭窄肠管（一般＜ 4cm）可行内镜下球囊扩张术；炎症性狭窄引起的梗阻如药物治疗无效可考虑手术治疗。②腹腔脓肿，先行经皮脓肿引流术和抗感染，必要时再行手术处理病变肠段。③瘘管形成，肛周瘘管处理如前述。非肛周瘘管（包括肠皮瘘和各种内瘘）的处理是一个复杂的难题，应由内外科医师密切配合进行个体化处理。④急性穿孔，需急诊手术。⑤大出血，内科治疗（包括内镜止血）出血无效而危及患者生命者，需急诊手术。⑥癌变。

（2）内科治疗无效：激素治疗无效的重度 CD，见前述。内科治疗疗效不佳和（或）药物不良反应已严重影响患者生命质量者，可考虑外科手术。

9. 术后复发的预防　CD 肠切除术后复发率相当高。目前研究资料提示，回结肠切除术后早期复发的高危因素包括吸烟、肛周病变、穿透性疾病行为、有肠切除术病史等。术后定期（尤其是术后第 1 年内）内镜复查有助于监测复发和制订防治方案。

术后复发的预防仍是未解之难题。必须戒烟。药物预防方面，有对照研究证实，美沙拉嗪、硫嘌呤类药物、咪唑类抗菌药物对预防内镜和临床复发有一定的疗效。嘌呤类药物的疗效略优于美沙拉嗪，但因不良反应多，适用于有术后早期复发高危因素的患者。长期使用甲硝唑的患者多不能耐受，有报道术后 3 个月内甲硝唑与硫唑嘌呤合用，继以硫唑嘌呤维持，可显著减少术后 1

年复发率。研究发现，抗 TNF-α 单克隆抗体对预防术后内镜复发有效。

就术后患者是否均要常规给予预防复发药物治疗、用什么药物、何时开始使用、使用多长时间等问题，目前尚无普遍共识。比较一致的意见是：对有术后早期复发高危因素的患者宜尽早（术后 2 周）给予积极干预；术后半年、1 年及之后应定期行结肠镜复查，根据内镜复发与否及其程度给予或调整药物治疗。

【炎性肠病应掌握的内容】

（一）问诊

详细的疾病史询问应包括从首发症状开始的各项细节，应特别注意腹泻和便血的病程；近期旅游史、用药史（特别是 NSAID 和抗菌药物）、阑尾手术切除史、吸烟、家族史；口、皮肤、关节、眼等肠外表现和肛周情况。体格检查应特别注意患者一般状况和营养状态，并进行细致的腹部、肛周、会阴检查和直肠指诊。

（二）体格检查

体温、脉搏、血压、呼吸；神志情况、面容；巩膜、皮肤、黏膜是否黄染及黄染程度；腹部专科情况（包括有无腹肌紧张、压痛部位、有无反跳痛、有无肿块及肝肋下是否可触及、是否有触痛，以及腹部是否有压痛、移动性浊音是否阳性、肠鸣音是否正常）等。

（三）实验室检查和器械检查

根据流行病学特点，进行排除阿米巴肠病、血吸虫病等的相关检查。初步的实验室检查应包括粪常规＋细菌培养、血常规、电解质、CRP、ESR、血清白蛋白等，有条件的单位可行粪便钙卫蛋白和血清乳铁蛋白等检查作为辅助指标。进行结肠镜检查（应进入末端回肠）并活检，此为建立诊断的关键。结肠镜检查遇肠腔狭窄镜端无法通过时，可应用钡剂灌肠检查、肠道超声检查、CT 结肠成像检查以显示结肠镜检查未及部位。

下列情况应考虑行小肠检查：病变不累及直肠（未经药物治疗者）、倒灌性回肠炎（盲肠至回肠末端的连续性炎症），以及其他难以与 CD 鉴别的情况。小肠检查方法详见 CD 诊断部分。左半结肠炎伴阑尾开口的炎症改变或盲肠红斑改变在 UC 中常见，部分患者无须进一步行小肠检查。小肠影像学检查包括全消化道钡剂造影、小肠 CT 造影（computer tomography enterography，CTE）、小肠磁共振造影（magnetic resonance enterography，MRE）、胶囊内镜、肠道超声检查等，上述检查不推荐常规使用。对于诊断困难者（直肠赦免、症状不典型、倒灌性回肠炎），应在回结肠镜检查的基础上考虑加做小肠检查。

重度活动期 UC 患者检查的特殊性：以常规腹部 X 线检查了解结肠情况，缓行全结肠镜检查，以保证安全，但为诊断和鉴别诊断，可行不做常规肠道准备的直肠、乙状结肠有限检查和活检，操作应轻柔，少注气。为了解有无合并艰难梭菌和（或）CMV 感染，可行相关检查。

（四）IBD 治疗

1. IBD 的治疗目标　诱导并维持临床缓解及黏膜愈合，防治并发症，改善患者生命质量。加强对患者的长期管理。

2. UC 的治疗

（1）氨基水杨酸制剂是治疗轻度 UC 的主要药物。

（2）应用足量氨基水杨酸类制剂治疗（一般 2～4 周），症状控制不佳者尤其是病变较广泛者，应及时改用激素。

（3）免疫抑制药硫嘌呤类药物包括硫唑嘌呤和 6- 巯基嘌呤。适用于激素治疗无效或依赖的患者。

（4）当激素及上述免疫抑制药治疗无效或激素依赖或不能耐受上述药物治疗时，可考虑英夫利昔单抗治疗。

（5）由氨基水杨酸制剂或激素诱导缓解后以氨基水杨酸制剂维持，应用原诱导缓解剂量的全量或半量，氨基水杨酸制剂维持治疗的疗程为 3 ～ 5 年或更长。

（6）外科手术治疗：大出血、穿孔、癌变及高度疑为癌变为绝对手术适应证。相对适应证：①积极内科治疗无效的重度 UC、合并中毒性巨结肠经内科治疗无效者，宜更早行外科手术干预；②内科治疗效果不佳和（或）药物不良反应已严重影响患者生活质量者，可考虑外科手术。

3. CD 的治疗

（1）必须要求患者戒烟，给予营养支持。

（2）氨基水杨酸类制剂适用于结肠型，末段回肠型和回结肠型应使用美沙拉嗪。

（3）中度活动性 CD 的治疗，激素是治疗的首选。

（4）激素无效或激素依赖时加用免疫抑制药。

（5）生物制剂（IFX）用于激素及上述免疫抑制药治疗无效或激素依赖者，或不能耐受上述药物治疗者。

（6）激素不应用于维持缓解，用于维持缓解的主要药物有氨基水杨酸制剂、免疫抑制药、IFX。

（7）外科手术的适应证：①肠梗阻；②腹腔脓肿；③瘘管形成；④急性穿孔；⑤内科治疗无效的大出血需急诊手术；⑥癌变；⑦激素治疗无效的重度 CD，内科治疗效果不佳和（或）药物不良反应已严重影响生活质量者，可考虑外科手术。

（张健锋）

第五章 结 肠 癌

结肠癌是常见的发生于结肠部位的消化道恶性肿瘤，好发于直肠与乙状结肠交界处，以40～50岁年龄组发病率最高，男女之比为2∶1～3∶1，发病率占胃肠道肿瘤的第3位。结肠癌主要为腺癌、黏液腺癌、未分化癌。结肠癌主要经淋巴转移；血行转移多见于肝，其次为肺、骨。

【解剖和生理功能】

（一）解剖结构

结肠起于右侧髂窝，内续于回肠末端，包括盲肠、升结肠、横结肠、降结肠和乙状结肠。成人结肠全长平均约150cm（120～200cm）。盲肠、结肠、乙状结肠位于腹腔内。结肠上起自右侧髂窝，与回肠相连，呈"M"形，将空肠、回肠环绕在内，下与乙状结肠相连。结肠各部位管径不一，盲肠最粗，管径为6～7cm，逐渐减少至乙状结肠末端约2.5cm，这是结肠肠腔最狭窄的部位。

盲肠和结肠的肠壁有3个特征。①结肠带：为肠壁纵行平滑肌集中形成的3条肉眼可辨的与肠壁纵轴平行的狭窄纵行结构，在盲肠、升结肠及横结肠较为清楚，降结肠至乙状结肠逐渐不明显；②结肠袋：因结肠带短于肠管的1/6，以致牵拉肠壁形成节段性的囊状膨出，称为结肠袋；③肠脂垂：由结肠带两侧浆膜下脂肪组织聚集而成的大小不等的小突起，悬挂在结肠袋侧缘；整个大肠有100～500个肠脂垂，主要位于乙状结肠和盲肠附近。以上3个特征性结构是区别大肠、小肠的重要标志。

（二）生理功能

结肠的主要功能是吸收水分、葡萄糖、电解质和部分胆汁酸，储存和转运粪便，吸收功能主要在右半结肠；结肠也能分泌碱性黏液润滑黏膜，也分泌数种胃肠激素。

【病因】

多数结肠癌是由腺瘤恶性变所致，但目前结肠癌的基础病因不明。相关的高危因素有：过多的动物脂肪及动物蛋白质饮食、缺乏新鲜蔬菜及纤维素食品、缺乏适度的体力活动。家族性息肉病已被认为是癌前病变。溃疡性结肠炎与其发病关系密切。

【临床表现】

结肠癌早期多无特殊症状，发展后逐渐出现下列症状。

1. 最早出现的症状多为排便习惯与粪便性状的改变，表现为排便次数增多、腹泻、便秘，以及粪便中带血、脓液或黏液。

2. 腹痛、腹胀也是早期症状之一。初起时多为定位不确切的隐痛，阵发性绞痛多出现于肠梗阻。

3. 各段结肠病变均可以出现腹部肿块，多为瘤体本身，有时可能为梗阻近侧肠腔内的积粪。肿块大多坚硬，呈结节状。如为横结肠和乙状结肠，可以有一定的活动度。

4. 肠梗阻症状为中晚期症状，多表现为慢性低位不完全性肠梗阻，主要表现是腹胀和便秘、腹部胀痛或阵发性绞痛。左侧结肠癌常以急性完全性肠梗阻为首发症状。

5. 全身症状多属于晚期症状，患者可以出现贫血、消瘦、乏力、低热、肝大、黄疸、水肿、腹水、直肠前凹肿块、锁骨上淋巴结肿大、恶病质等。

临床特点为右侧结肠以全身症状、贫血、腹部肿块为主要表现。左侧结肠癌以肠梗阻、便秘、腹泻、便血为主要症状。

【辅助检查】

（一）实验室检查

1. 血常规　可了解有无贫血。

2. 尿常规　观察有无血尿，结合泌尿系统影像学检查可了解肿瘤是否侵犯泌尿系统。

3. 粪常规　注意有无红细胞、白细胞。

4. 大便隐血试验　针对消化道少量出血的诊断有重要价值。

5. 生化、电解质及肝肾功能等。

6. 结直肠癌患者在诊断、治疗前及评价疗效、随访时必须检测 CEA、CA19-9；有肝转移的患者建议检测 AFP；疑有腹膜、卵巢转移的患者建议检测 CA12-5。临床上一般检查 CEA 系列。

（二）影像学检查

1. X 线　推荐气钡双重 X 线造影作为筛查及诊断结直肠癌的检查方法，但不能应用于结直肠癌的分期诊断。如疑有梗阻的患者应当谨慎选择。

2. CT　推荐行胸部 / 全腹 / 盆腔 CT 增强扫描检查，用于以下几个方面：①结肠癌 TNM 分期诊断；②随访中筛查结肠癌吻合口有无复发及远处转移；③判断结肠癌原发灶及转移瘤新辅助治疗、转化治疗、姑息治疗的效果；④阐明钡剂灌肠或内镜发现的肠壁内和外在性压迫性病变的内部结构，明确其性质。

3. PET　不推荐常规使用，但对于病情复杂、常规检查无法明确诊断的患者可作为有效的辅助检查。术前检查提示为Ⅲ期以上肿瘤时推荐使用。

4. 排泄性尿路造影　不推荐术前常规检查，仅适用于肿瘤较大且可能侵及尿路的患者。

【内镜检查及病理组织学检查】

乙状结肠镜可以发现病变位置较低的结肠病变。所有疑似结肠癌的患者均推荐行全结肠镜检查，由于结肠肠管在检查时可能出现皱缩，因此内镜所见肿物远侧距离肛缘距离可能存在误差，建议结合 CT、MRI 或钡剂灌肠明确病灶部位。病理活检报告是结肠癌诊疗的依据。

【诊断】

1. 结肠癌早期因症状不明显易被忽视。凡是有排便习惯改变、腹部隐痛、消瘦、乏力、大便隐血及粪便中带血或黏液、脓液者均应进一步检查。

2. 气钡对比结肠双重造影检查可以发现结肠内直径 1.0cm 的病变。纤维结肠镜可以辨明结肠造影不能明确的病变，并可以取活体组织行病理检查。

3. 腹部 B 超和 CT 扫描检查有助于对肝及腹腔内淋巴结转移病变的定位及病变分期。

【鉴别诊断】

1. 溃疡性结肠炎　本病可以出现腹泻、黏液便、脓血便、排便次数增多、腹胀、腹痛、消瘦、贫血等症状，伴有感染者尚可有发热等中毒症状，与结肠癌的症状相似，纤维结肠镜检查及活检是有效的鉴别方法。

2. 阑尾炎　回盲部癌可因局部疼痛和压痛而误诊为阑尾炎。特别是晚期回盲部癌，局部常发生坏死、溃烂和感染，临床表现有体温升高、白细胞计数增高、局部压痛或触及肿块，常诊断为阑尾脓肿，需注意鉴别。

3. 肠结核　在我国较常见，好发部位在回肠末端、盲肠及升结肠。常见症状有腹痛、腹部肿块、腹泻与便秘交替出现，部分患者可有低热、贫血、腹部肿块，与结肠癌症状相似。但肠结核患者全身症状更加明显，如午后低热或不规则发热、盗汗、消瘦、乏力，需注意鉴别。

4. 结肠息肉　主要症状是便血，有些患者还可有脓血样便，与结肠癌相似。钡剂灌肠检查可表现为充盈缺损，行结肠镜检查取活组织送病理检查是有效的鉴别方法。

5. 血吸虫性肉芽肿　多见于流行区，目前已少见。少数病例可癌变。结合血吸虫感染的病史、粪便中虫卵检查，以及钡剂灌肠和纤维结肠镜检查及活检，可以与结肠癌进行鉴别。

6. 阿米巴肉芽肿　可有肠梗阻症状或体格检查时扪及腹部肿块，与结肠癌相似。本病患者行粪便检查时可找到阿米巴滋养体及包囊，钡剂灌肠检查常可见巨大的单边缺损或圆形切迹。

【治疗】

早期癌：内镜下可以根治的病变，可以采取内镜微创治疗；中晚期癌：治疗方法以手术为主，辅以化疗、免疫治疗、中药及其他支持治疗的综合方案，以提高手术切除率，降低复发率，提高生存率。

1. 结肠癌的外科手术治疗原则

（1）全面探查，由远及近。必须探查并记录肝、胃、肠道、子宫及附件、盆底腹膜，以及相关肠系膜，主要血管、淋巴结和肿瘤邻近器官的情况。

（2）建议切除足够的肠管，清扫区域淋巴结，整块切除，建议常规清扫两站以上的淋巴结。

（3）推荐锐性分离技术。

（4）推荐由远及近的手术清扫。建议先处理肿瘤滋养血管。

（5）推荐遵循无瘤手术原则。

（6）对已失去根治性手术机会的肿瘤，如果患者无出血、梗阻、穿孔症状，则根据多学科会诊评估、确定是否需要切除原发灶。

（7）结肠新生物，临床诊断高度怀疑恶性肿瘤及活检报告为高级别上皮内瘤变时，如患者可耐受手术，建议行手术探查。

2. 结肠癌根治性手术的适应证　原发病灶无邻近器官的直接侵犯，引流区域淋巴结可以完全切除，无远位器官转移者。

右半结肠切除术：适用于盲肠、升结肠及结肠肝曲部的癌肿。

左半结肠切除术：适用于降结肠、结肠脾曲部的癌肿。

横结肠切除术：适用于横结肠的癌肿。

乙状结肠的癌肿：除切除乙状结肠外，还应做降结肠切除或部分直肠切除术。

对于已经引起梗阻的可切除的结肠癌，推荐行Ⅰ期切除吻合，或Ⅰ期肿瘤切除近端造口、远端闭合，或造口术后Ⅱ期切除，或支架植入术后Ⅱ期切除。

结肠癌不能行根治术的手术原则：肿瘤浸润广泛，或与周围组织、器官固定不能切除时，肠管已梗阻或可能梗阻，可行短路手术，也可行结肠造口术。如果有远处器官转移且局部肿瘤尚允许切除时，可用局部姑息切除，以解除梗阻、慢性失血、感染中毒等症状（表3-5-1）。

表 3-5-1　结肠癌手术切除的范围

名称	范围	肠管	系膜	血管	淋巴结
右半结肠	盲肠、升结肠、肝曲	末端回肠 10～20cm 至右半横结肠	响应系膜及大网膜	回结肠、右结肠，中结肠右支根部及胃结肠共干的结肠根部	区域相应血管根部的淋巴结、系膜区淋巴结
横结肠	横结肠中部	横结肠（包括肝、脾曲）	横结肠系膜、大网膜、胰十二指肠前被膜	中结肠动脉及左、右结肠动脉的升支	区域血管根部，必要时清扫胃网膜血管，幽门下淋巴结
左半结肠	脾曲、降结肠、乙结肠与降结肠交界	横结肠左半、降结肠、乙状结肠上 2/3	相应系膜及大网膜	中结肠左支、左结肠、肠系膜下动脉	区域血管根部
乙状结肠		10cm 上下	完整切除乙状结肠系膜	肠系膜下血管	乙状结肠、直肠上、左结肠降支

内科药物治疗的总原则：必须明确治疗目的，确定属于术前治疗/术后辅助治疗或者姑息治疗；必须及时评价疗效和不良反应，并根据具体情况进行治疗目标、药物及剂量的调整。重视改善患者生活质量及合并症处理，包括疼痛、营养、精神心理等。

【结肠癌应掌握的内容】

（一）问诊

发病时间、排便习惯与粪便性状改变情况，是否有腹泻、脓血便、粪便带血，腹痛位于哪个部位，腹痛特点，是阵发性还是持续性，是绞痛还是钝痛、胀痛，有无加重或减轻的因素。是否伴有发热，体温及热型，是否伴有体重减轻，是否伴有恶心、呕吐，是否有呕血、黑便，是否有胸闷、胸痛，是否有咳嗽、咳痰、痰中带血，是否有血尿及腰酸，是否有皮疹及关节肿痛等。此次发病以来是否诊疗过，查了哪些辅助检查，结果是什么，用了哪些药物，效果如何？既往是否有类似发作史，是否家族中有类似病患，是否有肝炎结核病史，是否有手术史（特别是腹部手术史），有无药物过敏史，有无疫区接触史，有无酗酒史。其他常规问诊自行完善。

（二）体格检查

体温、脉搏、血压、呼吸、神志情况、营养情况、面容及巩膜、皮肤、黏膜是否黄染，锁骨上淋巴结是否肿大。腹部专科情况（包括是否有腹部膨隆，有无腹肌紧张，压痛部位，有无反跳痛；有无包块，其质地、境界及活动度；肝肋下是否可触及，是否有叩击痛及触痛，胆囊区是否有压痛，是否有振水音，是否有移动性浊音，肠鸣音是否正常）。直肠指诊指套是否染血，直肠前凹是否有固定肿块。

（三）术前医嘱

1. 术前检查　血常规、尿常规、粪常规、肝功能、肾功能、电解质、血糖、CEA系列、血型、凝血功能、输血系列、全胸片、心电图、全腹部增强CT。根据需要行心肌标志物、超声心动图、血气分析等检查。

2. 术前准备　术前3天给予流质饮食，术前3天口服肠道轻泻药（如液体石蜡），口服肠道灭菌药（如甲硝唑、小檗碱等），补液及营养支持。术前1天口服泻药。术前晚及术晨清洁灌肠。术晨留置胃管及尿管。

结肠癌合并梗阻时，须积极处理肠梗阻，给予胃肠减压、低压灌肠、使用抗感染药、抑制肠道分泌、纠正电解质紊乱及酸碱平衡失调、营养支持等对症处理。常用的抗感染药有二、三代头孢及喹诺酮类药物等抗菌药物。必要时给予支架植入或急诊手术以解除梗阻。

（四）治疗

早期癌：内镜下可以根治的病变可以采取内镜微创治疗。中晚期癌：治疗方法以手术为主，辅以化疗、免疫治疗、中药及其他支持治疗的综合方案，以提高手术切除率，降低复发率，提高生存率。

（五）术后观察及处理（外科手术后）

1. 监测生命体征　血压、心率、呼吸、血氧饱和度等指标，有助于及时发现术后早期严重的合并症。

2. 吸氧　改善机体氧合，保护器官功能。

3. 体位　术后平卧位或半卧位（根据麻醉方式），鼓励患者术后早期下床活动。

4. 饮食和输液　禁食水，直到胃肠功能恢复。恢复饮食应按照清流质、流质、半流质、普食的顺序进行。现加速康复外科也提倡术后早期就给予肠内营养治疗。术后应给予全量补液及营养支持治疗。

5. 抗感染　选择广谱抗菌药物，应覆盖革兰氏阴性杆菌及厌氧菌，术后使用3d，再根据情况调整是否继续使用。

6. 保持引流管通畅　关注引流液情况，能早期发现并发症的发生，如术后出血、吻合口瘘等。

7. 静脉血栓的预防　鼓励患者活动下肢，早期下床活动，术后第 2 天可给予低分子量肝素抗凝治疗。

（六）结肠癌的辅助治疗

1. I 期　$T_{1\sim2}N_0M_0$ 期或者有放化疗禁忌的患者不推荐辅助治疗。

2. II 期结肠癌的辅助化疗　首先确认有无以下高危因素：组织学分化差（III或IV级）、T_4、血管淋巴管浸润、术前肠梗阻 / 肠穿孔、标本检出淋巴结不足（少于 12 枚）。①无高危因素者，建议随访观察，或者氟尿嘧啶类单药化疗。②有高危因素者，建议辅助化疗。化疗方案推荐选用 5-FU/LV、卡培他滨、5-FU/LV/ 奥沙利铂或 XELOX 方案。化疗时限应当不超过 6 个月。不推荐氟尿嘧啶类药物的单药辅助化疗。

3. III 期结肠癌的辅助化疗　III期结肠癌患者，推荐辅助化疗。化疗方案推荐选用 5-FU/CF、卡培他滨、FOLFOX 或 FLOX（奥沙利铂 + 氟尿嘧啶 + 醛氢叶酸）或 XELOX 方案。化疗不应超过 6 个月。

（七）随访

结肠癌治疗后推荐规律随访。①疾病史和体格检查：每 3 ~ 6 个月随访 1 次，共 2 年，然后每 6 个月 1 次，共 5 年，5 年后每年 1 次。②监测 CEA、CA19-9：每 3 ~ 6 个月 1 次，共 2 年，然后每 6 个月 1 次，共 5 年，5 年后每年 1 次。③腹 / 盆腔超声检查、X 线胸片：每 3 ~ 6 个月 1 次，共 2 年，然后每 6 个月 1 次，共 5 年，5 年后每年 1 次。④腹 / 盆 CT 或 MRI：每年 1 次。⑤肠镜：术后 1 年内行肠镜检查，如有异常，1 年内复查；如未见息肉，3 年内复查；然后 5 年 1 次，随诊检查出现的大肠腺瘤均推荐切除。

（薛万江　张健锋　顾术东　陶　然）

第六章 直 肠 癌

直肠癌是指齿状线以上至乙状结肠与直肠移行部之间的癌。结直肠癌是常见的恶性肿瘤，近年来发病率呈上升趋势，尤以结肠癌发病率增高明显，目前大肠癌占所有恶性肿瘤的第3位，仅次于胃癌、肺癌。我国直肠癌的发病率占大肠癌总发病率的60%～70%，并以腹膜反折平面以下的中、低位直肠癌占大多数，青年人（＜30岁）直肠癌的发病率明显较国外高，这是我国直肠癌的特点。由于直肠癌的位置较低，容易被直肠指诊和乙状结肠镜检查发现，故应高度重视直肠指诊。由于直肠癌深处盆腔，转移方向多，手术难度大，不如结肠癌易得到根治，术后局部复发率高。因下段直肠癌与肛门括约肌邻近，手术时不易保留肛门，以及术中容易损伤盆神经丛，可使部分患者术后的性功能及排尿功能受到影响，导致生活质量下降，这是目前研究的重点课题。

【解剖和生理功能】

直肠上接乙状结肠，起自第3骶椎平面，下连肛管，长12～15cm。直肠中1/3的腹膜反折成直肠膀胱陷凹或直肠子宫陷凹，其以上前面和两侧有腹膜，腹膜反折距会阴部皮肤7～8cm，其以下无腹膜。直肠腔上段较窄，下面扩大成直肠壶腹。肌层是不随意肌，内环外纵，环肌层在直肠下段伸延并增厚，成为肛管内括约肌。纵肌层下端与肛提肌和内、外括约肌相连，在参与括约肌和排便活动中起一定作用。直肠下部因括约肌收缩，黏膜成纵皱襞，叫直肠柱，也叫肛柱。相邻两个直肠柱基底之间有半月形皱襞，叫作肛瓣。肛瓣与直肠柱之间的黏膜形成口向上、底在下的袋状小窝，叫作肛窦，其底部有肛腺开口。肛瓣边缘与肛柱下端使直肠与肛管交界处形成一条不整齐的线，称为齿状线，成为直肠与肛管的分界。肛管上接直肠、下开口于肛门，全长2～3cm。直肠系膜中下段直肠的后方和两侧包裹着的直肠不完整，形成半圈1.5～2.0cm厚的结缔组织，内含动脉、静脉、淋巴组织及大量的脂肪组织，上自第3骶椎前方，下达盆膈。

齿状线是直肠与肛管的交界线。齿状线上、下的血管、神经及淋巴来源都不同，是重要的解剖学标志。重要性主要包括以下几方面。①齿状线以下为皮肤，受阴部神经支配，痛觉敏锐。齿状线以上是黏膜，无疼痛感，受交感神经和副交感神经支配。交感神经主要来自骶前神经丛，与第2～4骶神经的副交感神经形成盆神经丛。骶前神经损伤可使精囊、前列腺失去收缩能力，不能射精。第2～4骶神经的副交感神经形成盆神经，是支配排尿和阴茎勃起的主要神经，所以亦称勃起神经。在盆腔手术时，一定要注意避免损伤。②齿状线以上由直肠上、下动脉供应，齿状线以下由肛管动脉供应。③齿状线以上是直肠上静脉丛，通过直肠上静脉回流到肝门静脉，齿状线以下为直肠下静脉丛，通过肛管静脉回流至下腔静脉。④齿状线以上的淋巴引流主要入腹主动脉旁或髂内淋巴结，齿状线以下的淋巴引流主要入腹股沟淋巴结及髂外淋巴结，这对于恶性肿瘤淋巴转移的诊断有重要的参考意义。

【病因】

结直肠癌的发病原因至今仍不清楚。有流行病学研究资料显示，因地区或种族不同，结直肠癌的发病率亦不同，如移民到美国的美籍日本人大肠癌的发病率高于生活在日本的日本人；美国白种人大肠癌的发病率高于当地印第安人。排除地区和种族因素外，一般认为结直肠癌的发生与下列因素有关。

（一）饮食因素

流行病学调查认为，大肠癌的发生与饮食结构有关，如长期吃高脂肪、高蛋白质及低纤维素者大肠癌的发病率增高。①由于摄入脂肪增加，结直肠腔内的粪胆酸随之增加，粪胆酸含量的增加使其有类似二甲肼（DMH）的作用，对大肠黏膜产生损伤，大肠癌发病率增加；②脂肪在氧化过程中产生的自由基对肠黏膜有致癌作用；③脂肪摄入增加，亚油酸增多，促使前列腺素合成，前列腺素增多可促进癌的发生；④脂肪主要在胆盐的作用下于肠道内消化、吸收，脂肪含量增加，胆盐亦增多，而胆盐的化学结构与致癌物质的甲基胆蒽相似。并且脂肪的多少还引起肠道菌群的改变，肠腔内脂肪多，厌氧菌增加，需氧菌减少，若菌群改变会使胆盐产生致癌物质，肠癌发病率就会增高。

（二）直肠瘤

直肠癌多由直肠腺瘤癌变而来，尤以绒毛状腺瘤癌变率高，而管状绒毛状和管状腺瘤次之，并且腺瘤越大癌变率越高，报道显示，< 1cm 的腺瘤癌变率是 1.7% ~ 2.6%，1 ~ 2cm 的腺瘤癌变率为 6.5% ~ 24.3%，> 2cm 的腺瘤癌变率为 12% ~ 25%。并且较大的无蒂、宽基底腺瘤性息肉较有蒂腺瘤性息肉容易癌变。一般认为腺瘤性息肉是癌前病变。

（三）遗传性非息肉病性结直肠癌与家族性结肠息肉病

1. 遗传性非息肉病性结直肠癌（hereditary nonpolyposis colorectal cancer，HNPCC） 也称癌症家族综合征或称 Lynch 综合征。HNPCC 主要由人体错配修复基因缺陷所致，其中 *hMSH2*、*hMLH1* 基因的缺陷占 90%。HNPCC 占整个大肠癌发病率的 5% 左右，其特点为发病年龄早，平均年龄为 44 岁，以结肠左曲上近端结肠癌居多，占 70%，同时或异时性大肠癌多见。诊断 HNPCC 的依据：其中 1 例是在 50 岁前诊断的大肠癌，并且家族中至少有 3 例大肠癌或患与 HNPCC 相关的癌（小肠、子宫内膜、卵巢、肾盂、输尿管、脑、胆管或皮肤癌），其中 1 例是其他 2 例的一级亲属，即至少有 2 代连续发病。

2. 家族性结肠息肉病 是一种常染色体显性遗传病，大肠内可有数百至数千枚腺瘤性息肉，其腺瘤性息肉的癌变高峰在 45 岁左右。

（四）大肠炎症性疾病

1. 溃疡性结直肠炎 可以发生癌变，癌变率为 1% ~ 9%，如患者在少年时发病，病程在 30 年以上，或全结肠型溃疡性结肠炎，其癌变率就高，反之则较低。我国溃疡性结肠炎的癌变率相对较国外少，并且溃疡性结肠炎的发病率也较国外低。

2. 血吸虫性结肠炎 由于血吸虫卵长期沉积于结直肠黏膜，导致慢性炎症、溃疡形成，或肉芽肿形成，继之癌变。

3. 克罗恩病 该病少数患者可以发生癌变，癌变主要发生在增生狭窄及瘘管处。

【病理】

（一）大体分型

1. 肿块型 肿瘤向肠腔内生长，瘤体较大，呈球形或半球形的菜花状或盘状隆起，瘤体间有溃疡，四周浸润性小。瘤体组织脆，触之易出血。多见于右半结肠。预后较好。

2. 溃疡型 肿瘤向肠壁深层生长并向周围浸润，早期即可有溃疡，且溃疡面较大，边缘隆起不规则且似火山口状，溃疡底部深陷为坏死组织，瘤组织脆，易出血、感染、穿透肠壁，转移较早。多发生于左半结肠及直肠。

3. 浸润型 癌组织沿肠壁浸润生长，肠黏膜有糜烂、出血及溃疡形成。该型肿瘤因纤维组织增生反应较重，有时活检不易取到肿瘤组织，加之有炎症表现，容易误诊。多见于左半结肠，特点是浸润范围广、转移早、预后较差。

除以上三型外，尚有大肠息肉癌变型，癌变息肉可有蒂或呈宽基底，多有糜烂、出血及溃疡形成。

（二）组织学分型

1. 腺癌 占结直肠癌绝大多数（75% ~ 85%），癌组织排列成腺管或腺泡状，依分化程度用布罗德斯（Broders）法分为Ⅰ~Ⅳ级，Ⅳ级分化最低。近年来世界卫生组织放弃了该分级法。

Ⅰ级：2/3 以上的癌细胞分化良好，属高分化、低恶性。

Ⅱ级：1/3 ~ 1/2 的癌细胞分化良好，属中分化。

Ⅲ级：分化良好的癌细胞不足 1/4，属低分化、高恶性。

Ⅳ级：未分化。

2. 黏液腺癌　大部分癌细胞分泌黏液，细胞核被黏液挤到一侧，间质内亦有黏液和纤维组织反应。癌细胞位于大片黏液中，似小岛状。预后较腺癌差。

3. 未分化癌　癌细胞较小，呈圆形或不规则形，排列紊乱，浸润明显，易侵入小血管和淋巴管，预后最差。

4. 腺鳞癌（又称腺棘细胞癌）　是腺癌与鳞癌并存的肿瘤，腺癌部分细胞分化多较好，鳞癌部分细胞分化多较差。

（三）扩散和转移

直肠癌的扩散和转移有多条途径。

1. 直接浸润　癌肿起源于黏膜后向上、下及环绕肠管蔓延，并向深部发展。沿肠管纵轴方向浸润较慢，一般在 5～8cm，尤其向远端浸润多＜2cm；沿肠壁环形浸润较快，侵犯肠壁 1/4 周约需半年，侵犯肠壁一周需 1.5～2 年。肿瘤同时向深层浸润，直接浸润到黏膜下层、肌层及浆膜层（直肠中下段浸润到外膜层），穿透肠壁后向周围的组织或器官浸润，如侵入直肠周围脂肪组织、盆壁、骶骨、前列腺、膀胱、子宫、卵巢等，最后可与这些器官形成内瘘，相互融合、固定，形成冰冻盆腔。

2. 淋巴结转移　是直肠癌转移的主要途径，但淋巴结转移与癌的浸润程度有关。如癌限于黏膜层，由于黏膜层中无淋巴管存在，故无淋巴道转移，但肠壁的黏膜下层有淋巴管分布，故癌侵入黏膜下层时，即有发生淋巴道转移的可能。直肠癌淋巴结转移有上、中、下 3 个方向：向上主要沿直肠上动脉、肠系膜下动脉及腹主动脉周围淋巴结转移，是主要的；向下的淋巴结转移机会少，除非淋巴液正常流向受阻时，可逆向转移至低于癌肿的淋巴结；直肠中、下段癌可向两侧经侧韧带内淋巴管转移到髂内淋巴结。位于齿状线以下的肿瘤除了以上的转移途径外，还可通过肛提肌及坐骨肛门窝内淋巴管转移至腹股沟淋巴结。

3. 血行转移　肿瘤可直接侵犯毛细血管或静脉引起血行播散，首先转移到肝，以后可转移到肺、骨、脑等部位。也有极少数通过椎静脉或髂静脉转移到肺、骨等部位。

4. 种植转移　多见于直肠上段癌，分腹腔内种植、肠腔内脱落癌细胞种植及吻合口、切口种植 3 类。前者脱落的癌细胞可种植在壁层或脏层腹壁上，生长成为转移癌结节，一般为 1～2mm 大小，色灰白，质硬，可扩散至全腹，外表与粟粒性结核结节不易区别，广泛的腹膜种植转移常伴有腹水，从腹水中常可找到癌细胞。癌细胞脱落于肠腔，可在肠腔其他处形成种植转移癌灶。种植在吻合口者可引起局部肿瘤复发，切口的种植转移多与对切口的保护不当有关。过去认为直肠癌的卵巢转移是属种植转移，目前疑为经淋巴或血行转移。

5. 神经鞘转移　肿瘤浸润到神经或神经鞘后，可沿神经鞘发展蔓延。患者常有疼痛，提示预后不良。

【临床表现】

直肠癌早期常无明显症状，仅有少量便血或排便习惯的改变，患者常不重视。随着肿瘤不断生长，肿瘤出现糜烂、坏死、溃疡形成且分泌物增多，此时便血量增大，血呈鲜红或暗红色，多与粪便相混，有时有血块，并出现便频、排便不尽感、里急后重等症状，排出物多为黏液脓血状，最初这些症状发生在清晨起床后，以后次数逐渐增多，每日数次或 10 多次，甚至夜间也排便数次，改变了以往的排便习惯。肿瘤进一步增大，浸润肠壁周径较大时，引起肠腔狭窄，可出现腹痛、腹胀及粪便变细、变形等表现，晚期为排便困难。由于粪便堆积，有时在梗阻以上乙状结肠或降结肠部位可扪及结节或条索状的包块。

男性直肠癌患者，当肿瘤侵犯到前列腺、膀胱时，可出现尿频、尿急、尿痛及血尿，以及排尿困难或淋漓不尽。女性直肠癌患者，肿瘤可侵犯阴道后壁，引起白带增多。如形成直肠阴道瘘，阴道内可出现血性粪质或气体。

直肠癌一般不痛，若癌浸润到肛管括约肌则有疼痛，或出现肛门失禁，常有黏液血便从肛门流出。可有腹沟淋巴结肿大，或淋巴结融合成团。癌肿穿透肠壁浸润到盆壁、骶骨或骶神经丛时，可引起骶尾部坠胀、剧烈疼痛，并常牵涉到下腹部、腰部和大腿，这些症状都是晚期表现，患者常有乏力、消瘦、贫血及体重减轻等全身表现。

【诊断】

直肠癌的早期症状多不明显，仅有少量便血，或黏液便，以及排便次数稍多等，出现这些症状时应提高警惕，仔细检查分析，排除癌肿的可能，提高早期诊断率。目前认为，对大肠癌高危人群进行普查是诊断早期大肠癌的重要手段，尤其对 Lynch 综合征等有遗传因素的大肠癌家系在20 岁后就应进行早期筛选，一般人群在 40 岁后进行普查，可以早期诊断结直肠癌。

结直肠癌检查诊断的常用方法如下。

（一）直肠指诊

直肠指诊是诊断直肠癌最重要的方法，我国 3/4 的直肠癌位于直肠中、下段，易被直肠指诊扪及。做直肠指诊应该注意以下几点。

1. 动作轻柔，使患者呈放松状态，可扪及距肛缘 8～9cm 的肿瘤；如采用蹲位，使直肠下垂，或嘱患者做排便动作，扪及的直肠长度可增加 1～2cm。

2. 围绕直肠壁一周检查，注意黏膜是否光滑、完整，有无溃疡、结节及肿块等。如直肠内粪便多，可用开塞露塞肛，排便后再行检查。

3. 发现肿块者，应记录其大小、形态、质地、活动度、位置、占肠腔周径多少、肿块下缘距肛缘的距离。了解肿瘤是否侵犯骶骨；男性注意肿瘤与前列腺、膀胱的关系；女性注意与阴道、子宫和附件的关系，必要时行双合诊检查，了解生殖器官是否侵犯。

4. 检查后观察指套有无血迹，如有血染，应分析出血的部位及原因，确定下一步的检查方法。指套上的黏附物可做脱落细胞检查，有一定阳性率，对诊断有帮助。

（二）直肠镜或乙状结肠镜检查

直肠指诊怀疑直肠有病变或直肠远端病变需活检者，应行直肠镜或乙状结肠镜检查或活检。直肠下端病变用直肠镜检查为好，易看到病变，活检等操作方便。直肠中、上段病变则应行乙状结肠镜检查，检查时要循腔进镜，进镜要缓慢，切忌盲目进镜损伤肠壁发生出血及穿孔，取活检应在肿瘤边缘与正常组织之间进行，一般钳取 3 块组织，钳夹组织不能过深，以防发生出血或穿孔。活检组织行病理检查是诊断直肠癌极为重要的方法。

（三）结肠镜检查

对于乙状结肠镜检查疑有近端结肠病变，或年老体弱不宜行硬式乙状结肠镜检查者，应行结肠镜检查。该检查可观察到全大肠的黏膜病变，是目前诊断大肠癌的最好方法。

（四）结肠气钡双重对比造影检查

适用于直肠上段及结肠病变的检查，是诊断直肠近段以上大肠癌的重要方法，正确率可达90%。X 线检查时大肠增生型癌表现为肠腔狭窄、边缘不规则、形态僵硬呈不规则的杯状口；溃疡型癌表现为扁平的病灶中央有圆形或不规则的龛影，周围呈不规则的环堤状。该检查对直肠中、下段癌诊断正确率低，因为在行气钡灌肠时，插入的肛管多已超过病变部位，对癌肿显示不清，故诊断困难。直肠中、下段癌也常做结肠气钡双重对比造影检查，用以发现同时性多原发大肠癌。

（五）CEA 检测

CEA 是一种在正常成人肠黏膜中不存在，而在原始胚胎组织中存在的糖蛋白，因此称它为癌胚抗原。该检查在诊断大肠癌患者中有一定的作用，有 30%～40% 的患者出现阳性，尤其是肝转移的患者阳性率较高。血清 CEA 阳性不是大肠癌患者特有的指标，乳腺癌、胃癌、肺癌等患者血清 CEA 也可呈阳性，甚至大量吸烟者、溃疡性结肠炎患者也可呈阳性。检测 CEA 对判断大肠癌患者的预后有较大作用，如术前 CEA 的水平高，术后 1 个月左右恢复到正常水平，说明肿瘤切除较完全；恢复至正常后经过一个时期又逐渐升高，提示肿瘤有复发转移的倾向。

（六）直肠内超声检查

直肠内超声检查可为直肠癌的诊断提供参考，直肠癌表现为直肠黏膜有破坏的实质性肿块，并且可显示出肿瘤浸润的程度、范围和方向，以及邻近组织和器官是否受侵犯等，为手术等治疗提供参考依据。

（七）CT、MRI 及 PET 检查

直肠癌术前行 CT 检查可以判断肿瘤浸润肠壁的深度及邻近组织、器官是否受累，为制订手术方案或术前是否行放、化疗提供参考。但术前 CT 检查一般不作为常规，因为它几乎不能改变外科的术式选择。直肠癌术后的 CT 检查较为重要，它常可明确直肠癌是否有局部复发或转移。直肠癌肝转移用 MRI 检查较 CT 检查的诊断正确率高。如对转移病灶用 CT 或 MRI 检查不能确诊时，可行正电子发射断层成像，以明确诊断，其正确率达 95%。

鉴别诊断：直肠癌应与直肠克罗恩病、息肉、血吸虫病肉芽肿、溃疡性结肠炎和直肠结核等疾病相鉴别。临床鉴别要点包括疾病史长短、临床表现及结肠气钡双重对比造影检查所见病变的部位、形态和范围。最可靠的鉴别是经内镜取活组织检查，必要时可行 PET 检查。

【辅助检查】

1. 大便隐血试验。

2. 直肠指诊　约 90% 的直肠癌，特别是直肠下段癌，仅凭直肠指诊即可发现。

3. 直肠镜或乙状结肠镜检查　直肠指诊后应再做直肠镜检查，在直视下协助诊断，观察肿块的形态、上下缘及距肛门缘的距离，并采集肿块组织做病理切片检查，以确定肿块性质及其分化程度。位于直肠中、上段的癌肿，手指无法触到，采用乙状结肠镜检查是一种较好的方法。

4. 钡剂灌肠　检查前需要用泻药清洁肠道。检查中将造影剂注入肠道，放射科医师在 X 线下可以发现结肠癌或较大的息肉。

5. 电子结肠镜　是目前确诊结肠息肉和肿瘤最有效的方法。

6. 血清肿瘤标志物、CEA　对结直肠癌具有辅助诊断价值，同时有助于判断预后、判定疗效及监测复发。

7. 腔内 B 超检查　用腔内探头可监测癌肿浸润肠壁的深度及有无侵犯邻近器官，内镜超声也已逐渐在临床开展应用，可在术前对直肠癌的局部浸润程度进行评估。

8. CT 检查　可以了解直肠癌在盆腔内扩散的情况，有无侵犯膀胱、子宫及盆壁，是术前常用的检查方法。腹部 CT 扫描可确定有无肝转移癌。

9. 腹部超声检查　由于结肠癌、直肠癌手术有 10% ～ 15% 同时存在肝转移，所以腹部 B 超或 CT 检查已列为常规。

10. PET 检查　可早期发现直肠癌，对直肠癌进行准确分期，监测直肠癌的转移与复发，对直肠癌的治疗结果进行评估。

【鉴别诊断】

1. 痔　一般多为无痛性便血，血色鲜红不与粪便混合；直肠癌便血伴有黏液而出现黏液脓血便和直肠刺激症状。

2. 肛瘘　常由肛周脓肿所致，患者有肛周脓肿病史，局部红、肿、疼痛，与直肠癌差异明显，鉴别比较容易。

3. 阿米巴肠炎　症状为腹痛、腹泻，病变累及直肠可伴里急后重，粪便为暗红色或紫红色血液及黏液，肠炎可致肠壁增厚、肠腔狭窄，易误诊为直肠癌，纤维结肠镜检查及活检为有效的鉴别手段。

4. 直肠息肉　主要症状是便血，结肠镜检查及活检为有效的鉴别手段。

【治疗】

直肠癌仍以手术切除为主，联合放疗、化疗或免疫治疗，以及中药治疗等，可提高治疗的效果。

（一）手术治疗

根据直肠癌肿的大小及肿瘤转移的程度不同，其手术方式也不同，常用的有直肠癌根治性切除及姑息性切除术。根治性切除术的范围包括肿瘤全部及其两端足够的肠段，周围可能被浸润的组织及有关的肠系膜和淋巴结，切除的边缘没有癌组织。此手术仅限用于肿瘤有局部淋巴结转移者，但对肿瘤已侵犯子宫、卵巢、阴道壁，或肝有孤立转移者，如能同时切除亦有较明显的疗效。近年来，直肠癌切除术主张在直视下行全直肠系膜切除，用电刀或剪刀锐性分离，这样可减少肿瘤复发的机会。

由于对直肠癌基础理论研究的深入，手术及直肠吻合器应用的改进，直肠癌手术的保肛率提高了 11%，5 年生存率有所提高，Heald 报道了 465 例直肠癌患者，5 年生存率从以往的 50% 左右上升到了 68%。

1. 腹会阴联合直肠癌切除，永久性乙状结肠造口术　适用于距肛门 5cm 以内的直肠癌（肿瘤较大，浸润明显，或骨盆狭窄的肥胖患者，以及肿瘤浸润范围大者，距肛门 7cm 内亦可行 Miles 手术）。切除范围：肠系膜下动静脉及其周围淋巴结、大部分乙状结肠和直肠及其系膜；肛提肌、坐骨肛门窝内的大部分脂肪；肛管及以肛门为中心的左右半径 3cm、前后半径 4cm 的肛周皮肤，乙状结肠经腹膜外行永久性造口。手术人员分腹部及会阴部两个手术组，会阴部手术较腹部手术稍后进行。手术特点是切除病变彻底、治愈率高，为下端直肠癌及肛管癌的主要手术方法。缺点是手术损伤大，永久性肠造口。

2. 经腹腔直肠癌切除吻合术　直肠癌切除术适用于直肠癌下缘距肛门 5 ~ 7cm 以上的肿瘤，切除肿瘤及肠段后，将结肠与直肠或肛管在腹腔内行对端或侧端吻合。该术式保留了肛门及肛管括约肌。若吻合在腹膜反折平面以下，又称低位前切除术。狄克松（Dixon）手术是各种直肠癌切除后控便能力最好的术式。前切除术后有一定的并发症，如吻合口漏、出血、狭窄及局部癌复发，近年来由于直肠吻合器的改进，以及手术技能的提高，直肠吻合口漏、出血、狭窄的发生率明显减少，一般报道在 5% 左右，并且由于开展了全直肠系膜（即由盆筋膜包裹的直肠后的血管、淋巴结、脂肪组织等）切除，用电刀等锐性游离直肠，并切到肿瘤下缘 2 ~ 3cm，直肠残端用蒸馏水冲洗等无瘤技术处理，其复发率并不比迈尔斯（Miles）手术高。

前切除术的选择不仅取决于直肠癌的部位，还应根据肿瘤的大小、浸润程度、骨盆宽窄及患者胖瘦和术者经验等因素来决定。如肿瘤分化差，浸润广泛，骨盆又狭窄，清扫及切除肿瘤下缘 2cm 以上有困难时，即使肿瘤距肛门 7cm 以上，也不宜做前切除术。手术目的是治愈患者，而不是为了保肛。

（二）结直肠癌的化疗及靶向治疗

在治疗前必须明确治疗目的，确定是属于术前治疗 / 术后辅助治疗或者姑息性治疗；必须及时评价疗效和不良反应，并根据具体情况进行治疗目标、药物及其剂量的调整；重视改善患者生活质量及合并症处理，包括疼痛、营养、精神心理等。结直肠癌常用化疗药物有：5-FU（常与 LV 联合应用）、卡培他滨、奥沙利铂、伊立替康、雷替曲塞等。

1. 结直肠癌的术前化疗

（1）结肠癌的新辅助化疗：结肠癌的术前新辅助化疗主要用于临床分期为 T_{4b}（肿瘤侵犯毗邻器官）的结肠癌。对于初始局部不可切除的 T_{4b} 结肠癌，推荐选择有效率高的化疗方案或化疗联合靶向治疗的方案；对于初始局部可切除的 T_{4b} 结肠癌，推荐在多学科讨论下决定是否行术前化疗或直接手术治疗。

（2）直肠癌的新辅助化疗：直肠癌新辅助治疗的目的在于提高手术切除率，提高保肛率，延长患者的无病生存期。推荐新辅助放化疗仅适用于距肛门＜12cm 的直肠癌。直肠癌的新辅助化疗多与新辅助放疗同步应用，少部分不适合放疗的患者，推荐在多学科讨论下决定是否行单纯的新辅助化疗，在直肠癌新辅助放化疗中，化疗方案推荐首选卡培他滨单药或持续灌注 5-FU 或者5-FU/LV，在长程放疗期间同步进行化疗。

2. 结直肠癌的辅助化疗 辅助治疗应根据患者肿瘤的原发部位、病理分期、分子指标及术后恢复状况来决定。推荐术后 4 周左右开始辅助化疗（体质差者适当延长），化疗时限为 3～6 个月。在治疗期间应该根据患者的体力情况、药物毒性、术后分期和患者意愿，酌情调整药物剂量和（或）缩短化疗周期。目前不推荐在辅助化疗中使用伊立替康或者靶向药物。

（1）Ⅰ期：$T_{1\sim2}N_0M_0$ 不推荐辅助治疗。

（2）Ⅱ期结直肠癌的辅助化疗：Ⅱ期结直肠癌患者，应当确认有无以下高危因素：组织学分化差（Ⅲ或Ⅳ级）、T_4、血管淋巴管浸润、术前肠梗阻/肠穿孔、标本检出淋巴结不足（少于 12 枚）、神经侵犯、切缘阳性或无法判定。Ⅱ期结直肠癌，无高危因素者，建议随访观察，或者氟尿嘧啶类单药化疗；Ⅱ期结直肠癌，有高危因素者，建议辅助化疗。化疗方案推荐选用 5-FU/LV、卡培他滨、XELOX 或 5-FU/LV/ 奥沙利铂方案。如肿瘤组织检查为错配修复蛋白缺失或高频率微卫星不稳定（MSI-H），不推荐氟尿嘧啶类药物的单药辅助化疗。

（3）Ⅲ期结直肠癌：推荐辅助化疗。化疗方案推荐选用 XELOX，FOLFOX 方案或单药卡培他滨，5-FU/LV 方案。

3. 复发 / 转移性结直肠癌的治疗 主要为姑息性治疗，但是如果转移病灶局限于肝和（或）肺，需进行全面评估，这部分患者经转化治疗或选择性地进行转移瘤切除，仍有获得治愈的机会。在治疗前推荐进行基因检测，所用药物主要为化疗药物和靶向治疗药物。

联合化疗是能耐受化疗的转移性结直肠癌患者的标准一、二线治疗，推荐以下化疗方案：FOLFOX/FOLFIRI± 西妥昔单抗，XELOX/FOLFOX/FOLFIRI/± 贝伐珠单抗。不能耐受联合化疗的患者，推荐方案 5-FU/LV 或卡培他滨单药 ± 靶向药物。不适合 5-FU/LV 的晚期结直肠癌患者可考虑雷替曲塞治疗。

4. 结直肠癌的靶向治疗 复发 / 转移性结直肠癌患者应进行基因检测，包括 *K-ras*、*N-ras*、*BRAF* 基因，以及错配修复（mismatch repair，MMR）蛋白或微卫星不稳定性（microsatellite instability，MSI）检测等。靶向药物主要用于复发 / 转移性结直肠癌的治疗，常用靶向药物主要有 3 类：第一类是作用于表皮生长因子（EGFR）信号通路的药物，主要有西妥昔单抗和帕尼单抗，用于*K-ras*、*N-ras* 及 *BRAF* 基因均为野生型的晚期结直肠癌患者；第二类是作用于血管内皮生长因子（VEGF）信号通路的药物，主要有贝伐珠单抗、阿帕西普、瑞戈非尼，这类药物的使用，无须进行基因检测；第三类是免疫检测点抑制药，主要药物有纳武单抗（nivolumab）和派姆单抗（pembrolizumab），主要用于错配修复缺陷或高度微卫星不稳定的晚期结直肠癌患者。

5. 常用治疗方案

（1）氟化嘧啶为基础的单药方案：①卡培他滨。每次 1250mg/m²，每日 2 次，口服，第 1～14d，每 3 周重复一次。②简化的双周 5-FU/LV 方案。LV，400mg/m²，静脉滴注 2h，第 1d；5-FU，400mg/m²，静脉注射，然后 1200mg/（m²·d），第 1、2d，持续静脉滴注（总量 2400mg/m²，输注 46h），每 2 周重复一次。

（2）联合化疗方案：① XELOX。奥沙利铂，130mg/m²，静脉滴注 2h，第 1 天；卡培他滨每次1000mg/m²，每天 2 次，第 1～14d，每 3 周重复一次；XELOX+ 贝伐珠单抗，贝伐珠单抗 7.5mg/kg，静脉注射，第 1d，每 3 周重复一次。② mFOLFOX6。奥沙利铂，85mg/m²，静脉滴注 2h，第 1d；LV，400mg/m²，静脉滴注 2h，第 1d；5-FU，400mg/m²，静脉注射，第 1d，然后 1200mg/（m²·d），第 1、2d，持续静脉滴注（总量 2400mg/m²，输注 46～48h），每 2 周重复一次；mFOLFOX6+ 贝伐珠单抗，贝伐珠单抗 5mg/kg，静脉注射，第 1d，每 2 周重复一次；mFOLFOX6+ 西妥昔单抗，西妥昔单抗 400mg/m², 静脉注射, 第 1 次注射大于 2h, 然后 250mg/m², 静脉注射, 第 1d, 注射超过 60min, 每周重复 1 次或者西妥昔单抗 500mg/m², 静脉注射, 第 1d, 注射超过 2h, 每 2 周重复一次。③ FOLFIRI。伊立替康, 180mg/m², 静脉滴注, 时间大于 30 ～ 90min, 第 1d; LV, 400mg/m², 静脉滴注 2h, 配合伊立替康注射时间, 第 1d; 5-FU, 400mg/m², 静脉注射, 第 1d, 然后 1200mg/（m²·d）, 第 1、2d, 持续静脉滴注（总量 2400mg/m², 输注 46 ～ 48h）, 每 2 周重复一次; FOLFIRI+ 贝伐珠单抗, 贝伐珠单抗 5mg/kg 静脉注射, 第 1d, 每 2 周重复一次; FOLFIRI+ 西妥昔单抗, 西妥昔单抗 400mg/m², 第 1 次静脉注射超过 2h, 然后 250mg/m², 静脉注射, 第 1d, 注射超过 60min, 每周重复一次或西妥昔单抗 500mg/m² 静脉注射, 第 1d, 注射超过 2h, 每 2 周重复 1 次。④ FOLFOXIRI+ 贝伐珠单抗。伊立替康 165mg/m², 静脉滴注, 第 1 天; 奥沙利铂 85mg/m², 静脉滴注, 第 1d; LV, 400mg/m², 静脉滴注, 第 1d, 然后 5-FU 1600mg/（m²·d）, 第 1、2d, 持续静脉滴注（总量 3200mg/m², 输注 48h）, 第 1d 开始; 贝伐珠单抗 5mg/kg, 静脉注射, 第 1d, 每 2 周重复一次。⑤伊立替康。伊立替康, 125mg/m², 静脉滴注 30 ～ 90min, 第 1、8d, 每 3 周重复一次; 伊立替康, 300 ～ 350mg/m², 静脉滴注 30 ～ 90min, 第 1d, 每 3 周重复一次; 西妥昔单抗 ± 伊立替康, 西妥昔单抗首次剂量 400mg/m², 静脉注射, 然后 250mg/m², 每周重复 1 次, 或西妥昔单抗 500mg/m², 每 2 周重复一次。⑥雷替曲塞。3mg/m², 静脉滴注（+50ml ～ 250ml 0.9% 氯化钠注射液或 5% 葡萄糖注射液）, 给药时间 15min 以上, 每 3 周重复一次。

（三）放疗

1. 直肠癌放疗的适应证

（1）对保肛困难、临床分期为 $T_{3\sim4}N_0$ 或者 $T_{1\sim4}N_{1\sim2}$ 的直肠癌, 应推荐行术前同步放化疗。

（2）对术后病理分期为 T_3N_0 或者 $T_{1\sim3}N_{1\sim2}$ 的病例, 应推荐行术后同步放化疗。

（3）不可切除的局部晚期直肠癌行放化疗综合治疗。

（4）复发 / 转移性肿瘤局部放疗。

（5）晚期直肠癌行姑息性放疗。

2. 放疗方案

（1）术前同步放化疗: 推荐行 5-FU 同步放化疗或卡培他滨同步放化疗。照射范围应包括肿瘤及区域淋巴结引流区域。照射剂量为 DT 45 ～ 50.4Gy/25 ～ 28f/5 ～ 5.5w, 可选择性局部加量 5.4Gy/3f, 或采用调强放疗技术同步给予到相当的照射剂量。

（2）术后放化疗: 术后化疗推荐行 5-FU 或卡培他滨, 照射范围为瘤床及区域淋巴结引流区, 剂量同"术前同步放化疗"。放疗最好在术后 3 个月内开始。

（3）T_4 或局部不可切除的肿瘤: 应先行 5-FU 同步放化疗或卡培他滨同步放化疗, 照射范围和剂量同"术前同步放疗", 然后评价可切除性, 若仍不可切除, 应加量同步放化疗, 肿瘤局部照射剂量可加到 60 ～ 70Gy。

（4）复发性直肠癌: 吻合口复发, 若复发病灶不可切除, 且既往未行盆腔放疗, 可行同步放化疗（剂量同"术前同步放化疗"）, 再评估手术的可能性。若不可切除, 肿瘤局部照射剂量可加到 60Gy。

盆腔肿瘤复发, 若既往未行盆腔放疗, 可给全盆腔或局部扩大野照射 DT 50Gy 后, 复发灶局部加量照射（至 60 ～ 70Gy）。若曾经接受盆腔放疗, 则行局部放疗 DT 40 ～ 60Gy。放疗期间可同期化疗。

（5）盆腔以外的转移病灶: 可配合肿瘤外科或肿瘤内科行局部放射治疗, 如肺、肝转移灶及转移淋巴结在正常组织耐受的前提下可行放疗。

3. 放射治疗技术

（1）有条件的地区, 推荐使用调强放射治疗技术。

（2）常规放疗技术: ①定位前准备, 定位前 1h, 依据个人的情况间断饮水 500 ～ 800ml, 使膀胱充盈, 后续治疗期间仍保持同样的膀胱充盈状态; ②体位, 给予俯卧位, 推荐使用腹部定位板（bellyboard）；③放射野设计，推荐三野照射技术。

（3）三维适形。

（4）器官保护：膀胱 $V_{50}<50$Gy，股骨头 $V_{50}<50$Gy。应尽量减少放射野中的小肠照射剂量，其剂量 $V_{50}<20\sim30$Gy，$V_{max}<45\sim50$Gy。V 为体积。

【直肠癌应掌握的内容】

（一）问诊

发病时间，始发症状，如腹痛位于哪个部位，腹痛特点，是阵发性还是持续性，是绞痛还是钝痛、胀痛，有无加重或减轻的因素。是否伴有恶心、呕吐，是否有呕血、黑粪，是否有腹泻、血便，排便习惯改变，是否有胸闷、胸痛，是否有咳嗽、咳痰，是否有酱油样尿及腰酸，是否有皮疹及关节肿痛等。此次发病以来是否诊疗过，查了哪些辅助检查，结果是什么，用了哪些药物，效果如何，既往是否有类似发作史，是否有明确的直肠家族病史，是否有直肠息肉、腺瘤等病史。有无药物过敏史，有无疫区接触史，有无酗酒史。其他常规问诊自行完善。

（二）体格检查

体温、脉搏、血压、呼吸、神志情况、面容；巩膜、皮肤、黏膜是否黄染及黄染程度；腹部专科情况（包括有无血便、里急后重、粪便性状改变、排便习惯改变；直肠指诊有无指套染血、腹肌紧张、压痛部位、有无反跳痛、有无囊性包块、肝肋下是否可触及、是否有触痛、胆囊区是否有压痛、墨菲征是否阳性、肠鸣音是否正常）。

对照比较学习临床表现，总的来讲排便习惯与粪便性状的改变是直肠癌最早出现的症状。此外，还有腹痛、腹部肿块、肠梗阻症状、全身症状，而左半、右半结肠癌临床表现也不尽相同。右侧结肠癌：全身症状、贫血、腹部肿块；左侧结肠癌：肠梗阻、便秘、腹泻、便血。

诊断方法：大便隐血试验、直肠指诊、内镜检查。

影像学检查：X 线检查、超声、CT。

肿瘤标志物：CEA。

其他检查。

（三）治疗

（1）手术治疗：①局部切除；②腹会阴联合直肠癌根治术；③经腹直肠癌切除术；④ Hartmann 手术。

（2）放射治疗。

（3）化疗。

（4）其他治疗。

（薛万江 张健锋 顾术东 赵洪瑜 支小飞）

第七章　肛周脓肿

肛周脓肿是指肛管直肠周围软组织内或其间隙发生的急性化脓性感染，并形成脓肿，是肛管直肠周围脓肿的简称。本病可发生于任何年龄，多见于 20～40 岁的青壮年，男多于女。临床上多数起病急骤，疼痛剧烈，伴有畏寒、发热，脓肿破溃或切开引流后易形成肛瘘。常见的致病菌有大肠埃希菌、金黄色葡萄球菌、链球菌和铜绿假单胞菌，偶有厌氧菌和结核分枝杆菌，大多数是几种细菌混合感染。

【病因和病理】

绝大多数是由肛腺感染所致，其次是由肛周皮肤感染、损伤、异物、药物注射和术后并发感染引起，极少部分可继发于其他疾病，如克罗恩病、溃疡性结肠炎、糖尿病、白血病等。肛腺开口于肛窦，位于内、外括约肌之间。肛窦开口向上，粪便特别是稀便易进入肛窦，干便易损伤肛窦而致肛窦炎，由于肛窦炎沿肛腺管进入肛腺，使肛腺管充血、水肿，发生阻塞引起肛腺炎，再通过腺体的管状分支，或联合纵肌纤维向上、下、外三处蔓延到肛管直肠周围间隙，形成各种不同间隙的脓肿。感染向下引发低位括约肌间脓肿和肛周皮下脓肿（最常见），向上到括约肌间隙引发高位肌间脓肿或骨盆直肠间隙脓肿，向外穿过联合纵肌及外括约肌形成坐骨直肠间隙脓肿，向后可形成肛管后间隙脓肿和直肠后间隙脓肿。肛门直肠周围各个间隙内充满含有丰富的微血管和小淋巴管的疏松结缔组织和脂肪，各间隙之间也有结缔组织通道，如不及时手术引流，则可因脓液增多、压力增高，直接扩散到其他间隙或经淋巴管向周围间隙扩散而形成各间隙脓肿。

综上所述，肛瘘性脓肿可分为 4 个阶段：①肛窦炎阶段；②肛管直肠周围间隙脓肿阶段；③脓肿破溃阶段；④肛瘘形成阶段。

【分类】

脓肿部位以肛提肌为界分为低位脓肿和高位脓肿两类。

1. 低位脓肿（肛提肌下脓肿）　①肛周皮下脓肿；②坐骨直肠间隙脓肿；③肛管后间隙脓肿；④低位肌间脓肿；⑤低位蹄铁形脓肿。

2. 高位脓肿（肛提肌上脓肿）　①骨盆直肠间隙脓肿；②直肠黏膜下脓肿；③直肠后间隙脓肿；④高位肌间脓肿；⑤高位蹄铁形脓肿。

【临床表现】

肛周脓肿的主要症状为肛门周围持续性疼痛，活动时加重。低位脓肿局部体征明显，无全身症状，而高位脓肿，局部症状相对较轻，全身症状严重，表现为寒战、高热等。但因脓肿的部位不同，临床表现也不尽一致，分别有不同的特点。

（一）肛门周围皮下脓肿

最常见，约占全部直肠肛管周围脓肿的 80%，常位于肛门后方及侧方的皮下组织内，部位较局限。局部疼痛明显，甚至有持续性跳痛，而全身症状不明显。病变部明显红肿，有压痛，可触及明显波动感。

（二）坐骨直肠间隙脓肿

较为常见，位于坐骨直肠间隙内，由于此处间隙较大，形成的脓肿范围亦较大，容量为 60～90ml。发病时患侧出现持续性胀痛，逐渐加重，继而持续性跳痛，坐立不安，排便或行走时疼痛加剧，有的可引起排尿困难和里急后重，伴有明显的全身症状，如周身不适、发热、寒战等。早期局部体征不明显，随着炎症的增剧，可见患侧肛周红肿，双臀不对称，直肠指诊时可触及明显肿块和压痛，甚至明显波动感。穿刺时抽出脓液，处理不及时可导致肛瘘。

（三）骨盆直肠间隙脓肿

较少见。位于肛提肌以上，位置较深，临床上易被误诊。早期就有全身中毒症状，如高热、寒战、疲倦不适等，严重时出现脓毒血症的表现。患者自觉直肠内有明显坠胀感，伴有排便不畅、排尿困难，但局部表现不明显。直肠指诊时感到直肠内灼热，直肠壁饱满隆起，有触痛和波动感。经肛周皮肤穿刺抽脓，或行肛管腔内超声检查即可确诊。

（四）直肠黏膜下脓肿

位于齿状线上的直肠黏膜下层与直肠纵肌之间。患者有周身不适、疲倦、发热，以及直肠刺激症状、里急后重、肛内下坠、便意感等，直肠指诊可触及圆形或椭圆形的突向肠腔的包块，表面光滑，有明显触痛及波动感。

（五）直肠后间隙脓肿

位于直肠后骶骨前，肛提肌以上的直肠后间隙内，与两侧骨盆直肠间原以直肠侧韧带相分隔。临床表现以全身症状为主，如寒战、发热、疲倦不适等中毒表现，但直肠内有明显的重坠感，骶尾部有酸痛。直肠指诊时直肠后壁饱满，有触痛和波动感。

肛管直肠周围任一间隙一旦形成脓肿，可以向其他间隙蔓延，形成复杂性脓肿，也可以向肠腔及皮肤蔓延、穿透，形成肛瘘。

【诊断和鉴别诊断】

本病一般根据症状、直肠指诊、血常规检查或诊断性穿刺抽得脓液即可诊断，少数深部脓肿需要依靠腔内超声明确诊断，必要时做盆腔 CT 和 MRI 检查。本病需与下列疾病相鉴别。

（一）肛周毛囊炎和疖肿

好发于肛周皮下，范围局限，顶端有脓栓，与肛门、直肠无关，肛内指诊无内口。

（二）化脓性汗腺炎

病变范围广，呈弥漫性结节状，常隆起，当许多窦道破口，不与直肠相通，且有脓液流出，病变区皮肤色素沉着。多发性外口，无瘘管硬索通向肛内。

（三）肛周坏死性筋膜炎

发病急、肿痛重，病变范围广，波及肛周、会阴部及阴囊部，周围组织大面积坏死，常蔓延至皮下组织及筋膜，直肠指诊可触及捻发音，可广泛蔓延，病死率较高。

（四）炎性外痔

肛缘皮肤突起，肿胀、疼痛明显，直肠指诊时可有触痛但无波动感。

（五）骶前囊肿

因症状与直肠后脓肿相似，常被误诊。直肠指诊时发现直肠后位可触及囊性肿块，表面光滑，无明显压痛。X 线检查时发现直肠被推向前方或一侧，骶骨与直肠之间组织增厚。

此外，尚需与肛周子宫内膜异位症、克罗恩病肛周脓肿、畸胎瘤感染及骶骨结核等相鉴别。

【治疗】

早期炎症细胞浸润尚未形脓肿时，可口服或注射广谱抗菌药物，防止炎症扩散，但有的抗菌药物不仅不能控制炎症反而会使脓肿向深部蔓延，并易导致感染加重。脓肿若治疗不及时或方法不恰当，易自行破溃或切开引流后形成肛瘘。临床上，脓肿一旦确诊，应立即尽早手术，但因脓肿的部位不同，手术方式亦不同。

（一）切开引流术

适用于坐骨直肠间隙脓肿、骨盆直肠间隙脓肿、蹄铁形脓肿及高位脓肿，无切开挂线条件者，也是各种术式的基础。

在局部麻醉或骶管麻醉下，于脓肿中心位置或波动明显处，做放射状切口或弧形切口，切开脓肿排出脓液后，用止血钳或示指伸入脓腔，分离其间隔组织，用 1% 过氧化氢、生理盐水依次冲洗脓腔，放置橡胶管引流。修剪切口皮肤呈梭形，使其引流通畅。

（二）切开挂线术

适用于坐骨直肠间隙脓肿、骨盆直肠间隙脓肿、直肠后间隙脓肿、前位脓肿、高位蹄铁形脓肿及婴幼儿脓肿。

切开挂线术实际上是一种以线代刀，慢性切开和牢固持久的对口引流术，不怕感染，也不会使炎症扩散。具有切割、引流、标记及异物刺激4种作用。

在骶管麻醉下，于脓肿波动明显处或穿刺针指示下，做放射状或弧形切口，切开后常有脓液溢出或喷出，再插入血管钳撑开切口，大量脓血排净后，示指伸入脓腔探查脓腔大小，分离其间隔组织，用1%过氧化氢、生理盐水彻底冲洗脓腔。一手示指伸入肛内作引导，另一手持球头探针从切口插入脓腔，沿脓腔最高处缓慢而轻柔地探查内口。在探针与示指间最薄处肛隐窝上方黏膜制高点穿通直肠，将球头探针牵至肛外，将橡皮筋挂在球头探针上勒紧，退出探针，将橡皮筋一端引入内口，再从切口牵出肛外。切开自切口至内口之间的皮肤。内外两端合拢轻轻拉紧、钳夹，钳下以丝线结扎。此法可通过手术一次治愈，避免了先切开排脓引流后形成肛瘘二次手术的痛苦，既缩短了住院时间，又节省了住院费用。

（三）内口切开术

适用于低位肛瘘性脓肿。

在骶管麻醉下，于脓肿波动明显处做放射状切开，以球头探针自切口伸入，在探针指示引导下，找到内口位置。找到感染肛窦的内口后，将槽形探针沿球头探针插入，由内口穿出用剪刀切开内、外口之间的组织使伤口开放，或用镰形探针刀插入切口由内口穿出一次切开，修剪创梭呈梭形，以利引流。

【肛周脓肿应掌握的内容】

（一）问诊

发病时间，疼痛时间及疼痛部位、疼痛性质，是否有高热、寒战等全身毒血症状。是否有糖尿病、结核、炎性肠病，发病以来是否诊疗过，查了哪些辅助检查，结果是什么，用了哪些药物，效果如何，既往是否有类似发作史及手术史，其他常规问诊自行完善。

（二）体格检查

体温、脉搏、血压、呼吸、神志情况、面容；巩膜、皮肤、黏膜是否有贫血表现；心肺、腹部常规检查；肛门视诊局部是否有红、肿、压痛及其部位；直肠指诊可触及明显肿块和压痛，甚至明显波动感，可明确压痛的部位。

（三）影像学检查

腔内超声、CT和MRI检查可了解脓肿的部位及大小。

（四）治疗原则

1. 全身症状明显者，应给予卧床休息。

2. 控制感染可选用抗菌药物肌内注射或静脉滴注。

3. 局部热敷或温热水坐浴。

4. 脓肿形成后切开引流，在切开前应先行穿刺，抽出脓液后，再按穿刺的部位和深度行切开并放置引流管。近年来有人主张行一次性切开引流手术，但必须掌握好适应证。

5. 术后应坚持用 1 ： 5000 的高锰酸钾溶液坐浴及换药，防止皮肤过早愈合。

（薛万江　马　彭）

第八章 肛 瘘

肛瘘是肛管或直肠与肛周皮肤相通的肉芽肿性管道，由内口、瘘管、外口三部分组成，经久不愈或间歇性反复发作为其特点，是常见的肛管直肠疾病之一，发病率仅次于痔。任何年龄都可发病，多见于青壮年男性。

【病因】

大部分肛瘘由肛管直肠周围脓肿引起，因此内口多在齿状线上肛窦处，脓肿自行破溃或切开引流后形成外口，位于肛周皮肤。由于外口生长较快，常使脓肿假性愈合，导致脓肿反复发作、破溃或切开，形成多个瘘管和外口，使单纯性肛瘘成为复杂性肛瘘。瘘管由反应性的致密纤维组织包绕，管腔内为炎性肉芽组织，后期腔内可上皮化。

结核、溃疡性结肠炎、克罗恩病等特异性炎症、恶性肿瘤、肛管外伤感染也可引起肛瘘，但较为少见。

【病理】

肛瘘一般由原发性内口、瘘管、外口构成。

（一）内口

内口即感染源的起始部位，多为后正中两侧的肛隐窝，但也可在直肠或肛管的任何部位。内口一般只有一个，也有两个的，但较少见。

（二）瘘管

瘘管有直有弯，有长有短，短的仅 1～2cm，长的＞10cm，可到臀部的外侧。肛瘘内口如引流通畅，有的可呈盲管。肛瘘的瘘管有主管及支管之分，支管多因主管引流不畅，或外口封闭，再次形成脓肿时脓液向其他部位扩散穿透皮肤形成。如屡次复发，可形成多个支管。瘘管壁主要是增生的纤维组织，管内壁为非特异性肉芽组织。显微镜检查可见管壁有较多的巨噬细胞、单核细胞、淋巴细胞和嗜酸性粒细胞浸润，急性炎症时还可见较多的中性粒细胞和浆细胞浸润。如为结核性肛瘘，可见类上皮细胞、朗格汉斯细胞和干酪样坏死。

（三）外口

外口是瘘管通向肛周皮肤的开口，有原发性外口和继发性外口。原发性外口是脓肿首次破溃或切开引流后形成；继发性外口是由原发性外口暂时封闭、引流不畅，再次形成脓肿穿透其他部位皮肤形成的。继发性外口亦与内口相通，可有数个。一般肛瘘只有一个外口和一个内口。

【分类】

肛瘘的分类方法很多，临床常用有下面两种。

（一）按瘘管位置高低分类

1. 低位肛瘘 瘘管位于外括约肌深部以下，可分为低位单纯性肛瘘（只有一个外口和瘘管）和低位复杂性肛瘘（有多个外口和瘘管）。

2. 高位肛瘘 瘘管位于外括约肌深部以上，可分为高位单纯性肛瘘（只有一个外口和瘘管）和高位复杂性肛瘘（有多个外口和瘘管）。此种分类方法临床上较为常用。

（二）按瘘管行经与括约肌的关系分类（Parks 分类法）

帕克斯（Parks）分类法对指导治疗和判断预后有一定意义。

1. 括约肌间肛瘘 多为低位肛瘘，约占70%，瘘管只穿过内括约肌，外口常只有一个，距肛缘较近，多在 3～5cm，内口常在齿状线处，少数在直肠。主瘘管可有支管形成，支管在直肠环、纵肌之间，上端为盲端或穿透直肠环肌及黏膜，形成高位括约肌间瘘。

2. 经括约肌肛瘘　可以是低位肛瘘，也可以是高位肛瘘，约占 25%，多是坐骨肛门窝脓肿引流后形成。瘘管穿过内括约肌及外括约肌的浅、深部之间，常有几个外口，并且支管互相沟通。外口距肛缘较远，在 5cm 左右，少数有支管穿过肛提肌到达骨盆直肠间隙，在治疗时应注意切除。

3. 括约肌上肛瘘　为高位肛瘘，较少见，约占 5%。瘘管向上穿过肛提肌，然后向下至坐骨肛门窝穿透皮肤。由于瘘管累及肛管直肠环，故治疗较困难。

4. 括约肌外肛瘘　最少见，约占 1%，常为骨盆直肠间隙脓肿的后遗症，瘘管穿过肛提肌直接与直肠相通，这种肛瘘常由直肠的克罗恩病、结核病、溃疡性结肠炎或癌等引起，治疗时应注意原发病灶。

【临床表现】

（一）症状及体征

1. 流脓　自外口反复流出少量脓性分泌物或粪水，污染内裤，分泌物时多时少，有时有粪便及气体排出。

2. 瘙痒　由于分泌物对皮肤的刺激，可以引起局部皮肤瘙痒，严重者皮肤发生湿疹样改变。

3. 疼痛　若瘘管引流通畅，一般无疼痛。当外口暂时封闭，污染物不断从内口流入，形成脓液时，局部会出现红肿、疼痛、压痛等再次脓肿的表现。

4. 全身症状　任何因素造成的外口引流不畅，均可造成局部急性炎症发作，有的患者还有发热、寒战、乏力等全身症状。

肛瘘在不同时期表现亦不同，若引流通畅、分泌物少，患者可无任何症状或仅感轻微不适；如外口封闭、脓液积存，则出现红、肿、痛等炎症的表现。由于炎症细胞浸润，封闭的外口可再次破溃排出脓液，或脓液穿透邻近的皮肤流出，形成新的外口。脓液排出后，症状消失，如此反复发作可形成多个外口及数条支管，支管可互相沟通，肛周损害加重。

（二）检查

1. 全身检查　主要是检查有无合并影响治疗的其他疾病，如高血压、冠心病、糖尿病、血液病和结核病等。

2. 局部检查

（1）肛门视诊：可见肛周皮肤有一个到数个突出的外口，有的分泌黏液或脓血样分泌物。如脓液色绿可能是铜绿假单胞菌感染，应注意隔离；如为透明胶冻样咖啡色血性脓液并伴有恶臭，可能有癌变；脓液稀薄呈米泔样可能为结核性，其外口周围有褐色圆晕，不规则、创缘潜行向内卷曲凹陷，常无隆起的结节。有时外口隐藏在肛周皱襞阴毛内，不易被发现而漏诊。如有明显或暗淡的褐色圆晕，其皮下常有单个或多个空腔，甚或呈蜂窝状，常为顶泌汗腺炎。多次手术未愈的复杂瘘管常有肛门变形。

（2）直肠指诊：可触到从外口走向肛内的硬索，有直有弯，有蹄铁形、钩形或有分支，但结核性肛瘘常无硬索。低位肛瘘较浅、易触及，高位肛瘘走行常与肛管平行、不易触到，应行拇、示指内外双合诊，可触到深部硬索，蹄铁形瘘管可触到环形硬索。直肠指诊在齿状线上可触及凹陷性硬结，多为内口，黏膜下瘘管可触及包块和硬索。向上触诊应注意检查肛管直肠环有无纤维化，并注意瘘管和直肠周围组织器官及与内口的关系。

（3）肛门镜检查：观察直肠黏膜是否充血、肥厚，退至齿状线处可见充血、肿胀、肛窦红肿突起，挤压瘘管时有的可见肛窦溢脓（多为内口）。

（4）探针检查：一般只在术中用。因肛管直肠感觉神经丰富，在非麻醉状态下、括约肌不松弛，容易造成假窦道、假内口。

（5）古德塞尔（Goodsall）规律：这是 1900 年 Goodsall 首先提出的，故称 Goodsall 规律，又称索罗门定律。可根据外口的位置判断瘘管形态和内口位置，其规律概括为：①通过肛门中点画一横线，若肛瘘外口在此线前方，距肛缘不超过 5cm，瘘管呈直线走向肛管，且内口位于前部外口的相应位置；②若肛瘘外口在此线前方，距肛缘超过 5cm，瘘管可弯曲走向肛管，且内口位于后正中齿状线附近；③若外口在肛门横线后方，瘘管常呈弯曲形，内口多在后正中的齿状线附近。虽多数肛瘘符合以上规律，但临床应用证明并非所有的肛瘘都符合该规律，如前方高位蹄铁形肛瘘可能是弯形，后方低位肛瘘可能是直形。临床上观察到，肛瘘的直与弯，除与肛管的前、后有关系外，与肛瘘位置的高低、外口距肛缘的远近都有一定关系，外口在横线后方者较外口在横线前方者符合 Goodsall 规律者更多。

（6）X 线造影检查：先在肛瘘外口及肛门口处各贴一小铅片标记，然后从外口插入一导管，在 X 线透视下经导管向瘘管注入 30% ～ 40% 碘油或 70% 泛影葡胺，观察造影剂在瘘管内的走行，并摄 X 线片，X 线片上可见瘘管的分布。该检查多用于高位复杂性肛瘘。

（7）腔内超声、CT 和 MRI 检查：对诊断不明的高位复杂瘘和经过多次手术仍未痊愈的复杂瘘应该做腔内超声、CT 和 MRI，帮助寻找内口，显示瘘管的位置走向。

（8）蹄铁形肛瘘：检查中如见肛门左右两侧均有外口，应考虑到是蹄铁形肛瘘的可能，蹄铁形肛瘘多属括约肌间瘘或经括约肌瘘，并且多是高位肛瘘。瘘管围绕肛管从后正中分别向左、右、前方伸展，形成马蹄铁形而得名。在肛周两侧有多个外口，内口常在后正中线附近。内口在前正中，瘘管向后方伸展的反方向结构的前蹄铁形肛瘘少见。常见的是后蹄铁形肛瘘，原因是肛管后部的皮下组织较前方疏松，感染容易蔓延。

上述所有检查方法，都是为了寻找病灶与周围组织器官的解剖关系，以此作为手术的参考，最后还要以术中探查为准。

【诊断】

一般有肛周脓肿自行破溃或切开引流史，破溃后反复肿痛、流脓的症状，反复发作，经久不愈。局部检查可触及硬结、条索，结合各项辅助检查即可诊断。

【鉴别诊断】

肛瘘需与以下疾病相鉴别。

（一）化脓性汗腺炎

病变范围广，呈弥漫性结节状，常隆起，有许多窦道破口，有脓液流出，病变区皮肤色素沉着。多发性外口、无瘘管、硬索通向肛内。

（二）骶尾部囊肿先天性表皮囊肿和皮样囊肿继发感染化脓

自行破溃或切开引流后形成窦道，无内口、外口凹陷，不易闭合，窦道向颅侧走行，探针检查时深者可达 10cm 左右，尚有毛发从外口排出。有时可见骨质和牙齿，病理检查可鉴别。

（三）骶尾部骨髓炎

形成脓肿破溃后的瘘口，深约数厘米不等，与直肠相通，有时两个瘘口对称，距离相等。另外，骶尾、髂、髋、耻骨结核形成寒性脓肿破溃后的窦道口，流脓清稀或呈米泔样，外口内陷，常有午后低热、夜间盗汗等结核病症状。二者皆可通过 X 线摄片，根据骨质病变来鉴别。

（四）藏毛窦

于骶尾关节、臀沟部或尾骨尖的凹陷处有窦道口，有黄色稀淡臭味液体流出，窦内有毛发，无内口，不与直肠相通。

（五）肛周窦道

肛门周围外伤后形成的窦道口，日久不愈，其中可能有异物，可从外伤史上鉴别。

（六）臀部放射线菌感染

感染损害大、病程长、进展缓慢，镜检脓液中有均匀的黄色小颗粒，病变区似木硬，无内口。

此外，尚需与会阴部尿道瘘、肛周疖病、克罗恩病、溃疡性结肠炎、淋巴肉芽肿、直肠癌等相鉴别。

【治疗】

（一）非手术疗法

肛瘘是肛周脓肿的后遗症，脓肿引流后，急性炎症吸收，瘘管已纤维化，局部全身用药很难奏效。肛瘘的非手术治疗，一般用于择期手术患者，目的是减轻症状和减少发作。

1. 调理排便　保持排便通畅，防止腹泻或便秘，以减少粪便对肛瘘内口的刺激。

2. 清洁肛门　每日用温盐水或硝矾洗剂坐浴，且要勤换内裤。

3. 适当用药　可适当使用抗菌药物口服，以控制炎症，也可适当使用药膏等局部涂抹或中药内服外用。

（二）手术治疗

肛瘘很难自愈，一旦确诊就应该行手术治疗，以免因反复发作，病情加重后再手术，增加患者组织、器官和功能的损伤。手术方法多，手术方式应根据病情酌定。无论选择何种手术，原则是首先保护患者的功能，采取无痛、微创、整形手术，尽可能少地损伤肛管括约肌，最大限度地保护肛管括约肌功能，以免肛门失禁。对于病情复杂，再次手术不能完全避免损伤括约肌功能，从而导致排便失禁者，应该允许患者在定期随访的前提下带瘘生存。不论采用何种方法，手术成败的关键在于：①准确寻找和处理内口；②正确处理全部病灶；③合理处置肛门括约肌；④创口引流通畅。

1. 瘘管切开术　瘘管切开术适用于低位肛瘘，因瘘管在外括约肌深部以下，切开后只损伤外括约肌皮下部和浅部，不会出现术后肛门失禁。

骶管麻醉或局部麻醉下进行，患者体位按术者习惯而定，首先用探针从外口插入瘘管内探查，了解瘘管的走行情况及与括约肌的关系，确定内口位置，并从内口引出，然后将探针拉到肛门外。切开探针上的表层组织，直到内口。刮去瘘管内的肉芽组织及坏死组织，修剪皮缘，使伤口呈内小外大的"V"形创面，创口内填入油纱布，以保证创面由底向外生长。

2. 肛瘘切除术　肛瘘切除术适用于已纤维化的低位单纯性肛瘘和低位复杂性肛瘘。对结核性肛瘘，如全身无活动病灶也可切除。高位肛瘘禁用。

手术麻醉和体位同瘘管切开术。先从瘘管外口注入 1% 亚甲蓝或甲紫液，再用探针从外口轻轻插入，经内口穿出，沿探针并与括约肌成垂直方向，切开皮肤及瘘管壁。切开瘘管外口周围的皮肤和皮下组织，再沿瘘管用电刀或剪刀剪除染有亚甲蓝的管壁、内口和瘘管周围的所有瘢痕组织，使创口完全敞开，修整创缘皮肤，要求宽度等于或略大于深度，彻底止血，如内口出血，以 0-0 铬制肠线缝合内口下缘黏膜两针，创面注入长效镇痛药，填以凡士林油纱布。如瘘管短浅又无分支，术中清除彻底，术前做过肠道准备，创口可行一期缝合，但不得留有死腔。

肛瘘切除术的另一方法：当探针从内口穿出后，提起探针，用剪刀从瘘管的底部将瘘管完整剪除切口，可一期缝合。

3. 切开挂线术　切开挂线术最常用，适用于距肛门 3～5cm 处，有内、外口高位单纯性肛瘘、前位低位单纯性肛瘘；或作为复杂性肛瘘切开、切除的辅助治疗。此法最大优点是不会造成肛门失禁，还具有操作简单、出血少、在橡皮筋脱落前不会发生皮肤切口愈合等优点。

在蛛网膜下腔阻滞麻醉或骶管麻醉下进行，患者体位根据术者习惯而定。用探针自瘘管外口轻轻地向内口方向探入，同时将左手示指伸入肛管内引导，在齿状线附近仔细寻找内口，找准内口后，探针头从内口引出，示指将探针头端弯曲，从肛门口拉出。将带有橡皮筋的粗丝线缚在探针头上，然后将探针连同橡皮筋由内向外拉出，使橡皮筋贯通瘘管。电刀切开瘘管内、外口之间的皮肤、皮下组织，提起拉紧橡皮筋，紧贴肌肉组织将其钳夹住，在血管钳下方用粗丝线双重结扎橡皮筋，然后松开血管钳，并在被结扎的组织内注射长效麻醉药。术后每天坐浴、更换敷料。一般术后 7～10d 肛瘘组织被橡皮筋切开脱落，若未被切开，应紧缩橡皮筋，使组织缺血、坏死，橡皮筋脱落。脱落后留下一沟状肉芽创面，继续坚持每日坐浴 1～2 次，3 周左右愈合。

（三）蹄铁形肛瘘

蹄铁形肛瘘多为括约肌间瘘或经括约肌瘘，分为前蹄铁形和后蹄铁形，其中绝大多数为后蹄铁形瘘，其内口多在肛管后正中的齿状线附近。蹄铁形肛瘘的手术方法较多，以切开挂线术最为常用，但各临床医师的具体操作又不完全相同。

（四）纤维蛋白胶/肛瘘栓治疗肛瘘

传统肛瘘术式的共同缺点是创伤大、愈合时间长，部分患者可出现肛门功能受损，甚至排便失禁。一些学者甚至把"带瘘生存"作为复杂肛瘘患者维持生活质量的方法。为解决此难题，很多研究者尝试应用纤维蛋白胶和肛瘘栓治疗肛瘘。操作方法都是彻底清理干净瘘管，清除肉芽组织，分别用过氧化氢及甲硝唑盐水冲洗瘘管后，将纤维蛋白胶或肛瘘栓置入瘘管内。文献报道，两种方法均具有副作用小、疼痛轻、操作简单、无肛门功能障碍等优点，是治疗肛瘘新的微创方法。两种方法使用后都有治疗效果非常好的报道，但是在不同的中心，报道的治疗效果差异较大。目前对此类疗法的适应证、手术方法、术前术后处理和结果尚存在一定的争议，因此，临床应用还需要进行深入的研究。

【总结】

肛瘘一旦形成，自然愈合的机会极少，多数均需手术治疗。最大限度地保护肛门功能、降低复发，仍是广大肛肠外科医师面临的难题。因此，恰如其分地选择合理的手术方法至关重要。另外"带瘘生存"，亦应得到医师的重视，不应为盲目追求手术根治而忽视其可能带来的严重后果。

目前，肛管直肠压力测定已成为研究肛管直肠生理病理、推断肛肠疾病、评价手术效果的重要方法。因此，肛管直肠疾病需在治疗和术前、后进行肛管直肠压力测定，来评估其肛管直肠功能。

由于低位单纯性肛瘘不涉及括约肌或只涉及浅层括约肌组织，临床上使用瘘管切开术治疗是完全可行的，平均3～4周可以治愈，创面恢复良好，肛门功能正常。同时也可以应用肛瘘栓、生物胶等方法，但是治愈率均低于瘘管切开术。因此，瘘管切开术是低位单纯性肛瘘的首选术式。

针对复杂性肛瘘，由于熟练程度、治疗费用等各种原因，我国应用最为广泛的术式仍为肛瘘切开挂线术，此种术式配合肛瘘切除及瘘管切开等术式，不仅在急性感染期可以起到引流、标记的作用，对于恢复期肛瘘仍有缓慢切割括约肌的作用，可保护括约肌功能，防止排便失禁。国外在处理高位复杂性肛瘘时则方法较多，有教授及其团队总结了其治疗策略：首先在麻醉状态下对肛瘘情况进行评估。如为低位单纯性肛瘘，直接行瘘管切开术。复杂性肛瘘患者需进行6～8周的挂线引流治疗，待急性期感染消失可行括约肌间瘘管结扎术（LIFT术）、肛瘘栓、纤维蛋白胶的术式治疗。如未治愈，LIFT术组可以再次行LIFT术，或者同其他手术组未治愈患者再次行肛瘘切开挂线术或黏膜皮瓣移植术，直至治愈。随着科学技术的不断进步、诊治水平的不断完善，肛瘘的治愈率也会大大提高，造福于人类。

【肛瘘应掌握的内容】

（一）问诊

发病时间，是否有肛周脓肿病史及切开史，肛周分泌物，是否有疼痛及疼痛部位、疼痛性质，是否有发热等全身症状。是否有糖尿病、结核、炎性肠病、肛周外伤病史，此次发病以来是否诊疗过，查了哪些辅助检查，结果是什么，用了哪些药物，效果如何，既往是否有类似发作史，其他常规问诊。

（二）体格检查

体温、脉搏、血压、呼吸、神志情况、面容及巩膜、皮肤、黏膜是否有贫血，心肺、腹部常规检查，肛门视诊观察外口数目、位置、距肛缘距离、分泌物等。直肠指诊触到从外口走向肛内的硬索，有直有弯，有蹄铁形、钩形或有分支，但结核性肛瘘常无硬索。低位肛瘘较浅、易触及，高位肛瘘走行常与肛管平行、不易触到，应行拇、示指内外双合诊，可触到深部硬索，蹄铁形瘘管可触到环形硬索。直肠指诊在齿状线上可触及凹陷性硬结，多为内口，黏膜下瘘管可触及包块和硬索。向上触诊要检查肛管直肠环有无纤维化，并注意瘘管和直肠周围组织、器官及内口的关系。

（三）辅助检查

1. 肛门镜检查　观察直肠黏膜是否充血、肥厚，退至齿状线处可见充血肿胀、肛窦红肿突起，挤压瘘管时有的可见肛窦溢脓（多为内口）。

2. 探针检查　一般只在术中用。因肛管直肠感觉神经丰富，非麻醉状态下、括约肌不松弛，容易造成假窦道、假内口。

3. X 线造影检查　在 X 线透视下经导管向瘘管注入 30% ~ 40% 碘油或 70% 泛影葡胺，观察造影剂在瘘管内的走行，并摄 X 线片，X 线片上可见瘘管的分布，多用于高位复杂性肛瘘。

4. 腔内超声、CT 和 MRI 检查　对诊断不明的高位复杂瘘和经过多次手术仍未痊愈的复杂瘘应该做腔内超声、CT 和 MRI，帮助寻找内口，显示瘘管的位置走向。

（四）治疗原则

1. 非手术治疗　包括局部理疗、热水坐浴，只适用于术前准备。

2. 手术治疗

（1）切开挂线术：用于单纯性高位肛瘘。手术在局部麻醉或蛛网膜下腔阻滞麻醉下进行，先明确瘘管与括约肌的关系，然后再挂线。

（2）瘘管切开术：用于单纯低位肛瘘。手术在局部麻醉或蛛网膜下腔阻滞麻醉、骶管麻醉下进行，将瘘管全部切开，切除瘢痕组织，通畅引流。

（3）肛瘘切除术：用于单纯低位肛瘘，将瘘管全部切除直至正常组织。切开瘘管后遗留的创面，一般以开放换药为原则。简单的表浅性低位肛瘘，瘘管切开后可考虑将创口一期缝合。

（4）对于复杂性肛瘘，需合并应用几种手术方法，如先使之成为单纯性肛瘘，再用切开挂线术处理。

（薛万江　马　彭）

第九章 痔

痔（hemorrhoid）是肛垫的病理性肥大、移位及肛周皮下血管丛血流淤滞形成的团块，是一种常见病、多发病，其发病率占肛肠疾病的首位，约占 80.6%。任何年龄皆可发病，但以 20～40 岁最多。随着年龄的增长，发病率增高。内痔（internal hemorrhoid）是肛垫的支持结构、血管丛及动静脉吻合支发生病理性肥大或移位而形成的团块。外痔（external hemorrhoid）是齿状线远侧皮下血管丛病理性扩张、血栓形成或组织增生而形成的。混合痔（mixed hemorrhoid）是内痔通过丰富的静脉丛吻合支和相应部位的外痔相互融合而成。

【病因】

病因尚未完全明确，可能与多种因素有关，目前主要有以下学说。

（一）肛垫下移学说

在肛管的黏膜下有一层环状的由静脉（或称静脉窦）、平滑肌、弹性组织和结缔组织组成的肛管血管垫，简称肛垫。起闭合肛管、节制排便的作用。正常情况下，肛垫疏松地附着在肛管肌壁上，排便时主要受到向下的压力被推向下，排便后借其自身的收缩作用，缩回到肛管内。弹性回缩作用减弱后，肛垫则充血、下移形成痔。

（二）静脉曲张学说

认为痔的形成与静脉扩张淤血相关。从解剖学上讲，门静脉系统及其分支直肠静脉都无静脉瓣，直肠上、下静脉丛血管壁薄、位置浅，末端直肠黏膜下组织松弛，以上因素都容易出现血液淤积和静脉扩张。静脉丛是形成肛垫的主要结构，痔的形成与静脉丛的病理性扩张、血栓形成有必然的联系。直肠肛管位于腹腔最下部，可引起直肠静脉回流受阻的因素很多，如长期的坐立、便秘、妊娠、前列腺增大、盆腔巨大肿瘤等导致血液回流障碍，直肠静脉淤血扩张。但是现代解剖已证实痔静脉丛的扩张属于生理性扩张，内痔的好发部位与动脉的分支类型无直接联系。

（三）血管增生学说

认为痔的发生是由于黏膜下层类似勃起的组织化生而成。直肠海绵体具有勃起作用，有助于肛门的闭合，而且当直肠海绵体增生过度时即生长为痔。

（四）慢性感染学说

直肠肛管区的感染易引起静脉炎，使周围的静脉壁和周围组织纤维化、失去弹性、扩张而形成痔。另外，长期便秘、慢性腹泻、妊娠、长期饮酒、嗜食刺激性食物及低膳食纤维饮食等因素都可诱发痔的发生。

【病理】

不论何种病因学说，其病理改变基本上一致，即静脉丛扩张、淤血、血栓形成或机化，组织水肿，肛垫病理性肥大的病理改变也是如此。肛垫即是肛管血管性衬垫，其中主要是血管丛小动静脉吻合的窦状静脉，以及屈氏（Treitz）肌、弹力纤维和结缔组织等。当 Treitz 肌断裂，支持组织松弛，肛垫回缩障碍，从原来固定于内括约肌的位置下移，肛垫内动静脉吻合发生调节障碍，血液灌注量大增，此时若内括约肌张力过高，静脉回流受阻，则肛垫将出现充血性肥大。

【分类】

根据发生的解剖部位不同将痔分为三类。

（一）内痔

内痔临床上最多见，位于齿状线上方，表面为直肠黏膜所覆盖，常见于右前、右后和左侧。根据内痔的脱出程度，将内痔分为以下四期。

一期：便时带血、滴血或喷射状出血，便后多自行停止，无肛内肿物脱出。肛门镜检示齿状线上方黏膜隆起，表面色淡红。

二期：常有便血，色鲜红，排便时伴有肿物脱出肛外，便后可自行还纳。肛门镜检示齿状线上黏膜隆起，充血明显，色暗红。

三期：偶有便血，便后或久站、久行、咳嗽、劳累、负重时肛内肿物脱出，不能自行还位，需用手辅助还纳。肛门镜检示齿状线上黏膜隆起、充血，色暗红，表面多有纤维化。

四期：肛内肿物脱出肛门外，不能还纳，或还纳后又脱出，发生绞窄、嵌顿，疼痛剧烈。

（二）外痔

外痔位于齿状线下方，表面为肛管皮肤所覆盖。根据组织的特点，可分为以下四类。

1. 结缔组织性外痔　最常见，因慢性炎症刺激，反复发作致肛缘局部皮肤纤维化、结缔组织增生，形成皮赘。

2. 血栓性外痔　因肛门静脉炎症或用力过猛而致肛门静脉丛破裂、血栓形成。表现为肛缘突发青紫色肿块，胀痛。

3. 炎性外痔　肛缘皮肤损伤或感染，肛门皮肤皱襞突起、红肿、疼痛剧烈。

4. 静脉曲张性外痔　最少见，久蹲或吸引时，肛门皮肤肿胀，可见曲张的静脉团。

（三）混合痔

混合痔位于齿状线上、下，表面为直肠黏膜及肛门皮肤覆盖，在同一点内、外痔同时存在。混合痔多由三期以上的内痔发展而来。混合痔逐渐加重，环状脱出肛门外，发展成一圈、呈梅花状，称为环形混合痔（环形痔）。若内痔脱出、水肿不能回纳，称为嵌顿性痔。若有血液循环障碍，称为绞窄性痔。

【临床表现】

内痔的主要临床表现是无痛性便血和肿物脱出。外痔的主要临床表现是肛缘突起和肛门疼痛。混合痔则表现为内痔和外痔的症状同时存在。

（一）便血

无痛性、间歇性便后出鲜血，是内痔及混合痔的早期的常见症状。轻者多为粪便或手纸上带血，继而滴血，重者为喷射状出血。长期出血可导致缺铁性贫血。

（二）肿物脱出

常是晚期症状。因晚期痔体增大，逐渐与肌层分离，在增加腹压时，可有肿物脱出，轻者可自行回纳，重者需手法复位，严重时，内痔伴有血栓形成，加上肛门括约肌痉挛，不能还纳，常可发生嵌顿、绞窄。

（三）肛缘突起

肛门异物感或肛门不洁，肛缘呈单发或多发或不规则突起，形成皮赘，质软或硬，触痛不明显。

（四）肛门疼痛

单纯性内痔无疼痛，可有坠胀感。当合并有内痔嵌顿、外痔血栓形成或感染时，可出现肛门剧烈疼痛，行动不便。

（五）肛门瘙痒

痔块外脱时常有黏液或分泌物流出，可刺激肛周皮肤引起肛门瘙痒。

【诊断】

诊断必须依靠病史、直肠指诊、肛门镜检查、直肠镜检查，必要时辅助电子结肠镜检查，排除结直肠良、恶性肿瘤及炎性肠病等。

（一）肛门视诊

观察有无痔块、皮赘等。

（二）直肠指诊

内痔时可触到柔软的痔块，可移动，数目不清，诊断不准，但更重要的意义是除外肛管直肠肿瘤等其他疾病。

（三）肛门镜检查

肛门镜检查是确诊内痔的首选检查方法，可观察痔的全部情况。

（四）电子直肠镜检查

方便直观，定位准确，防止医疗纠纷，可准确诊断痔、肿瘤等肛门直肠疾病。

（五）电子结肠镜检查

对于年龄超过 45 岁的便血者，应建议行电子结肠镜检查，排除结直肠良、恶性肿瘤及炎性肠病等。

【鉴别诊断】

痔的诊断并不困难，但必须与下列疾病相鉴别。

（一）肛裂

粪便带鲜血，或手纸染血，便后肛门剧痛，呈周期性，多伴有便秘，肛前或肛后部位常有裂口。

（二）直肠息肉

多见于儿童，以便血为主或脱出肛外，息肉多带蒂，呈粉红色，球形或乳头状，质软，可活动。

（三）直肠癌

临床上常将直肠癌误诊为痔而延误治疗，应高度重视。便血多为暗红色，有腥臭味，伴有大便习惯改变。直肠指诊可触到直肠肿块，表面高低不平，质坚硬，不活动，呈菜花状或有溃疡，需进一步行直肠镜、组织学检查，以明确诊断。

（四）溃疡性结肠炎

以黏液便或脓血便为主，常伴有腹泻、左下腹疼痛。结肠镜检查见直肠黏膜充血、糜烂、溃疡。

（五）直肠脱垂

多见于老年人及儿童，脱出的直肠黏膜或直肠松弛而重叠，呈圆柱状，有环形沟，表面光滑、柔软。

（六）肛乳头肥大或肛乳头瘤

位于齿线处，大小不等，呈锥形或乳头状，灰白色，无出血，有触痛，久则成乳头状瘤而脱出，质硬，形状不整。

（七）恶性黑色素瘤

常在齿状线处生长，多单发，瘤体不大，黑褐色，有的带蒂脱出肛外，必要时做病理检查。

【治疗】

痔的治疗原则：①无症状的痔无须治疗，仅在合并出血、痔块脱出、血栓形成和嵌顿时才需治疗。②有症状痔的治疗重在减轻或消除其主要症状，无须根治。③以非手术治疗为主，非手术治疗无效时才考虑手术。

1. 非手术治疗

（1）一般治疗：包括改善饮食。多饮水，多吃蔬菜、水果，多进食膳食纤维性食物。温水坐浴，改善局部血液循环，有利于抗炎及减轻瘙痒症状。保持会阴部清洁。保持大便通畅。通过食物来调整排便十分重要，要养成定时排便习惯，每 1 ～ 2 天排出一次软便，防止便秘或腹泻。

（2）药物治疗：是内痔首选的治疗方法，能解除和减轻症状。肛内注入痔疮栓剂（膏），有止血和收敛作用。

（3）注射疗法：临床上较常用。适用于各期内痔或混合痔内痔部分，尤其适用于一、二期内痔。注射硬化剂的机制是使痔组织产生无菌性炎症反应，黏膜下组织纤维化，肛垫固定于内括约肌表面。常用的硬化剂有消痔灵注射液、芍倍注射液、5% 鱼肝油酸钠等。

（4）扩肛疗法：适用于内痔、嵌顿或绞窄性内痔剧痛者。将右手示指伸入肛内按摩，再伸入左手示指，呈背向交叉后向左右两侧均匀用力扩张。患者适应后再插入两中指继续扩张，要求扩至四指为度，持续 5min。每周扩肛 1 次，连续扩肛 2～3 周。

（5）胶圈套扎疗法：适用于一期、二期、三期内痔。利用胶圈的弹性，使套扎的痔块缺血、坏死、脱落而愈合。

（6）物理治疗：包括激光治疗、高频电容场痔疮治疗技术（HCPT）、铜离子电化学疗法、冷冻治疗和红外线凝固疗法等。

2. 手术治疗　目的在于切除痔块和悬吊下移肛垫，常用的方法如下。

（1）内痔结扎术：常用于二、三期的内痔。取截石位或侧卧位，局部麻醉或骶管麻醉，以止血钳夹住内痔基底部牵出肛外，用圆针 7 号丝线在止血钳下方行 "8" 字形贯穿缝合、结扎，被结扎痔块较大，用止血钳压缩成片状后剪除。处理 3 个以上痔块时，可在肛后部切口内挑出部分内括约肌和外括约肌皮下部，并予以切断，形成 "V" 形创口，以利引流。

（2）血栓外痔剥离术：适用于血栓较大且与周围粘连者或多个血栓者。局部麻醉即可，在痔体表面行梭形切口，剪开血栓表面皮肤，剥出血栓，创面塞入凡士林纱布，不予缝合。

（3）外剥内扎术：适用于混合痔和环形痔。目前临床上最常用的传统术式，是在 Milligan-Morgan 外切内扎术和中医内痔结扎术基础上发展演变而成，简称外剥内扎术。

操作方法：取截石位或侧卧位，局部麻醉或骶管麻醉，外痔边缘处做 "V" 形皮肤切口，剥离外痔部分至齿状线下 0.3cm。用弯止血钳夹住内痔基底部，在钳下 7 号丝线双重结扎或 "8" 字贯穿结扎。将外痔连同已被结扎的痔残端切除。处理 3 个以上痔块时，可在肛后部的外痔切口内挑出部分括约肌和外括约肌皮下部并予以切断，可避免术后肛门狭窄和肛门疼痛。

（4）吻合器痔上黏膜环切术（PPH）：主要适用于二期至四期环形内痔、多发混合痔及以内痔为主的环状混合痔，直肠前突、直肠内套叠也可采用。一般不适用于孤立的脱垂性内痔。该方法微创、无痛，是目前国内外首选的治疗方法。由于此手术保留了肛垫，不损伤肛门括约肌，故与传统手术相比具有术后疼痛轻、住院时间短、恢复快及大便失禁、肛门外形美观等优点。国内外已有大宗病例报道，取得较好的临床效果。传统的痔环切术严重损伤肛管的正常结构，现已逐渐摒弃。

（5）其他：开环式微创痔吻合术（TST）、痔动脉闭合术、超声多普勒引导下痔动脉结扎术等，远期效果尚需观察。

【痔应掌握的内容】

1. 问诊　发病时间，主要症状，是否有便血，是滴血还是喷射状，是鲜红色还是暗红色血便，是否有痔脱出，脱出大小，脱出后是否可自行回纳，是否有疼痛，疼痛是阵发性还是持续性，发病以来是否诊疗过，查了哪些辅助检查，结果是什么，用了哪些药物，效果如何，是否有手术外伤史。有无药物过敏史，有无高血压、糖尿病病史，有无传染病史、有无疫区接触史，有无酗酒史，其他常规问诊自行完善。

2. 查体　体温、脉搏、血压、呼吸，神志情况，面容，巩膜、皮肤黏膜是否有贫血，心肺、腹部常规检查，肛门视诊观察有无痔块、皮赘等。直肠指诊内痔可触到柔软的痔块，可移动，数目不清，诊断不准。但更重要的意义是除外肛管直肠肿瘤等其他疾病。肛门镜检查观察痔的全部情况。电子直肠镜检查方便直观，定位准确，防止医疗纠纷，可准确诊断痔、肿瘤等肛门直肠疾病。电子结肠镜检查对于年龄超过 45 岁便血者，应建议行电子结肠镜检查，排除结直肠良、恶性肿瘤及炎性肠病等。

3. 辅助检查　肛门镜检查观察痔的全部情况。

4. 治疗原则　无症状的痔无须治疗。有症状痔的治疗重在消除、减轻痔的主要症状，而非根治。解除痔的症状应视为治疗效果的标准。医生应根据患者情况、本人经验和设备条件，采用相应的非手术或手术治疗。

（1）一般治疗：包括多饮水，多进食膳食纤维，保持大便通畅，防止便秘和腹泻，温热水坐浴，保持会阴清洁等。

（2）非手术治疗：一、二期内痔以非手术治疗为主，包括局部用药（栓剂、软膏、洗剂）、改善局部血管丛静脉张力的口服药、硬化剂注射治疗及各种物理疗法，如激光治疗、微波治疗、远红外治疗、铜离了电化学治疗、冷冻、等离子治疗等。

（3）手术治疗：主要适用于三、四期内痔及混合痔、包括外痔血栓形成或血肿在内的非手术治疗无效者。不论采用何种手术方法，均应尽量保留病变不严重的肛垫，注意避免术后出血、肛门狭窄、肛门功能不全等并发症。

（薛万江　马　彭）

第十章 结核性腹膜炎

结核性腹膜炎是指由结核分枝杆菌引起的慢性弥漫性腹膜感染。多继发于肺结核或体内其他部位结核病；主要感染途径以腹腔内的结核病灶直接蔓延为主，少数可有淋巴血行播散引起粟粒型结核性腹膜炎。前者更为常见，如肠结核、肠系膜淋巴结核、输卵管结核等，均可为本病的直接原发病灶。以中青年多见，女性略多于男性，为 1.2 ： 1 ～ 2.0 ： 1。女性多于男性可能是由盆腔结核逆行感染所致。

【解剖和生理功能】

1. 解剖结构 脏腹膜与壁腹膜互相延续、移行，共同围成不规则的潜在性腔隙，称为腹膜腔。腹膜腔是人体最大的体腔。腹膜腔分腹腔（上部）和盆腔（下部）两部分。男性的腹膜腔不与外界相通；女性腹膜腔可经输卵管、子宫腔和阴道与外界相通，故女性容易引起腹膜腔感染。

腹膜腔可分大、小两腔。小腹膜腔即网膜囊，亦称腹膜小囊，是位于小网膜和胃后方的腔隙；大腹膜腔则为网膜囊以外的腔隙，亦称腹膜大囊，两者只借网膜孔（又称 Winslow 孔）相互交通。

腹膜腔以横结肠及其系膜为界，分为结肠上区和结肠下区。前者位于膈与横结肠及其系膜之间，又称膈下间隙，此隙被肝分为肝上、下间隙。后者位于横结肠及其系膜以下的部分。

2. 生理功能

（1）保护作用：腹膜包覆大部分腹腔内的器官，具有吸收撞击、保护内脏的效果。

（2）润滑作用：腹膜是双相的半渗透性薄膜，正常情况下，腹腔内有 75 ～ 100ml 黄色澄清液体，起润滑和减少脏器运动时相互摩擦的作用。

（3）吸收作用：能吸收腹腔内的积液、血液、空气和毒素等。在严重的腹膜炎时，可因腹膜吸收大量的毒性物质，而引起感染性休克。腹腔上部腹膜的吸收能力比盆腔腹膜的吸收能力要强。

（4）防御作用：腹膜是人体浆膜中抗感染最强的一部分，当细菌和异物侵入腹腔时，腹腔渗出液中的大量吞噬细胞将其吞噬包围和吸收，大网膜的防御作用尤为显著，可将感染局限，防止感染扩散。

（5）修复和愈合作用：在腹膜炎时，腹膜可渗出大量液体、蛋白质和电解质，起到稀释毒素和减少对腹膜刺激的作用。消化道手术中浆膜层的良好缝合可使接触面光滑，愈合速度加快，减少粘连。如果手术操作粗暴、腹膜受损，则术后容易并发粘连。

【病因】

结核菌属于放线菌目，分枝杆菌科的分枝杆菌属，为有致病力的耐酸菌，主要分为人、牛、鸟、鼠等型。对人有致病力者主要是人型菌，牛型菌少有感染。人型与牛分枝杆菌株皆是专性寄生物，分别以人与牛为天然宿主。两者对人、猴和豚鼠有同等强度的致病力。

【临床表现】

本病多数起病较缓，但急性发病者亦为数不鲜。主要症状为倦怠、发热、腹胀和腹痛，亦有畏寒、高热骤然起病者。轻型病例开始呈隐蔽状态。

1. 全身表现 发热与盗汗最为常见，热型以低热和中等热居多，部分患者呈弛张热。渗出型、干酪型病例或合并有严重腹外结核的患者可呈稽留热，盗汗严重，重者有贫血、消瘦、水肿、口角炎及维生素 A 缺乏病等营养不良的表现。在育龄妇女中，停经不育者较常见。

2. 腹痛 多数患者可出现不同程度的腹痛，多为持续性隐痛或钝痛，疼痛多位于脐周、下腹，有时在全腹部。当患者出现急腹症时，应考虑腹腔结核病灶溃破后引起的急性腹膜炎，结核性腹膜炎少有穿孔。

3. 腹胀与腹水　多数患者有腹胀感，可由结核病中毒症状或腹膜炎伴有的肠功能紊乱引起。患者可出现腹水，以小量、中等量为多见。腹水量较多时可出现移动性浊音。

4. 腹壁柔韧感　柔韧感是粘连型结核性腹膜炎的临床特征。绝大多数患者均有不同程度的压痛，一般较轻微，少数压痛明显并有反跳痛，后者多见于干酪型。

5. 腹部肿块　粘连型及干酪型患者的腹部常可触及包块，多位于中下腹部。包块大小不一，边缘不齐，有时呈横行块状物或有结节感，多有轻微触痛。

6. 其他　部分患者可出现腹泻，粘连型患者便秘较为常见，有时腹泻与便秘交替出现。肝大可由营养不良所致脂肪肝或肝结核引起。如并发肠梗阻，可见蠕动波，肠鸣音亢进。

【辅助检查】

（一）实验室检查

1. 血常规和血沉　部分患者有不同程度的贫血，腹腔结核病灶急性扩散者、干酪型及继发感染者的白细胞计数可增高，血沉（即红细胞沉降率）多数增快。血沉也可作为病变活动的简易指标。

2. 细菌学检查　长期以来一直被认为是诊断结核性腹膜炎的金标准，但其阳性率较低，目前已较少应用。本病腹水动物接种阳性率可达 50% 以上。

3. 腺苷脱氢酶（ADA）　广泛存在于全身组织中，与 T 细胞增殖分化密切相关，结核性腹膜炎时，刺激细胞免疫发生，故淋巴细胞可明显增多，ADA 水平随之升高，但多种疾病均可出现 ADA 水平的升高，故作为诊断指标不典型，新近有学者通过实验获得特性曲线，表明结核性腹膜炎患者界定值为 35U/L 时，其诊断特异性为 92.6%，阳性预测值为 87.5%，阴性预测值为 100%，可作为诊断的参考指标之一。

4. 癌抗原 12-5（CA12-5）　是首先从上皮性卵巢癌抗原检测出可被单克隆抗体 OC12-5 结合的一种糖蛋白，它在多种良、恶性疾病中表达的特异性均可为高水平，故作为诊断指标特异性不高，但近年来发现，在结核性腹膜炎患者的血清和腹水中 CA12-5 均会明显升高，经过抗结核治疗后可下降至正常，患者抗结核治疗过程中通过监测血清及腹水 CA12-5 的水平变化，对于诊断结核性腹膜炎仍有重要价值，特别是鉴别恶性腹水。

5. 血清结核抗体（TB-Ab）　是一个重要的诊断指标，我国学者报道其诊断敏感性、特异性分别高达 93.5%、94.3%，但抗体为感染性指标，并不能代表患者患病情况，故只能作为临床诊断的一个参考指标。

6. 皮肤试验（结核菌素试验）　作为一个诊断指标敏感性较差，对于活动性结核的诊断没有特殊意义，临床上多用于诊断参考。

7. 结核感染 T 细胞斑点试验（T-SPOT）　是一种简化的酶联免疫斑点试验（ELISPOT），γ 干扰素释放试验的一种，用于体外检测外周血中经过结核分枝杆菌特异性抗原激活的效应 T 细胞。新近研究证实检测外周单核细胞 ELISPOT 对于结核性腹膜炎的诊断敏感性和特异性可达 80% 和 90%，尤其适用于免疫抑制的人群和潜伏期结核感染者的诊断。

（二）影像学检查

1. 多普勒超声检查　在结核性腹膜炎的诊断上具备无创伤、简便、经济、可行性高等优点，一直是结核性腹膜炎传统的诊断方法之一。临床上结核性腹膜炎患者的超声表现主要为：腹水形成、网膜增厚、腹腔淋巴结肿大、肠壁增厚部分与大网膜可粘连、少部分患者有脓肿形成等。但超声检查无法与其他相关疾病进行鉴别诊断，故临床上只对结核性腹膜炎的诊断有提示作用。

2. 经皮超声引导下腹膜穿刺活检　在超声诊断的基础上，有学者开始应用超声联合腹膜活检，主要采用超声穿刺探头引导下于增厚的腹膜处进行活检，可以达到确诊结核性腹膜炎的目的，且风险小，无明显并发症发生。相关研究表明，腹膜穿刺活检的诊断阳性率达到 96.05%，近年来更有学者报道穿刺点选择在大网膜的病变结节上时，明确诊断率可提升至 100%。

3. 计算机断层扫描（CT） CT 技术近年发展迅速，已作为一项新技术投入到结核性腹膜炎的诊断中，且渐渐显示出其重要地位，新近的研究统计发现，结核性腹膜炎在 CT 下有典型表现：65% 的患者表现为堵塞的血管束，88% 的患者牵连累及大网膜，88% 的患者有腹膜的相互缠绕，76% 的患者有腹膜光滑均匀的增厚。CT 对于肠结核诊断同样有新的发现，主要表现为不对称的肠壁增厚，以及可有肠周围肠系膜脂肪的融合，区域淋巴结外显，不均匀和（或）均匀的增强显影或不显影，干枯的腹膜炎结节。

4. 腹部 MRI 检查 结核性腹膜炎主要分为三种，腹膜水肿增厚、大量腹水及两者混合型表现，其 MRI 表现较清晰，包括腹膜单纯水肿增厚；腹腔内可观察到大量液体；既有腹膜增厚、结核腹膜与肠管粘连，又可见大量腹水，有时可见肠管内胀气或气液平面，甚至因肝毒性物质可造成肠管穿孔、腹壁穿孔，会产生肠穿孔与腹壁瘘等严重并发症。

（三）内镜检查

1. 腹腔镜 主要对于早期不明原因的腹水有重要意义，腹腔镜直视下可发现大多数患者有腹膜结节形成，通过活检标本可明确诊断，仅有 5%～15% 的病例在腹腔镜下没有任何发现，但这些病例多为良性腹水，结核性腹膜炎在腹腔镜下的主要表现为：腹膜上有白色粟粒状的结节或斑块，淋巴结肿大，包含大量淋巴细胞的腹水形成，网膜增厚，如"小提琴弦"样的纤维蛋白丝状物形成。但腹腔镜手术对腹膜广泛粘连者禁忌，且需全身麻醉，风险较大。

2. 经自然腔道内镜探查手术 在腹腔镜诊断结核性腹膜炎的基础上，有学者研究发现通过脐、胃等自然腔道将软式内镜送入腹腔探查的手术，在不影响诊断率的原有基础上，兼有创伤小、痛苦小、恢复快、无瘢痕等优点，但目前均处于试验阶段，未普遍投入临床应用。

【诊断】

结核性腹膜炎根据其病理特点可以分为四型：①渗出型，也叫腹水型。一般出现在结核病变的早期，主要的病理改变是腹膜充血水肿，表面覆盖纤维蛋白渗出。腹膜表面还可见大量大小不等、散在的灰白色或者黄白色结节或者呈斑块状。②粘连型，有少量的腹水，主要病理改变为大量的纤维组织增生，腹膜增厚，尤其在原发的结核病变处更为明显，可以形成腹腔器官的广泛粘连。③干酪型，以干酪样坏死为主要病理改变。④混合型，上述两种或者两种以上，同时存在就称为混合型。结核性腹膜炎，各型之间可以转变，渗出型和粘连型向干酪型转换，提示病情在发展，病情往往较重。

以下情况应考虑结核性腹膜炎：①中青年患者，有结核病史，伴有其他器官结核病证据；②长期发热原因不明，伴有腹痛、腹胀、腹水、腹壁柔韧感或腹部包块；③腹水为渗出液，以淋巴细胞为主，普通细菌培养阴性，ADA 明显增高；④ X 线胃肠钡剂检查发现肠粘连等征象及腹部平片有肠梗阻或散在钙化点；⑤结核菌素试验或 T-SPOT 试验强阳性。典型病例可做出临床诊断，给予抗结核治疗（2～4 周）有效可确诊。不典型病例在排除禁忌证（如广泛腹膜粘连）时，可行腹腔镜检查并做活检。

【鉴别诊断】

1. 以腹水为主要表现者，需与腹腔恶性肿瘤、肝硬化腹水和其他疾病引起的腹水（如慢性胰源性腹水、结缔组织病、梅热（Meige）综合征、巴德 - 基亚里（Budd-Chiari）综合征、缩窄性心包炎等）相鉴别。

2. 以急性腹痛为主要表现者，结核性腹膜炎可因干酪样坏死灶溃破引起急性腹膜炎，或因肠梗阻而发生急性腹痛。

3. 以腹块为主要表现者，需与腹部肿瘤、克罗恩病等相鉴别。

4. 以发热为主要表现者，需与引起长期发热的其他疾病（伤寒、败血症等）相鉴别。

【并发症】

结核性腹膜炎常见的并发症是肠梗阻，多发生在粘连型结核性腹膜炎。干酪型常并发肠瘘和腹腔脓肿，而急性肠穿孔少见。

【治疗】

1. 药物治疗依据"早期、联合、适量、规律、全程"的治疗原则。

2. 对腹水型患者，在放腹水后，于腹腔内注入醋酸地塞米松等药物，可以加速腹水吸收并减少粘连。

3. 对血行播散或结核毒血症严重的患者，在应用有效抗结核药物治疗的基础上，亦可加用肾上腺糖皮质激素，但不宜长期应用。

4. 多数患者可能已接受过抗结核药物治疗。因此，这类患者应选择以往未用或少用的药物，制订联合用药方案。

5. 在并发肠梗阻、肠瘘、化脓性腹膜炎时可行手术治疗。与腹内肿瘤鉴别确有困难时，可行剖腹探查术。

【结核性腹膜炎应掌握的内容】

1. 问诊　发病时间，发热是否伴畏寒寒战，最高体温多少，呈弛张热还是稽留热。腹痛位于哪个部位，腹痛特点，是阵发性还是持续性，是绞痛还是钝痛、胀痛，是否有放射痛，有无加重或减轻的因素。腹胀是否伴有恶心呕吐，肛门是否停止排便排气，是否有呕血、黑便，是否有腹泻、脓血便，是否有胸闷胸痛，是否有咳嗽咳痰，是否有酱油样小便及腰酸，是否有皮疹及关节肿痛，等等。此次发病以来是否诊疗过，查了哪些辅助检查，结果是什么，用了哪些药物，效果如何，既往是否有类似发作史，是否有肝炎结核病史。有无药物过敏史，有无疫区接触史，有无酗酒史。

2. 查体　体温、脉搏、血压、呼吸，神志情况，面容，巩膜、皮肤黏膜是否黄染及黄染程度，腹部专科情况（包括有无腹肌紧张，有无腹部柔韧感，有无腹部压痛及部位，有无反跳痛，有无肿块，肝脾脏肋下是否可触及，是否有触痛，胆囊区是否有压痛，墨菲征是否阳性，肠鸣音是否正常）。移动性浊音是否阳性。

3. 实验室检查及 MRCP 或 CT 检查　临时医嘱须开血常规、红细胞沉降率、尿常规、粪常规、肝功能、肾功能、电解质、血糖、CEA 系列、血型、凝血功能、全胸片、心电图、腹部 B 超、全腹部 CT/MRI 增强等检查。根据病情需要，选择腹腔镜、腹膜活检、电子肠镜等检查。

4. 结核性腹膜炎治疗

（1）治疗原则：一般遵循结核病的"早期、联合、适量、规律、全程"五大治疗原则。注意抗结核病药的毒副作用，如肝肾功能损害、神经毒性、胃肠道反应、血液毒性等，早期发现，及时处理。

（2）内科治疗

1）抗结核化学药物治疗，参考肺结核。

2）如有大量腹水，可适当放腹水以减轻症状。

（3）外科治疗：外科手术治疗的适应证为并发完全性或不完全性肠梗阻内科治疗无效者，急性肠穿孔，或腹腔脓肿经抗菌药物治疗未见好转者，肠瘘经抗结核化疗与加强营养而未能闭合者。

（张健锋）

第十一章　上消化道出血

上消化道出血是指发生在十二指肠悬韧带（Treitz 韧带）以上的消化道出血，发生部位主要包括食管、胃、十二指肠和胆胰部位，也包括胃空肠吻合术后吻合口附近病变引起的出血。消化性溃疡是最常见的出血病因，呕血和黑便是最具特征性的表现，胃镜检查是首选的诊断方法。

【解剖和生理功能】

上消化道解剖与生理功能详见本篇第一章、第二章和第四章。

【病因】

上消化道出血多为上消化道病变所致，少数由胆胰疾病引起，其中以消化性溃疡、肝硬化合并食管 - 胃底静脉曲张破裂、上消化道肿瘤、应激性溃疡、急慢性上消化道黏膜炎症最为常见。其中，消化性溃疡出血是我国上消化道出血的最主要原因。近年来服用非甾体抗炎药，尤其是阿司匹林或其他抗血小板聚集药物也逐渐成为上消化道出血的重要病因。还有一些少见的病因，如血管畸形、食管裂孔疝、胃黏膜脱垂或套叠、胰腺肿瘤等。

【临床表现】

上消化道出血的症状与出血量和出血速度相关，最典型的症状就是呕血和黑便。随着失血量的增多，还会出现头晕、心悸、面色苍白、无力、发冷等症状，甚至可能出现血压降低等休克征象，进而危及生命。

1. 呕血　出血部位在幽门以上者常伴有呕血，出血量较少、速度慢，也可能不伴呕血。反之，幽门以下出血如果出血量大、速度快，血液可以反流入胃内引起恶心呕吐而出现呕血。当呕出的血液为鲜红色或有血块时，大多是出血速度快且出血量大的上消化道出血。

2. 黑便　上消化道大量出血后，均会出现黑便。黑便指大便颜色为黑色，且黏稠发亮，呈柏油样。若患者出血量较大、肠蠕动过快也可出现血便。

3. 贫血、失血性周围循环衰竭　由失血过多引起，急性大量出血后均有失血性贫血。随着血液的大量流失，患者会出现头晕、心悸、乏力、四肢发冷、突然起立时晕厥等周围循环衰竭的征象，严重者可伴休克。少数患者仅有周围循环衰竭征象，而无显性出血，此类患者应避免漏诊。

4. 发热　部分患者在消化道大量出血后可出现低热，持续 3 ～ 5 天后降至正常。

5. 氮质血症　在上消化道大量出血后，由于大量血液蛋白质的消化产物在肠道被吸收，血中尿素氮浓度可暂时增高，称为肠源性氮质血症。一般于出血后数小时血尿素氮开始上升，24 ～ 48 小时达到高峰，出血停止后 3 ～ 4 日降至正常。

体征：急性病面容，皮肤黏膜苍白，右上腹及中上腹可有压痛，肿大的脾脏可以暂时缩小，合并失血性休克时会出现四肢湿冷、血压下降、心率加快等休克表现。原发病表型，如慢性肝病面容、蜘蛛痣和肝掌、合并腹水时移动性浊音可呈阳性，等等。

重视病史与体征在病因诊断中的作用：如消化性溃疡常有慢性反复发作上腹痛史；应激性溃疡患者多有明确的应激源；恶性肿瘤患者多有乏力、食欲不振、消瘦等表现；有黄疸、右上腹绞痛症状应考虑胆道出血。药物性溃疡常有服用非甾体抗炎药、抗血小板药、抗凝药病史。

【辅助检查】

（一）实验室检查

常用项目包括胃液检查、呕吐物或大便隐血试验、血常规、尿常规和粪常规等。为明确病因、判断病情和指导治疗，尚需进行凝血功能试验、肝肾功能、肿瘤标志物等检查。其中：红细胞及血红蛋白在急性出血后 3 ～ 4 小时开始下降，血细胞比容也下降；当出血量超过 5ml 时大便隐血试验可为阳性；出血后数小时内血尿素氮开始升高，24 小时达高峰。另外，对于有心肌梗死风险的患者，如年龄较长者、有冠状动脉疾病史的患者或有胸痛 / 呼吸困难等症状的患者，需行连续心电图及心肌酶检查。

（二）内镜检查

内镜检查包括胃镜、小肠镜、胶囊内镜等，其中胃镜是诊断上消化道出血最常用和准确的方法。当怀疑患者存在出血后，建议在 12 ～ 24 小时进行急诊内镜检查，可提高出血病因的诊断率。通过该项检查，不仅可以明确病因，发现出血部位，还可以进行内镜下止血治疗。

内镜检查是病因诊断中的关键：①内镜检查能发现上消化道的病变，应尽量在出血后 24 小时内进行，并备好止血药物和器械。对于合并血流动力学不稳的上消化道出血的患者，应在积极液体复苏纠正血流动力学紊乱后尽早行紧急内镜检查。②有循环衰竭征象者，如意识淡漠、皮肤苍白、四肢湿冷等，应先迅速纠正循环衰竭后再行内镜检查。危重患者在内镜检查时应进行血氧饱和度和心电、血压监护。③应仔细检查贲门、胃底部、胃体小弯、十二指肠球部后壁及球后等比较容易遗漏病变的区域。对检查至十二指肠球部未能发现出血病变者，应深插内镜至乳头部检查。若发现有 2 个以上的病变，应判断哪个是出血性病灶。

（三）影像学检查

1. X 线钡剂检查　目前本项检查大多被内镜替代，主要适用于胃镜检查禁忌证或不愿进行胃镜检查的患者。注意不宜在急性出血期行此项检查，而需在患者出血停止和病情稳定后数日进行。对胃镜检查出血原因未明、怀疑病变在十二指肠降部以下的病变出血有一定诊断价值。

2. 彩色多普勒超声检查　临床简单、容易操作、无创，尤其是急诊患者，可以在床旁进行，对发现有无肝硬化、腹水有帮助。

3. CT/MRI 检查　上消化道出血的患者，如果病情许可，推荐常规进行上腹部 CT 增强，必要时行胸部 CT、腹部 MRI 检查，对发现出血病因（尤其是肿瘤性病变）有一定价值。部分消化道出血常规内镜检查未查出病因者，可考虑小肠 CT 或者小肠 MRI 检查以排查小肠疾病。

（四）手术探查（剖腹探查）

手术探查是一种创伤性的检查方法，当各种检查不能明确出血部位，但患者又持续性出血甚至危及生命时，必须进行手术探查，以此进一步明确病因，及时采取止血措施。

【诊断】

对于存在呕血、黑便，或者大便隐血试验阳性的就诊患者，可做出上消化道出血的初步诊断，安排进一步内镜检查。对内镜检查发现的病灶，建议内镜下行止血治疗，疑有恶性病变者，只要情况许可，应在直视下进行活组织检查以明确病灶性质。在诊断病因的同时，对上消化道出血特别是急性大出血患者，临床医生需重点关注以下几个问题。

1. 出血量的判断　病情严重度与失血量呈正相关，因呕血与黑便混有胃内容物与粪便，而部分血液潴留在胃肠道内未排出，故难以根据呕血或黑便量判断出血量。常根据临床综合指标判断失血量的多少，如根据血容量减少导致周围循环的改变（伴随症状、心率和血压、实验室检查）来判断失血量，休克指数（心率 / 收缩压）是判断失血量的重要指标。体格检查中可以通过皮肤黏膜色泽、颈静脉充盈程度、神志和尿量等情况来判断血容量减少的程度，客观指标包括中心静脉压和血乳酸水平。

2. 活动性出血的判断　判断出血是否停止对选择治疗措施极有帮助。若患者症状好转、心率及血压稳定、尿量足 [> 0.5ml / （kg·h）]，提示出血停止。由于留置胃管对改善患者预后无明确价值，因此不建议常规留置胃管。

（1）临床上，下述症候与实验室检查均提示有活动性出血：①呕血或黑便次数增多，呕吐物呈鲜红色或排出暗红色血便，或伴有肠鸣音活跃；②经快速输液输血，周围循环衰竭的表现未见明显改善，或虽暂时好转而后又恶化，中心静脉压仍有波动，稍稳定又再下降；③红细胞计数、血红蛋白浓度和血细胞比容继续下降，网织红细胞计数持续增高；④补液和尿量足够的情况下，血尿素氮持续或再次增高；⑤胃管抽出物有较多新鲜血。

（2）内镜检查时如发现溃疡出血，可根据溃疡基底特征判断患者发生再出血的风险，内镜检查时对出血性病变应进行改良的 Forrest 分级，凡基底有血凝块、血管裸露者易于再出血。

3. 预后的评估

（1）病情严重程度分级：一般根据年龄、症状、失血量等指标对急性非静脉曲张性上消化道出血（ANVUGIB）患者进行病情分级。年龄超过 65 岁、合并重要器官疾病、休克、血红蛋白浓度低、需要输血者的再出血危险性增高。无肝肾疾病患者的血尿素氮、肌酐或血清转氨酶升高时，病死率增高。

（2）此外，多部国际指南中一致推荐使用经过临床验证的预后评分体系来评估患者的病情严重程度，以指导后续治疗。这类评分中应用较为广泛的征象如下。

1）收入 ICU 或抢救室指征：符合以下任何一条情况者，建议收入 ICU 或抢救室进行治疗：意识障碍；脉搏增快，> 100 次 / 分，脉搏细弱或不能触及；收缩压< 90mmHg（或在未使用药物降压的情况下收缩压较平时水平下降> 30mmHg）；四肢湿冷、皮肤花纹、黏膜苍白或发绀；尿量< 30ml/h 或无尿，以及持续的呕血或便血。

2）不明原因消化道出血：是指经常规内镜检查（包括胃镜与结肠镜）不能明确病因的持续或反复发作的出血，可分为隐性出血和显性出血。前者表现为反复发作的缺铁性贫血和大便隐血试验阳性，而后者则表现为呕血和（或）黑便、血便等肉眼可见的出血。可行下列检查：①仍有活动性出血的患者，可考虑急诊行腹腔肠系膜上动脉 CT 血管成像（CTA）检查，以明确出血部位和病因，必要时行栓塞止血治疗；②在出血停止、病情稳定后可行小肠相关检查（钡剂造影或 CT 成像、胶囊内镜或小肠镜检查等），以进一步明确小肠是否有病变。

【鉴别诊断】

通过症状诊断仅为初步判断，须通过病史分析及相关检查进一步明确。此外，服用动物血、铁剂、铋剂时，也会导致黑便，需要注意鉴别。

1. 口、鼻、咽喉部的出血　口、鼻、咽喉部的慢性出血也会引起黑便或者大便隐血试验阳性，常伴口中血腥味。

2. 呼吸道出血　通过吞咽动作到消化道，可引起混淆；当呼吸道出血量较大时从口部吐出，称为咯血，前喉部多有痒感，患者常感到胸闷、咳嗽等，血中常混有泡沫或痰。

3. 下消化道出血　十二指肠悬韧带（Treitz 韧带）以下的出血称为下消化道出血，慢性出血时可出现黑便与上消化道出血，较难鉴别，出血量较多时，出现鲜红色血便，必要时进一步电子肠镜检查。

【并发症】

上消化道大出血可出现失血性休克、呕吐物引起的窒息等并发症，以及诱发原发病的相关并发症，如肝硬化伴上消化道出血患者可能诱发肝性脑病、肝肾综合征、自发性细菌性腹膜炎等。

【治疗】

轻症上消化道出血的患者出血多数可自行停止，但当出血急、量大、病情变化快而危及生命时，应采取积极措施进行抢救，临床医生应该把抗休克、迅速补充血容量放在一切措施的首位。在此前提下，再根据病情、按照循证医学原则行个体化分级救治，高危上消化道大出血的救治应由相关学科协作实施。

1. 一般处理　监测意识状态、心率、脉搏、血压、呼吸、肢体温度、皮肤和甲床色泽、周围静脉特别是颈静脉充盈情况、尿量等，对意识丧失、呼吸停止及大动脉搏动不能触及者，应立即行心肺复苏；对存在气道阻塞者，应采取必要措施保持气道开放，特别是当使用高流量吸氧仍不能缓解呼吸窘迫时，应及时实施人工通气支持；对出现意识障碍或呼吸循环障碍者，应常规采取 OMI 措施，即吸氧（oxygen，O）、监护（monitoring，M）和建立静脉通路（intravenous，I）；意识障碍患者，因无创通气可增加误吸危险，不提倡应用；意识障碍和排尿困难者需留置导尿管，危重大出血者必要时进行中心静脉压、血清乳酸测定，老年及危重患者常需心电、血氧饱和度和呼吸监护。

2. 液体复苏，积极补充血容量　应立即建立快速静脉通道，并选择较粗静脉以备输血，建议留置中心静脉导管。常用液体包括生理盐水、平衡液、全血或其他血浆代用品。根据失血的多少在短时间内输入足量液体，以纠正循环血量的不足。对于血流动力学不稳定的患者，液体复苏要优先于内镜止血治疗。为防止出现肺水肿、稀释性凝血功能障碍、血管外液体的蓄积等，在液体复苏达到终点指标、血流动力学稳定后应尽早采用限制性液体复苏。对于急性大量出血者，应尽可能施行中心静脉压监测以指导液体的输入量。

下列情况时可输血，紧急时输液、输血同时进行：①收缩压＜ 90mmHg，或较基础收缩压降低幅度＞ 30mmHg；②血红蛋白＜ 70g/L，血细胞比容＜ 25%；③心率增快（＞ 120 次 / 分）。随机对照研究及荟萃分析均显示，对上消化道出血患者采取限制性输血，与开放性输血相比，可改善患者的预后，减少再出血率和降低病死率。对于合并有缺血性心脏病等严重疾病患者，输血治疗的血红蛋白目标值可适当提高。下述征象对血容量补充有很好的指导作用：意识恢复；四肢末端由湿冷、青紫转为温暖、红润，肛温与皮温差减小（＜ 1℃）；脉搏由较弱转为正常有力，收缩压接近正常，脉压＞ 30mmHg；尿量＞ 0.5ml/（kg·h）；中心静脉压改善。

在积极补液的前提下，可以适当选用血管活性药物（如多巴胺或去甲肾上腺素），以改善重要脏器的血流灌注。

3. 药物止血治疗

（1）抑酸药物：抑酸剂能提高胃内 pH，促进血小板聚集和纤维蛋白凝块的形成，避免血凝块过早溶解，有利于止血和预防再出血。临床上常用的抑酸剂包括质子泵抑制剂（PPI）和 H_2 受体拮抗剂（H_2RA），常用的 PPI 针剂有：艾司奥美拉唑、奥美拉唑、泮托拉唑、兰索拉唑、雷贝拉唑、艾普拉唑等，常用的 H_2RA 针剂包括雷尼替丁、法莫替丁等。

1）PPI 的抑酸效果显著优于 H_2RA，它起效快并可显著降低再出血的发生率。近期国内一项大样本量、多中心、随机对照双盲高质量研究显示，艾普拉唑组患者的 72 小时总体止血率达 97.69%，与奥美拉唑治疗消化性溃疡出血的疗效相当，且用药次数更少。

2）尽可能早期应用 PPI，建议在内镜诊疗前静脉给予大剂量（80mg）PPI，再持续静脉滴注（8mg/h）至内镜检查开始。内镜检查前应用 PPI 可以改善出血病灶的内镜下表现，从而减少内镜下止血的需要。

3）内镜诊疗后，应用大剂量 PPI 可以降低高危患者再出血的发生率，并降低病死率。国外一项随机对照研究显示，内镜成功止血后，与安慰剂组相比，静脉应用大剂量艾司奥美拉唑（80mg，静脉注射，8mg/h 速度，持续输注 72 小时）可显著减少术后再出血风险，而且还可降低再次内镜治疗率、手术率及病死率。

我国一项多中心随机对照研究也同样证实了高危溃疡内镜止血后静脉应用大剂量艾司奥美拉唑对预防再出血的价值。且有研究证实大剂量静脉应用艾司奥美拉唑及后续口服治疗具有良好的安全性，不增加不良事件。对低危患者，可采用常规剂量 PPI 治疗，如艾司奥美拉唑 40mg 静脉滴注，2 次 / 天，实用性强，适于基层医院开展。建议对内镜止血治疗后的高危患者，如 Forrest 分级 Ⅰa ～ Ⅱb 的溃疡患者、内镜止血困难或内镜止血效果不确定者、合并服用抗血小板药物或 NSAID 者，给予静脉大剂量 PPI（如艾司奥美拉唑）72 小时，并可适当延长大剂量 PPI 疗程，然后改为标准剂量 PPI 静脉滴注，2 次 / 天，3 ～ 5 天，此后口服标准剂量 PPI 至溃疡愈合。若病情允许且能够耐受口服药物，也可考虑大剂量口服 PPI 预防再出血（如艾司奥美拉唑 40mg/ 次，1 次 /12 小时，连用 3 天）。

（2）血管活性药物：生长抑素、生长抑素类似物（奥曲肽）首先推荐尽早给药，用于治疗肝硬化伴食管 - 胃底静脉曲张出血，也可降低非静脉曲张出血的风险。对于疑似静脉曲张出血的患者，奥曲肽的给药方案为：先单次静脉推注 20 ～ 50μg，再以 25 ～ 50μg/h 的速度持续输注。不推荐常规应用奥曲肽治疗急性非静脉曲张上消化道出血患者，但某些情况下可用作辅助治疗。奥曲肽通常只用于无法进行内镜操作时，或用于帮助稳定患者以便可行确定性治疗。

基层医院如果没有生长抑素类似物，食管 - 胃底静脉曲张破裂出血的患者可考虑垂体后叶素止血治疗，但高血压、冠心病者及孕妇不宜使用。

（3）抗纤溶药物：氨甲环酸是一种已在上消化道出血患者中进行了研究的抗纤溶药物。一项 Meta 分析纳入了 8 项有关氨甲环酸用于上消化道出血的随机试验，结果发现其可降低病死率，但在出血、手术或输血需求方面无获益。当仅纳入应用了抗溃疡药物和（或）内镜治疗的研究时，氨甲环酸并未产生有益影响。因为上消化道出血的现行标准是使用 PPI 和内镜治疗（如果需要），所以该结果表明，氨甲环酸对于治疗此类患者没有作用。因此，抗纤溶药物不推荐作为一线药物使用，以免加重血栓风险。

（4）关于抗菌药物问题：越来越多的临床循证医学数据提示，因消化道出血而住院的肝硬化患者有超过 20% 的人合并细菌感染，另有高达 50% 的患者会在住院期间发生感染，而这类患者的病死率升高。在因消化道出血而住院的肝硬化患者中，多项试验评估了预防性抗菌药物的疗效，结果表明抗菌药物可使感染并发症总体减少，并可能降低病死率。在食管静脉曲张引起出血的住院患者中，抗菌药物还可降低再出血风险。根据这些数据，可得出这样一个合理结论：对于急性上消化道出血（因静脉曲张或其他原因所致）的肝硬化患者，应给予预防性抗菌药物，并且最好是在内镜操作前给药（尽管内镜操作后给药也被证实有效）。

4. 内镜治疗　起效迅速、疗效确切。推荐对消化性溃疡福里斯特（Forrest）分级 Ⅰa ～ Ⅱb 的出血病变行内镜下止血治疗。常用的内镜止血方法包括药物局部注射、热凝止血和机械止血三种。药物局部注射可选用 1 : 10 000 去甲肾上腺素盐水、高渗盐水 - 肾上腺素溶液（HSE）等，其优点为简便易行；热凝止血包括高频电凝、氩离子凝固术（APC）、热探头、微波等方法，止血效果可靠，但需要一定的设备与技术经验；机械止血主要采用各种止血夹，尤其适用于活动性出血，但对某些部位的病灶难以操作。临床证据表明，在药物注射治疗的基础上，联合一种热凝或机械止血方法，可以进一步提高局部病灶的止血效果。对部分初始止血后再出血风险高的患者，如血流动力学状态不稳定、严重贫血（Hb < 80g/L）、活动性出血（Forrest Ⅰa/ Ⅰb）、巨大溃疡（长径 > 2cm）、呕血和 Forrest Ⅱa 类溃疡等，在进行止血并使用 PPI 后可考虑复查内镜。对于常规止血方法难以控制出血者，Over-The-Scope-Clip（OTSC）系统是有效的补救手段。最近一项使用 OTSC 对复发性消化性溃疡出血进行止血的随机对照研究显示，与标准内镜治疗相比，接受 OTSC 治疗的患者再出血率明显下降（15%vs. 58%），因此对于常规止血方法无效的出血病灶或复发性消化性溃疡出血，有条件的医院建议采用 OTSC 进行补救治疗。对于其他新型止血方法，如止血喷剂（如 Hemospray）、组织胶注射等，目前尚缺乏与传统止血方法的高质量对照研究。

对于食管 - 胃底静脉曲张出血患者的内镜治疗，常采用套扎、硬化剂注射和组织黏合剂栓塞。

上消化道内镜操作的风险包括肺部误吸、消化道穿孔、对实施清醒镇静的药物产生不良反应以及尝试治疗性干预时可加重出血等，需要充分告知并得到患方的知情同意。

5. 三腔双囊管球囊压迫　对药物治疗无效的食管 - 胃底静脉曲张破裂有一定的止血作用。

6. 数字减影血管造影（DSA）　对内镜止血失败或外科手术风险过大的患者，DSA 有助于明确出血的部位与病因，必要时可行栓塞治疗。

7. 手术治疗　对经各种检查仍未能明确诊断而出血不止，病情特别凶险者；或药物、内镜和放射介入治疗失败者，可进行内科、影像介入、外科等多学科协作诊疗，病情紧急时可考虑剖腹探查，可在术中结合内镜检查，明确出血部位后进行治疗。

8. 病因治疗　对出血病因明确者，为提高疗效、防止复发，应采取针对原发病的病因治疗。如幽门螺杆菌（HP）阳性的消化性溃疡患者，应给予 HP 根除治疗及抗溃疡治疗，根除治疗应在出血停止后尽早开始，根除治疗结束后应注意随访评估根除的效果。对服用抗血小板药物所致溃疡、出血的患者，应积极给予抑酸剂和胃黏膜保护剂，首选 PPI，并根除 HP，详见本篇第二章"消化性溃疡"。肝硬化伴食管 - 胃底静脉曲张出血患者，如果肝功能许可，推荐脾切除 + 断流手术、经颈静脉肝内门体静脉分流术（TIPS）等，预防再出血。

【上消化道出血应掌握的内容】

1. 问诊　详细地采集病史和体检是诊断上消化道出血的临床基础。患者需要回答医生的如下问题：基本情况，包括患者的年龄、职业、是否吸烟酗酒等，其中，是否有诸如消化道性溃疡、大量饮酒、肝硬化等病史尤为重要。发病时间：需要了解患者出现症状的持续时间，以便判断病情的严重程度。自觉症状：询问患者是否有呕血，呕吐物的量和颜色，是否有黑便，大便的性状，是否有头晕、乏力等，初步判断失血情况以决定是否需要进一步检查。此次发病以来是否诊疗过，查了哪些辅助检查，结果是什么，用了哪些药物，效果如何，应全面采集用药史，并特别关注以下药物：如阿司匹林及其他 NSAID（包括 COX-2 抑制剂）、抗血小板药（如氯吡格雷）和抗凝药，可能改变临床表现的药物，如铋剂和铁剂（可使大便变黑）。既往是否有类似发作史，是否有明确的胆囊或胆管结石病史，是否有肝炎结核病史。有无药物过敏史，有无疫区接触史，有无酗酒史。

2. 查体　体温、脉搏、血压、呼吸，神志情况，面容，巩膜、皮肤黏膜是否黄染及黄染程度，腹部情况（包括有无腹肌紧张，压痛部位，有无反跳痛，有无包块，肝脾肋下是否可触及，是否有触痛，胆囊区是否有压痛，墨菲征是否阳性，肠鸣音是否正常）。因此，体格检查是血流动力学稳定性评估的一项关键内容。低血容量的体征包括如下几类，①轻至中度低血容量（血容量丢失 < 15%）：静息状态下的心动过速。②血容量丢失 ≥ 15%：直立性低血压［由卧位变为立位时，收缩压下降超过 20mmHg 和（或）心率加快 20 次 / 分］。③血容量丢失 ≥ 40%：仰卧位低血压。腹痛时应考虑可能有穿孔，特别是重度腹痛伴反跳痛或不自主腹壁肌卫时。若有任何急腹症的体征，需在内镜操作前做进一步评估以排除穿孔。最后，与收集既往史时相同，体格检查也应寻找提示重要共存疾病的证据。

3. 实验室检查及内镜检查　急性上消化道出血患者应进行的实验室检查包括全血细胞计数、血清生化检查、肝功能检查、凝血功能检测、心电图及心肌酶检查。上消化道内镜是急性上消化道出血的首选诊断方式，推荐早期内镜操作（24 小时内），一旦确定了出血灶，大多数患者可以进行内镜下止血治疗和预防再出血。急性上消化道出血时禁用上消化道钡剂检查。

4. 上消化道出血的治疗

（1）治疗原则：上消化道大出血病情急、变化快，要尽快建立有效的静脉输液通道，把抗休克、迅速补充血容量治疗放在一切医疗措施的首位。在此前提下，再根据病情、按照循证医学原则行个体化分级管理，高危上消化道大出血的患者应遵循多学科综合协作救治的原则。

（2）有创止血措施

1）内镜治疗：内镜下如果见到有活动性出血或暴露血管的溃疡，应及时进行止血。内镜治疗的方法有注射凝血药物、电凝（用器械使局部组织凝固坏死从而止血）、热治疗、止血夹、硬化疗法以及内镜下食管静脉曲张套扎术等。

2）介入治疗：有助于明确出血的部位与病因，必要时可行栓塞治疗；经颈静脉肝内门体静脉分流术用于食管 - 胃底静脉曲张导致的大出血。

3）三腔双囊管球囊压迫：一般用于药物治疗无效的静脉曲张导致的大出血或短期内反复出血的病例。

4）手术指征：出血合并穿孔者；对经各种检查仍未能明确诊断而出血不止、病情特别凶险，很快出现休克症状者；近期反复出血，且溃疡长期不愈者；药物、内镜和介入治疗失败者，病情紧急时考虑剖腹探查，可在术中结合内镜检查，明确出血部位后进行治疗。

（3）内科药物治疗

1）抑酸治疗。

2）血管活性药物如生长抑素和奥曲肽等。

3）内镜治疗起效迅速、疗效确切，应作为治疗的首选。

4）肝硬化伴上消化道出血患者推荐预防性使用抗菌药物。

5）止血药物对胃肠道出血的疗效尚未证实，不推荐作为一线药物使用。

（张健锋）

第十二章　肝　硬　化

肝硬化是临床常见的慢性肝病，是指由一种或多种病因长期或反复作用形成的弥漫性肝损害。肝硬化不是一个独立的疾病，而是各种慢性肝病的最后发展阶段。病理组织学上有肝组织弥漫性纤维化、假小叶和再生结节形成，临床表现有两大方面：肝功能障碍和门静脉高压症。

【病因】

引起肝硬化的病因很多，包括病毒性肝炎、酒精性肝病、胆汁淤积、自身免疫性肝病、毒物或药物、营养障碍、代谢障碍、循环障碍、血吸虫病等。

1. 病毒性肝炎　目前在中国，病毒性肝炎尤其是慢性乙型、丙型肝炎多见。

2. 酒精性肝病　长期大量酗酒，是引起肝硬化的因素之一。

3. 自身免疫性肝病　自身免疫性肝炎或其他自身免疫性疾病累及肝脏。

4. 营养障碍　营养不良可导致肝细胞脂肪变性和坏死，降低肝细胞对有毒和传染因素的抵抗力，而成为肝硬化的间接病因。

5. 毒物或药物　长期或反复地接触砷、四氯化碳、氯仿等，或长期使用某些药物如异烟肼、四环素、甲氨蝶呤、甲基多巴，可产生药物性肝炎，进而导致肝硬化。

6. 代谢障碍　如血色病和肝豆状核变性（亦称 Wilson 病）等。

7. 循环障碍　慢性充血性心力衰竭、缩窄性心包炎、Budd-Chiari 综合征、肝小静脉闭塞病等。

8. 胆汁淤积　肝内胆汁淤积所致者称原发性胆汁性肝硬化，由肝外胆管阻塞所致者称继发性胆汁性肝硬化。

9. 血吸虫病　血吸虫病时由于虫卵在汇管区刺激结缔组织增生，引起血吸虫病性肝纤维化，亦称为血吸虫病性肝硬化。

10. 原因不明　部分肝硬化原因不明，通称为隐源性肝硬化。

【临床表现】

1. 代偿期（一般属 Child-Pugh 分级 A 级）　可有慢性肝炎临床表现，亦可隐匿起病。可有轻度乏力、腹胀、肝脾轻度大、轻度黄疸。

2. 失代偿期（一般属 Child-Pugh 分级 B、C 级）　一旦出现腹水、肝性脑病、食管 - 胃底静脉曲张破裂出血之一，即进入失代偿期。多有明显肝功能损害。

（1）全身症状：乏力、纳差、腹胀、便秘、消瘦、面色晦暗。

（2）出血倾向及贫血：牙龈出血、鼻出血、紫癜、贫血。

（3）内分泌障碍：蜘蛛痣，肝掌，皮肤色素沉着，女性月经失调，男性乳房发育、性欲减退、睾丸萎缩。

（4）低蛋白血症：双下肢水肿、尿少、腹水、肝源性胸腔积液。

（5）门静脉高压：脾大、腹水、门脉侧支循环建立。

【体征】

肝病面容、黄疸、肝掌、蜘蛛痣、腹壁静脉显露，肝脏早期可触及肿大，质硬，晚期萎缩，可有脾大，可有移动性浊音阳性。

【辅助检查】

1. 实验室检查

（1）血常规：可有三系减少，提示脾功能亢进。

（2）血生化：代偿期肝功能轻度异常，谷丙转氨酶（又称丙氨酸转氨酶，ALT）、谷草转氨酶（又称天冬氨酸转氨酶，AST）、总胆红素（TBil）可反映肝细胞受损情况，但与肝脏受损严重程度不完全一致。碱性磷酸酶（ALP）和γ-谷氨酰转肽酶（GGT）可反映胆汁淤积情况，酒精性肝硬化 GGT 可明显升高，白蛋白反映肝脏合成功能，肝硬化时白蛋白降低，球蛋白升高，白球比例倒置。胆碱酯酶反映肝脏储备功能，在肝硬化时降低。凝血酶原时间延长。电解质紊乱（低钠、低钾、低钾等）。

（3）病原学检查：HBV-M 或 HCV-M 阳性。

（4）免疫学检查：①免疫球蛋白如 IgA、IgG、IgM 可升高。②自身抗体如抗核抗体、抗线粒体抗体、抗平滑肌抗体可呈阳性。

（5）纤维化指标：层粘连蛋白、透明质酸等升高。

（6）腹水检查：腹水常规检查、腹水肿瘤指标、腹水腺苷脱氨酶（ADA）测定、细菌培养及细胞学检查等。

2. 影像学检查

（1）X 线检查：食管 - 胃底钡剂造影，可见食管 - 胃底静脉出现虫蚀样或蚯蚓样充盈缺损。

（2）B 超及彩色多普勒超声检查：肝脏表面不光滑，左叶增大，右叶缩小，尾叶增大，肝实质回声增强，不均匀，门脉直径增宽，脾大，腹水。

（3）CT 检查：肝脏各叶比例失常，左叶尾叶增大，右叶缩小，密度不均匀，脾大、腹水。

3. 内镜检查　　可确定有无食管 - 胃底静脉曲张，食管 - 胃底静脉曲张是诊断门静脉高压的最可靠指标。在并发上消化道出血时，急诊胃镜检查可判明出血部位并进行内镜下止血治疗。

4. 肝活检　　肝穿刺活检可确诊，但属于有创检查。

【并发症】

上消化道出血为肝硬化最常见的并发症，肝性脑病是肝硬化最常见的死亡原因。其他并发症有自发性细菌性腹膜炎和其他感染、肝肾综合征、原发性肝癌等。

【诊断】

1. 病史　　包括肝炎、酗酒史、药物使用史等。

2. 症状体征　　是否有肝功能异常和门静脉高压表现。

3. 辅助检查　　肝功能、凝血酶原时间（PT）、彩色多普勒超声检查、CT、MRI 等。

【鉴别诊断】

1. 肝脾大　　与血液病、代谢性疾病引起的肝脾大相鉴别，必要时可做肝穿刺活检。

2. 腹水　　有多种病因，如结核性腹膜炎、恶性腹水、结缔组织病、缩窄性心包炎、心功能不全、慢性肾小球肾炎等。根据病史及临床表现、有关检查及腹水实验室检查，鉴别并不困难，必要时做腹腔镜检查。

【治疗】

1. 支持治疗　　静脉输入高渗葡萄糖液以补充热量，注意维持水、电解质酸碱平衡。病情较重者可输入白蛋白、新鲜血浆。

2. 肝炎活动期　　可给予护肝、降酶、退黄等治疗，如促肝细胞生长素，甘草酸类制剂、还原型谷胱甘肽等。

3. 口服降低门静脉压力的药物

（1）普萘洛尔：应从小剂量开始，递增给药。

（2）硝酸酯类：如硝酸异山梨酯。

（3）钙通道阻滞剂：如硝苯地平，急症给药可舌下含服。

4. 病因治疗 乙型肝炎肝硬化患者，可考虑抗病毒治疗，治疗药物包括干扰素（普通干扰素、长效干扰素）和核苷（酸）类似物（包括拉米夫定、替比夫定、阿德福韦酯、恩替卡韦等）。酒精性肝硬化患者要戒酒。

5. 肝硬化腹水的治疗

（1）一般治疗：包括卧床休息，限制水、钠的摄入。

（2）利尿剂治疗：如呋塞米、螺内酯。利尿治疗以每天体重减轻不超过 0.5kg 为宜，以免诱发肝性脑病、肝肾综合征。严重水肿患者可放宽体重下降标准。腹水渐消退者，可将利尿剂逐渐减量。

（3）反复大量放腹水加静脉滴注白蛋白：用于治疗难治性腹水，同时静脉滴注白蛋白。

（4）提高血浆胶体渗透压：每周定期少量、多次静脉滴注血浆或白蛋白。

（5）腹水浓缩回输：用于治疗难治性腹水。

（6）腹腔 - 颈静脉引流术（PVS 术）：是有效处理肝硬化、腹水的方法。但由于其有较多的并发症，如发热、细菌感染、肺水肿等，故应用受到很大限制。

（7）经颈静脉肝内门体静脉分流术：能有效降低门静脉压力，创伤小，安全性高。适用于食管静脉曲张出血和难治性腹水，但易诱发肝性脑病。

6. 自发性细菌性腹膜炎的治疗 除了上述一般支持治疗、利尿等外，早期足量使用抗菌药物，常用头孢三代、喹诺酮类、咪唑类等，可两联使用，用药时间不少于 2 周。

7. 肝肾综合征的治疗 重在肝脏原发病的治疗。

（1）扩容：选用白蛋白、血浆等，少用或不用生理盐水。

（2）血管活性药物：如多巴胺、前列腺素 E_2 可增加肾血流量，提高肾小球滤过率。

（3）透析治疗：包括血液透析和腹膜透析。

（4）肝移植是目前疗效最好的治疗方法。

（5）其他治疗：迅速控制上消化道大出血、感染等诱因。控制输液量，维持水、电解质酸碱平衡。避免单纯大量放腹水、强烈利尿及使用损害肾功能的药物。

8. 肝性脑病

（1）消除诱因：上消化道出血、高蛋白饮食、使用镇静剂或催眠药、过度利尿、感染、手术等。

（2）纠正氨中毒：口服乳果糖、谷氨酸钠、谷氨酸钾、门冬氨酸鸟氨酸等。

（3）支链氨基酸治疗。

（4）对于顽固、严重的肝性脑病或终末期肝病可考虑行肝移植。

9. 食管 - 胃底静脉曲张破裂出血 如不及时抢救，可危及生命。积极扩容、输血，维持基本生命体征，降低门静脉压力（生长抑素、奥曲肽、垂体后叶素）、止血、抑酸、内镜下硬化剂注射或套扎治疗、外科分流或断流手术、经颈静脉肝内门体静脉分流术等。

10. 原发性肝癌的治疗 目前可应用外科手术、经导管动脉化疗栓塞术（TACE）、局部放疗、超声引导下无水乙醇注射等治疗手段，根据病情特点选用个体化治疗方案。

11. 门静脉高压症的外科治疗 包括门 - 腔静脉分流术，门 - 奇静脉分流术和脾切除术等。适应证为食管 - 胃底静脉曲张破裂出血，经非手术治疗无效；食管静脉曲张出血高危患者；巨脾伴脾功能亢进。

12. 肝脏移植手术 适用于常规内、外科治疗无效的终末期肝病，包括难以逆转的腹水；严重的肝功能损害（Child-Pugh 分级 C 级）；出现肝肾综合征；出现进行性加重的肝性脑病；肝硬化基础上并发肝癌。

【预后】

Child-Pugh 分级与预后密切相关，A 级最好，C 级最差。肝硬化的预后取决于病因、肝功能代偿程度及有无并发症。酒精性肝硬化、自身免疫性肝硬化、乙型肝炎后肝硬化、肝淤血等引起的肝硬化，病因如能在肝硬化未进展至失代偿期前予以消除，则病变可趋静止。死亡原因常为肝性脑病、上消化道大出血、肝肾综合征等。

【预防】

预防本病首先要重视病毒性肝炎的防治。早期发现积极治疗。节制饮酒，避免各种慢性化学中毒。对于疑有肝硬化者应及时全面体检，争取在代偿期积极治疗。定期门诊检查随访，预防和治疗可能出现的各种并发症。

【肝硬化应掌握的内容】

1. 问诊　患者是否有乏力、纳差、腹胀、便秘、消瘦等全身症状，是否有牙龈出血、鼻出血、紫癜、贫血等出血倾向，是否有女性月经失调、男性乳房发育、性欲减退、睾丸萎缩等内分泌障碍，是否有双下肢水肿、尿少、腹水、肝源性胸腔积液等低蛋白血症表现，是否有脾大、腹水、食管 - 胃底静脉曲张（伴或不伴出血）等门静脉高压表现。既往是否有乙型肝炎等慢性肝炎病史，是否有酗酒史，有无毒物接触史或可疑损肝药物使用史，是否有其他自身免疫性疾病史等。

2. 查体　是否有面色晦暗等慢性肝病面容，有无黄疸、肝掌、蜘蛛痣、腹壁静脉显露等，肝脏早期可触及肿大、质硬、晚期萎缩，可有脾大，有移动性浊音阳性。

3. 辅助检查　血常规、肝肾功能、电解质、病原学检查（HBV-M 或 HCV-M）、免疫学检查、自身免疫性肝病抗体、纤维化指标、腹水检查（腹水常规检查、腹水肿瘤指标、腹水腺苷脱氨酶测定、细菌培养及细胞学检查等）、食管 - 胃底钡剂造影，彩色多普勒超声检查、CT 检查或磁共振成像检查、胃镜检查，以及肝脏活检。

4. 治疗　一般支持治疗，肝炎活动期可给予护肝、降酶、退黄等治疗，口服降低门静脉压力的药物，病因治疗。例如，乙型肝炎肝硬化患者，可考虑抗病毒治疗，治疗药物包括干扰素和核苷（酸）类似物（包括拉米夫定、替比夫定、阿德福韦酯、恩替卡韦等）。酒精性肝硬化患者要戒酒。肝硬化腹水的治疗包括限制水、钠摄入，利尿剂治疗，反复大量放腹水加静脉滴注白蛋白，腹水浓缩回输可用于治疗难治性腹水，经颈静脉肝内门体静脉分流术能有效降低门静脉压力，适用于食管静脉曲张出血和难治性腹水，但易诱发肝性脑病。自发性细菌性腹膜炎治疗需早期足量使用抗菌药物，常用头孢三代、喹诺酮类、咪唑类等，可两联使用，用药时间不少于 2 周。肝肾综合征重在肝脏原发病的治疗，此外还可使用血管活性药物、透析治疗等。肝性脑病治疗包括消除诱因、纠正氨中毒、支链氨基酸治疗以及肝移植。食管 - 胃底静脉曲张破裂出血须积极扩容、输血，维持基本生命体征、降低门静脉压力、止血、抑酸、内镜下硬化剂注射或套扎治疗、外科分流或断流手术、经颈静脉肝内门体静脉分流术等。原发性肝癌的治疗目前可应用外科手术、经导管动脉化疗栓塞术、局部放疗、超声引导下无水乙醇注射等治疗手段，根据病情特点选用个体化治疗方案。门静脉高压症的外科治疗包括门 - 腔静脉分流术、门 - 奇静脉分流术和脾切除术等，适应证为：食管 - 胃底静脉曲张破裂出血，经非手术治疗无效；食管静脉曲张出血高危患者；巨脾伴脾功能亢进。肝脏移植手术适用于常规内、外科治疗无效的终末期肝病，包括难以逆转的腹水；严重的肝功能损害（**Child-Pugh** 分级 C 级）；出现肝肾综合征；出现进行性加重的肝性脑病；肝硬化基础上并发肝癌。

（袁伟燕　王　鹏）

第十三章　原发性胆汁性肝硬化

原发性胆汁性肝硬化（primary biliary cirrhosis，PBC）是一种慢性进行性肝内胆汁淤积性疾病，病因未明，可能与自身免疫及遗传等有关。本病多见于中年妇女，起病隐袭，经过缓慢，最常见的症状为乏力和皮肤瘙痒，约 10% 的患者可无任何症状。血清抗线粒体抗体（AMA）阳性对诊断有特异性。本病常与其他免疫性疾病如类风湿关节炎、系统性红斑狼疮、干燥综合征等并存。

【临床表现】

本病多见于女性（约占 90%），起病隐袭，经过缓慢，早期症状轻微，约 10% 的患者可无任何症状，仅在体检时发现血清碱性磷酸酶升高，进而检测 AMA 阳性结合肝活检可确诊。最常见的症状是乏力和皮肤瘙痒。乏力没有特异性，较顽固，不会自行缓解。瘙痒为 PBC 相对特异性症状，有昼夜规律，一般夜晚更明显，严重影响生活质量。早期患者无黄疸，较晚期患者有明显黄疸。部分患者可有右上腹痛。

体格检查可有全身皮肤黏膜黄染，肝掌、蜘蛛痣，皮肤抓痕部位有蝶形皮肤色素沉着，皮肤变粗糙、变厚，肝脾大等。

【并发症】

与胆汁淤积有关，包括骨质疏松、脂溶性维生素缺乏、高脂血症、脂肪泻等。骨质疏松严重者可发生脊椎压缩性骨折，桡骨、股骨骨折等。部分维生素 A 缺乏患者可有夜盲，维生素 K 缺乏可引起和加重凝血功能障碍。

晚期患者发生肝硬化的一系列并发症：自发性细菌性腹膜炎及其他感染、食管 - 胃底静脉曲张破裂出血、肝肾综合征、肝性脑病等。

【辅助检查】

1. 实验室检查　血清 ALP 及 GGT 等明显升高，转氨酶正常或轻、中度增高。疾病早期血清胆红素正常，随着疾病进展，血清胆红素尤其直接胆红素可逐步升高，血清胆汁酸升高反映胆汁淤积的敏感性高于胆红素。血清 AMA 阳性是本病最重要的诊断依据，其中 M2 亚型与 PBC 最为相关，诊断 PBC 的特异性最高。凝血酶原时间延长与维生素 K 缺乏有关或已经进展到肝硬化晚期。尿胆红素阳性，尿胆原正常或减少。

2. 影像学检查　通过超声波、磁共振胆胰管成像（MRCP）、经内镜逆行胆胰管成像（ERCP）等了解有无肝内、外胆管扩张及引起肝外梗阻性黄疸的疾病。

3. 病理学检查　如果患者 AMA 阳性，并存在典型的胆汁淤积症状及生化异常，不需要肝活检即可诊断 PBC。目前肝活检仅用于组织学分期，或用于帮助诊断 AMA 阴性的 PBC 或其他诊断不明的患者。

【诊断】

1. 中年以上妇女，皮肤明显瘙痒、肝大、黄瘤。

2. 血清碱性磷酸酶增高，IgM 升高，抗线粒体抗体阳性且滴度高。血清胆红素轻、中度升高，胆酸浓度增加。

3. 如能穿刺取得组织学证据，则更有助于确诊。

【鉴别诊断】

1. 慢性活动性肝炎　凡抗线粒体抗体阳性，伴有胆汁淤积及组织学上有胆管异常者，应首先除外慢性活动性肝炎，送检血清肝炎病毒学指标有助于鉴别。

2. 硬化性胆管炎　此病少见，主要累及大胆管，上述免疫标志物阴性，胆管系统造影或 MRCP 典型的胆管表现可帮助鉴别。

3. 药物引起的黄疸　有服药史，如氯丙嗪、砷制剂等，在服药后数周之内发病，黄疸可持续数年，常伴血嗜酸细胞增高，血清相关指标阴性，肝活检没有典型的原发性胆汁性肝硬化组织学表现。

【治疗】

适当休息，给予高碳水化合物、高维生素低脂饮食，补充脂溶性维生素 A、D、E、K。

熊去氧胆酸可改善临床症状及实验室化验指标；糖皮质激素及免疫抑制药不推荐作为常规治疗。

终末期 PBC 患者可考虑作肝移植，包括：①患者有难治的严重瘙痒、乏力等症状；②终末期肝硬化导致严重营养不良、骨质疏松、顽固性腹水、自发性细菌性腹膜炎、难治的食管 - 胃底静脉曲张破裂出血、肝性脑病、肝肾综合征、肝肺综合征等；③发生了小肝癌。

【预防】

以下生活方式对此病有预防帮助。

1. 绝对禁酒。

2. 饮食以低盐、低脂肪为好，不吃辛辣、油腻、质硬的食物，注意饮食卫生，防止腹泻。

3. 尽量不吃有损害肝脏的食物，避免使用损肝药物。

【原发性胆汁性肝硬化掌握的内容】

1. 问诊　患者是否有乏力和皮肤瘙痒。乏力没有特异性，较顽固，不会自行缓解。瘙痒有昼夜规律，一般夜晚更明显，严重影响生活质量。早期患者无黄疸，较晚期患者有明显黄疸。部分患者可有右上腹痛。既往是否有免疫性疾病史。

2. 体格检查　可有全身皮肤黏膜黄染，肝掌、蜘蛛痣，皮肤抓痕部位有蝶形皮肤色素沉着，皮肤变粗糙、变厚，肝脾大等。

3. 辅助检查　血清 ALP 及 GGT 等明显升高，转氨酶正常或轻、中度增高。疾病早期血清胆红素正常，随着疾病进展，血清胆红素尤其直接胆红素可逐步升高，血清胆汁酸升高反映胆汁淤积的敏感性高于胆红素。血清 AMA 阳性是本病最重要的诊断依据，其中 M2 亚型与 PBC 最为相关，诊断 PBC 的特异性最高。凝血酶原时间延长与维生素 K 缺乏有关或已经进展到肝硬化晚期。尿胆红素阳性，尿胆原正常或减少。超声波、MRCP、ERCP 等可了解有无肝内、外胆管扩张。目前肝活检仅用于组织学分期，或用于帮助诊断 AMA 阴性的 PBC 或其他诊断不明的患者。

4. 治疗　适当休息，给予高碳水化合物、高维生素低脂饮食，补充脂溶性维生素 A、D、E、K。熊去氧胆酸可改善临床症状及实验室化验指标；糖皮质激素及免疫抑制药不推荐作为常规治疗。终末期 PBC 患者可考虑作肝移植。

（袁伟燕　王　鹏）

第十四章　门静脉高压症

门静脉高压症是指门静脉系统血流受阻、血液淤滞和压力增高的一种病理状态。临床表现有脾大和脾功能亢进、食管 - 胃底静脉曲张和呕血、腹水等。

【解剖】

门静脉主干是由肠系膜上静脉和脾静脉汇合而成，其中 20%～40% 的血液来自脾，而当脾大时，来自脾脏的血量占门静脉血流的比例将更大。门静脉系统在解剖生理上有如下特点：①门静脉系统位于两个毛细血管网之间，一端是胃、肠、脾、胰的毛细血管网，另一端是肝小叶内的肝血窦。②门静脉系统内无瓣膜存在。③门静脉和肝动脉的小分支血流不但汇合于肝小叶内的肝血窦，还在肝小叶间汇管区借着无数的动静脉间的小交通支相互沟通。这种动静脉交通支一般仅在肝内血流量增加时才开放而被利用。所以，两种压力不同的血流（肝动脉压力为门静脉压力的8～10 倍）经过肝小叶内的肝血窦和利用肝小叶间汇管区的动、静脉交通支后，得到平衡，再汇入肝小叶的中央静脉。

正常人全肝血流量每分钟约为 1500ml，其中门静脉血占 60%～80%，平均为 75%；门静脉血流量每分钟约为 1100ml。肝动脉血占全肝血流量的 20%～40%，平均为 25%；肝动脉血流量每分钟约为 350ml。由于肝动脉的压力大，血的含氧量高，故门静脉和肝动脉对肝的供氧比例则几乎相等。

门静脉系与腔静脉系之间有四个交通支。

1. 胃底、食管下段交通支　门静脉血流经胃冠状静脉、胃短静脉，通过食管 - 胃底静脉与奇静脉、半奇静脉的分支吻合，流入上腔静脉。

2. 直肠下端、肛管交通支　门静脉血流经肠系膜下静脉、直肠上静脉与直肠下静脉、肛管静脉吻合，流入下腔静脉。

3. 前腹壁交通支　门静脉（左支）的血流经脐旁静脉与腹上深静脉、腹下深静脉吻合，分别流入上、下腔静脉。

4. 腹膜后交通支　在腹膜后，有许多肠系膜上、下静脉分支与下腔静脉分支相互吻合。

在这四个交通支中，最主要的是胃底、食管下段交通支。这些交通支在正常情况下都很细小，血流量都很少。

【病因】

门静脉高压症的原发病变可来自肝内和肝外，故通常将其称为肝内型和肝外型。肝内型是指肝内型病变所致的门静脉高压症，其又可分为窦前、窦后和窦性。在我国，肝炎后肝硬化是引起肝血窦和窦后阻塞性门静脉高压症的常见病因。由于增生的纤维束和再生的肝细胞结节挤压肝小叶内的肝血窦，使其变窄或闭塞，导致门静脉血流受阻，门静脉压力也就随之增高。其次是由于位于肝小叶间汇管区的肝动脉小分支和门静脉小分支之间的许多动静脉交通支，平时不开放，而在肝血窦受压和阻塞时即大量开放，以致压力高的肝动脉血流直接反注入压力较低的门静脉小分支，使门静脉压力进一步增加。常见的肝内窦前阻塞病因是血吸虫病。肝外型门静脉高压症占病例总数的 5%～15%，肝前型门静脉高压症的常见病因是肝外门静脉血栓形成（脐炎、腹腔内感染如急性阑尾炎和胰腺炎、创伤等）、先天性畸形（闭锁、狭窄或海绵样变等）和外在压迫（转移癌、胰腺炎等）。这种肝外门静脉阻塞的患者，肝功能多正常或轻度损害，预后较肝内型好。肝后型门静脉高压症的常见病因包括 Budd-Chiari 综合征、缩窄性心包炎、严重右心衰竭等。

【病理和病理生理】

门静脉正常压力为 13 ～ 24cmH$_2$O，平均值为 18cmH$_2$O，比肝静脉压高 5 ～ 9cmH$_2$O。门静脉高压症时，压力大都增至 30 ～ 50cmH$_2$O。肝静脉压力梯度（HVPG）不超过 12mmHg 时，食管 - 胃底曲张静脉很少破裂出血。门静脉高压症发生以后，可引起下列几种重要变化。

1. 交通支开放扩张　门静脉无静脉瓣，高压症时上述的四个交通支大量开放，并扩张、扭曲形成静脉曲张。其中食管下段、胃底形成的曲张静脉最有临床意义。它离门静脉主干和腔静脉最近，压力差最大，因而经受门静脉高压的影响也最早、最显著。肝硬化患者常有胃酸反流，腐蚀食管下段黏膜引起反流性食管炎，或因坚硬粗糙食物的机械性损伤，以及咳嗽、呕吐、用力排便、负重等使腹腔内压突然升高，可引起曲张静脉破裂，此种曲张的静脉一旦破裂，由于管壁薄弱且缺乏弹性，自动止血的机会极少，常导致患者死亡。其他交通支也可以发生扩张，如直肠上、下静脉丛扩张可以引起继发性痔；脐旁静脉与腹上、下深静脉交通支扩张，可以引起前腹壁静脉曲张；腹膜后的小静脉也明显扩张、充血。

2. 脾充血肿大、脾功能亢进　门静脉血流受阻后，首先出现充血性脾大。门静脉高压症时可见脾窦扩张，脾内纤维组织增生，单核巨噬细胞增生和巨噬红细胞现象。临床上除有脾大外，还有外周血细胞减少，最常见的是白细胞和血小板减少，称为脾功能亢进。

3. 腹水　门静脉高压症时，门静脉系统毛细血管床的滤过压增加，同时肝硬化引起低蛋白血症，血浆胶体渗透压下降及淋巴液生成增加，促使液体从肝表面、肠浆膜面漏入腹腔而形成腹水。此外，门静脉高压症时虽然静脉内血流量增加，但中心血流量却是减少的，继发刺激醛固酮分泌过多，导致钠、水潴留而加剧腹水形成。

【临床表现和检查】

我国当前肝炎后肝硬化是门静脉高压症的主要病因，肝硬化病程缓慢，由此引起的门静脉高压症可能起病已久而无所表现，故在外科所见患者大多为晚期病例。其主要是脾大、脾功能亢进、呕血或黑便、腹水。曲张的食管 - 胃底静脉一旦破裂，立刻发生急性大出血，呕吐鲜红色血液。由于肝功能损害引起凝血功能障碍，又因脾功能亢进引起血小板减少，因此出血不易自止。由于大出血引起肝组织严重缺氧，容易导致肝性脑病。

体检时如能触及脾，就提示可能有门静脉高压。而出现黄疸、腹水和前腹壁静脉曲张等体征，提示门静脉高压严重。此外还可有慢性肝病的其他征象，如蜘蛛痣、肝掌、男性乳房发育等。

下列辅助检验有助于诊断。

1. 血常规　白细胞计数降至 3×10^9/L 以下和血小板计数减少至（70 ～ 80）×10^9/L 以下提示脾功能亢进。出血、营养不良、溶血或骨髓抑制都可以引起贫血。

2. 肝功能　常反映血浆白蛋白降低而球蛋白增高，白、球蛋白比例倒置。由于许多凝血因子在肝合成，加上慢性肝病患者有原发性纤维蛋白溶解，所以凝血酶原时间可以延长。

3. 腹部超声　可以显示腹水、肝密度及质地异常、门静脉扩张；门静脉高压症时门静脉 ≥ 1.3cm。

4. 食管吞钡 X 线检查　在食管为钡剂充盈时，曲张的静脉使食管的轮廓呈虫蚀样改变；排空时，曲张的静脉表现为蚯蚓状或串珠状负影，在内镜检查时更为明显。

【诊断和鉴别诊断】

主要根据肝炎等肝病病史和脾大、脾功能亢进、呕血或黑便、腹水等临床表现，一般诊断并不困难。

当急性大出血时，应与其他原因的出血相鉴别。首先要除外溃疡病和胃癌的出血，并需考虑胆道出血的可能。溃疡病患者大多有腹痛、反酸等典型的溃疡病史，在出血之前多数有症状加剧现象。所呕之血多为颜色较红的动脉血，血块较少，与食管静脉或胃底静脉破裂所致的暗紫色血块有别。肝、脾应无肿大，亦无腹水，肝功能检查应无异常。胃癌患者有时亦可呕血甚多。晚期患者如已有广泛淋巴结转移，亦能压迫脾静脉引起脾大，或因腹膜的转移而有腹水出现。但胃癌患者多有长期厌食史，并多伴有幽门梗阻现象。大出血前常有明显的黑便史，并时有反复呕吐咖啡样食物史。上腹部可扪及肿块，腹水中有时可找到癌细胞。胃镜、X 线检查亦能进一步确定诊断。胆道出血患者有时也可有明显呕血，肝脏常有肿大，皮肤亦略有黄染，有时可误诊为门静脉高压症。但前者主要为便血，呕血之量并不多，且呕吐物中明显含有胆汁，与食管曲张静脉之破裂出血有所不同。患者往往有明显的胆道病史，如胆石症、胆管炎或胆道蛔虫病等。黄疸可能比较明显，甚至伴有明显的胆绞痛，且于出血后常有加重现象。肝脏常有肿大而脾大则不明显，食管静脉多无曲张，亦鲜有腹水可见。患者常有中度发热，亦与门静脉高压症之出血显然有别。腹痛、黄疸、呕血是胆道出血的特点。

【治疗】

外科治疗门静脉高压症主要是预防和控制食管 - 胃底曲张静脉破裂出血。

1. 食管 - 胃底曲张静脉破裂出血　应根据患者的具体情况，采用药物、内镜、介入放射学和外科手术的综合性治疗措施。其中手术治疗应强调有效性、合理性和安全性，并应正确掌握手术适应证和手术时机。在抢救治疗中又必须分别对待下列两类不同的大出血患者。

（1）对于没有黄疸、没有明显腹水的患者（Child-Pugh 分级 A、B 级）发生大出血，应争取及时或经短时间准备后即行手术，因为食管 - 胃底曲张静脉破裂出血很大可能会反复出血，而每次出血必将给肝脏带来损害。手术治疗主要分为两类：一类是通过各种不同的分流手术，来降低门静脉压力；另一类是阻断门 - 奇静脉间的反常血流，达到止血的目的。手术不但可防止再出血，而且是预防发生肝性脑病的有效措施。但患者病情严重、多合并休克，所以急诊手术病死率高，应尽量避免。而 Child-Pugh 分级 C 级的患者不宜行急诊手术。急诊手术的适应证：①患者以往有大出血的病史，或本次出血来势凶猛，出血量大或经短期积极止血治疗仍有反复出血者，应考虑急诊手术止血。②经过严格的内科治疗，48 小时内仍不能控制出血，或短暂止血又复发出血者，应积极行急诊手术止血。急诊手术式以贲门周围血管离断术为首选。

门体静脉分流术：可分为非选择性分流、选择性分流（包括限制性分流）两类。

1）非选择性门体静脉分流术：是将入肝的门静脉血完全转流入体循环，代表术式是门静脉与下腔静脉端侧分流术，该术式治疗食管 - 胃底曲张静脉破裂出血效果好，但肝性脑病发生率高达 30% ～ 50%，易引起肝衰竭。

2）选择性门体静脉分流术：旨在保存门静脉的入肝血流，同时降低食管 - 胃底曲张静脉的压力。代表术式是远端脾 - 肾静脉分流术，该术式的优点是肝性脑病发生率低。但有大量腹水及脾静脉口径较小的患者，一般不选择这一术式。

断流手术：即脾切除术，同时手术阻断门 - 奇静脉间的反常血流，以达到止血的目的。断流手术中以脾切除加贲门周围血管离断术最为有效，不仅离断了食管 - 胃底的静脉侧支，还保存了门静脉入肝血流。这一术式还适合肝功能差（Child-Pugh 分级 C 级）、既往分流术和其他非手术疗法失败而又不适合行分流手术的患者。贲门周围血管可分成四组：①冠状静脉，包括胃支、食管支及高位食管支。②胃短静脉，一般为 3 ～ 4 支，伴行胃短动脉，分布于胃底的前后壁，注入脾静脉。③胃后静脉，起始于胃底后壁，伴着同名动脉下行，注入脾静脉。④左膈下静脉：可单支或分支进入胃底或食管下段左侧肌层。门静脉高压症时，上述静脉都显著扩张，彻底切断上述静脉，包括高位食管支或同时存在的异位高位食管支，同时结扎、切断与静脉伴行的同名动脉，才能彻底阻断门奇静脉间的反常血流，这种断流术称为"贲门周围血管离断术"。

（2）对于有黄疸、大量腹水、肝功能严重受损的患者（Child-Pugh 分级 C 级）发生大出血，如果进行外科手术，病死率可高达 60% ～ 70%。对这类患者应尽量采用非手术疗法，重点是输血、注射垂体加压素、生长抑素以及应用三腔管压迫止血，或内镜下注射硬化剂、组织胶或套扎治疗。

（3）预防性手术暂无必要：肝硬化患者中仅有 40% 出现食管 - 胃底静脉曲张，而 50% ～ 60% 的食管 - 胃底静脉曲张患者会并发大出血。临床上有本来不出血的患者，在经过预防性手术后反而引起大出血。因此，对有食管 - 胃底静脉曲张、但没有出血的患者，尤其是对没有食管 - 胃底静脉曲张者，是否应进行预防性手术治疗，值得探讨。近年来资料表明，对倾向不做预防性手术的患者，应重点行内科护肝治疗。但是如果有重度食管 - 胃底静脉曲张，特别是镜下见曲张静脉表面有"红色征"，为了预防首次急性大出血，可酌情考虑行预防性手术，主要是行断流术。

2. 严重脾大，合并明显的脾功能亢进　最多见于晚期血吸虫病，也见于脾静脉栓塞引起的左侧门静脉高压症。对于这类患者单纯行脾切除术效果良好。

3. 肝硬化所致的顽固性腹水　有效的治疗方法是肝移植。

肝移植已成为外科治疗终末期肝病的有效方法，存活率已超过 70%。肝移植是治疗终末期肝病并发门静脉高压食管 - 胃底曲张静脉出血患者的理想方法，但供肝短缺、手术风险以及费用昂贵限制了肝移植的临床推广。

【门静脉高压症应掌握的内容】

1. 问诊　门静脉高压症患者大多有肝病史，一般经过内科护肝等治疗，内科医生会建议至普外科门诊随访。因此问诊需注意询问患者肝病已有多少时间，何种肝病，做过何种检查，检查是否提示脾大，是否有脾功能亢进表现，是否有过黑便、呕血等消化道出血病史，以及是否做过胃镜检查。胃镜检查结果如何，以胃镜检查结果可确定是否有食管黏膜静脉曲张，同时可排除胃溃疡、胃癌疾病所致的消化道出血。对以呕血为首发症状患者，应询问患者出血量、色泽，是否先前有黑便史等。

2. 查体　查体结果主要用于鉴定患者一般情况及肝功能情况，首先观察患者体温、脉搏、血压、呼吸，神志情况、面容，巩膜、皮肤黏膜是否黄染及黄染程度，肝掌情况。其次腹部体征要注意观察是否有肝大、脾大至腹腔哪个部位，腹壁是否可见曲张静脉、蜘蛛痣，腹水情况检查包括移动性浊音等。最后要注意观察患者是否有水肿等。

3. 治疗期间观察病情　急诊入院患者应观察生命体征是否平稳，出血是否得到控制，血红蛋白是否回升；非急诊患者则重点关注肝功能评级，肝功能差者则需积极护肝治疗，以提高肝脏储备，待肝功能至 Child-Pugh 分级 A 级后则准备手术治疗；食管静脉曲张情况则可通过胃镜或钡剂检查加以明确，以此制订手术计划。术后则需同样注意观察患者生命体征、腹部体征，有无腹胀等，如放置引流，则需观察每日引流量、色泽等。同时定期监测肝功能、血常规，观察转氨酶、胆红素及白蛋白及血小板等血细胞的增长情况。

4. 医嘱　患者因呕血急诊入院，须监测生命体征，积极抗休克，鉴定肝功能情况，判定患者是否需急诊手术治疗。同时行输血、补液、抗休克治疗；非急诊入院门静脉高压症患者在入院后须根据患者的肝功能情况予以护肝、减黄、控制腹水及补充维生素 K_1 等治疗。

临时医嘱须开血常规、尿常规、粪常规、肝功能、肾功能、电解质、血糖、CEA 系列、血型、凝血功能、输血系列、全胸片、心电图、腹部 CT 检查，肝炎患者还需开病毒定量检查。

（袁伟燕　王　鹏）

第十五章 原发性肝癌

肝肿瘤分恶性和良性两种。常见的肝恶性肿瘤是肝癌，包括原发性肝癌和转移性肝癌。肝肉瘤非常少见。肝良性肿瘤最常见的是肝海绵状血管瘤。

【解剖和生理功能】

1. 解剖结构 肝脏是人体内最大的实质性脏器，大部分在右侧膈下和季肋部深面，肝的右下缘齐右肋缘；左下缘可在剑突下扪到，但一般不超过剑突与脐连线的中点。

肝的膈面和前面分别有左右三角韧带、冠状韧带、镰状韧带和肝圆韧带，使其与膈肌及前腹壁固定。肝的脏面有肝胃韧带和肝十二指肠韧带，其中肝十二指肠韧带中包含有门静脉、肝动脉、胆管、淋巴管、淋巴结和神经。肝蒂中的门静脉、肝动脉和肝总管在肝脏面横沟均分出左、右干进入肝实质内，称第一肝门。在肝实质内，由于门静脉、肝动脉和肝胆管的管道分布大体上相一致，且共同被包裹在格利森（Glisson）纤维鞘内。肝静脉是肝血液的流出管道，三条主要的肝静脉在肝脏后上方的静脉窝进入下腔静脉，称第二肝门。肝脏还有小部分血液经数支肝短静脉流入肝后方的下腔静脉，又称第三肝门。

根据肝内血管、胆管的分布规律，肝可分为左、右半肝。左、右半肝又分成左外叶、左内叶、右前叶、右后叶和尾状叶；左外叶和右后叶又分成上、下两段，尾状叶也分成左、右两段。临床上则常用以肝静脉及门静脉在肝内分布为基础的奎诺（Couinaud）分段法，将肝脏分为8段。Ⅰ段：尾状叶；Ⅱ段：左外叶上段；Ⅲ段：左外叶下段；Ⅳ段：左内叶；Ⅴ段：右前叶下段；Ⅵ段：右后叶下段；Ⅶ段：右后叶上段；Ⅷ段：右前叶上段。

肝的血液供应25%～30%来自肝动脉，70%～75%来自门静脉。但由于肝动脉压力大，其血液的含氧量高，所以它供给肝所需氧量的40%～60%。门静脉汇集来自肠道的血液，供给肝营养。肝的总血流量约占心排血量的1/4，正常可达到1500ml/min。

2. 生理功能

（1）分泌胆汁：肝脏每日分泌胆汁600～1000ml，经胆管流入十二指肠，帮助脂肪消化以及脂溶性维生素A、D、E、K吸收。

（2）代谢功能：食物消化后由肠道吸收的营养物质经门静脉系统进入肝。肝脏能将糖、蛋白质和脂肪转化为糖原，储存于肝内。当血糖减少时，又将糖原分解为葡萄糖，释入血液。

蛋白质在肠道经消化分解为氨基酸而被吸收，在肝内再重新合成人体所需要的各种重要的蛋白质，如白蛋白、纤维蛋白原和凝血酶原等。肝损害严重时，就可出现低蛋白血症和凝血功能障碍。体内代谢产生有毒物质——氨，肝脏能将大部分的氨合成尿素，经肾排出。肝细胞受损时，血氨可增高。肝细胞内有多种转氨酶能将一种氨基酸转化为另一种氨基酸，以增加人体对不同食物的适应性。肝细胞受损而伴有细胞膜的变化时，转氨酶被释出于血液中，血内转氨酶就升高。

肝在脂肪代谢中起重要作用，并能维持体内各种脂质（包括磷脂和胆固醇）的稳定性，使之保持一定浓度和比例。

肝也参与多种维生素代谢。肝内胡萝卜素酶能将胡萝卜素转化为维生素A，并加以储存。肝脏还储存B族维生素，维生素C、D、E和维生素K。

在激素代谢方面，肝对雌激素、神经垂体分泌的抗利尿激素具有灭活作用；肾上腺皮质酮和醛固酮的中间代谢大部在肝内进行。肝硬化时灭活作用减退，体内的雌激素增多引起蜘蛛痣、肝掌及男性乳房发育等现象；抗利尿激素和醛固酮的增多，促使体内的水和钠潴留，引起水肿和腹水形成。

（3）凝血功能：与凝血有关的物质如纤维蛋白原，凝血酶原，凝血因子Ⅴ、Ⅶ、Ⅷ、Ⅸ、Ⅹ、Ⅺ和Ⅻ，均在肝脏合成。另外，储存在肝内的维生素K对凝血酶原和凝血因子Ⅶ、Ⅸ、Ⅹ的合成是不可缺少的。

（4）解毒作用：代谢过程中产生的或外来的毒物，肝脏通过其单核巨噬细胞系统进行吞噬和通过分解、氧化和结合等方式而将其变为无毒。主要是肝脏中的葡萄糖醛酸、甘氨酸等与毒物结合后使之失去毒性或排出体外。

（5）吞噬或免疫作用：肝脏中的 Kupffer 细胞具有吞噬作用，可将细菌、抗原抗体复合物、色素和其他碎屑从血液中除去。

此外，肝内有铁、铜、维生素 B_{12}、叶酸等造血元素可参与造血。肝脏具有强大的再生能力。当肝有局限性病变时，可施行肝段、半肝乃至更大范围（如右三叶）肝切除术。肝对缺氧非常敏感，在常温下阻断注入肝的血流超过一定的时限，将可能引起严重的血压下降和不可逆的肝细胞缺氧坏死。虽然正常肝脏耐受的持续肝门阻断时间约 60 分钟，硬化的肝脏约为 30 分钟，但是术中常温下一次阻断入肝血流以不超过 15 ～ 20 分钟为宜。

【病因】

目前认为，肝癌发病与肝硬化、病毒性肝炎、黄曲霉素等某些化学致癌物质和水土因素有关。

肝癌细胞经门静脉系统可在肝内播散，形成癌栓后阻塞门静脉主干可引起门静脉高压的临床表现；血行肝外转移最多见于肺，其次为骨、脑等。肝癌经淋巴转移者相对少见，可转移至肝门淋巴结以及胰周、腹膜后、主动脉旁及锁骨上淋巴结。在中晚期病例，肿瘤可直接侵犯邻近脏器及横膈，或发生腹腔种植性转移。

【临床表现】

肝癌早期缺乏典型临床表现，一旦出现症状和体征，疾病多已进入中、晚期。常见临床表现如下。

1. 肝区疼痛　由肿瘤迅速生长，使肝包膜张力增加所致，多为持续性钝痛、刺痛或胀痛。癌肿坏死、破裂，引起腹腔内出血时，表现为突发的右上腹剧痛，有腹膜刺激征等急腹症表现。

2. 全身及消化道症状　主要表现为乏力、消瘦、食欲减退、腹胀等，部分患者可伴有恶心、呕吐、发热、腹泻等非特异性症状，不易引起注意。晚期则出现贫血、黄疸、腹水及恶病质等。

3. 肝大　肝脏呈进行性增大，质地坚硬，边缘不规则，表面凹凸不平，呈大小不等的结节或肿块状。

发生肺、骨、脑等脏器转移者，可产生相应症状。

【辅助检查】

1. 甲胎蛋白（AFP）　血清 AFP ≥ 400μg/L，持续性升高并能排除妊娠、活动性肝病、生殖腺胚胎源性肿瘤等，即可考虑肝癌的诊断。临床上约 30% 肝癌患者 AFP 不升高，此时应检测 AFP 异质体，如为阳性，则有助于诊断。绝大多数胆管细胞癌患者 AFP 正常。AFP 低度升高者，应作动态观察，并结合肝功能变化及影像学检查加以综合分析判断。

2. 超声　可发现直径 1.0cm 左右的微小癌，可用作高发人群中的普查工具。通过超声造影可提高肝癌的确诊率。

3. CT　分辨率较高，诊断符合率高达 90% 以上，CT 动态扫描与动脉造影相结合的 CT 血管造影（CTA）可提高微小癌的检出率。

4. MRI　对良、恶性肝内占位病变，特别是与血管瘤的鉴别优于 CT，且可进行肝静脉、门静脉、下腔静脉和胆道重建成像，以显示这些管腔内有无癌栓。

【诊断】

凡是中年以上，特别是有肝病史的患者，如有原因不明的肝区疼痛、消瘦、进行性肝脏增大，应及时做详细检查。超声等影像学检查和检测 AFP，有助于早期诊断，甚至可检出无症状、体征的微小或小肝癌。肝癌出现了典型症状，诊断并不困难，但往往已非早期。

【鉴别诊断】

原发性肝癌主要应与肝硬化继发性肝癌、肝良性肿瘤、肝脓肿相鉴别，以及与肝毗邻器官，如右肾、结肠肝曲、胃、胰腺等处的肿瘤相鉴别。从临床角度看可以分为 AFP 阳性和 AFP 阴性两大类进行鉴别。

1. AFP 阳性肝癌鉴别

（1）妊娠妇女：可以有 AFP 增高，但一般不超过 400μg/L，妊娠 16 周以后浓度逐渐降低，分娩后 1 个月即恢复正常。育龄期妇女往往需结合影像学检查综合考虑。

（2）慢性活动性肝炎、肝硬化伴活动性肝炎：常见 AFP 升高，多在 400μg/L 以下。鉴别多不困难，既有明显肝功能障碍而无肝内占位病灶。对鉴别有困难者可结合超声与 CT 等影像学检查以进一步确诊。如动态观察，AFP 与 ALT 曲线相随者为肝病，分离者为肝癌。AFP 异质体有助于鉴别。

（3）消化道肿瘤：有肝转移的胃癌常见 AFP 升高，个别可大于 400μg/L，如肝内未发现占位性病变，应注意胃肠道检查。如肝内存在大小相似多个占位性病变则提示转移性肝癌。确诊有待胃肠道发现原发灶。

（4）生殖系统肿瘤：因其为胚胎源性肿瘤，结合妇科或男科检查可以鉴别。

2. AFP 阴性肝癌鉴别 AFP 阴性肝癌占总数的 30% ~ 40%。近年随着影像学诊断的发展，该比例有增高的趋势。需与 AFP 阴性肝癌鉴别的疾病甚多，选择主要的概述如下。

（1）转移性肝癌：常有原发癌病史，以肝外原发肿瘤所引起的症状为主要表现，常见原发癌为结直肠癌，胃癌及胰腺癌亦多见，再次为肺癌和乳腺癌。多无肝病背景，如 HBV、HCV 均呈阴性，应多考虑继发性肝癌。体检时癌结节多较硬而肝脏较软。肿瘤标志物：AFP 升高者较少；CEA、CA19-9、CA12-5 等对消化系统、肺、卵巢等器官癌肿的肝转移具有诊断价值。各种显像常示肝内有大小相仿、散在的多发占位。超声有时可见"牛眼征"，且多无肝硬化表现。彩超示肿瘤动脉血供常不如原发性肝癌多。

（2）肝海绵状血管瘤：一般无症状，肝脏质软，无肝病背景。直径 < 2cm 的血管瘤在超声检查时呈高回声，而小肝癌多呈低回声。直径 > 2cm 的血管瘤应作 CT 增强扫描。如见造影剂从病灶周边向中心填充并滞留者，可诊断为血管瘤。MRI 对血管瘤灵敏度很高，有其特征性表现。在 T_1 加权图像中表现为低或等信号，T_2 加权则为均匀的高亮信号，即所谓的"亮灯征"。

（3）局灶结节性增生（FNH）：由增生的肝实质构成的良性病变，其中纤维瘢痕含血管和放射状间隔。多无肝病背景，彩超常可见动脉血流，CT 增强后动脉相可见明显填充，与小肝癌较难鉴别，如无法确诊，仍宜手术。

（4）肝硬化结节：大的肝硬化结节与小肝癌鉴别最困难。整个肝脏质地对判断有一定帮助。MRI 检查能显示肝癌的假包膜及纤维间隔，对鉴别有较大价值。腹腔镜检查能判断位于肝脏表面的良、恶性结节。近年来注意到在肝硬化的腺瘤样增生结节中常已隐匿有小肝癌结节，故最好争取做病理检查以资鉴别。

（5）肝囊肿：一般无症状及肝病背景。超声检查呈液性暗区，已能诊断，必要时可加做 CT 增强扫描，造影剂不进入病灶是其特点。

（6）肝脓肿：多有发热，肝区叩痛。如超声显像为液平面，不难鉴别；尚未液化者颇难鉴别，HBV 或 HCV 多呈阴性，超声显像示边界不清，无声晕；必要时可行穿刺。

（7）肝棘球蚴病：流行于牧区，发病与密切接触犬类有关。一般无症状及肝病背景。超声检查呈现多囊性液性暗区，仔细观察可见有子囊孕于母囊中的现象。棘球蚴皮内试验阳性。

【治疗】

早期诊断、早期采用以手术切除为主的综合治疗，是提高肝癌长期治疗效果的关键。常见治疗方法包括手术、介入、放疗、局部治疗和生物治疗。根据肿瘤病变的分期，可采取其中的一种或同时采用几种不同治疗方法进行综合治疗。

1. 手术切除　包括部分肝切除和肝移植。

（1）部分肝切除：是治疗肝癌首选和最有效的方法，多采用传统的开腹肝切除术，如果技术条件允许，也可有选择地采用经腹腔镜肝切除术。总体上，肝癌切除术后 5 年生存率为 30%～50%，微小肝癌切除术后 5 年生存率可高达 90%，小肝癌约 75%。

（2）肝移植：同时切除肿瘤和硬化的肝脏，可以获得较好的长期治疗效果。但供肝匮乏和治疗费用昂贵，原则上选择肝功能 Child-Pugh 分级 C 级的小肝癌病例行肝移植。国际上大多按照米兰肝移植标准选择肝癌患者行肝移植（米兰标准：1 个肿瘤，直径＜ 5cm；2 个或 3 个肿瘤，直径均＜ 3cm，无血管侵犯或肝外转移）。

2. 肿瘤消融　通常在超声引导下经皮穿刺行微波、射频、冷冻、无水乙醇（PEI）注射等消融治疗，适应证是不宜手术或不需要手术的肝癌；也可在术中应用或术后用于治疗转移瘤、复发瘤。优点：简便、创伤小，有些患者可获得较好的治疗效果。

3. 经肝动脉和（或）门静脉区域化疗或经导管动脉化疗栓塞术（TACE）　用于治疗不可切除的肝癌或作为肝癌切除术后的辅助治疗。常用药物为氟尿嘧啶、丝裂霉素、顺铂等；常用栓塞剂为碘化油。有些不适应一期手术切除的大或巨大肝癌，经此方法治疗后肿瘤缩小，部分患者可获得手术切除的机会。

4. 放射治疗　对一般情况较好，不伴有严重肝硬化，无黄疸、腹水，无脾功能亢进和食管静脉曲张，癌肿较局限，尚无远处转移而又不适于手术切除或术后复发者，可采用放射为主的综合治疗。

5. 全身药物治疗　包括生物和分子靶向药物（如索拉非尼）以及中医中药（如槐耳颗粒）治疗。以上各种治疗方法，多以综合应用效果为好。

【原发性肝癌应掌握的内容】

1. 问诊　原发性肝癌早期无特异性症状，但现在大部分肝癌患者可被体检发现肝占位而就诊，后进一步检查确认病情。问诊可考虑询问患者是否出现某种不适才去检查，还是常规体检发现肝占位等问题。若有腹痛，位于哪个部位，是否是肝区疼痛，腹痛特点，是绞痛还是钝痛、胀痛，是阵发性还是持续性，是否有放射痛，有无加重或减轻的因素。是否有消化道症状，如食欲减退、消化不良、恶心、呕吐、腹泻等，是否最近感到较前有消瘦和乏力等症状。近来是否有皮肤变黄、尿色加深等黄疸表现，是否伴有皮肤瘙痒，大便是否发白呈白陶土样。是否有发热，最高体温多少，呈持续低热还是偶有高热等。而患者若出现肝区疼痛等不适时大多处于中、晚期。此时可有肝外转移症状（如肺转移、胸膜转移、骨转移等）、黄疸、出血倾向、上消化道出血、肝性脑病及伴癌综合征等。因此问诊还需注意是否伴有恶心呕吐，是否有呕血、黑便，是否有腹泻、脓血便，是否有胸闷胸痛，是否有咳嗽咳痰，是否有酱油样小便及腰酸，是否有皮疹及关节肿痛，等等。此外，不能忘记询问患者是否有肝炎病史，有无药物过敏史，有无疫区接触史，有无酗酒史等。

2. 查体　亚临床期肝癌早期多无阳性体征，临床期（晚期）可有局部症状，包括肝大或者肝区肿块，有梗阻或者肝功能异常的症状（黄疸），门静脉高压症候群（腹水、脾大、双下肢水肿等），或者其他伴癌综合征（低血糖、红细胞及白细胞增多症、男性乳房发育）。

医嘱：肝癌患者入院后关键是完善的术前检查及手术风险评估，临时医嘱须开血常规、尿常规、粪常规、肝功能、肾功能、电解质、血糖、CEA 系列、血型、凝血功能、全胸片、心电图、上腹部 CT 增强检查。若患者有手术适应证（见下述），一般情况及肝功能尚可，则在术前检查完善后可手术治疗；若患者一般情况或肝功能较差，则需立即进行营养支持及护肝治疗，待患者一般情况及肝功能恢复后可手术治疗。

3. 手术适应证

（1）患者一般情况：①较好，无明显心、肺、肾等重要脏器器质性病变；②肝功能正常或仅有轻度损害，按肝功能 Child-Pugh 分级属 A 级或 B 级，经短期护肝治疗后肝功能恢复到 A 级（肝功能分级见表 3-15-1）；③肝外无广泛转移性肿瘤。

（2）下述情况可做根治性肝切除：①单发的微小肝癌和小肝癌；②单发的向肝外生长的大肝癌或巨大肝癌，受肿瘤侵犯的肝组织少于 30%，肿瘤包膜完整，周围界线清楚；③多发肿瘤，但肿瘤结节少于 3 个，且局限在肝的一段或一叶内。

（3）下述情况仅可做姑息性肝切除：①3～5 个多发性肿瘤，局限于相邻 2～3 个肝段或半肝内，影像学显示无瘤肝组织明显代偿性增大，达全肝的 50% 以上；如肿瘤分散，可分别做局限性切除。②左半肝或右半肝的大肝癌或巨大肝癌，边界较清楚，第一、二肝门未受侵犯，影像学显示无瘤侧肝代偿性增大明显，达全肝组织的 50% 以上。③位于肝中央区（肝中叶，或Ⅳ、Ⅴ、Ⅵ、Ⅷ段）的大肝癌，无瘤肝组织代偿性明显增大，达全肝的 50% 以上。④Ⅰ或Ⅷ段的大肝癌或巨大肝癌。⑤肝门部有淋巴结转移者，如原发性肝肿瘤可切除，应做肿瘤切除，同时进行肝门部淋巴结清扫；淋巴结难以清扫者，术后可进行放射治疗。⑥周围脏器（结肠、胃、膈肌或右肾上腺等）受侵犯，如原发肿瘤可切除，应连同受侵犯脏器一并切除；远处脏器单发转移性肿瘤（如单发肺转移），可同时做原发性肝癌切除和转移瘤切除术。

表 3-15-1 Child-Pugh 分级

项目	异常程度得分		
	1	2	3
血清胆红素（μmol/L）	< 34.2	34.2～51.3	> 51.3
血浆白蛋白（g/L）	> 35	28～35	< 28
凝血酶原延长时间（s）	1～3	4～6	> 6
腹水	无	少量，易控制	中等量，难控制
肝性脑病	无	轻度	中度以上

注：总分 5～6 分者为 A 级（肝功能良好），7～9 分者为 B 级（肝功能中等），10 分以上者为 C 级（肝功能差）。

肝癌合并胆管癌栓、门静脉癌栓和（或）腔静脉癌栓时，如癌栓形成时间不长，患者一般情况允许，原发性肿瘤较局限，应积极手术，切除肿瘤，取出癌栓。

伴有脾功能亢进和食管 - 胃底静脉曲张者，切除肿瘤的同时切除脾，重度曲张者需做断流术。

复发肝癌的治疗：随着早期诊断、早期治疗和手术技术的改进，肝癌手术切除率已大大提高，手术死亡率降到 3% 以下，总体疗效显著提高。然而，肝癌即使获得根治性切除，5 年内仍有60%～70% 的患者出现转移、复发，故患者术后应坚持随诊，定期行超声检查及检测 AFP，早期发现转移或复发，及时积极治疗。治疗方法包括 TACE、微波、射频、冷冻和无水乙醇注射等；如一般情况良好、肝功能正常，病灶局限，也可再次行手术切除。有资料表明，复发性肝癌再切除术后 5 年生存率可达 53.2%。

肝癌破裂出血的治疗：如全身情况较好、病变局限，在技术条件具备的情况下，可行急诊肝切除治疗。如病情重，条件不允许，术中行肝动脉结扎或栓塞术，同时可做射频或微波治疗；情况差者只行填塞止血，尽快结束手术。对出血量较少，血压、脉搏等生命体征尚稳定，估计肿瘤不可切除者，应在严密观察下进行输血、补液，条件许可时行 TACE 治疗。

4. 术后观察病情 生命体征是否平稳、引流情况、腹水情况，以及有无腹胀、发热、呃逆等，并定期监测血常规及肝功能变化。肝切除术后密切注意引流量及性质，及时处理出血或胆瘘，因为引流管容易堵塞，注意血红蛋白有没有降低，一般术后 3 天复查腹部 CT 了解有无积液。

（王 鹏 袁伟燕）

第十六章　细菌性肝脓肿

【病因病理】

细菌性肝脓肿是指由化脓性细菌引起的肝内化脓性感染，亦称化脓性肝脓肿。肝脏由于接受肝动脉和门静脉的双重血液供应，并通过胆道与肠道相通，发生感染的机会很多，但由于肝脏有丰富的血供和单核巨噬细胞系统强大的吞噬作用，可以杀灭入侵的细菌并阻止其生长，因而细菌性肝脓肿并不经常发生。当人体抵抗力弱时，入侵的化脓性细菌会引起肝脏感染而形成脓肿。通常细菌可经过下列途径侵入肝。①胆管：胆管被结石等梗阻并发化脓性胆管炎时，细菌沿着胆管上行，是引起细菌性肝脓肿的最主要原因；②肝动脉：体内任何部位的化脓性病变，如化脓性骨髓炎、中耳炎、痈等并发菌血症时，细菌可经肝动脉侵入肝；③门静脉：如坏疽性阑尾炎、痔核感染、菌痢等，细菌可经门静脉入肝内。此外，肝毗邻感染病灶的细菌可循淋巴系统侵入。开放性肝损伤时，则细菌可直接经伤口侵入肝，引起感染而形成脓肿。

细菌性肝脓肿的致病菌多为大肠埃希菌、金黄色葡萄球菌、厌氧链球菌、类杆菌属等。单个肝脓肿容积有时可以很大；多个肝脓肿的直径则可在数毫米至数厘米之间，数个脓肿也可融合成一个大脓肿。

【临床表现】

1. 症状　通常起病较急，主要症状是寒战、高热、肝区疼痛和肝大。伴恶心、呕吐、食欲减退和周身乏力。肝区钝痛或胀痛多属持续性，有的可伴右肩牵涉痛。

2. 体征　肿大的肝有压痛，右下胸及肝区可有叩击痛，如脓肿在肝前下缘比较表浅部位时，可伴有右上腹肌紧张和局部明显触痛。肝脓肿巨大时可使右季肋呈现饱满状态，有时甚至可见局限性隆起。严重时或并发于胆道梗阻者，可出现黄疸。

3. 其他　肝右叶脓肿可穿破肝包膜而形成膈下脓肿，也可向右胸穿破，形成脓胸；左叶脓肿则偶可穿入心包；脓肿如向腹腔穿破，则发生急性腹膜炎。少数情况下，胆管性肝脓肿穿破血管壁，引起大量出血，从胆管排出。在临床上表现为上消化道出血。

【辅助检查】

白细胞计数增高，有时出现贫血。超声为首选的检查方法，可明确其部位和大小，其阳性诊断率可达96%以上。必要时可做CT检查。

【诊断和鉴别诊断】

根据病史、临床表现、血液学检查以及超声和（或）CT检查，即可诊断本病。必要时可在超声探测导引下施行诊断性穿刺，抽出脓液即可证实本病。鉴别诊断主要应与阿米巴肝脓肿相鉴别。此外，还应与右膈下脓肿、胆道感染及肝癌特别是肝内胆管细胞癌等相鉴别。

【治疗】

细菌性肝脓肿是继发性病变，多数病例有原发病灶可寻，因此如能早期治疗原发病灶和注意术后处理，肝脓肿是可以防止的。即使肝脏已有早期感染，如能及时予以大量敏感抗菌药物，也可制止脓肿形成，现细菌性肝脓肿已日见减少，只有在机体抵抗力衰弱，原发病灶未能妥善处理的情况下发生。

1. 抗菌药物治疗　应使用较大剂量。由于肝脓肿的致病菌以大肠埃希菌、金黄色葡萄球菌、厌氧菌为常见，在未确定病原菌以前，可首选对此类细菌有作用的抗菌药物，如青霉素、氨苄西林加氨基糖苷类抗菌药物，或头孢菌素类、甲硝唑等药物。然后根据细菌培养（以原发化脓病灶的脓液或血液作培养）和抗菌药物敏感试验结果选用有效抗菌药物。

2. 全身支持疗法　除使用大量对病原菌敏感的抗菌药物外，还需给予充分的营养饮食、积极补液、矫正液体和电解质的平衡，各种维生素如维生素 B、C 或 K 等亦需适量给予，必要时多次小量输血或血浆等以纠正低蛋白血症，增强机体抵抗能力等。

3. 经皮肝穿刺脓肿置管引流术　适用于单个较大的脓肿。在超声引导下行穿刺。置管引流术后的第二或数日起，即可用等渗盐水（或加抗菌药物）缓慢冲洗脓腔和注入抗菌药物。待治疗到冲洗出液体变清澈，超声检查脓腔直径约小于 2cm 时，即可拔管。

4. 切开引流　适用于较大的脓肿，估计有穿破可能，或已穿破胸腔或腹腔；胆源性肝脓肿；位于肝左外叶脓肿，穿刺易污染腹腔；慢性肝脓肿。现在常用的手术途径为经腹腔切开引流：适用于多数患者，但术中应注意用纱布妥善隔离保护腹腔和周围脏器，避免脓液污染。脓腔内安置多孔橡胶管引流。

手术治疗中必须注意：①脓肿已向胸腔穿破者，应同时引流胸腔；②胆道感染引起的肝脓肿，应同时引流胆道；③血源性肝脓肿，应积极治疗原发感染灶。

病期长的慢性局限性的厚壁脓肿，也可行肝叶切除。多发性肝脓肿一般不适于手术治疗。

【细菌性肝脓肿应掌握的内容】

1. 问诊　发病时间，发热是否伴畏寒寒战，最高体温多少，呈弛张热还是稽留热，有无腹痛，位于哪个部位，腹痛特点，是阵发性还是持续性，是绞痛还是钝痛、胀痛，是否有放射痛，有无加重或减轻的因素。是否有黄疸。此外应注意询问患者是否有糖尿病，是否有身体其他部位的感染灶，此次发病以来是否诊疗过，查了哪些辅助检查，结果是什么，用了哪些药物，效果如何，既往是否有类似发作史，是否有明确的胆囊或胆道结石病史。

2. 查体　体温、脉搏、血压、呼吸，神志情况，面容，巩膜、皮肤黏膜是否黄染及黄染程度，腹部专科情况（包括有无腹肌紧张，压痛部位，有无反跳痛，有无囊性包块，肝肋下是否可触及，是否有触痛，胆囊区是否有压痛，墨菲征是否阳性，肠鸣音是否正常）。

医嘱：治疗上应注意抗菌药物相互结合使用及全身支持治疗，并要注意发热患者的血培养及脓肿穿刺液的细菌培养，以及糖尿病患者的血糖监测及纠正。定期监测血常规、肝功能、电解质，了解患者的感染情况及全身情况。定期肝脏 B 超监测脓肿液化情况及大小，条件成熟者可行肝脓肿穿刺引流。必要时可考虑行上腹部 CT 增强检查。

3. 治疗期间观察病情　生命体征是否平稳，发热、腹痛是否逐渐减轻，黄疸增减情况，腹部体征变化，血常规、肝功能、血糖变化，身体其他部位感染灶的控制情况等。

（袁伟燕　王　鹏）

第十七章　急性胆囊炎

急性胆囊炎是指由胆囊管阻塞和细菌侵袭而引起的胆囊炎症；其典型临床表现为右上腹阵发性绞痛，90% ～ 95% 的患者发生于胆囊结石，称为结石性胆囊炎；5% ～ 10% 的患者无胆囊结石，称为非结石性胆囊炎。

【临床表现】

1. 症状　主要症状为右上腹痛，常于饱餐后或进食油腻后发生，常向右肩背部放射，疼痛多呈持续性，阵发性加剧，伴恶心、呕吐与发热，常伴畏寒、寒战，早期多无黄疸，但当发生胆管炎或炎症导致肝门部淋巴结肿大时，可出现黄疸。

2. 体征　右上腹有不同程度的压痛、反跳痛、肌紧张，墨菲征阳性，部分患者可触及肿大胆囊，当胆囊穿孔后会出现腹膜炎体征；可有全身皮肤黏膜黄染，体温升高，脉搏加快，严重的感染可表现为感染性休克。

【辅助检查】

1. 实验室检查

（1）白细胞总数及中性粒细胞比例增高，若白细胞总数在 $20 \times 10^9/L$ 以上时，应考虑有胆囊坏死或穿孔可能。

（2）肝功能：部分患者血清转氨酶升高，但多数在 400U 以下。部分患者可有血清总胆红素升高，胆红素明显升高时应考虑有胆总管结石并存。

（3）血 / 尿淀粉酶：可轻度升高，一般不超过正常高限的 3 倍，当合并有急性胰腺炎时，血、尿淀粉酶明显增高。

2. 影像学检查

（1）B 超：是急性胆囊炎快速简便的非创伤检查手段，胆囊壁增厚，轮廓模糊；有时有双边征，胆囊内可见结石光团。

（2）CT 检查：CT 可显示胆囊壁增厚，若胆囊结石嵌顿于胆囊管可导致胆囊显著增大。

【诊断】

对有右上腹突发性疼痛，并向右肩背部放射，伴发热、恶心呕吐，查体右上腹压痛和反跳痛，墨菲征阳性，查血常规示白细胞计数增高，结合 B 超或 CT 即可确诊为本病。

【鉴别诊断】

1. 消化性溃疡穿孔　多数患者有溃疡病史，其腹痛程度较剧烈，呈连续的刀割样痛，查体示板状腹，压痛、反跳痛明显；肠鸣音消失；立位腹部 X 线检查可发现膈下游离气体。

2. 急性胰腺炎　腹痛多位于上腹正中或偏左，墨菲征阴性；血淀粉酶升高幅度显著；B 超显示胰腺肿大，CT 检查对诊断急性胰腺炎较 B 超更为可靠。

3. 高位急性阑尾炎　为转移性腹痛，腹壁压痛，腹肌强直可局限于右上腹，易误诊为急性胆囊炎，结肠充气试验[罗夫辛（Rovsing）征]阳性结合 B 超或 CT 有助于鉴别。

4. 急性肠梗阻　肠梗阻的绞痛多位于下腹部，常伴有肠鸣音亢进，X 线检查可见腹部有液平面。

5. 右侧大叶性肺炎　患者也可有右上腹痛，但该病多有咳嗽、胸痛等症状，可闻及啰音或胸膜摩擦音，X 线胸片有助于诊断。

6. 右肾结石　患者多伴有腰背痛，放射至会阴部，肾区有叩击痛，有肉眼血尿或显微镜下血尿，X 线腹部平片可显示阳性结石，B 超可见肾结石。

【并发症】

1. 胆囊积脓　此时症状加重，患者表现高热，剧烈右上腹痛，极易发生穿孔，需急诊手术。

2. 胆囊穿孔　胆囊在坏死的基础上并发穿孔，穿孔局部常被网膜包绕。

3. 胆瘘　胆囊炎症合并局部穿孔，形成胆囊十二指肠瘘、胆囊胃瘘、胆囊结肠/空肠瘘、胆囊胆管瘘等。

【治疗】

1. 药物治疗

（1）解痉、镇痛：可使用阿托品肌内注射，哌替啶等。

（2）抗菌治疗：可选择氨苄西林、头孢二代或三代、氨基糖苷类。

（3）利胆药物：中成药利胆，如金胆片。

2. 外科手术治疗　急性胆囊炎以外科手术为主要治疗手段。手术指征：①胆囊坏死及穿孔，并发弥漫性腹膜炎者；②急性胆囊炎反复急性发作；③经积极内科治疗效果欠佳，病情继续发展并恶化者；④无手术禁忌证，且能耐受手术者。

【预防】

注意饮食以清淡为宜，少食油腻。注意饮食卫生，生活起居有节制，注意劳逸结合、寒温适宜，保持乐观情绪及大便通畅。本病若有结石，或经常发作，可考虑手术治疗。

【预后】

急性胆囊炎的病死率为5%～10%，几乎均因并发化脓性感染和合并有其他严重疾病。急性胆囊炎并发局限性穿孔，可通过手术治疗取得满意的疗效；并发游离性穿孔，则预后较差，病死率高达25%。

【急性胆囊炎应该掌握的内容】

1. 问诊　患者是否有右上腹痛，是否常于饱餐后或进食油腻后发生，是否向右肩背部放散，疼痛多呈持续性，阵发性加剧，伴恶心、呕吐与发热，常伴畏寒、寒战，早期多无黄疸，但当发生胆管炎或炎症导致肝门部淋巴结肿大时，可出现黄疸。

2. 查体　右上腹有不同程度的压痛、反跳痛、肌紧张，墨菲征阳性，部分患者可触及肿大胆囊，当胆囊穿孔后会出现腹膜炎体征；可有全身皮肤黏膜黄染，体温升高，脉搏加快，严重的感染可表现为感染性休克。

3. 辅助检查　白细胞总数及中性粒细胞比例增高，部分患者血清转氨酶升高，但多数在400U以下。部分患者可有血清总胆红素升高，胆红素明显升高时应考虑有胆总管结石并存，血/尿淀粉酶可轻度升高，一般不超过正常高限的3倍，当合并有急性胰腺炎时，血/尿淀粉酶明显增高。B超是急性胆囊炎快速简便的非创伤检查手段，胆囊壁增厚，轮廓模糊；有时有双边征，胆囊内可见结石光团。CT检查示胆囊壁增厚，若胆囊结石嵌顿于胆囊管可导致胆囊显著增大。

4. 治疗　药物治疗包括解痉、镇痛、抗菌治疗、利胆药物等。

外科手术治疗是急性胆囊炎的主要治疗手段。手术指征：①胆囊坏死及穿孔，并发弥漫性腹膜炎者；②急性胆囊炎反复急性发作；③经积极内科治疗效果欠佳，病情继续发展并恶化者；④无手术禁忌证，且能耐受手术者。

（王　鹏　袁伟燕）

第十八章 胆总管结石

胆总管结石是指位于胆总管内的结石，多为胆色素结石或以胆色素为主的混合结石，好发于胆总管下端。根据其来源可分为原发性胆总管结石和继发性胆总管结石。在胆管内形成的结石为原发性，结石来自胆囊者，称为继发性胆总管结石。

【解剖和生理功能】

1. 解剖结构　胆道系统包括肝内胆道和肝外胆道两部分，起自肝内的毛细胆管，其终末端与胰管汇合后开口于十二指肠乳头。肝内胆道包括肝段胆管、肝叶胆管和肝内左、右肝管；肝外胆道包括肝外左右肝管、肝总管、胆囊、胆囊管和胆总管。

胆总管由胆囊管和肝总管汇合而成，长 7～9cm，直径 0.6～0.8cm。根据胆总管的行程和毗邻关系，可将其分为四段。①十二指肠上段：自肝总管与胆囊管汇合处开始，止于十二指肠上缘。此段在门静脉的前方，肝固有动脉的右侧，沿肝十二指肠韧带右缘下行。这段胆总管较易于显露，胆总管的切开探查、引流、取石和胆肠吻合术等常在这一段进行。②十二指肠后段：位于十二指肠第一段的后方，其后方为下腔静脉，左侧为门静脉和胃十二指肠动脉。③胰腺段：在胰头后方的胆管沟内或胰腺实质内下行，上起胰头的上缘，下至十二指肠壁，术中此段的显露较为困难，须切开十二指肠外侧的后腹膜，将十二指肠和胰头予以游离并向内侧翻开才能显露此段。④十二指肠壁内段：是胆总管穿过十二指肠降部中段后内侧壁的部分，长 1.5～2cm，80%～85% 的人在此段穿过十二指肠壁内时，与主胰管汇合形成一共同的通道，并膨大而形成法特（Vater）壶腹，向十二指肠腔内突出，使十二指肠黏膜隆起，形成十二指肠乳头，开口于十二指肠降部的后内侧壁。在此出口处附近，包括法特（Vater）壶腹、胆总管和胰管的末端均有括约肌环绕，统称奥迪（Oddi）括约肌。十二指肠乳头直径一般为 2mm，高度约为 3mm，宽度约为 4mm，位于十二指肠降部的中 1/3 或下 1/3。另有 15%～20% 的人，胆总管和主胰管分别开口于十二指肠的降段。Oddi 括约肌是调节胆道系统内压力的重要结构，它对控制和调节胆总管、胰管开口及防止十二指肠内容物的胆道反流起重要作用。肝十二指肠韧带内的主要结构有胆总管、肝固有动脉和门静脉，胆总管位于肝十二指肠韧带的右前方，肝动脉位于左前方，门静脉则位于其后方。

2. 生理功能　胆管是输送肝胆汁至胆囊和胆囊内胆汁进入十二指肠的通道，胆管黏膜上皮的杯状细胞和黏液细胞还具有分泌胆汁的作用。空腹时，Oddi 括约肌处于收缩状态，胆总管内压力可升高至 $30cmH_2O$ 左右，与胆囊收缩时排出胆汁的压力相当，可使胆汁储存于胆囊内。进食后，Oddi 括约肌松弛，胆总管内压下降至 $10cmH_2O$，胆汁随即通过胆总管而排入十二指肠。

【病因】

原发性胆总管结石是原发性胆管结石的组成部分，它可以原发于胆总管，也可能由肝内胆管下降，其形成与胆道感染、胆管狭窄、胆汁淤积、胆道蛔虫等有关。继发性胆总管结石原发于胆囊，胆囊结石通过胆囊管降入胆总管。

【临床表现】

胆总管结石病情的轻重缓急取决于胆道有无梗阻和感染以及其严重程度。有时也可无症状或者类似胆囊炎的表现，当结石阻塞胆管并继发胆道感染时，典型的临床表现有腹痛、寒战、高热及黄疸，称为胆总管结石的三联征，即查科（Charcot）三联征。

1. 腹痛　多为右上腹部闷痛或绞痛，可放射至右肩背部，绞痛多是由结石嵌顿于胆总管下端壶腹部，引起胆管平滑肌或 Oddi 括约肌痉挛所致。胆绞痛常发生于进食油腻食物或体位的改变。可伴有恶心呕吐、面色苍白等症状。

2. 寒战与高热　约 3/4 的胆总管结石患者，在胆绞痛发作后出现寒战、高热，体温可达 40℃，原因是胆管梗阻发生后，胆管内压力升高，细菌和毒素经毛细胆管、肝血窦、肝静脉至体循环而导致全身性感染。

3. 黄疸　约 70% 的患者在胆绞痛高热后 12 ～ 24 小时出现黄疸，黄疸的轻重与胆管梗阻的程度，是否合并胆道感染和有无胆囊等因素有关，可呈波动性，症状表现为皮肤瘙痒、尿呈浓茶色，粪便色泽变淡或呈陶土色，如出现黄疸缓解可能是因为胆管扩张或结石排入十二指肠的缘故。

体征：急性病面容，皮肤、巩膜黄染，右上腹及中上腹可有压痛，肝大，稍有触痛，胆囊多不可扪及，但若胆总管下端完全梗阻，可表现为右上腹有肿大压痛的囊性包块。合并重症急性梗阻性化脓性胆管炎时会出现四肢湿冷、血压下降、心率加快等休克表现。

【辅助检查】

（一）实验室检查

血常规提示白细胞升高，中性粒细胞比例增加，感染严重时可有血小板明显升高。肝功能提示阻塞性黄疸，碱性磷酸酶和 γ- 谷氨酰转肽酶明显升高，伴有谷丙转氨酶和谷草转氨酶升高等肝细胞受损表现。尿常规可见尿胆红素阳性，而尿胆原阴性。凝血酶原时间延长。

（二）影像学检查

1. 彩色多普勒超声检查　虽然价廉无创，对胆囊结石的准确率达 98%，但因受十二指肠等空腔脏器内气体的影响，对胆总管结石的准确率仅为 50% 左右。超声可见胆总管炎症，胆总管扩张，腹腔积气不多时可见胆总管结石，可有胆囊肿大，有或无胆囊结石。

2. CT 检查　CT 对胆总管结石的诊断优于 B 超，准确率可达 80% 左右。但难以显示胆管系统的病理改变和结石数量、大小、分布等状况。CT 可见胆总管及肝内胆管扩张、胆总管结石、胆囊炎、有或无胆囊结石。

3. MRCP 检查　较 CT 更清楚地看到结石的位置、大小以及胆管扩张的程度，是诊断胆总管结石首选的检查。

4. ERCP 检查　能比较准确地提供肝内、外胆管结石的大小、数量、位置以及肝内外胆管的扩张、狭窄等病理改变状况，是获得术前准确诊断最重要的检查方法，但相对 MRI 来说属于有创检查。

5. 经皮穿刺肝胆道成像（PTC）检查　成功率可达 80% ～ 100%，PTC 能清楚地显示肝内、外整个胆道系统，可提供胆道内正确的解剖关系、病变部位、范围和性质，对本病的诊断及鉴别诊断有较大帮助，诊断胆总管结石的阳性率为 90% 左右，但是 PTC 属于有创检查，有一定的并发症，如出血、胆漏、感染或发生胆管炎等。

【诊断】

胆总管结石急性梗阻、炎症发作期，根据病史和典型表现，加上血常规、肝功能以及影像学检查等，临床诊断并不困难。对于没有梗阻和（或）炎症发作的患者，亦可在体检彩色多普勒超声检查或 CT、MRI 检查时诊断。

【鉴别诊断】

凡有右上腹痛和黄疸者，均须鉴别诊断，常见的需要鉴别的疾病如下。

1. 与胆绞痛相鉴别的疾病

（1）急性胰腺炎：疼痛常在暴饮暴食后诱发，疼痛多呈持续性上腹部剧痛，有时呈刀割样痛，常向左腰部放射，呈束带状牵引痛。患者血、尿淀粉酶常明显升高；B 超检查可见胰腺呈弥漫性或局限性肿大；CT 或 MRI 检查也可发现胰腺肿大等，对诊断均有重要价值。如果患者出现休克、腹腔穿刺抽出血性腹水，其中淀粉酶含量显著升高时，则可诊断为急性出血坏死性胰腺炎。必须指出，有时胆总管结石可诱发急性胰腺炎（称胆源性胰腺炎），此时两者的症状可发生混淆，故应加以警惕。

（2）消化性溃疡穿孔：上腹部剧痛并迅速遍及全腹，查体发现腹肌板样强直，全腹有压痛与反跳痛，肝浊音界缩小或消失。X线透视或平片可发现膈下游离气体。结合既往有溃疡病史等诊断不难确定。

（3）心绞痛或急性心肌梗死：少数心绞痛或急性心肌梗死患者可表现为上腹剑突剧痛，且疼痛可向左上腹和右上腹放射，严重时常有烦躁不安、出冷汗，有恐惧感或濒死感。心电图检查可发现深而宽的 Q 波、ST 段抬高及 T 波倒置等改变。血清肌酸激酶、谷草转氨酶、乳酸脱氢酶及肌钙蛋白、肌红蛋白升高等对诊断极有帮助。

（4）其他疾病：胆石症还需与急性肠梗阻、急性肠扭转、肠穿孔、急性阑尾炎并发穿孔、肠系膜血管栓塞或血栓形成、女性异位妊娠及卵巢囊肿蒂扭转等疼痛性疾病相鉴别。

2. 与黄疸相鉴别的疾病

（1）急性病毒性肝炎：患者有接触史，在出现腹痛和黄疸以前常有明显的全身乏力、食欲不振等，其腹痛为肝区钝痛，无放射，黄疸出现迅速而消退比较缓慢，程度深浅不定，起病初期即有体温升高，但白细胞增减不定，淋巴细胞常有增加。查肝功能有明显肝细胞损害表现，病毒学指标阳性可鉴别。

（2）胆道蛔虫病：患者年龄较小，多在 30 岁以下。发病突然，绞痛剧烈，有钻顶感。发作时常伴有恶心呕吐，常可吐出蛔虫。黄疸一般多不明显，磁共振胆胰管成像（MRCP）或经内镜逆行胆胰管成像（ERCP）可鉴别。

（3）胰头癌：患者年龄一般较大，多在 50 岁以上。往往先出现黄疸，后伴有腹痛，黄疸进行性加深，大便为陶土样；其病变为进行性，至病程晚期常有消瘦和恶病质表现。血清肿瘤指标、MRCP 或 CT 增强等可资鉴别。

（4）Vater 壶腹癌：黄疸常为首发症状，多呈进行性加深。胃肠钡剂低张造影、胃镜或十二指肠镜检查、B 超、CT 或 MRI 等检查均可发现壶腹部的肿块，对诊断极有帮助。内镜下结合活组织检查可做出病理诊断。

3. 其他疾病　　胆石症还需与胆总管癌、原发性肝癌转移至肝门部淋巴结（肿大的淋巴结可压迫胆总管而致黄疸）等黄疸性疾病相鉴别。

【并发症】

1. 急性化脓性胆管炎　　是胆管结石最常见的并发症，又称胆道感染。原发性胆管结石的临床表现大多与它有关。主要表现为右上腹痛、寒战、高热和黄疸，引起胆道感染的常见细菌为革兰氏阴性杆菌或是厌氧菌，以大肠埃希菌为多见，更常是混合性感染。可有白细胞增多等实验室发现。

2. 胆源性肝脓肿　　由胆管结石并发感染未能及时手术引流或肝内小肝管结石嵌顿所致化脓性小胆管炎，炎症波及周围组织而形成。以多发性小脓肿多见。可有右上腹痛，也可能没有腹痛，表现为寒战、高热，为弛张热型，黄疸可有可无。

3. 胆源性胰腺炎　　多发生于继发性胆管结石，临床表现为急性上腹痛，向腰背部放射，弯腰抱膝位疼痛可缓解，可伴发热，查血淀粉酶升高超过正常高限的 3 倍，CT 或 MRCP 等影像学检查可明确诊断。

4. 胆道出血　　是原发性胆管结石较严重的并发症。可表现为黑便或便血，出血量多者可表现为贫血，实验室检查可见血红蛋白下降，大便隐血试验阳性，MRCP 可帮助诊断。

5. 胆汁性肝硬化　　是胆总管结石的晚期并发症，除有胆管结石的症状外，还有肝硬化和门静脉高压的表现。

6. 胆管癌　　大多数学者认为胆管癌的发生与原发性胆管结石有关。特别是肝内胆管结石并感染者发生肝内胆管癌较多，又称胆管细胞型肝癌。原发性胆管结石患者近来出现上腹痛发作频繁并加剧，查体右上腹或剑突下明显压痛，尚可扪及有压痛的包块，应怀疑此病。进一步做 CT 或 MRCP 检查可诊断。

【治疗】

一般情况下，应尽量避免急诊手术，采用非手术措施，控制急性炎症，待症状缓解后，行择期手术。行强有力的抗炎，抗休克，保持水、电解质和酸碱平衡，营养支持和对症治疗，经皮肝穿刺胆道引流或放置鼻胆管引流减压对于解除胆道梗阻较为有效。

经非手术治疗 12 ～ 24 小时，不见好转或继续加重，如持续典型的 Charcot 三联征或出现休克、神志障碍等严重急性梗阻性化脓性重症胆管炎表现者，应及时行胆道探查减压。

【胆总管结石应掌握的内容】

1. 问诊 发病时间，腹痛位于哪个部位，腹痛特点，是阵发性还是持续性，是绞痛还是钝痛、胀痛，是否有放射痛，有无加重或减轻的因素。黄疸是否伴有皮肤瘙痒，大便是否发白呈白陶土样。发热是否伴畏寒、寒战，最高体温多少，呈弛张热还是稽留热。此外，是否伴有恶心呕吐，是否有呕血、黑便，是否有腹泻、脓血便，是否有胸闷胸痛，是否有咳嗽咳痰，是否有酱油样小便及腰酸，是否有皮疹及关节肿痛等。此次发病以来是否诊疗过，查了哪些辅助检查，结果是什么，用了哪些药物，效果如何，既往是否有类似发作史，是否有明确的胆囊或胆道结石病史，是否有肝炎结核病史。有无药物过敏史，有无疫区接触史，有无酗酒史。

2. 查体 体温、脉搏、血压、呼吸，神志情况，面容，巩膜、皮肤黏膜是否黄染及黄染程度，腹部专科情况（包括有无腹肌紧张，压痛部位，有无反跳痛，有无囊性包块，肝肋下是否可及，是否有触痛，胆囊区是否有压痛，墨菲征是否阳性，肠鸣音是否正常）。

3. 实验室检查及 MRCP 或 CT 检查结果出来后，如果胆总管结石诊断明确，病情平稳，常用非手术治疗，包括：卧床休息、禁饮食或低脂饮食，输液纠正水、电解质和酸碱紊乱，抗感染、解痉止痛和对症处理，经过上述治疗多能缓解，择期行经内镜 Oddi 括约肌切开术取石或普外科手术取石。若经积极内科非手术治疗仍不能纠正休克，病情加重，须尽快请普外科医师会诊考虑外科手术。

4. 胆总管结石治疗

（1）治疗原则：胆总管结石合并感染者，须使用抗感染、护肝退黄、利胆，纠正电解质、酸碱平衡紊乱及退热、解痉镇痛等对症处理。常用的抗感染药物有三代头孢、咪唑类药物、喹诺酮类药物及碳青霉烯类等抗菌药物。常用的护肝退黄药物有甘草酸二铵、腺苷蛋氨酸等，利胆药物多用一些利胆中成药，如消炎利胆片等。若系重症急性梗阻性化脓性胆管炎，须监测生命体征，积极抗休克，加强抗感染，同时尽快行鼻胆管引流或经皮肝穿刺胆道置管引流（PTCD）解除胆道压力。

临时医嘱须开血常规、尿常规、粪常规、血淀粉酶、尿淀粉酶、肝功能、肾功能、电解质、血糖、CEA 系列、血型、凝血功能、全胸片、心电图、腹部 B 超、MRCP 检查（影像学首选该检查，若因各种原因不能尽快实施该检查，可考虑行上腹部 CT 增强检查）。

（2）有创的取石

1）经内镜下 Oddi 括约肌切开术（EST）和经内镜下十二指肠乳头切开术（EPT）：这两个术式适用于数量较少和直径较小的胆总管下段结石，适用于年老、体弱和已经做过胆道手术的患者，或者希望做微创手术，先于内科内镜下取石，再经外科微创做胆囊切除手术。但是 EST 也有缺点，术中并发症有出血、胆管炎和胰腺炎以及穿孔的可能。远期并发症有因为乳头结构的改变或乳头肌功能永久丧失等，导致胆管中细菌易位、胆汁中存在细胞毒性物质、胆管黏膜发生慢性炎症等。

外科治疗原则与方式：取尽结石；解除梗阻；去除病灶；通畅引流。

2）择期的确定性手术：开放的或者腔镜的胆囊切除加胆总管切开取石，根据胆总管的内径以及十二指肠乳头的功能决定是否放置 T 管引流，如果胆总管内径大于 6mm 且十二指肠乳头功能正常，可以直接缝合胆总管而不放置 T 管引流，以减少患者术后的痛苦。T 管拔除时间为 2 周以上。

3）急诊的手术：如果内科非手术治疗过程中出现 Charcot 五联征，应立即手术，实施胆道减压，不要求取尽结石，在危急保命的前提下，可只放置 T 管引流而不取出结石，日后再行胆道确定性手术。

4）胆肠引流术：患者术中探查证实胆总管下端有明显狭窄、梗阻者，应行胆肠内引流术，建立通畅的胆肠通道。临床上常用的术式为胆总管空肠 Roux-en-Y 吻合术。

（3）非手术治疗方法

1）利用口服硫酸镁松弛 Oddi 括约肌的作用，可将胆管内的小石头排入十二指肠。

2）使用中药排石。

3）利用药物溶石。

（王　鹏　袁伟燕）

第十九章 胆囊结石伴胆囊炎

胆道感染主要是胆囊炎和不同部位的胆管炎，分为急性、亚急性和慢性炎症。胆道感染主要是由胆道梗阻、胆汁淤滞造成的，胆道结石是导致梗阻的最主要原因，而反复感染可促进结石形成并进一步加重胆道梗阻。

急性胆囊炎是胆囊管梗阻和细菌感染引起的炎症。约 95% 的患者有胆囊结石，称结石性胆囊炎；5% 的患者胆囊无结石，称非结石性胆囊炎。胆囊结石主要为胆固醇结石或以胆固醇为主的混合性结石和黑色素石，主要见于成年人，发病率在 40 岁后随年龄增长，女性多于男性。慢性胆囊炎是胆囊持续的、反复发作的炎症过程，超过 90% 的患者有胆囊结石。

【病因】

胆囊结石的成因非常复杂，任何影响胆固醇与胆汁酸和磷脂浓度比例及造成胆汁淤滞的因素都能导致结石形成。急性结石性胆囊炎初期的炎症可能是由结石直接损伤受压部位的胆囊黏膜引起，细菌感染是在胆汁淤滞的情况下出现的。主要致病原因如下。①胆囊管梗阻：胆囊结石移动至胆囊管附近时，可堵塞胆囊管或嵌顿于胆囊颈，嵌顿的结石直接损伤黏膜，以至胆汁排出受阻，胆汁滞留、浓缩。高浓度的胆汁酸盐具有细胞毒性，引起细胞损害，加重黏膜的炎症、水肿甚至坏死。②细菌感染：致病菌多从胆道逆行进入胆囊，或经血液循环或淋巴途径进入胆囊，在胆汁流出不畅时造成感染。致病菌主要是革兰氏阴性杆菌，常合并厌氧菌感染。

【病理】

病变开始时胆囊管梗阻，黏膜水肿、充血，胆囊内渗出增加，胆囊肿大。如果此阶段采取治疗措施后，梗阻解除，炎症消退，大部分组织可恢复原来结构，不遗留瘢痕，此为急性单纯性胆囊炎。如病情进一步加重，病变波及胆囊壁全层，囊壁增厚，血管扩张，甚至出现浆膜炎症，有纤维素或脓性渗出，发展至化脓性胆囊炎。此时治愈后也产生纤维组织增生、瘢痕化，容易再发生胆囊炎。胆囊炎反复发作则呈现慢性炎症过程，胆囊可完全瘢痕化而萎缩。如胆囊管梗阻未解除，胆囊内压继续升高，胆囊壁血管受压导致血供障碍，继而缺血坏疽，则为坏疽性胆囊炎。坏疽性胆囊炎常并发胆囊穿孔，多发生在底部和颈部。全胆囊坏疽后因为黏膜坏死，胆囊功能消失。急性胆囊炎因周围炎症细胞浸润至邻近器官，也可穿破至十二指肠、结肠等形成胆囊胃肠道内瘘，急性炎症可因内瘘减压而迅速消退。

【临床表现】

大多数胆囊结石患者可无症状，称为无症状胆囊结石。随着健康检查的普及，无症状胆囊结石的发现明显增多。胆囊结石的典型症状为胆绞痛，只有少数患者出现，其他常表现为急性或慢性胆囊炎。主要临床表现如下。

1. 胆绞痛 胆囊结石伴急性胆囊炎发作主要是上腹部疼痛，开始时仅有上腹胀痛不适，逐渐发展至呈阵发性绞痛；夜间发作常见，饱餐、进食肥腻食物常诱发。疼痛放射到右肩、肩胛和背部。伴恶心、呕吐等消化道症状。如病情发展，疼痛可为持续性、阵发加剧。患者常有轻度至中度发热，如出现寒战、高热，表明病变严重，如胆囊坏疽、穿孔或胆囊积脓，或合并急性胆管炎。10%～20% 的患者可出现轻度黄疸，可能是胆色素通过受损的胆囊黏膜进入血液循环，或邻近炎症引起 Oddi 括约肌痉挛所致。10%～15% 的患者可因合并胆总管结石导致黄疸。首次胆绞痛出现后，约 70% 的患者一年内会再发作，随后发作频度会增加，呈慢性胆囊炎表现。

2. 上腹隐痛 多数患者仅在进食过多、吃肥腻食物、工作紧张或休息不好时感到上腹部或右上腹隐痛，或者有饱胀不适、嗳气、呃逆等，常被误诊为"胃病"。

3. 胆囊积液　胆囊结石长期嵌顿或阻塞胆囊管但未合并感染时，胆囊黏膜吸收胆汁中的胆色素，并分泌黏液性物质，导致胆囊积液。积液透明无色，称为白胆汁。

4. 米里齐（Mirizzi）综合征　是特殊类型的胆囊结石，形成的解剖因素是胆囊管与肝总管伴行过长或者胆囊管与肝总管汇合位置过低，持续嵌顿于胆囊颈部的和较大的胆囊管结石压迫肝总管，引起肝总管狭窄；反复的炎症发作导致胆囊肝总管瘘管，胆囊管消失、结石部分或全部堵塞肝总管。临床特点是反复发作胆囊炎及胆管炎，明显的梗阻性黄疸。胆道影像学检查可见胆囊增大、肝总管扩张、胆总管正常。

体格检查：右上腹胆囊区域可有压痛，程度有个体差异，炎症波及浆膜时可有腹肌紧张及反跳痛，墨菲征阳性。有些患者可触及肿大胆囊并有触痛。如胆囊被大网膜包裹，则形成边界不清、固定压痛的肿块；如发生坏疽、穿孔则出现弥漫性腹膜炎表现。

辅助检查：85% 的患者白细胞升高，老年人可不升高。血清丙氨酸转氨酶、碱性磷酸酶常升高，约 1/2 的患者血清胆红素升高，1/3 的患者血淀粉酶升高。超声检查可见胆囊增大、囊壁增厚（＞ 4mm），囊内结石显示强回声，其后有声影；对急性胆囊炎的诊断准确率高。CT、MRI 也可显示胆囊结石，均能协助诊断，但不作为常规检查。

【诊断和鉴别诊断】

典型的胆绞痛临床表现，结合实验室和影像学检查，诊断一般无困难。影像学检查首选超声检查，其诊断胆囊结石的准确率接近 100%。需要做出鉴别的疾病包括：消化性溃疡穿孔、急性胰腺炎、高位阑尾炎、肠梗阻、冠状动脉功能不全等疾病。

1. 胃、十二指肠溃疡穿孔　十二指肠溃疡穿孔所产生的腹痛，程度上较急性胆囊炎剧烈，为连续的刀割样痛，有时可致患者处于休克状态。腹壁触痛范围不限于右上腹，往往累及整个腹部，腹壁常呈"板样"强直。X 线检查时发现膈下有游离气体，更可确定诊断。患者过去多有慢性溃疡病史，有嗳气、反酸、黑便等症状。少数病例也可能无典型的溃疡病史，穿孔微小或慢性穿孔者症状亦不典型，有时仍可造成诊断上的困难。

2. 急性胰腺炎　腹痛亦较急性胆囊炎剧烈。急性胰腺炎的腹痛多在上腹部偏左侧，右上腹的腹肌强直现象不如胆囊炎明显，墨菲征为阴性。血淀粉酶测定在诊断上有肯定的价值。但有时急性胆囊炎患者可以并发急性胰腺炎，两种情况同时存在时可使确诊发生困难，须加注意。

3. 急性阑尾炎　高位的阑尾炎常误诊为急性胆囊炎，因为两者的疼痛和腹壁压痛、腹肌强直均可局限在右上腹。罗夫辛（Rovsing）征（按压左下腹可引起阑尾部位的疼痛）有助于鉴别。此外，急性胆囊炎患者过去常有反复发作史，疼痛性质常为阵发性绞痛，时有向右肩放射的感觉，有时可伴有轻度黄疸，这些情况都有参考价值。

4. 急性肠梗阻　急性肠梗阻患者也可表现为上腹的阵发性绞痛，并伴有恶心呕吐，有时可误诊为急性胆囊炎。肠梗阻的绞痛位置多在下腹部，常伴有肠鸣音亢进的现象，绞痛加剧时肠鸣音亢进也更显著；腹痛无放射性，腹壁无触痛，腹肌亦不紧张。X 线检查如发现肠道有积气及积液所致的不同液平面，更可以确定诊断。

5. 冠状动脉功能不全　心绞痛与胆绞痛一般都牵涉到右上腹或上腹正中部，有时颇难鉴别。因心脏功能不全而误行麻醉或手术，有时可致患者死亡。因此，凡 50 岁以上患者有腹痛症状而同时又有心悸、心律不齐、心搏过速或心搏缓慢、血管硬化或血压过高等现象者，均需做心电图，以资鉴别。

6. 右侧大叶性肺炎　患者也可有右上腹痛，但该病多有咳嗽、胸痛等症状，可闻及啰音或胸膜摩擦音，X 线胸片有助于诊断。

7. 右肾结石　患者多伴有腰背痛，放射至会阴部，肾区有叩击痛，有肉眼血尿或显微镜下血尿，X 线腹部平片可显示阳性结石，B 超可见肾结石。

【治疗】

对于有症状和（或）并发症的胆囊结石，首选腹腔镜胆囊切除治疗，与开腹胆囊切除相比同样有效，且具有恢复快、损伤小、疼痛轻、瘢痕不易发现等优点。病情复杂或没有腹腔镜条件也可行开腹胆囊切除。无症状的胆囊结石一般不需预防性手术治疗，可观察和随诊。下列情况应考虑行手术治疗：①结石数量多及结石直径≥ 2 ～ 3cm；②胆囊壁钙化或瓷化胆囊；③伴有胆囊息肉＞ 1cm；④胆囊壁增厚（＞ 3mm）即伴有慢性胆囊炎；⑤儿童胆囊结石：无症状者，原则上不手术。

行胆囊切除时，有下列情况应同时行胆总管探查术：①术前病史、临床表现或影像学检查提示胆总管有梗阻，包括梗阻性黄疸，胆总管结石，反复发作的胆绞痛、胆管炎、胰腺炎。②术中证实胆总管有病变，如术中胆道造影证实或扪及胆总管内有结石、蛔虫、肿块。③胆总管扩张直径超过 1cm，胆管壁明显增厚，发现胰腺炎或胰头肿物，胆管穿刺抽出脓性、血性胆汁或泥沙样胆色素颗粒。④胆囊结石小，有可能通过胆囊管进入胆总管。术中应争取行胆道造影或胆道镜检查，避免使用金属胆道探子盲目地行胆道探查造成不必要的并发症。胆总管探查后一般需置 T 管引流。

【胆囊结石伴胆囊炎应掌握的内容】

1. 问诊　发病时间，腹痛位于哪个部位，腹痛特点，是阵发性还是持续性，是绞痛还是钝痛、胀痛，是否有放射痛，有无加重或减轻的因素。是否有黄疸、发热，是否有腹泻或肛门停止排气排便，是否有胸闷胸痛等。此次发病以来做过什么检查，做过什么治疗，效果如何，既往是否有类似发作史，是否做过体检并发现有胆囊结石病史，是否有肝炎结核病史。有无药物过敏史，有无疫区接触史，有无酗酒史等。

2. 查体　体温、脉搏、血压、呼吸，神志情况，面容，巩膜、皮肤黏膜是否黄染，腹部专科情况（包括有无腹肌紧张、压痛部位，有无反跳痛，有无包块，肝肋下是否可触及，是否有触痛，胆囊区是否有压痛，墨菲征是否阳性，肠鸣音是否正常）。

医嘱：胆囊结石合并急性胆囊炎患者须禁食，腹痛剧烈者需胃肠减压，并使用抗感染，纠正电解质、酸碱平衡紊乱及解痉镇痛等对症处理。临时医嘱须开血常规、尿常规、粪常规、血淀粉酶、尿淀粉酶、肝功能、肾功能、电解质、血糖、CEA 系列、血型、凝血功能、全胸片、心电图、腹部肝胆胰脾 B 超、MRCP 检查（黄疸、急性胰腺炎患者影像学首选该检查，若因各种原因不能尽快实施该检查，可考虑行上腹部 CT 增强检查）。

3. 治疗期间观察病情　生命体征是否平稳，腹痛是否逐渐减轻，腹部体征变化，血常规变化及肝功能变化；有黄疸者，观察黄疸增减情况。

4. 治疗　实验室检查及 MRCP 或 CT 检查结果出来后，若无黄疸、胆总管不扩张，有手术指征则行胆囊手术治疗；或暂予以抗感染治疗，待随访 2 个月后再行手术治疗，若存在胆总管结石，则参考胆总管结石治疗。

（王　鹏　袁伟燕）

第二十章 胆道肿瘤

胆道肿瘤分为胆囊肿瘤和胆管肿瘤,有良性和恶性之分。

第一节 胆囊息肉和良性肿瘤

1. 胆囊息肉 是形态学的名称,泛指向胆囊腔内突出或隆起的病变,可以是球形或半球形,有蒂或无蒂,多为良性。由于胆囊息肉术前难以确诊性质,故笼统称为胆囊息肉样病变或胆囊隆起性病变。胆固醇息肉是胆囊黏膜面的胆固醇结晶沉积;炎性息肉是胆囊黏膜的增生,呈多发,直径常小于1cm,多同时合并胆囊结石和胆囊炎;胆囊腺肌增生是胆囊壁的良性增生性病变,如为局限型则类似肿瘤。

本病大部分是在体检时由超声检查发现,无症状。体检可能有右上腹压痛。对此病的诊断主要依靠超声,但难以区分是肿瘤性还是非肿瘤性息肉,是良性还是恶性病变。少数胆囊息肉可发生癌变,也可能就是早期胆囊癌,临床上应予以重视。胆囊息肉恶性变的危险因素:直径超过1cm;单发病变且基底部宽大;息肉逐渐增大;合并胆囊结石和胆囊壁增厚等,特别是年龄超过50岁者。

有明显症状的患者,在排除精神因素、胃十二指肠和其他胆道疾病后,宜行手术治疗。无症状的患者如有上述恶性变危险因素的存在,应考虑手术。患者如无以上情况,不宜急于手术,应每6个月超声复查一次。直径小于2cm的胆囊息肉,可行腹腔镜胆囊切除;超过2cm或高度怀疑恶性变者,应剖腹手术,以便于行根治切除。

2. 胆囊腺瘤 是胆囊常见的良性肿瘤,可单发或多发,腺瘤表面可溃破出血、坏死、感染。胆囊腺瘤的恶性变率约为1.5%,一直被认为是胆囊癌的癌前病变,一旦确诊,宜手术切除。术中应将切除的胆囊连同腺瘤送冷冻切片或快速切片病理检查,术后还应做常规石蜡切片检查。

第二节 胆 囊 癌

胆囊癌是胆道最常见的恶性病变,90%的患者发病年龄超过50岁,平均为59.6岁,女性发病率为男性的3～4倍。国内统计其约占肝外胆道癌的25%,占胆道疾病的0.4%～3.8%。

【病因病理】

流行病学显示,70%的患者与胆结石有关,是结石长期物理刺激胆囊的结果。结石至发生胆囊癌的时间为10～15年。此外,胆囊空肠吻合,完全钙化的瓷化胆囊,胆囊腺瘤,胆胰管结合部异常,溃疡性结肠炎等因素与胆囊癌的发生也可能有关。胆囊癌多发生在胆囊体部和底部,腺癌占82%,胆囊癌可经淋巴、静脉、神经、胆管腔内转移,腹腔内种植和直接侵犯。沿淋巴引流方向转移较多见。

【分期】

有多种分期方法,内万(Nevin)分期相对简单、实用。Nevin分期:Ⅰ期,黏膜内原位癌;Ⅱ期,侵犯黏膜和肌层;Ⅲ期,侵犯胆囊壁全层;Ⅳ期,侵犯胆囊壁全层及周围淋巴结;Ⅴ期,侵犯或转移至肝及其他脏器。

【临床表现】

早期无特异性症状,如原有慢性胆囊炎或胆囊结石引起的腹痛、恶心呕吐、腹部压痛等,部分患者因胆囊切除标本病理检查意外发现胆囊癌。当肿瘤侵犯至浆膜或胆囊床,则出现定位症状,如右上腹痛,可放射至肩背部。胆囊管受阻时可触及肿大的胆囊。能触及右上腹肿物时往往已到晚期，常伴有腹胀、食欲差、体重减轻或消瘦、贫血、肝大，甚至出现黄疸、腹水、全身衰竭。少数肿瘤穿透浆膜，发生胆囊急性穿孔、腹膜炎，或慢性穿透至其他脏器形成内瘘；还可引起胆道出血、肝弥漫性转移引起肝衰竭等。

【辅助检查】

1. 实验室检查　CEA、CA19-9、CA12-5 等均可以升高，其中以 CA19-9 较为敏感，但无特异性。

2. 影像学检查　超声、CT 检查显示胆囊壁增厚不均匀，腔内有位置及形态固定的肿物，应考虑胆囊癌的可能。超声造影、增强 CT 或 MRI 显示胆囊肿块血供丰富，则胆囊癌的可能性更大。

【治疗】

首选手术切除，化学或放射治疗大多无效，手术切除的范围依据胆囊癌分期确定。

1. 单纯胆囊切除术　适用于 Nevin Ⅰ 期胆囊癌。这些病例几乎都是因胆囊结石、胆囊炎行胆囊切除后病理检查偶然发现的，癌肿局限于胆囊黏膜层，不必再行手术。

2. 胆囊癌根治性切除术　适用于 Nevin Ⅱ、Ⅲ、Ⅳ 期胆囊癌。切除范围除胆囊外，还包括肝Ⅳb 段（方叶）和 Ⅴ 段切除或亚肝段切除，并做胆囊引流区域淋巴结的清扫。

3. 胆囊癌扩大根治术　如肝右三叶切除，甚至肝 + 胰十二指肠切除，适应证为 Nevin Ⅲ、Ⅳ期胆囊癌。临床上虽有手术成功的病例，但实际意义存在争论。

4. 不能切除胆囊癌的姑息性手术　包括肝管空肠 Roux-en-Y 吻合内引流术，经皮肝穿刺或经内镜在胆管狭窄部位放置内支撑管引流术以及胃空肠吻合术等，主要用于减轻或解除肿瘤引起的黄疸或十二指肠梗阻。

【预防】

总体上，胆囊癌术后长期生存率依然很低，故重在预防其发生。对有症状的胆囊结石患者，特别是结石直径＞3cm 者；胆囊息肉单发、直径＞1cm 或基底宽广者；腺瘤样息肉以及瓷化胆囊，应积极行胆囊切除。

第三节　胆　管　癌

胆管癌是指发生在肝外胆管，即左、右肝管至胆总管下端的恶性肿瘤。

【病因病理】

病因仍不明，可能与肝胆管结石、原发性硬化性胆管炎、先天性胆管囊性扩张症、胆管囊肿空肠吻合术后、肝吸虫感染、慢性伤寒带菌者、溃疡性结肠炎等有关。病理上有乳头状癌、结节状癌、弥漫性癌。组织学类型 95% 以上为腺癌，其中主要是高分化腺癌。癌肿生长缓慢，发生远处转移者少见。其扩散方式有局部浸润、淋巴转移以及腹腔种植等。

【部位】

根据肿瘤生长的部位，胆管癌分为上段胆管癌、中段胆管癌、下段胆管癌，上段胆管癌又称肝门部胆管癌，位于左右肝管至胆囊管开口以上部位，占 50% ～ 75%；中段胆管癌位于胆囊管开口至十二指肠上缘，占 10% ～ 25%；下段胆管癌位于十二指肠上缘至十二指肠乳头，占10% ～ 20%。

【临床表现和诊断】

1. 黄疸　逐渐加深，大便灰白，可伴有皮肤瘙痒、厌食、乏力、贫血。

2. 胆囊肿大　病变在中、下段的可触及肿大的胆囊，墨菲征可能呈阴性，而上段胆管癌胆囊不肿大，甚至缩小。

3. 肝大　肋缘下可触及肝脏，黄疸时间较长者可出现腹水或双下肢水肿。肿瘤侵犯或压迫门静脉，可造成门静脉高压症表现。

4. 胆道感染　可出现典型的胆管炎表现：右上腹疼痛、寒战、高热、黄疸，甚至出现休克。感染细菌最常见的为大肠埃希菌、粪链球菌及厌氧菌。

5. 实验室检查　血清总胆红素、直接胆红素、ALP 和 GGT 均显著升高，而 ALT 和 AST 只轻度异常。胆道梗阻致维生素 K 吸收障碍，肝合成凝血因子受阻，凝血酶原时间延长。血清肿瘤标志物 CA19-9 可能升高，CEA、AFP 可能正常。

6. 影像学检查　①首选超声检查，可见肝内胆管扩张或见胆管肿物，在超声导引下还可行 PTC 检查，穿刺抽取胆汁做 CEA、CA19-9、细胞学检查和直接穿刺行肿瘤活检。②CT、MRI 能显示胆道梗阻的部位、病变性质等。③ERCP 对下段胆管癌诊断帮助较大，或术前放置内支架引流用。其中 CT、MRCP 将逐渐代替 PTC 及 ERCP 等侵入性检查。

【治疗】

胆管癌化学治疗和放射治疗效果不肯定，主要采取手术治疗，不同部位的胆管癌手术方法有所不同。

1. 胆管癌根治性切除手术　原则上应争取做根治性切除，如不能做到根治性切除，有些病例姑息性切除也可获得较好的生存效果。

（1）上段胆管癌：根据 Bismuth-Corlette 分型，上段胆管癌可分为四型，各型手术切除的范围可以不同，但都必须同时清除肝十二指肠韧带内所有淋巴结及结缔组织。Ⅰ型，肿瘤位于肝总管，未侵犯左右肝管汇合部；Ⅱ型，肿瘤侵犯汇合部，未侵犯左或右肝管。Ⅰ型、部分Ⅱ型肝门部胆管癌切除胆囊和肝外胆管即可，行胆管空肠 Roux-en-Y 吻合重建胆道；Ⅲa 型，已侵犯右肝管；Ⅲb 型，已侵犯左肝管。部分Ⅱ型、Ⅲa 型或Ⅲb 型，除了行胆囊和肝外胆管切除术外，需根据不同情况做Ⅳ段或Ⅳ + Ⅴ段肝切除，或同侧半肝切除，并根据残肝断面胆管的数目、口径大小等情况选择相应的胆肠吻合式重建胆道。Ⅳ型，同时侵犯左、右肝管。多数Ⅳ型肝门部胆管癌不能手术切除，如可切除，通常需要做半肝或扩大的半肝切除，或Ⅳ + Ⅴ + Ⅷ段联合切除。胆道重建术式选择的原则同上。

（2）中段胆管癌：切除肿瘤及距肿瘤边缘 1.0cm 以上的胆管，肝十二指肠韧带"脉络化"，行肝总管 - 空肠 Roux-en-Y 吻合术。

（3）下段胆管癌：需行胰十二指肠切除术。

2. 扩大根治术　如肝右三叶切除，肝 + 胰十二指肠联合切除，临床上虽有成功的病例，但因手术死亡率高，长期生存率低，争议较大。

3. 不能切除的胆管癌外科手术治疗

（1）减黄手术：可选用经皮肝穿刺胆道置管引流或放置内支架，或经内镜鼻胆管引流或放置内支架，可引流胆汁，减轻黄疸。如患者不配合或操作失败，可开腹行左肝部分切除的 Longmire 手术，经圆韧带入路行左肝管 - 空肠 Roux-en-Y 吻合术。中下段癌可行肝总管 - 空肠吻合术等。

（2）胃空肠吻合术：因肿瘤侵犯或压迫十二指肠造成消化道梗阻者，可行胃空肠吻合术恢复消化道通畅，改善患者生活质量。

【胆道肿瘤应掌握的内容】

1. 问诊　发病时间，有无腹痛，腹痛位于哪个部位，腹痛特点，有无加重或减轻的因素。黄疸何时出现，是否伴有皮肤瘙痒，大便是否发白呈白陶土样。是否伴有发热，最高体温多少，呈高热还是低热。此外，此次发病以来是否诊疗过，查了哪些辅助检查，结果是什么，用了哪些药物，效果如何，既往是否有类似发作史，是否有胆囊或胆道结石病史，是否有肝炎结核病史。

2. 查体　体温、脉搏、血压、呼吸，神志情况，面容，巩膜、皮肤黏膜是否黄染及黄染程度，腹部专科情况（包括有无压痛，压痛部位，有无反跳痛，有无囊性包块，肝肋下是否可触及，是否有触痛，胆囊区是否有压痛，墨菲征是否阳性，肠鸣音是否正常）。

医嘱：胆道肿瘤患者应尽早完善相关检查，并对病情做出相应的评估。临时医嘱须开血常规、尿常规、粪常规、肝功能、肾功能、电解质、血糖、CEA 系列、血型、凝血功能、全胸片、心电图、腹部 B 超、MRCP 检查（影像学首选该检查，若因各种原因不能尽快实施该检查，可考虑行上腹部 CT 增强检查）。

3. 治疗期间观察病情　生命体征是否平稳，高位胆管癌术后注意观察引流液是否为血性，判断术后出血量及胆瘘情况，注意观察患者的腹胀、腹痛情况，根据排气时间决定胃管拔除时间及进食时间。复查肝功能了解黄疸的增减情况。

（王　鹏　袁伟燕）

第二十一章　急性胰腺炎

【解剖和生理功能】

胰腺位于腹膜后，从右向左横跨第 1～2 腰椎的前方，分为胰头、胰颈、胰体、胰尾四部分，各部无明显界线，临床上常将体尾部作为一个解剖单位。除胰尾可被浆膜包绕外，其余部分均位于腹膜后。因此胰腺病变的表现往往比较深且隐蔽。胰头较为膨大，被"C"形十二指肠包绕，其下部经肠系膜上静脉后方向左突出至肠系膜上动脉右侧，称为钩突。肠系膜上静脉前方的部分胰腺为胰颈。胰颈和胰尾之间为胰体，占胰腺的大部分，其后紧贴腰椎体，当上腹部钝挫伤时受挤压的机会最大。胰尾是胰左端的狭细部分，行向左上方抵达脾门，重要解剖标志是其后方也有腹膜包绕。

主胰管直径为 2～3mm，横贯胰腺全长，沿途接纳小叶间导管。约 85% 的人胰管与胆总管汇合形成"共同通道"，下端膨大部分称为 Vater 壶腹，开口于十二指肠乳头，其内有 Oddi 括约肌；一部分虽有共同开口，但两者之间有分隔；少数人两者分别开口于十二指肠。这种共同开口或共同通道是胰腺疾病和胆道疾病互相关联的解剖学基础。在胰头部胰管上方有副胰管，通常与胰管相连，收纳胰头前上部的胰液，开口于十二指肠副乳头。

胰头血供来源于胃十二指肠动脉和肠系膜上动脉的胰十二指肠前、后动脉弓。胰体尾部血供来自脾动脉的分支——胰背动脉和胰大动脉。通过胰横动脉构成胰腺内动脉网。胰的静脉多与同名动脉伴行，最后汇入门静脉。

胰腺的淋巴引流起自腺泡周围的毛细淋巴管，沿伴行血管达胰表面，注入胰上、下淋巴结与脾淋巴结，然后注入腹腔淋巴结。胰腺的多个淋巴结群与幽门上下、肝门、横结肠系膜及腹主动脉等处淋巴结相连通。胰腺受交感神经和副交感神经的双重支配，交感神经支配胰腺的疼痛，副交感神经传出纤维对胰岛、腺泡和导管起调节作用。

胰腺具有外分泌和内分泌两种功能。胰腺的外分泌为胰液，每日分泌 750～1500ml，pH 为7.4～8.4，含腺泡细胞分泌的各种消化酶。胰液分泌受迷走神经和体液双重控制，以体液调节为主。胰腺的内分泌来源于胰岛。胰岛主要分布于胰体尾部。胰岛有多种细胞，以 B 细胞为主，分泌胰岛素；其次是 A 细胞分泌胰高血糖素，以及 D 细胞分泌生长抑素；还有少数 PP 细胞分泌胰多肽，G 细胞分泌促胃液素和 D1 细胞分泌血管活性肠肽（VIP）等。

【病因和病理】

急性胰腺炎是一种常见的急腹症，按病理改变过程可分为水肿性和出血坏死性，前者占80%～90%；按临床病情分为轻型和重型，后者占 10%～20%，前者病情轻，有自限性，预后好，病死率＜1%，而后者则病情险恶，常常涉及全身的多个脏器，病死率高达 10%～30%。

1. 致病因素　急性胰腺炎有多种致病危险因素，国内以胆道疾病为主，占 50% 以上，称胆源性胰腺炎。

（1）胆道疾病：胆道结石可阻塞胆总管末端，此时胆汁可经共同通道反流入胰管，胆盐可直接引起腺泡细胞坏死或胰管内高压诱发急性胰腺炎。

造成胆总管末端阻塞的原因还有胆道蛔虫以及因炎症或手术器械引起的十二指肠乳头水肿或狭窄、Oddi 括约肌痉挛等。

（2）过量饮酒：是常见病因之一。乙醇能直接损伤胰腺，还可刺激胰液分泌、引起十二指肠乳头水肿和 Oddi 括约肌痉挛。

（3）十二指肠液反流：当十二指肠内压力增高时，十二指肠液可向胰管内反流。十二指肠内压力增高的原因：穿透性十二指肠溃疡、十二指肠憩室、胰腺钩突部肿瘤、胃大部切除术后输入袢梗阻等。

（4）代谢性疾病：高脂血症性胰腺炎（高脂蛋白血症Ⅰ、Ⅳ或Ⅴ型）和高钙血症（甲状旁腺功能亢进）。

（5）医源性原因：ERCP 可导致 2% ～ 10% 的患者发生胰腺炎。

（6）其他原因：某些药物，如磺胺类药物、5- 氨基水杨酸、呋塞米、噻嗪化物、雌激素、甲硝唑、红霉素、对乙酰氨基酚等药物可导致急性胰腺炎；创伤；胰腺血液循环障碍，如低血压、动脉栓塞等因素均可造成胰腺血液循环障碍而发生急性胰腺炎。

2. 基本病理改变　急性胰腺炎基本病理改变是胰腺呈不同程度的水肿、充血、出血和坏死。

（1）急性水肿性胰腺炎：病变相对较轻，多局限在体尾部，胰周可有积液。有时可发生局限性脂肪坏死。

（2）急性出血坏死性胰腺炎：病变以胰腺实质出血、坏死为特征。胰腺肿胀，呈暗紫色，坏死灶呈灰黑色，严重者整个胰腺变黑。晚期坏死组织合并感染可形成胰腺或胰周脓肿。

【临床表现】

由于病变程度不同，患者的临床表现差异很大。

1. 腹痛　是本病的主要症状。腹痛剧烈，多位于中上腹或左上腹，向左肩及左腰背部放射。胆源性者腹痛始于右上腹，逐渐向左侧转移。病变累及全胰时，疼痛范围较宽并呈束带状向腰背部放射。

2. 腹胀　与腹痛同时存在，是腹腔神经丛受刺激产生肠麻痹的结果，早期为反射性，继发感染后则由腹膜后的炎症刺激所致。腹膜后炎症越严重，腹胀越明显。腹水时可加重腹胀。患者排便、排气停止。腹内压增高可导致腹腔间隔室综合征。

3. 恶心、呕吐　该症状早期即可出现，呕吐往往剧烈而频繁。呕吐物为胃十二指肠内容物，偶可呈咖啡色。呕吐后腹痛不缓解。

4. 腹膜炎体征　急性水肿性胰腺炎时压痛多只限于上腹部，常无明显肌紧张。急性出血坏死性胰腺炎压痛明显，并有肌紧张和反跳痛，范围较广或延及全腹。移动性浊音多为阳性。肠鸣音减弱或消失。

5. 其他　较轻的急性水肿性胰腺炎可不发热或轻度发热。合并胆道感染常伴有寒战、高热。胰腺坏死伴感染时，持续性高热为主要症状之一。若结石嵌顿或胰头肿大压迫胆总管可出现黄疸。坏死性胰腺炎患者可有脉搏细速、血压下降乃至休克。早期休克主要由低血容量所致，后期继发感染使休克原因复杂化且难以纠正。伴急性肺衰竭时可有呼吸困难和发绀。胰腺坏死伴感染时，可出现腰部皮肤水肿、发红和压痛。少数严重患者胰腺的出血可经腹膜后途径渗入皮下。在腰部、季肋部和下腹部皮肤出现大片青紫色瘀斑，称格雷·特纳（Grey Turner）征；若出现在脐周，称卡伦（Cullen）征。胃肠出血时可有呕血和便血。血钙降低时，可出现手足抽搐。严重者可有弥散性血管内凝血（DIC）表现及中枢神经系统症状，如感觉迟钝、意识模糊乃至昏迷。

【诊断】

1. 实验室检查

（1）胰酶测定：血清、尿淀粉酶测定是最常用的诊断方法。血淀粉酶在发病数小时开始升高，24 小时达高峰，4 ～ 5 天后逐渐降至正常；尿淀粉酶在 24 小时才开始升高，48 小时到高峰，下降缓慢，1 ～ 2 周后恢复正常。淀粉酶升高的幅度和病变严重程度并不呈正相关，但值越高诊断正确率越大。

需注意肠梗阻、胆囊炎、肠系膜缺血、腮腺炎等疾病，其血淀粉酶可也升高，应注意鉴别。

（2）其他项目：血脂肪酶明显升高具有特异性。诊断性腹腔穿刺若抽出血性渗出液，其淀粉酶值升高对诊断很有帮助。C 反应蛋白（CRP）增高（发病 48 小时 > 150mg/ml）提示病情较重。

2. 影像学诊断

（1）腹部超声：可发现胰腺肿大和胰周液体积聚。如发现胆道结石、胆管扩张，胆源性胰腺炎可能性大。

（2）增强 CT 扫描：是最具诊断价值的影像学检查。不仅能诊断急性胰腺炎，而且能鉴别是否合并胰腺组织坏死。还可在网膜囊内、胰周、肾旁前或肾旁后间隙、结肠后甚至髂窝等处发现胰外积液和坏死感染征象。此外，对其并发病如胰腺脓肿和假性囊肿等也有诊断价值。

（3）MRCP：可较清晰地显示胆管及胰管，在复发性胰腺炎及原因不明的胰腺炎诊断中具有重要的作用。

【急性胰腺炎的局部并发症】

1. 胰腺及胰周组织坏死　指胰腺实质的弥漫性或局灶性坏死，伴胰周（包括腹膜后间隙）脂肪坏死。根据有无感染又分为感染性和无菌性胰腺坏死。

2. 胰腺及胰周脓肿　指胰腺和（或）胰腺周围的包裹性积脓，由胰腺组织和（或）胰周组织坏死液化继发感染所致，脓液培养有细菌或真菌生长。

3. 胰腺假性囊肿　有胰液由坏死破损的胰管溢出在胰腺周围积聚，被纤维组织包裹形成假性囊肿。

4. 胃肠道瘘　胰液的消化和感染的腐蚀均可使胃肠道壁坏死、穿孔而发生瘘。常见的部位是结肠、十二指肠，有时也发生在胃和空肠。

5. 出血　由于胰液的消化作用及感染腐蚀，特别是合并真菌感染，有时也会造成腹腔或腹膜后的大出血。

【急性胰腺炎的全身并发症】

急性胰腺炎的全身并发症有全身炎症反应综合征、多器官功能障碍综合征、多器官功能衰竭，如急性呼吸衰竭、急性肾衰竭、心力衰竭等。此外，还有消化道出血、胰性脑病、败血症、弥散性血管内凝血等。

【治疗】

1. 非手术治疗

（1）禁食、胃肠减压：胃肠减压可防止呕吐、减轻腹胀、降低腹内压。

（2）补液、防治休克：静脉输液，补充电解质，纠正酸中毒，防治低血压，改善微循环。对重症患者应进行重症监护，吸氧，维持 $SaO_2 \geq 95\%$。

（3）镇痛解痉：在诊断明确的情况下给予解痉止痛药。

（4）抑制胰腺分泌：质子泵抑制剂可间接抑制胰腺分泌，生长抑素有抑制胰腺分泌的作用。

（5）营养支持：禁食期主要靠肠外营养。待病情稳定、肠功能恢复后可酌情恢复饮食。

（6）抗菌药物的应用：常见致病菌有大肠埃希菌、铜绿假单胞菌、克雷伯菌和变形杆菌等。

2. 手术治疗

（1）手术适应证：①急性腹膜炎不能排除其他急腹症时；②胰腺和胰周坏死组织继发感染；③伴胆总管下端梗阻或胆道感染者；④合并肠穿孔、大出血或胰腺假性囊肿。

（2）手术方式：最常用的是坏死组织清除加引流术，酌情行胆道引流术；若继发肠瘘，可将瘘口外置或行近端肠管造口术；形成假性囊肿者，可酌情行内、外引流术。

（3）胆源性胰腺炎的处理：手术目的是取出胆管结石，解除梗阻，畅通引流，依据是否有胆囊结石及胆管结石，处理方法不同。仅有胆囊结石，且症状轻者，可在初次住院期间进行胆囊切除。胰腺病情严重者，需要等待病情稳定择期行胆囊切除；合并胆管结石，且病情较严重或一般情况差，无法耐受手术者，宜急诊或早期经纤维十二指肠镜行 Oddi 括约肌切开、取石及鼻胆管引流术。

（4）胰腺假性囊肿的处理：是最常见的胰腺囊性病变，多继发于急慢性胰腺炎和胰腺损伤，可无症状，经检查除外恶性后，可暂予非手术治疗。一旦囊肿性质不清或出现并发症时，则需适当给予外科干预。其外科治疗的适应证为：①出现出血、感染、破裂、压迫等并发症；②囊肿直径≥6cm；③非手术治疗时囊肿无缩小反而增大；④多发性囊肿；⑤囊肿壁厚；⑥合并慢性胰腺炎及胰管狭窄。常用手术方法：①内引流术，囊壁成熟后（6周以上）可做内引流术。常用囊肿空肠 Roux-en-Y 吻合术。②胰腺假性囊肿切除术，适用于较小囊肿或多发性假性囊肿。

【急性胰腺炎应掌握的内容】

1. 问诊 发病时间，腹痛位于哪个部位，腹痛特点，是阵发性还是持续性，是绞痛还是钝痛、胀痛，是否有放射痛，有无加重或减轻的因素。有无腹胀，是否伴有黄疸。有无发热，发热是高热还是低热，最高体温多少。此外，是否伴有恶心、呕吐等。此次发病以来是否诊疗过，查了哪些辅助检查，结果是什么，用了哪些药物，效果如何，既往是否有类似发作史，是否有明确的胆囊或胆道结石病史，有无酗酒史。

2. 查体 体温、脉搏、血压、呼吸，神志情况，面容，巩膜、皮肤黏膜是否黄染及黄染程度，腹部专科情况（包括腹部压痛部位，有无反跳痛，有无腹肌紧张，有无囊性包块，胆囊区是否有压痛，墨菲征是否阳性，肠鸣音是否正常，腹部皮肤是否有瘀斑，腹部叩诊是否可闻及移动性浊音等）。

医嘱：急性胰腺炎诊断不难，一旦诊断明确，应行禁食、胃肠减压、抑酸、抗感染治疗。并纠正电解质酸碱平衡紊乱及退热、解痉镇痛等对症处理。常用的抗感染药物有三代头孢、咪唑类药物、喹诺酮类药物及碳青霉烯类等抗菌药物。若系重型急性胰腺炎，须监测生命体征，积极抗休克，加强抗感染，同时尽快明确病因，行鼻胆管引流或经皮穿刺肝胆道引流（PTCD）解除胆道压力。临时医嘱须开血常规、尿常规、粪常规、血淀粉酶、尿淀粉酶、肝功能、肾功能、电解质、血糖、CEA 系列、血型、凝血功能、全胸片、心电图、腹部 B 超、MRCP 检查（影像学首选该检查，若因各种原因不能尽快实施该检查，可考虑行上腹部 CT 增强检查）。

3. 治疗期间观察病情 生命体征是否平稳，腹痛腹胀是否逐渐减轻，是否排气（排气是胃肠道功能恢复的重要观察指标，排气、腹胀减轻是胰腺炎好转的信号），黄疸增减情况，腹部体征变化，血常规变化及肝功能、血尿淀粉酶变化。

（袁伟燕　王　鹏）

第二十二章 胰 头 癌

【病理】

胰腺癌包括胰头癌、胰体尾部癌。90% 的胰腺癌为导管细胞腺癌，少见黏液性囊腺瘤和腺泡细胞癌。胰头癌占胰腺癌的 70% ～ 80%，常见淋巴转移和癌浸润，还可发生癌肿远端的胰管内转移和腹腔内种植，血行转移可至肝、肺、骨、脑等，该病早期诊断困难，手术切除率低，预后很差。

【诊断】

诊断主要依据临床表现和影像学检查。

1. 临床表现　患者的临床症状以上腹疼痛、饱胀不适、黄疸、食欲降低和消瘦最为多见。

（1）上腹疼痛、不适：是常见的首发症状。早期因肿块压迫胰管，使胰管不同程度地梗阻、扩张，出现上腹不适，或隐痛、钝痛、胀痛。少数患者可无疼痛。通常因对早期症状的忽视，而延误诊断。中晚期肿瘤侵及腹腔神经丛，出现持续性剧烈腹痛。

（2）黄疸：是胰头癌最主要的临床表现，多数是由胰头癌压迫或浸润胆总管所致，呈进行性加重。黄疸出现的早晚和肿瘤的位置密切相关，癌肿距胆总管越近，黄疸出现越早。胆道梗阻越完全，黄疸越深。多数患者出现黄疸时已属中、晚期。

（3）消化道症状：如食欲不振、腹胀、消化不良、腹泻或便秘。部分患者可有恶心、呕吐。晚期癌肿侵及十二指肠可出现上消化道梗阻或消化道出血。

（4）消瘦和乏力：患者因饮食减少、消化不良、睡眠不足和癌肿消耗等造成消瘦、乏力、体重下降，晚期可出现恶病质。

2. 实验室检查　①血清生化学检查：胰头癌导致胰管梗阻的早期可有血、尿淀粉酶的一过性升高，血清总胆红素和结合胆红素升高。②免疫学检查：大多数胰腺癌血清学标志物可升高，包括 CA19-9、CEA。但目前尚未找到有特异性的胰腺癌标志物。CA19-9 目前最常用于胰腺癌的辅助诊断和术后随访。

3. 影像学检查　影像学诊断技术是胰头癌定位和定性诊断的重要手段。①腹部超声：可显示胰头部占位病变，同时可观察有无肝转移和淋巴结转移。②内镜超声（EUS）：优于普通超声，可发现小于 1cm 的肿瘤，对评估大血管受侵犯的程度敏感性高，是目前对胰头癌 TNM 分期最敏感的检查手段，可作为评估肿瘤可切除性的可靠依据。③ CT：可为胰腺肿瘤的定性、定位诊断提供非常重要的影像学依据，尤其是对胰腺肿瘤的术前可切除性评估具有重要意义，目前可作为胰腺肿瘤患者首选影像学检查手段。④ MRCP：单纯 MRI 诊断并不优于增强 CT。MRCP 能显示胰、胆管梗阻的部位、扩张程度，具有重要的诊断价值，具有无创性、多角度成像、定位准确、无并发症等优点。⑤ ERCP：可显示胆管和胰管近壶腹侧影像或肿瘤以远的胆、胰管扩张的影像。此种检查可能引起急性胰腺炎或胆道感染，应予以警惕。也可在 ERCP 的同时于胆管内置入内支撑管，达到术前减轻黄疸的目的。⑥经皮肝穿刺胆道造影（PTC）：可显示梗阻上方肝内、外胆管扩张的情况，对判定梗阻部位、胆管扩张程度具有重要价值。在做 PTC 的同时行 PTCD 可减轻黄疸和防止胆漏。⑦正电子发射断层成像（PET）：可显示早期胰腺癌，并可显示肝脏及远处器官的转移，腹部可检出小至 0.5cm 的转移淋巴结，其鉴别肿瘤复发及术后改变的情况优于 CT，但在术前评估肿瘤可切除性方面不及增强 CT。

【治疗】

手术切除是胰头癌有效的治疗方法。

尚无远处转移的胰头癌，均应争取手术切除以延长生存时间和改善生活质量。常用的手术方式如下。①胰头十二指肠切除术（Whipple 手术）：切除范围包括胰头（含钩突）、远端胃、十二指肠、上段空肠、胆囊和胆总管。需同时清除相应区域的淋巴结。切除后再将胰腺、胆总管和胃与空肠重建。②保留幽门的胰头十二指肠切除术（PPPD）：适用于幽门上下淋巴结无转移、十二指肠切缘无癌细胞残留者，术后患者生存期与 Whipple 手术相似。③姑息性手术：适用于高龄、已有肝转移、肿瘤已不能切除或合并明显心肺功能障碍不能耐受较大手术的患者。包括胆肠吻合术解除胆道梗阻，胃空肠吻合术解除或预防十二指肠梗阻，为减轻疼痛，可在术中行内脏神经节周围注射无水乙醇的化学性内脏神经切断术或行腹腔神经节切除术。④辅助治疗：吉西他滨作为晚期胰腺癌治疗的一线方案的地位已经比较明确。术后也可采用以氟尿嘧啶和丝裂霉素为主的化疗。可使用胸腺法新增加免疫力。

【胰头癌应掌握的内容】

1. 问诊 发病时间，有无腹痛，腹痛位于哪个部位，腹痛特点，有无加重或减轻的因素，是否伴有黄疸。黄疸何时出现，是否有进行性加重，是否伴有皮肤瘙痒，大便是否发白呈白陶土样。是否伴有发热，最高体温多少，呈高热还是低热。此外，此次发病以来是否诊疗过，查了哪些辅助检查，结果是什么，用了哪些药物，效果如何。

2. 查体 体温、脉搏、血压、呼吸，神志情况，面容，巩膜、皮肤黏膜是否黄染及黄染程度，腹部专科情况（包括有无压痛，有无反跳痛，有无囊性包块，肝肋下是否可触及，是否有触痛，胆囊区是否有压痛，墨菲征是否阳性，肠鸣音是否正常）。

医嘱：胰头癌患者应尽早完善相关检查，并对病情做出相应的评估。临时医嘱须开血常规、尿常规、粪常规、肝功能、肾功能、电解质、血糖、CEA 系列、血型、凝血功能、全胸片、心电图、腹部 B 超、腹部增强 CT 或 MRCP 检查。

3. 治疗期间观察病情 术后生命体征是否平稳，注意引流液性质，及时发现是否有出血，注意监测引流液淀粉酶，判断胰瘘级别，是否需要外科干预，一般选用可冲洗引流管，术后淀粉酶升高，应用生理盐水缓慢滴注冲洗创面，减少胰液对创面血管的腐蚀。注意观察腹痛是否逐渐减轻，黄疸增减情况，腹部体征变化，血红蛋白变化及肝功能变化，血糖是否受到影响，CA19-9 是否下降。

（王 鹏 袁伟燕）

第四篇 神 经 系 统

第一章 脑 血 管 病

脑血管病（cerebral vascular disease），泛指脑部血管的各种疾病，包括脑动脉粥样硬化、血栓形成、狭窄、闭塞、脑动脉炎、脑动脉损伤、脑动脉瘤、颅内血管畸形、脑动静脉瘘等，其共同特点是引起脑组织的缺血或出血性意外，导致患者残疾或死亡。

第一节 缺血性脑卒中病因分型

目前，在临床试验和临床实践中应用最为广泛的脑卒中病因分型系统是急性缺血性脑卒中 Org 10172 治疗试验（Trial of Org 10172 in Acute Stroke Treatment，TOAST）分型和中国缺血性卒中亚型（Chinese Ischemic Stroke Subclassification，CISS）分型。TOAST 分型如下。

（一）大动脉粥样硬化（large-artery atherosclerosis，LAA）

具有颅内、颅外大动脉或其皮质分支因粥样硬化所致的明显狭窄（＞50%），或有血管堵塞的临床表现或影像学表现。

1. 头部影像学（CT 或 MRI）表现 大脑皮质、脑干、小脑或半球皮质下梗死灶直径＞1.5cm。

2. 辅助检查 颈部血管彩色超声或 DSA 显示，颅内或颅外大动脉狭窄＞50%，但应排除心源性栓塞的可能。

（二）心源性栓塞（cardioembolism）

由来源于心脏的栓子致病，可以确定至少有一种栓子是来源于心脏。应排除大动脉粥样硬化所致的栓塞或血栓形成。

（三）小动脉闭塞（small-artery occlusion）

此型在其他分型方法中被称为腔隙性梗死。有高血压、糖尿病病史者支持该型诊断。头颅 MRI 检查可见脑干、皮质下梗死灶直径＜1.5cm。

（四）有其他明确病因脑卒中（stroke of other determined cause）

除外以上 3 种明确的病因，由其他少见病因所致的脑卒中。如凝血障碍性疾病，血液成分改变（红细胞增多症），各种原因引起的血管炎（结核、钩体病、梅毒等），血管畸形（动静脉畸形、烟雾病等）。但应排除心源性栓塞型和大动脉粥样硬化型。

（五）不明原因脑卒中（stroke of undetermined cause）

经全面检查未发现病因者。

第二节 短暂性脑缺血发作

短暂性脑缺血发作（transient ischemic attack，TIA）是由于局部脑或视网膜缺血引起的短暂性神经功能缺损，临床症状一般不超过 1 小时，最长不超过 24 小时，且无责任病灶的证据。凡神经影像学检查有神经功能缺损对应的明确病灶者不宜称为 TIA。

【病因和发病机制】

TIA 的发病与动脉粥样硬化、动脉狭窄、心脏病、血液成分改变及血流动力学变化等多种因素有关，其发病机制主要有以下两种类型。

（一）血流动力学改变

在各种原因（如动脉硬化和动脉炎等）所致的颈内动脉系统或椎 - 基底动脉系统动脉严重狭

窄的基础上，血压急剧波动和下降导致原来靠侧支循环维持血液供应的脑区发生的一过性缺血。

（二）微栓塞

主要来源于动脉粥样硬化的不稳定斑块或附壁血栓的破碎脱落、瓣膜性或非瓣膜性心源栓子及胆固醇结晶等。微栓子堵塞小动脉导致其供血区域脑组织缺血，当栓子破碎移向远端或自发溶解时，血流恢复，症状缓解。

【临床表现】

（一）一般特点

TIA 好发于中老年人，男性多于女性，患者多伴有高血压、糖尿病等脑血管病危险因素。发病突然，局部脑或视网膜功能障碍历时短暂，最长不超过 24 小时，不留后遗症状，由于微栓塞导致的脑缺血范围很小，一般神经功能缺损的范围和严重程度比较局限。血流动力学改变导致的 TIA，因每次发作缺血部位基本相同，而临床表现相似或刻板，一般不超过 10 分钟；微栓塞导致的 TIA，因每次发作受累的血管和部位有所不同，而临床表现多变。

（二）颈内动脉系统 TIA

临床表现与受累血管分布有关。大脑中动脉（middle cerebral artery，MCA）供血区的 TIA 可出现缺血对侧肢体的单瘫、轻偏瘫、面瘫和舌瘫，可伴有偏身感觉障碍和对侧同向偏盲，优势半球受损常出现失语和失用，非优势半球受损可出现空间定向障碍。大脑前动脉（anterior cerebral artery，ACA）供血区缺血可出现人格和情感障碍、对侧下肢无力等。颈内动脉（internal carotid artery，ICA）的眼支供血区缺血表现为眼前灰暗感、云雾状或视物模糊甚至为单眼一过性黑矇、失明。颈内动脉主干供血区缺血可表现为眼动脉交叉瘫：患者单眼一过性黑矇、失明和（或）对侧偏身感觉障碍。霍纳（Horner）交叉瘫：患侧 Horner 综合征、对侧偏瘫。

（三）椎 - 基底动脉系统 TIA

最常见表现是眩晕、平衡障碍、眼球运动异常和复视。可有单侧或双侧面部、口周麻木，单独出现或伴有对侧肢体瘫痪、感觉障碍，呈现典型或不典型的脑干缺血综合征。此外，椎 - 基底动脉系统 ITA 还可出现以下几种特殊表现的临床综合征。

1. 跌倒发作（drop attack） 表现为下肢突然失去张力而跌倒，无意识丧失，常可很快自行站起，系脑干下部网状结构缺血所致。有时见于患者转头或仰头时。

2. 短暂性全面性遗忘（transient global amnesia，TGA） 发作时出现短时间记忆丧失，对时间、地点定向障碍，但谈话、书写和计算能力正常，一般症状持续数小时，然后完全好转，不遗留记忆损害。部分发病可能是大脑后动脉颞支缺血累及边缘系统的颞叶海马、海马旁回和穹窿所致。

3. 双眼视力障碍发作 双侧大脑后动脉距状支缺血导致枕叶视皮质受累，引起暂时性皮质盲。

值得注意的是，椎 - 基底动脉系统 TIA 患者很少出现孤立的眩晕、耳鸣、恶心、晕厥、头痛、大小便失禁、嗜睡或癫痫等症状，往往合并有其他脑干或大脑后动脉供血区缺血的症状和（或）体征。

【辅助检查】

发病后立即行头颅 CT 检查，排除脑出血及其他可能存在的病变。患者就诊后初始检查内容包括血常规、凝血功能、血糖、血脂、血电解质，肝肾功能，心电图，经胸超声心动图，初始检查内容在患者就诊后立即完成。

为进行鉴别诊断和了解 TIA 可能的病因，以及评估预后，还可能需要动态心电图监测、经食管超声心动图、头颈部 CTA、头颅 MRI 加对比增强磁共振血管成像（CE-MRA）和数字减影血管造影（DSA）等检查，以及蛋白 C、蛋白 S、抗凝血等易栓状态的检查。

【诊断和鉴别诊断】

（一）诊断

大多数 TIA 患者就诊时临床症状已消失，故诊断主要依靠病史。

（二）鉴别诊断

1. 脑梗死 TIA 在神经功能缺损症状消失前需与脑梗死相鉴别。

2. 癫痫的部分性发作 特别是单纯部分性发作，常表现为持续数秒至数分钟的肢体抽搐或麻木针刺感，从躯体的一处开始，并向周围扩展，可以通过脑电图、头颅 MRI 等检查进行鉴别。

3. 头晕的鉴别 可以根据头晕和眼球震颤的持续时间，有无神经功能缺损等伴随症状进行鉴别。

4. 心脏疾病 阿 - 斯综合征（Adams-Stokes syndrome），严重心律失常如室上性心动过速、多源性室性期前收缩、室速或室颤、病态窦房结综合征等，可因阵发性全脑供血不足出现头晕、晕倒和意识丧失，但常无神经系统局灶性症状和体征，动态心电图监测、超声心动图检查常有异常发现。

【治疗】

TIA 是急症。TIA 发病后 2 天或 7 天内为脑卒中的高风险期，对患者进行紧急评估与干预可以减少脑卒中的发生。临床医师还应提前做好有关的准备工作，一旦 TIA 转变成脑梗死，不要因等待凝血功能检查结果而延误溶栓治疗。

（一）药物治疗

1. 抗血小板治疗 非心源性栓塞性 TIA 推荐抗血小板治疗。发病 24 小时内，具有脑卒中高复发风险（ABC2D2 评分 ≥ 4 分，表4-1-1）的急性非心源性 TIA 或轻型缺血性脑卒中患者（NIHSS 评分 ≤ 3 分），应尽早给予阿司匹林联合氯吡格雷治疗 21 天。发病 30 天内伴有症状性颅内动脉严重狭窄（狭窄率 70% ～ 99%）的 TIA 患者，应尽早给予阿司匹林联合氯吡格雷治疗 90 天。其他 TIA 一般单独使用：①阿司匹林（50 ～ 325 mg/d）；②氯吡格雷（75mg/d）。

表 4-1-1 TIA 的 ABC2D2 评分

项目	TIA 的临床特征	得分
年龄（A）	> 60 岁	1
血压（B）	收缩压 > 140mmHg 或舒张压 > 90mmHg	1
临床症状（C）	单侧无力	2
	不伴肢体无力的言语障碍	1
症状持续时间（D）	> 60 分钟	2
	10 ～ 59 分钟	1
糖尿病（D）	有	1

2. 抗凝治疗 心源性栓塞的 TIA 患者，一般推荐抗凝治疗，可在神经影像学检查排除脑出血后尽早开始实施。主要包括肝素、低分子量肝素、华法林及新型口服抗凝药（如达比加群、利伐沙班、阿哌沙班、依度沙班等）。如果使用华法林，早期可以和低分子量肝素重叠几天使用，后停用低分子量肝素。在使用过程中需监测 INR 值，将 INR 值控制在 2 ～ 3。也可直接使用达比加群、利伐沙班、阿哌沙班、依度沙班等。对有瓣膜性病变的 TIA 患者，需口服华法林治疗。

3. 扩容纠正低灌注 对低灌注的 TIA 患者有效。

4. 溶栓治疗 对于新近发生的、临床症状符合 TIA 的患者，即使神经影像学检查发现有明确的梗死责任病灶，目前也不作为溶栓治疗的禁忌证。若 TIA 再次发作，临床有脑梗死的可能，不应等待，应按脑梗死治疗指南积极进行溶栓治疗。

（二）TIA 的外科治疗和血管内介入治疗

对适合颈动脉内膜切除术（carotid endarterectomy，CEA）或颈动脉支架成形术（carotid artery stenting，CAS）者，根据病情选择手术时机。

（三）控制危险因素

高血压、糖尿病、高脂血症、房颤、肥胖、抽烟等。

【短暂性脑缺血发作应掌握的内容】

（一）问诊

发病时间，发病时在干什么。发病时主要有什么表现，如一侧肢体不能活动、肢体麻木、言语不清、意识不清、黑矇、单眼或双眼失明、头晕、视物双影、记忆丧失等症状。症状持续时间（TIA 临床症状一般不超过 1 小时，最长不超过 24 小时），有无完全恢复。询问既往史，有无高血压、糖尿病、血脂异常、心房颤动、心脏瓣膜和其他心脏疾病史。有无其他疾病，如镰状细胞贫血、雌激素替代治疗等。既往有无偏头痛病史（与基底动脉型偏头痛相鉴别）。有无肢体抽搐［与癫痫的托德（Todd）瘫痪相鉴别］，头晕同时有无耳鸣，头晕与体位有无关系，头晕同时有无声音嘶哑、视物双影、吞咽困难等。

（二）查体

生命体征的检查：心率、血压。神经系统完整的体格检查，主要了解神经功能有无受损。心脏听诊，了解有无严重的心律失常（如明显的窦性心动过缓、心室过速、心室颤动、室上性心动过速等）导致阿 - 斯综合征的可能。了解有无房颤。

（三）辅助检查

发病后立即行头颅 CT 检查，排除脑出血及其他可能存在的病变。患者就诊后立即检查，内容包括血常规、凝血功能、血糖、血脂、血电解质，肝肾功能，心电图，经胸超声心动图。患者如果反复发作可立即行头颈部 CTA 检查，了解有无大血管的狭窄。

为进行鉴别诊断和了解 TIA 可能的病因，以及评估预后，还可能需要动态心电图、经食管超声心动图、头颅 MRI 加 CE-MRA、颈部血管彩超、DSA 等检查，以及蛋白 C、蛋白 S、抗凝血等易栓状态的检查。

（四）治疗

1. 抗血小板治疗　非心源性栓塞性 TIA 推荐抗血小板治疗。发病 24 小时内，具有卒中高复发风险（ABC2D2 评分≥ 4 分）的急性非心源性 TIA，应尽早给予阿司匹林联合氯吡格雷治疗 21 天。

2. 抗凝治疗　心源性栓塞的 TIA 患者，一般推荐抗凝治疗，主要包括华法林和新型口服抗凝药（如达比加群、利伐沙班等）。根据患者的经济条件和实际情况选用。

3. 扩容纠正低灌注。

4. 溶栓治疗　若 TIA 再次发作，临床有脑梗死的诊断可能，不应等待，应按脑梗死治疗指南积极进行溶栓治疗。

5. 有严重血管狭窄的患者，对患者进行评估，选择颈动脉内膜剥离术或动脉支架血管内成形术。

6. 做好二级预防，减小 TIA 的再次发生。

第三节　脑　梗　死

脑梗死（cerebral infarction）又称缺血性脑卒中，是指各种脑血管病变所致脑部血液供应障碍，导致局部脑组织缺血、缺氧性坏死，而迅速出现相应神经功能缺损的一类临床综合征。脑梗死是脑卒中最常见类型，占 70% ～ 80%。

依据局部组织发生缺血坏死的机制可将脑梗死分为三种主要病理生理学类型：脑血栓形成

（cerebral thrombosis）、脑栓塞（ cerebral embolism）和血流动力学机制所致的脑梗死。脑血栓形成和脑栓塞均是脑供血动脉急性闭塞所致，占全部急性脑梗死的 80%～90%。血流动力学机制所致的脑梗死，其供血动脉没有发生急性闭塞，是由于近端大血管严重狭窄加上血压下降，导致局部脑组织低灌注，从而出现的缺血坏死，占全部急性 10%～20%。

【病因和发病机制】

动脉粥样硬化是本病的主要病因。脑的大动脉粥样硬化以动脉分叉处多见。动脉粥样硬化随着年龄增长而加重，高龄、高血压、高脂血症、糖尿病、吸烟等是其重要的危险因素。

大动脉粥样硬化型脑梗死有多种发病机制。①原位血栓形成：血栓阻塞导致大动脉急性闭塞或严重狭窄，发展相对较慢，其症状需在数小时或数天不断进展，临床主要表现为大面积脑死。②动脉 - 动脉栓塞：相当常见，为动脉粥样硬化血管壁上的血栓栓子发生脱落，阻塞远端的动脉。③斑块内破裂出血：常合并其他类型的梗死，或在缺血核心区发生梗死的同时出现血管交界区分水岭梗死。④低灌注：大动脉粥样硬化导致的严重血管狭窄，当发生低灌注时导致血管交界区发生分水岭梗死。⑤载体动脉病变堵塞穿支动脉：动脉粥样硬化病变或血栓形成的病变动脉，影响到此动脉的分支开口，导致穿支动脉闭塞发生脑梗死。

【病理生理】

局部脑缺血由中心坏死区及周围缺血性半暗带（ ischemic penumbra）组成。中心坏死区由于脑缺血非常严重，已达到致死性缺血缺氧程度，因而脑细胞很快出现死亡；缺血半暗带的神经功能受损，且随着缺血时间的延长和缺血程度的加重，将会进一步发生梗死；但如果能在短时间内迅速恢复缺血半暗带血供或采用其他有效治疗，则该区脑组织的损伤是可逆的，神经细胞有可能存活并恢复功能。

有效挽救缺血半暗带脑组织的治疗时间，称为治疗时间窗（therapeutic time window）。目前研究表明，在严格选择病例的条件下，急性缺血性脑卒中溶栓治疗的时间窗一般不超过 6 小时；机械取栓的治疗时间窗一般不超过 8 小时。有些椎 - 基底动脉梗死的患者，预后较差，可延长至24 小时。

【临床表现】

（一）一般特点

动脉粥样硬化型脑梗死多见于中老年。常在安静或睡眠中发病，部分病例有 TIA 前驱症状如肢体麻木、无力等。局灶性体征多在发病后十余小时或 1～2 日达到高峰，临床表现取决于梗死灶的大小和部位，以及侧支循环和血管变异。患者一般意识清楚，当发生基底动脉血栓或大面积梗死时，可出现意识障碍，甚至危及生命。

（二）不同脑血管闭塞的临床特点

1. 颈内动脉闭塞的表现　　颈内动脉缺血可出现单眼一过性黑朦，偶见永久性失明（视网膜动脉缺血）或 Horner 综合征（颈上交感神经节后纤维受损）。颈部触诊可发现颈动脉搏动减弱或消失，听诊有时可听到血管杂音，高调且持续到舒张期的血管杂音提示颈动脉严重狭窄。

2. 大脑中动脉闭塞的表现

（1）主干闭塞：导致三偏症状，即病灶对侧偏瘫、偏身感觉障碍及偏盲，伴双眼向病灶侧凝视，优势半球受累出现失语，非优势半球受累出现体像障碍，并可以出现意识障碍，大面积脑梗死继发严重脑水肿时，可导致脑疝，甚至死亡。

（2）皮质支闭塞：①上部分支闭塞导致病灶对侧面部、上下肢瘫痪和感觉缺失，但下肢瘫痪较上肢轻，伴布罗卡（Broca）失语（优势半球）和体像障碍（非优势半球），通常不伴意识障碍。②下部分支闭塞较少单独出现，导致对侧同向性上四分之一视野缺损，伴韦尼克（Wernicke）失语（优势半球），急性意识模糊状态（非优势半球），无偏瘫。

（3）深穿支闭塞：最常见的是纹状体内囊梗死，表现为对侧中枢性均等性轻偏瘫、对侧偏身感觉障碍，可伴对侧同向性偏盲。优势半球病变出现皮质下失语，表现为自发性言语受限、音量小、语调低、持续时间短暂。

3. 大脑前动脉闭塞的表现

（1）分出前交通动脉前的主干闭塞：可因对侧动脉的侧支循环代偿而不出现症状，但当双侧动脉起源于同一个大脑前动脉主干时，就会造成双侧大脑半球的前、内侧梗死，导致双下肢截瘫、大小便失禁、意志缺失、运动性失语和额叶人格改变等。

（2）分出前交通动脉后的大脑前动脉远端闭塞：导致对侧的足和下肢的感觉和运动障碍。可以出现尿失禁（旁中央小叶受损）、表情淡漠、反应迟钝、欣快和缄默等（额极与胼胝体受损），对侧出现强握及吸吮反射和痉挛性强直（额叶受损）。

（3）皮质支闭塞：导致对侧中枢性下肢瘫，可伴感觉障碍（胼周和胼缘动脉闭塞），对侧肢体短暂性共济失调、强握反射及精神症状（眶动脉及额极动脉闭塞）。

（4）深穿支闭塞：导致对侧中枢性面瘫、上肢近端轻瘫（内囊膝部和部分内囊前肢受损）。

4. 大脑后动脉闭塞的表现　因血管变异多和侧支循环代偿差异大，故症状复杂多样。主干闭塞可以出现皮质支和穿支闭塞的症状，但其典型临床表现是对侧同向性偏盲、偏身感觉障碍，不伴有偏瘫，除非大脑后动脉起始段的脚间支闭塞导致中脑大脑脚梗死才引起偏瘫。

（1）单侧皮质支闭塞：引起对侧同向性偏盲，上部视野较下部视野受累常见，黄斑区视力不受累（黄斑区的视皮质代表区为大脑中、后动脉双重供应）。优势半球受累可出现失读（伴或不伴失写）、命名性失语、失认等。

（2）双侧皮质支闭塞：可导致完全型皮质盲，有时伴有不成形的视幻觉、记忆受累（累及颞叶）、不能识别熟悉面孔（面容失认症）等。

（3）大脑后动脉起始段的脚间支闭塞：可引起中脑中央和下丘脑综合征，包括垂直性凝视麻痹、昏睡甚至昏迷；旁正中动脉综合征，主要表现为同侧动眼神经麻痹和对侧偏瘫，即 Weber 综合征（病变位于中脑基底部，动眼神经和皮质脊髓束受累）。

（4）大脑后动脉深穿支闭塞：丘脑穿通动脉闭塞产生红核丘脑综合征，表现为病灶侧舞蹈样不自主运动、意向性震颤、小脑性共济失调和对侧偏身感觉障碍。丘脑膝状体动脉闭塞产生丘脑综合征（丘脑的感觉中继核团梗死），表现为对侧深感觉障碍，自发性疼痛、感觉过度、轻偏瘫、共济失调、手部痉挛和舞蹈手足徐动症等。

5. 椎 - 基底动脉闭塞的表现　基底动脉或双侧椎动脉闭塞是危及生命的严重脑血管事件，引起脑干梗死，出现眩晕、呕吐、四肢瘫痪、共济失调、肺水肿、消化道出血、昏迷和高热等。脑桥病变出现针尖样瞳孔。

（1）闭锁综合征（locked-in syndrome）。

（2）脑桥腹外侧部综合征［米亚尔 - 居布勒（Millard-Gubler）syndrome］。

（3）脑桥旁中正综合征［福维尔（Foville）syndrome］。

（4）基底动脉尖综合征（top of the basilar syndrome）。

（5）延髓背外侧综合征［瓦伦贝格（Wallenberg）syndrome］。

（三）其他几种常见的脑梗死

1. 大面积脑梗死　通常由颈内动脉主干、大脑中动脉主干或皮质支闭塞所致，表现为病灶对侧完全性偏瘫、偏身感觉障碍及向病灶侧凝视。病程呈进行性加重，易出现明显的脑水肿和颅内压增高征象，甚至发生脑疝死亡。

2. 脑分水岭梗死（cerebral watershed infarction，CWI）　是由相邻血管供血区交界处或分水区局部缺血导致，也称边缘带（border zone）脑梗死，多为血流动力学原因所致。典型病例发生于颈内动脉严重狭窄伴全身血压降低时。此时，局部缺血脑组织的血供严重依赖于血压，小的血压波动即可能导致脑卒中或 TIA。通常症状较轻，纠正病因后病情易得到有效控制。其可分为以下类型：①皮质前型；②皮质后型；③皮质下型。

3. 出血性脑梗死　常见于大面积脑梗死后。

4. 多发性脑梗死（multiple cerebral infarction）　系由两个或两个以上不同供血系统脑血管闭塞引起。

【辅助检查】

对初步诊断脑卒中的患者，如果在溶栓治疗时间窗内，最初辅助检查的主要目的是进行溶栓指征的紧急筛查。

血糖化验对明确溶栓指征是必需的。其他的化验包括全血细胞计数（包括血小板）、凝血酶原时间（PT）、国际标准化比值（INR）和活化部分凝血酶时间（APTT）。脑 CT 平扫是最重要的初始辅助检查，可排除脑出血。

脑卒中常规辅助检查项目：①脑 CT 平扫或 MRI；②血糖；③全血细胞计数、PT、INR 和 APTT；④肝肾功能，电解质，血脂；⑤肌钙蛋白或心肌酶谱等心肌缺血标志物；⑥血氧饱和度；⑦心电图。

部分患者，鉴别诊断时可选择的检查项目有：①毒理学检查；②血液乙醇水平；③妊娠试验；④动脉血气分析（若怀疑缺氧）；⑤腰穿（怀疑蛛网膜下腔出血而 CT 没显示，或怀疑脑卒中继发于感染性疾病）；⑥脑电图（怀疑癫痫局灶性发作）等。

（一）脑 CT

急诊脑 CT 平扫可排除绝大多数颅内出血，是疑似脑卒中患者首选的影像学检查方法。发病 24 小时以内，头颅 CT 可以没有病灶（图 4-1-1）。发病 24 小时后脑 CT 逐渐显示低密度梗死灶，发病后 2 ～ 15 日可见均匀片状或楔形的明显低密度病灶（图 4-1-2）。

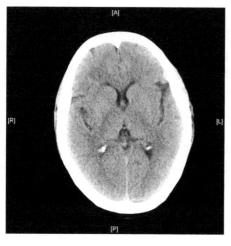 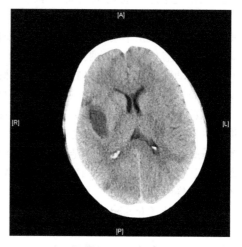

图 4-1-1　发病后 4 小时的头颅 CT：未见　　　图 4-1-2　发病 24 小时后的头颅 CT：右侧
　　　　　明显病灶　　　　　　　　　　　　　　　　　　基底节可见低密度病灶

（二）多模式 CT

灌注 CT 等多模式 CT 检查可区别可逆性和不可逆性缺血，帮助识别缺血半暗带。

（三）MRI

普通 MRI（T_1 加权像、T_2 加权像、弥散和灌注成像）在识别急性小梗死灶和椎 - 基底动脉系统梗死方面明显优于平扫 CT。MRI 可清晰显示早期缺血性梗死，梗死灶 T_1 呈低信号、T_2 呈高信号（图 4-1-3），出血性梗死时 T_1 加权像有高信号混杂。MRI 弥散加权成像（DWI）（图 4-1-4）在症状出现数分钟内就可显示缺血灶，虽然超早期显示的缺血灶有些是可逆的，但在发病 3 小时后显示的缺血灶基本代表了脑梗死的大小。灌注加权成像（PWI）可显示脑血流动力学状况和脑组织缺血范围。弥散 - 灌注不匹配（PWI 显示低灌注区而无与其相应大小的 DWI 异常）可提示可能存在的缺血半暗带的大小。MRI 检查的禁忌证有心脏起搏器、金属植入物或幽闭恐惧症等。

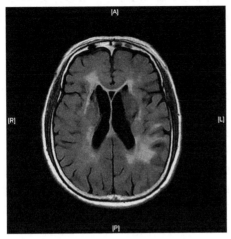

图 4-1-3　头颅 MRI T$_2$ 加权像

侧脑室双侧脑室周围可见高信号病灶，新鲜和陈旧

的缺血灶都可以表现为高信号病灶

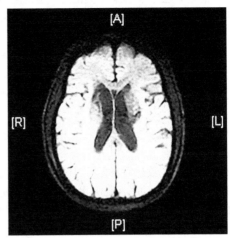

图 4-1-4　头颅 MRI DWI

右侧后角旁可见高信号病灶，为新鲜梗死病灶

（四）血管病变检查

常用检查方法包括颈动脉超声、经颅多普勒超声（TCD）、磁共振血管成像（MRA、CE-MRA）、CT 血管成像（CTA）和数字减影血管造影（DSA）等。

颈动脉血管超声对发现颅外血管尤其是颈动脉的狭窄和斑块很有帮助。TCD 对评估颅内外血管狭窄、闭塞、痉挛、侧支循环或微栓子的监测有一定帮助。

CTA 和 CE-MRA 可以全面了解颅内外血管的情况，可以发现血管狭窄、闭塞及其他血管病变，如动脉炎、颅底异常血管网病［烟雾病（moyamoya disease）］、动脉瘤和动静脉畸形等，还可以评估侧支循环状态。DSA 是脑血管检查的"金标准"，缺点是有创伤并存在一定风险。

（五）其他检查

对心电图检查正常但可疑存在阵发性房颤的患者可行动态心电图监测。超声心动图和经食管心脏超声可发现卵圆孔未闭、心脏附壁血栓、心房黏液瘤等。还可以行发泡试验，了解心脏由右向左的反流。蛋白 C、蛋白 S、抗凝血酶Ⅲ等化验用于筛查遗传性高凝状态。同型半胱氨酸、抗心磷脂抗体等其他实验室检查有利于发现脑梗死的危险因素。

【诊断和鉴别诊断】

（一）诊断

第一步，需明确是否为脑卒中。中年以上的患者，急性起病，有脑卒中的危险因素，迅速出现局灶性脑损害的症状和体征，临床应考虑急性脑卒中。第二步，明确是缺血性还是出血性脑卒中。急诊头颅 CT 检查可了解有无脑出血，并能和一些疾病进行鉴别。头颅 MRI 检查可明确诊断。第三步，需明确是否适合溶栓治疗。卒中患者首先应了解发病时间及溶栓治疗的可能性。若在溶栓治疗时间窗内，排除溶栓的禁忌证，进行静脉溶栓、静脉溶栓加动脉取栓桥接治疗或动脉取栓治疗。

（二）鉴别诊断

主要与以下疾病相鉴别：①脑出血；②脑栓塞；③颅内占位病变。

【治疗】

挽救缺血半暗带，避免或减轻原发性脑损伤，是急性脑梗死治疗的最根本目标。对有溶栓或取栓指征的患者，应尽早实施此类治疗，实现脑组织再灌注。临床医师应根据患者发病时间、病因、发病机制、脑卒中类型、病情严重程度、伴发的基础疾病、脑血流储备功能和侧支循环状态等具体情况，制订适合患者的最佳个体化治疗方案。

（一）一般处理

1. 吸氧和保持气道通畅。

2. 心脏监测和心脏病变处理　脑梗死后 24 小时内应常规进行心电图检查。对怀疑为脑栓塞的患者，可行 24 小时或更长程的动态心电图监测。注意患者有无心肌梗死、心功能不全等情况。

3. 体温控制　对于发热的患者，根据病情采用物理降温、药物治疗的方法。如为中枢性高热，可用冰帽、冰毯，必要时予以人工亚冬眠治疗。如存在感染应给予抗菌药物治疗。

4. 血压控制　多数患者在脑卒中后 24 小时内血压自发降低。病情稳定而无颅内高压或其他严重并发症的患者，24 小时后血压水平基本可反映其病前水平。急性脑梗死血压的调控应遵循个体化、慎重、适度原则。①准备溶栓者，血压应控制在收缩压＜ 180mmHg、舒张压＜ 100mmHg。②发病 72 小时内，一般收缩压≥ 200mmHg 或舒张压≥ 110mmHg，或伴有急性冠脉综合征、急性心力衰竭、主动脉夹层、先兆子痫 / 子痫等其他需要治疗的合并症时，才需要缓慢降压治疗，且在脑卒中发病最初 24 小时内降压一般不应超过原有血压水平的 15%。可选用拉贝洛尔、尼卡地平等静脉药物，避免使用引起血压急剧下降的药物。③脑卒中后若病情稳定，持续血压≥ 140/90mmHg，开始启动降压治疗。④对脑卒中后低血压和低血容量，应积极寻找和处理原因，必要时采用扩容升压措施。

5. 血糖　脑卒中急性期高血糖较常见，可以是原有糖尿病的表现或脑卒中的应激反应。血糖超过 10mmol/L 时应给予胰岛素治疗，并进行血糖监测，血糖值控制在 7.7 ～ 10mmol/L。

6. 营养支持　脑卒中后吞咽困难、饮食呛咳的患者应给予肠内营养，保证水分和能量的供应。

（二）特异性治疗

针对脑缺血损伤病理生理机制中某一特定环节进行的干预。

1. 静脉溶栓　是目前最主要的恢复血流措施，rt-PA 是主要溶栓药物，在没有条件的情况下，可用尿激酶。

（1）发病 4.5 小时以内的 rt-PA 静脉溶栓：应按照适应证和禁忌证严格筛选患者。rt-PA 使用方法：使用剂量为 0.9mg/kg（最大剂量 90mg），其中 10% 先给予静脉推注，其余持续滴注 1 小时。溶栓用药期间及用药后 24 小时以内，应观察患者的病情变化。定期进行血压和神经功能检查。如出现严重头痛、高血压、恶心和呕吐或神经系统症状和体征明显恶化，考虑有并发出血的可能时，应立即停用溶栓药物并行脑 CT 检查。

适应证：①有急性脑梗死导致的神经功能缺损的症状；②症状出现＜ 3 小时；③年龄≥ 18 岁；④患者或家属签署知情同意书。禁忌证：①既往有颅内出血史；②近 3 个月有重大头颅外伤史或卒中史；③可疑蛛网膜下腔出血；④已知颅内肿瘤、动静脉畸形、动脉瘤；⑤近 1 周内有在不易压迫止血的部位行动脉穿刺，或近期颅内、椎管内手术史；⑥血压升高：收缩压≥ 180mmHg 或舒张压≥ 100mmHg；⑦活动性内出血；⑧急性出血倾向，包括血小板计数＜ 100×10^9/L 或其他情况，如 48 小时内接受过肝素治疗（APTT 超出正常范围上限），已口服抗凝药，且 INR ＞ 1.7 或 PT ＞ 15 秒，目前正在使用凝血酶抑制剂或 X a 因子抑制剂，各种敏感的实验室检查异常 [如 APTT、INR、血小板计数、凝血酶时间（TT）或恰当的 X a 因子活性测定等]；⑨血糖＜ 2.7mmol/L；⑩头颅 CT 提示多脑叶梗死（低密度影≥ 1/3 大脑半球）。相对禁忌证：①轻型脑卒中或症状快速改善的卒中；②妊娠；③癫痫发作后出现的神经功能损害症状；④近 2 周内有大型外科手术或严重外伤；⑤近 3 周内有胃肠或泌尿系统出血；⑥近 3 个月内有心肌梗死病史。

（2）发病 3 ～ 4.5 小时的 rt-PA 标准静脉溶栓：因时间延长，其疗效只有 3 小时内静脉溶栓疗法的 50%；所以入选溶栓的标准更严格。适应证：①有急性脑梗死导致的神经功能缺损症状；②症状持续时间在发病后 3 ～ 4.5 小时；③年龄 18 ～ 80 岁；④患者或家属签署知情同意书。禁忌证同 3 小时内 rt-PA 静脉溶栓。相对禁忌证：①年龄＞ 80 岁；②严重脑卒中［美国国立卫生院神经功能缺损评分（NIHSS）评分＞ 25 分］；③口服抗凝药（不考虑 INR 水平）；④有糖尿病和缺血性脑卒中病史。

2. 血管内介入治疗　对静脉溶栓的患者，同时有大血管的狭窄或者闭塞的患者，可进一步考虑行动脉取栓或支架成形术。

3. 抗血小板治疗　常用的抗血小板聚集剂包括阿司匹林和氯吡格雷。未行溶栓的急性脑梗死患者应尽早服用阿司匹林和（或）氯吡格雷抗血小板治疗。如果发病 24 小时内，患者 NIHSS 评分≤ 3 分，应尽早给予阿司匹林联合氯吡格雷治疗 21 天，以预防脑卒中的早期复发。

4. 抗凝治疗　一般不推荐急性期应用抗凝药来预防脑卒中复发，阻止病情恶化或改善预后。

5. 脑保护治疗　保护剂包括氧自由基清除剂、阿片受体阻断剂、电压门控性钙通道阻断剂、兴奋性氨基酸受体阻断剂、镁离子和他汀类药物等。

6. 扩容纠正低灌注　适用于低灌注所致的脑梗死患者。

7. 降低血脂、稳定斑块治疗　主要是他汀类药物和贝特类药物的使用，注意有无肝功能异常和肌肉损害的发生。

（三）急性期合并症处理

1. 脑水肿和颅内压增高　治疗目标是降低颅内压、维持足够脑灌注（灌注压＞ 70mmHg）和防止脑疝的发生。推荐床头抬高 20°～ 45°，应用甘露醇、呋塞米、甘油果糖或白蛋白脱水治疗。

对大脑中动脉堵塞导致大面积梗死而引起严重颅内压增高的患者，施行去骨瓣减压术，其是挽救生命的有效措施。对具有占位效应的小脑梗死患者，施行去骨瓣减压术可有效防治脑疝和脑干受压。

2. 梗死后出血　症状性出血转化应停用抗栓治疗，无症状性脑出血转化一般抗栓治疗可以继续使用。

3. 癫痫　不推荐预防性应用抗癫痫药物，孤立发作一次者或急性期癫痫发作控制后，不建议长期使用抗癫痫药物。

4. 感染　脑卒中患者（尤其存在意识障碍者）急性期容易发生呼吸道、泌尿系统等感染，注意预防感染的发生。一旦发生感染，应及时根据细菌培养和药敏试验应用敏感抗菌药物。

5. 上消化道出血　高龄和重症脑卒中患者急性期容易发生应激性溃疡，建议常规应用胃黏膜保护剂。

6. 深静脉血栓形成（deep venous thrombosis，DVT）和肺栓塞（pulmonary embolism，PE）　高龄、严重瘫痪和心房颤动均增加 DVT 和 PE 的风险，应鼓励患者尽早活动，下肢抬高，可应用低分子量肝素抗凝治疗。

7. 吞咽困难　为防治脑卒中后出现肺炎、营养不良、水电解质紊乱，应重视吞咽困难。

8. 心脏损伤　脑卒中合并的心脏损伤是脑心综合征的表现之一，主要包括急性心肌缺血、心肌梗死、心律失常和心力衰竭。应及早发现，积极治疗。

（四）早期康复治疗

应制订短期和长期康复治疗计划，分阶段、因地制宜地选择治疗方法。

第四节　心源性脑栓塞

脑栓塞（cerebral embolism）是指各种栓子随血流进入脑动脉，使血管急性闭塞或严重狭窄，导致局部脑组织缺血、缺氧性坏死而迅速出现相应神经功能缺损的一组临床综合征。

脑栓塞栓子来源可分为心源性、非心源性和来源不明三种类型。非心源性脑栓塞主要包括动脉粥样硬化性斑块栓子脱落、脂肪栓塞、空气栓塞、癌栓塞、感染性脓栓。

【病因和发病机制】

心源性脑栓塞的栓子通常来源于心房、心室壁血栓及心脏膜赘生物，少数来源于心房黏液瘤，也可见于静脉栓子经未闭合的卵圆孔和缺损的房间隔迁移到脑动脉（称为反常栓塞）。导致栓塞的病因有非瓣膜性心房颤动、卵圆孔未闭、风湿性心脏病、急性心肌梗死、左心室血栓、充血性心力衰竭、人工心脏瓣膜、扩张型心肌病、感染性心内膜炎、非细菌性血栓性心内膜炎、病态窦房结综合征、左心房黏液瘤、房间隔缺损、心房扑动、二尖瓣脱垂、二尖瓣环状钙化、心内膜纤维变性等。

【病理】

80% 心源性脑栓塞发生在颈内动脉系统，其中大脑中动脉尤为多见，特别是上部的分支最易受累。约 20% 心源性脑栓塞发生在椎-基底动脉系统，其中基底动脉尖部和大脑后动脉较多见。

【临床表现】

心源性脑栓塞可发生于任何年龄，风湿性心脏病引起的脑栓塞以青年女性为多，非瓣膜性心房颤动、急性心肌梗死引起的脑栓塞以中老年人多见。典型脑栓塞多在活动中急骤发病，无前驱症状，局灶性神经功能缺损的体征在数秒至数分钟即达到高峰。

因大多数栓子阻塞大脑中动脉及分支，临床常表现为上肢重，下肢相对较轻，感觉和视觉功能障碍不明显。心源性脑栓塞容易复发和出血，病情波动较大，病初严重。

反常栓塞多在促进右向左分流的活动过程中发病，如用力排便、咳嗽、打喷嚏、性交等。患者常有久坐、近期手术等诱发下肢深静脉血栓形成的因素，或存在脱水、口服避孕药等导致高凝状态的原因。有些患者在发生脑栓塞的前后并发了肺栓塞（表现为气急、发绀、胸痛、咯血和胸膜摩擦音等）。

约 2% 急性心肌梗死患者在发病 3 个月内发生心源性脑栓塞。心肌梗死后 1～2 周栓塞风险最高。大多数心脏附壁血栓在急性心肌梗死发病后 2 周内形成；前壁心肌梗死导致左室射血分数 < 40% 的患者更易形成左心室的血栓。

大多数心源性栓塞患者伴有心房颤动、风湿性心脏病、急性心肌梗死等提示栓子来源的病史。大约 1% 心源性脑栓塞同时并发全身性栓塞，出现肾栓塞（腰痛、血尿等）、肠系膜血管栓塞（腹痛、便血等）和皮肤栓塞（皮肤出血点或瘀斑）等疾病表现。

【辅助检查】

有关脑栓塞脑组织的常规辅助检查同前面的脑梗死。

患者有发热和白细胞增高时，应进行血培养和心脏彩超检查，排除感染性心内膜炎。感染性心内膜炎产生的含细菌的栓子，一般脑脊液白细胞数增高，蛋白质含量多升高。怀疑非细菌性血栓性心内膜炎时，应进行抗磷脂抗体等免疫学相关抗体的检测。

有卵圆孔未闭和不明原因的脑梗死时，应探查下肢深静脉等，了解有无静脉栓子来源的可能；化验蛋白 C、蛋白 S、抗凝血酶Ⅲ等，了解有无高凝状态。经胸超声心动图和经食管超声心动图以及经颅多普勒超声发泡试验可用于探查卵圆孔未闭和右向左分流通道。

心电图检查可作为确定心肌梗死、心房颤动和其他心律失常的依据。阵发性心房颤动或心房扑动有时可能需要长时程连续动态心电图监测才能发现。

探查心脏栓子的来源首选经胸超声心动图和经食管超声心动图，心脏 MRI 检查优于超声心动图。

【诊断和鉴别诊断】

心源性脑栓塞是由不同疾病导致的一个临床综合征。除了明确脑梗死的诊断外，还需明确导致心源性脑栓塞的病因。

心源性脑栓塞高度危险因素：二尖瓣狭窄伴心房颤动、心房颤动（非孤立）、机械心脏瓣膜、病态窦房结综合征、4 周内心肌梗死、左心房或左心耳血栓、左心室血栓、扩张型心肌病、左室壁节段性运动异常、左心房黏液瘤、感染性心内膜炎。心源性脑栓塞中度危险因素有：二尖瓣脱垂、二尖瓣环状钙化、二尖瓣狭窄不伴心房颤动、房间隔缺损、卵圆孔未闭、心房扑动、孤立性心房颤动、生物心脏瓣膜、非细菌性血栓性心内膜炎、充血性心力衰竭、4 周～ 6 个月的心肌梗死等。

【治疗】

（一）脑栓塞治疗

与前面的脑梗死治疗原则基本相同。心源性脑栓塞根据梗死的严重程度及 NIHSS 评分结果，选择口服抗凝药物的时间，一般在发病后 1 ～ 14 天服用抗凝药物。口服抗凝药物有华法林、达比加群和利伐沙班。症状性出血转化或合并脑出血时，一般在病情稳定后数周启动抗凝治疗。

（二）原发病治疗

不同的心脏原发病采用不同的治疗方法。

【脑梗死和脑栓塞应掌握的内容】

（一）问诊

发病时间，发病时在干什么。起病的形式，是突然起病的还是亚急性起病。醒后卒中的患者（清醒后发现或者被发现卒中的患者），应询问患者最后正常活动的时间。询问患者或其家属，发病时主要有什么表现，如一侧肢体不能活动、肢体麻木、言语不清、意识不清、黑矇、单眼或双眼失明、头晕、视物双影、记忆丧失等症状。头晕同时有无声音嘶哑、视物双影、吞咽困难等。患者在发病后症状有无逐渐加重的过程，或是一发病就为临床症状最严重的程度（帮助区别是血栓形成还是栓塞性病变）。询问既往史，有无高血压、糖尿病、抽烟、血脂异常、心房颤动、心脏瓣膜和其他心脏疾病史。有无其他疾病，如镰状细胞贫血、雌激素替代治疗等。有无肢体抽搐（与癫痫的 Todd 麻痹相鉴别）。

（二）查体

生命体征的检查：心率、血压、呼吸、体温。神经系统完整的体格检查，主要了解神经功能缺损的情况。并且通过神经系统的体格检查了解患者可能病变的部位。心脏听诊，了解有无心房颤动、心房扑动或心脏瓣膜性病变等。左、右上肢血压的测量，了解有无锁骨下动脉狭窄可能。颈部血管杂音的听诊。

（三）辅助检查

发病后立即行头颅 CT 检查，排除脑出血及其他可能存在的病变。有糖尿病并且正在应用降糖药物者，应立即测末梢血糖（了解有无低血糖）。患者就诊后需立即行抽血检查，内容包括血常规、凝血功能、血糖、血脂、肝肾功能、血电解质、肌钙蛋白、心肌缺血标志物、氧饱和度等，心电图检查。患者行头颈部 CTA 检查，了解有无大血管的狭窄。超过静脉溶栓时间窗的，了解有无缺血半暗带，可进一步行 CT 灌注或者 MR 灌注成像检查。

根据患者病情，可考虑进一步检查的内容：头颅 MRI 加 CE-MRA，颈部血管彩超、全脑血管造影，动态心电图，超声心动图，经食管心脏超声加发泡试验，动态心电图，红细胞沉降率，蛋白 C、蛋白 S、抗凝血酶Ⅲ，同型半胱氨酸、抗心磷脂抗体，可提取核抗原（ENA）系列，CEA 系列，前列腺特异抗原（PSA）系列，输血系列等。

（四）治疗

1. 患者静脉溶栓的评估 发病 4.5 小时以内，应按照适应证和禁忌证严格筛选患者。尽早实施静脉溶栓。颈内动脉系统发病小于 6 小时，椎 - 基底动脉系统发病小于 24 小时，可行头颈部 CTA 检查，了解有无大血管狭窄或者堵塞，可进一步行血管内治疗。颈内动脉系统发病大于 6 小时的，可根据头颈部 CTA 加颅内 CT 灌注的结果，决定是否行血管内治疗。

2. 抗血小板治疗 未进行静脉溶栓或动脉取栓的患者，根据病情决定是否进行阿司匹林和氯吡格雷的双重抗血小板治疗。

3. 抗凝治疗 非心脏瓣膜性病变导致的脑栓塞，可根据患者 NIHSS 评分的情况，选择抗凝药物使用的时间。NIHSS 评分 < 8 分，抗凝时间为发病后 3 天。NIHSS 评分为 8 ～ 15 分，抗凝时间为发病后 6 天。NIHSS 评分 ≥ 8 分，抗凝时间为发病后 12 天。抗凝药物可以选择的有华法林、达比加群、利伐沙班。瓣膜性心脏病变导致的脑栓塞，可选用华法林。

4. 降低血脂、稳定斑块治疗 主要是他汀类药物和贝特类药物的使用，注意有无肝功能异常和肌肉损害的发生。

5. 扩容和脑保护的治疗。

6. 一般治疗 吸氧、通气支持，控制体温，血压、血糖的控制和处理，营养支持。

7. 并发症的治疗 脑水肿和颅内压增高，应用脱水剂，严重的情况可考虑行去骨瓣减压术。其他并发症有梗死后出血、癫痫、感染、上消化道出血、深静脉血栓形成、吞咽困难、心脏损伤等。

8. 有严重血管狭窄的患者，对患者进行评估，选择颈动脉内膜剥离术或动脉支架血管内成形术。

9. 处理心脏原发病。

10. 做好二级预防，减小脑梗死的再次发生。

11. 康复治疗。

第五节 脑 出 血

脑出血（intracerebral hemorrhage，ICH）是指非外伤性脑实质内出血，发病率为每年（60 ～ 80）/10 万，在我国占全部脑卒中的 20% ～ 30%。虽然脑出血发病率低于脑梗死，但其致死率却高于脑梗死，急性期病死率为 30% ～ 40%。

【病因和发病机制】

（一）病因

最常见病因是高血压合并细小动脉硬化，其他病因包括动静脉血管畸形、脑淀粉样血管病变、血液病（如白血病、再生障碍性贫血、血小板减少性紫癜、血友病和镰状细胞病等）、抗凝或溶栓治疗。

（二）发病机制

高血压出血的主要发病机制是脑内细小动脉在长期高血压作用下发生慢性病变后破裂所致。颅内动脉具有中层肌细胞和外层结组织少及外弹力层缺失的特点。长期高血压可使脑细小动脉发生玻璃样变性、纤维素样坏死，甚至形成微动脉瘤或夹层动脉瘤，在此基础上血压骤然升高时易导致血管破裂出血。豆纹动脉和旁正中动脉等深穿支动脉自脑底部的动脉直角发出，承受压力较高的血流冲击，易导致血管破裂出血，故又称出血动脉。

一般高血压性脑出血在 30 分钟内停止出血，血肿保持相对稳定。血肿形态不规则，密度不均一，尤其是使用抗凝治疗和严重高血压控制不良的患者，血肿可进一步扩大，其临床神经功能缺损可加重至 24 ～ 48 小时。

【病理】

绝大多数高血压性脑出血发生在基底节的壳核及内囊区，约占脑出血的 70%，脑叶、脑干及小脑齿状核出血各占约 10%。壳核出血常侵入内囊，如出血量大也可破入侧脑室；丘脑出血常破入第三脑室或侧脑室，向外也可损伤内囊。

高血压脑出血受累血管依次为大脑中动脉深穿支豆纹动脉、基底动脉脑桥支、大脑后动脉丘脑支、供应小脑齿状核及深部白质的小脑上动脉分支、顶枕交界区和颞叶白质分支。非高血压脑出血的出血部位多位于皮质下。

【临床表现】

（一）一般表现

脑出血常见于有高血压的患者，男性稍多于女性，寒冷季节发病率较高。多在情绪激动或活动中突然发病，发病后病情常于数分钟至数小时内达到高峰。少数也可在安静状态下发病。前驱症状一般不明显。

脑出血患者发病后多有血压明显升高。由于颅内压升高，常有头痛、呕吐和不同程度的意识障碍如嗜睡或昏迷等。

（二）局限性定位表现

局限性定位表现取决于出血量和出血部位。

1. 基底节区出血

（1）壳核出血：最常见，占脑出血病例的 50%～60%，系豆纹动脉尤其是其外侧支破裂所致，可分为局限型（血肿仅局限于壳核内）和扩延型。常有病灶对侧偏瘫、偏身感觉缺失和同向性偏盲，还可出现双眼球向病灶侧凝视，优势半球受累可有失语。

（2）丘脑出血：占脑出血病例的 10%～15%，系丘脑膝状体动脉和丘脑穿通动脉破裂所致，可分为局限型（血肿仅局限于丘脑）和扩延型。常有对侧偏、偏身感觉障碍，通常感觉障碍重于运动障碍。深、浅感觉均受累，而深感觉障碍更明显。可有特征性眼征，如上视不能或凝视鼻尖、眼球偏斜或分离性斜视、眼球会聚障碍和无反应性小瞳孔等。

（3）尾状核头出血：较少见，多由高血压动脉硬化和血管畸形破裂所致，一般出血量不大，多经侧脑室前角破入脑室。常有头痛、呕吐、颈强直、精神症状，神经系统功能局灶性缺损症状并不多见。

2. 脑叶出血　占脑出血的 5%～10%，常由脑动静脉畸形、血管淀粉样病变、血液病等所致。出血以顶叶最常见，其次为颞叶、枕叶、额叶，也有多发脑叶出血的病例。

3. 脑干出血

（1）脑桥出血：约占脑出血的 10%，多由基底动脉脑桥支破裂所致，出血灶多位于脑桥基底部与被盖部之间。脑桥出血量较大，累及双侧脑桥时，患者迅即出现昏迷、双侧针尖样瞳孔、呕吐咖啡样胃内容物、中枢性高热、中枢性呼吸障碍、眼球浮动、四肢瘫痪和去大脑强直发作等。少量出血可无意识障碍，表现为交叉性瘫痪和共济失调性偏瘫，两眼向患侧凝视麻痹或核间性眼肌麻痹。

（2）中脑出血：少见，轻症表现为一侧或双侧动眼神经不全麻痹，可表现为韦伯（Weber）综合征或贝内迪克特（Benedikt）综合征；重症患者表现为深昏迷，四肢弛缓性瘫痪，可迅速死亡。

（3）延髓出血：更为少见，临床表现为突然意识障碍，影响生命体征，如呼吸、心率、血压改变，继而死亡。轻症患者可表现为不典型的 Wallenberg 综合征。

4. 小脑出血　约占脑出血的 10%。多由小脑上动脉分支破裂所致。常有头痛、呕吐、眩晕和明显的共济失调，起病突然，可伴有枕部疼痛。出血量较少者，主要表现为小脑受损症状，如患侧共济失调、眼震和小脑语言等，多无瘫痪；出血量较多者，尤其是小脑蚓部出血，病情迅速进展，发病时或发病后患者较快出现昏迷及脑干受压征象，双侧瞳孔缩小至针尖样、呼吸不规则等。急性大量出血的患者则常突然昏迷，在数小时内迅速死亡。

5. 脑室出血　占脑出血的 3%～5%，分为原发性和继发性脑室出血。原发性脑室出血多由脉络丛血管或室管膜下动脉破裂出血所致，继发性脑室出血是指脑实质出血破入脑室。常有头痛、

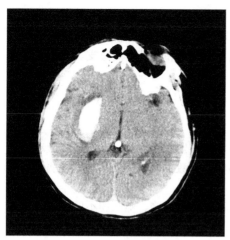

图 4-1-5　脑出血头颅 CT
右侧基底节区高密度病灶

呕吐，严重者出现意识障碍如深昏迷、脑膜刺激征、针尖样瞳孔、眼球分离斜视或浮动、四肢弛缓性瘫痪及去大脑强直发作、高热、呼吸不规则、脉搏和血压不稳定等症状。

【辅助检查】

（一）CT 和 CTA 检查

颅脑 CT 扫描是诊断脑出血的首选方法。病灶多呈高密度区，边界清楚（图 4-1-5）。随着血肿的吸收，病灶逐渐变小，颜色变淡，周围出现低密度的水肿带。CTA 检查可以了解有无血管畸形等。

（二）MRI 和 MRA 检查

普通头颅 MRI 发现新出现的病灶敏感性低，诊断作用不如头颅 CT。脑出血在不同时期，头颅 MRI 表现也不一样。

MRA 检查可以了解有无血管畸形等。

（三）脑的 DSA 检查

脑出血患者一般不需要进行 DSA 检查，除非怀疑有血管畸形、血管炎或 moyamoya 病等，或需要行外科手术或血管介入治疗时才考虑进行。DSA 可清楚显示异常血管和破裂的血管及部位。

（四）其他检查

其他检查包括血常规、血液生化、凝血功能、心电图检查、肌钙蛋白或心肌标志物等。了解患者有无凝血功能障碍、血小板减少，肝肾功能，有无心肌损害或心肌梗死的现象。

【诊断和鉴别诊断】

（一）诊断

中老年患者在活动中或情绪激动时突然发病，迅速出现局灶性神经功能缺损症状以及头痛、呕吐等颅内高压症状应考虑脑出血的可能，结合头颅 CT 检查，可以迅速明确诊断。

（二）鉴别诊断

脑出血的病因有时需要进一步进行鉴别。

【治疗】

治疗原则为安静卧床、脱水降颅压、调整血压、防治继续出血、明确出血原因、加强护理防治并发症的发生。

（一）内科治疗

1. 一般处理　应卧床休息 2～4 周，保持安静，避免情绪激动和血压升高。有意识障碍、消化道出血者宜禁食 24～48 小时，防止误吸和窒息的发生。注意水和电解质平衡，预防吸入性肺炎和早期积极控制感染。保持患者大便通畅。有进食困难或明显呛咳的患者，及时给予胃肠外营养。

2. 降低颅内压　脑出血和出血后的脑水肿可使颅内压增高，并致脑疝形成，是影响脑出血病死率及功能恢复的主要因素。积极控制脑水肿、降低颅内压是脑出血急性期治疗的重要环节。不建议应用激素治疗减轻脑水肿。常用的脱水剂有甘露醇、甘油果糖、呋塞米、人血白蛋白、高渗盐水等。

3. 调整血压　一般认为脑出血患者血压升高，是机体为了保证脑灌注的一种自动调节反应，随着脑出血后颅内压的下降，血压也会下降。但是，如果血压过高，又会增加再出血的风险，因此需要控制血压。调控血压时应考虑患者的年龄、有无高血压史、有无颅内高压、出血原因等因素。一般来说，当收缩压＞200mmHg或平均动脉压＞150mmHg时，要用持续静脉降压药物积极降低血压。当收缩压＞180mmHg或平均动脉压＞130mmHg时，如果同时有疑似颅内压增高的证据，要考虑监测颅内压，可用间断或持续静脉降压药物来降低血压，但要保证脑灌注压＞60～80mmHg。如果没有颅内压增高的证据，降压目标则为160/90mmHg或平均动脉压为110mmHg。降压不能过快，要加强监测，防止因血压下降过快引起脑低灌注。脑出血恢复期应积极控制高血压，尽量将血压控制在正常范围内。

4. 止血治疗 高血压脑出血一般不需要止血治疗。如果为有明确病因的继发性脑出血，可针对性给予止血药物治疗，如肝素治疗并发的脑出血可用鱼精蛋白，华法林治疗并发的脑出血可用维生素K_1拮抗。

5. 其他 抗利尿激素分泌异常综合征，又称稀释性低钠血症，因经尿排钠增多，血钠降低，从而加重脑水肿。应限制水摄入量在800～1000ml/d，补钠9～12g/d。脑耗盐综合征，因心钠素分泌过高所致的低钠血症，治疗时应输液补钠。低钠血症宜缓慢纠正，否则可导致脑桥中央髓鞘溶解症。中枢性高热可采用物理降温、亚冬眠疗法等治疗。

（二）外科治疗

严重脑出血，脑疝形成或一些情况危及患者生命时，内科治疗通常无效，外科治疗则有可能挽救生命。

主要手术方法包括去骨瓣减压术、开颅血肿清除术、小骨窗开颅血肿清除术、钻孔血肿抽吸术和脑室穿刺引流术等。

目前对于外科手术适应证、方法和时机选择尚无一致性意见，主要应根据出血部位、病因、出血量及患者年龄、意识状态、全身状况决定。通常下列情况需要考虑手术治疗。

1. 基底节区中等量以上出血（壳核出血≥30ml，丘脑出血≥15ml）。

2. 小脑出血≥10ml或直径≥3cm，或合并明显脑积水。

3. 重症脑室出血（脑室铸型）。

4. 合并脑血管畸形、动脉瘤等血管病变。

【脑出血应掌握的内容】

（一）问诊

发病时间，发病时在做什么，起病的形式。发病后有无头痛、有无意识障碍。发病时主要有哪些表现，如一侧肢体不能活动、肢体麻木、言语不清、意识不清、头晕、头痛、步态不稳等。患者在发病后症状有无加重的过程。询问既往史，有无高血压，血压控制得怎么样，有无血液系统疾病。现在是不是在服用抗凝药物或抗血小板药物。

（二）查体

生命体征的检查：心率、血压、呼吸、体温。神经系统完整的体格检查，主要了解神经功能缺损的情况。患者如果有头痛、高血压、意识障碍，要考虑脑出血的可能。

（三）辅助检查

发病后立即行头颅CT检查。熟悉高血压脑出血的好发部位，通过头颅CT注意与其他病因脑出血的鉴别。抽血检查，内容包括血常规、凝血功能、血糖、肝肾功能、血电解质、肌钙蛋白、心肌缺血标志物、氧饱和度等，心电图。

进一步行头颈部CTA、CEMRA或DSA检查了解有无血管畸形。查头颅增强CT或增强MRI，了解有无颅内肿瘤。

（四）治疗

1. 一般处理 应卧床休息，保持安静，避免情绪激动和血压升高。防止误吸和窒息的发生。注意水电解质平衡、预防吸入性肺炎和早期积极控制感染。保持患者大便通畅。给予营养支持。注意低钠血症的纠正。

2. 控制颅内压　常用的脱水剂有甘露醇、甘油果糖、呋塞米、人血白蛋白、高渗盐水等。

3. 调整血压。有凝血功能障碍者，予以纠正。

4. 严重脑出血的患者，及时请脑外科医师会诊行手术治疗。

5. 脑出血如果是由血管畸形、动脉瘤、血液系统疾病、肿瘤等引起，应进行病因治疗。

第六节　蛛网膜下腔出血

颅内血管破裂，血液流入蛛网膜下腔，称为蛛网膜下腔出血（subarachnoid hemorrhage，SAH），分为外伤性和自发性两种情况。自发性又分为原发性和继发性两种类型。原发性蛛网膜下腔出血为脑底或脑表面血管破裂，病变包括先天性动脉瘤、脑血管畸形、高血压脑动脉硬化所致的微动脉瘤等。

【病因和发病机制】

1. 颅内动脉瘤　是最常见的病因（占 75%～80%）。其中囊性动脉瘤占绝大多数，还可见于高血压，动脉粥样硬化所致梭形动脉瘤、夹层动脉瘤及感染所致的真菌性动脉瘤等。

2. 血管畸形　约占 SAH 病因的 10%，其中动静脉畸形占血管畸形的 80%。多见于青年人，90% 以上位于幕上，常见于大脑中动脉分布区。

3. 其他　如 moyamoya 病（占儿童 SAH 的 20%）、颅内肿瘤、垂体卒中、血液系统疾病、颅内静脉系统血栓和抗凝治疗并发症等。此外，约 10% 的患者病因不明。

【病理】

动脉瘤主要位于威利斯（Willis）环及其主要的分支血管，尤其是动脉的分叉处，80%～90%位于脑底动脉环前部，特别是后交通动脉和颈动脉的连接处（约 40%）、前交通动脉与大脑前动脉分叉处（约 30%）、大脑中动脉在外侧裂第一个主要分支处（约 20%）。后循环动脉最常见于基底动脉尖端或椎动脉与小脑后下动脉的连接处，动脉瘤多为单发，约 20% 为多发，多位于两侧相同动脉（多发动脉瘤又称为"镜像动脉瘤"）。动脉瘤随着年龄的增长，破裂的概率增加，高峰年龄为 35～65 岁，动脉瘤的大小与破裂有关，直径 >10mm 者极易出血；不规则或多囊状，位于穹隆处的动脉瘤易破裂。动静脉畸形由异常血管交通形成，常见于大中动脉分布区。

【病理生理】

SAH 能引起一系列病理生理改变。

（1）血液流入蛛网膜下腔，刺激痛觉敏感结构引起头痛，颅内容积增加使颅内压增高可加剧头痛，导致玻璃体下视网膜出血，甚至发生脑疝。

（2）颅内压达到系统灌注压时脑血流急剧下降，血管瘤破裂伴发的冲击作用，可能是约 50% 患者发病时出现意识丧失的原因。

（3）颅底或脑室内血液凝固使脑脊液回流受阻。30%～70% 的患者早期出现急性阻塞性脑积水。血红蛋白及含铁血黄素沉积于蛛网膜颗粒也可导致脑脊液吸收障碍，出现交通性脑积水和脑室扩张。

（4）蛛网膜下腔血细胞崩解释放各种炎症物质引起化学性脑膜炎，脑脊液增多使颅内压增高。

（5）血液及分解产物直接刺激引起下丘脑功能紊乱，如发热、血糖升高、急性心肌缺血和心律失常等。

（6）血液释放的血管活性物质如 5- 羟色胺（5-HT）、血栓烷 A_2 和组胺等可刺激血管和脑膜，引起血管痉挛，重者可致脑梗死。

（7）动脉瘤出血常限于蛛网膜下腔，一般不造成局灶性脑损害，神经系统检查很少发现局灶体征。但大脑中动脉动脉瘤、动静脉畸形破裂出血，局灶性的体征较常见。

【临床表现】

（一）一般症状

SAH 临床表现差异较大，轻者可没有明显临床症状和体征，重者可突然昏迷甚至死亡。以中青年发病居多，起病突然（数秒或数分钟内发生），多数患者发病前有明显诱因（剧烈运动、过度疲劳、用力排便、情绪激动等）。一般症状主要包括以下几方面。

1. 头痛　动脉瘤性 SAH 的典型表现是突发异常剧烈全头部疼痛，患者常将头痛描述为"一生中经历的最严重的头痛"，头痛不能缓解或呈进行性加重。多伴发一过性意识障碍和恶心、呕吐。约 1/3 的动脉瘤性 SAH 患者发病前数日或数周有轻微头痛的表现，这是小量出血或动脉瘤受牵拉所致。动脉瘤性 SAH 的头痛可持续数日不变，2 周后逐渐减轻，如头痛再次加重，常提示动脉再次出血。但动静脉畸形破裂所致 SAH 头痛常不严重。局部头痛常可提示破裂动脉瘤的部位。

2. 脑膜刺激征　患者出现颈强直、克尼格（Kernig）征和布鲁津斯基（Brudzinski）征等脑膜刺激征，以颈强直最多见，而老年、衰弱患者或少量出血患者，可无明显脑膜刺激征。脑膜刺激征常于发病后数小时出现，3～4 周后消失。

3. 眼部症状　20% 患者眼底可见玻璃体下片状出血，发病 1 小时内即可出现，是急性颅内压增高和眼静脉回流受阻所致，对诊断具有提示作用。此外，眼球活动障碍也可提示动脉瘤所在的位置。

4. 精神症状　约 25% 的患者可出现精神症状，如欣快、谵妄和幻觉等，常于起病后 2～3 周自行消失。

5. 其他症状　部分患者可以出现脑心综合征、消化道出血、急性肺水肿和局限性神经功能缺损的症状等。

（二）动脉瘤的定位症状

1. 颈内动脉海绵窦段动脉瘤　患者有前额和眼部疼痛、血管杂音、突眼及第Ⅲ、Ⅳ、Ⅵ脑神经和脑神经第一支脑神经损害所致的眼球运动障碍，其破裂可引起颈内动脉海绵窦瘘。

2. 颈内动脉 - 后交通动脉瘤　患者出现动眼神经受压的表现，常提示后交通动脉瘤。

3. 大脑中动脉动脉瘤　患者出现偏瘫、失语和抽搐等症状，多提示动脉瘤位于大脑中动脉的第一分支处。

4. 大脑前动脉 - 前交通动脉动脉瘤　患者出现精神症状、单侧或双侧下肢瘫痪和意识障碍等症状。

5. 大脑后动脉　患者出现同向偏盲、Weber 综合征和动眼神经麻痹表现。

6. 椎 - 基底动脉动脉瘤　患者可出现枕部和面部疼痛、面肌痉挛、面瘫及脑干受压等症状。

（三）血管畸形的定位症状

动静脉畸形患者男性发生率为女性的 2 倍，多在 10～40 岁发病，常见症状包括癫痫发作、轻偏瘫、失语或视野缺损等。

（四）常见并发症

1. 再出血　20% 的动脉瘤患者，在发病后 10～14 日可发生再出血，使病死率约增加 1 倍，动静脉畸形急性期再出血者较少见。

2. 脑血管痉挛　临床症状取决于发生痉挛的血管，常表现为波动性的轻偏瘫或失语，有时症状还受侧支循环和脑灌注压的影响，是患者死亡和致残的重要原因。发病后 3～5 天开始发生，5～14 天为迟发性血管痉挛高峰期，2～4 周逐渐消失。TCD 或 DSA 检查可帮助确诊。

3. 急性或亚急性脑积水　起病 1 周内 15%～20% 的患者发生急性脑积水，为血液进入脑室系统和蛛网膜下腔形成血凝块阻碍脑脊液循环通路所致。轻者出现嗜睡、思维缓慢、短时记忆受损，双眼上视受限、展神经麻痹、下肢反射亢进等体征，严重者可造成颅内高压，甚至脑疝。亚急性脑积水发生于起病数周后，表现为隐匿出现的痴呆、步态异常和尿失禁。

4. 其他　5%～10% 的患者发生癫痫发作，不少患者发生低钠血症。

【辅助检查】

（一）头颅 CT

临床怀疑 SAH 可能，首选头颅 CT 平扫检查（图 4-1-6）。但出血量较少时，CT 扫描显示不清。出血在脚间池和环池，一般无动脉瘤，但 5% 的病例可由后循环动脉瘤破裂所致。

（二）头颅 MRI

头颅 MRI 对急性期 SAH 的敏感性没有头颅 CT 好。对少量出血或亚急性 SAH，磁敏感加权成像可能会显示出血的部位。头颅 MRI 检查可以提示动静脉畸形存在。当颅内未发现出血原因时，应行脊柱 MRI 检查排除脊髓的海绵状血管瘤或动静脉畸形等。

（三）CTA 和 MRA

主要用于有动脉瘤家族史或破裂先兆者的筛查，动脉瘤患者的随访，以及 DSA 不能及时检查时的替代方法。

（四）DSA 检查

条件具备、病情许可时应争取尽早行全脑 DSA 检查，以确定有无动脉瘤、出血原因、决定治疗方法和判断预后。DSA 是临床明确有无动脉瘤诊断的"金标准"，可明确动脉瘤的大小、位置、与载瘤动脉的关系（图 4-1-7）、有无血管痉挛等。但 20% ～ 25% 的 SAH 患者 DSA 检查不能发现出血来源或原因。

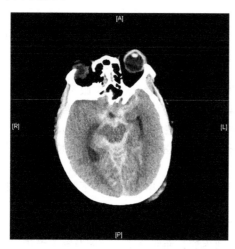

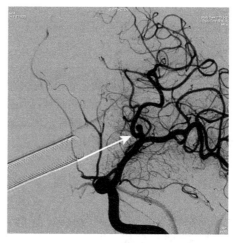

图 4-1-6　蛛网膜下腔出血患者的头颅 CT
大脑纵裂、鞍上池、环池、桥前池、外侧裂池、小
脑天幕及部分脑沟裂密度增高

图 4-1-7　蛛网膜下腔出血患者的头颅 DSA
大脑中动脉动脉瘤（箭头所示）

（五）腰椎穿刺

如果患者临床表现怀疑有 SAH，而头颅 CT 检查没有发现蛛网膜下腔有出血，强烈建议行腰穿脑脊液检查。通常 CT 检查已明确诊断的患者，腰穿不作为临床常规检查。均匀血性脑脊液是 SAH 的特征性表现。

（六）TCD

TCD 可作为非侵入性技术监测 SAH 后脑血管痉挛的情况。

（七）其他

血常规、凝血功能和肝功能等检查有助于鉴别其他出血原因。

【诊断和鉴别诊断】

（一）诊断

突然发生的持续性剧烈头痛、呕吐、脑膜刺激征阳性，伴或不伴意识障碍，检查无局灶性神经系统体征，应高度怀疑 SAH。同时 CT 证实脑池和蛛网膜下腔高密度征象或腰穿检查提示均匀血性脑脊液等可临床确诊。

（二）鉴别诊断

SAH 的鉴别诊断主要是病因。通过头颅 MRI 平扫加增强、MRA、CTA、DSA、血常规、凝血功能等检查，可以进一步明确 SAH 的病因。

【治疗】

急性期治疗目的是防治再出血，降低颅内压，减少并发症，治疗原发病和预防复发。SAH 应急诊收治住院，遵循分级管理制度（表 4-1-2）。对亨特 - 赫斯（Hunt-Hess）分级≤Ⅲ级的，应尽早明确颅内有无动脉瘤，如有动脉瘤，尽早行动脉瘤介入栓塞治疗或动脉瘤手术夹闭。同时要保证脑灌注，防治脑血管痉挛。

表 4-1-2　动脉瘤性 SAH 患者的 Hunt-Hess 分级

级别	标准
0	未破裂动脉瘤
Ⅰ	无症状或轻微头痛
Ⅱ	中 - 重度头痛、脑膜刺激征、脑神经麻痹
Ⅲ	嗜睡、意识混浊、轻度局灶性神经体征
Ⅳ	昏迷、中或重度偏瘫、有早期去大脑强直或自主神经功能紊乱
Ⅴ	昏迷、去大脑强直、濒死状态

（一）一般处理

1. 保持生命体征稳定　观察患者生命体征和神经系统体征的变化，保持气道通畅，维持稳定的呼吸和循环系统功能。

2. 降低颅内压　主要使用脱水剂、如甘露醇、呋塞米、甘油果糖、浓氯化钠或人血白蛋白。

3. 避免用力和情绪波动，保持大便通畅：烦躁者予镇静药，头痛者予镇痛药。注意慎用阿司匹林等可能影响凝血功能的非甾体类镇痛药物。

4. 其他对症支持治疗　包括维持水、电解质平衡，给予高纤维、高能量饮食，加强护理，注意预防尿路感染和吸入性肺炎等。

（二）预防再出血

1. 绝对卧床休息、避免用力　动脉瘤性 SAH，动脉瘤治疗后可下床活动。

2. 调控血压　防止血压过高引起再出血，同时血压不能低，血压低可导致患者脑灌注不足和脑血管痉挛。如果平均动脉压＞ 125mmHg 或收缩压＞ 180mmg，可在血压监测下静脉持续输注短效安全的降压药。

3. 抗纤溶药物　SAH 不同于脑内出血，出血部位没有脑组织的压迫止血作用，可适当应用止血药物，如氨基己酸、氨甲苯酸和酚磺乙胺等抗纤溶药物。

4. 破裂动脉瘤的外科和血管内治疗　动脉瘤夹闭或血管内介入栓塞治疗是预防蛛网膜下腔再出血最有效的治疗方法。Hunt-Hess 分级≤Ⅲ级时，推荐发病 3 天内尽早进行治疗。Hunt-Hess 分级为Ⅳ、Ⅴ级患者手术治疗或内科治疗的预后均较差，是否需进行血管内治疗或手术治疗仍有较大争议。经内科治疗病情好转后可行延迟性（10～14 天）血管内治疗或手术治疗。

（三）脑血管痉挛防治

早期口服或静脉持续泵入尼莫地平，能有效减少 SAH 引发的脑血管痉挛。维持正常循环血容量，避免低血容量。如动脉瘤已经行血管内栓塞或外科夹闭治疗，推荐给予升血压治疗。

（四）脑积水处理

SAH 急性期合并症状性脑积水应进行脑脊液分流术治疗。SAH 的患者，在行动脉瘤治疗后，尽早行腰穿放血性脑脊液，以防止脑积水的发生。对 SAH 后合并慢性症状性脑积水患者，推荐进行永久的脑脊液分流术。

（五）低钠血症及低血容量的处理

某些重症患者可能需要联合应用中心静脉压等指标来监测血容量的变化。

（六）放脑脊液疗法

持续的血性脑脊液外引流或每日放血性脑脊液，可以促进血液吸收和缓解头痛，并可以减少脑血管痉挛和脑积水的发生。如果动脉瘤未治疗，放脑脊液可能会引起动脉瘤的破裂。

【预后】

SAH 预后与病因、出血部位、出血量、有无并发症及是否得到适当治疗有关。动脉瘤性 SAH 病死率高，约 12% 的患者到达医院前死亡，20% 死于入院后，部分存活者遗留永久性残疾，主要是认知功能障碍。未经外科治疗者约 20% 死于再出血，死亡多在出血后最初数日。90% 的颅内 AVM 破裂患者可以恢复，再出血风险较小。

【蛛网膜下腔出血应掌握的内容】

（一）问诊

发病时间，发病时在做什么，起病的形式。发病后头痛的程度，患者突然出现严重的剧烈头痛，要高度怀疑本病的可能。有无意识障碍、有无肢体抽搐。询问既往史，有无高血压，血压控制得怎么样。有无头痛，有无血液系统疾病，现在是不是在服用抗凝药物或抗血小板药物。

（二）查体

生命体征的检查：心率、血压、呼吸、体温。神经系统的体格检查主要包括意识状态、瞳孔、脑膜刺激征、精神症状的检查。通过体格检查，了解动脉可能的部位。如一侧动眼神经完全损害，提示颈内动脉 - 后交通动脉瘤。注意患者有无呼吸困难和心律失常。

（三）辅助检查

发病后立即行头颅 CT 检查。抽血检查，内容包括血常规、凝血功能、血糖、肝肾功能、血电解质、肌钙蛋白、心肌缺血标志物、氧饱和度等，心电图检查。

进一步行头颈部 CTA、CEMRA 或 DSA 检查了解有无动脉瘤或血管畸形。对怀疑有颅内肿瘤的患者，可进一步查头颅增强 CT 或增强 MRI。对临床上高度怀疑 SAH 的患者（有突发严重的头痛，头颅 CT 未见明显出血的患者），可行腰穿检查予以明确。TCD 监测患者血管痉挛情况。

（四）治疗

1. 一般处理　应卧床休息，保持安静，避免情绪激动。保持气道通畅，防止误吸和窒息的发生。注意水电解质平衡、预防吸入性肺炎。注意低钠血症的纠正。保持患者大便通畅，营养支持。维持稳定的循环功能。注意低钠血症的纠正。

2. 控制颅内压　常用的脱水剂有甘露醇、甘油果糖、呋塞米、人血白蛋白、高渗盐水等。

3. 调控血压。有凝血功能障碍的，予以纠正。

4. 对 Hunt-Hess 分级 0～Ⅲ级的患者，尽早进行全脑血管造影，了解有无动脉瘤。如果有动脉瘤，可根据实际情况选择动脉瘤栓塞术或开颅动脉瘤夹闭术。

5. 脑血管痉挛的防治　尼莫地平的使用，维持正常血容量，动脉瘤治疗后尽早进行放脑脊液疗法。

第七节　脑血管病的危险因素及其预防

脑血管病（cerebral vascular disease，CVD）的危险因素是指经流行病学研究证明的、与脑血管病发生和发展有直接关联的因素。对 CVD 危险因素的识别和干预，是 CVD 预防和治疗的重要基础，是降低其发病率和死亡率的关键。

CVD 往往是多种危险因素共同作用的结果，单一危险因素与 CVD 的发病并不一定有着必然的因果关系。对任何个体来说，一个或多个危险因素存在，虽不能预测脑血管病的发病，但将增加脑血管病发病的概率。CVD 的危险因素分为可干预的危险因素和不可干预的危险因素两大类，其中可干预危险因素是 CVD 预防的主要针对目标。

【不可干预的危险因素】

1. 年龄　脑血管病的发病率、患病率和病死率均与年龄呈正相关。55 岁以后发病率明显增加，每增加 10 岁，脑卒中发生率约增加 1 倍。

2. 性别　流行病学资料显示，男性脑卒中的发病率高于女性。

3. 遗传因素　父亲或母亲有脑卒中史的子女，脑卒中风险均增加，其相对危险度（relative risk，RR）分别是 2.4 和 1.4。某些遗传性疾病如伴皮质下梗死和白质脑病的常染色体显性遗传性动脉病、Fabry 病和遗传性高凝状态均增加脑卒中的发生率。

4. 种族　黑色人种比白色人种发生卒中的风险高，中国人和日本人发生脑卒中的风险也较高。

【可干预的危险因素】

1. 高血压　是脑卒中最重要的可干预的危险因素。收缩压和舒张压的升高都与脑卒中的发病风险呈正相关，并呈线性关系。研究表明收缩压 > 160mmHg 和（或）舒张压 > 95mmHg，脑卒中相对风险约为血压正常者的 4 倍。

2. 吸烟　可以影响全身血管和血液系统，如加速血管硬化、升高血浆纤维蛋白原水平、促使血小板聚集、降低高密度脂蛋白水平等。尼古丁还可刺激交感神经促使血管收缩、血压升高。吸烟者与不吸烟者相比，其缺血性脑卒中的 RR 是 1.9，蛛网膜下腔出血的 RR 是 2.9。

3. 糖尿病　是缺血性脑卒中的独立危险因素，其 RR 为 1.8 ～ 6.0，但不是出血性卒中的独立危险因素。

4. 心房颤动　在调整其他脑血管病危险因素后，单独心房颤动可以使卒中的风险增加 3 ～ 4 倍。

5. 其他心脏病　如心脏瓣膜修补术后、心肌梗死、扩张型心肌病、心脏病的围手术期、心导管和血管内治疗、心脏起搏器和射频消融等均增加栓塞性脑卒中的发生率。

6. 血脂异常　与缺血性脑卒中发生率之间存在着明显的相关性。总胆固醇、低密度脂蛋白的升高和高密度脂蛋白的降低均增加缺血性脑卒中的发生。

7. 无症状性颈动脉狭窄　是缺血性脑卒中的独立危险因素。

8. 镰状细胞贫血　基因异常的纯合子患者，20 岁前脑卒中累计发病率超过 11%，且大部分在儿童期发病。

9. 绝经后雌激素替代治疗　研究显示雌激素加孕激素替代治疗明显增加缺血性脑卒中的风险。

10. 膳食和营养　每天增加摄入蔬菜和水果，脑卒中相对危险度减少。低钠、高钾摄入可降低脑卒中的风险，可能与降低血压有关。

11. 运动和锻炼　与缺乏运动的人群相比，体力活动能够降低脑卒中或死亡风险；与不锻炼的人群相比，中等运动程度能够降低脑卒中的风险。

12. 肥胖　肥胖人群易患心脑血管病，这与肥胖可导致高血压、高血脂、高血糖是分不开的。

13. 饮酒过量　过量饮酒使脑卒中的风险升高。

14. 其他　包括代谢综合征、口服避孕药、药物滥用、睡眠呼吸暂停综合征、偏头痛、高同型半胱氨酸血症、高脂蛋白血症、高脂蛋白相关的磷脂酶 A_2 升高、高凝、炎症、感染、血流动力学异常、纤维蛋白原升高及血小板聚集功能亢进等。

【脑血管病的预防】

对 CVD 的危险因素进行早期干预，可以有效降低 CVD 的发病率。

（一）脑血管病的一级预防

对有脑卒中倾向、尚无脑卒中病史的个体，通过积极控制各种可控的危险因素，改变不健康的生活方式等，达到使脑血管病不发生或推迟发生的目的。主要预防措施如下。

1. 高血压　限制食盐摄入量、减少膳食中脂肪含量，控制体重、适当体育运动、减少饮酒量及长期坚持降压药物治疗。普通高血压患者，血压应控制在 140/90mmHg 以下，对高血压合并糖尿病或肾病者，血压一般应控制在 130/80mmHg 以下。

2. 吸烟　吸烟者应戒烟。

3. 高脂血症　血脂异常患者依据其危险分层决定血脂的目标值。已发生心脑血管事件或高危的高血压、糖尿病患者，提倡他汀类药物治疗，主要是稳定斑块的作用。血脂的控制首先是生活方式和饮食习惯的改变。

4. 糖尿病　糖尿病患者应改进生活方式，首先控制饮食，加强体育锻炼。定期监测患者的糖化血红蛋白、空腹血糖、餐后血糖及血糖波动情况，一般目标为糖化血红蛋白＞ 7%。

5. 心房颤动　心房颤动患者根据脑卒中风险评分（CHA_2DS_2-VASc 评分）和出血风险评分（HAS-BLED 评分），决定患者是否抗凝治疗。根据患者的实际情况，选用华法林或新型抗凝药物（只要是达比加群和利伐沙班）。

6. 无症状性颈动脉狭窄　颅外动脉严重狭窄（狭窄＞ 70%、预期寿命＞ 5 年）的患者，在有条件的医院可考虑行动脉内膜切除术或支架成形术。

7. 阿司匹林　推荐在脑卒中风险足够高（10 年心脑血管事件风险为 6% ~ 10%）的个体中使用小剂量阿司匹林（每日 50 ~ 150mg）进行心脑血管病的一级预防。不推荐阿司匹林用于低危人群的卒中预防。

8. 膳食和营养　每日饮食种类应多样化，使能量和营养的摄入趋于合理。采用包括水果、蔬菜和低脂奶制品以及总脂肪和饱和脂肪含量较低的均衡食谱。建议控制钠的摄入量和增加钾摄入量，推荐的食盐摄入量≤ 6g/d。每日总脂肪摄入量应＜总热量的 30%，饱和脂肪＜ 10%。

9. 运动和锻炼　每周至少 3 次，每次至少 30 分钟的体育锻炼（如快走、慢跑、骑自行车或其他有氧代谢运动等），可减少脑卒中的发生。

10. 饮酒过量　男性饮酒的乙醇含量不应超过 25g/d，女性减半。

11. 其他　对于有心肌梗死、动脉狭窄、高同型半胱氨酸血症、肥胖等脑血管病危险因素者，应采取相应措施，进行干预和处理。

（二）脑血管病的二级预防

脑血管病的二级预防是指针对已发生过一次或多次脑卒中和 TIA 的患者，寻找脑卒中的病因并加以纠正，从而达到降低脑卒中复发的目的。

1. 调控可干预的危险因素　与一级预防相同。

2. 抗血小板聚集治疗　非心源性、缺血性脑卒中的患者推荐抗血小板治疗。可单独应用阿司匹林（50 ~ 300mg/d）、氯吡格雷（75mg/d）或阿司匹林和氯吡格雷联合应用。

3. 抗凝治疗　对心源性、缺血性脑卒中的患者，建议抗凝治疗。根据个人病情选用华法林、达比加群或利伐沙班。

【脑血管病的危险因素及其预防应掌握的内容】

1. 掌握脑血管病的危险因素。

2. 掌握脑血管病一级预防、二级预防的要点。

（倪耀辉）

第二章 癫 痫

一、癫痫发作

癫痫（epilepsy）是各种原因导致的脑部神经元高度同步化异常过度放电所致的临床综合征。癫痫的定义：①临床出现 2 次（间隔至少 24 小时）非诱发性（或反射性）癫痫发作；②一次非诱发（或反射性）发作后的未来 10 年内再次发作的可能性与两次非诱发发作后再发风险相当（至少 60%）；③已经具备癫痫综合征诊断。临床表现具有发作性、短暂性、重复性和刻板性的特点。异常放电神经元的位置不同以及波及的范围差异，导致患者的发作形式不一，可表现为感觉、运动、精神、行为、自主神经功能、意识、记忆认知等障碍。临床上每次发作或每次发作的过程称为癫痫发作（epileptic seizure）。癫痫综合征（epilepsy syndrome）指由一组特定的临床表现和脑电图改变组成的癫痫疾病（即脑电临床综合征）。

【病因】

（一）癫痫病因分为六大类

遗传性、结构性、代谢性、免疫性、感染性及病因不明。应注意，这仅是对癫痫的大致分类，应尽可能查找具体的病因。

（二）癫痫的常见获得性病因

①海马硬化；②出生前及围生期脑损伤；③中枢神经系统感染；④脑血管病；⑤脑肿瘤；⑥颅脑外伤；⑦神经变性；⑧脱髓鞘疾病。

（三）癫痫患者不同年龄组常见病因

1. 新生儿及婴儿期 先天性的及围生期因素（缺氧、窒息、头颅产伤）、遗传代谢性疾病、皮质发育畸形等。

2. 儿童及青春期 特发性（与遗传因素有关）、先天性的及围生期因素（缺氧、窒息、头颅产伤）、中枢神经系统感染、脑发育异常等。

3. 成人期 海马硬化、头颅外伤、脑肿瘤、中枢神经系统感染性疾病等。

【分类】

（一）部分性发作

部分性发作（partial seizure）是指源于大脑半球局部神经元的异常放电，包括简单部分性、复杂部分性、部分性继发全面性发作三类。前者为局限性发放，无意识障碍，后两者放电从局部扩展到双侧脑部出现意识障碍。

1. 单纯部分性发作（simple partial seizure，SPS） 发作时无意识障碍。根据放电起源和累及的部位不同，单纯部分性发作可表现为运动、感觉、自主神经性和精神性发作 4 类，后两者较少单独出现常发展为复杂部分。

（1）部分运动性发作：表现为身体某一局部发生不自主抽动，多见于一侧眼睑、口角、手或足趾，也可波及一侧面部或肢体。病灶多在中央前回及附近，常见的有以下几种发作形式。①杰克逊（Jackson）发作：异常运动从局部开始，沿大脑皮质运动区移动。临床表现为抽搐自手指—腕部—前臂—肘—肩—口角—面部逐渐发展，称为 Jackson 发作。严重的部分运动性发作患者，发作后可留下短暂性（半小时至 36 小时内消失）的肢体瘫痪，称为 Todd 麻痹。②旋转性发作：表现为双眼突然向一侧偏斜，继之头部不自主同向转动，伴有身体的扭转，但很少超过 180°。部分患者过度旋转可引起跌倒，出现继发性全面性发作。③姿势性发作：表现为发作性一侧上肢外展、肘部屈曲、头向同侧扭转、眼睛注视着同侧。④发音性发作：表现为不自主重复发作前的单音或单词，偶可有语言抑制。

（2）部分感觉性发作：躯体感觉性发作常表现为一侧肢体麻木感和针刺感，多发生在口角、舌、手指或足趾，病灶多在中央后回躯体感觉区。特殊感觉性发作可表现为视觉性（如闪光或黑矇等）、听觉性、嗅觉性和味觉性。眩晕性发作表现为坠落感、飘动感或水平/垂直运动感等。

（3）自主神经性发作：出现苍白、面部及全身潮红、多汗、立毛、瞳孔散大、呕吐、腹痛、肠鸣、烦渴和欲排尿感等。病灶多位于岛叶、丘脑及边缘系统，易扩散出现意识障碍，成为复杂部分性发作的一部分。

（4）精神性发作。

2. 复杂部分性发作（complex partial seizure，CIS） 也称为精神运动性发作，病灶多在颞叶故又称为颞叶癫痫，也可见于额叶、嗅皮质等部位。由于起源、扩散途径及速度不同，临床表现有较大差异，主要分以下类型。

（1）仅表现为意识障碍。

（2）表现为意识障碍和自动症。自动症（automatisms）是指在癫痫发作过程中或发作后意识模糊状态下出现的具有一定协调性和适应性的无意识活动。自动症均在意识障碍的基础上发生，伴有遗忘。自动症可表现为反复咂嘴、噘嘴、咀嚼、舔舌或吞咽（口、消化道自动症）；或反复搓手、拂面，不断地穿衣、脱衣、解衣扣、摸索衣服（手足自动症）；也可表现为游走、奔跑、无目的地开门、关门、乘车、上船；还可出现自言自语、叫喊、唱歌（语言自动症）或机械重复原来的动作。自动症在复杂部分性发作中最常见，但不是复杂部分性发作所特有，在其他发作（如失神发作）或发作后意识障碍情况下也可出现。

3. 继发全面性发作（secondarily generalized seizure） 单纯或复杂部分性发作均可继发全面性发作，可继发为全面强直-阵挛、强直性或阵挛性发作。本质上仍为部分性发作。

（二）全面性发作

最初的症状学和脑电图提示全面性发作（generalized seizure）起源于双侧脑部，多在发作初期有意识丧失。

1. 全面强直-阵挛发作（generalized tonic-clonic seizure，GTCS） 意识丧失、双侧肢体强直后出现阵挛是此型发作的主要临床特征。可由部分性发作演变而来，也可在疾病开始即表现为全面强直-阵挛发作。早期出现意识丧失、跌倒，随后的发作分为3期。

（1）强直期：表现为全身骨骼肌持续性收缩。眼肌收缩出现眼睑上牵、眼球上翻或凝视；咀嚼肌收缩出现张口，随后猛烈闭合，可咬伤舌尖；喉肌和呼吸肌强直性收缩致患者尖叫一声，呼吸停止；颈部和躯干肌肉的强直性收缩致颈和躯干先屈曲后反张；上肢由上举后旋转为内收旋前，下肢先屈曲后猛烈伸直，持续10～20秒后进入阵挛期。

（2）阵挛期：肌肉交替性收缩与松弛，呈一张一弛交替性抽动，阵挛频率逐渐变慢，松弛时间逐渐延长，本期可持续30～60秒或更长。在一次剧烈阵挛后，发作停止，进入发作后期。以上两期均可发生舌咬伤，并伴呼吸停止，血压升高，心率加快，瞳孔散大、光反射消失，唾液和其他分泌物增多，巴宾斯基（Babinski）征可为阳性。

（3）发作后期：此期尚有短暂阵挛，以面肌和咬肌为主，导致牙关紧闭，可发生舌咬伤。本期全身肌肉松弛，括约肌松弛，尿液自行流出可发生尿失禁。呼吸首先恢复，随后瞳孔、血压、心率逐渐正常。肌张力松弛，意识逐渐恢复。从发作到意识恢复历时5～15分钟。醒后患者常感头痛、全身酸痛、嗜睡，部分患者有意识模糊，此时强行约束患者可能发生伤人和自伤。GTCS典型脑电图改变是：强直期开始逐渐增强的10次/秒棘波样阵挛，然后频率不断降低，波幅不断增高。阵挛期弥漫性慢波伴间歇性棘波。痉挛后期呈明显脑电抑制，发作时间越长，抑制越明显。

2. 强直性发作（tonic seizure）。

3. 阵挛性发作（clonic seizure）。

4. 失神发作（absence seizure） 分典型和不典型失神发作，临床表现、脑电图背景活动及发作期改变、预后等均有较大差异。

典型失神：发作突发突止，表现为动作突然中止或明显变慢，意识障碍，不伴有或伴有轻微的运动症状（如阵挛、强直、自动症等）。发作通常持续 5 ~ 20 秒（< 30 秒）。发作时脑电图示双侧对称同步发作、3Hz（2.5 ~ 4Hz）的棘慢综合波爆发。约 90% 的典型失神患者可被过度换气诱发。主要见于儿童和青少年，如儿童失神癫痫和青少年失神癫痫，罕见于成人。

5. 肌阵挛发作（myoclonic seizure）。

6. 失张力发作（atonic seizure）。

【常见癫痫或癫痫综合征的类型和诊断要点】

1. 良性家族性新生儿惊厥（benign familial neonatal convulsion）。

2. 良性婴儿癫痫。

3. 早期肌阵挛脑病（early myoclonic encephalopathy）。

4. 大田原综合征（Ohtahara 综合征）。

5. 良性婴儿肌阵挛性癫痫（benign myoclonic epilepsy in infancy）。

6. 婴儿严重肌阵挛癫痫［德拉韦（Dravet）综合征］。

7. 婴儿痉挛症（infantile spasms）。

8. 伦诺克斯 - 加斯托（Lennox-Gastaut）综合征（LGS）。

9. 肌阵挛 - 失张力癫痫（myoclonic-atonic epilepsy）。

10. 儿童良性癫痫伴中央颞部棘波（benign childhood epilepsy with centrotemporal spike，BECCT）。

11. 儿童失神癫痫（childhood absence epilepsy）。

12. 早发型儿童良性枕叶癫痫［帕纳约托普洛斯（Panayiotopoulos）综合征］。

13. 晚发型儿童良性枕叶癫痫［加斯托（Gastaut）型］。

14. 获得性癫痫性失语［兰道 - 克勒夫纳（Landau-Kleffner）综合征］。

15. 慢波睡眠中持续棘慢复合波癫痫（epilepsy with continuous spike waves during slow wave sleep，ECSWS）。

16. 青少年失神癫痫（juvenile absence epilepsy，JAE）。

17. 青少年肌阵挛癫痫（juvenile myoclonic epilepsy，JME）。

18. 仅有全面强直 - 阵挛性发作癫痫（epilepsy with generalized tonic-clonic seizure only）。

19. 全面性癫痫伴热性惊厥附加症（general epilepsy with febrile seizures plus，GEFS+）。

20. 肌阵挛失神癫痫（epilepsy with myoclonic absence）。

21. 颞叶癫痫（temporal lobe epilepsy，TLE）。

22. 额叶癫痫（frontal lobe epilepsy，FLE）。

23. 拉斯马森（Rasmussen）综合征。

24. 进行性肌阵挛癫痫（progressive myoclonic epilepsy，PME）。

【诊断和辅助检查】

1.癫痫诊断的基本原则　①确定发作性事件是否为癫痫发作：临床出现两次（间隔至少 24 小时）非诱发性癫痫发作时就可诊断癫痫；②确定癫痫发作的类型，尽可能地明确患者癫痫及癫痫综合征的类型；③明确发作的病因。

2.病史资料　完整病史是癫痫诊断中最重要的环节。应包括现病史（重点是发作史）、出生史、既往史、家族史、疾病的社会心理影响等。

（1）现病史：首次发作年龄；发作前状态或促发因素（觉醒、清醒、睡眠、饮酒、少眠、过度疲劳、心理压力、精神刺激、发热、体位、运动、前驱症状及与月经的关系等）；发作最初时的症状和体征（先兆、运动性表现等）；发作时表现（睁眼、闭眼、姿势、肌张力、运动症状、自主神经症状、自动症、意识状态、舌咬伤、尿失禁等）；发作演变过程；发作持续时间；发作后表现

（清醒、烦躁、嗜睡、朦胧状态、Todd 麻痹、失语、遗忘、头痛、肌肉酸痛等）；发作频率和严重程度（包括持续状态史）；抗癫痫药物使用情况（种类、剂量、疗程、疗效、副作用、依从性等）。

（2）既往史和家族史：围产史（早产、难产、缺氧窒息、产伤、颅内出血等）。中枢神经系统疾病史（感染、外伤、脑卒中、遗传代谢疾病等）。生长发育史（精神运动发育迟滞、倒退）。有无新生儿惊厥及热惊厥史（简单型、复杂型）。家族史（癫痫、热惊厥、偏头痛、睡眠障碍、遗传代谢性疾病等）。

3. 体格检查　全身检查：重点应放在神经系统，包括意识状态、精神状态、局灶体征（偏瘫 / 偏盲等）、各种反射及病理征等。

4. 辅助检查

（1）脑电图（EEG）：癫痫发作最本质的特征是脑神经元异常过度放电，而 EEG 是能够反映脑电活动最直观、便捷的检查方法，是诊断癫痫发作、确定发作和癫痫类型的最重要辅助手段，为癫痫患者的常规检查。

常规头皮脑电图仅能记录到 49.5% 患者的痫性放电，重复 3 次可将阳性率提高到 52%，采用过度换气、闪光刺激等诱发方法还可进一步提高脑电图的阳性率。24 小时长程脑电图和视频睡眠脑电图使发现痫样放电的可能性大为提高。

（2）神经影像学：MRI 对于发现脑部结构性异常有很高的价值。如果有条件，建议常规进行头颅 MRI 检查。头部 CT 检查在显示钙化性或出血性病变时较 MRI 有优势。

（3）其他检查：应根据患者具体情况选择性地进行检查。

1）血液检查：包括血常规、血糖、电解质、肝肾功能、血气、丙酮酸、乳酸等方面的检查，能够帮助查找病因。定期检查血常规和肝肾功能等指标还可辅助监测药物的不良反应。临床怀疑中毒时，应进行毒物筛查。已经服用抗癫痫药物者，可酌情进行药物浓度监测。

2）尿液检查：包括尿常规及遗传代谢性疾病的筛查。

3）脑脊液检查：主要为排除颅内感染性疾病，对某些遗传代谢性疾病的诊断也有帮助。

4）心电图：对于疑诊癫痫或新诊断的癫痫患者，多主张常规进行心电图检查。这有助于发现容易误诊为癫痫发作的某些心源性发作（如心律失常所致的晕厥发作），还能早期发现某些心律失常（如长 Q—T 间期综合征、布鲁加达（Brugada）综合征和传导阻滞等），从而避免因使用某些抗癫痫药物而可能导致的严重后果。

5）基因检测：目前已经成为重要的辅助诊断手段之一。

【鉴别诊断】

1. 晕厥（syncope）　表现为突然短暂的可逆性意识丧失伴姿势性肌张力减低或消失，由全脑血灌注量突然减少引起，并随着脑血流的恢复而正常。

2. 假性癫痫发作。

3. 发作性睡病。

4. 基底动脉型偏头痛。

5. 短暂性脑缺血发作。

【治疗】

（一）癫痫处理的基本原则

癫痫是一种多因素导致的、临床表现复杂的慢性脑功能障碍疾病，所以临床处理中既要强调遵循治疗原则，又要充分考虑个体性差异，即有原则的个体化治疗。癫痫处理的基本原则如下。

1. 明确诊断　与其他任选一种疾病的治疗一样，诊断是前提，并且尽可能将诊断细化，如是否癫痫、癫痫发作的分类、癫痫综合征的分类、癫痫的病因、诱发因素等；而且在治疗过程中还应不断完善诊断，尤其是当治疗效果不佳时，应特别强调重新审视初始诊断是否正确，包括癫痫诊断是否成立，癫痫发作/癫痫综合征/病因学诊断分类是否正确，如果不能及时修正诊断，常导致长期的误诊误治。

2. 合理选择处理方案 由于癫痫的病因学异质性很高，因此目前治疗方法多样，包括抗癫痫药物治疗、外科切除性治疗、外科姑息性治疗、生酮饮食治疗、免疫治疗等。因此，选择治疗方案时，应充分考虑癫痫（病因、发作/综合征分类等）的特点、共患病情况以及患者的个人、社会因素，进行有原则的个体化综合治疗。需要强调的是，癫痫治疗并不一定都是顺利的，因此初始治疗方案常需要根据治疗反应，在治疗过程中不断修正，或者进行多种治疗手段的序贯/联合治疗。

3. 恰当的长期治疗 癫痫的治疗应当坚持长期足疗程的原则，根据不同的癫痫病因、综合征类型及发作类型以及患者的实际情况选择合适的疗程。

4. 保持规律健康的生活方式 与其他慢性疾病的治疗一样，癫痫患者应保持健康、规律性生活，尤应注意避免睡眠不足、暴饮暴食以及过度劳累，如有发作诱因，应尽量去除或者避免。

5. 明确治疗目标 目前癫痫治疗主要还是以控制癫痫发作为首要目标，但是应该明确的是，癫痫治疗的最终目标不仅仅是控制发作，更重要的是提高患者的生活质量。对于伴有精神运动障碍的患者，还应进行长期针对躯体、精神心理方面的康复治疗，降低致残程度，提高心理调节能力，掌握必要的工作、生活技能，尽可能促进其获得正常的社会及家庭生活。对于儿童期患者应强调通过全面的智力精神运动康复，在控制癫痫的同时促进其正常发育。

（二）癫痫治疗手段

目前癫痫的治疗方法较多，近年来在药物治疗、神经调控等方面都有许多进展，现在常用的治疗方法可以分为：①癫痫的药物治疗；②癫痫外科治疗（包括神经调控疗法）；③生酮饮食。

（三）癫痫的药物治疗

1. 开始药物治疗的原则

（1）通常情况下，第二次癫痫发作后推荐开始用抗癫痫药治疗。

（2）虽然已有两次发作，但发作间隔期在1年以上，可以暂时推迟药物治疗。

（3）以下情况抗癫痫药治疗在第一次无诱因发作后开始，并与患者或监护人进行商议：①患者有脑功能缺陷；②脑电图提示明确的痫样放电；③患者或监护人认为不能承受再发风险；④头颅影像显示脑结构损害。

2. 选择抗癫痫药物的基本原则和注意事项

（1）根据发作类型和综合征分类选择药物是治疗癫痫的基本原则，同时还需要依据共患病、共用药、患者的年龄及其患者或监护人的意愿等进行个体化治疗。

（2）如果合理使用一线抗癫痫药物仍有发作，需严格评估癫痫的诊断。

（3）尽可能单药治疗。

（4）如果选用的第一种抗癫痫药因不良反应或仍有发作而治疗失败，应试用另一种药物，并加量至足够剂量后，将第一种用药缓慢地减量。

（5）仅在单药治疗没有达到无发作时才推荐联合治疗。

3. 根据发作类型的选药原则

（1）全面强直-阵挛发作：丙戊酸是新诊断的全面强直-阵挛发作患者的一线用药。如果丙戊酸不适用则使用拉莫三嗪、左乙拉西坦或苯巴比妥。

（2）强直或失张力发作：丙戊酸是强直或失张力发作患者的一线药物治疗。如果丙戊酸无效或不能耐受，可选拉莫三嗪添加治疗。不建议应用卡马西平、奥卡西平、加巴喷丁、普瑞巴林、替加宾或氨己烯酸。

（3）失神发作：乙琥胺或丙戊酸是治疗失神发作的一线用药。

（4）肌阵挛发作：丙戊酸是新诊断肌阵挛发作患者的一线用药。

（5）局灶性发作：卡马西平、拉莫三嗪或左乙拉西坦作为一线用药用于新诊断局灶性发作的患者。

【常用的抗癫痫药物作用和剂量】

（1）传统的抗癫痫药物

1）苯妥英钠：对全面强直阵挛发作和部分性发作有效，可加重失神和肌阵挛发作。成人剂量200mg/d，加量时要慎重。

2）卡马西平：是部分性发作的首选药物，对复杂部分性发作疗效优于其他抗癫痫药物，对继发性全面强直阵挛发作亦有较好的疗效，但可加重失神和肌阵挛发作。常规治疗剂量为 $10 \sim 20mg/(kg \cdot d)$，开始用药时清除率较低，起始剂量应该为 $2 \sim 3mg/(kg \cdot d)$，一周逐渐增加至治疗剂量。治疗 $3 \sim 4$ 周后，半衰期为 $8 \sim 12$ 小时，需增加剂量至维持疗效。

3）丙戊酸钠：是一种广谱的抗癫痫药物，是全面性发作，尤其是全面强直 - 阵挛发作合并典型失神发作的首选药，也用于部分性发作。常规剂量成人 $600 \sim 1800mg/d$，儿童 $10 \sim 40mg/(kg \cdot d)$。

4）苯巴比妥：常作为小儿癫痫的首选药物，较广谱，起效快，对全面强直 - 阵挛发作疗效好，也用于简单及复杂部分性发作，对发热惊厥有预防作用。常规剂量：成人 $60 \sim 90mg/d$，小儿 $2 \sim 5mg/(kg \cdot d)$。

5）乙琥胺：仅用于单纯失神发作。吸收快，约25%以原型由肾脏排泄，与其他抗癫痫药物很少相互作用，几乎不与血浆蛋白结合。

6）氯硝西泮：直接作用于 γ- 氨基丁酸（GABA）受体亚单位，起效快，但易出现耐药使作用下降。作为辅助用药，小剂量常可取得良好疗效，成人试用1mg/d，必要时逐渐加量；小儿试用0.5mg/d。

（2）新型抗癫痫药物

1）托吡酯：为难治性部分性发作及继发全面强直 - 阵挛发作的附加或单药治疗药物，对于伦诺克斯 - 加斯托（Lennox-Gastaut）综合征和婴儿痉挛症等也有一定疗效。常规剂量成人 $75 \sim 200mg/d$，儿童 $3 \sim 6mg/(kg \cdot d)$，应从小剂量开始，在 $3 \sim 4$ 周逐渐增至治疗剂量。远期疗效好，无明显耐药性，大剂量也可用作单药治疗。卡马西平和苯妥英钠可降低托吡酯的血药浓度。

2）拉莫三嗪：为部分性发作及全面强直 - 阵挛发作的附加或单药治疗药物，也用于 Lennox-Gastaut 综合征、失神发作和肌阵挛发作的治疗。成人起始剂量25mg/d，之后缓慢加量，维持剂量 $100 \sim 300mg/d$；儿童起始剂量 $2mg/(kg \cdot d)$，维持剂量 $5 \sim 15mg/(kg \cdot d)$；与丙戊酸钠合用剂量减半或更低。儿童起始剂量 $0.2mg/(kg \cdot d)$，维持剂量 $2 \sim 5mg/(kg \cdot d)$。经 $4 \sim 8$ 周逐渐增加至治疗剂量。

3）加巴喷丁：用于 12 岁以上及成人部分性癫痫发作和全面强直 - 阵挛发作的辅助治疗。起始剂量100mg，每日 3 次，维持剂量 $900 \sim 1800mg/d$，分 3 次服用。

4）奥卡西平：适应证与卡马西平相同，主要用于部分性发作及继发全面性发作的附加或单药治疗。成人初始剂量300mg/d，每日增加300mg，单药治疗剂量 $600 \sim 1200mg/d$。

5）左乙拉西坦：对部分性发作伴或不伴继发全面强直阵挛发作、肌阵挛发作等都有效。口服吸收迅速，半衰期 $6 \sim 8$ 小时。耐受性好，无严重不良反应。

6）普瑞巴林：本药为 γ- 氨基丁酸类似物，结构、作用与加巴喷丁类似，具有抗癫痫活性。主要用于癫痫部分性发作的辅助治疗。

【外科治疗】

目前癫痫手术的适应证尚不统一，切除性癫痫手术的适应证主要是药物治疗失败且可以确定致痫部位的难治性癫痫、有明确病灶的症状性癫痫，同时还需要判定切除术后是否可能产生永久性功能损害以及这种功能损害对患者生活质量的影响；姑息性手术主要用于一些特殊的癫痫性脑病和其他一些不能行切除性手术的患者。

【生酮饮食】

生酮饮食是一种高脂、低糖和适当蛋白质的饮食。

1. 适应证

（1）难治性儿童癫痫：适用于儿童各年龄段各种发作类型的难治性癫痫患者。

（2）葡萄糖转运体Ⅰ缺陷症：由于葡萄糖不能进入脑内，导致癫痫发作、发育迟缓和复杂的运动障碍。

（3）丙酮酸脱氢酶缺乏症：丙酮酸盐不能代谢为乙酰辅酶A导致严重的发育障碍和乳酸酸中毒。

2. 禁忌证　患有脂肪酸转运和氧化障碍者。

【癫痫发作应掌握的内容】

1. 问诊　首次发作年龄。发作前状态或促发因素（觉醒、清醒、睡眠、饮酒、少眠、过度疲劳、发热、体位、运动、前驱症状及与月经的关系，心理压力、精神刺激等）。发作最初时的症状和体征（先兆、运动性表现等）。发作时表现（睁眼、闭眼、姿势、肌张力、运动症状、自主神经症状、自动症、意识状态、舌咬伤、尿失禁等）。发作演变过程。发作持续时间。发作后表现（清醒、烦躁、嗜睡、朦胧状态、Todd麻痹、失语、遗忘、头痛、肌肉酸痛等）。发作频率和严重程度（包括持续状态史）。有旁观者详细提供病史，最好有发作视频。抗癫痫药物使用情况（种类、剂量、疗程、疗效、副作用、依从性等）。询问既往史和家族史，围产史（早产、难产、缺氧窒息、产伤、颅内出血等）；中枢神经系统疾病史（感染、外伤、脑卒中、遗传代谢疾病等）；生长发育史（精神运动发育迟滞、倒退）。有无新生儿惊厥及热惊厥史（简单型、复杂型）；有无头痛病史；家族史（癫痫、热惊厥、偏头痛、睡眠障碍、遗传代谢疾病等）。

2. 体格检查　全身检查，重点应放在神经系统，包括意识状态、精神状态、局灶体征（偏瘫/偏盲等）、各种反射及病理征等。通过神经系统体格检查，了解是否有脑组织局灶损害的表现。

3. 辅助检查　普通脑电图、视频睡眠脑电图、动态脑电图的检查。头颅CT、MRI、PET的检查。血液检查：包括血常规、血糖、电解质、肝肾功能、血气、丙酮酸、乳酸等检查，能够帮助查找病因。临床怀疑中毒时，应进行毒物筛查。已经服用抗癫痫药物者，可酌情进行药物浓度监测。尿液检查：包括尿常规及遗传代谢病的筛查。脑脊液检查：主要为了解有无颅内感染性或免疫性疾病，对某些遗传代谢病的诊断也有帮助。基因检测。心电图、动态心电图的检查，排除心脏导致的阿-斯综合征。

4. 癫痫的治疗

（1）在癫痫治疗前，首先要明确患者以下情况：是否为癫痫发作、癫痫发作的分类、癫痫综合征的分类、癫痫可能的病因、诱发因素等。

（2）根据癫痫的诊断，明确患者是否为癫痫发作，再根据实际情况决定是否需要治疗。如果需要治疗，根据癫痫发作类型、癫痫综合征选用抗癫痫药物。如果有明确的、可治疗病因的，针对病因进行治疗。

（3）单药治疗效果差者，可考虑两种或三种药物联合治疗。

（4）对一些难治性癫痫可考虑手术治疗。

（5）有些患者可选用生酮饮食治疗。

二、癫痫持续状态

传统的癫痫持续状态（status epilepticus，SE）的定义为：1次癫痫发作持续30分钟以上，或反复多次发作持续大于30分钟，且发作间期意识不恢复至发作前的基线状态。但对于30分钟的时间界定一直存在争议。国际抗癫痫联盟在2001年提出临床上更为实用的定义为：一次癫痫发作（包括各种类型癫痫发作）持续时间大大超过了该型癫痫发作大多数患者发作的时间，或反复发作，在发作间期患者的意识状态不能恢复到基线状态。从临床实际操作角度，全面性惊厥性发作持续超过5分钟，或者非惊厥性发作或部分性发作持续超过15分钟，或者5～30分钟内两次发作间歇期意识未完全恢复者，即可以考虑为早期癫痫持续状态，因为此期绝大多数发作不能自行缓解，需紧急治疗以阻止其演变成完全的癫痫持续状态。

【按照癫痫发作类型分类】

1. 惊厥性癫痫持续状态（convulsive status epilepticus，CSE） 根据惊厥发作类型进一步分为全面性及局灶性。

2. 非惊厥性癫痫持续状态（non-convulsive status epilepticus，NCSE）。

【治疗】

（一）治疗原则

1. 尽早治疗，应用药物，尽快终止发作。

2. 查找癫痫持续状态的病因，如有可能进行对因治疗。

3. 支持治疗，维持患者呼吸、循环及水电解质平衡。

（二）药物的选择

1. 地西泮治疗 首先用地西泮 10～20mg 静脉注射，每分钟不超过 2mg，如有效，再将 60～100mg 地西泮溶于 5% 葡萄糖生理盐水中，于 12 小时内缓慢滴注。儿童首次剂量为 0.25～0.5mg/kg，一般不超过 10mg。地西泮偶尔会抑制呼吸，需停止注射，必要时加用呼吸兴奋剂。

2. 10% 水合氯醛 20～30ml 加等量植物油保留灌肠，每 8～12 小时 1 次，适合肝功能不全或不宜使用苯巴比妥类药物者。

经上述处理，发作控制后，可考虑使用苯巴比妥 0.1～0.2g 肌内注射，每日 2 次巩固和维持疗效。同时鼻饲抗癫痫药物，达稳态浓度后，逐渐停用苯巴比妥。上述治疗无效者，需按难治性癫痫持续状态处理。

3. 难治性癫痫持续状态

（1）咪达唑仑：由于其起效快，1～5 分钟出现药理学效应，5～15 分钟出现抗癫痫作用，对血压和呼吸的抑制作用比传统药物小。常用剂量为首剂静脉注射 0.15～0.2mg/kg，然后按 0.06～0.6mg/（kg·h）维持。新生儿可按 0.1～0.4mg/（kg·h）持续静脉滴注。

（2）丙泊酚：是一种非巴比妥类的短效静脉用麻醉剂，能明显增强 GABA 能神经递质的释放，可在几秒钟内终止癫痫发作和脑电图上的痫性放电，平均起效时间 2.6 分钟。建议以 1～2mg/h 静脉注射，然后以 2～10mg/（kg·h）持续静脉滴注维持。

【癫痫持续状态应掌握的内容】

1. 问诊 癫痫持续状态有无明显诱因，如患者有无停用抗癫痫药物，发病前有无发热，过度疲劳或服用其他药物等情况。询问旁观者，患者刚开始发病时的表现。既往史：既往癫痫史和服用药物情况。患者近期有无发热、精神行为的异常等（了解有无颅内感染或者免疫系统疾病等）。

2. 查体 患者癫痫发作的情况，是惊厥性发作还是非惊厥性发作，是全面性还是局灶性惊厥持续状态，其中全面强直 - 阵挛发作的持续状态是最常见、最危险的，需要大家能够识别。查体时要注意患者的生命体征，包括呼吸、心率、血压和体温。

3. 辅助检查 血液检查，包括血常规、血糖、电解质、肝肾功能、血气、丙酮酸、乳酸等方面的检查，查肌钙蛋白或心肌标志物（了解心脏有无受损），抽动脉血查血气分析（了解有无缺氧）。临床怀疑中毒时，应进行毒物筛查。已经服用抗癫痫药物者，可酌情进行药物浓度监测。脑脊液检查：主要为排除颅内感染或免疫性疾病。头颅 CT 和 MRI 检查：了解颅内有无病灶。

4. 癫痫持续状态的治疗

（1）终止发作。

（2）注意呼吸，保持气道通畅和充足氧气的供应。注意心率和心律的变化，注意心脏功能。维持水、电解质和循环平衡。

（3）病因的治疗：有明确的、可治疗的病因，应同时治疗。

（倪耀辉）

第三章 吉兰-巴雷综合征

吉兰-巴雷综合征（Guillain-Barré syndrome，GBS）是一种自身免疫介导的周围神经病，主要损害多数脊神经根和周围神经，常累及脑神经。临床特点：急性起病，症状多在2周左右达到高峰，表现为多发的神经根和周围神经损害，常有脑脊液蛋白-细胞分离现象，多呈单向病程，静脉注射免疫球蛋白（intravenous immunoglobulin，IVIg）和血浆置换（plasma exchange，PE）治疗有效。

【分型】

1. 急性炎性脱髓鞘性多发神经根神经病（acute inflammatory demyelinating polyneuropathy，AIDP）

2. 急性运动轴突性神经病（acute motor axonal neuropathies，AMAN）

3. 急性运动感觉轴突性神经病（acute motor sensory axonal neuropathies，AMSAN）

4. 米勒-费希尔综合征（Miller-Fisher syndrome，MFS）

【病因】

GBS确切病因不清。可能与空肠弯曲菌（*Campylobacter jejuni*，CJ）感染有关。GBS还可能与巨细胞病毒（CMV）、EB病毒、水痘-带状疱疹病毒、肺炎支原体、乙型肝炎病毒（HBV）、HIV感染有关。GBS的患者可行血TORCH和输血系列检查。

白血病、淋巴瘤、器官移植后使用免疫抑制药的患者常并发GBS。GBS患者常合并系统性红斑狼疮、干燥综合征和桥本甲状腺炎等自身免疫系统疾病。GBS患者可行红细胞沉降率、超敏C反应蛋白、ENA系列、甲状腺功能和甲状腺抗体的检查。

【发病机制】

分子模拟机制：病原体某些组分与周围神经某些组分的结构相同，机体免疫系统发生识别错误，使自身免疫细胞和自身抗体对正常的周围神经组分进行免疫攻击，致周围神经脱髓鞘。

不同类型的GBS可识别不同部位的神经组织靶位，产生不同的临床表现。

【病理改变】

主要的病理改变：周围神经组织小血管周围淋巴细胞、巨噬细胞浸润，神经纤维脱髓鞘，严重病例可继发轴突变性。

【临床表现和诊断】

（一）急性炎性脱髓鞘性多发神经根神经病

急性炎性脱髓鞘性多发神经根神经病是GBS中最常见的类型，也称为经典型GBS，主要表现为多发神经根和周围神经节段性脱髓鞘。

1. 临床表现

（1）流行病学：任何年龄和任何季节均可发病。

（2）前驱症状：病情1～3周常有呼吸道、胃肠道感染症状或疫苗接种病史。

（3）病程特点：急性起病，病情多在2周左右达到高峰，多为单向病程，病程中可有短暂波动。

（4）肌无力表现：多为四肢对称性弛缓性瘫痪，自远端向近端发展或自近端向远端加重，常由双下肢开始，渐累及躯干肌、脑神经。多于数日至2周症状达到高峰。严重病例可累及肋间肌和膈肌致呼吸麻痹。四肢腱反射减弱，10%的患者表现为腱反射正常或活跃。

（5）感觉受损表现：感觉缺失相对较轻，呈手套-袜套样分布。发病时患者多有肢体感觉异常如烧灼感、麻木、刺痛或不适感等，可先于或与运动症状同时出现。少数患者可有肌肉压痛，以腓肠肌压痛较常见。偶有 Kernig 征和 Lasegue 征等神经根刺激症状。

（6）脑神经受损表现：以双侧面神经瘫痪最常见。其次为舌咽、迷走神经，动眼、展神经，舌下神经或三叉神经瘫痪，这些神经受损较少见。部分患者脑神经受损为首发症状。

（7）自主神经受损表现：皮肤潮红、出汗增多，心动过速、心律失常，直立性低血压，手足肿胀及营养障碍，尿便障碍等。

2. 辅助检查

（1）脑脊液检查：特征性改变为脑脊液蛋白 - 细胞分离，发病数天内蛋白正常，2～4 周蛋白呈不同程度升高，但一般低于 1.0g/L。细胞计数一般正常，低于＜ $10×10^6$，糖和氯化物正常。部分患者脑脊液中出现寡克隆带（OB），非特征性改变。部分患者脑脊液抗神经节苷脂抗体阳性。

（2）神经电生理检查：主要根据运动神经传导速度（NCV）检查：早期可仅有 F 波或 H 反射延迟或消失（表示神经近端或神经根损害，对 AIDP 诊断有重要意义），晚期可见 NCV 减慢，潜伏期延长，波幅正常或轻度异常，提示周围神经或神经根脱髓鞘改变。波幅明显降低提示轴索受损，一般提示病情较重。

（3）血清学检查：少数患者肌酸激酶（CK）轻度升高，肝功能轻度异常，部分患者神经节苷脂抗体阳性，部分患者血清中可检测到抗空肠弯曲菌抗体、抗巨细胞病毒抗体等。

（4）腓肠神经活检：可见髓纤维脱髓鞘，部分出现巨噬细胞浸润，小血管周围可见炎症细胞浸润。

3. 诊断

（1）常有前驱感染史或疫苗接种。

（2）呈急性病程，进行性加重，多在 2 周左右达到高峰，病程有自限性。

（3）对称性肢体无力和脑神经支配肌肉无力，重症者可有呼吸肌无力，四肢腱反射减弱或消失。

（4）可伴有轻度感觉异常和自主神经功能障碍。

（5）脑脊液检查蛋白 - 细胞分离，2～4 周蛋白升高。

（6）电生理检查提示：有 F 波或 H 反射延迟或消失，远端运动神经传导潜伏期延长、传导速度减慢。

（二）急性运动轴突性神经病

以广泛的运动脑神经纤维和脊神经前根及运动纤维轴索变性为主。

（三）急性运动感觉轴突性神经病

以广泛的神经根和周围神经的运动与感觉纤维的轴索变性为主。

（四）Miller-Fisher 综合征

与经典的 GBS 不同，以眼肌麻痹、共济失调和腱反射消失为主要临床特点。

【鉴别诊断】

1. 如果出现以下表现，一般不支持 AIDP 的诊断　①显著、持续的不对称性肢体无力；②以膀胱和直肠功能障碍为首发症状或持久的膀胱和直肠功能障碍；③脑脊液单核细胞数超过 $50×10^6$；④脑脊液出现分叶核白细胞；⑤存在明确的感觉平面。

2. 需要鉴别的疾病　脊髓炎、周期性瘫痪、多发性肌炎、重症肌无力、周围神经病、癔症性瘫痪、中毒性周围神经病、脊髓灰质炎等。

（1）急性脊髓炎：发病前 1～2 周可有发热病史，起病急，1～2 日出现截瘫，受损平面以下运动障碍并伴有感觉障碍，早期出现尿、便障碍，脑神经不受累。

（2）低血钾性周期性瘫痪：发病前可有疲劳、剧烈运动、暴饮暴食、寒冷刺激等诱因，双下肢首先受累，然后累及上肢。病情严重患者，可出现四肢瘫痪，下肢重于上肢。无感觉障碍，呼吸肌和脑神经不受累。查血钾低，补钾治疗有效。

（3）癔症性瘫痪：发病前有精神刺激的诱因，无末梢型的感觉减退，四肢腱反射存在，肌电图和脑脊液检查正常。

3. MFS 需要鉴别的疾病 与 GQ1b 抗体相关的 Bickerstaff 脑干脑炎、急性眼外肌麻痹、脑干梗死、脑干出血、视神经脊髓炎、多发性硬化、重症肌无力。

【治疗】

首选的治疗：静脉注射免疫球蛋白（intravenous immunoglobulin，IVIg）或血浆置换（PE），两者合用，不增加疗效。

（一）免疫治疗

1. PE 直接去除血浆中致病因子如抗体，每次交换血浆量为 30～50ml/kg，在 1～2 周进行 3～5 次。发病后 7 天内使用最佳。禁忌证：严重感染、心律失常、心功能不全和凝血功能障碍等。

2. IVIg 成人剂量 0.4g/（kg·d），连用 5 天，尽早应用。禁忌证：对免疫球蛋白过敏或先天性 IgA 缺乏（可致敏）。副作用为发热、面红（减慢输液速度可减轻），偶有无菌性脑膜炎、肾衰竭和脑梗死的报道（可能与血液黏度升高有关）。发病后 2 周内使用效果最佳。

IVIg 和 PE 是 AIDP 的一线治疗，联合治疗不增加疗效，故推荐单一使用。

3. 目前国内外均不推荐糖皮质激素治疗 GBS。无条件行 IVIg 或 PE 的患者，可试用糖皮质激素。甲泼尼龙 500mg/d，静脉滴注，连用 5 天后逐渐减量，或地塞米松 10mg/d，静脉滴注，7～10天为 1 个疗程。

（二）一般治疗

1. 呼吸道管理 呼吸肌麻痹是 GBS 的主要危险，可导致患者呼吸衰竭和肺部感染。对于重症的患者，加强呼吸功能的监测，对于累及呼吸的重症患者及时予以气管插管或切开接呼吸机辅助通气，降低病死率。定时翻身、拍背，及时抽吸呼吸道分泌物，保持呼吸道通畅，预防和控制感染。根据药敏试验或感染情况加用抗感染治疗。

2. 营养支持 延髓麻痹者有吞咽困难或饮水呛咳者，及时给予鼻饲饮食，保证足够的热量、维生素，防止电解质紊乱、酸碱平衡失调和误吸。

3. 必要时行抗感染治疗。

4. 对症治疗及并发症的防治 重症患者需进行心电、血压和氧饱和度的监护。GBS 可累及患者的自主神经，需要注意心律的变化。心率过快、过慢和心律失常都要对症处理。注意血压的变化。尿潴留可加压按摩下腹部，无效时导尿；便秘时可给予缓泻剂和润肠剂。抗菌药物预防和控制坠积性肺炎、尿路感染。卡马西平、加巴喷丁、阿片类药物可用于神经痛的治疗。

（三）神经营养药物

应用 B 族维生素，包括维生素 B_1、维生素 B_{12}、维生素 B_6 等。

（四）康复治疗

病情稳定后，早期进行正规的神经功能康复锻炼，包括被动或主动运动、理疗、针灸、按摩等，以预防失用性肌萎缩和关节挛缩。

【预后】

本病具有自限性，预后较好。瘫痪多在 3 周后开始恢复，多数患者在 2 个月至 1 年内恢复正常，约 10% 的患者遗留有较严重的后遗症。GBS 主要死于呼吸衰竭、感染、低血压、严重心律失常等并发症。预后不良的危险因素：60 岁以上、病情进展迅速、需要呼吸机辅助呼吸、肌电图提示运动神经波幅降低。

【吉兰 - 巴雷综合征应掌握的内容】

1. 问诊　什么时候发病，发病的主要症状是什么。患者一般起病形式是：四肢进行性无力或四肢进行性无力的同时有四肢麻木。应询问发病后疾病的变化情况，主要是病情有无加重和加重的速度。询问有无视物双影（了解眼外肌有无麻痹），有无闭眼无力、双侧口角流涎（了解有无面神经麻痹），有无吞咽困难、声音嘶哑、饮水呛咳（了解有无舌咽、迷走神经受损）。询问有无气急、胸闷、呼吸困难、心慌、皮肤潮红、出汗增多、大小便障碍等症状（了解有无自主神经受损）。发病前患者有无感冒、发热、腹泻、疫苗接种等病史。

2. 体格检查　生命体征：体温、血压、脉搏、呼吸。了解患者有无发热、血压高或者血压低的情况。注意患者呼吸的情况，了解有无呼吸困难和肺部感染。注意患者心率和心律的变化。体格检查：脑神经检查的重点是眼外肌，面神经，舌咽、迷走神经，三叉神经，举头肌力。四肢和躯干检查四肢的肌力、肌张力、腱反射，四肢和躯干的感觉有无受损，以及受损的类型。脑膜刺激征和共济运动的检查。

3. 辅助检查　血常规、肝肾功能、血糖、电解质、肌钙蛋白或心肌标志物的检查。血气分析的检查。查输血系列（此病可能和乙型肝炎病毒、HIV 感染有关）。肌电图检查。腰穿脑脊液检查（2～4 周检查）。有条件者，可进一步查脑脊液神经节苷脂相关抗体。为了鉴别诊断，可进一步行头颅、脊髓的 MRI 和肌酶谱的检查。

4. 治疗

（1）免疫治疗：首选治疗为静脉注射免疫球蛋白或血浆置换，两者合用，不增加疗效。

（2）一般治疗：主要包括呼吸道管理，心律失常、血压的观察和治疗。营养支持和 B 族维生素的使用。肺部感染和尿路感染的护理和治疗。大小便功能障碍、神经痛的护理和治疗。

（3）康复与护理。

（倪耀辉）

第四章　急性脊髓炎

急性脊髓炎（acute myelitis）是指各种感染后引起自身免疫反应所致的急性横贯性脊髓炎性病变，又称急性横贯性脊髓炎。急性脊髓炎是临床上最常见的一种脊髓炎，以病损平面以下肢体瘫痪、传导束性感觉障碍和尿便障碍为特征。

脊髓损害主要表现为：①运动障碍；②感觉障碍；③脊髓反射功能增强，肌张力增高、腱反射亢进和病理反射出现；④括约肌功能和自主神经功能障碍。前面3项有助于脊髓病变水平定位。

【病因和发病机制】

（一）病因

病因不明，包括不同的临床综合征，如感染后脊髓炎和疫苗接种后脊髓炎、脱髓鞘性脊髓炎（急性多发性硬化）、坏死性脊髓炎、副肿瘤性脊髓炎等。

（二）发病机制

病前1～4周患者多有发热、上呼吸道感染、腹泻等病毒感染症状。脑脊液中未检出病毒抗体，脊髓和脑脊液中未分离出病毒，推测可能与病毒感染后变态反应有关。

【流行病学、诱因和临床表现】

（一）流行病学

可发病于任何年龄，青壮年常见，无性别差异。

（二）诱因

发病前数日或1～2周常有上呼吸道感染、消化道感染症状或有疫苗接种史，外伤、劳累、受凉等常为发病诱因。

（三）临床表现

急性起病，起病时有低热；早期症状为病变部位的神经根痛，肢体麻木无力和病变节段束带感，亦有患者无任何其他症状而突然发生瘫痪。

大多在数小时或数日内发展为脊髓完全横贯性损害，表现为病变水平以下运动、感觉和自主神经障碍。病变部位以胸段脊髓最为常见，尤其是 T_3 ～ T_5 节段，其次为颈髓和腰髓。

1. 运动障碍　早期为脊髓休克期，表现为肢体瘫痪、肌张力减低、腱反射消失，病理反射阴性；脊髓休克期一般持续2～4周或更长，时间的长短主要取决于脊髓损害的严重程度和有无肺部感染、尿路感染、压疮等并发症。

恢复期肌张力逐渐增高，腱反射亢进，出现病理征，肌力由远端逐渐恢复。

总体反射：下肢任何部位的刺激或膀胱充盈，均可引起下肢屈曲反射和痉挛，伴有出汗、竖毛、尿便自动排出等症状。常提示预后不良。

2. 感觉障碍　病变节段以下所有感觉缺失，在感觉消失水平上缘可有感觉过敏区或束带感，随病情恢复感觉平面逐步下降，较运动功能恢复慢且差。

3. 自主神经功能障碍　早期表现为尿潴留，脊髓休克期膀胱充盈量可达1000ml，无膀胱充盈感，呈无张力性神经源性膀胱，因膀胱充盈过度可出现充盈性尿失禁。随着脊髓功能恢复，膀胱容量缩小，尿液充盈到300～400ml时自主排尿，称反射性神经源性膀胱。损害平面以下无汗或少汗，皮肤脱屑、水肿、松脆和角化过度等。

【辅助检查】

（一）脑脊液检查

压颈试验通畅，少数病例脊髓水肿严重可有不完全梗阻；脑脊液压力正常，外观无色透明，细胞数和蛋白质含量正常或轻度增高以淋巴细胞为主，糖、氯化物正常。

（二）电生理检查

1. 视觉诱发电位（VEP）正常，可与视神经脊髓炎及多发性硬化相鉴别。

2. 下肢体感诱发电位（SEP）波幅可明显减低。运动诱发电位（MEP）异常，是判断疗效和预后的指标。

3. 肌电图正常或呈失神经改变。

（三）影像学检查

脊髓 MRI：病变脊髓增粗，病变节段髓内多发片状或斑点状病灶，T_1 低信号、T_2 高信号，强度不均，可有融合（图 4-4-1），有的病例可始终无异常。

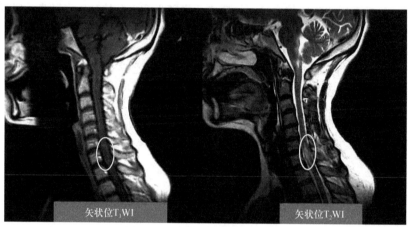

图 4-4-1　急性脊髓炎 MRI 表现

T_1 低信号、T_2 高信号，强度不均，可有融合

【诊断和鉴别诊断】

（一）诊断

1. 急性起病，病前有感染或疫苗接种病史。

2. 迅速出现脊髓横贯性损害的临床表现，常累及胸髓，病变以下运动、感觉、自主神经功能障碍。

3. 脑脊液和 MRI 检查。

（二）鉴别诊断

1. 视神经脊髓炎谱系疾病。

2. 脊髓血管病

（1）缺血性：脊髓前动脉闭塞综合征最常见；有根痛、短时间内出现截瘫、痛温觉缺失、尿便障碍，但深感觉保留。

（2）出血性：多由脊髓外伤或血管畸形引起；起病急骤，迅速出现剧烈背痛、截瘫、尿便潴留；腰穿脑脊液为血性，脊髓 CT 可见出血部位高密度影，脊髓 MRI 可能会见畸形的血管。

（3）急性脊髓压迫症：脊柱结核或肿瘤。

（4）吉兰 - 巴雷综合征。

（5）亚急性坏死性脊髓炎。

【治疗】

本病主要是早诊断、早治疗。

（一）药物治疗

1. 皮质类固醇激素　急性期，大剂量甲泼尼龙短程冲击治疗，500～1000mg 静脉滴注，每日 1 次，连用 3～5 天；也可用地塞米松 10～20mg 静脉滴注，每日 1 次，连用 7～14 天。然后改为泼尼松口服，按每千克体重 1mg 或成人每日剂量 60mg，维持 4～6 周逐渐减量停药。

2. 大剂量免疫球蛋白　可按每千克体重 0.4g 计算，静脉滴注，每日 1 次，连用 3～5 天为 1 个疗程。

3. B 族维生素　有助于神经功能恢复。常用的有维生素 B_1 和维生素 B_{12}。

4. 抗菌药物　预防和治疗泌尿道或呼吸道的感染。

5. 其他　急性期可选用血管扩张药物，如烟酸、尼莫地平、神经营养药，双下肢痉挛者可服用巴氯芬。

（二）一般治疗

1. 呼吸道的管理　急性上升性脊髓炎和高颈段脊髓炎可发生呼吸肌麻痹。有呼吸困难的患者应及时吸氧，清除呼吸道分泌物，保持呼吸通畅；按时翻身、拍背、吸痰；选用有效抗菌药物控制感染；必要时行气管切开，人工呼吸机辅助呼吸。

2. 尿道的管理　排尿障碍者应保留无菌导尿管，每 4～6 小时开放引流管 1 次，当膀胱功能恢复，残余尿量少于 100ml 时不再导尿，以防止膀胱挛缩、体积缩小。

3. 防治压疮的发生　保持皮肤清洁，按时翻身，易受压部位加用气垫或软垫以防发生压疮；皮肤发红部位可用 10% 乙醇或温水轻柔，并涂以 3.5% 的安息香酊；有溃疡形成者应及时换药，应用压疮贴膜。

（三）康复治疗

早期应将瘫痪的肢体保持功能位，防止肢体、关节痉挛和关节挛缩，促进肌力恢复，并进行被动、主动锻炼和局部肢体按摩。

【预后】

预后取决于脊髓急性损害程度、病变范围及并发症情况。

1. 完全性截瘫 6 个月后肌电图仍为失神经改变、MRI 显示髓内广泛信号改变、病变范围累及脊髓多个节段的，常提示预后不良。

2. 合并泌尿系统感染、压疮、肺部感染影响恢复，常遗留后遗症。

3. 急性上升性脊髓炎或高颈段脊髓炎预后差。

4. 如无严重并发症，多数患者于 3～6 个月基本恢复，生活自理。

【急性脊髓炎应掌握的内容】

1. 问诊　什么时候发病，发病的主要症状是什么，双下肢或四肢的无力、麻木是由下往上的还是由上往下的。是不是发病后就有大、小便功能障碍。询问患者有无气急、胸闷、呼吸困难。发病前患者有无感冒、发热、腹泻、疫苗接种等病史。

2. 体格检查　生命体征：体温、血压、脉搏、呼吸。了解患者有无发热，注意患者呼吸的情况，了解有无呼吸困难和肺部感染。脑神经检查，视神经检测需要检查视力、视野和眼底。举头肌力的检查。体格检查：检查四肢的肌力、肌张力、腱反射，四肢和躯干的感觉有无受损，以及受损的类型。脑膜刺激征的检查。

3. 辅助检查　血常规、肝肾功能、血糖、电解质、水通道蛋白 4、维生素 B_{12}、叶酸的检查。腰穿脑脊液检查，包括常规检查，查脑脊液寡克隆带、水通道蛋白 4。头颅和脊髓的 MRI 检查。

视觉诱发电位、体感诱发电位、运动诱发电位和肌电图的检查。

4. 治疗

（1）药物治疗：急性期激素的冲击治疗。大剂量免疫球蛋白、B族维生素的治疗。泌尿道或呼吸道感染的预防和治疗。

（2）一般治疗：呼吸道、尿道的管理，防治压疮的发生。

（3）康复与护理。

（倪耀辉）

第五章 单纯疱疹病毒性脑炎

单纯疱疹病毒性脑炎（herpes simplex virus encephalitis，HSE）是由单纯疱疹病毒（herpes simplex virus，HSV）感染引起的一种急性中枢神经系统感染性疾病，是中枢神经系统疾病中最常见的病毒感染性疾病。本病全球分布，一年四季均可发病，无明显性别差异，任何年龄均可发病。在中枢神经系统中，HSV 最常侵及大脑颞叶、额叶及边缘系统，引起脑组织出血性坏死和（或）变态反应性脑损害。

【临床表现】

1. 任何年龄均可患病，约 2/3 的病例发生于 40 岁以上的成人。原发感染的潜伏期为 2～21 天，平均 6 天，前驱期可有发热、全身不适、头痛、肌痛、嗜睡、腹痛和腹泻等症状。多急性起病，约 1/4 的患者有口唇疱疹病史，病后体温可高达 38.4～40.0℃。病程为数日至 1～2 个月。

2. 临床常见症状包括头痛、呕吐、轻微的意识和人格改变、记忆丧失、轻瘫、偏盲、失语、共济失调、多动（震颤、舞蹈样动作、肌阵挛）、脑膜刺激征等。约 1/3 的患者出现全身性或部分性癫痫发作。部分患者可因精神行为异常为首发或唯一症状而就诊于精神科，表现为注意力涣散、反应迟钝、言语减少、情感淡漠、表情呆滞、呆坐或卧床、行动懒散，甚至生活不能自理；或表现为木僵、缄默；或有动作增多、行为奇特及冲动行为等。这些精神症状，主要是由于 HSV 损害了颞叶内侧、边缘系统和额叶眶面。

3. 病情可在数日内迅速进展，多数患者有意识障碍，表现为意识模糊或谵妄，随病情加重可出现嗜睡、昏睡、昏迷或去皮质状态，部分患者在疾病早期迅速出现昏迷。重症患者可因广泛脑实质坏死和脑水肿引起颅内压增高，甚至脑疝形成而死亡。

【辅助检查】

1. 血常规检查　可见白细胞计数轻度增高。

2. 脑电图检查　常出现弥漫性高波幅慢波，以单侧或双侧颞、额区异常更明显，甚至可出现颞区的尖波与棘波。

3. 头颅 CT 检查　约有 50% 的 HSE 患者出现局灶性异常（一侧或两侧颞叶和额叶低密度灶），若在低密度灶中有点状高密度，提示有出血。在 HSE 症状出现后的最初 4～5 天，头颅 CT 检查可能是正常的。

4. 头颅 MRI 检查　头颅 MRI 对早期诊断和显示病变区域帮助较大，典型表现为在颞叶内侧、额叶面、岛叶皮质和扣带回出现局灶性水肿，MRI T_2 加权像上为高信号，在液体抑制反转恢复序列（FLAIR）像上更为明显（图 4-5-1）。尽管 90% 的患者在 1 周内可以出现上述表现，但 1 周内 MRI 正常不能排除 HSE 的诊断。

5. 脑脊液常规检查　压力正常或轻度增高，重症者可明显增高；有核细胞数增多为（50～100）$\times 10^6$/L，可高达 1000×10^6/L，以淋巴细胞为主，可有红细胞数增多，除外腰椎穿刺损伤则提示出血坏死性脑炎；蛋白质呈轻、中度增高，糖与氯化物正常。

6. 脑脊液病原学检查　包括：①检测 HSV 特异性 IgM、IgG 抗体：采用双份血清和双份脑脊液做

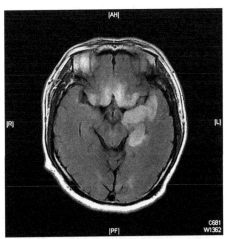

图 4-5-1　脑炎患者头颅 MRI

T_2FLAIR 像见双侧额叶、左颞叶内侧、海马高信号病灶

HSV-1 抗体的动态观察，双份脑脊液抗体有增高的趋势，滴度在 1 ∶ 80 以上，病程中 2 次及 2 次以上抗体滴度呈 4 倍以上增加，血与脑脊液的抗体比值＜ 40，均可确诊。②检测脑脊液中 HSV-DNA：用 PCR 检测病毒 DNA，可早期快速诊断，标本最好在发病后 2 周内送检。③脑脊液二代测序检查。

7. 脑活检　是诊断单纯疱疹病毒性脑炎的"金标准"。可发现非特异性的炎性改变，细胞核内出现嗜酸性包涵体，电镜下可发现细胞内病毒颗粒。

【诊断和鉴别诊断】

1. 临床诊断依据　①口唇或生殖道疱疹史，或本次发病有皮肤、黏膜疱疹；②起病急，病情重，有发热、咳嗽等上呼吸道感染的前驱症状；③明显精神行为异常、抽搐、意识障碍及早期出现的局灶性神经系统损害体征；④脑脊液红细胞、白细胞增多，糖和氯化物正常；⑤脑电图以颞、额区损害为主的脑弥漫性异常；⑥头颅 CT 或 MRI 发现颞叶局灶性出血性脑软化灶；⑦特异性抗病毒药物治疗有效支持诊断。

确诊尚需选择如下检查：①双份血清和脑脊液检查发现 HSV 特异性抗体有显著变化趋势；②脑组织活检或病理发现组织细胞核内包涵体，或原位杂交发现 HSV 病毒核酸；③脑脊液的 PCR 检测发现该病毒 DNA；④脑组织或脑脊液标本 HSV 分离、培养和鉴定。

2. 鉴别诊断

（1）带状疱疹病毒性脑炎

本病多见于中老年人，发生脑部症状和发疹时间不尽相同，多数发生在疱疹后数天或数周。临床表现包括发热、头痛、呕吐、意识模糊、共济失调、精神异常及局灶性神经功能缺损体征。病变程度相对较轻，预后较好。

（2）肠道病毒性脑炎

该病毒可引起脑炎和脑膜炎。多见于夏秋季，呈流行性或散发性发病。表现为发热、意识障碍、平衡失调、癫痫发作以及肢体瘫痪等，一般恢复较快，在发病 2 ～ 3 周后症状即自然缓解。

（3）巨细胞病毒性脑炎

本病临床少见，常见于免疫缺陷或长期应用免疫抑制剂的患者。临床呈亚急性或慢性病程，表现为意识模糊、记忆力减退、情感障碍、头痛和局灶性脑损害的症状和体征。约 25% 的患者，头颅 MRI 可见弥漫性或局灶性白质异常。

（4）急性播散性脑脊髓炎

多在感染和疫苗接种后急性发病，表现为脑实质、脑膜、脑干、小脑和脊髓等部位受损的症状和体征。头颅 MRI 显示皮质下脑白质多发病灶，以脑室周围多见。免疫抑制剂治疗有效。

【治疗】

早期诊断和治疗是降低本病病死率的关键，主要包括抗病毒治疗，辅以免疫治疗和对症支持。

1. 抗病毒药物治疗

（1）阿昔洛韦：能抑制病毒 DNA 的合成。常用剂量为 15 ～ 30mg/（kg·d），分 3 次静脉滴注，连用 14 ～ 21 天。若病情较重，可延长治疗时间或再重复治疗一个疗程。不良反应有谵妄、震颤、皮疹、血尿、血清转氨酶升高等。

（2）更昔洛韦：不作为首选。

2. 肾上腺皮质激素　对病情危重、头颅 CT 见出血性坏死灶以及白细胞和红细胞明显增多者可酌情使用。

3. 对症支持治疗　对重症及昏迷患者，注意维持营养及水、电解质平衡，保持呼吸道通畅。高热者给予物理降温，抗惊厥；颅内压增高者及时给予脱水降颅内压治疗。并需加强护理，预防压疮及呼吸道感染等并发症。

【单纯疱疹病毒性脑炎应掌握的内容】

1. 问诊　什么时候发病，发病的主要症状是什么。患者什么时候出现发热、咳嗽、咽痛、腹痛、腹泻、全身不适等上呼吸道或胃肠道感染症状。有无口唇周围疱疹病史。患者病情的询问主要包括以下内容：头痛、呕吐、意识和人格的改变、记忆丧失、轻瘫、失语、共济失调、多动（震颤、舞蹈样动作、肌阵挛）。患者有无全身性或部分性癫痫发作。患者有无精神症状，包括注意力涣散、反应迟钝、言语减少、情感淡漠、表情呆滞、呆坐或卧床、行动懒散，甚至生活不能自理；或表现为木僵、缄默；或有动作增多、行为奇特及冲动行为等。

2. 体格检查　生命体征：体温、血压、脉搏、呼吸。了解患者有无发热、肺部感染、消化系统感染等情况。神经系统检查：检查意识状态，了解患者是嗜睡、昏睡、昏迷，还是表现为意识模糊或谵妄；检查高级皮质功能，了解患者有无记忆力、计算力和定向力的损害；检查脑膜刺激征。同时检查患者的四肢活动、共济运动、肌张力和视野。

3. 辅助检查　血常规、肝肾功能、血糖、电解质和输血系列的检查。脑电图、头颅的 CT 和 MRI 检查。腰穿脑脊液检查，包括脑脊液常规，脑脊液病毒学抗体、DNA 和二代测序的检查。需要和自身免疫性脑炎鉴别时，脑脊液和血液查自身免疫性脑炎相关抗体。患者肺部感染或者全身其他部位感染时，需要和感染性脑病相鉴别。

4. 治疗

（1）抗病毒药物治疗：阿昔洛韦是首选药物，其次还有更昔洛韦。

（2）肾上腺皮质激素：对病情危重、头颅 CT 见出血坏死灶以及腰穿脑脊液显示白细胞和红细胞明显增多者可酌情使用。

（3）对症、支持治疗：营养支持，水、电解质、酸碱平衡，保持呼吸道通畅。高热、惊厥、颅内压增高、呼吸道感染的预防和治疗。

（倪耀辉）

第六章　多发性硬化

多发性硬化（multiple sclerosis，MS）是一种免疫介导的中枢神经系统慢性炎性脱髓鞘性疾病。本病最常累及的部位为脑室周围、近皮质、视神经、脊髓、脑干和小脑。主要临床特点为病灶的空间多发性和时间多发性。

【临床表现】

1. 年龄和性别　起病年龄多在 20～40 岁，10 岁以下和 50 岁以上患者少见，男女患病之比约 1∶2。

2. 起病形式　以急性、亚急性起病多见，隐匿起病仅见于少数病例。

3. 临床特征　绝大多数患者在临床上表现为空间和时间多发性。空间多发性是指病变部位的多发，时间多发性是指缓解—复发的病程。少数病例在整个病程中呈现单病灶征象。

4. 临床症状和体征　由于多发性硬化患者大脑、脑干、小脑、脊髓可同时或相继受累，故其临床症状和体征多种多样，主要特点如下。

（1）肢体无力：最多见，约 50% 的患者首发症状包括一个或多个肢体无力。运动障碍一般下肢比上肢明显，可为偏瘫、截瘫或四肢瘫，其中以不对称瘫痪最常见。腱反射早期正常，以后可发展为亢进，腹壁反射消失，病理反射阳性。

（2）感觉异常：浅感觉障碍表现为肢体、躯干或面部针刺麻木感，异常的肢体发冷、蚁走感、瘙痒感以及尖锐、烧灼样疼痛及定位不明确的感觉异常。疼痛感可能与脊髓神经根部的脱髓鞘病有关，具有显著特征性。亦可有深感觉障碍。

（3）眼部症状：常表现为急性视神经炎或球后视神经炎，多为急性起病的单眼视力下降，有时双眼同时受累。眼底检查早期可见视盘水肿或正常，以后出现视神经萎缩。约 30% 的病例有眼肌麻痹及复视。眼球震颤多为水平性或水平加旋转性。病变侵犯内侧纵束引起核间性眼肌麻痹，侵犯脑桥旁正中网状结构导致一个半综合征。

（4）共济失调：30%～40% 的患者有不同程度的共济运动障碍，但 Charcot 三联征（眼震、意向性震颤和吟诗样语言）仅见于部分晚期多发性硬化患者。

（5）发作性症状：是指持续时间短暂、可被特殊因素诱发的感觉或运动异常。发作性的神经功能障碍每次持续数秒至数分钟不等，频繁、过度换气、焦虑或维持肢体某种姿势可诱发，是多发性硬化比较特性的症状之一。局限于肢体或面部的强直性痉挛，常伴放射性异常疼痛，亦称痛性痉挛，发作时一般无意识丧失和脑电图异常。被动屈颈时会诱导出刺痛感或闪电样感觉，自颈部沿脊柱放散至大腿或足部，称为莱尔米特征（Lhermitte sign），是因屈颈时脊髓局部的牵拉力和压力升高、脱髓鞘的脊段后索受激惹引起的。

（6）精神症状：在多发性硬化患者中较常见，多表现为抑郁、易怒和脾气暴躁，部分患者出现欣快、兴奋，也可表现为淡漠、嗜睡、强哭强笑、反应迟钝、智力低下、重复言语、猜疑和被害幻想等。可出现记忆力减退、注意力损害。

（7）其他症状：膀胱功能障碍是多发性硬化患者的主要痛苦之一，包括尿频、尿急、尿潴留、尿失禁，常与脊髓功能障碍合并出现。此外，男性多发性硬化患者还可出现原发性或继发性性功能障碍。

临床孤立综合征（clinically isolated syndrome，CIS）定义为因首次发生的中枢神经系统脱髓鞘事件所导致的一组临床综合征，临床上既可表现为孤立的视神经炎、脑干脑炎、脊髓炎或某个解剖部位受累后症状体征（通常不包括脑干脑炎以外的其他脑炎），亦可出现多部位同时受累的复合临床表现。常见的有视力下降、肢体麻木、肢体无力、大小便障碍等；病灶特点表现为时间上的孤立，且临床症状持续 24 小时以上。

多发性硬化尚可伴有周围神经损害和多种其他自身免疫性疾病，如风湿病、类风湿综合征、干燥综合征、重症肌无力等。多发性硬化合并其他自身免疫性疾病的机制是由于机体的免疫调节障碍引起多个点受累的结果。

【临床分型】

MS 分为以下 4 种临床亚型。

1. 复发缓解型 MS　最常见，80%～85% 的 MS 患者最初表现为复发缓解病程，以神经系统症状急性加重，伴完全或不完全缓解为特征。

2. 继发进展型 MS　大约 50% 的复发缓解型 MS 患者，在发病约 10 年后，残疾持续进展，无复发，或伴有复发和不完全缓解。

3. 原发进展型 MS　约占 10%，发病时残疾持续进展，且持续至少 1 年，无复发。

4. 进展复发型 MS　占 5%，发病时残疾持续进展，伴有复发和不完全缓解。

【辅助检查】

脑脊液检查、MRI 和诱发电位三项检查对多发性硬化的诊断具有重要意义。

1. 脑脊液（CSF）检查　可为 MS 临床诊断以及 MS 的鉴别诊断提供重要依据：

（1）CSF 单核细胞数轻度增高或正常，一般在 $15×10^6/L$ 以内，约 1/3 急性起病或恶化的病例可轻至中度增高，通常不超过 $50×10^6/L$。约 40% MS 病例 CSF 蛋白轻度增高。

（2）IgG 鞘内合成检测：MS 的 CSF-IgG 增高主要为在中枢神经系统内合成，是 CSF 重要的免疫学检查。① CSF-IgG 指数：是 IgG 鞘内合成的定量指标，70% 以上 MS 患者增高，测定这组指标也可计算中枢神经系统内 IgG24 小时合成率，意义与 IgG 指数相似；② CSF-IgG 寡克隆带（oligoclonal bands，OB）：是 IgG 鞘内合成的定性指标，OB 阳性率可达 95% 以上。应同时检测 CSF 和血清，只有 CSF 中存在 OB 而血清缺如，且 OB 检测需用等电聚焦法检测方视为有效。才支持 MS 诊断。

2. 诱发电位　包括视觉诱发电位、脑干听觉诱发电位和体感诱发电位等，50%～90% 的 MS 患者可有一项或多项异常。

3. MRI 检查　分辨率高，可识别无临床症状的病灶，使 MS 诊断不再只依赖临床标准。可见大小不一类圆形的 T_1 低信号、T_2 高信号，常见于侧脑室前角与后角周围、半卵圆中心及胼胝体，或为融合斑，多位于侧脑室体部，视神经可见水肿、增粗；脑干、小脑和脊髓可见斑点状不规则 T_1 低信号、T_2 高信号斑块；病程长的患者多数可伴脑室系统扩张、脑沟增宽等脑白质萎缩征象。

【诊断】

诊断依据：①从病史和神经系统检查，表明中枢神经系统白质内同时存在着两处以上的病灶。②起病年龄在 10～50 岁之间。③有缓解与复发交替的病史，每次发作持续 24 小时以上；或呈慢性进展方式，病程至少持续 1 年。④可排除其他病因。如符合以上四项，可诊断为"临床确诊的多发性硬化"；如 1、2 中缺少一项，可诊断为"临床可能的多发性硬化"；如仅为一个发病部位，首次发作，可诊断为"临床可疑的多发性硬化"。

目前普遍采用的诊断标准有波泽（Poser）诊断标准和麦克唐纳（McDonald）诊断标准。

【治疗】

多发性硬化的治疗包括急性发作期治疗、缓解期治疗即疾病修饰治疗（disease-modifying therapy，DMT）和对症治疗。急性期治疗以减轻症状，尽快减轻神经功能缺失、残疾程度为主。疾病调节治疗以减少复发、减少脑和脊髓病灶数、延缓残疾累积及提高生活质量为主。

1. 发作期治疗

（1）大剂量甲泼尼龙（methylprednisolone）冲击治疗是 MS 急性发作期的首选治疗方案，短期内能促进急性 MS 发病患者的神经功能恢复。

（2）对激素治疗无效者和处于妊娠或产后阶段的患者，可选择静脉注射免疫球蛋白或血浆置换治疗，但疗效尚不明确。

2. 疾病免疫修饰治疗　针对不同时期的 MS 病理特点，应用疾病修饰药物（disease-modifying drug，DMD）进行长期治疗。对于复发型 MS，目标在于抑制和调节免疫，控制炎症，减少复发；对进展型 MS，一方面要控制复发，另一方面神经保护和神经修复可能也有效。

复发型 MS：一线 DMD 包括 β 干扰素（interferon-β，IFN-β）和醋酸格替雷（glatiramer acetate，GA）；对疾病活动性较高或对一线 DMD 治疗效果不佳的患者，可选用二线 DMD 治疗，包括那他珠单抗（natalizumab）和米托蒽醌（mitoxantrone）。芬戈莫德（fingolimod）和特立氟胺（teriflunomide）是目前被美国 FDA 批准用于复发型 MS 患者的两种口服药物。其他药物包括硫唑嘌呤（azathioprine）和静脉注射免疫球蛋白。

【多发性硬化应掌握的内容】

1. 问诊　什么时候发病，发病的形式是什么，是急性还是亚急性起病。发病的主要症状是什么，是肢体无力、感觉异常、视力减退、共济失调、精神症状，还是发作性症状，如短暂、可被特殊因素诱发的感觉或运动异常、痛性痉挛等。肢体无力是一个还是多个肢体无力。感觉异常的部位、感觉异常的类型（如针刺麻木感、蚁走感、瘙痒感、烧灼样疼痛感等不明确的感觉异常）。有无语言的改变。患者有没有抑郁、易怒、脾气暴躁，有没有欣快、兴奋、淡漠、嗜睡、强哭强笑、反应迟钝、智力低下、重复言语、猜疑和被害幻想等精神症状。患者有没有大小便功能障碍。这些症状有没有反复好转—加重的过程。既往史：风湿病、类风湿关节炎、干燥综合征、重症肌无力等病史。

2. 体格检查　生命体征：体温、血压、脉搏、呼吸。意识状态的检查，了解患者有无嗜睡、昏睡、意识模糊或谵妄；高级皮质功能的检查，了解患者有无记忆力、计算力、定向力的损害；有无失语、失用等症状。脑神经的检查：主要是视神经、眼外肌和眼球震颤的检查。四肢的肌力、肌张力、腱反射，四肢和躯干的感觉（包括深感觉、浅感觉和复合感觉），共济运动，脑膜刺激征。

3. 辅助检查　血常规、肝肾功能、血糖、电解质、ENA 系列的检查。头颅、脊髓平扫加增强的 MRI 检查。腰穿脑脊液检查，包括脑脊液常规，脑脊液寡克隆带、水通道蛋白 4、髓鞘少突胶质细胞糖蛋白（MOG）抗体等检查。诱发电位的检查。

4. 治疗

（1）发作期的治疗：激素冲击治疗。对激素无效或不宜用激素冲击治疗的患者，可选用大剂量免疫球蛋白和血浆置换。

（2）疾病免疫修饰治疗：根据病情选用不同的药物。

（3）对症治疗。

（倪耀辉）

第七章　帕金森病

帕金森病（Parkinson disease，PD），又名震颤麻痹（paralysis agitans），是一种常见于中老年人的神经系统变性疾病，临床上以静止性震颤、运动迟缓、肌强直和姿势平衡障碍为主要特征。我国 65 岁以上人群患病率为 1700/10 万，与欧美国家相似，患病率随年龄增长而升高，男性稍高于女性。

【临床表现】

发病年龄平均约 55 岁，多见于 60 岁以后，40 岁以前相对少见。男性略多于女性。隐匿起病，缓慢进展。

1. 运动症状（motor symptoms）　常始于一侧上肢，逐渐累及同侧下肢，再波及对侧上肢及下肢，呈"N"形进展。

（1）静止性震颤（static tremor）：常为首发症状，多始于一侧上肢远端，静止位时出现或明显，随意运动时减轻或停止，紧张或激动时加重，入睡后消失。典型表现是拇指与示指呈"搓丸样"（pill-rolling）动作，频率为 4～6Hz。令患者一侧肢体运动如握拳或松拳，可使另一侧肢体震颤更明显，该试验有助于发现早期轻微震颤。少数患者可不出现震颤，部分患者可合并轻度姿势性震颤（postural tremor）。

（2）肌强直（muscle rigidity）：被动运动关节时阻力增高，且呈一致性，类似弯曲软铅管的感觉，故称"铅管样强直"（lead-pipe rigidity）；在有静止性震颤的患者中可感到在均匀的阻力中出现断续停顿，如同转动齿轮，称为"齿轮样强直"（cogwheel rigidity）。颈部躯干、四肢、肌强直可使患者出现特殊的屈曲体姿，表现为头部前倾，躯干俯屈，肘关节屈曲，腕关节伸直，前臂内收，髋及膝关节略为弯曲。

（3）运动迟缓（bradykinesia）：随意运动减少，动作缓慢、笨拙。早期以手指精细动作如解或扣纽扣、系鞋带等动作缓慢，逐渐发展成全面性随意运动减少、迟钝，晚期因合并肌张力增高，导致起床、翻身均有困难。体检见面容呆板，双眼凝视，瞬目减少，酷似"面具脸"（masked face）；口、咽、腭肌运动徐缓时，表现语速变慢，语音低调；书写字体越写越小，呈现"小字征"（micrographia）；做快速重复性动作如拇、示指对指时表现运动速度缓慢和幅度减小。

（4）姿势步态障碍（postural instability）：在疾病早期，表现为走路时患侧上肢摆臂幅度减小或消失，下肢拖曳。随着病情进展，步伐逐渐变小变慢，启动、转弯时步态障碍尤为明显，自坐位、卧位起立时困难。有时行走中全身僵住，不能动弹，称为"冻结"（freezing）现象。有时迈步后，以极小的步伐越走越快，不能及时止步，称为前冲步态（propulsion）或慌张步态（festination）。

2. 非运动症状（non-motor symptoms）　是十分常见的临床症状，可以早于或伴随运动症状而发生。

（1）感觉障碍：疾病早期即可出现嗅觉减退（hyposmia）或睡眠障碍，尤其是快速眼动期睡眠行为异常（rapid eye movement sleep behavior disorder，RBD）。中、晚期常有肢体麻木、疼痛。有些患者可伴有不宁腿综合征（restless leg syndrome，RLS）。

（2）自主神经功能障碍：临床常见，如便秘、多汗、溢脂性皮夹（油脂面）等。吞咽活动减少可导致流涎。疾病后期也可出现性功能减退、排尿障碍或直立性低血压。

（3）精神和认知障碍：近半数患者伴有抑郁，并常伴有焦虑。15%～30% 的患者在疾病晚期发生认知障碍乃至痴呆，以及幻觉，其中视幻觉多见。

【辅助检查】

1. 血液、唾液、脑脊液　常规检查均无异常。在少数患者中可以发现血 DNA 基因突变；可以发现脑脊液和唾液中 α- 突触核蛋白、DJ-1 蛋白含量有改变。

2. 嗅棒及经颅超声　嗅觉测试可发现早期患者的嗅觉减退；经颅超声可通过耳前的听骨窗探测黑质回声，可以发现绝大多数 PD 患者的黑质回声异常增强。

3. 分子影像　结构影像如 CT、MRI 检查无特征性改变；分子影像 PET 或 SPECT 检查在疾病早期甚至亚临床期即能显示异常，有较高的诊断价值。多巴胺转运体（DAT）功能显像可显示显著降低，多巴胺递质合成减少；D_2 多巴胺受体功能显像其活性在早期呈失神经超敏，后期低敏。

【鉴别诊断】

本病需与其他原因引起的帕金森综合征相鉴别。

1. 继发性帕金森综合征　共同特点是有明确病因可寻，如感染、药物、中毒、脑动脉硬化、外伤等，相关病史是鉴别诊断的关键。

2. 伴发于其他神经变性疾病的帕金森综合征。

【帕金森病的治疗】

（一）治疗原则

1. 综合治疗　应对 PD 的运动症状和非运动症状采取综合治疗，包括药物治疗、手术治疗、运动疗法、心理疏导及照料护理。药物治疗作为首选，且是整个治疗过程中的主要治疗手段，手术治疗则是药物治疗的一种有效补充手段。目前应用的治疗手段，无论药物或手术，只能改善症状，不能阻止病情的发展，更无法治愈。

2. 用药原则　以达到有效改善症状，提高工作能力和生活质量为目标。提倡早期诊断、早期治疗，不仅可以更好地改善症状，而且可能延缓疾病进展，"尽可能以小剂量达到满意临床效果"的用药原则。应强调个体化特点，不同患者的用药选择需要综合考虑患者的疾病特点（是以震颤为主，还是以强直少动为主）和疾病严重度，有无认知障碍，尽量避免、推迟或减少药物的副作用和运动并发症。

（二）早期 PD 治疗

1. 早期治疗可以采用非药物治疗（运动疗法等）和药物治疗。一般开始多以单药治疗，但也可小剂量双药（体现多靶点）联用，力求疗效最佳，维持时间更长，而运动并发症发生率更低。

2. 首选药物治疗原则

（1）老年前（＜ 65 岁）患者，且不伴智力减退，可有如下选择：①非麦角类多巴胺受体（dopamine receptor，DR）激动剂；②单胺氧化酶 -B（MAO-B）抑制剂，或加用维生素 E；③金刚烷胺：若震颤明显、其他抗 PD 药物效果不佳，则可选用抗胆碱能药物；④复方左旋多巴加儿茶酚 - 氧位 - 甲基转移酶（COMT）抑制剂；⑤复方左旋多巴：一般在①②③方案治疗效果不佳时加用。

（2）老年（≥ 65 岁）患者，或伴智力减退：首选复方左旋多巴，必要时可加用 DR 激动剂、MAO-B 抑制剂或 COMT 抑制剂。苯海索尽可能不用，尤其老年男性患者，因有较多副作用，除非有严重震颤，并明显影响患者的日常生活能力。

（3）治疗药物

1）抗胆碱能药物：主要有苯海索（benzhexol），用法 1 ～ 2mg，3 次 / 日。主要适用于震颤明显且年轻患者，老年患者慎用，闭角型青光眼及前列腺肥大患者禁用。

2）金刚烷胺（amantadine）：用法 50 ～ 100mg，2 ～ 3 次 / 日，末次应在下午 4 时前服用。对少动、强直、震颤均有改善作用。副作用有下肢网状青斑、踝部水肿、意识等。肾功能不全，癫痫、严重胃溃疡、肝病患者慎用，哺乳期妇女禁用。

3）复方左旋多巴（苄丝肼左旋多巴、卡比多巴左旋多巴）：是治疗本病最基本、最有效的药物，对强直、少动、震颤等均有良好疗效。初始用量 62.5 ～ 125mg，2 ～ 3 次 / 日，根据病情而渐增剂量至疗效满意和不出现不良反应为止，餐前 1 小时或餐后 1.5 小时服药。

4）DR激动剂：非麦角类DR激动剂为首选药物，尤其用于早发型患者。DR激动剂均应从小剂量开始，渐增剂量至获得满意疗效而不出现副作用。目前国内上市的非麦角类DR激动剂有吡贝地尔缓释片、普拉克索。

5）MAO-B抑制剂：与复方左旋多巴合用可增强疗效，改善症状被动，单用有轻度的症状改善作用。目前国内有司来吉兰和雷沙吉兰。

6）COMT抑剂：恩他卡朋和托卡朋通过抑制左旋多巴在外周的代谢使血浆左旋多巴浓度保持稳定，并能增加其进脑量。

（三）手术治疗

早期药物治疗显效，而长期治疗效果明显减退，同时出现异动症者可考虑手术治疗。需强调的是手术仅能改善症状，但不能根治疾病，术后仍需应用药物治疗，可减少剂量。

【帕金森病应掌握的内容】

1. 问诊 什么时候发病，发病的形式是什么。震颤：要了解震颤的部位，震颤的形式，是静止性震颤还是姿势性震颤，震颤的频率。有没有嗅觉减退、睡眠障碍、便秘、多汗、幻觉、流涎、焦虑、认知障碍等症状。有没有面部表情少、语速变慢，语音低调，书写字体过小等症状。患者有没有系鞋带、扣纽扣等精细动作缓慢的现象。行走有没有冻结现象和慌张步态。既往史：患者有没有颅内感染、脑卒中、脑外伤、中毒和长期服用药物的病史。患者有没有高血压、糖尿病、抽烟等脑卒中的危险因素。

2. 体格检查 生命体征：体温、血压、脉搏、呼吸。立卧位血压的测量。高级皮质功能的检查，了解患者有无记忆力、计算力、定向力的损害；有无失语、失用等症状。观察患者的震颤、面部表情，检查肌力、肌张力和腱反射。观察患者的步态，摆臂的随意运动，转弯。观察患者写字的情况。和患者沟通，了解有无言语异常。让患者拇、示指对指，做快速重复性动作。

3. 辅助检查 血常规、肝肾功能、血糖、电解质、ENA系列的检查。头颅、CT、MRI检查。PET行多巴胺转运体功能显像、多巴胺递质、D_2多巴胺受体功能显像。唾液、脑脊液的α-突触核蛋白、DJ-1蛋白的检查。嗅棒检查嗅觉。

4. 治疗 对PD的运动症状和非运动症状采取综合治疗，包括药物治疗、手术治疗、运动疗法、心理疏导及照料护理。药物治疗作为首选，且是整个治疗过程中的主要治疗手段。"尽可能以小剂量达到满意临床效果"的用药原则。应强调个体化特点，不同个体用药时需要综合考虑患者的疾病特点。

（1）早期PD的治疗：老年前（＜65岁）患者，且不伴智力减退，复发左旋多巴可以非首选，开始治疗可以选用DR激动剂、MAO-B抑制剂或金刚烷胺。老年（≥65岁）患者，或伴智力减退：首选复方左旋多巴，必要时可加用DR激动剂、MAO-B抑制剂或COMT抑制剂。注意观察患者的治疗效果和副作用。

（2）手术治疗：患者药物长期治疗效果差，同时出现异动症者可考虑手术治疗。需强调的是手术仅能改善症状，但不能根治疾病，术后仍需应用药物治疗，可减少剂量。

（倪耀辉）

第八章 神经系统体格检查

【意识状态的检查】

意识是大脑功能活动的综合表现，是人对自身及外界环境进行认识和做出适宜反应的基础，包括觉醒状态与意识内容两个组成部分。觉醒状态是指与睡眠呈周期性交替的清醒状态，由脑干网状激活系统和丘脑非特异性核团维持和激活。意识内容是指人的知觉、思维、记忆、注意、智力、情感、意志活动等心理过程（精神活动），还有通过言语、听觉、视觉、技巧性运动及复杂反应与外界环境保持联系的机敏力，属大脑皮质的功能。

意识障碍可根据以觉醒度改变为主（嗜睡、昏睡、昏迷），以意识内容改变为主（意识模糊、谵妄状态），以意识范围改变为主（朦胧状态、漫游性自动症）及特殊类型（最低意识状态、去大脑皮质状态、植物状态）等进行分类。临床上常用的分类为以觉醒度改变为主的意识状态和以意识内容改变为主的意识状态。

对于意识障碍的患者，采集病史要简明扼要，重点询问昏迷发生的缓急、昏迷前是否有其他症状，是否有外伤史、中毒史、药物过量以及癫痫、高血压、冠心病、糖尿病、抑郁症或自杀史等。在进行全身和神经系统检查时，一方面注意生命体征是否平稳，另一方面应尽快确定有无意识障碍及其临床分级：先通过视诊观察患者的自发活动和姿势，再通过问诊和查体评估意识障程度，明确意识障碍的觉醒水平如嗜睡、昏睡、浅昏迷、中度昏迷或深昏迷，以及是否有意识内容的改变如意识模糊或谵妄。意识障碍时的神经系统查体主要包括以下几方面的检查：眼征、对疼痛刺激的反应、瘫痪体征、脑干反射、锥体束征和脑膜刺激征等。

国际上常用格拉斯哥（Glasgow）昏迷量表（表 4-8-1）评价意识障碍的程度，最高 15 分，最低 3 分，分数越低昏迷程度越深。通常 8 分以上恢复机会较大，7 分以下预后不良，3～5 分者有潜在死亡危险。此量表也有一定局限性：对眼肌麻痹、眼睑肿胀者不能评价其睁眼反应，对气管插管或切开者不能评价其语言活动，四肢瘫痪患者不能评价其运动反应。

表 4-8-1 Glasgow 昏迷量表

睁眼反应	计分	言语反应	计分	运动反应	计分
自动睁眼	4	回答正确	5	按吩咐动作	6
呼唤睁眼	3	回答错乱	4	刺痛能定位	5
刺痛时睁眼	2	词句不清	3	刺痛肢体回缩	4
无反应	1	只能发音	2	刺痛肢体屈曲	3
		无反应	1	刺痛肢体伸直	2
				无反应	1

（一）眼征

眼征包括以下几个方面。

1. 瞳孔　检查其大小、形状、对称性以及直接、间接对光反射。一侧瞳孔散大、固定提示该侧动眼神经受损，常为颞叶钩回疝。双侧瞳孔散大和对光反射消失提示中脑受损、脑缺氧和阿托品类中毒等；双侧瞳孔针尖样缩小提示脑桥被盖损害，如脑桥出血、有机磷中毒和吗啡类中毒等。

2. 眼底　是否有视盘水肿、出血。水肿见于颅内压增高等；玻璃体膜下片状或块状出血见于蛛网膜下腔出血等。

3. 眼球位置 是否有眼球突出或凹陷。突出见于甲状腺功能亢进、动眼神经麻痹和眶内肿瘤等；凹陷见于 Horner 综合征，颈髓病变以及瘢痕收缩等。

4. 眼球运动 眼球同向性偏斜的方向在肢体瘫痪的对侧提示大脑半球病变；眼球同向性偏斜在肢体瘫痪的同侧提示脑干病变；垂直性眼球运动障碍如双眼向上或向下凝视提示中脑四叠体附近或下丘脑病变；眼球向下向内偏斜见于丘脑损害；分离性眼球运动可为小脑损害表现；眼球浮动说明昏迷尚未达到中脑功能受抑制的深度。

（二）对疼痛刺激的反应

用力按压眼眶上缘、胸骨，检查昏迷患者对疼痛的反应，有助于定位功能障碍水平或判定昏迷的程度。疼痛引起去皮质强直（decorticate rigidity），表现为上肢屈曲、下肢伸直，与丘脑或大脑半球病变有关，本综合征常见于缺氧性脑病、脑炎、中毒和严重颅脑外伤等。去大脑强直（decerebrate rigidity）表现为四肢伸直、肌张力增高或角弓反张（opisthotonus），提示中脑功能受损，较去皮质强直脑功能障碍程度更为严重，但这两种反应都不能精确定位病变部位。脑桥和延髓病变者通常对疼痛无反应，偶可发现膝部屈曲（脊髓反射）。

（三）瘫痪体征

先观察有无面瘫。通过观察自发活动减少可判定昏迷患者的瘫痪肢体，偏侧下肢常呈外旋位，足底疼痛刺激下肢回缩反应差或消失，可出现病理征，急性昏迷瘫痪者瘫痪侧肌张力多降低。坠落试验可检查瘫痪的部位：检查上肢时将患者双上肢同时托举后突然放开任其坠落，瘫痪侧上肢迅速坠落而且沉重，无瘫痪肢体则向外侧倾倒，缓慢坠落；检查下肢时将患者一侧下肢膝部屈曲提高，足跟着床，突然松手时瘫痪肢体不能自动伸直，并向外倾倒，无瘫痪肢体则呈弹跳式伸直，并能保持足垂直位。

（四）脑干反射

可通过睫脊反射、角膜反射、反射性眼球运动等脑干反射来判断是否存在脑干功能损害，其中反射性眼球运动包括头眼反射和眼前庭反射两种检查方法。角膜反射（corneal reflex）：是由三叉神经的眼神经与面神经共同完成的，当三叉神经第 1 支（眼神经）或面神经损害时，均可出现角反射消失。如果脑桥上部和中脑未受累及，角膜反射存在；一侧角膜反射消失见于同侧面神经病变（同侧脑桥），双侧角膜反射消失见于一侧三叉神经的眼神经受损、双侧面神经受损或中脑或脑桥受累，昏迷患者双侧角膜反射消失提示昏迷程度较深。

（五）脑膜刺激征

脑膜刺激征包括颈强直、Kernig 征、Brudzinski 征等，见于脑膜炎、蛛网膜下腔出血、脑炎及颅内压增高等，深昏迷时脑膜刺激征可消失。脑膜刺激征伴发热常提示中枢神经系统感染，不伴发热而合并短暂昏迷可能提示蛛网膜下腔出血。

【认知功能障碍的检查方法】

（一）记忆

记忆是获得、存储和再现以往经验的过程，包括信息的识记、保持和再现三个环节。一般分为瞬时记忆、短时记忆和长时记忆三类。记忆障碍可仅涉及一段时期和部分内容，检查记忆应当注意全面分析检查结果。

1. 瞬时记忆检查。

2. 短时记忆检查方法 先让患者记一些非常简单的事物，如皮球、国旗或树本，或更为复杂的短句如"张三，复兴路 42 号，上海"，其中各条目应属于不同的类别，确认记住这些条目后再继续进行其他测试，约 5 分钟后再次询问患者对这些词条的记忆情况。

3. 长时记忆检查方法 包括在学校学习的基础知识，如国家首都、著名人物；当前信息如在位主席、总理及相关公众人物；自己的相关信息，如家庭住址和电话号码等。

（二）计算力

计算力可通过让患者正向或反向数数、数硬币、找零钱来进行检查。一般常从最简单的计算开始，如 2+2=?；或者提出简单的数学计算题，如芹菜 2 元 1 斤，10 元买几斤？检查计算能力更常用的方法是从 100 中连续减 7（如果不能准确计算，则让患者从 100 连续减 3）。

（三）定向力

检查时可细分为时间定向力（星期几、年月日、季节）、地点定向力（医院或家的位置）和人物定向力（能否认出家属和熟悉的人）。

（四）失语（aphasia）

检查前应首先确定患者意识清楚，检查配合。临床检查包括 6 个方面：口语表达、听理解、复述、命名、阅读和书写能力，对其进行综合评价有助于失语的临床诊断。

1. 口语表达　检查时注意患者谈话语量、语调和发音，说话是否费力，有无语法功能或语句结构错误，有无实质词或错语、找词困难、刻板言语，能否达义等。具体分如下几种。

（1）言语流畅性：有无言语流利程度的改变，可分为流利性言语和非流利性言语。

（2）语音障碍：有无在发音、发声器官无障碍的情况下言语含糊不清，是否影响音调和韵律。

（3）找词困难：有无言语中不能自由想起恰当的词汇，或找词的时间延长。

（4）错语、新语、无意义杂乱语及刻板言语：表达中有无使用①语音或语义错误的词；②无意义的新创造出的词；③意义完全不明了的成串的音或单词；④同样的、无意义的词、词组或句子的刻板持续重复。

（5）语法障碍：有无难以组成正确句型的状态。①失语法症：常表现为表达的句子中缺乏语法功能词，典型表现为电报式语言；②语法错乱：表现为助词错用或词语位置顺序不合乎语法规则。

2. 听理解障碍　指患者可听到声音，但对语义的理解不能或不完全。听理解具体检查方法：要求患者执行简单的口头指令（如"张嘴""静眼""闭眼"等）和含语法的复合句（如"用左手摸鼻子""用右手摸左耳朵"等）。

3. 复述　要求患者重复检查者所用的词汇或短语等内容，包括常用词（如铅笔、苹果、大衣）、不常用词、抽象词、短语、短句和长复合句等。注意能否一字不错或不漏地准确复述，有无复述困难、错语复述、原词句缩短、延长或完全不能复述等。

4. 命名　让患者说出检查者所指的常用物品，如手电、杯子、牙具、钢笔或身体部分的名称，不能说出时可描述物品的用途等。

5. 阅读　通过让患者朗读书报的文字和执行写在纸上的指令等，判定患者对文字的朗读和理解。

6. 书写　要求患者书写姓名、地址、系列数字和简要叙事，以及听写或抄写等判定其书写能力。

7. 常见的失语　有 Broca 失语和 Wernicke 失语。

（1）Broca 失语：又称表达性失语或运动性失语，由优势侧额下回后部（Broca 区）病变引起。临床表现以口语表达障碍最突出，谈话为非流利型、电报式语言，讲话费力，找词困难，只能讲一两个简单的词，且用词不当，或仅能发出个别的语音。口语理解相对保留，对单词和简单陈述句的理解正常，句式结构复杂时则出现困难。复述、命名、阅读和书写均有不同程度的损害。常见于脑梗死、脑出血等可引起 Broca 区损害的神经系统疾病。

（2）Wernicke 失语：又称听觉性失语或感觉性失语，由优势侧颞上回后（Wernicke 区）病变引起。临床特点为严重听理解障碍，表现为患者听觉正常，但不能听懂别人和自己的讲话。口语表达为流利型，语量增多，发音和语调正常，但言语混乱且割裂，缺乏实质词或有意义的词句，难以理解，答非所问等。常见于脑梗死、脑出血等可引起 Wernicke 区损害的神经系统疾病。

其他的失语有传导性失语、经皮质失语综合征、完全性失语、皮质下失语等。

（五）失用

失用（apraxia）通常很少被患者自己察觉，也常被医师忽视。检查时可给予口头和书面命令，观察患者执行命令、模仿动作和实物演示的能力等。注意观察患者穿衣、洗脸、梳头和用餐等动作是否有序协调，能否完成目的性简单的动作，如伸舌、闭眼、举手、书写和系纽扣等。可先让患者做简单的动作（如刷牙、拨电话号码、握笔写字等），再做复杂动作（如穿衣、划火柴和点香烟等）。

失用包括：观念性失用、观念运动性失用、肢体运动性失用、结构性失用和穿衣失用。

（六）失认

失认（agnosia）是指感觉通路正常而患者不能经由某种感觉辨别熟识的物体，此种障碍并非由于感觉、言语、智力和意识障碍引起，主要包括视觉失认、听觉失认、触觉失认。

1. 视觉失认 给患者看一些常用物品、照片、风景画和其他实物，令其辨认并用语言或书写进行表达。

2. 听觉失认 辨认熟悉的声音，如铃声、闹钟、敲击茶杯和乐曲声等。

3. 触觉失认 令患者闭目，让其触摸手中的物体加以辨认。

（七）视空间技能和执行功能

可让患者画一个钟面、填上数字，并在指定的时间内画出表针，此项检查需视空间技能和执行功能相互协助，若出现钟面缺失或指针不全，提示两者功能障碍。

【脑神经检查】

在临床工作中、脑神经检查对神经系统疾病定位诊断有重要意义。对脑神经进行检查时，应确定是否有异常，异常的范围及其关联情况。

（一）嗅神经

嗅神经属于中枢神经，是特殊的感觉神经。

1. 检查方法 首先询问患者有无幻嗅等主观嗅觉障碍，然后让患者闭眼，先后堵塞一侧鼻孔，用带有花香或其他香味（非挥发性、非刺激性气味）的物质如香皂、牙膏和香烟等置于患者受检鼻孔。患者能够区分有无气味，并说出牙膏与香烟的气味不同即可。乙酸、乙醇和甲醛溶液等刺激性物质可刺激三叉神经末梢，不宜被用于嗅觉检查。鼻腔有炎症或阻塞时不能做此项检查。

2. 异常表现和定位

（1）嗅觉丧失或减退：头面部外伤累及嗅神经常导致双侧嗅觉丧失；嗅沟处病变如脑膜瘤等压迫嗅球、嗅束多引起一侧嗅觉丧失；嗅觉减退也可见于帕金森病和阿尔茨海默病等。

（2）嗅觉过敏：多见于癔症。

（3）幻嗅：嗅觉中枢的刺激性病变可引起幻嗅发作，如颞叶癫痫。幻嗅还可见于精神分裂症、乙醇戒断和阿尔茨海默病等。

（二）视神经

视神经属于中枢神经，主要检查视力、视野和眼底。

1. 视力代表视网膜黄斑中心凹处的视敏度，分为远视力和近视力。检查方法同眼科。

2. 视野是双眼向前方固视不动时所能看到的空间范围，分为周边视野和中心视野（中央30°以内）。检查方法同眼科。

3. 眼底。检查方法同眼科。

4. 异常表现和定位

（1）视力障碍和视野缺损：单侧视交叉前和双侧视交叉后病变均可引起视力减退，如双侧视皮质病变可导致皮质盲。视觉传入通路上的病变可引起视野缺损，如一侧枕叶病变出现对侧偏盲和黄斑回避。视交叉中部病变（如垂体瘤、颅咽管瘤）使来自双眼鼻侧的视网膜纤维受损，引起双侧颞侧偏盲。视束或外侧膝状体病变引起对侧同向性偏盲；视辐射下部受损（颞叶后部病变）引起对侧同向性上象限盲，视辐射上部受损（顶叶肿瘤或血管病变）引起对侧同向性下象限盲。

（2）视盘异常：①视盘水肿（papilledema），是最常见的视盘异常，表现为视盘异常粉红或鲜红，边缘模糊，血管被肿胀的视盘拱起，静脉扩张，可见出血和渗出，是颅内压增高的客观保证。

②视神经萎缩（ optic atrophy），根据病因分为原发性视神经萎缩和继发性视神经萎缩。原发性视神经萎缩表现为视盘普通苍白而边界清楚，见于中毒、球后肿瘤直接压迫、球后视神经炎、视神经脊髓炎、部分变性病等。继发性视神经萎缩表现为视盘普遍苍白而边界不清楚，常见于视盘水肿和视盘炎的晚期等。

（三）动眼、滑车和展神经

此三对神经共同支配眼球运动，可同时检查。

1. 从外观上观察眼裂是否对称，是否有上睑下垂。观察眼球有无前突或内陷，斜视和同向偏斜、眼震等自发运动。

2. 眼球运动　让患者头部不动，检查者将示指置于患者前 30cm 处向左、右、上、下、右上、右下、左上、左下 8 个方向移动，嘱患者两眼注视检查者的手指并随之向各方向转动，并检查辐辏动作。观察有无眼球运动受限及受限方向和程度，有无复视和眼球震颤。

3. 瞳孔及其反射　观察瞳孔大小、形状、位置及是否对称。正常瞳孔呈圆形，双侧等大，位置居中，直径 3 ～ 4mm。＜ 2mm 为瞳孔缩小，＞ 5mm 为瞳孔扩大，但儿童的瞳孔稍大，老年人稍小。需要在亮处和暗处分别观察瞳孔大小以及以下内容。

（1）对光反射（light reflex）：是光线刺激引起的瞳孔收缩，感光后瞳孔缩小称为直接对光反射，对侧未感光的瞳孔也收缩称为间接对光反射。检查时嘱患者注视远处，用电筒光从侧方分别照射瞳孔，观察收缩反应是否灵敏和对称。如受检侧视神经损害，则直接和间接对光反射均迟钝或消失；如受检侧动眼神经损害，则直接对光反射消失，间接对光反射保留。

（2）调节反射（accommodation reflex）：患者两眼注视远方，再突然注视面前 20cm 处正上方的近物（辐辏动作），出现两眼内聚、瞳孔缩小。

4. 异常表现和定位

（1）眼睑下垂（ptosis）：Horner 综合征、动眼神经麻痹、外伤等可引起单侧眼睑下垂。吉兰 - 巴雷综合征可引起双侧眼睑下垂。单侧或双侧眼睑下垂也可见于某些肌病和神经肌肉接头疾病如重症肌无力，需注意鉴别。

（2）眼肌麻痹：①中枢性眼肌麻痹，又称核上性眼肌麻痹，如核上性水平凝视麻痹见于脑外伤、丘脑出血及脑桥的血管病、变性病和副肿瘤性脑病；垂直性凝视麻痹见于影响中脑背盖区的广泛病变。核间性凝视麻痹和一个半综合征多见于脑干的卒中和脱髓鞘病变。②周围性眼肌麻痹：可见于动眼、滑车和展神经核性和神经本身的损害，如各种脑干综合征、海绵窦病变、脑动脉瘤和小脑幕裂孔疝等。

（3）眼震（nystagmus）：可表现为钟摆样、急跳性、凝视诱发性、垂直样、跷跷板样和旋转性眼震等，见于多种病因，如前庭（中枢性或周围性）和小脑性病变等。检查时应记录出现眼震时的凝视位置、方向、幅度，是否有头位改变等诱发因素和眩晕等伴随症状。

（4）瞳孔（pupil）：单纯瞳孔不等大可见于 20% 的正常人群。瞳孔异常通常为一侧性，扩大见于中脑顶盖区病变、动眼神经麻痹、睫状肌及其神经节内副交感神经病变；缩小见于交感神经通路病变、阿 - 罗瞳孔等。除大小不等外，瞳孔异常表现还包括反应差和形状不规则等。检查瞳孔的大小、反应性和形状可为评价自视神经到中脑的神经系统通路病变提供信息。

（四）三叉神经

三叉神经为混合神经，主要支配面部感觉和咀嚼肌运动。

1. 面部感觉　用圆头针、棉签末端搓成的细毛及盛冷热水试管（或音叉表面）分别测试面部三叉神经分布区皮肤的痛、温和触觉，用音叉测试振动觉，两例及内外对比。

2. 咀嚼肌运动　首先观察是否有颞肌、咬肌萎缩。检查肌容积时，嘱患者张闭口，同时用双手触诊双侧颞肌或咬肌。检查咬肌和颞肌肌力时，用双手压紧双侧颞肌或咬肌，让患者做咀嚼动作，感知两侧肌张力和肌力是否对称等。检查翼状肌时，嘱患者张口，以上下门齿中缝为标准，判定下颌有无偏斜，如下颌偏斜提示该侧翼状肌瘫痪，健侧翼状肌收缩使下颌推向患侧。

3. 反射

（1）角膜反射（corneal reflex）（第 V_1 ～Ⅶ对脑神经反射）：检查者用细棉絮轻触角膜外缘，注意勿触及睫毛、巩膜和瞳孔前面。正常表现为双眼瞬目动作，受试侧瞬目称为直接角膜反射，对侧瞬目为间接角膜反射。

（2）下颌反射（jaw reflex）（第 V_3 ～ V_3 对脑神经反射）：嘱患者略张口，检查者将拇指置于患者下颌中央，然后轻叩拇指，引起患者下颌快速上提，正常人一般不易引出。

4. 异常表现及定位　三叉神经眼支、上颌支或下颌支区域内各种感觉缺失见于周围性病变；"洋葱皮"样分离性感觉障碍见于核性病变；咀嚼肌无力或萎缩见于三叉神经运动纤维受损；前伸下颌时，中枢性三叉神经损害下颌偏向病灶对侧，周围性（核性及神经本身）三叉神经损害下颌偏向病灶同侧；检查一侧角膜反射发现双侧角膜反射消失，见于受试侧三叉神经眼支麻痹，此时健侧受试则双侧角膜反射存在；下颌反射亢进，见于双侧皮质脑干束病变。

（五）面神经

面神经为混合神经，主要支配面部表情肌运动，尚支配舌前 2/3 味觉纤维。

1. 面肌运动　先观察额纹、眼裂、鼻唇沟和口角是否对称、有无肌痉挛，然后让患者做蹙额、皱眉、瞬目、示齿、鼓腮和吹口哨等动作，可分别检查面神经的5个周围分支。①颞支：蹙额、皱眉；②颧支：用力闭目，使眼睑不被检查者扒开。③颊支：笑、露齿和鼓腮。④下颌缘支：噘嘴、吹哨。⑤颈支：使口角伸向外下，冷笑。观察有无及是否对称。

2. 感觉　首先检查患者的味觉。嘱患者伸舌，检查者以棉签蘸少许食糖、食盐、醋或奎宁溶液，轻涂于一侧舌前 2/3，患者不能讲话、缩舌和吞咽，然后让患者用手指出事先写在纸上的甜、咸、酸、苦四个字之一。面神经损害可使舌前 2/3 味觉丧失。此外，尚需检查外耳道和耳后皮肤的痛、温和触觉及有无疱疹；询问患者是否有听觉过敏现象。

3. 反射

（1）角膜反射：见第 V 对脑神经。

（2）眼轮匝肌反射：检查者的拇、示指将患者的外眦拉向一侧，用诊锤敲击拇指可引起同侧眼轮匝肌明显收缩（闭目），对侧眼轮匝肌轻度收缩。周围性面瘫时眼轮匝肌反射减低，中枢性面肌痉挛时此反射增强。

（3）掌颏反射：敲击或划手掌引起同侧颏肌收缩，该病理反射提示皮质脑干束受损。双侧掌颏反射阳性也可见于正常老年人。

4. 副交感　膝状神经节或其附近病变可导致同侧泪液减少，膝状神经节远端病变可导致同侧泪液增多。

5. 主要异常表现及定位

（1）周围性面瘫导致眼裂上、下的面部表情肌均瘫痪，表现为鼻唇沟变浅，瞬目减慢、皱纹减少以及眼睑闭合不全。正常人在强力闭眼时，睫毛多埋在上、下眼睑之中；当面神经麻痹时，嘱患者强力闭眼，则睫毛外露称睫毛征阳性，可见于面神经麻痹、Bell 麻痹等。刺激性病变可表现为面肌痉挛。

（2）中枢性面瘫只造成眼裂以下的面肌瘫痪。可见于脑桥小脑脚肿瘤，颅底、脑干病变等。

（六）位听神经

位听神经分为蜗神经和前庭神经两部分。

1. 蜗神经　经常用耳语、表声或音叉进行检查，声音由远及近，测量患者单耳（另外一侧塞住）能够听到声音的距离，再同另外一侧耳比较，并与检查者比较。用电测听计检测可获得准确资料。

（1）林纳（Rinne）试验：比较骨导（bone conduction，BC）与气导（air conduction，AC）的听敏度，将振动的音叉（频率128Hz）置于受试者耳后乳突部（骨导），听不到声音后速将音叉置于该侧耳旁（气导），直至气导听不到声音，再检查另一侧。正常情况下，气导能听到的时间长于骨导能听到的时间，即气导＞骨导，称为 Rinne 试验阳性。传导性耳聋时，骨导＞气导，称为 Rinne 试验阴性；感音性耳聋时，气导＞骨导，但两者时间均缩短。

（2）Weber 试验：将振动的音叉置于患者额顶正中，比较双侧骨导。正常时两耳感受到的声音相同，传导性耳聋时患侧较响，称为 Weber 试验阳性；感音性耳聋时健侧较响，称为 Weber 试验阴性。

2. 前庭神经 检查时可观察患者的自发性症状如眩晕、呕吐、眼球震颤和平衡障碍等，也可进行冷热水试验和转椅试验，分别通过变温和加速刺激引起两侧前庭神经核接受冲动不平衡而诱发眼震。冷热水试验时患者仰卧，头部抬起 30°，灌注热水时眼震快相向同侧，冷水时快相向对侧，正常时眼震持续 1.5 ～ 2 秒，前庭神经受损时该反应减弱或消失。转椅试验让患者闭目坐在旋转椅上，头部前屈 80°，向一侧快速旋转后突然停止，让患者睁眼注视远处，正常应出现快相与旋转方向相反的眼震，持续约 30 秒，如＜ 15 秒提示前庭功能障碍。

3. 异常表现和定位 蜗神经的刺激性病变出现耳鸣，破坏性病变出现耳聋。传导性耳聋见于外耳或中耳病变；感音性耳聋主要见于内耳或耳蜗神经病变。眩晕、呕吐、眼球震颤和平衡障碍见于前庭神经病变；冷热水试验和转椅试验有助于前庭功能障碍的评价。

（七）舌咽神经、迷走神经

二者在解剖与功能上关系密切，常同时受累，故同时检查。

1. 运动检查 患者发音是否有声音嘶哑、带鼻音或完全失音。嘱患者发"啊"音，观察双侧软腭拍举是否一致，悬雍垂是否偏斜。一侧麻痹时，患侧腭弓低垂，软弱、上提差，悬雍垂偏向健侧；双侧麻痹时，悬雍垂虽居中，但双侧软腭抬举受限，甚至完全不能。此外需询问患者是否有饮水呛咳。

2. 感觉 用棉签或压舌板轻触患者两侧软腭及咽后壁黏膜，问其有无感觉。

3. 味觉 舌咽神经支配舌后 1/3 味觉，检查方法同面神经。

4. 反射

（1）咽反射（gag reflex）：患者张口，用压舌板分别轻触两侧咽后壁，正常出现咽肌收缩和舌后缩（作呕反应），舌咽、迷走神经损害时，患侧咽反射减弱或消失。

（2）眼心反射（oculocardiac reflex）：检查者用中指与示指对双侧眼球逐渐施加压力 20 ～ 30 秒，正常人脉搏可减少 10 ～ 12 次/分。此反射由三叉神经眼支传入，由迷走神经心神经支传出，迷走神经功能亢进者反射加强（脉搏减少 12 次/分以上），迷走神经麻痹者反射减退或消失。

（3）颈动脉窦反射（carotid sinus reflex）：检查者用示指与中指压迫一侧颈总动脉分叉处引起心率减慢，反射由舌咽神经传入，由迷走神经传出。颈动脉窦过敏患者按压时可引起心率过缓、血压下降和晕厥，须谨慎。

5. 异常表现和定位

（1）真性延髓麻痹：一侧或双侧舌咽、迷走神经下运动神经元损害引起的，表现为腭、舌和声带麻痹或肌肉本身的无力称为真性延髓麻痹。

（2）假性延髓麻痹：双侧皮质脑干束受损产生的，表现为咽反射存在甚至亢进，而肌肉萎缩不明显，常伴有下颌反射活跃和强哭强笑等。

（3）迷走神经受刺激时可出现咽肌、舌肌和胃痉挛。

（八）副神经

副神经为运动神经，支配对侧转颈及同侧耸肩。检查时让患者对抗阻力向两侧转颈和耸肩，检查胸锁乳突肌和斜方肌上部功能，比较双侧的肌力和坚实度。副神经损害时，向对侧转颈和同侧耸肩无力或不能，同侧胸锁乳突肌和斜方肌萎缩、垂肩和斜颈。

（九）舌下神经

舌下神经为运动神经，常与舌咽、迷走神经一起引起真性延髓麻痹。观察舌在口腔内位置及形态，然后观察有无伸舌偏斜、舌肌萎缩和肌束颤动。嘱患者做舌的侧方运动，以舌尖隔着面颊顶住检查者手指，比较两侧舌肌肌力。

异常表现及定位：①核下性病变伸舌偏向病变侧，伴同侧舌肌萎缩。双侧舌下神经麻痹时伸舌不能伸出口外，出现吞咽困难和构音障碍。②核性损害除上述核下性病变的表现外，还可见舌肌束颤。③一侧核上性损害，伸舌偏向病灶对侧，无舌肌萎缩或束颤。

【运动系统检查】

运动系统检查包括观察肌容积、肌张力、肌力、不自主运动、共济运动、姿势和步态等。可检查患者主动运动或对抗阻力的能力，并观察肌肉的运动幅度和运动持续时间。

（一）肌容积

观察和比较双侧对称部位肌肉积（muscle bulk），有无肌萎缩、假性肥大，若有，观察其分布范围。观察有无束颤，还可以用叩诊锤叩击肌腹诱发束颤。下运动神经元损害和肌肉疾病可见肌萎缩；进行性肌营养不良可见肌肉假肥大，表现为外观肥大、触之坚硬，但肌力弱，常见于腓肠肌和三角肌。

（二）肌张力

肌张力（muscle tone）是肌肉松弛状态的紧张度和被动运动时遇到的阻力。检查时嘱患者肌肉放松，触摸感受肌肉硬度，并被动屈伸肢体感知阻力。

1. 肌张力减低 表现为肌肉弛缓柔软，被动运动阻力减低，关节活动范围扩大。见于下运动神经元病变（如吉兰-巴雷综合征等）、小脑病变、某些肌源性病变以及脑和脊髓急性病变的休克期等。

2. 肌张力增高表现为肌肉较硬，被动运动阻力增加，关节活动范围缩小，见于锥体系和锥体外系病变。前者表现为痉挛性肌张力增高，上肢屈肌和下肢伸直肌张力增高明显，被动运动开始时阻力大，结束时变小，称为折刀样肌张力增高；锥体外系病变表现为强直性肌张力增高，伸肌与屈肌张力均增高，向各方向被动运动时阻力均匀，也称为铅管样（不伴震颤）或齿轮样肌张力增高（伴震颤）。

（三）肌力

肌力（muscle strength）是指肌肉的收缩力，一般以关节为中心检查肌群的伸、屈、外展、内收、旋前和旋后等功能，适用于上运动神经元病变及周围神经损害引起的瘫痪。但对单神经损害（如尺神经、正中神经、桡神经、腓总神经）和局限性脊髓前角病变（如脊髓前角灰质炎），需要对相应的单块肌肉分别进行检查。

1.六级（0～Ⅴ级） 肌力记录法（表4-8-2）检查时让患者依次做有关肌肉收缩的运动，检查者施予阻力，或嘱患者用力维持某一姿势时，检查者用力改变其姿势，以判断肌力。

2.肌群肌力测定 可分别选择下列运动。①肩：外展、内收；②肘：屈、伸；③腕：屈、伸；④指：屈、伸；⑤髋：屈、伸、外展、内收；⑥膝：屈、伸；⑦踝：背屈、跖屈；⑧趾：背屈、跖屈；⑨颈：前屈、后伸；⑩躯干：仰卧位抬头和肩，检查者给予阻力，观察腹肌收缩力，俯卧位抬头和肩，检查脊旁肌收缩力。

表 4-8-2 肌力的六级记录法

0级	完全瘫痪，肌肉无收缩
Ⅰ级	肌肉可收缩，但不能产生动作
Ⅱ级	肢体能在床面上移动，但不能抵抗自身重力，即不能抬起
Ⅲ级	肢体能抵抗重力离开床面，但不能抵抗阻力
Ⅳ级	肢体能做抗阻力动作，但不完全
Ⅴ级	正常肌力

3. 轻瘫检查法　不能确定的轻瘫可用以下方法检查。①上肢平伸试验：双上肢平举，掌心向上，轻瘫侧上肢逐渐下垂和旋前；②巴利（Barre）分指试验：相对分开双手五指并伸直，轻瘫侧手指逐渐并拢屈曲；③小指征：双上肢平举，手心向下，轻瘫侧小指常轻度外展；④杰克逊（Jackson）征：仰卧位双腿伸直，轻瘫侧下肢常呈外旋位；⑤下肢轻瘫试验：俯卧位，双膝关节均屈曲成直角，轻瘫侧小腿逐渐下落。

（四）不自主运动（involuntary movement）

观察患者是否有不能随意控制的舞蹈样动作、手足徐动、肌束颤动、肌痉挛、震颤（静止性、动作性和姿势性）和肌张力障碍等，以及出现的部位、范围、程度和规律，与情绪、动作、寒冷、饮酒等的关系，并注意询问既往史和家族史。

（五）共济运动（coordination movement）

首先观察患者日常活动，如吃饭、穿衣、系纽扣、取物、书写、讲话、站立及步态等是否协调，有无动作性震颤和语言顿挫等，然后再检查以下试验。

1. 指鼻试验（finger-to-nose test）　嘱患者用示指尖触及前方距检查者 0.5m 的示指，再触自己的鼻尖，用不同方向、速度、睁眼与闭眼反复进行，两侧比较。小脑半球病变可见指鼻不准，接近目标时动作迟缓或出现动作（意向）性震颤，常超过目标（过指），称为辨距不良（dysmetria），感觉性共济失调睁眼指鼻时无困难，闭眼时发生障碍。

2. 反击征　也称为 Holmes 反跳试验，嘱患者收肩屈肘，前臂旋后、握拳，肘关节放于桌上或悬空靠近身体，检查者用力拉其腕部，受试者屈肘抵抗，检查者突然松手。正常情况下屈肘动作立即停止，不会击中自己。小脑疾病患者失去了迅速调整能力，屈时力量会使前臂或掌部碰击自己的肩膀或面部。

3. 跟 - 膝 - 胫试验（heel-knee-shin test）　取仰卧位，上举一侧下肢，用足跟触及对侧膝盖，再沿胫骨前缘下移。小脑损害者，抬腿触膝时出现辨距不良和意向性震颤，下移时摇晃不稳；感觉性共济失调者，闭眼时足跟难寻到膝盖。

4. 轮替试验　患者用前臂快速旋前和旋后，或一手用手掌、手背连续交替拍打对侧手掌。小脑性共济失调患者动作笨拙，节律慢而不协调，称轮替运动障碍。

5. 起坐试验　取仰卧位，双手交叉置于胸前，不用支撑设法坐起。正常人躯干屈曲并双腿下压，小脑病变患者髋部和躯干屈曲，双下肢向上拍离床面，起坐困难，称为联合屈曲征。

6. 闭目难立征试验　患者双足并拢站立，双手向前平伸、闭目。闭眼时出现摇摆甚至跌到，称为龙贝格（Romberg）征阳性，提示关节位置觉丧失的深感觉障碍。后索病变时出现感觉性共济失调，睁眼时站立稳，闭眼时不稳；小脑或前庭病变时睁眼闭眼均不稳，闭眼更明显。小脑蚓部病变时，身体向前后倾倒；小脑半球和前庭病变时，身体向患侧倾倒。

（六）姿势与步态（stance and gait）

检查者须从前面、后面和侧面分别观察患者的姿势、步态、起步情况、步幅和速度等。要求患者快速从坐位站起，以较慢然后较快的速度正常行走，然后转身。要求患者足跟或足尖行走，以及双足一前一后地走直线。走直线时可令患者首先睁眼然后闭眼，观察能否保持平衡。行走时的双足距离增宽提示平衡障碍，可见于小脑和感觉性共济失调、弥漫性脑血管病变和额叶病变等。

常见异常步态包括痉挛性偏瘫步态、痉挛性截瘫步态、慌张步态、蹒跚步态、跨阈步态、感觉性共济失调步态、小脑步态等。

【感觉系统检查】

感觉系统检查主观性强，宜在环境安静、患者情绪稳定的情况下进行。检查者自肢体远端查向近端，注意左右、远近端对比，必要时重复检查，切忌暗示性提问，以获取准确的资料。

（一）浅感觉（superficial sensation）

1. 痛觉　检查时用大头针的尖端和钝端交替轻触皮肤，询问是否疼痛。

2. 触觉　检查时可让患者闭眼，用棉花捻成细条轻触皮肤，询问触碰部位，或者让患者随着检查者的触碰数说出"1，2，3…"。

3. 温度觉　用装冷水（0～10℃）和热水（40～50℃）的玻璃试管分别接触皮肤，判别冷、热感。若痛、触觉无改变，一般可不必再查温度觉。如有感觉障碍，应记录部位、范围和是否双侧对称等。

（二）深感觉（deep sensation，proprioceptive sensation）

1. 运动觉　患者闭眼，检查者用拇指和示指轻轻夹住患者手指或足趾末节两侧，上下移动5°左右，让患者辨别"向上""向下"活动，如感觉不明显可加大活动幅度或测试较大关节。

2. 位置觉　患者闭眼，检查者将其肢体摆成某一姿势，请患者描述该姿势或用对侧肢体模仿。

3. 振动觉　将振动的音叉柄置于骨隆突处，如手指、桡尺骨茎突、鹰嘴、锁骨、足趾、内外踝、胫骨、膝、髂前上棘和肋骨等处，询问有无振动感和持续时间，并两侧对比。

（三）复合（皮质）感觉（synesthesia sensation，cortical sensation）

1. 定位觉　患者闭目，用手指或棉签轻触患者皮肤后，让其指出接触的部位。

2. 两点辨别觉　患者闭目，用分开一定距离的纯双脚规接触皮肤，如患者感觉为两点时再缩小间距，直至感觉为一点，两点须同时刺激，用力相等。正常值：指尖为2～4mm，手背为2～3cm，躯干为6～7cm。

3. 图形觉　患者闭目，用钝针在皮肤上画出简单图形，如三角形、圆形或1、2、3等数字，让患者辨别。应双侧对照。

4. 实体觉　患者闭目，令其用单手触摸常用物品，如钥匙、纽扣、钢笔、硬币等，说出物品形状和名称，注意两手对比。

【反射检查】

反射（reflex）检查包括深反射、浅反射、阵挛和病理反射等。反射的检查比较客观，较少受到意识活动的影响，但检查时患者应保持安静和松弛状态。检查时应注意反射的改变程度和两侧是否对称，后者尤为重要。根据反射的改变可分为亢进、活跃（或增强）、正常、减弱和消失。

（一）深反射

深反射为肌腱和关节反射。

1. 肱二头肌反射（biceps reflex）　由 $C_{5\sim6}$ 支配，经肌皮神经传导。患者取坐位或卧位，肘部屈曲成直角，检查者左手拇指（坐位）或左手中指（卧位）置于患者肘部肱二头肌肌腱上，用右手持叩诊锤叩击左手指，反射为肱二头肌收缩，引起屈肘。

2. 肱三头肌反射（triceps reflex）　由 $C_{6\sim7}$ 支配，经桡神经传导。患者取坐位或卧位，患者上臂外展，肘部半屈，检查者托持其上臂，用叩诊锤直接叩击尺骨鹰嘴上方肱三头肌肌腱，反射为肱三头肌收缩，引起前臂伸展。

3. 桡骨膜反射（radial periosteal reflex）　由 $C_{5\sim8}$ 支配，经桡神经传导。患者坐位或卧位，前臂半屈半旋前位，检查时叩击桡骨下端，反射为肱桡肌收缩，引起肘部屈曲、前臂旋前。

4. 膝反射（knee jerk）　由 $L_{2\sim4}$ 支配，经股神经传导。患者取坐位时关节屈曲90°，小腿自然下垂，与大腿成直角；仰卧位时检查者用左手从双膝后托起关节成120°屈曲，右手用叩诊锤叩击髌骨下股四头肌肌腱，反射为小腿伸展。

5. 踝反射（ankle reflex）　由 $S_{1\sim2}$ 支配，经胫神经传导。患者取仰卧位，屈膝约90°，呈外展位，检查者用左手使足背屈成直角，叩击跟腱，反射为足跖屈；取俯卧位，屈膝90°，检查者用左手按足跖，再叩击跟腱。

6. 阵挛（clonus）　是腱反射高度亢进表现，见于锥体束损害。①髌阵挛（patellar clonus）：患者取仰卧位，下肢伸直，检查者用拇、示两指捏住髌骨上缘，突然而迅速地向下方推动，髌骨发生连续节律性上下颤动；②踝阵挛（ankle clonus）：较常见，检查者用左手托患者腘窝，使其膝关节半屈曲，右手握足前部，迅速而突然用力，使足背屈，并用手持续压于足底，跟腱发生节律性收缩，导致足部交替性屈伸动作。

7. 霍夫曼（Hoffmann）征　由 $C_7 \sim T_1$ 支配，经正中神经传导。患者手指微屈，检查者左手握患者腕部，右手示指和中指夹住患者中指，用拇指快速向下拨动患中指指甲，阳性反应表现为拇指屈曲内收和其他各指屈曲。Hoffmann 征实际上是牵张反射，阳性可视为腱反射亢进表现，见于锥体束损害，也见于腱反射活跃的正常人。

（二）浅反射

浅反射是刺激皮肤、黏膜、角膜等引起肌肉快速收缩反应。角膜反射、咽反射和软腭反射见脑神经检查。

1. 腹壁反射（abdominal reflex）　由 $T_{7 \sim 12}$ 支配，经肋间神经传导。患者取仰卧位，双下肢略屈曲使腹肌松弛，用钝针或竹签沿肋弓下缘（$T_{7 \sim 8}$）、脐孔水平（$T_{9 \sim 10}$）和腹股沟上（$T_{11 \sim 12}$）平行方向，由外向内轻划两侧腹壁皮肤，正常反应为该侧腹肌收缩，脐孔向刺激部分偏移，分别为上、中、下壁反射。肥胖者和经产妇可引不出。

2. 提睾反射（cremasteric reflex）　由 $L_{1 \sim 2}$ 支配，经生殖股神经传导。用钝针自上向下轻划大腿上部内侧皮肤，正常反应为该侧提睾肌收缩使睾丸上提。年老体衰患者可引不出。

3. 跖反射（plantar reflex）　由 $S_{1 \sim 2}$ 支配，经胫神经传导。用竹签轻划足底外侧，自足跟向前至小趾根部足掌时转向内侧，正常反射为足趾跖屈。

4. 肛门反射（anal reflex）　由 $S_{4 \sim 5}$ 支配，经肛尾神经传导。用竹签轻划肛门周围皮肤，正常反射表现为肛门外括约肌收缩。

（三）病理反射（pathologic reflex）

1. Babinski 征　是经典的病理反射，提示锥体束受损。检查方法同跖反射，阳性反应为：趾背屈，可伴其他足趾扇形展开。

2. Babinski 等位征　① Chaddock 征：由外踝下方向前划至足背外侧；②奥本海姆（Oppenheim）征：用拇指和示指沿胫骨前缘自上向下用力下滑；③戈登（Gordon）征：用手挤压腓肠肌。这些 Babinski 等位征阳性反应均为趾背屈，病理意义同 Babinski 征。

3. 强握反射　是检查者用手指触摸患者手掌时被强直性握住的一种反射。新生儿为正常反射，成人见于对侧额叶运动前区病变。

4. 脊髓自主反射　脊髓横贯性病变时，针刺病变平面以下皮肤引起单侧或双侧髋、膝、踝部屈曲和 Babinski 征阳性。若双侧屈曲并伴腹肌收缩、膀胱及直肠排空，以及病变以下竖毛、出汗、皮肤发红等，称为总体反射。

【脑膜刺激征检查】

脑膜刺激征包括颈强直、Kernig 征和 Brudzinski 征等。脑膜刺激征见于脑膜炎、蛛网膜下腔出血、脑水肿及颅内压增高等，深昏迷时脑膜刺激征可消失。检查方法包括以下几种。

1. 屈颈试验　患者取仰卧位，检查者托患者枕部并使其头部前屈而表现不同程度的颈强直，被动屈颈受限，但需排除颈椎病。正常人屈颈时下颏可触及胸骨柄，部分老年人和肥胖者除外。

2. Kernig 征　患者取仰卧位，下肢于髋、膝关节处屈曲成直角，检查者于膝关节处试行伸直小腿，如伸直受限并出现疼痛，大、小腿间夹角 $< 135°$，为 Kernig 征阳性。如颈强直阳性而 Kernig 征阴性称为颈强直 Kernig 征分离，见于颅后窝占位性病变和小脑扁桃体疝等。

3. Brudzinski 征　患者仰卧屈颈时出现双侧髋、膝部屈曲；一侧下肢膝关节屈曲位，检查者使该侧下肢向腹部屈曲，对侧下肢亦发生屈曲（下肢征），均为 Brudzinski 征阳性。

【自主神经检查】

自主神经系统由交感神经和副交感神经系统组成。交感神经系统受刺激产生：心动过速、支气管扩张、肾上腺素和去甲肾上腺素释放（维持血压）、胃肠蠕动减弱、排尿抑制、排汗增加和瞳孔扩大。副交感神经系统受刺激产生：心动过缓、支气管收缩、唾液和泪液分泌增加、胃肠蠕动增加、勃起亢进、排尿增加和瞳孔缩小。自主神经检查包括一般检查，内脏和括约肌功能、自主神经反射和相关实验室检查等。

（一）一般检查

注意皮肤黏膜和毛发指甲的外观和营养状态、泌汗情况和瞳孔反射等情况。

1. 皮肤黏膜　颜色（苍白、潮红、发绀、红斑、色素沉着、色素脱失等）、质地（光滑、变硬、增厚、变薄、脱屑、干燥、潮湿等）、温度（发热、发凉）以及水肿、溃疡和压疮等。

2. 毛发和指甲　多毛、毛发稀疏、局部脱毛，指甲变厚、变形、松脆、脱落等。

3. 出汗　全身或局部出汗过多、过少或无汗等。汗腺分泌增多时，可通过肉眼观察；无汗或少汗可通过触摸感知皮肤的干湿度，必要时可进行两侧对比。

4. 瞳孔　正常的瞳孔对光反射和调节反射见脑神经部分。

（二）内脏及括约肌功能

注意胃肠功能（如胃下垂、腹胀、便秘等），排尿障碍及性质（尿急、尿频、排尿困难、尿潴留、尿失禁、自动膀胱等），下腹部膀胱区膨胀程度等。

（三）自主神经反射

1. 皮肤划痕试验　用钝竹签在两侧胸腹壁皮肤适度加压划一条线，数秒后出现白线条，稍后变为红条纹，为正常反应；如划线后白线条持续超过 5 分钟，为交感神经兴奋性增高；红条纹持续数小时且明显增宽或隆起，为副交感神经兴奋性增高或交感神经麻痹。

2. 眼心反射　详见脑神经检查。迷走神经麻痹者无反应。交感神经功能亢进者压迫后脉搏不减慢甚至加快，称为倒错反应。

3. 血压和脉搏的卧立位试验　让患者安静平卧数分钟，测血压和 1 分钟脉搏，然后嘱患者直立 2 分钟后复测血压和脉搏。正常人血压下降范围为 10mmHg，脉搏最多增加 10 ～ 12 次 / 分。特发性直立性低血压和夏伊 - 德拉格（Shy-Drager）综合征的患者，站立后收缩压降低 ≥ 20mmHg，舒张压降低 ≥ 10mmHg，提示自主神经功能障碍。

【神经系统体格检查应掌握的内容】

1. 意识状态的检查　意识障碍的分类，评估意识障碍程度的 Glasgow 昏迷评分。对意识障碍患者行眼征、对疼痛刺激的反应、瘫痪体征、脑干反射、脑膜刺激征等检查，发现患者可能的病变部位。

2. 认知功能障碍检查　主要包括瞬时记忆、短时记忆、长时记忆的检查方法。计算力、时间定向力、地点定向力和人物定向力的检查。掌握 Broca 失语和 Wernicke 失语的检查方法。失用、失认的检查。

3. 12 对脑神经的检查。

4. 运动系统、感觉系统和自主神经系统的检查。

5. 深反射、浅反射和病理反射的检查及异常的临床意义。脑膜刺激征的检查。

（倪耀辉）

第九章　腰椎穿刺术

腰椎穿刺（lumbar puncture）术是神经内科应用非常普遍的辅助检查，对于疾病的诊断有重要价值，应正确掌握其适应证、禁忌证和并发症。

【适应证】

1. 留取 CSF 做各种检查以辅助中枢神经系统疾病的诊断，如感染性疾病、蛛网膜下腔出血、免疫炎性疾病和脱髓鞘疾病、脑膜癌病等。

2. 怀疑颅内压异常者。

3. 动态观察 CSF 变化以帮助判断病情、预后及指导治疗。

4. 注入放射性核素行脑、脊髓扫描。

5. 注入液体或放出 CSF 以维持、调整颅内压平衡，或注入药物治疗相应疾病。

【禁忌证】

1. 颅内压明显升高，或已有脑疝迹象，特别是怀疑颅后窝存在占位性病变。

2. 穿刺部位有感染灶、脊柱结核或开放性损伤。

3. 明显出血倾向或病情危重不宜搬动者。

4. 脊髓压迫症的脊髓功能处于即将丧失的临界状态。

【并发症及其防治】

1. 低颅压综合征　指侧卧位腰椎穿刺脑脊液压力在 $60 \sim 80mmH_2O$[①] 以下，较为常见。患者于坐起后头痛明显加剧，平卧或头低位时头痛即可减轻或缓解。多因穿刺针过粗、穿刺技术不熟练、过度引流脑脊液或术后起床过早等，使脑脊液自脊膜穿刺孔不断外流。故应使用较细的无创针穿刺，术后至少去枕平卧 $4 \sim 6$ 小时。一旦出现低颅内压症状，宜多饮水和卧床休息，严重者可每日滴注生理盐水 $1000 \sim 1500ml$。

2. 脑疝形成　在颅内压增高时，当腰椎穿刺放脑脊液过多过快时，可在穿刺当时或术后数小时内发生脑疝，造成意识障碍、呼吸骤停甚至死亡。因此，须严格掌握腰椎穿刺指征，怀疑颅后窝占位病变者应先做影像学检查明确，有颅内高压征兆者可先使用脱水剂后再做腰穿。如腰穿证实压力升高，应不放或少放脑脊液，并即刻给予脱水、利尿剂治疗以降低颅内压。

3. 神经根痛　如针尖刺伤马尾神经，会引起暂时性神经根痛，一般不需要特殊处理。

4. 其他　包括少见并发症，如感染、出血等。对于强直性脊柱炎或严重的局部钙化等，不适当的操作可能造成脊神经根的损害，甚至诱发脊髓损害。以上问题，应在术前做充分评估，必要时行腰椎影像学检查和外科处理。

【操作和测压】

1. 操作　通常取弯腰侧卧位（多取左侧卧位），患者屈颈抱膝，脊背尽量靠近床面。背部要与检查床垂直，脊柱与床平行。穿刺部位的确定是沿双侧髂嵴最高点做一连线，与脊柱中线相交处第 4 腰椎棘突，然后选择第 $4 \sim 5$ 或第 $3 \sim 4$ 椎间隙进针。局部常规消毒铺巾后，用 2% 的利多卡因在穿刺点局部做皮内和皮下麻醉，然后将针头刺入韧带后，回抽无血液，边退针，边注入麻醉剂。麻醉生效后，一手固定穿刺部位皮肤，另一手持穿刺针沿棘突方向缓慢刺入。进针过程中针尖遇到骨质时应将针退至皮下待纠正角度后再进行穿刺。成人进针 $4 \sim 6cm$ 时，即可穿破硬脊膜到达蛛网膜下腔，抽出针芯流出脑脊液，测压和留取脑脊液后，再放入针芯拔出穿刺针。穿刺

---

① $1mmH_2O=9.80665Pa$。

点稍加压止血，数以消毒纱布并用胶布固定。术后平卧 4～6 小时。

2. 压力　一般采用测压管进行检查，腰椎穿刺成功后接上压力管，患者充分放松，并缓慢伸直下肢。脑脊液在压力管中上升到一定的高度而不再继续上升，此时的压力即为初压。放出一定量的脑脊液后再测得压力为终压。侧卧位的正常压力一般成人为 80～180mmH$_2$O，＞200 mmH$_2$O 提示颅内压增高，＜80mmH$_2$O 提示颅内压降低。压力增高见于颅内占位性病变、脑外伤、颅内感染、脊髓蛛网膜下腔出血、静脉窦血栓形成、良性颅内压增高等。压力降低主要见于低颅内压、脱水、休克、脊蛛网膜下腔梗阻和脑脊液漏等。

【腰穿应掌握的内容】

1. 腰穿前的准备　详细询问病史，进行体格检查了解患者有无腰穿适应证和禁忌证。查看血常规血小板。行头颅 CT 检查，了解颅内有没有明显占位等颅内压增高的情况。患者正在服用抗凝血药物或抗血小板药物，要查凝血功能和血小板的功能。看一下腰穿局部的皮肤，了解有没有皮肤破损或感染等情况。向患者及家属交代腰穿可能的并发症。

2. 腰穿的操作　按照操作指南，进行无菌操作。腰穿测压要在患者完全放松的状态下进行。如腰穿证实压力升高，应不放脑脊液，并即刻给予脱水、利尿剂治疗以降低颅内压。

3. 腰穿术后的观察　腰穿术后应平卧 4～6 小时，观察患者的神志等情况。术后嘱患者多饮水。

（倪耀辉）

第十章 脑 损 伤

脑损伤中最主要的是脑损伤，其病情急而危重、变化迅速，诊治不及时往往导致严重的后果。临床上按脑损伤发生的时间和机制分为原发性脑损伤和继发性脑损伤。按脑与外界是否相通分为闭合性脑损伤和开放性脑损伤。

【闭合性原发性脑损伤发生机制】

脑损伤的发生机制比较复杂，一般有两种方式：直接损伤和间接损伤。

1. 直接损伤　①加速性损伤：相对静止的头部为运动中的物体直接撞击，由静态转为动态，而造成脑损伤。②减速性损伤：为运动中的头部撞碰到静止的物体所引发的脑损伤。上述两种损伤中，加速性损伤较轻，其脑损伤通常发生在受力的一侧。而减速性损伤常较重，脑损伤在受力侧和对侧均可发生。

2. 间接损伤　①如坠落时臀部或双足着地，外力沿脊柱传递到头部引起的脑损伤。②外力作用于躯干的某部位并使之急骤运动时，此时头部尚处于相对的静止状态，或头部的运动速度滞后于躯干，则头部可因慢性作用被甩动导致脑损伤。③胸部或腹部受到强烈的挤压时，骤然升高的胸压或腹压可沿上腔静脉，将冲击力传递至头部可引起脑损伤。

【原发性脑损伤】

（一）脑震荡

1. 概述及发病机制　脑震荡通常定义为中枢神经系统暂时性功能障碍，指头部遭受外力打击后。脑损伤程度常较轻，主要表现为伤后短暂意识丧失和近事遗忘以及头痛、恶心和呕吐等临床症状，而神经系统检查无阳性体征发现，且无明显病理改变。脑震荡的发生机制，具体还尚不清楚，目前普遍认为脑震荡的成因与脑干网状结构的损伤密切相关。近来研究发现脑震荡后脑脊液中乙酰胆碱（ACh）含量升高，而临床症状改善时，ACh 含量亦下降。脑脊液中 ACh 含量越高，临床昏迷程度越深，脑电改变越显著。脑震荡是最轻的一种脑损伤，经治疗后大多可以治愈，其可以单独发生，也可以与其他脑损伤如颅内血肿合并存在。

2. 临床表现和诊断

（1）意识障碍：伤后立即发生意识障碍，可见昏迷，亦可见神志恍惚。意识障碍多短暂，一般不超过 30 分钟。意识恢复后，常有头痛、恶心呕吐、眩晕、畏光及乏力等症状。

（2）近事遗忘：脑震荡最特征的症状。即不能记忆伤时或伤前的情况，但对往事可回忆。

（3）脑震荡后遗症：脑震荡恢复期常有头痛头晕、耳鸣、失眠等症状，通常在伤后数周或数月后消失。若超过 3～6 个月无明显好转，除了精神因素外，还应做进一步检查排除迟发性损害存在。

神经系统体检多无异常体征。若行腰穿检查，脑脊液压力大多正常，少数可偏低或偏高，细胞数多在正常范围内。头颅 CT 扫描无阳性发现。

（二）脑挫裂伤

1. 概述　外力作用于头部造成脑组织器质性损伤，称为脑挫裂伤，可发生于受暴力直接作用的部位，也可发生于外力作用点的对应侧。

2. 病理　轻型脑挫裂伤可见局部脑膜下皮质有点片状出血，较重者有软脑膜撕裂，深部白质亦受累，严重者脑皮质及深部白质广泛挫碎、破裂坏死、局部出血水肿。镜下则见脑组织出血，脑皮质分层不清或消失，神经细胞大片消失或缺血性改变，神经轴索肿胀、断裂及崩解为粒状，髓鞘脱失，星形细胞变形，少突胶质细胞肿胀，血管充血水肿，血管周围间隙扩大等。

3. 临床表现　脑挫裂伤的临床表现可因受伤部位、范围和性质不同而存在很大差异。轻者症状轻微，重者可昏迷，相应功能障碍，严重者甚至死亡。

（1）意识障碍：是衡量脑挫裂伤轻重的客观指标。轻者持续数十分钟或数小时，重者可持续数日、数周或更长时间。伤情越重，昏迷时间越长。长期昏迷者多有广泛脑皮质损害或脑干损伤存在。

（2）头痛、恶心呕吐：头痛是脑挫裂伤最常见的症状，头痛可局限于头部的某一部位（多在受伤部位或额、颞部位），亦可为全头性头痛，在伤后第 7～14 天最为明显，并发颅内血肿时，患者的头痛呈进行性加重并伴有意识障碍的加深。早期由于外伤时第四脑室底部呕吐中枢受脑脊液的冲击，或蛛网膜下腔出血对脑膜的刺激或前庭系统受刺激所引起；脑挫裂伤患者多发生呕吐。而较晚发生的呕吐大多数由于颅内压力降低而引起。

（3）生命体征：早期可出现血压下降、脉搏细弱及呼吸浅快。若血压持续降低，提示脑干损伤严重或有其他合并损伤。严重脑挫裂伤者，可出现血压上升、脉搏变缓、呼吸深慢。脑挫裂伤患者多数有蛛网膜下腔出血，出现脑膜刺激征，表现为闭目畏光，蜷曲而卧，早期的低热和恶心呕吐亦与此有关。

（4）神经系统体征：依损伤的部位和程度而不同，出现不同表现。功能哑区可无神经系统缺损的表现，而功能区受损时，可出现相应的瘫痪、失语、视野缺损、感觉障碍以及局灶性癫痫等征象。脑挫裂伤早期没有神经系统阳性体征者，若在观察过程中出现新的定位体征时，应考虑到颅内发生继发性损害的可能，及时进行检查。

4. 诊断　对有头部外伤史，伤后出现昏迷，临床上表现为头痛、恶心呕吐、脑膜刺激症状及某些定位体征，伴有血压、脉搏、呼吸、体温及瞳孔的显著变化，合并颅骨骨折及蛛网膜下腔出血，诊断基本成立。但由于昏迷的患者很多症状难以发现，或损伤在无功能区患者可无局灶症状和体征，导致诊断不易准确，故需要依靠如 CT、MRI、ECT、脑超声、颅内压监护等协助明确诊断。

CT 及 MRI 检查：CT 可诊断脑挫裂伤的部位、范围及脑受压情况，是目前最有价值的检查手段。结合临床症状，诊断准确率达 90% 以上。同时还可根据脑室和脑池的大小、形态和位移的情况估计颅内压的高低。MRI 一般不用于急性脑损伤的诊断。但在某些特殊情况下，MRI 优于 CT，如对脑干、神经、轴索损伤及早期脑梗死等。

5. 脑脊液检查　腰椎穿刺根据脑脊液是否含血情况，可与脑震荡相鉴别。同时能够测定颅内压及引流血性脑脊液，从而减轻症状。但对明显颅内压增高的患者，禁忌腰椎穿刺，以防脑疝发生。

（三）原发性脑干损伤

1. 概述　脑干损伤是指中脑、脑桥、延髓的损伤，是一种严重的甚至致命的损伤。伤后立即出现持续昏迷状态，瞳孔大小多变，早期发生呼吸循环功能衰竭，出现去大脑强直及双侧病理征阳性。原发性脑干损伤与其他脑损伤往往合并存在，单纯脑干损伤不多见，临床症状重叠，诊断及鉴别诊断较为困难。

2. 病因及发病机制　锐器或投射物的直接穿入造成脑干损伤。当外力作用头部时，加速、减速或旋转运动导致脑组织在颅腔内急剧碰撞和扭曲，可造成脑干损伤或移动损伤，脑干除颅底的擦挫伤外，还受到背负的大脑和小脑的牵拉、扭转、挤压及冲击等致伤力，其中以鞭索性、旋转性或枕后暴力对脑干损伤最大。前额部受击，易使脑干嵌挫在同侧小脑幕切迹缘上；枕后受力可使脑干直接撞击于斜坡和枕骨大孔上；扭转和牵拉运动致伤可使脑干受到大小脑的作用导致相应损伤。

3. 病理改变　常为脑干部位挫伤伴灶性出血和水肿，多见于中脑被盖区，脑桥及延髓被盖区次之，脑干受压移位、变形使血管断裂引起出血和软化等继发病变。

4. 临床表现　原发性脑干损伤的典型表现多为伤后立即出现持续昏迷状态，昏迷深浅程度不一，轻者对痛刺激可有反应，严重时呈深度昏迷，一切反射均消失，四肢软瘫，生命体征明显紊乱，表现为呼吸节律紊乱，心跳血压明显波动。若损伤在延髓部位，常出现呼吸停止。

脑干损伤早期，处于急性脑休克阶段，患者全部反射可消失，常不能查出锥体束征；病情逐步稳定后，可表现为肢体瘫痪、肌张力增高、腱反射亢进及病理反射阳性等。四肢肌张力由增高变为松弛无力时，往往表示病情危重。

脑干损伤后常出现高热、消化道出血、肺淤血或急性肺水肿、顽固性呃逆甚至脑水肿等。

5. 辅助检查　原发性脑干损伤往往与脑挫裂伤或颅内出血同时发生，需借助 CT 或 MRI 检查明确诊断。常见的 CT 表现为环池、基底池消失，脑干内小的高密度出血灶，或低密度的水肿区。MRI 检查是诊断脑干损伤最理想的方法，可清晰显示损伤的部位、程度，但早期因病情危重而难以进行。

（四）弥漫性轴索损伤

1. 概述　弥漫性轴索损伤（DAI）：属于原发性闭合性脑外伤，是头部旋转性外力引起的脑白质广泛性轴索损伤。意识障碍是其典型临床表现，在闭合性脑损伤死亡患者中占 28% ～ 50%，其诊断困难，预后差。目前交通事故仍是致伤的主要原因。

弥漫性轴突损伤主要分布于脑的中央，包括大脑半球的白质、脑干和小脑上下脚等处，常出现多发性损伤、出血和肿胀。显微镜下可见轴突肿胀和轴突回缩球，是确诊弥漫性轴索损伤的主要依据。外伤后 3 天，轴突回缩呈球形，神经纤维肿胀，粗细不均匀，扭曲明显，轴突周围水肿加重。外伤后数周到数月，镜下表现为轴突变性，形成微角质，脑白质萎缩，脑室扩大积水。根据病理所见，DAI 可分为三级：Ⅰ级，大脑半球、胼胝体、脑干、小脑弥漫性轴突伤；Ⅱ级，除一级改变还有胼胝体的局灶性出血和坏死；Ⅲ级，除上述病理改变外，还有脑干出血坏死。

2. 临床表现

（1）意识障碍：是弥漫性轴突损伤的典型临床表现。DAI 患者于伤后有不同程度的原发性昏迷，多数患者昏迷较深，时间长。昏迷原因主要由于大脑广泛性轴突损伤，使大脑皮质与皮质下中枢联系中断。弥漫性轴索损伤分级越高，意识障碍越重。意识障碍程度也可用 GCS 评估，分值越低，预后越差。

（2）瞳孔改变：Glasgow 昏迷评分低的患者常发生瞳孔改变，表现为双侧瞳孔不等，单侧或双侧散大，对光反射消失，同向凝视或眼球分离。

（3）生命体征改变：可表现为呼吸节律不齐，幅度不一，重者可出现中枢性呼吸衰竭及神经源性肺水肿；各种心律失常；血压波动明显，可出现神经源性休克，表现为顽固性低血压；中枢性高热或体温不升等。

（4）四肢肌张力改变：肌张力可以是增高或降低，肌张力增高比肌张力降低预后佳，恢复的可能性大。

（5）自主神经功能障碍：多汗、发热和流涎等症状比较多见。

3. 辅助检查　目前对于弥漫性轴索损伤的诊断多依赖临床表现结合 CT、MRI 等影像学技术，CT 扫描可见大脑皮质与髓质交界处、胼胝体、脑干、内囊区或三脑室周围有多个点状或小片状出血灶；MRI 能提高小出血灶的检出率。在分辨率和敏感度也较 CT 增高，但对于微小病灶和轻型弥漫性轴索损伤的诊断，仍存在不足。

（五）丘脑下部损伤

1. 概述　丘脑下部损伤系指脑损伤过程中，由于颅底骨折或头颅受暴力打击，尤其头部处于减速运动下，脑在颅腔内呈直线或旋转运动，脑与骨结构的摩擦致额叶底部严重挫伤，或头部外伤瞬间形成剪力作用，均可致下丘脑损伤，从而出现特殊的临床综合征。临床表现为机体内脏活动、内分泌、物质代谢、体温调节、意识和睡眠等生理功能活动异常。单纯丘脑下部损伤少见，大多与严重的脑挫裂伤或脑干损伤相伴发。

2. 发病机制　丘脑下部是自主神经系统重要的皮质下中枢，与机体内脏活动，内分泌，物质代谢，体温调节以及维持意识和睡眠有重要关系。丘脑下部在解剖上深藏于脑底和蝶鞍上方，暴力既可直接或间接地造成下丘脑损伤，也可通过影响其血液供应而致缺血和（或）出血性损伤。当颅底骨折越过蝶鞍或其附近时，以及当重度冲击伤或对冲性脑损伤致使脑底部沿纵轴猛烈前后滑动时，即可造成丘脑下部的损伤。

3. 病理改变　损伤病理多表现为丘脑下部的灶性出血、水肿、缺血、软化及神经细胞坏死，偶可见垂体柄断裂和垂体内出血。

4. 临床表现

（1）意识及睡眠障碍：丘脑下部后外侧区与中脑被盖部均属上行性网状激动系统，系维持觉醒的激动机构，是管理觉醒和睡眠的重要所在，一旦受损，患者即可出现嗜睡症状，虽可唤醒，但随后又入睡，严重时可表现为昏睡不醒。

（2）体温调节障碍：丘脑下部具有体温调节功能，下丘脑后外侧有产热和保温中枢。当丘脑下前部损害时，机体散热功能出现障碍，出现中枢性高热，体温常常骤然升起，高达41℃甚至42℃，皮肤干燥少汗，皮肤温度分布不均，四肢低于躯干，且无炎症及中毒表现，解热药亦无效；当丘脑下后部损伤时，出现产热和保温作用失灵而引起体温过低。不论体温过高或过低，均显示下丘脑受到严重损害，对物理性降温或升温反应不良者预后较差。

（3）内分泌代谢功能紊乱

1）丘脑下部视上核、室旁核受损或垂体柄视上核 - 垂体束受累，致抗利尿激素分泌不足，引起中枢性尿崩，每天尿量达 4000 ～ 10 000ml 及以上，尿比重＜ 1.005。

2）下丘脑 - 垂体 - 靶腺轴的功能失调，可出现糖、脂肪代谢的失调，尤其是糖代谢的紊乱，表现为高血糖，常与水代谢紊乱并存，导致患者血液渗透压增高，而尿中无酮体出现，患者严重失水，血液浓缩，甚至休克，最终出现高渗高糖非酮性昏迷，病死率极高。

（4）循环及呼吸紊乱：丘脑下部损伤致心血管功能发生改变，临床以低血压、脉速较多见，且波动性大，如果低血压合并有低温则预后不良。丘脑下部后区呼吸中枢损伤，表现为呼吸减慢甚至停止，也可表现为高血压、慢脉。视前区损伤时可发生急性中枢性肺水肿。

（5）消化系统障碍：丘脑下部前区至延髓迷走神经背核为管理上消化道的神经中枢，受损可引起上消化道病变。致胃十二指肠黏膜糜烂、坏死、溃疡及出血，其成因可能是失去上级中枢的抑制，导致上消化道血管收缩、缺血；或与迷走神经过度兴奋，胃泌素分泌亢进，胃酸过高有关。除此之外，这类患者还常发生顽固性呃逆、呕吐及腹胀等症状。

5. 辅助检查　丘脑下部损伤往往与脑挫裂伤或颅内出血同时发生，CT 和 MRI 检查明显提高了丘脑下部损伤的诊断水平，且 MRI 对细小的散在斑点状出血也能够清晰显示，于急性期在 T_1 加权像上为低信号，在 T_2 加权像则呈等信号，亚急性和慢性期 T_1 加权像上出血灶为清晰的高信号，更利于识别。故 MRI 对丘脑下部损伤检查优于 CT。

【闭合性脑损伤】

（一）闭合性脑损伤的发生机制

发生机制比较复杂，一般有两种方式：直接损伤和间接损伤。

（1）直接损伤：加速性损伤、减速性损伤。

（2）间接损伤：传导、挤压、旋转损伤。

（二）闭合性脑损伤的类型及特征

1. 脑震荡

（1）脑震荡通常定义为中枢神经系统暂时性功能障碍，指头部遭受外力打击后。脑损伤程度常较轻，主要表现为伤后短暂意识丧失和近事遗忘以及头痛、恶心和呕吐等临床症状，而神经系统检查无阳性体征发现，且无明显病理改变。脑震荡的成因与脑干网状结构的损伤密切相关。脑震荡可以单独发生，也可以与其他脑损伤如颅内血肿合并存在。

（2）临床表现

1）意识障碍：近事遗忘，为脑震荡最特征的症状。即不能记忆伤时或伤前的情况，但对往事可回忆。

2）脑震荡后遗症：脑震荡恢复期常有头痛头晕、耳鸣、失眠等症状，通常在伤后数周或数月后消失。

3）神经系统体检多无异常体征。

2. 脑挫裂伤

（1）概述：脑挫裂伤的临床表现可因受伤部位、范围和性质不同而存在很大差异。轻者症状轻微，重者可昏迷，相应功能障碍，严重者甚至死亡。

（2）意识障碍：是衡量脑挫裂伤轻重的客观指标。伤情越重，昏迷时间越长。长期昏迷者多有广泛脑皮质损害或脑干损伤存在。

（3）头痛是脑挫裂伤最常见的症状。

（4）生命体征改变。

（5）神经系统体征：依损伤的部位和程度而不同，出现不同表现。

3. 原发性脑干损伤　指中脑、脑桥、延髓的损伤，是一种严重的甚至致命的损伤。伤后立即出现持续昏迷状态，瞳孔大小多变，早期发生呼吸循环功能衰竭，出现去大脑强直及双侧病理征阳性。

脑干损伤早期，处于急性脑休克阶段，患者表现为全部反射可消失，常不能查出锥体束征；病情逐步稳定后，可表现为肢体瘫痪、肌张力增高、腱反射亢进及病理反射阳性等。四肢肌张力由增高变为松弛无力时，往往表示病情危重。

脑干损伤后常出现高热、消化道出血、肺淤血或急性肺水肿、顽固性呃逆甚至脑水肿等。

4. 弥漫性轴索损伤（DAI）　属于原发性闭合性脑外伤，是头部旋转性外力引起的脑白质广泛性轴索损伤。意识障碍是其典型临床表现。

（1）分级：根据病理所见，DAI 可分为三级。Ⅰ级，大脑半球、胼胝体、脑干、小脑弥漫性轴突伤；Ⅱ级，除一级改变还有胼胝体的局灶性出血和坏死；Ⅲ级，除上述病理改变外，还有脑干出血坏死。

（2）临床表现

1）意识障碍：是弥漫性轴突损伤的典型临床表现。

2）瞳孔改变：Glasgow 昏迷评分低的患者常发生瞳孔改变，表现为双侧瞳孔不等，单侧或双侧散大，对光反射消失，同向凝视或眼球分离。

3）生命体征改变：可表现为呼吸节律不齐，幅度不一，重者可出现中枢性呼吸衰竭及神经源性肺水肿；各种心律失常；血压波动明显，可出现神经源性休克，表现为顽固性低血压；中枢性高热或体温不升等。

4）四肢肌张力改变：肌张力可以是增高或降低，肌张力增高比肌张力降低预后佳，恢复可能性大。

5）自主神经功能障碍：多汗、发热和流涎等症状比较多见。

5. 丘脑下部损伤

（1）意识及睡眠障碍。

（2）体温调节障碍：当丘脑下前部损害时，出现中枢性高热；当丘脑下后部损伤时，出现体温过低。

（3）内分泌代谢功能紊乱

1）丘脑下部视上核，室旁核受损或垂体柄视上核 - 垂体束受累，致抗利尿激素分泌不足，引起中枢性尿崩。

2）下丘脑 - 垂体 - 靶腺轴的功能失调，可出现糖、脂肪代谢失调。

（4）循环及呼吸紊乱：丘脑下部损伤致心血管功能发生改变，临床以低血压、脉速较多见。丘脑下部后区呼吸中枢损伤，表现为呼吸减慢甚至停止，也可表现为高血压、慢脉。视前区损伤时可发生急性中枢性肺水肿。

（5）消化系统障碍：丘脑下部前区受损可引起胃、十二指肠黏膜糜烂，坏死，溃疡及出血。还常发生顽固性呃逆，呕吐及腹胀等症状。

（三）辅助检查及诊断

对有头部外伤史，伤后出现昏迷，临床上表现为头痛、恶心呕吐、脑膜刺激症状及某些定位体征，伴有血压、脉搏、呼吸、体温和瞳孔的显著变化，合并颅骨骨折及蛛网膜下腔出血，诊断基本成立。

CT 可诊断脑挫裂伤的部位、范围及脑受压情况，是目前最有价值的检查手段。结合临床症状，诊断准确率达 90% 以上。同时还可根据脑室和脑池的大小、形态和位移的情况估计颅内压的高低。MRI 一般不用于急性脑损伤的诊断。但在某些情况下，MRI 优于 CT。MRI 对细小的散在斑点状出血也能够清晰显示，MRI 检查是诊断脑干损伤最理想的方法。MRI 对丘脑下部损伤检查也优于 CT。

【开放性脑损伤】

开放性脑损伤时颅骨与硬脑膜破损，脑组织与外界直接或间接相通，包括头皮开放伤、开放性颅骨骨折和开放性脑损伤。与闭合性脑损伤比较，除了损伤原因和机制不同，其脑损伤的临床表现、诊断与处理原则无较大区别。

（一）非火器所致开放性脑损伤

1. 致伤原因和机制　致伤物较多，通常可分为两类，一类是利器，如针、钉等，脑挫裂伤或血肿主要由接触力所致，常局限于着力点部位，对周围影响较小；另一类由钝器伤所致，除着力点的开放性脑伤外，尚可有因惯性力所致的对冲性脑挫裂伤和血肿存在。创伤局部往往掺杂有大量异物如头发、布片、泥沙、玻璃碎片和碎骨片等，清创时如未能彻底清除，可合并颅骨或颅内感染。

2. 临床表现

（1）意识障碍：轻者可清醒，锐器穿刺伤若未伤及功能区，又未引起颅内出血，则预后良好。重者可出现持续昏迷，若伤及脑干或丘脑下部，患者有去大脑强直及高热表现。若继发颅内血肿，可引起脑疝。

（2）局灶症状：开放伤局部损伤严重，局灶症状多见，如偏瘫、失语、视野缺损等。

（3）生命体征：锐器所致局限性开放伤，通常生命体征多无明显改变。如头部创口大，损伤严重，出血多可出现休克，表现为脉搏细弱增快，血压偏低，患者面色苍白、出汗、烦躁不安。检查时应注意创口的大小、方向及深度，对留置在创内的致伤物，暂勿触动，以免引起出血。

（4）颅内感染症状：开放性脑损伤未得到及时正确的处理，极易并发颅内感染，出现发热、头痛、呕吐、意识状态恶化等症状。

3. 诊断　开放性脑损伤可见头部创口，易于诊断。但对颅内损伤情况，则需仔细检查并借助于必要的辅助检查。一般 X 线摄片检查应列为常规检查，这不仅可了解颅骨骨折的部位、类型、程度等全面情况，还可显示异物的数目、位置、性质，以及插入物的位置等，可作为手术的参考。CT 扫描作为快速、无损伤性检查，不仅能帮助了解脑伤情况、损伤的性质、位置和范围，颅内出血和血肿情况，而且有助于确定碎骨片，显示异物的存留。因此，CT 是目前急性开放性脑损伤必要的辅助检查手段。

（二）火器所致开放性脑损伤

火器性脑损伤（missile craniocerebral injury）常见于战时，因火药、炸药等发射或爆炸产生的投射物，如枪弹弹丸、各种破片等所致的脑损伤为火器性脑损伤。

1. 分类　火器性脑损伤的分类方法诸多，目前常用的分类法是根据投射物穿透的组织和伤道的不同进行分类。

（1）头皮软组织伤：头皮损伤，颅骨及硬脑膜完整。也可合并有颅内损伤，如脑挫裂伤、颅内出血、血肿等。

（2）颅脑非穿透伤：有颅外软组织和颅骨损伤，硬脑膜尚完整。多伴有脑损伤，在损伤局部有脑挫裂伤，也可并发颅内出血或血肿。

（3）颅脑穿透伤：颅外软组织、颅骨和硬脑膜均穿透，颅腔与外界相通，脑组织损伤较严重。根据伤道的不同分为以下类型。

1）盲管伤：有射入口，无射出口，致伤物停留在颅内伤道远端。

2）贯通伤：有射入口和射出口，入口脑组织内有许多碎骨片，出口骨缺损较大。颅腔形成贯通的伤道。

3）切线伤：投射物呈切线方向由头颅部穿过，造成颅外软组织、颅骨和脑组织的沟槽样伤道。

2. 病理改变　火器性脑损伤与非火器性脑损伤病理改变不同，伤道一般分为 3 个区域。

（1）原发伤道区：伤道内充满破碎毁损的脑组织，与血块、血液、渗出物和随致伤物进入的异物交融，碎骨片通常于伤道近端。致伤物多停留在伤道远端。脑膜或脑组织出血可在硬脑膜外、硬脑膜下或伤道内形成血肿，伤道内血肿可在近端、中段或远端。

（2）脑挫裂伤区：在伤道周围，由于空腔效应，产生超压现象，引起脑组织的挫裂伤。病理表现为点片状出血、脑组织水肿。其损伤程度和范围取决于致伤物传递给周围组织的能量。

（3）震荡区：脑组织挫裂伤区周围为震荡区。震荡区一般光学显微镜或肉眼无明显病理改变，可出现暂时性功能抑制。

3. 临床表现

（1）意识障碍：低速致伤物导致脑组织伤局限，未伤及脑重要结构者可无意识障碍。但较重的穿透伤大都有不同程度、持续时间不等的意识障碍。无原发意识障碍、意识障碍好转或恢复后再出现进行性意识障碍，则提示有急性颅内压升高，常为颅内出血形成血肿引起，应行相关检查，排除继发病变。

（2）颅内压增高症状：开放性创口者，因脑脊液、积血及碎化脑组织外流可缓解颅内压增高。创口小，颅内有血肿者，常有明显颅内压增高症状，表现为头痛、呕吐、烦躁不安、进行性意识障碍，甚至可出现脑疝。

（3）局灶症状：因脑功能区损伤引起，可出现瘫痪、失语、感觉障碍、视野缺损或其他脑神经功能障碍等症状。

（4）生命体征：轻者可无或仅有轻微变化，重者则有明显的变化，甚至有呼吸、循环衰竭，可迅速致死。若伤及重要生命中枢如脑干、下丘脑等，可迅速因中枢衰竭而死亡。

4. 诊断　火器性脑损伤的检查诊断与其他脑损伤相仿，需明确脑损伤性质和有无其他部位的合并伤。

火器伤患者应常规头颅 X 线正侧位片，以了解颅骨骨折情况、射入口及射出口位置，颅内碎骨片及异物的数目、大小、形态和部位，对判断伤情，指导清创有重要意义。CT 对诊断有重要作用，有助于了解伤道的位置、方向、异物及颅内出血、血肿、脑损伤情况，对损伤晚期合并脑脓肿等诊断有重要意义。

【脑损伤应掌握的内容】

1. 脑震荡、脑挫裂伤、原发性脑干损伤、弥漫性轴索损伤、丘脑下部损伤的发病机制及临床表现。

2. 开放性脑损伤的分类及临床表现。

3. 开放性脑损伤的诊断方法。

（徐希德）

第十一章 颅骨损伤

颅骨骨折是指颅骨受外力作用导致局部凹陷变形。在脑损伤中较为常见，往往是由于钝性暴力或穿透性损伤造成。单纯颅骨骨折的临床意义大多并不重要，但其通常表明头部外伤的暴力较大，合并脑膜、脑、脑血管及神经损伤可能性较大，若发现不及时，可引起颅内血肿、脑脊液漏、颅内感染等并发症，影响预后。

颅骨骨折的分类：①按骨折是否与外界相通，分为闭合性骨折与开放性骨折；②按骨折形态，分为线形骨折、凹陷性骨折、粉碎性骨折；③按骨折部位，分为颅盖骨折和颅底骨折。

第一节 颅盖骨折

颅盖骨折好发于额顶骨，枕骨和颞骨次之，骨折线的形态、部位及走行与暴力作用的方向、速度及着力点一致。线形骨折最为多见，约占颅盖骨折的 60%，呈线状或放射状，宽数毫米，大多为全层骨折。凹陷性骨折绝大多数为全层凹陷（图 4-11-1），骨折片的边缘呈环锥形或放射形。

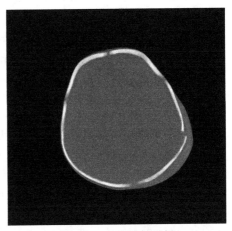

图 4-11-1 凹陷性骨折

临床表现及诊断：线形骨折无并发损害时，常无特殊临床表现，多表现为头皮挫裂伤和头皮血肿。骨折线穿过颞肌过枕骨上的附着区时，可出现颞肌或枕部肿胀，常通过 X 线片或 CT 扫描确诊。

凹陷性骨折局部有明显的软组织伤，着力点部位可及颅骨下陷。较小的凹陷骨折需与头皮血肿相鉴别，经 X 线片或 CT 扫描便可确定。

粉碎性骨折由两条以上骨折线，骨折线相互交叉不规则，将颅骨分裂为数块。凹陷性及粉碎性颅盖骨折常并发脑、脑膜、颅内血管和神经的损伤，其继发性损伤和并发症比骨折更严重，应注意观察体征变化，及时行相关影像学检查。

治疗：闭合性线形骨折本身无须特殊处理，应观察注意颅内迟发性血肿的发生。开放性线形骨折，如骨折线宽且有异物者可钻孔后清除污物咬除污染的颅骨以防术后感染，如有颅内血肿按血肿处理。

【颅盖骨折手术适应证】

1. 骨折大于直径 5cm，深度超过 1cm，伴或不伴有神经缺损症状和体征。

2. 骨折位于重要功能区。如中央回、语言中枢等。

3. 骨片刺入脑内或引起瘫痪、失语和癫痫等功能障碍者。

4. 开放凹陷性颅骨骨折。

【颅盖骨折手术相对禁忌证】

1. 非功能区的轻度凹陷骨折。

2. 静脉窦区有凹陷骨折手术应慎重，以防复位手术引起大量出血。

第二节 颅底骨折

颅底骨折以线形骨折为主，约占颅骨骨折的 1/3，颅底与鼻窦、岩骨或乳突气房相邻，骨折后极易使颅腔与外界相通而形成开放性骨折，从而引起颅内感染。颅底凹凸不平，骨嵴纵横密布骨孔、骨管、骨沟和裂隙，因而颅底 X 线片不易确定。临床诊断颅底骨折主要依据症状和体征。依其发生部位不同，可分为颅前窝骨折、颅中窝骨折和颅后窝骨折，临床表现各有特征，现分述如下。

【临床表现】

1. 颅前窝骨折 多数累及眶顶和筛骨，前额部皮肤常有挫伤和肿胀。如颅前窝底部骨折撕裂颅底部脑膜及鼻腔黏膜时，可出现脑脊液鼻漏，脑脊液漏可因呛咳、情绪激动等因素而加剧。偶尔气体由鼻旁窦经骨折线进入颅腔内，气体分布于蛛网膜下腔、脑内或脑室内，形成外伤性颅内积气。颅前窝发生骨折，血液可向下浸入眼眶，引起迟发性眼睑皮下淤血、球结膜下出血，呈紫蓝色，称为"熊猫眼"（图 4-11-2），对临床诊断有重要意义。此外，嗅神经经筛骨走行至颅内嗅觉中枢，视神经走行于视神经管内，颅前窝骨折还常可伴有嗅、视神经损伤。

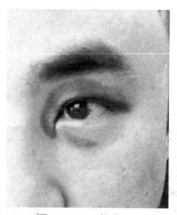

图 4-11-2 "熊猫眼"

2. 颅中窝骨折 骨折累及蝶骨时，血液和脑脊液可流入上鼻道经鼻孔流出而形成脑脊液鼻漏。若骨折线累及颞骨岩部时，往往损伤面神经和听神经，出现周围性面瘫、听力丧失、眩晕或平衡障碍等。若骨折线经过中耳，伴有鼓膜破裂时，多产生耳出血和脑脊液耳漏，偶尔骨折线宽大，外耳道可见有液化脑组织溢出。若岩部骨折鼓膜尚保持完整时，血液积聚于鼓室内，耳部检查可发现鼓膜呈蓝紫色；但血液或脑脊液经耳咽管流向鼻腔或口腔，需注意与筛窦或蝶窦骨折伴发的脑脊液漏相鉴别。骨折线经过蝶骨，可损伤颈内动脉产生颈内动脉 - 海绵窦瘘，表现为头部或眶部连续性吹风样杂音，搏动性眼球突出，眼球运动受限和视力进行性减退等。也可形成海绵窦段颈内动脉瘤，动脉瘤破裂后又形成颈内动脉 - 海绵窦瘘。颈内动脉损伤或外伤性颈内动脉瘤突然破裂，大量出血经骨折缝隙和蝶窦涌向鼻腔，可发生致死性鼻腔大出血，如不及时处理，患者将死于出血性休克。当眶上裂骨折时，可损伤眼、滑车和展神经，以及三叉神经第一支，出现眼球运动障碍和前额部感觉障碍，即为眶上裂综合征。

3. 颅后窝骨折 常有枕部直接承受暴力的外伤史。若累及岩部，乳突部可见皮下淤血，临床上称为巴特尔（Battle）斑（图 4-11-3），若累及枕骨基底部，可见枕下部肿胀及皮下淤血斑。若累及斜坡，可于咽后壁见到黏膜下淤血，如骨折经过颈内静脉孔或舌下神经孔，可分别出现下咽困难、声音嘶哑或舌肌瘫痪。骨折累及枕骨大孔，可出现延髓损伤的症状，严重者，伤后立即出现深昏迷、四肢弛缓、呼吸困难，甚至死亡。

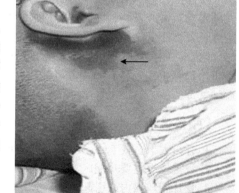

图 4-11-3 Battle 斑（箭头所示）

【诊断和鉴别诊断】

1. X 线片 颅骨 X 线检查可以确定有无骨折和其类型，亦可根据骨折线的走行判断颅内结构的损伤情况，以及合并颅内血肿的可能性。颅骨摄片时，除应摄常规的前后位和侧位片外，在有凹陷性骨折时，为了解其凹陷的深度应摄以骨折部位为中心的切线位。

2. 颅脑 CT 扫描 CT 扫描用骨窗位，有利于发现颅底骨折。CT 扫描既可显示骨折缝隙的大小、走行方向，又可显示与骨折有关的血肿、受累肿胀的肌肉等。粉碎性骨折进入脑内的骨片也可通过 CT 扫描三维定位而利于手术治疗。

【治疗】

颅底骨折本身无须特殊治疗，需重点判断有无脑脊液漏、脑神经损伤等并发症。颅底骨折所致脑脊液漏大多在 2 周内痊愈，治疗期间需预防和控制感染，保持鼻孔和外耳道清洁，不可堵塞和冲洗，以防污染液体逆行感染。清醒者头宜取高位，头偏向脑脊液漏一侧，腰穿为相对禁忌证，以免颅内压降低、液体逆流而引起颅内感染。超过 1 个月仍存在脑脊液漏者，需行手术修补瘘口。若合并视神经损伤导致完全失明，多数采取非手术疗法。骨片压迫或水肿、出血压迫视神经者，应争取在 12 小时内行视神经探查减压术。

第三节　颅骨骨折

【问诊】

受伤的时间；受伤的方式是打击、跌倒还是车祸碰撞；受伤的部位；有无鼻腔、口腔、外耳道流血流液；有无嗅觉、视力、视野、面部感觉、听力的异常，有无声音嘶哑、吞咽困难等；有无头部或眶部连续性吹风样杂音，搏动性眼球突出，视物重影等。颅盖骨骨折损伤大脑功能区往往会导致相应功能区障碍，在临床上出现相应的不适主诉，如肢体运动或感觉异常、视物模糊、癫痫、精神异常等。

【体格检查】

全身检查，包括头颅、颜面部的瘀斑；鼻腔、口腔、外耳道流血流液；重点应放在神经系统，尤其是脑神经的检查：嗅觉，视力视野，眼球运动，面部感觉，听力及平衡觉，声音及咽喉部感觉、运动，耸肩及转颈，以及舌肌运动等。颅盖骨骨折损伤大脑功能区往往会导致相应功能区障碍，如顶叶出现对侧肢体感觉异常，有助于定位。

【辅助检查】

CT 扫描用骨窗位，有利于发现颅底骨折。CT 扫描既可显示骨折缝隙的大小、走行方向，又可显示与骨折有关的血肿、受累肿胀的肌肉等。粉碎性骨折进入脑内的骨片也可通过 CT 扫描三维定位而利于手术治疗。颅底 CT 薄层扫描后影像重建可有助于寻找骨折的位置。颅骨 X 线检查可以确定有无骨折和其类型，亦可根据骨折线的走行判断颅内结构的损伤情况，以及合并颅内血肿的可能性。但由于 CT 的普及，现已较少用于骨折的诊断。

【治疗】

颅盖骨折：一般不需要手术治疗。骨折直径＞5cm，深度＞1cm，伴或不伴有神经缺损症状和体征，需与家属充分沟通，可行手术治疗。骨折位于重要功能区，如中央回、语言中枢等，或者骨片刺入脑内或引起瘫痪、失语和癫痫等功能障碍者，以及开放凹陷性颅骨骨折患者，建议手术治疗。静脉窦区有凹陷骨折手术应慎重，以防复位手术引起大量出血。

颅底骨折本身无须特殊治疗，重要的是颅底骨折所致脑脊液漏而导致颅内感染是治疗重点。保持鼻孔和外耳道清洁，不可堵塞和冲洗。腰穿为相对禁忌证。一般临床观察存在脑脊液漏患者，可行腰穿持续引流，保持漏口干燥，超过 1 个月仍存在脑脊液漏者，需行手术修补瘘口。若合并其他副损伤如骨片压迫或水肿、出血压迫视神经者，应争取在 12 小时内行视神经探查减压术。

（徐希德）

第十二章　颅 内 血 肿

外伤性颅内血肿（intracranial hematoma）是脑损伤中最常损伤类型。处理不及时可引起颅内压增高而导致脑疝，产生严重后果。从受伤至血肿形成，依据出血的部位和速度不同，发展速度不一。按血肿部位，可分为硬脑膜外血肿（epidural hematoma）、硬脑膜下血肿（subdural hematoma）、脑内血肿（intracerebral hematoma）及特殊部位血肿等。按血肿症状出现所需时间，将其分为三型：症状在受伤后 3 天以内者为急性型，4 天到 3 周以内者为亚急性型，超过 3 周者为慢性型。

第一节　硬脑膜外血肿

外伤后血液积聚于颅骨与硬脑膜之间，形成硬脑膜外血肿，约占外伤性颅内血肿的1/3。好发于幕上半球凸面。多为单发，多发者罕见。硬脑膜外血肿最多见于额颞部和顶颞部，其次见于顶枕部。可合并其他类型血肿，构成复合型血肿，其中以外伤着力点硬膜外血肿合并对冲部位硬膜下血肿较为常见，脑内血肿少见。可发生于任何年龄，多见于青壮年。

【发病机制】

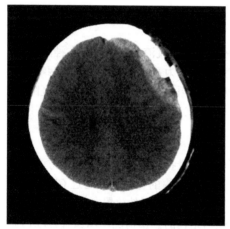

图 4-12-1　硬脑膜外血肿

硬脑膜外血肿主要来源于脑膜中动脉及其分支。其形成与颅骨损伤有密切关系，骨折或颅骨变形撕破位于骨沟内的硬脑膜中动脉或静脉窦或板障出血，于硬脑膜外形成血肿（图 4-12-1）。此外，血液积聚于颅骨与硬脑膜之间，在硬脑膜与颅骨分离过程中，可又撕破一些小血管，使血肿逐渐增大。病情严重与出血速度和部位、颅内代偿功能及原发性脑损伤的轻重密切相关。若出血来源动脉损伤，血肿迅速增大，数小时内引起脑疝，威胁生命。若出血来源静脉损伤，则病情发展稍缓，呈亚急性或慢性病程。

【临床表现】

1. 外伤史　颅盖部直接暴力伤，局部有伤痕或头皮血肿，颅骨 X 线摄片发现骨折线跨过脑膜中动脉沟，或后枕部受伤，有软组织肿胀、皮下积血，颅骨 X 线摄片发现骨折线跨过横窦；应重视有硬脑膜外血肿的可能。

2. 意识障碍　进行性意识障碍为颅内血肿的主要症状，通常在伤后数小时至 1 ～ 2 天发生。原发性脑损伤程度不同，此类患者的意识变化，有 3 种不同类型。

（1）当原发性脑损伤很轻（脑震荡或轻度脑挫裂伤）时，伤后可无原发昏迷，至血肿逐渐形成后，出现进行性颅内压增高及意识障碍。其间有一段意识清楚时间，大多为数小时或稍长，超过 24 小时者甚少，称为中间清醒期（lucid interval），中间清醒期是指受伤当时昏迷，数分钟或数小时后意识障碍好转，甚至完全清醒。继而因为硬膜外血肿的形成，脑受压引起再度昏迷。其为硬膜外血肿的典型表现。

（2）如果原发性脑损伤略重，或血肿形成较迅速，则中间清醒期不明显，可表现为意识好转，不久又陷入昏迷。

（3）原发性脑损伤较重时，可表现为持续进行性加重的意识障碍。患者意识状态的改变取决于原发脑损伤的程度、血肿形成速度和颅内其他损伤的存在。

3. 颅内压增高　患者常有头痛、呕吐加剧，出现库欣反应。如血肿继续扩大，颅内压持续增高，则引起脑疝。

4. 瞳孔改变　颅内血肿所致的颅内压增高到一定程度，可导致脑疝。小脑幕切迹疝早期患侧动眼神经受到刺激，患侧瞳孔可先缩小，对光反射迟钝；随着动眼神经受压，患侧瞳孔散大、对光反射消失。若脑疝进一步发展，脑干严重受压，中脑受压双侧瞳孔散大。

5. 神经系统体征　单纯硬脑膜外血肿除非位于脑功能区，早期较少出现神经系统体征。若血肿增大引起小脑幕切迹疝，可有锥体束征。脑疝晚期表现为去大脑强直。

【诊断和鉴别诊断】

根据头部外伤史，伤后当时清醒，而后出现昏迷，或有中间清醒期的意识障碍过程，结合影像学检查可明确诊断。影像学检查：CT 是首选辅助检查手段，若发现颅骨内板与脑表面之间有双凸镜形或弓形密度增高影，可有助于明确确诊；还可明确定位、计算出血量、了解脑室受压及中线结构移位，以及对脑挫裂伤、脑水肿、多个或多种血肿并存等情况明确诊断，MRI 一般极少用于急性硬膜外血肿患者诊断。X 线显示骨折线经过脑膜中动脉或静脉窦沟，可早期诊断。X 线可对颅骨骨折诊断、手术设计、术中评判提供依据。

第二节　硬脑膜下血肿

硬脑膜下血肿约占外伤性颅内血肿的 40%，是颅内血肿中最常见类型，出血积聚于硬脑膜下腔。血肿多来源于脑挫裂伤皮质破裂的小动脉，常呈多发性或与其他脑内血肿合并发生。

【发病机制】

急性和亚急性硬脑膜下血肿的出血来源可为脑挫裂伤所致的皮层动脉或静脉破裂，也可由脑内血肿穿破皮层流至硬脑膜下腔。此类血肿大多由对冲性脑挫裂伤所致，好发于额极、颞极及其底面。单纯性血肿较少见，多为桥静脉损伤所致，此类血肿可不伴有脑挫裂伤，血肿较广泛地覆盖于大脑半球表面（图 4-12-2），预后相对较好。

慢性硬膜下血肿的出血来源和发病机制尚不完全清楚。好发于老年人，有轻微头部外伤或没有外伤史，出血原因可能与老年性脑萎缩的颅内空间相对增大有关，轻微惯性力作用，导致脑与颅骨产生相对运动，使进入上矢状窦的桥静脉撕裂出血所致。

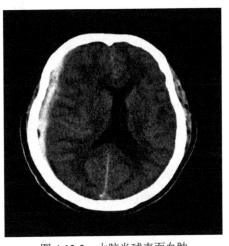

图 4-12-2　大脑半球表面血肿

【临床表现】

1. 急性和亚急性硬脑膜下血肿

（1）意识障碍：多数有脑挫裂伤及继发的脑水肿同时存在，病情一般较重。表现为意识障碍进行性加深或持续昏迷，无中间清醒期或意识好转期表现。病情可急剧恶化导致脑疝甚至死亡。亚急性或单纯性血肿多有中间清醒期。

（2）颅内压增高：急性者主要表现为意识障碍加深，生命体征变化突出，另外，较早出现小脑幕切迹征象。亚急性者则表现为头痛、呕吐加剧、躁动不安及意识障碍进行性加重，甚至脑疝进入昏迷。

（3）神经系统体征：如脑挫裂伤累及脑功能区，可出现偏瘫、失语等相应体征。但如血肿持续增大，引起脑疝时，则可表现出患侧瞳孔散大、对侧肢体瘫痪等典型征象。

2. 慢性硬脑膜下血肿

（1）慢性颅内压增高症状如头痛、恶心、呕吐和视盘水肿等。

（2）血肿压迫所致的局灶症状和体征如轻偏瘫、失语和局限性癫痫等。

（3）脑萎缩、脑供血不全症状如智力障碍、精神失常和记忆力减退等。

本病易误诊为脑血管意外或颅内肿瘤等。中老年人，不论有无头部外伤史，如有上述临床表现，应想到本病可能。

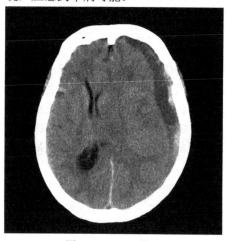

图 4-12-3　CT 检查

【诊断】

根据头部有较重外伤史，伤后意识障碍并逐渐加重，伴有颅内压增高及局灶性体征，应高度怀疑急性硬膜下血肿可能。确诊主要依靠头颅 CT 扫描，是首选辅助检查手段，既可以了解硬膜下血肿的范围，又可明确有无脑挫裂伤的存在。急性硬膜下血肿 CT 影像学表现为颅骨内板与脑皮层之间高密度、新月形影（图 4-12-3）。

慢性硬膜下血肿容易漏误诊，凡老年人有慢性颅内压增高症状或精神异常，尤其曾有过头部受伤史，应考虑慢性硬脑膜下血肿的可能。及时行 CT 或 MRI 检查。CT 检查：如发现颅骨内板下低密度的新月形、半月形，可有助于确诊；MRI 影像学上表现为短 T_1，长 T_2 信号影。

第三节　脑内血肿

脑内血肿是指头部外伤以后在脑实质内出血形成的血肿。脑内血肿比较少见，约占闭合性脑损伤的 1%。以额叶和颞叶最为多见。脑内血肿多数伴有脑挫裂伤，常与硬脑膜下血肿并发。

【发生机制】

脑内血肿多发生在脑挫裂伤最严重的伤灶内，常见的血肿部位有额叶底部、颞极及凹陷性骨折处的深部，有时可与硬脑膜下血肿伴发。老年人由于血管弹性差，外伤时脑受力变形或剪切力的作用，导致深部血管破裂，血肿好发于脑深部白质内，甚至破入脑室。

【病理改变】

脑内血肿有两种类型。

1. 浅部血肿　出血来自脑挫裂伤灶，多数与脑挫裂伤的好发部位一致。

2. 深部血肿　多见于老年人，脑的表面可无明显挫伤，血肿位于白质深部，系脑深部血管破裂引起。

【临床表现】

临床表现因致伤因素和损伤部位的不同而各异，主要表现如下几方面。

1. 意识障碍　是脑内血肿最突出的临床表现之一，以进行性意识障碍加重为主，与急性硬脑膜下血肿甚相似。意识障碍的程度取决于血肿的范围、增长速度和合并脑外血肿的情况。长期昏迷者多有广泛脑皮质损害或脑干损伤存在。可有一过性意识好转，但中间清醒期不明显，病情可急剧恶化导致脑疝甚至死亡。

2. 头痛、呕吐　患者清醒之后头痛明显，可伴有呕吐；如果伤后持续剧烈头痛、频繁呕吐；或一度好转后又复加重，应排除颅内有无继发血肿可能。

3. 生命体征改变　往往都有体温、血压、脉搏及呼吸改变。

4. 神经系统体征　依损伤的部位和程度而不同，导致不同表现。功能哑区可无神经系统缺损的表现，而功能区受损时，可出现相应的瘫痪、失语、视野缺损、感觉障碍以及局灶性癫痫等征象。

脑内血肿量较少时可没有神经系统阳性体征者，若在观察过程中出现新的定位体征时，即应考虑到颅内发生继发性损害的可能，及时进行检查。

【诊断】

主要依靠外伤史、临床表现和影像学检查。CT 是影像学检查的主要手段，CT 检查提示在脑挫裂伤灶附近或脑深部白质内见到圆形或不规则高密度影，周围见低密度水肿区（图 4-12-4）。

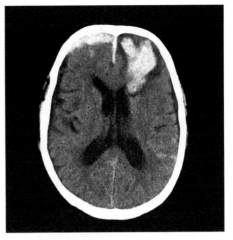

图 4-12-4　CT 检查

第四节　脑损伤的处理

脑损伤患者往往是伤情重、情况急、变化快，而且需要涉及的问题很多，重点是处理继发性脑损伤，着重于脑疝的预防和早期发现，特别是颅内血肿的早期发现和处理，以争取良好的疗效。除观察病情外，主要是对已产生的昏迷、高热等病症的护理和对症治疗，预防并发症，以免进一步危害脑组织和机体。

【病情观察】

病情观察是鉴别原发性与继发性脑损伤的重要手段，目的是早期发现脑疝，也为了判断疗效和及时改变治疗方法。为了防止迟发性颅内血肿的漏诊，应进行一段时间的观察与追踪。其中意识观察最为重要。

1. 意识　伤后绝大多数患者都有立即出现的意识障碍，也是判断患者有无脑损伤的重要依据。头部外伤后意识障碍可有以下由轻到重的表现：嗜睡、朦胧、浅昏迷、昏迷和深昏迷 5 个阶段或级别。嗜睡为最轻或最早出现的意识障碍，在此阶段对外界反应能力降低，各种生理反射存在，对物理刺激有反应，唤醒后可以回答问题，但合作欠佳，不能迅速理解和回答，呈嗜睡状态；朦胧指对外界刺激反应迟钝，瞳孔、角膜及吞咽反射存在，对检查不合作，不能正确回答问题。浅昏迷指对语言已完全无反应、对痛觉尚敏感的意识障碍阶段，痛刺激（如压迫眶上神经）时，能用手做简单的防御动作，或有回避动作，或仅能表现皱眉。昏迷指痛觉反应已甚迟钝、随意动作已完全丧失的意识障碍阶段，可有溺尿表现，瞳孔对光反射与角膜反射尚存在。深昏迷时对外界一切刺激的反应完全丧失，瞳孔对光反射迟钝或消失，角膜和吞咽反射消失，四肢肌张力消失或极度增强，尿潴留。

2. 瞳孔　由动眼神经的副交感神经纤维支配缩肌和睫状肌，能够客观反映病情的可靠征象。小脑幕切迹疝的瞳孔进行性扩大变化，是最常引起关注的。如果伤后一侧瞳孔立即散大，对光反射消失，或同时伴有眼内直肌麻痹、眼球外斜、意识清醒，应考虑动眼神经损伤，若伤后双侧瞳孔不等大，对光反射灵敏，瞳孔缩小侧睑裂变窄，眼球内陷，同侧面部潮红、少汗，称为 Horner 综合征，系系颈交感神经节损伤所致。

3. 神经系统体征　原发性脑损伤引起的偏瘫等局灶体征，伤时已出现，且不再继续加重；继发性脑损伤则在伤后逐渐出现，若伴有意识障碍进行性加重表现，则应考虑为小脑幕切迹疝。

4. 生命体征　脑损伤时，立即出现意识障碍、面色苍白及四肢松软等一过性表现，并伴有呼吸、脉搏浅弱，节律紊乱，血压下降，数分钟后逐渐恢复正常。伤后与意识障碍和瞳孔变化同时出现的进行性心率减慢和血压升高，应考虑小脑幕切迹疝；枕骨大孔疝又称小脑扁桃体疝，无明显的意识障碍和瞳孔变化阶段而突然发生呼吸停止。开放性脑损伤的早期可引起心电图异常改变，如窦性心动过缓、期前收缩、室性心动过速及 T 波低平等。

5. 其他观察期间　出现剧烈头痛或烦躁不安症状，可能为颅内压增高或脑疝预兆；原为意识清楚的患者发生睡眠中遗尿，应视为已有意识障碍；患者躁动时，脉率未见相应增快，可能已有脑疝存在；意识障碍的患者由能够自行改变卧位或能够在呕吐时自行改变头位到不能变动，为病情加重的表现。

【脑损伤的分级】

分级的目的是评估伤情，制订诊疗方案、评价。

1. 按伤情轻重分级

（1）轻型（Ⅰ级）：是指单纯脑震荡，有或无颅骨骨折，昏迷在 30 分钟以内，仅有轻度头痛、头晕等自觉症状，神经系统和脑脊液检查无明显改变。

（2）中型（Ⅱ级）：是指轻度脑挫裂伤伴有或无颅骨骨折及蛛网膜下腔出血，无脑受压征，昏迷在 12 小时以内，有轻度的神经系统阳性体征，体温、呼吸、脉搏、血压轻度改变。

（3）重型（Ⅲ级）：是指广泛颅骨骨折，广泛脑挫裂伤及脑干损伤或颅内血肿，昏迷在 12 小时以上，意识障碍逐渐加重或出现再昏迷，有明显的神经系统阳性体征，体温、呼吸、脉搏有明显改变。

2. 按 Glasgow 昏迷评分法分级　　按 Glasgow 评分多少和伤后原发昏迷时间的长短，可将脑损伤患者的伤情分为轻、中、重 3 型。

（1）轻度：昏迷时间在 30 分钟以内，处于 13 ～ 15 分者。

（2）中度：昏迷时间为 30 分钟至 6 小时，处于 9 ～ 12 分者。

（3）重度：昏迷超过 6 小时，或在伤后 24 小时内意识恶化再次昏迷，处于 6 ～ 8 分者。

Glasgow 昏迷评分法简单易行，分级明确，便于观察。但无论哪一种分级方法，须与脑损伤的病理变化、临床观察和 CT 检查等相联系，以便动态全面地反映伤情。

【急诊处理要求】

1. 轻型（Ⅰ级）　伤情较轻，神经系统检查阴性，生命体征基本稳定，辅助检查无明显阳性发现者，留急诊室观察 4 ～ 6 小时，向家属说明有迟发性颅内血肿可能。

2. 中型（Ⅱ级）　伤情较重，有阳性或可疑的神经系统体征，生命体征轻度改变，辅助检查有局限性脑挫裂伤未见血肿者，住院观察 48 ～ 72 小时，有意识障碍者必须住院，有病情变化时，即刻作头部 CT 复查，做好随时手术的准备。

3. 重型（Ⅲ级）　伤情严重，有颅内压增高改变，须住院或在重症监护病房，放置颅内压监测或脑诱发电位监测，有手术指征者尽早手术；已有脑疝时，先予以 20% 甘露醇 250ml 及呋塞米 40mg 静脉注射，立即手术。

【昏迷患者与治疗】

昏迷患者需预防各种并发症，保持内、外环境稳定，争取较好的预后。

1. 呼吸道　脑组织的氧耗量大，对缺氧的耐受能力极差，所以保证呼吸道通畅、防止气体交换不足是首要的。在现场急救和运送过程中须注意清除呼吸道分泌物，采侧卧位，深昏迷者须抬起下颌，或将咽通气管放入口咽腔，以免舌根后坠阻碍呼吸。必要时行气管插管或气管切开。

2. 营养　急性脑损伤患者因意识障碍，不能主动进食。如果营养障碍将降低机体的免疫力和修复功能，使易于发生或加剧并发症。早期采用肠道外营养，如静脉输入 20% 脂肪乳剂、70% 氨基酸、20% 葡萄糖与胰岛素以及电解质、维生素等，以维护需要；待肠蠕动恢复后，即可采用肠道内营养逐步代替静脉途径，通过鼻胃管或鼻肠管给予每日所需营养。但应注意适量缓慢给予，使患者逐渐适应高糖、高蛋白管饲，否则，易引起腹泻。

3. 尿潴留　长期留置导尿管是引起泌尿系统感染的主要原因。从预防角度看，应尽量缩短导尿管留置时间，定期冲洗膀胱，经常检查尿常规、尿细菌培养及药敏试验。需要长期导尿者，可考虑行耻骨上膀胱造瘘术，以减轻泌尿系统感染。

【脑水肿的治疗】

1. 脱水疗法　　通过提高血内渗透压及利尿的方法达到使脑组织内水分及脑脊液减少从而起到降低颅内压的目的。适用于病情较重的脑挫裂伤，有头痛、呕吐等颅内压增高表现，腰椎穿刺或颅内压监测压力偏高，CT发现脑挫裂伤合并脑水肿。常用的药物为甘露醇、呋塞米及白蛋白等。用法：① 20% 甘露醇按每次 0.25 ～ 1.0g/kg（成人每次 250ml）静脉快速滴注，依病情轻重每 6 小时、8 小时或 12 小时重复 1 次。② 25% 白蛋白注射液 5g ～ 10g 静脉滴注，每日 1 ～ 4 次；50% 甘油盐水口服液，每次 1 ～ 2ml/kg，每日 3 ～ 4 次。遇急性颅内压增高已有脑病征象时，必须立即用 20% 甘露醇 250ml 静脉推注，同时用呋塞米 40mg 静脉注射。在应用脱水疗法过程中，须适当补充液体与电解质，维持正常尿量，维持良好的周围循环和脑灌注压，并随时监测血电解质、血细胞比容、酸碱平衡及肾功能等。应用甘露醇时，可能出现血尿，并须注意其一过性的血容量增加可能使隐匿性心脏病患者发生心力衰竭。

2. 激素　　主要是利用糖皮质激素具有稳定膜结构的作用减少了因自由基引发的脂质过氧化反应，从而降低脑血管通透性、恢复血管屏障功能，使脑水肿得到改善。如若使用，以尽早短期使用为宜。用法：地塞米松成人量 5mg 肌内注射，6 小时一次，或 10mg/d 静脉滴注，一般用药 3 天。

3. 过度换气　　借辅助呼吸、间断性正压呼吸或正负压通气方法，使血 CO_2 分压降低，促使脑血管适度收缩，从而降低颅内压。仅适于某些特殊情况下短暂应用，如脑充血导致的颅内压增高、已证实有持续性颅内压增高但其他措施无效。CO_2 分压宜维持在 4.00 ～ 4.67kPa（30 ～ 35mmHg）[正常为 4.67 ～ 6.00kPa（35 ～ 45mmHg）]，不可低于 3.33kPa（25mmHg），以免引起脑缺血。

4. 手术治疗　　手术治疗的原则是救治患者生命，纠正或保存神经系统重要功能，降低病死率和伤残率。

（1）开放性脑损伤：原则上须尽早行清创缝合术，使之成为闭合性脑损伤。清创缝合应争取在伤后 6 小时内进行；在应用抗菌药物的前提下，72 小时内尚可行清创缝合。术前须仔细检查创口，分析颅骨 X 线片与 CT 检查片，充分了解骨折、碎骨片及异物分布情况、骨折与大静脉窦的关系、脑挫裂伤及颅内血肿等；火器伤者还需了解伤道方向、途径、范围及其内的血肿、异物等情况。清创由浅而深，逐层进行，彻底清除碎骨片、头发等异物，并彻底止血。为避免增加脑损伤，对位置较深或分散存在的金属异物可暂不取出。如无明显颅内渗血，也无明显脑水肿或感染征象存在，应争取缝合或修复硬脑膜，以减少颅内感染和癫痫发生率。硬脑膜外可置放引流。其他的手术治疗原则同闭合性脑损伤。

（2）闭合性脑损伤：主要是针对颅内血肿或重度脑挫裂伤合并脑水肿引起的颅内压增高和脑疝，其次为颅内血肿引起的局灶性脑损害。

颅内血肿的非手术指征：①无症状的脑内小血肿；②无明显颅内高压症状；③意识清醒和无进行性意识障碍；④无脑受压症状和体征；⑤ CT：除颞区外，幕上血肿＜30ml、幕下血肿＜10ml、无明显占位效应者。上述患者在采用脱水等治疗的同时，须严密观察病情，并做好随时手术的准备，一旦有手术指征，须尽早手术。

颅内血肿的手术指征：①有临床症状体征或症状体征进行性加重的硬膜外血肿；②无临床症状的硬脑膜外血肿、血肿厚度＞1cm；③ CT：幕上血肿量＞30ml、颞部血肿＞20ml、幕下血肿＞10ml，并且有急性颅内高压症状和占位效应者。

重度脑挫裂伤合并脑水肿的手术指征：①颅内血肿 30ml 以上，伴有意识障碍进行性加重或已有一侧瞳孔散大的脑病表现；② CT 检查发现中线结构明显移位、脑室明显受压；③非手术治疗效果欠佳时或颅内压监护压力超过 30mmHg 或顺应性较差。

凡有手术指征者皆应及时手术，以便尽早去除颅内压增高的病因和解除脑受压。已经出现一侧瞳孔散大的小脑幕切迹疝征象时，力争在 30 分钟到 1 小时以内将血肿清除或去骨瓣减压；超过

3 小时者，预后较差。

　　常用的手术方式如下。

　　1）开颅血肿清除或减压术：术前 CT 发现巨大颅内血肿，但病情已至临危阶段不允许再延误时间，可直接开颅清除血肿。对于硬膜外血肿，为节省时间用咬骨钳扩大骨窗，吸除血肿并彻底止血，腔内放引流管接无菌瓶引流，缝合伤口后包扎。术前已有明显脑疝征象或 CT 检查中线结构有明显移位者，术中应将硬脑膜敞开并去骨瓣减压，以减轻术后脑水肿引起的颅内压增高。对硬脑膜下血肿，在打开硬脑膜后，可在脑压板协助下用生理盐水冲洗方法将血块冲出，由于硬脑膜下血肿常合并脑挫裂伤和脑水肿，所以清除血肿后，将硬脑膜敞开并去骨瓣减压。对脑内血肿，因多合并脑挫裂伤与脑水肿，穿刺或切开皮质达血肿腔清除血肿后，以不缝合硬脑膜并去骨瓣减压为宜。

　　2）去骨瓣减压术：严重广泛脑挫裂伤、恶性颅内高压采用标准外伤大骨瓣方法取得良好效果。有手术指征时，做大骨瓣开颅术，敞开硬脑膜并去骨瓣减压，同时还可清除挫裂糜烂脑组织，行内、外减压术。对于病情较重的广泛性脑挫裂伤或脑疝晚期已有严重脑水肿存在者，可考虑行两侧去骨瓣减压术。

　　3）钻孔探查术：只在紧急情况下进行，其目的是探查有无较大的颅内血肿而作为暂时放血减压、争取时间做血肿清除术，挽救患者生命的一种紧急治疗措施。钻孔在瞳孔散大侧或有头皮伤痕部位，做 2cm 直切口，用骨膜起子将软组织推向两侧，用乳突牵开器暴露颅骨后用手摇颅钻孔，如为硬膜外血肿可有血液及小凝血块溢出，用吸引器适当吸除部分血液，如无严重活动性出血且病情已得到明显缓解，可在腔内置入引流管引流，并立即行 CT 检查后收住院，在手术室做彻底的血肿清除术。

　　4）脑室引流术：脑室内出血或血肿，如合并脑室扩大，应行脑室引流术。脑室内主要为未凝固的血液时，可行颅骨钻孔穿刺脑室置管引流；如主要为血凝块时，则行开颅术切开皮质进入脑室清除血肿后置管引流。

　　5）钻孔引流术：为慢性硬脑膜下血肿首选方法，主要采取颅骨钻孔，切开硬脑膜到达血肿腔后既有陈旧血及棕褐色碎血块流出，置管冲洗清除血肿液。术后引流 48～72 小时。患者取头低卧位，并给予较大量的生理盐水和等渗溶液静脉滴注，以促使原受压脑组织膨起复位，消除无效腔。

【对症治疗与并发症处理】

　　1. 高热　常见原因为脑干或下丘脑损伤以及呼吸道、泌尿系统或颅内感染等。高热造成脑组织相对性缺氧，加重脑的损害，故须采取积极降温措施。常用物理降温法：如体温过高，物理降温无效或引起寒战时，需采用冬眠疗法。常用氯丙嗪及异丙嗪各 25mg 或 50mg 肌内注射或静脉缓慢注射，用药 20 分钟后开始物理降温，通常温度维持在 32～35℃，根据病情需要一般维持 3～5 天。值得注意的是对于使用冬眠药物患者，血管张力降低，咳嗽反射减弱，故须注意掌握好剂量以维持血压。为保证呼吸道通畅及吸痰，常需行气管切开。

　　2. 躁动　患者突然变得躁动不安，常为意识恶化的预兆，提示有颅内血肿或脑水肿可能。对躁动不安者，须先寻找其原因做相应处理，若为颅内血肿所致，应以清除血肿缓解颅内高压。若为疼痛、尿潴留或缺氧所致，则须及时予以纠正。然后给予镇静药。

　　3. 蛛网膜下腔出血　为脑裂伤所致。有头痛、头晕及颈强直等表现，可给予解热镇痛药作为对症治疗。伤情趋于稳定后，可每日或隔日做腰椎穿刺，放出适量血性脑脊液。受伤早期有颅内血肿不或颅内压增高脑疝可能时，禁忌做腰椎穿刺，以免促使脑疝形成。

　　4. 外伤性癫痫　凡颅脑外伤后初期有癫痫发作者，均应早期给予抗癫痫药物治疗。早期癫痫发作的原因常是颅骨凹陷性骨折、蛛网膜下腔出血、颅内血肿和脑挫裂伤等；晚期癫痫发作主要由脑萎缩、脑内囊肿、蛛网膜炎、感染及异物等引起。苯妥英钠每次 0.1g 或丙戊酸钠每次 0.2g。口服每日 3 次用于预防发作，癫痫发作时用地西泮（安定）10～20mg 静脉注射，同时以

14～20mg/kg 的苯妥英钠静脉缓慢维持。癫痫完全控制后，应继续服药 1～2 年，必须逐渐减量后才能停药。突然中断服药，常是癫痫发作的诱因。

5. 消化道出血 为下丘脑或脑干损伤引起应激性溃疡所致，在治疗上应以预防为主，除了输血补充血容量、停用激素外，应用质子泵抑制剂奥美拉唑 40mg 静脉注射，每 8～12 小时 1 次，然后用 H_2 受体拮抗剂雷尼替丁 0.4g 或西咪替丁 0.8g 静脉滴注，每日 1 次，连续 3～5 天。

6. 尿崩 较少见，为下丘脑受损所致，尿量每日＞4000ml，尿比重＜1.005，患者显著失水，尤其伴有意识障碍者，因渴感丧失，往往导致水、电解质紊乱。给予垂体后叶素，首次 5～10U 皮下注射，每日 1～3 次，根据尿崩情况而定，待尿量得到控制后，逐渐减量。也可采用醋酸去氨加压素静脉注射、口服或鼻滴剂。尿量增多期间，须注意补钾（按每 1000ml 尿量补充 1g 氯化钾计算），定时监测血电解质。

7. 急性神经源性肺水肿（acute neurogenic pulmonary edema） 见于重型颅脑创伤患者，多为下丘脑和脑干损伤。主要表现为呼吸困难、咳出血性泡沫痰、肺部布满水泡音；患者应取头胸稍高位，双下肢下垂，以减小回心血量；气管插管或气管切开，保持呼吸道通畅，高流量给氧，间断性正压呼吸，最好是用呼吸机辅助呼吸，行呼气终末正压换气；并给予呋塞米 40mg、地塞米松 10mg、去乙酰毛花苷 0.4mg 和 50% 葡萄糖 40ml 静脉注射，以增加心排血量、改善肺循环和减轻肺水肿。必要时可行人工冬眠疗法。

【颅内血肿应掌握的内容】

（一）问诊

受伤的时间；受伤的方式，是打击、跌倒还是车祸碰撞；受伤的部位；受伤后患者的意识改变，重点有无中间清醒期；头痛位于哪个部位，头痛特点，是阵发性还是持续性，是钝痛、胀痛，是否有放射痛，有无加重或减轻的因素。头痛剧烈时有无恶心和呕吐，呕吐类型，是否呈喷射性，呕吐与进食有无关系；有无鼻腔、口腔、外耳道流血流液；有无嗅觉、视力、视野、面部感觉、听力的异常，有无声音嘶哑、吞咽困难等；有无头部或眶部连续性吹风样杂音，搏动性眼球突出，视物重影等。有无大脑功能区相应功能区障碍，如肢体运动或感觉异常、视物模糊、癫痫、精神异常等。是否伴发其他系统损伤如胸痛、腹痛、腰背部及四肢关节疼痛，往往此类患者由于意识不清，无法讲清其他伴随症状，导致遗漏诊断，给患者带来严重后果，因此需详细询问病史，不仅包括颅脑外伤。

（二）体格检查

全身检查，不仅包括神经系统，尤其注意实质脏器有无并发损伤，如肝脏、脾脏等。神志及瞳孔的观察是颅内血肿查体的重点，动态观察神志及瞳孔的变化有助于病情的判断，采取及时有效的治疗措施，可挽救患者的生命，改善患者的生活质量。注重脑神经的检查：嗅觉，视力视野，眼球运动，面部感觉，听力及平衡觉，声音及咽喉部感觉、运动，耸肩及转颈，以及舌肌运动等。脑挫裂损伤位于大脑功能区往往会导致相应功能区障碍，如顶叶出现对侧肢体感觉异常、额后中央前回导致对侧肢体活动异常等，有助于定位。观察鼻腔、口腔、外耳道有无流血流液及头颅、颜面部的瘀斑有助于了解受伤机制。

（三）辅助检查

影像学检查 CT 是首选辅助检查手段，MRI 一般极少用于颅内血肿患者诊断。CT 检查可明确定位、计算出血量、了解脑室受压及中线结构移位，以及对脑挫裂伤、脑水肿、多个或多种血肿并存等情况明确诊断。X 线显示骨折线经过脑膜中动脉或静脉窦沟，可早期诊断。X 线对颅骨骨折诊断、手术设计、术中评判提供依据。但随着 CT 功能强大，现已很少行相应的 X 线检查。

（四）颅内血肿的治疗

1. 轻型（Ⅰ级） 伤情较轻，神经系统检查阴性，生命体征基本稳定，辅助检查无明显阳性发现者，留急诊室观察 4～6 小时，向家属说明有迟发性颅内血肿可能。

2. 中型（Ⅱ级）　伤情较重，有阳性或可疑的神经系统体征，生命体征轻度改变，辅助检查有局限性脑挫裂伤未见血肿者，住院观察 48 ～ 72 小时，有意识障碍者必须住院，有病情变化时，即刻作头部 CT 复查，做好随时手术的准备。

3. 重型（Ⅲ级）　伤情严重，有颅内压增高改变，须住院或在重症监护病房，放置颅内压监测或脑诱发电位监测，有手术指征者尽早手术；已有脑疝时，先予以 20% 甘露醇 250ml 及呋塞米 40mg 静脉注射，立即手术。

手术治疗：原则是救治患者生命，纠正或保存神经系统重要功能，降低病死率和伤残率。常用的手术方式：开颅血肿清除或减压术；去骨瓣减压术；脑室引流术；钻孔引流术，为慢性硬脑膜下血肿首选方法。开放性脑损伤原则上须尽早行清创缝合术，使之成为闭合性脑损伤。清创缝合应争取在伤后 6 小时内进行；在应用抗菌药物的前提下，72 小时内尚可行清创缝合。

（徐希德）

第十三章 颅内压增高和脑疝

第一节 概 述

颅内压增高（increased intracranial pressure）是指由于脑损伤、脑肿瘤、脑出血、脑积水、炎症等病理损害发展至一定阶段，导致颅内压持续超过 2.0kPa（200mmH₂O），而引起的相应综合征。颅内压增高是临床常见的许多疾病共有的一组症候群，是外伤性脑损伤患者的主要死因。颅内压增高可引起脑血液循环障碍、静脉回流受阻、颅内淤血，产生脑受压、移位，严重者发生脑疝，导致继发性脑干损伤，患者终因呼吸循环衰竭而死亡，因此对颅内压增高及时诊断和正确处理十分重要。

【颅内压的形成与正常值】

颅腔内的脑组织、脑脊液和血液 3 种主要成分使颅内保持一定的压力，称为颅内压（intracranial pressure，ICP），颅内压力通常用蛛网膜下腔脑脊液的压力来表示，该压力数值可通过侧卧位腰椎穿刺或直接脑室穿刺测量获得，也可采用颅内压监护装置，持续地动态了解颅内压变化。平卧时，成人颅内压的正常值为 0.7 ～ 2.0kPa（约 70 ～ 200mmH₂O），儿童为 0.5 ～ 1.0kPa（约 50 ～ 100mmH₂O）。

【颅内压的调节与代偿】

儿童自颅缝闭合后，颅腔的容积基本恒定，为 1400 ～ 1500ml，其中脑组织体积为 1150 ～ 1350ml，占 80% 以上，脑脊液总量约 150ml，占 10% 左右，血液量变动较大，占 2% ～ 11%。生理状态下，脑组织、脑脊液、血液三者总的体积基本保持稳定，某一者体积增加时，则其他两者的量相应减少［门罗 - 凯利（Monroe-Kellie）原理］，实现颅内压在较小的波动范围内保持正常的平衡状态。颅内压受血压和呼吸的影响可在一定范围内波动，表现为收缩期颅内压略有增高，舒张期稍降；呼气时压力略增，吸气时稍降。颅内压的调节主要是通过脑脊液量的增减来进行，此外还部分依靠颅内的静脉血被排挤到颅外血液循环。当颅内压＞ 70mmH₂O 时，脑脊液的分泌较前减少而吸收增多，使颅内脑脊液量减少，以代偿增加的颅内压。当颅内压＜ 70mmH₂O 时，脑脊液的分泌则增加，而吸收减少，使颅内脑脊液量增多，以维持正常颅内压不变。颅内增加的临界容积为颅腔总容积的 5%，超过此范围，颅内压开始增高。当颅腔内容物体积增大或颅腔容积缩减超过颅腔容积的 8% ～ 10% 时，就会产生严重的颅内压增高。

【发病机制】

1. 颅腔内容物体积或量增加

（1）颅内占位性病变挤占了颅内空间：如颅内血肿、脑肿瘤、脑脓肿等。由于颅内容积不能适应颅腔内容物体积的增加，超出了机体的代偿范围，致使颅内压增高。

（2）脑体积增加：常见于脑水肿、脑血管病、脑寄生虫病等。

（3）颅内血容量增加：常见于呼吸道梗阻或呼吸中枢衰竭引起的二氧化碳蓄积或碳酸血症，丘脑下部、鞍区或脑干部位手术，使自主神经中枢或血管运动中枢受刺激等，均可导致颅内压增高。

（4）脑脊液量增加：脑脊液吸收障碍、脑脊液循环受阻、脑脊液分泌过多，导致脑脊液量增加，引起颅内压增高，常见于梗阻性和交通性脑积水。

2. 颅腔容积缩小

（1）大片凹陷性骨折使颅腔变窄，导致颅内压增高。

（2）狭颅症、颅缝早闭等致使颅腔容积狭小，不能适应脑的发育增长，引起颅内压增高。

【病理生理】

1. 颅内压增高影响因素

（1）年龄：婴幼儿颅缝及前囟未闭，儿童及青少年的颅缝尚未牢固融合，颅内压增高可使颅缝分离而相应地增加颅腔容积，使颅腔内代偿性空间扩大，颅内压增高的症状和体征可出现较晚。老年人由于脑萎缩使颅内的代偿空间相对增多，在相当长的时间内可不出现明显的颅内压增高症状和体征，故病程亦较长。

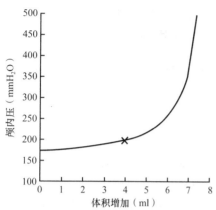

图 4-13-1 颅内体积 - 压力关系曲线

如体积 - 压力关系已达 × 处，再增加体积，颅内压上升速度将明显增快（1mmH$_2$O=9.8Pa）

（2）病变扩张速度：颅内病变体积扩增初期，由于机体自身存在一定的代偿功能，颅内压的变动很小，随着病变体积的不断扩增，代偿功能逐渐耗竭，颅内压增高逐渐明显，当达到临界点时，少量的体积增加就会导致颅内压的大幅升高。这种颅腔内容物的体积与颅内压之间的关系可以用体积 - 压力关系曲线来表示（图 4-13-1）。

临床上如颅内占位性病变时，随着病变的缓慢增长，可以长期不出现颅内压增高症状，一旦由于颅内压代偿功能失调，则病情将迅速发展，往往在短期内即出现颅内高压危象或脑疝；如原有的颅内压增高已超过临界点，则释放少量脑脊液即可使颅内压明显下降。临床上屡见颅内压增高已压迫脑组织的患者，由于呼吸不畅、躁动、咳嗽、大便用力、搬动患者头时头颈屈曲，可突然昏迷甚至呼吸停止，此时，采取迅速脱水、脑室穿刺排放脑脊液，将压力降至临界点以下，往往能迅速缓解症状，脱离危境。

（3）病变部位和性质：位于脑室系统、中线部位或颅后窝的病变，如外伤性脑室出血、小脑出血等，容易堵塞脑脊液循环通路影响脑脊液的吸收，虽然病变体积本身不大，但常因发生脑积水而早期出现颅内压增高，或加重原有颅内压增高。位于颅内大静脉窦附近的病变，如上矢状窦旁骨折等，由于可压迫静脉窦，阻碍颅内静脉血液的回流或脑脊液的吸收，使颅内压增高的症状早期出现。颅内良性肿瘤，生长缓慢，颅内压增高出现较迟，同时脑组织因肿瘤压迫可以缓慢萎缩，使病程延长。而恶性肿瘤或转移性肿瘤，生长较快，出现颅内压增高症状亦较快，病程相对较短。另外一些破坏性或浸润性病变，病变本身虽有扩张性，但由于它破坏了周围脑组织，使颅腔内容物体积的净增量并不显著，因此，临床症状虽发展迅速，却不出现或延迟出现颅内压增高的症状。

（4）伴发脑水肿程度：恶性胶质瘤、脑转移性肿瘤、脑肿瘤放射治疗后、中毒、炎症性反应等均可伴有较明显的脑水肿，故早期即可出现颅内压增高症状。

（5）全身系统性疾病：严重的系统性疾病，如尿毒症、肝性脑病、各种毒血症、肺部感染、酸碱平衡失调等都可引起继发性脑水肿，促使颅内压增高。呼吸道不通畅或呼吸抑制造成脑组织缺氧和碳酸增多，可继发脑血管扩张和脑水肿，导致颅内压增高；后者又使脑血流量减少，导致呼吸抑制和脑缺氧加剧，进一步加重颅内压增高。全身性高热也会加重颅内压增高的程度。

2. 颅内压增高后果

机体在颅内压增高的发生与发展过程中，为维持正常的生理功能，既要通过颅腔容积代偿缓冲颅内压的增高，又要进行脑及全身血流量的调节以确保脑供血。但是，容积代偿与血流量调节均是有限度的，超过一定限度，不仅导致颅内压增高，还可造成严重的不良后果，甚至危及生命。

（1）脑血流量降低，造成脑缺血甚至死亡：正常脑血流量为每分钟 50 ～ 55ml/100g 脑组织。脑血流量与脑动脉灌注压（CPP）成正比，与脑血管阻力（CVR）成反比。可用公式表示为脑血流量（CBF）= 脑动脉灌注压（CPP）/ 脑血管阻力（CVR）= 平均动脉压（MAP）- 颅内压（ICP）/ 脑血管阻力（CVR）。

颅内压增高时，脑灌注压下降，脑血流量减少，患者处于脑缺氧状态，严重时可危及生命。机体通过对自身血管张力的调整来增加足够的血流量，改善脑缺氧状态。调节方式有脑血管自动调节和全身血管加压反应两种方式。

1）脑血管的自动调节：当颅内压不超过 35mmHg，灌注压不低于 40 ～ 45mmHg 时，脑血管可根据血液内的化学因素（主要为动脉血二氧化碳分压）进行调节而产生收缩或舒张，通过调节脑血管口径的大小，改变其阻力，使脑血流量保持相对稳态。

2）全身血管加压反应：当颅内压增高到 35mmHg 以上，脑灌注压在 40mmHg 以下时，脑血流量减少到正常的 1/2，脑组织严重缺氧，二氧化碳分压多在 50mmHg 以上（正常为 35 ～ 45mmHg），脑血管呈麻痹状态，脑血管自动调节的功能基本丧失，此时为确保所需求的脑血流量，机体通过自主神经系统的反射作用，使全身周围血管收缩，血压升高，心搏出量增加，以增加脑血流量，提高脑灌注压，与此同时呼吸节律减慢，呼吸深度增加，使肺泡内气体能充分交换，提高血氧饱和度。在颅内压增高的情况下，机体出现以升高动脉压、减慢心率、增加心搏出量和减慢加深呼吸等生命体征的变化来维持脑血流量的反应，称为库欣（Cushing）反应。

（2）脑水肿：颅内压增高可直接影响脑的代谢和血流量从而产生脑水肿，使脑的体积增大，增加颅内容物的总体积，加剧颅内压增高的症状。脑水肿时液体积聚在细胞外间隙称为血管源性脑水肿，液体积聚在细胞膜内称为细胞性脑水肿。血管源性脑水肿主要因血脑屏障受损、破坏，致毛细血管的通透性增加，水分渗出增多，积存于血管周围及细胞间隙所致，多见于脑损伤、脑肿瘤等病变的初期。细胞性脑水肿源于多种原因导致的神经细胞代谢功能障碍，使钠离子、氯离子进入细胞内增多，最终导致细胞肿胀，常见于脑缺血、脑缺氧的初期。

（3）脑移位和脑疝：见本章第三节。

（4）胃肠功能紊乱及消化道出血：部分颅内压增高的患者可首先出现呕吐，胃及十二指肠出血、溃疡、穿孔等胃肠道功能紊乱症状。这与颅内压增高引起下丘脑自主神经中枢缺血而致功能紊乱有关。亦有学者认为颅内压增高时，消化道黏膜血管收缩造成缺血，引起黏膜糜烂出血，形成广泛消化性溃疡。

（5）神经源性肺水肿：常见于急性颅内压增高病例中，患者表现为呼吸急促，痰鸣，并有大量泡沫状血性痰液。这是由于下丘脑、延髓受压导致 α- 肾上腺素能神经活性增强，血压反应性增高，左心房及肺静脉压增高，肺毛细血管压力增高，引起肺水肿。

（6）对心肌和心血管功能的影响：颅内压急剧增高，肾上腺素神经元活性增强导致儿茶酚胺类递质增高，引起血流动力学、心电生理及心血管的改变，诱发心肌缺血和心肌梗死。

第二节　颅内压增高

【引起颅内压增高的常见疾病】

神经外科中，引起颅内压增高常见的疾病有以下几种。

1. 脑损伤　引起颅内血肿、脑挫裂伤伴脑水肿是外伤性颅内压增高的最常见原因。蛛网膜下腔出血伴脑血管痉挛、脑梗死、脑脊液循环不畅，也是颅内压增高的常见原因。其他如外伤性蛛网膜炎及静脉窦血栓形成或脂肪栓塞亦可致颅内压增高，但较少见。

2. 颅内肿瘤　大部分颅内肿瘤均伴有颅内压增高。一般情况下肿瘤体积越大，颅内压增高越明显。除体积因素影响外，肿瘤的部位、性质和生长速度对颅内压增高也有重要影响。颅脑中线或颅后窝占位性病变，由于病变容易阻塞脑脊液循环通路而发生梗阻性脑积水，故颅内压增高症状可早期出现而且严重。位于颅前窝和颅中窝底部或位于大脑半球凸面的肿瘤，有时瘤体较大但颅内压增高症状出现较晚；而一些恶性胶质瘤或脑转移瘤，由于肿瘤生长迅速，且肿瘤周围伴有严重的脑水肿，故多在短期内即出现较明显的颅内压增高。

3. 颅内感染　化脓性脑膜炎、病毒性脑膜炎或脑脓肿多伴有颅内压增高，随着炎症好转，颅内压力可逐渐恢复正常。结核性脑膜炎晚期，因颅底部炎症性物质沉积，使脑脊液循环通路受阻，引起梗阻性脑积水，以致出现颅内压增高。

4. 脑血管病 由多种原因引起的脑出血都可造成明显的颅内压增高。蛛网膜下腔出血后，由于脑脊液循环和吸收障碍形成脑积水，或颈内动脉血栓形成和脑血栓，脑软化区周围水肿均可引起颅内压增高。如软化灶内出血，则可引起急剧的颅内压增高，甚至危及患者生命。

5. 颅脑先天性疾病 婴幼儿先天性脑积水多由于导水管发育畸形，形成梗阻性脑积水；颅底凹陷和先天性小脑扁桃体下疝畸形，脑脊液循环通路可在第四脑室正中孔或枕大孔区受阻；狭颅症患儿由于颅缝过早闭合，颅腔狭小，限制脑的正常发育，从而引起颅内压增高。

6. 脑囊虫病 脑囊虫病引起的颅内压增高的原因：①脑内多发性囊虫结节可引起弥散性脑水肿；②单个或数个囊虫在脑室系统内阻塞室间孔、导水管或第四脑室，产生梗阻性脑积水；③葡萄状囊虫体分布在颅底脑池时引起粘连性蛛网膜炎，使脑脊液循环受阻。脑棘球蚴病或脑血吸虫性肉芽肿，均在颅内占有一定体积，可因病变较大而产生颅内压增高。

7. 脑缺氧 心搏骤停、呼吸停止，全身麻醉过程中突发喉痉挛、缺氧、呼吸停止，均可引起严重脑缺氧。另外，癫痫持续状态和喘息状态（肺性脑病）亦可导致严重脑缺氧和继发性脑水肿，引起颅内压增高。

8. 良性颅内压增高 又称假脑瘤综合征，是一组病因不同、以颅内压增高为共同特征的临床综合征，以脑蛛网膜炎比较多见，其中发生于颅后窝者颅内压增高最为显著。颅内静脉窦（上矢状窦或横窦）血栓形成，由于静脉回流障碍引起颅内压增高。其他代谢性疾病、维生素A摄入过多、药物过敏和病毒感染所引起的中毒性脑病等均可引起颅内压增高。婴儿、儿童及成人都可发生，婴儿主要表现为激动不安、食欲减退及呕吐；大龄儿童及成人常以头痛起病，同时有呕吐、视物模糊及视盘水肿。多数颅内压增高症状可随原发疾病好转而逐渐恢复正常。

【颅内压增高的类型】

1. 根据颅内压起病原因分类 颅内压增高可分为两类。

（1）弥漫性颅内压增高：多因颅腔狭小或脑实质普遍性的体积增大而引起，由于颅腔内各部位及各分腔之间压力均匀升高，不存在明显的压力差，因此在脑室造影、颅脑CT等摄片检查上，脑组织及中线结构无明显移位。临床所见的各种原因引起的弥漫性脑膜脑炎、弥漫性脑水肿、交通性脑积水、静脉窦血栓等所引起的颅内压增高均属于这一类型。这类患者对颅内压增高的耐受性较好，一旦释放出部分脑脊液后，增高的颅内压可见到明显下降，颅内压增高症状可明显好转，压力解除后神经功能恢复也较快。

（2）局灶性颅内压增高：多因颅内某一部位有局限性扩张病变，病变部位压力首先增高，促使其附近的脑组织受到来自病灶的挤压而发生移位，并把压力传向远处，由于颅内各腔隙间存在着压力差，这种压力差导致脑室、脑干及中线结构发生移位，往往形成脑疝。神经外科临床上见到的颅内压增高大多属于此种类型，其病因常见有颅内各种占位性病变，如脑肿瘤、脑脓肿、肉芽肿等，这类患者对颅内压增高的耐受力较差，压力解除后由于脑组织移位受损及脑缺血缺氧，神经功能恢复较慢且常不能完全恢复。

2. 根据病变进展速度分类 颅内压增高可分为急性、亚急性和慢性三类。

（1）急性颅内压增高：常见于急性颅内出血、重型颅脑挫裂伤等。其病情发展快，早期即出现剧烈的头痛、烦躁不安、频繁呕吐，继而出现意识障碍，颅内压增高所引起的症状和体征严重，生命体征（血压、呼吸、脉搏、体温）变化剧烈。

（2）亚急性颅内压增高：病情发展较快，颅内压增高的反应较轻，多见于颅内恶性肿瘤、转移瘤及各种颅内炎症等。

（3）慢性颅内压增高：病情发展较慢，可长期无颅内压增高的症状和体征，多见于生长缓慢的颅内良性肿瘤、慢性硬脑膜下血肿等。

急性或慢性颅内压增高均可导致脑疝发生。脑疝发生后，移位脑组织被挤进小脑幕裂孔、硬脑膜裂隙或枕骨大孔中，压迫脑干，产生一系列危急症状。脑疝发生后，加剧了脑脊液和血液循环障碍，使颅内压力进一步增高，从而形成恶性循环，最终导致患者死亡。

【临床表现】

主要症状和体征如下。

1. 颅内高压三主征（头痛、呕吐和视盘水肿）

（1）头痛：为颅内压增高常见症状之一，多位于额部及颞部，为持续性胀痛和撕裂痛并有阵发性加剧，可从颈枕部向前方放射至眼眶，一般以早晨及晚间出现较多，间歇期可正常。当用力、咳嗽、弯腰或低头活动时常使头痛加重，头痛程度随颅内压的增高而进行性加重。

（2）呕吐：头痛剧烈时可伴有恶心和呕吐，呕吐由迷走神经中枢及神经受激所致，呈喷射性，呕吐虽与进食无关，但似较易发生于进食后，因此患者常拒食，可导致水、电解质失衡和体重锐减。

（3）视盘水肿：是颅内压增高重要客观体征，可通过检眼镜观察，表现为视盘充血，边缘模糊不清，中央凹陷消失，视盘隆起，静脉怒张，动脉曲张扭曲，早期视力没有明显障碍，但视野检查可发现生理盲点扩大。若视盘水肿长期存在，视神经发生继发性萎缩，表现为视盘淡白，视力开始明显减退，视野向心缩小，若颅内压增高不能及时解除，视力恢复困难，甚至失明。幼儿甚少发生视盘水肿。

头痛、呕吐和视盘水肿是颅内压增高典型表现，称为颅内压增高"三主征"，其各自出现的时间并不一致，可单独发生，也可合并存在。

2. 意识及生命体征变化

（1）呼吸和循环改变：颅内压急剧增高时患者可出现库欣综合征，表现为血压升高、心跳和脉搏徐缓、呼吸节律减慢，随着病情进展，血压下降、脉搏增快，呼吸不规则直至停止。

（2）意识及精神障碍：常表现为精神不振、烦躁不安、易激惹等症状，逐渐出现反应迟钝、嗜睡、昏睡乃至昏迷。

（3）体温调节障碍：出现高热，物理降温无效，或体温不升。

3. 神经系统受损体征 常见的有展神经麻痹和复视，瞳孔大小不对称，视物模糊或视野缺损，病理反射阳性等，多见颅内高压加剧时引起脑移位和脑疝。

4. 内脏综合征 较常见的有上消化道出血、神经源性肺水肿、急性肾衰竭、尿崩症和脑性低钠血症等。

5. 其他症状和体征 慢性颅内压增高，可见板障静脉压迹增多，蝶鞍扩大，前床突与鞍背骨质脱钙等现象，婴幼儿可有头颅增大、颅缝增宽或分离、前囟饱满隆起。头颅叩诊时呈破罐音［麦克尤恩（MacEwen）征］。

【诊断】

1. 病史和体格检查 详细询问病史和认真细致地进行神经系统体格检查，可发现出现的神经系统局灶性症状与体征，由此做出初步诊断。重视患者的自觉症状，当患者经常出现头痛及呕吐，查体有视盘水肿时，颅内压增高诊断可以确诊。小儿反复呕吐及头围迅速增大，成人进行性剧烈头痛、瘫痪及视力减退等，都应考虑到有颅内病变可能。及时选用有针对性的辅助检查，有助于确定有无颅内压增高的存在。

2. 影像学检查

（1）CT：诊断颅内病变首选检查，特点是快速、精确、无创伤，对绝大多数病变可做出定位诊断，也助于定性诊断。

（2）MRI：也是无创伤性检查，但检查所需时间较长，对颅骨骨质显像差。

（3）数字减影血管造影（DSA）：用于诊断脑血管性疾病和富于血运的颅脑肿瘤。

（4）X 线：颅内压增高时可见颅骨骨缝分离，指状压迹增多，鞍背骨质稀疏及蝶鞍扩大，蛛网膜颗粒加深等。X 线检查对于诊断颅骨骨折，开放性损伤后颅内异物位置，垂体腺瘤所致蝶鞍扩大及听神经瘤引起内听道扩大等，具有一定价值。现已少用于单独诊断颅内占位性病变。

3. 其他检查

（1）腰椎穿刺：可用于测压和治疗，但对颅内压增高的患者有一定危险，可诱发脑疝危象，故应慎重进行。

（2）颅内压监测：临床可通过植入颅内压力传感器或腰穿置管，对颅内压进行持续监测，指导药物治疗和手术时机选择。

【治疗原则】

1. 一般处理

（1）卧床休息，密切观察患者的神志、瞳孔、血压、呼吸、脉搏及体温等方面的变化，以掌握病情发展，有条件时可做颅内压监测，根据监测中所获得压力信息来指导治疗。

（2）头部略抬高，以利于颅内静脉回流，降低颅内压。

（3）频繁呕吐者应暂禁食，以防吸入性肺炎。不能进食的患者应予补液，补液量应以维持出入液量的平衡为度，补液过多可促使颅内压增高恶化，注意补充电解质并调整酸碱平衡。

（4）润肠、保持大便通畅，避免用力排便及高位灌肠而导致颅内压骤然增高。

（5）保持呼吸道通畅，防止因呼吸不畅而使颅内压更加增高，对意识不清及咳痰困难者要考虑做气管切开术。

（6）病情稳定者需尽早查明病因，以明确诊断，尽快施行去除病因的治疗。

2. 外科治疗　去除病因治疗，是颅内压增高的根本治疗原则。对无手术禁忌患者的颅内占位性病变，首先应考虑做病变切除术。位于大脑非功能区的良性病变，应争取做根治性切除；不能根治的病变可做大部切除、部分切除或减压术；若有脑积水者，可行脑脊液分流术；颅内压增高已引起急性脑疝者，应分秒必争地进行紧急抢救或手术处理。

3. 降低颅内压　适用于尚未查明原因的颅内压增高，或虽已查明原因，但仍需要非手术治疗的病例。若患者意识清楚，颅内压增高较轻，可先选用口服药物。常用的口服药物：①氢氯噻嗪 25～50mg，每日 3 次；②乙酰唑胺 250mg，每日 3 次；③氨苯蝶啶 50mg，每日 3 次；④呋塞米 20～40mg，每日 3 次；⑤50% 甘油盐水 60ml，每日 2～4 次。若有意识障碍或颅内压增高症状较重的病例，则选用静脉或肌内注射药物。常用注射制剂：①20% 甘露醇 250ml，快速静脉滴注，每日 2～4 次；②20% 尿素转化糖或尿素山梨醇溶液 200ml，静脉滴注，每日 2～4 次；③呋塞米 20～40mg，肌内或静脉注射，每日 1～2 次。此外，也可采用浓缩 2 倍的血浆 100～200ml 静脉注射；20% 人血清白蛋白 20～40ml 静脉注射，对减轻脑水肿、降低颅内压有效。

4. 激素　肾上腺皮质激素能降低血脑屏障的通透性，加强对水、电解质代谢的调节功能，减轻病变区周围水肿，缓解颅内压增高，增强非特异性抗炎作用。常用的药物有地塞米松 5～10mg 静脉或肌内注射，每日 2～3 次；氢化可的松 100mg 静脉注射，每日 1～2 次；泼尼松 5～10mg 口服，每日 1～3 次。

5. 亚低温冬眠疗法　在神经节阻滞药物的保护下，配合物理降温，使患者的体温处于亚低温状态，有利于降低脑新陈代谢率，减少脑组织的氧耗量，保护脑细胞膜结构，减轻内源性毒性产物对脑组织的继发性损害，对降低颅内压亦起到一定作用。按低温程度可分为轻度低温（33～35℃）、中度低温（28～32℃）、深度低温（17～27℃）和超深低温（< 16℃）。临床上一般采用轻度或中度低温，统称为亚低温。

6. 脑脊液体外引流　各种原因导致脑脊液循环障碍，引起颅内压增高并发生脑疝时，经脑室缓慢引流出脑脊液，可以有效缓解颅内压增高。

7. 脑保护剂　脑水肿及颅内压增高时，神经细胞能量代谢障碍，自由基和兴奋性氨基酸的大量生成可直接损伤脑细胞，可给予 ATP、辅酶 A、超氧化物歧化酶、维生素 C、尼莫地平等药物治疗。

8. 辅助过度换气　促进体内 CO_2 排出，降低动脉血的 CO_2 分压，使脑血管收缩，减少脑血容量，从而使颅内压相应下降。但有发生脑缺血的危险，需适度掌握。

9. 巴比妥治疗　大剂量注射异戊巴比妥或硫喷妥钠可降低脑的代谢，减少氧耗及增加脑对缺氧的耐受，降低颅内压。治疗时需有经验的专家指导，给药期间，应作血药浓度监测。

10. 对症治疗　头痛者可给予镇痛药，但应忌用吗啡和哌替啶等类药物，以防止呼吸中枢抑制。有抽搐发作者，应给予抗癫痫药物治疗。烦躁患者在排除颅内高压进展、气道梗阻、排便困难等前提下，给予镇静药。

第三节　脑　　疝

【解剖】

颅腔被小脑幕分成幕上腔及幕下腔。幕下腔容纳脑桥、延髓及小脑，幕上腔又被大脑镰分隔成左、右两个分腔，容纳左、右大脑半球。幕上与幕下通过小脑幕切迹相交通。小脑幕切迹裂孔中有中脑通过，其外侧面与颞叶钩回、海马回相邻，动眼神经越过小脑幕切迹走行在海绵窦的外侧壁直至眶上裂（图 4-13-2）。幕下与椎管通过枕骨大孔相交通，延髓下端通过此孔与脊柱相连（图 4-13-3）。两侧大脑半球通过大脑幕下裂隙相交通。

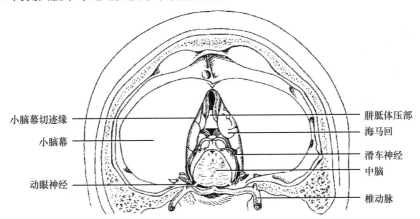

图 4-13-2　小脑幕切迹处的局部解剖关系（由幕下向上看时所见）

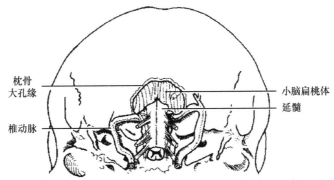

图 4-13-3　枕骨大孔处的局部解剖关系（由颅外向颅内看时所见，硬脑膜和寰枢椎已去除）

脑损伤如脑挫裂伤、脑水肿、颅内血肿、各种颅内占位性病变时，病变区出现颅内压增高，脑组织从高压力区向低压力区移位，导致脑组织、血管及脑神经等重要结构受压和移位，被挤入小脑幕裂孔、枕骨大孔、大脑镰下间隙等生理性或病理性间隙或孔道中，可出现一系列严重临床症状，称为脑疝（brain hernia）。小脑幕切迹与枕骨大孔中，有中脑与延髓，脑疝导致其受压会出现严重的继发性脑干损伤。早期预防和积极治疗颅内压增高，降低脑疝的发生，减少脑干损害，才能争取良好的预后。

【病因和分类】

1. 病因　当幕上一侧占位性病变不断扩增引起颅内压增高时，导致颅内各分腔压力不均从而引起脑疝。常见病因：①外伤所致各种颅内血肿，如硬脑膜外血肿、硬脑膜下血肿及脑内血肿等；②颅内肿瘤，尤其是位于一侧大脑半球、中线部位及颅后窝的肿瘤；③各类型脑出血、大面积脑梗死；④颅内脓肿、颅内寄生虫病及各种肉芽肿性病变；⑤医源性因素，对于颅内压增高患者，进行不适当的操作如腰椎穿刺，放出脑脊液过多过快，使各分腔间的压力差增大，则可促使脑疝形成。

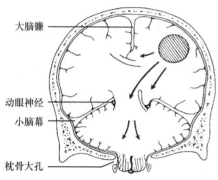

图 4-13-4　大脑镰下疝（上）、小脑幕切迹疝（中）和枕骨大孔疝（下）的示意图

2. 分类　根据移位的脑组织及其通过的硬脑膜间隙和孔道，可将脑疝分为以下常见的三类：①小脑幕切迹疝，又称颞叶钩回疝，为颞叶海马回、钩回通过小脑幕切迹被推移至幕下；②枕骨大孔疝又称小脑扁桃体疝，为小脑扁桃体及延髓经枕骨大孔推挤向椎管内；③大脑镰下疝又称扣带回疝，一侧半球的扣带回经镰下孔被挤入对侧（图 4-13-4）。

【病理】

1. 小脑幕切迹疝　中线结构如海马回和钩回向下移位，挤入小脑幕裂孔，压迫小脑幕切迹内的中脑、动眼神经、大脑后动脉和中脑导水管。随病情继续发展，将脑干压向对侧，最后全部中脑均遭受挤压。按小脑幕切迹疝的形成和发展过程，出现以下病理改变：①动眼神经损害，患侧瞳孔先短暂缩小继而散大；②脑干变化：脑干受压、变形、移位，引起脑干缺血、水肿和出血，并继发脑干软化；③脑脊液循环障碍，脑干受压可引起中脑导水管部分或完全梗阻，产生急性脑积水，使颅内压增高，脑疝演变更加严重；④大脑后动脉受压狭窄，其供血区域发生缺血梗死，加重脑水肿，且疝出的脑组织如不能及早获得还纳，可因血液回流障碍发生充血、水肿，以致本身出现嵌顿、出血、水肿和坏死，更严重地压迫脑干。

2. 枕骨大孔疝　①延髓直接受压，引起生命中枢衰竭，患者可迅速出现呼吸骤停，危及生命；②第四脑室中孔被疝出的扁桃体所阻塞，脑脊液循环通路受阻，进一步加剧颅内压增高，形成恶性循环，使病情迅速恶化；③疝出的小脑扁桃体发生充血、出血和水肿，致使延髓和颈髓上段受压严重。

3. 大脑镰下疝　因相应部位的动、静脉受压导致肢体瘫痪、脑水肿和颅内压增高，常与小脑幕切迹疝并发。

【临床表现】

不同类型的脑疝各有其临床特点。

1. 小脑幕切迹疝

（1）早期：①颅内压增高，患者在原有病变的基础上，出现头痛加剧、呕吐频繁、躁动不安等颅内压增高加重的表现；②意识改变：患者随脑疝进展可出现嗜睡、意识蒙眬；③瞳孔改变：瞳孔两侧不等大，患侧瞳孔先短暂缩小继而散大，对光反射迟钝；④运动障碍：一般表现为轻度对侧肢体肌力减弱和肌张力增高；⑤生命体征变化：呼吸减慢、脉搏轻微。

（2）中期：①意识障碍：进行性加重，嗜睡转入半昏迷状态，呼之不应，对强刺激尚有反应；②瞳孔改变：患侧瞳孔明显散大，对光反射消失，对侧瞳孔可正常，但对光反射多减弱，眼球尚能左右摆动；③运动障碍：对侧肢体瘫痪，包括中枢性面瘫、肌张力增高、腱反射亢进、病理征阳性；④生命体征紊乱：出现明显的库欣反应，呼吸深而慢，脉搏慢而有力，血压升高，体温略升。

（3）晚期：①意识呈深昏迷状态，对任何刺激均无反应；②双侧瞳孔均明显散大，对光反射消失，眼球固定不动，多呈去大脑强直状态；③生命中枢衰竭，出现潮式或叹息样呼吸，脉搏微弱，血压和体温下降，最终呼吸停止。

2. 枕骨大孔疝

（1）颅内压增高症状：患者剧烈头痛，以枕部及上颈部为严重，频繁呕吐，有时有强迫头位，出现颈强直。

（2）生命体征紊乱出现较早，脉搏缓慢有力，血压升高。

（3）意识障碍出现较晚，在慢性患者多数无神志变化。

（4）因脑干缺氧，瞳孔可忽大忽小。

（5）由于位于延髓的呼吸中枢受压，患者出现呼吸衰竭，乃至突发呼吸骤停而死亡。

3. 大脑镰下疝　　一般此疝不引起特殊症状，有时大脑前动脉受大脑镰压迫、绞窄同侧大脑前动脉压迫对侧大脑前动脉，则出现：①急性肢体麻痹：对侧完全麻痹，同侧不完全麻痹；②急性脑脊液循环障碍；③意识障碍。

【治疗】

1. 手术去除病因　　脑疝是颅内压增高的严重状况，必须做紧急处理，一旦诊断为脑疝，应立即快速静脉输注高渗降颅内压药物，以缓解病情、争取时间。进行必要的诊断性检查以明确病变的性质及部位，根据病情迅速完成开颅术前准备，尽快手术去除病因。如病因一时不能明确或虽已查明病因但尚缺乏有效疗法时，可选用下列姑息性手术，以缓解增高的颅内压。

2. 姑息性手术

（1）侧脑室外引流术：为临床上常用的颅脑术前辅助性抢救措施之一，可在短期内有效降低颅内压，暂时缓解病情。手术方式采取经额、枕部快速钻颅或锥颅，穿刺侧脑室并安置引流管，行脑脊液体外引流，特别适于严重脑积水患者。

（2）脑脊液分流术：根据具体情况及条件可选用：①脑室脑池分流术；②脑室腹腔分流术；③脑室心房分流。脑积水的病例可施行脑室 - 腹腔分流术（ventriculo-peritoneal shunt，V-P shunt）。导水管梗阻或狭窄者，可选用神经内镜下第三脑室底造口术。侧脑室 - 心房分流术现已较少应用。

（3）减压术：小脑幕切迹疝时可采用颞肌下减压术；枕骨大孔疝时可采用枕肌下减压术。大面积脑梗死、重度脑损伤致严重脑水肿而颅内压增高时，可采用去骨瓣减压术。以上方法称为外减压术。在开颅手术中可能会遇到脑组织肿胀大量膨出，此时可将部分非功能区脑叶切除，以达到减压目的，称为内减压术。

【颅内压增高和脑疝应掌握的内容】

（一）问诊

发病时间是何时，发病时在干什么。起病的形式，是突然起病的还是亚急性起病，发病进展快慢，头痛位于哪个部位，头痛特点，是阵发性还是持续性，是钝痛、胀痛，还是放射痛，有无加重或减轻的因素。头痛剧烈时有无恶心和呕吐，呕吐类型，是否呈喷射性，呕吐与进食有无关系，等等。此次发病以来是否诊疗过，查了哪些辅助检查，结果是什么，用了哪些药物，效果如何？既往是否有类似发作史，既往有无偏头痛病史（与基底动脉型偏头痛相鉴别）。头痛发作时有无其他症状，有无肢体抽搐、瘫痪，有无耳鸣、声音嘶哑、视物双影、吞咽困难等。同时还需询问其他系统症状，如有无呕血和黑便，排除消化道出血。有无咳嗽、咳痰，尤其是粉红色泡沫样痰，排除神经源性肺水肿等。患者如昏迷，须询问掌握情况的直系亲属（其他常规问诊自行完善）。

（二）体格检查

密切观察生命体征（体温、脉搏、血压、呼吸）动态变化，注意神志情况，视力、视野测定，检眼镜观察眼底是诊断颅内压增高的确切依据，可表现为视盘充血，边缘模糊不清，中央凹陷消失，视盘隆起，静脉怒张，动脉曲张扭曲，病情进一步加重可表现为视盘淡白。瞳孔的观察是查体重点，区别脑疝与视神经、动眼神经本身病变。

（三）辅助检查

腰椎穿刺可直观反映颅内压力水平，容易操作，是临床基本技能之一，不可替代。不仅可用于测压，而且可以治疗，但对颅内压增高的患者有一定危险，可诱发脑疝危象，故应慎重进行。现临床可通过植入颅内压力传感器或腰穿置管，对颅内压进行持续监测，指导药物治疗和手术时机选择。

CT 普遍用于初查，对脑损伤优于 MRI。肿瘤患者行 MRI，可明确诊断，对手术具有指导性帮助，DSA 主要用于诊断脑血管性疾病和富于血运的颅脑肿瘤。X 线检查由于 CT 广泛普及，对诊断指导意义不大。

（四）颅内压增高及脑疝的治疗

治疗原则：去除病因治疗，是颅内压增高的根本治疗原则。

降低颅内压是治疗的重点。

1. 常规的床头抬高 30° 可以降低颈静脉回流，达到降低颅内压的目的。润肠通便，保存呼吸道通畅，使用呼吸机过度通气也有利于降低颅内压。

2. 可以使用相关的药物进行治疗，如采用脱水剂呋塞米、甘露醇、甘油果糖氯化钠或者高渗盐水，白蛋白增加胶体渗透压，对减轻脑水肿、降低颅内压有效。激素类药物如地塞米松改善血管通透性，可减轻水肿，降低颅内压。

3. 需要针对颅内压增高的病因进行积极治疗，通常情况如果经过保守治疗，颅内压仍难以降低时，需要考虑进行手术治疗，如脑出血导致的颅内压增高，药物治疗无效就必须进行手术降低颅内压，如通过清除颅内血肿、去骨瓣减压、脑室外引流，以达到降低颅内压的目的。

4. 脑疝是颅内压增高最严重的表现，一旦诊断为脑疝，应立即快速静脉输注高渗降颅内压药物，以缓解病情，争取时间。明确病变的性质及部位，尽快手术去除病因。

（徐希德）

第十四章 颅内肿瘤

颅内肿瘤是指生长于颅内的肿瘤，通称为脑瘤，分为原发性肿瘤和继发性肿瘤两大类。其病因至今不明，肿瘤发生自脑、脑膜、脑垂体、脑神经、脑血管和胚胎残余组织者等，称为原发性颅内肿瘤。而由身体其他脏器组织的恶性肿瘤转移至颅内者，称为继发性颅内肿瘤。颅内肿瘤可发生于任何年龄，以 20～50 岁为最多见。约占全身肿瘤的 2%。胶质瘤占颅内肿瘤的 45%；脑垂体腺瘤占 15%；脑膜瘤占 15%；神经鞘瘤占 7%；先天性肿瘤占 3%；以及转移性肿瘤和其他类型肿瘤 15%。男、女颅内肿瘤总的发病率大致相等。

【病因】

颅内肿瘤病因尚不明确，大量研究表明其发生与下列因素有关。

（一）遗传因素

在神经外科领域中，某些肿瘤具有明显的家族倾向性，如血管网织细胞瘤、多发性神经纤维瘤等，一般认为它们均为常染色体显性遗传性肿瘤，外显率较高。

（二）理化因素

物理因素中被确认的具有致肿瘤可能的是放射线，已有许多关于头颅放疗后引起颅内肿瘤的报道。在化学因素中，多环芳香碳氢化合物和硝酸化合物，如甲基胆蒽、苯并芘、甲基亚硝脲、亚硝基哌啶，在一些动物实验中都可诱发脑瘤。

（三）病毒感染

实验研究表明一些病毒包括 DNA 病毒和 RNA 病毒，若接种于动物脑内可诱发脑瘤。

（四）免疫抑制

器官移植免疫抑制药的应用，会增加颅内或外周肿瘤发生风险。

（五）残余的胚胎

颅咽管瘤、上皮样及皮样囊肿、畸胎瘤、脊索瘤明显发生于残留脑内的胚胎组织，这些残余组织具有增殖分化的潜力，在一定条件下可发展为肿瘤。

【分类】

（一）按颅内肿瘤来源

1. 原发性　起源于颅内各种组织的肿瘤。

2. 继发性　全身其他部位的肿瘤转移至颅内。

（二）按颅内肿瘤的组织分类

贝利（Bailey）和库欣（Cushing）基于科恩海姆（Cohnheim）（1887）关于胚胎残留细胞形成肿瘤的假说，于 1926 年首次对神经系统肿瘤进行分类，反映肿瘤组织的来源及恶性程度克尔诺汉（Kernohan）分类法，将神经上皮性肿瘤根据其分化程度分为Ⅰ～Ⅳ级。2007 年 WHO 公布了第 4 版分类法，为世界卫生组织分类法最新版本。

1. 神经上皮组织肿瘤　星形细胞肿瘤、间变性（恶性）星形细胞瘤、胶质母细胞瘤、巨细胞胶质母细胞瘤、胶质肉瘤、少突胶质细胞肿瘤、室管膜细胞肿瘤、混合性胶质瘤、脉络丛肿瘤、来源未确定的神经上皮肿瘤、神经元及神经元和胶质细胞混合性肿瘤、松果体实质细胞肿瘤、胚胎性肿瘤、黑色素型髓母细胞瘤。

2. 颅脑脊神经肿瘤　施万细胞瘤（神经鞘瘤）、神经纤维瘤、恶性周围神经鞘瘤（神经源性肉瘤、间变性神经纤维瘤、恶性施万细胞瘤）等。

3. 脑脊膜组织肿瘤　脑膜上皮细胞肿瘤（脑膜瘤、非典型脑膜瘤）；间质性，非脑膜上皮性组织肿瘤（骨软骨瘤、脂肪瘤、纤维组织细胞瘤，以及其他恶性肿瘤如血管外皮细胞、软骨肉瘤、间质性软骨肉瘤）；恶性纤维组织细胞瘤（横纹肌肉瘤、脑膜肉瘤病）；广泛性黑色素沉积症、黑色素细胞瘤、恶性黑色素瘤、组织来源未确定肿瘤、血管母细胞瘤（毛细血管型血管母细胞瘤），其他肿瘤等。

4. 淋巴瘤和造血细胞肿瘤　恶性淋巴瘤、浆细胞瘤、粒细胞、其他肿瘤等。

5. 生殖细胞肿瘤　生殖细胞瘤、胚胎癌、卵黄囊瘤（内胚窦瘤）、绒毛膜癌、畸胎瘤、混合性生殖细胞肿瘤、其他肿瘤等。

6. 鞍区肿瘤　垂体腺瘤、垂体癌、颅咽管瘤、其他肿瘤等。

7. 转移性肿瘤。

【临床表现】

（一）颅内压增高症状

1. 头痛　部分患者以头痛为发病第一个症状。在整个病程中，以头痛者较多。头痛常是间歇的，晨间较重。头痛的部位、程度、性质变化很大。头痛在儿童常呈间歇性。其解释是颅内压的增高为颅缝分离所缓解。老年人因脑萎缩、代偿空间大、反应迟钝等原因头痛症状早期不明显。

2. 呕吐　部分患者第一个症状是呕吐。多在晨间，与饮食无关，吐前常无恶心，多呈喷射性呕吐。幕下肿瘤可刺激呕吐中枢及前庭、迷走神经等，导致呕吐出现较早且严重。

3. 视盘水肿　为颅内压增高重要的体征。早期表现为视盘色红，边缘不清，水肿高起，静脉扩张，视网膜有时出血，晚期出现视盘光白，视物模糊以至失明。

4. 其他　可有头晕、耳鸣、烦躁、嗜睡、精神欠佳、复视、癫痫发作等。病情进行性加重，或突发瘤内卒中，可发生脑疝、昏迷，以至于死亡。

（二）局灶症状及体征

若颅内肿瘤位于脑重要功能区及其附近，由于压迫或破坏导致神经功能缺失，这时诊断定位有重要意义。

1. 大脑半球

（1）额叶：①精神障碍，如思维贫乏、语无伦次、迫害妄想、情感淡漠、孤僻、欣快、哭笑、意识蒙眬、嗜睡等。有时存在轻度精神症状，如失眠、多梦、健忘、情绪不稳等。②癫痫，对侧部分性运动性发作，包括皮质扩延性发作或持续部分性癫痫。③累及中央前回皮质运动中枢产生运动障碍：对侧偏瘫，单瘫，面瘫，累及额下回后部 Broca 区产生运动性失语（主侧半球），可产生单侧或双侧嗅觉缺失。产生患侧原发性视神经萎缩，对侧视盘水肿［福 - 肯（Foster-Kennedy）综合征］。

（2）颞叶：①癫痫：产生颞叶钩回发作；也可有全身性大发作、失神小发作。②精神障碍：表现为焦虑、恐惧、淡漠、迟钝、错觉、幻觉、感知综合障碍（如视物变形）等。③累及颞上回后部（Wernicke 区）产生感觉性失语（主侧半球）。④可产生对侧同向偏盲或上象限偏盲，对侧肢体共济失调。

（3）顶叶：①癫痫：对侧部分性感觉性癫痫。②累及中央后回皮层感觉中枢出现偏身感觉障碍：对侧偏身，上肢及肢体远端较重，主要损害实体觉、图形觉。③结构性失用症：不能描绘简单图形，可有半侧空间疏忽遗漏，多数为左侧空间，其特点为描绘图形的一半或描绘在纸的一侧（右侧）。④其他：如失写、失算、左右不分及手指失认症［格斯特曼（Gerstmann）综合征］。失语、失读、视觉性空间定向障碍（体外空间或环境方位的失认）。

（4）枕叶：累及距状沟周围皮层视觉中枢可产生对侧同向偏盲（中心视力可保存），两侧枕叶病变引起两眼完全失明；但瞳孔对光反射仍保存，可有幻觉，单独出现或为癫痫先兆，如间歇性闪光、暗点、图案等。

2. "中线"结构　其特点是肿瘤所在部位并不完全反映该部位损害的症状，如不论肿瘤长在纹状体或丘脑，一般而论很少有纹状体或丘脑的症状。其次常发生严重精神障碍，大多数病例无癫痫发作，缺乏明显的单侧功能丧失的症状。

（1）胼胝体：①精神障碍：欣快、淡漠、记忆衰退、失定向力、痴呆，还可有嗜睡、遗忘、缄默等。②胼胝体综合征：左手失用症是重要体征之一。③自主神经症状：多汗，皮肤划纹征，呃逆，心动过速，体温调节障碍。

（2）侧脑室：脑室为"静区"，往往肿瘤需长得足够大时才产生症状。当颅内压增高时，产生对侧偏身感觉减退、偏盲和（或）轻偏瘫，可伴步态不稳，肢体共济失调、失语等。

（3）丘脑：①运动感觉障碍常见对侧轻偏瘫伴感觉缺损。②侵犯基底节时则有不自主运动与肌强直，累及中脑、四叠体时可有眼球活动受限、同向运动障碍、瞳孔不等大、对光反射消失等，还可有耳鸣、单侧耳聋（听神经受压）。③精神障碍：淡漠、抑郁、躁狂、冲动、幻觉、妄想、记忆减退，可发展至严重痴呆，称丘脑性痴呆。④内分泌失调：肥胖、多尿、月经失调等。⑤丘脑外侧受损，常有明显的神经体征，如轻偏瘫、偏侧性感觉障碍。

（4）第三脑室：①脑室危象为脑脊液循环突然梗阻，随即产生急性颅内压增高症状。②精神障碍：呈进展性，可有波动及缓解。近事记忆减退、智力衰退，甚至痴呆。③突然跌倒：下肢肌突然失去张力，而意识完全清楚，5～15分钟。

3. 小脑

（1）小脑半球：患侧肢体共济失调，如指鼻及跟膝胫试验不稳准，快复轮替运动不能、辨距不良、回缩现象、构音困难、眼球震颤、肌张力减低，深反射迟钝或消失，步态不稳、向患侧跌倒等。

（2）小脑蚓部：躯干共济失调为主，步态蹒跚，左右摇晃，站立不稳。

（3）小脑脑桥角：产生相应的脑神经症状及小脑症状，表现为眩晕、患侧耳鸣、耳聋、面部感觉障碍、周围性面瘫、眼震及小脑性共济失调，有时可出现声音嘶哑、吞咽困难，对侧锥体束征等。

4. 脑干　虽可引起特征性的交叉性瘫痪（同侧脑神经麻痹及对侧肢体瘫痪）或交叉性感觉障碍，但脑干横径不大，往往表现双侧脑神经和长束受损征。

（1）中脑（四叠体或顶盖、大脑脚脚底及被盖和松果体）：①眼球运动神经核上性、核性、核间性和核下性损害：早期有复视，松果体及四叠体最常见的体征是两眼同向仰视麻痹，偶尔合并同向俯视麻痹，常伴瞳孔扩大及对光反射消失（Parinaud征）。此外，可见单侧或双侧睑下垂，内直肌、下直肌、下斜肌及上斜肌麻痹。②小脑结合臂损害：常见躯干性共济失调，偶尔单侧或双侧肢体共济失调，肌张力低，水平型眼震。③锥体束损害：大脑脚脚底、被盖部病变早出现、顶盖病变晚期表现为痉挛性偏瘫，至终末期则表现为四肢瘫。昏迷者有去大脑强直及强直性抽搐、头后仰、角弓反张，体温升高或降低。④精神症状：嗜睡、记忆力衰退、性格改变等。

（2）脑桥和延髓：①呕吐、呃逆、进食呛咳、吞咽困难、声音嘶哑、说话不清，可有括约肌障碍，面部感觉障碍，角膜反射消失，单侧或双侧展、面神经麻痹。咽反射消失，耳鸣及耳聋，水平或垂直型眼震。②锥体束损害出现较早，偏瘫在脑神经麻痹对侧，可发展成四肢瘫，单侧或双侧小脑性共济失调，感觉障碍不显著，可有病灶对侧痛觉与温觉障碍，无颅内压增高征或出现晚。③精神障碍，淡漠、嗜睡、冲动等。

5. 枕大孔区

（1）延髓、上颈髓损害症状：感觉及运动障碍，括约肌功能障碍，可突发呼吸功能障碍，可有猝倒、垂直性眼震、核间性眼肌麻痹（两眼同向侧视时，患侧眼球不能内收，对侧眼球单眼眼震，但辐辏正常）。

（2）后组脑神经损害：说话带鼻音、软腭无力、吞咽困难、舌肌及胸锁乳突肌萎缩。

（3）小脑症状：步态不稳、动作笨拙、眼震、肌张力低、腱反射迟钝等。

（4）上颈脊神经及脑膜刺激症状：枕颈部痛、颈强直、强迫头位等。

（5）可有脊髓空洞症型综合征：痛、温觉减退与消失，而深感觉保存的分离性感觉障碍为其特点，兼有脊髓长束损害的运动障碍与神经营养障碍。

（6）第四脑室：常有强迫头位，头位变动阻塞脑脊液通路时出现头痛、呕吐和眩晕，称 Bruns 征（第四脑室棘球蚴病）。

6. 蝶鞍区

（1）垂体及其附近：①内分泌功能障碍。垂体功能亢进（巨人症、闭经泌乳综合征、肢端肥大症），垂体功能减退（侏儒、黏液性水肿、阳痿、月经失调）。②神经受压症状：视力减退、视神经萎缩、两颞侧偏盲、眼肌麻痹等。

（2）丘脑下部：尿崩症，肥胖性生殖器退化综合征；嗜睡；幼年时起病者可有性早熟症；间脑性癫痫（潮红、出汗、流泪、流涎、发热、瞳孔扩大、血压升高、脉搏加快）等。

（三）远隔症状

由于肿瘤和颅内压力增高引起脑组织移位，神经受牵拉和压迫而产生的一些局部症状。如展神经受压和牵拉而出现复视；一侧大脑半球肿瘤将脑干推向对侧，使对侧大脑脚受压产生病灶侧偏瘫等。

【各种不同类型颅内肿瘤的特点】

（一）神经上皮来源肿瘤

神经上皮起源的肿瘤是最常见的颅内肿瘤，发病在性别上以男性为多，发病年龄大多在 21 ～ 50 岁，以 31 ～ 40 岁为高峰。按肿瘤细胞起源分为星形细胞起源肿瘤、少突胶质细胞起源肿瘤、混合性胶质瘤、室管膜起源肿瘤、神经元及混合性神经元 - 神经胶质起源肿瘤、脉络丛起源肿瘤、神经母细胞起源肿瘤、起源不明的神经胶质瘤等。

1. 星形细胞瘤（astrocytoma）　是神经上皮肿瘤最常见的类型（图 4-14-1），包括毛细胞型星形细胞瘤（WHO Ⅰ级）、星形细胞瘤（WHO Ⅱ级）、间变性星形细胞瘤（WHO Ⅲ级）、胶质母细胞瘤（WHO Ⅳ级）图 4-14-1；多发于 31 ～ 40 岁的青壮年，男性多于女性，可在中枢神经系统的任何部位，成年人多在半球（额叶及颞叶）、丘脑、基底节区；儿童多位于幕下（小脑、第四脑室）；首发症状为抽搐，可以同时合并其他神经系统损害的定位症状。治疗以手术为主，但手术无法全切，应尽量缩小肿瘤体积，术后行放疗和化疗，可延缓病变进展时间。目前星形细胞瘤 5 年生存期约 30%，预后不佳。

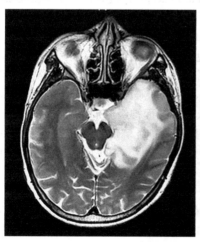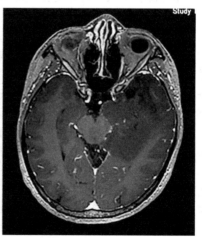

图 4-14-1　星形细胞瘤

2. 少突胶质细胞瘤（oligodendroglioma）　包括少突胶质细胞瘤（WHO Ⅱ级）与间变性少突胶质细胞瘤（WHO Ⅲ级）；主要见于中年人，尤其以 30 ～ 40 岁多见，男性多于女性，多见于额叶，颞叶及顶叶次之。肿瘤多位于白质内，呈浸润性生长。因生长相对缓慢，多发生钙化，呈团块状或散在钙化斑为其特征性改变。肿瘤与脑组织间界线较清楚，有时可有假包膜，部分肿瘤发生黏液样变，聚积成胶冻样。治疗以手术切除为主，术后需辅助放、化疗。

3. 室管膜瘤（ependymoma）　包括室管膜瘤（WHO Ⅱ级）及间变性室管膜瘤（WHO Ⅲ级）；主要见于儿童及青年人，男性多于女性，多位于幕下；儿童室管膜瘤幕下占绝大多数。肿瘤起源于室管膜细胞嵴，位于脑室内，少数肿瘤的主体位于脑组织内。由于肿瘤多呈膨胀性生长，位于第四脑室的室管膜瘤可充盈整个第四脑室，使第四脑室塑形，并可生长累及脑桥小脑角、小脑延髓池，甚至到达颈髓被面压迫延髓和上位颈髓的现象，有可塑性室管膜瘤之称。治疗以手术治疗为主，但术后复发率较高，同时也可出现沿脑室及脊髓的种植播散。本病对放疗中度敏感。术后需放疗和化疗。

4. 多形性胶质母细胞瘤（glioblastoma multiforme）　简称为胶质母细胞瘤（WHO Ⅳ级），是最常见的脑胶质瘤（图 4-14-2），占胶质瘤的 25% 以上，也是最恶性的一种。男性多于女性，男女之比约为 3 ∶ 1。大多发生于成人，特别是 30 ～ 50 岁。胶质母细胞瘤多发于额叶、颞叶白质，呈浸润性生长，浸润范围广，可经胼胝体到对侧，呈蝴蝶状生长。瘤体常伴有出血坏死。肿瘤发展迅速，手术切除后常很快复发。总体来说，胶质母细胞瘤预后极差，目前胶质母细胞瘤经综合治疗后平均生存期为 16 个月。

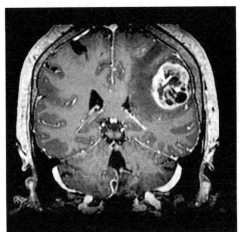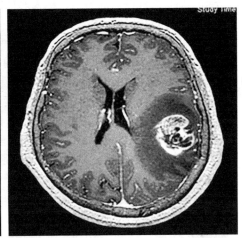

图 4-14-2　多形性胶质母细胞瘤

5. 髓母细胞瘤（medulloblastoma）　可发生于新生儿到 70 岁的任何年龄，男性多于女性，绝大多数在 10 岁之前，是儿童最常见的中枢神经系统恶性肿瘤。髓母细胞瘤绝大部分发生在小脑蚓部，小脑损害发生早。肿瘤生长迅速，病程短。临床表现包括原因不明的头痛、呕吐及步态不稳；体征包括视盘水肿、躯干性共济失调、眼震或强迫头位。此外因瘤内出血可迅速引起患者病情恶化，出血进入蛛网膜下腔，引起脑膜刺激症状。肿瘤也可阻塞脑脊液循环，诱发扁桃体下疝导致呼吸停止而死亡，称为小脑危象。髓母细胞瘤转移是本病的主要特征，尤其是术后。脊髓尤其是马尾神经是常见的受累部位，颅前窝底也是常见的种植转移部位。故术后可行全脑、脊髓放射治疗，以防止肿瘤复发。

（二）脑膜瘤

脑膜瘤（meningioma）是脑膜细胞的良性肿瘤（图 4-14-3），发生率次于胶质瘤。成年人较多，老年与儿童较少。女性稍多于男性。肿瘤大部分来自蛛网膜细胞，也可能来自硬膜成纤维细胞和软脑膜细胞，可发生在任何含有蛛网膜成分的地方，以矢状窦旁、大脑凸面、大脑镰旁者多见，其次为蝶骨嵴、鞍结节、小脑脑桥角与小脑幕和嗅沟等部位。脑膜瘤系脑外肿瘤，呈球形生长，与脑组织边界清楚。脑膜瘤有时可侵犯邻近的颅骨，而使颅骨增厚或变薄。脑膜瘤首选手术治疗，化疗及放疗不敏感，手术应同时切除受侵犯的硬脑膜及相邻的颅骨，否则易复发。少部分残留肿瘤可行 X 刀或 γ 刀治疗。

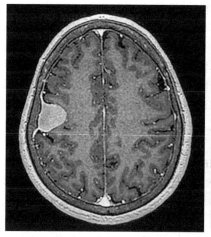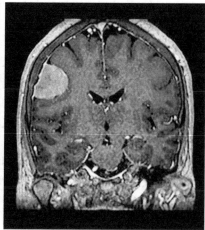

图 4-14-3　脑膜瘤

少部分脑膜瘤呈恶性肿瘤的特点，称为恶性脑膜瘤。此类肿瘤临床表现为肿瘤在原部位多次复发，并可发生颅外转移。预后极差。

（三）垂体腺瘤

垂体腺瘤（pituitary adenoma）来源于垂体前叶和后叶，以前叶的腺瘤占大多数（图 4-14-4）。垂体前叶有 6 种激素，即促生长素（GH）、促肾上腺皮质激素（ACTH）、催乳素（PRL）、促甲状腺激素（TSH）及两种促性腺激素（黄体生成素 / 卵泡刺激素，LH/FSH）。垂体后叶主要含有抗利尿激素与催产素等，按垂体瘤是否分泌功能激素可分为功能性垂体瘤和无功能性垂体瘤，功能性垂体瘤可进一步分为 PRL 瘤、GH 瘤、ACTH 瘤、TSH 瘤、LH/FSH 瘤及混合瘤等。≤ 1cm 者称为微腺瘤；1～3cm 为大腺瘤；> 3cm 为巨大腺瘤。

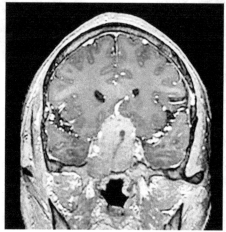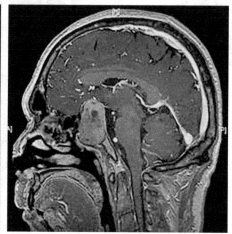

图 4-14-4　垂体腺瘤

临床症状表现如下。

1. 激素分泌过多症候群

（1）PRL 瘤：女性多见，典型表现为闭经、溢乳、不育。男性则表现为性欲减退、阳痿、乳腺发育、不育等。

（2）GH 瘤：未成年患者可发生生长过速，出现巨人症。成人以后为肢端肥大的表现。

（3）ACTH 瘤：临床表现为向心性肥胖、满月脸、水牛背、多血质、皮肤紫纹、毳毛增多等。

重者闭经、性欲减退、全身乏力，有的患者并有高血压、糖尿病、血钾减低、骨质疏松、骨折等。

（4）TSH瘤：少见，由于垂体促甲状腺激素分泌过盛多，引起甲状腺功能亢进症状。

（5）LH/FSH瘤：非常少见，有性功能减退、闭经、不育、精子数目减少等。

2. 激素分泌减少　某种激素分泌过多干扰了其他激素的分泌，或肿瘤压迫正常垂体组织而使激素分泌减少，最常见的表现为继发性性腺功能减退、甲状腺功能减退、肾上腺皮质功能减退。

3. 垂体周围组织压迫症群

（1）头痛：因为肿瘤造成鞍内压增高，垂体硬膜囊及鞍膈受压，多数患者出现头痛，主要位于前额、眶后和双颞部，程度轻重不同，间歇性发作。

（2）视力减退、视野缺损：肿瘤向前上方发展压迫视交叉，多数为颞侧偏盲或双颞侧上方偏盲。

（3）海绵窦综合征：肿瘤向侧方海绵窦发展，可压迫第Ⅲ、Ⅳ、Ⅵ对脑神经，引起上睑下垂、眼外肌麻痹和复视等脑神经损害表现。

（4）下丘脑综合征：大型、巨大型垂体瘤，肿瘤向上方发展，影响下丘脑可导致尿崩症、睡眠异常、体温调节障碍、饮食异常、性格改变。

4. 垂体卒中　垂体瘤可发生瘤体内出血、坏死，导致垂体瘤卒中。临床多起病急骤，剧烈头痛，并迅速出现不同程度的视力减退，严重者可在数小时内双目失明，常伴眼外肌麻痹，可出现神志模糊、定向力障碍、颈强直甚至突然昏迷。

治疗原则：抑制肿瘤的激素分泌，最大程度地去除肿瘤，维持正常垂体功能，减轻肿瘤对视力的影响，防止肿瘤复发。垂体瘤首选手术治疗。但前经鼻蝶入路内镜下垂体瘤已成为有效的安全治疗手段，部分术后肿瘤残留可予以药物辅助治疗，如奥曲肽、溴隐亭等；对药物治疗效果不佳者可考虑辅以γ刀等放射治疗。

【诊断和鉴别诊断】

（一）诊断

颅内肿瘤的诊断主要依靠病史和查体，其为最基本、最重要的诊断手段，通过全面、系统的病史询问，详尽细致的查体，必要的体验检查及其他特殊检查，然后进行综合分析，以明确诊断。

1. CT　是诊断颅内肿瘤的重要工具，CT有较高分辨力，可反映出病变和正常组织间微小密度差。颅内肿瘤与正常脑组织在组织学上具有相当大的差异，不同的组织结构具有不同的CT值，表现出不同密度，从而在CT图像上显示病灶。静脉注射含碘对比剂后，可以显示肿瘤以及肿瘤引起的结构变化，脑实质内病变可见正常的脑室等结构变形、移位等改变，注射对比剂后，肿瘤可能强化为高密度的病灶。三维CT使颅内病变定位诊断更加精确。

2. MRI　在显示正常脑解剖方面，MRI优于以前的任何技术，MRI能提供清晰的解剖背景图像，特别是头部图像不受颅后窝伪迹的干扰，有鲜明的脑灰、白质反差，可作冠、矢状及轴位层面的断层，比CT更为优越。使用顺磁性药物强化扫描已经成为MRI诊断脑肿瘤的主要选择手段。使用增强剂后，大多数肿瘤可出现强化。MRI对颅后窝肿瘤尤其是脑干肿瘤的诊断最为准确。MRI上恶性肿瘤可呈现不均匀的强化，而脑膜瘤强化则比较均匀，另外，MRI要比CT能更早地发现垂体的微腺瘤，也是发现视神经胶质瘤的选择手段。MRA可清晰显示颅内血管情况，可部分替代DSA。

3. 神经系统 X 线检查　包括头颅X线摄片、放射性核素脑造影、脑室和脑池造影、数字减影血管造影（DSA）等。DSA能清楚显示颈内外动脉及静脉系统图像，还可测定动脉的血流量，目前已被广泛应用于脑血管病检查，成为动脉瘤、动静脉畸形、动静脉瘘等血管性疾病定性定位诊断的金标准。DSA检查不但能提供病变的确切部位，而且对病变的范围及严重程度亦可清楚地了解，为手术提供较可靠的客观依据。另外，DSA检查对于缺血性脑血管病也有极高的诊断价值。DSA可清楚地显示动脉管腔狭窄、闭塞、侧支循环建立情况等。

4. 脑电图（electroencephalography，EEG）及脑电地形图（brain electrical activity map-

ping，BEAM）检查　可作为脑肿瘤的筛选手段，尤其在肿瘤合并有癫痫发作时诊断价值更大，对大脑半球凸面肿瘤或病灶具有定位价值，可进一步明确癫痫灶与肿瘤组织之间关系。

5. 脑诱发电位（cerebral evoked potential）记录　可给被检查者作特定刺激，同时记录其脑相应区的电信号。单次刺激所诱发的皮质反应性信号十分微弱。如按一定频率重复刺激，并用电脑将所得的记录叠加，则诱发的信号不断增加，得到一个较清晰的诱发电位活动。在脑肿瘤的诊断检查方面及手术中脑功能的保护有应用价值。脑诱发电位记录有：①视觉诱发电位，用于诊断视觉传导通路上的病变或肿瘤；②脑干听觉诱发电位（BAEP），用于记录小脑脑桥角及脑干的病变或肿瘤的异常电位；③体感诱发电位，用于颅内肿瘤患者的皮质感觉运动功能评定。

6. 正电子发射断层成像（positron emission tomography，PET）　其原理基于组织代谢变化，因为肿瘤组织糖酵解程度高，而且代谢活性与肿瘤的良、恶性程度有关，本技术通过测定组织的糖酵解程度，从而区分正常组织和肿瘤组织，了解肿瘤的恶性程度。PET 可对鉴别肿瘤复发与放射性的坏死提供帮助，此外还能监测术后的肿瘤残余，监测肿瘤的发展。

（二）鉴别诊断

1. 脑脓肿　常继发于体内各种感染灶、中耳炎、乳突炎、鼻窦炎、颅骨骨髓炎及颅内静脉窦炎等化脓性感染病灶，可直接向脑内蔓延，形成脑脓肿；因细菌性心内膜炎、先天性心脏病，特别是紫绀型心脏病等引起的脑脓肿，以婴幼儿多见；此外外伤或手术清创不彻底、不及时，有异物或碎骨片存留于脑内，也可形成脓肿；脑脓肿患者起病时有发热，并有脑膜刺激征，外周血血常规有白细胞增多，脑脊液内有炎症细胞；CT 扫描常示圆形或卵圆形密度减退低阴影，增强扫描呈薄壁而光滑的环状强化，占位效应明显，这些均有助于与脑肿瘤相鉴别。

2. 癫痫　脑瘤引起的继发性癫痫为颅内肿瘤的常见症状之一，需与原发性癫痫相鉴别。原发性癫痫起病较早没有年龄限制，没有颅内压增高的症状，没有局灶性体征，病程长反复发作而保持相对稳定；原发性癫痫脑电图有癫痫波发放与脑瘤局灶体征和局灶性慢波有不同，常通过 CT、MRI 检查来进行鉴别。

3. 脑寄生虫病　包括脑血吸虫病、脑棘球蚴病、脑囊虫病及脑肺吸虫病等。患者临床表现有颅压增高的症状，还会出现抽搐发作等。患者多有与感染源有接触史或疫区生活史。大便检查、虫卵孵化、痰液检查，会发现有寄生虫虫卵存在，发现皮下结节者应做活检诊断。血清及脑脊液的补体结合试验、皮肤反应试验在囊虫及肺吸虫病中一般呈阳性，与本病相鉴别并不难。同时 CT、MRI 检查也有助于鉴别诊断。

4. 慢性硬膜下血肿　一般见于有头颅外伤的老年人，有时外伤轻微不能追忆，临床表现可有类似老年性痴呆的精神症状、有颅内压增高的表现，有意识进行性障碍，局限体征以一侧肢体体力弱为主，结合病史、CT 检查表现为硬膜下等密度或混杂密度的占位，可与脑肿瘤相鉴别。

5. 脑血管意外　卒中型老龄脑瘤常有偏瘫、失语，易与脑出血混淆。但脑血管意外患者一般年龄较大，既往多有高血压、动脉硬化史。脑梗死可急性或亚急性起病，短期内渐进性加重；脑出血多突然发病，很快出现意识障碍；两者均可出现轻偏瘫、偏身感觉障碍，或合并偏盲、失语等症状与体征；虽均能造成颅内高压，但眼底视盘水肿较少见。CT、MRI 等影像学检查一般可以做出判断。但有一些脑梗死需要在影像学上同低级别星形细胞瘤相鉴别。

6. 多发性硬化　是脱髓鞘的常见类型，以轴索的弥漫性脱髓鞘及神经胶质增生为特征，好发于脑室周围、视神经、脑干、小脑白质及小脑脚、脊髓，有时需同颅内肿瘤特别是胶质瘤相鉴别。多发硬化多见于中青年，女性居多，病程中缓解与复发交替，影像学检查提示白质内存在新旧不一的 2 个以上病灶，可无占位效应。活动病灶在 CT 或 MRI 多可对比增强，类固醇激素治疗可以使病灶变小。

7. 假性脑瘤　又称良性颅内压增高，本病可见于静脉窦血栓形成、炎症或外伤后蛛网膜粘连、药物反应及某些内源或外源性毒素影响。患者有颅内压增高的表现而无局灶性症状。良性颅内压增高病程进展缓慢，腰椎穿刺放液后一般好转，易复发。良性颅内压增高与脑肿瘤还应该通过 CT

及 MRI 检查加以鉴别。

【治疗】

颅内肿瘤总体治疗原则：以手术治疗为主，根据情况辅以放疗和化疗等的综合治疗。

（一）手术治疗

手术切除是目前治疗脑肿瘤的最常用也最有效的方法。

1. 肿瘤切除术 良性、包膜完整和与神经血管易于分离的脑肿瘤，手术全切概率高。但对恶性程度高、弥漫性生长而无明确边界，或肿瘤部位深在、累及重要功能区，手术常难以全切除，仅能次全（90% 以上）、大部（60% 以上）或部分切除。但手术可明确病理性质，减轻肿瘤负荷，为下一步治疗提供依据，延长患者生命，目前颅内肿瘤手术已进行微创神经外科的时代，手术越发重视对神经功能的保护。手术治疗的原则是在保存神经功能的前提下尽可能切除肿瘤。

2. 内减压手术 当肿瘤无法全部切除时，可将肿瘤周边功能哑区的脑组织予以切除，给肿瘤生长留出空间，从而降低颅内压，有助延长患者生命，并为进一步治疗提供时间。内减压主要限制在"非功能区"内，如额极、颞极、枕极及小脑半球外 1/3，内减压的部位应当在肿瘤周围，并建议有神经电生理术中行脑皮层功能监测。

3. 外减压手术 即切除颅骨并剪开硬脑膜，使颅腔容积扩大，以达到降低颅内压的目的。常用于大脑深部肿瘤（由于不能切除）或仅行活检及脑深部肿瘤放疗前，以达到减压目的。常用术式有颞肌下减压、枕肌下减压及大骨片减压。

4. 脑脊液分流术 对于脑肿瘤合并脑积水的患者可行脑脊液分流术，包括：①侧脑室枕大池分流术；②侧脑室腹腔或心房分流术；③终板造口术及三室底造口术；④腰大池腹腔分流术。

（二）放疗

颅内肿瘤的治疗一般以手术切除为主。但由于脑部解剖结构复杂及肿瘤生长特殊，许多情况下很难完整切除肿瘤；此外肿瘤位于功能区或部位深在，以及患者全身情况不宜行手术治疗，可采取放疗方法进行治疗推迟肿瘤复发、抑制肿瘤生长，延长患者生命。放疗分为内放疗和外放疗。

1. 内放疗 又称间质内放疗（interstitial radiotherapy）。将放射性同位素送入肿瘤内部，对正常脑组织损伤较少，同时副作用也较小，可达到长期治疗效果。方法：①应用立体定向注射的方法；②通过置入瘤腔奥马亚（Ommaya）囊经皮下穿刺直接注入放射性同位素；③术中在瘤腔内放入吸附同位素的明胶海绵等材料以达到治疗目的。

2. 外放疗（radiotherapy）

（1）普通放疗：重要依据是利用肿瘤组织相对于正常组织增殖快、周期短，在相同放射剂量条件下，正常组织与病变组织对放射线的敏感性存在显著差异，治疗量的放射线可严重损伤病变区组织，而对正常组织的损伤较小。尽管如此，正常组织在放射线的散漫照射下仍然会受到一定程度的损伤，这是普通放疗无法避免的弊端。因此现已较少单独应用，一般用于术后辅助化疗。

（2）γ 刀放疗：通过精确的立体定位，将治疗剂量的离子束（γ 射线）通过聚焦的射线到达病灶处成焦点状，使病灶中的组织坏死，而靶灶周围的正常组织所接受的放射剂量极小，不会造成明显损伤。靶组织为颅内病变如脑动静脉畸形、脑肿瘤等。γ 刀对于小病灶肿瘤以最大直径不大于 3cm 疗效为佳。

（3）X 刀：是指在计算机辅助下将 X 线聚集于肿瘤组织，造成病灶中的组织坏死，而靶灶周围的正常组织所接受的放射剂量不大，其原理及适应证与 γ 刀雷同，但照射精度不如 γ 刀。

（三）化疗

化疗是利用化学药物杀死肿瘤细胞，抑制肿瘤细胞的生长繁殖和促进肿瘤细胞分化的一种治疗方式，它是一种全身性治疗手段，对原发灶、转移灶和亚临床转移灶均有治疗作用。已成为颅内肿瘤综合治疗不可缺失的一环。由于血脑屏障存在，颅内肿瘤的治疗有其特殊性。

1. 选择药物原则 ①脑瘤患者接受化疗时，尽量选择能透过血脑屏障、在脑脊液维持较长时间、浓度较高的药物。②选择抑制瘤细胞敏感而对正常脑组织毒性小的药物。③可采用患者的新鲜肿瘤标本行体外药敏试验，排除无效的化疗药物；检测患者肿瘤标本中耐药基因的表达，为临床选择化疗药物提供参考。针对脑胶质瘤等神经系统恶性肿瘤，在临床上常用的药物有替莫唑胺烷化剂、亚硝基脲类卡莫司汀、洛莫司汀、司莫司汀等。

2. 副作用及注意事项　①化疗可引起颅内压升高，使用化疗药物时，需辅助联合降低颅内压药物。②化学药物治疗过程中，可引起肿瘤内部坏死出血，需密切观察，有可能需手术治疗。③可引起造血功能抑制，以及肝肾功能损害，需注意血常规变化，定期检查肝肾功能，必要时停止药物。

（四）基因药物治疗（gene medicine therapy）

随着恶性肿瘤基因治疗技术的迅速发展，肿瘤的基因靶向治疗已成为恶性肿瘤治疗领域的研究热点之一。但是目前相关临床开展仍然处于刚刚起步阶段，受到诸多因素限制。

【颅内肿瘤应掌握的内容】

（一）问诊

发病时间是何时，发病时在干什么。起病的形式，是突然起病的还是亚急性起病，发病进展快慢，头痛位于哪个部位，头痛特点，是阵发性还是持续性，是钝痛还是胀痛，是否有放射痛，有无加重或减轻的因素。头痛剧烈时有无恶心和呕吐，呕吐类型，是否呈喷射性，呕吐与进食有无关系，等等。有无精神障碍、癫痫；有无颜面部及肢体的运动障碍，有无言语不清，说、读、写的异常。脑神经方面：有无视力、视野异常，颜面部感觉异常，患者的听力有无改变，有无声音嘶哑、吞咽困难等；小脑方面：有无肢体的共济失调，如步态异常、动作笨拙等。鞍区部位：有无内分泌激素改变，如女性月经不调、泌乳，男性性功能异常等，尿量改变。

（二）查体

全身检查，重点应放在神经系统，包括意识状态、精神状态、局灶体征（偏瘫／偏盲等）、各种反射及病理征等。通过神经系统体格检查，了解是否有脑组织局灶损害的表现。

（三）辅助检查

1. 实验室检查　主要应用于内分泌激素方面的肿瘤，主要是垂体瘤。如 PRL、GH、ACTH、LH、FSH、TSH 等，进一步相关血液检查如胰岛素样生长因子 1（IGF-1）等可协助肿瘤诊治。

2. 影像学检查　CT 普遍用于初查。CTA 有助于明确肿瘤与血管关系，PET、CT 有助于对高度怀疑转移瘤的患者起到明确诊断，确立原发灶的作用，有助于选择进一步治疗方案。MRI 可从轴位、矢状位、冠状位三维立体成像，更容易对肿瘤有清晰认识，对手术有重要的指导意义。且技术的进步，功能磁共振（如磁共振波谱成像、灌注成像、血管成像）的应用，给临床许多疾病的诊治带来了划时代变化。DSA 主要用于诊断脑血管性疾病和富于血运的颅脑肿瘤，且可术中行栓塞治疗，阻断肿瘤血供，降低富血供肿瘤的手术治疗风险。X 线摄片由于 CT 广泛普及，对诊断指导意义不大。

（四）颅内肿瘤的治疗

治疗原则：以手术治疗为主，根据情况辅以放疗和化疗等的综合治疗。

在保存神经功能的前提下尽可能切除肿瘤。但由于脑部解剖结构复杂及肿瘤生长特殊，许多情况下很难完整切除肿瘤；此外肿瘤位于功能区或部位深在，以及患者全身情况不宜行手术治疗，可采取放疗方法进行治疗，推迟肿瘤复发、抑制肿瘤生长，延长患者生命。

由于血脑屏障存在，既往观念认为颅内肿瘤化疗是一个相对低效区域，但它是一种全身性治疗手段，对原发灶、转移灶和亚临床转移灶均有治疗作用。已成为颅内肿瘤综合治疗不可缺失的一环。

随着恶性肿瘤基因治疗技术的迅速发展，肿瘤的基因靶向治疗已成为恶性肿瘤治疗领域的研究热点之一。但是目前相关临床开展仍然处于刚刚起步阶段，受到诸多因素限制。

（徐希德）

第五篇 内分泌系统

第一章 内分泌代谢性疾病总论

【激素】

激素是指体内微量的化学物质或化学信使，由内分泌器官、组织或细胞产生，释放入血液循环系统，转运至靶器官或者组织，实现生物效应。

目前将激素分为 5 类：①氨基酸衍生物，如多巴胺、儿茶酚胺和甲状腺激素；②小分子神经肽类，如血管紧张素和生长抑素；③大分子蛋白质，如经典内分泌腺体产生的胰岛素和甲状旁腺激素；④以胆固醇为前体合成的类固醇激素，如皮质醇和雌激素等；⑤维生素类衍生物，如维甲酸和维生素 D。

激素发挥作用，首先要在血液内运输，其运输形式分为两种，一种是水溶性激素，如蛋白激素和小分子激素；另一种是非水溶性激素，如甲状腺激素和类固醇激素，需要糖蛋白作为载体，如甲状腺素结合球蛋白、性激素结合球蛋白等。

激素发挥作用还必须和靶细胞上的受体结合。一般来说，氨基酸和肽类激素衍生物与细胞表面的膜受体相互作用，而类固醇激素、维生素 D、甲状腺素主要通过与细胞内的核受体相互作用发挥调节作用。

激素与膜蛋白受体结合后还必须经过细胞内信号系统传导。

反馈控制是内分泌系统的主要调节机制。下丘脑、垂体与靶腺（甲状腺、肾上腺皮质和性腺）分泌的激素主要通过反馈调节，上游内分泌腺分泌的激素对下游内分泌腺激素的分泌为正刺激，下游内分泌腺分泌的激素对上游内分泌腺激素的分泌为负反馈，从而维持三者间的动态平衡。

【内分泌系统】

主要由两个部分组成：①经典内分泌腺体，垂体、甲状腺、甲状旁腺、肾上腺、性腺、胰岛，其中下丘脑及垂体间构成一个神经内分泌轴，调节相应靶组织的功能。其主要分泌的激素及对应的下游激素见表 5-1-1；②分布于其他组织、器官（心血管、胃肠、肾脏、脂肪组织、脑）的内分泌组织与细胞。

表 5-1-1　下丘脑激素、垂体激素及其靶器官激素

下丘脑激素	垂体激素	靶器官激素
生长激素释放激素（GHRH）	生长激素（GH）	（肝脏）胰岛素样生长因子 1（IGF-1）
促皮质醇释放激素（CRH）	促肾上腺皮质激素（ACTH）	（肾上腺皮质）皮质醇
促甲状腺激素释放激素（TRH）	促甲状腺激素（TSH）	（甲状腺）甲状腺激素（T_3、T_4）
促性腺激素释放激素（GnRH）	黄体生成素（LH） 卵泡刺激素（FSH）	性腺（睾酮、雌二醇、孕酮、抑制素）
多巴胺（DA）	泌乳素（PRL）	-

【内分泌疾病概况】

内分泌疾病通常根据腺体的功能分类，分为激素产生过多、激素产生过少或功能障碍。

（一）激素产生过多

1. 内分泌腺肿瘤 肿瘤自主性分泌激素，临床表现为该腺体功能亢进。肿瘤多为良性。除激

素分泌增多外，体积较大的肿瘤可以压迫邻近组织，出现肿瘤压迫症状或由压迫所致的相邻组织细胞的功能减退。

2. 多发性内分泌腺瘤病（multiple endocrine neoplasia，MEN） 多个内分泌腺病变或增生，产生过多激素。MEN 分为 MEN-1、MEN-2A、MEN-2B。

3. 伴瘤内分泌综合征 也称异位激素分泌综合征，指起源于非内分泌组织的肿瘤产生了某种激素，或者起源于内分泌腺的肿瘤除产生自身激素外，还释放其他非自身激素。

4. 自身抗体产生 因自身免疫产生抗体，刺激相关腺体，导致激素产生过多。

5. 基因异常 基因突变、基因融合或基因表达部位异常等。

（二）激素产生过少

1. 内分泌腺体破坏 包括自身免疫损伤、肿瘤压迫、放射损伤、手术切除、缺血坏死等导致的腺体破坏，激素产生减少。

2. 激素合成缺陷 大多因基因缺陷引起激素合成缺陷。

3. 内分泌腺以外疾病 如肾脏病变，25（OH）D_3 不能在肾脏进行 1α 羟化，活性维生素 D 产生障碍，从而导致肾性骨病。

（三）功能障碍

激素受体突变或者受体后信号转导障碍导致激素在靶组织不能实现生物学作用。临床表现为功能减退或正常，但血中激素水平高于正常范围。

【内分泌疾病的诊断原则】

完整的内分泌疾病的诊断应包括功能诊断、定位诊断和病因病理诊断三个方面。功能诊断可从一些典型患者具有特殊的面容和病理性特征及激素相关的生化异常得到线索，通过血液激素浓度测定得到直接证据，必要时可进行激素的功能试验。定位诊断可采用影像学检查、核医学检查、细针穿刺细胞学检查或者活检等进行定位。病因诊断可进行自身抗体检测、染色体检查及基因检查。

【内分泌疾病的治疗原则】

功能亢进者的治疗方法：①手术切除肿瘤或增生组织；②药物治疗抑制激素的合成和释放；③核素治疗和放射治疗；④采用动脉栓塞治疗各腺体肿瘤。

功能减退者的治疗方法：①激素替代治疗；②利用化学药物刺激某种激素分泌或增强其作用；③内分泌组织移植。

【内分泌功能试验】

内分泌功能试验包括兴奋试验和抑制试验。兴奋试验的目的是检测内分泌腺的激素储备量，用于内分泌腺功能减退的诊断。抑制试验的目的是检测内分泌腺合成和释放激素的自主性，用于内分泌腺功能亢进的诊断。常用功能试验见表 5-1-2。

表 5-1-2 常见的功能试验名称、检测指标和临床意义

功能试验名称	主要检测指标	临床意义
低血糖兴奋试验	ACTH、皮质醇	垂体前叶功能减退的诊断
低血糖兴奋试验	GH	GH 缺乏的诊断
精氨酸兴奋试验	GH	GH 缺乏的诊断
葡萄糖抑制试验	GH	GH 分泌过多的诊断（垂体 GH 瘤）
GnRH 兴奋试验	FSH、LH	估计垂体促性腺激素的储备功能以及判断病变部位
禁水加压试验	尿量、尿渗透压、尿比重	尿崩症的诊断

功能试验名称	主要检测指标	临床意义
隔夜、小及大地塞米松抑制试验	ACTH、皮质醇	皮质醇增多症的诊断、定位
ACTH 兴奋试验	ACTH、皮质醇	皮质功能减退的诊断
卡托普利试验	肾素、血管紧张素 Ⅱ、醛固酮	原发性醛固酮增多症的诊断
酚妥拉明试验	监测血压	嗜铬细胞瘤

注：ACTH，促肾上腺皮质激素；GH，生长激素；GnRH，促性腺激素释放激素；FSH，卵泡刺激素；LH，黄体生成素。

【内分泌总论应掌握的内容】

掌握激素的定义、分类。激素发挥作用的四大环节：激素的分泌、激素在血液中的运输、激素与靶器官受体的结合及受体后信号的转导，理解四个环节中哪个环节出现问题均可出现内分泌疾病。理解反馈控制是内分泌系统的主要调节机制，一般来说，上游激素对下游激素是正刺激，下游激素对上游激素是负反馈。掌握经典内分泌腺体的组成及其分泌的激素。理解内分泌疾病的常见三种原因：激素产生过多、激素产生过少或功能障碍。掌握内分泌疾病的诊断及治疗原则。了解常见的内分泌功能试验。

（袁　瑾）

第二章 甲状腺癌

甲状腺癌是最常见的甲状腺恶性肿瘤，约占全身恶性肿瘤的1%。

【解剖和生理功能】

（一）解剖结构

甲状腺由左、右两个侧叶和峡部构成，峡部有锥状叶与舌骨相连。侧叶位于喉与气管的两侧，下极多数位于第5～6气管软骨环之间，峡部多数位于第2～4气管软骨环的前面。甲状腺侧叶的背面有甲状旁腺，内侧毗邻喉、咽、食管。

甲状腺的血供非常丰富，主要源于甲状腺上动脉（颈外动脉的分支）和甲状腺下动脉（锁骨下动脉的分支），偶有甲状腺最下动脉。甲状腺的静脉在腺体形成网状，然后汇合成甲状腺上静脉中静脉和下静脉，上、中静脉汇入颈内静脉。甲状腺下静脉一般注入头臂静脉。

甲状腺内淋巴管网极为丰富，逐渐向甲状腺包膜下集中，形成集合管，然后伴行或不伴行周边静脉引出甲状腺，汇入颈部淋巴结。

喉返神经来自迷走神经，行走在气管、食管之间的沟内，多在甲状腺下动脉的分支间穿过。喉上神经亦来自迷走神经，分为：内支（感觉支），分布在喉黏膜上；外支（运动支），与甲状腺上动脉贴近、同行，支配环甲肌，使声带紧张。

（二）甲状腺生理

甲状腺的主要功能是合成、储存和分泌甲状腺素。

【病因】

（一）碘与甲状腺癌

碘是人体必需的微量元素，碘缺乏导致甲状腺激素合成减少，促甲状腺激素（thyroid stimulating hormone，TSH）水平增高，刺激甲状腺滤泡增生肥大，发生甲状腺肿大，出现甲状腺激素，使甲状腺癌发病率增加，目前意见尚不一致。而高碘饮食可能增加甲状腺乳头状癌的发生率。

（二）放射线与甲状腺癌

用X线照射实验鼠的甲状腺，一方面能促使动物发生甲状腺癌、细胞核变形、甲状腺素的合成大为减少，导致癌变；另一方面使甲状腺破坏而不能产生内分泌素，由此引起的TSH大量分泌也能促发甲状腺细胞癌变。

（三）TSH慢性刺激与甲状腺癌

血清TSH水平增高，诱导出结节性甲状腺肿，给予诱变剂和TSH刺激后可诱导出甲状腺滤泡状癌，而且临床研究表明，TSH抑制治疗在分化型甲状腺癌术后的治疗过程中发挥重要的作用，但TSH刺激是否为甲状腺癌发生的致病因素有待证实。

（四）性激素的作用与甲状腺癌

由于在分化良好甲状腺癌患者中，女性明显多于男性，因而性激素与甲状腺癌的关系受到重视，有人研究甲状腺癌组织中的性激素受体，发现甲状腺组织中存在两种性激素受体：雌激素受体（ER）和孕激素受体（PR），但性激素对甲状腺癌的影响至今尚无定论。

（五）生甲状腺肿物质与甲状腺癌

凡能干扰甲状腺激素正常合成且产生甲状腺的物质就称为生甲状腺肿物质，包括木薯、萝卜、卷心菜、硫脲嘧啶、硫氰酸盐、对氨基水杨酸钠、保泰松、过氯酸钾、钴盐、锂盐等食物和药物，以及含硫碳氢化物、钙、氟过多的饮用水。

（六）其他甲状腺疾病与甲状腺癌

在一些甲状腺良性疾病如结节性甲状腺肿、甲状腺增生、甲状腺功能亢进症（甲亢）患者中，有少数合并有甲状腺癌。甲状腺腺瘤也有发生癌变的可能。

（七）家族因素与甲状腺癌

5%～10% 的甲状腺髓样癌患者有明显家族史，呈常染色体显性遗传。临床上也可以见到一个家庭中两个以上成员同患乳头状癌。

【临床表现】

早期多无明显症状和体征，通常在体检时通过甲状腺触诊和颈部超声检查发现甲状腺小肿块。

甲状腺内发现肿块，质地硬而固定、表面不平是各型癌的共同表现。腺体在吞咽时上下移动性小。未分化癌可在短期内出现上述症状，除肿块增长明显外，还伴有侵犯周围组织的特性。

晚期可产生声音嘶哑，呼吸、吞咽困难和交感神经受压，引起 Horner 综合征以及侵犯颈丛出现耳、枕、肩等处疼痛和局部淋巴与远处器官转移等表现。颈淋巴结转移在未分化癌发生较早。

髓样癌由于肿瘤本身可产生降钙素和 5- 羟色胺，从而引起腹泻、心悸、面色潮红等症状。

【辅助检查】

（一）B 超

颈部超声检查是诊断甲状腺肿物性质的首先检查，且可以发现触诊难以发现的较小肿物。

（二）核素扫描

实体性甲状腺结节应常规行核素扫描检查，甲状腺癌和 Tc 显像多表现为冷结节。

（三）CT 和 MRI

主要用于了解甲状腺癌侵犯范围和转移情况。

（四）甲状腺穿刺活检

在超声引导下行针吸细胞学检查或穿刺组织学检查，用以判断肿物的良恶性。

（五）实验室检查

甲状腺肿瘤治疗前后常需进行促甲状腺激素、甲状腺激素、甲状腺球蛋白、降钙素、甲状腺素结合力等项目的检查。检测血清降钙素水平有助于髓样癌的辅助诊断。

【诊断和鉴别诊断】

对所有甲状腺的肿块，无论年龄大小、单发还是多发，包括质地如何，均应提高警惕。主要根据临床表现，若甲状腺肿块质硬、固定，颈淋巴结肿大，或有压迫症状者，或存在多年的甲状腺肿块，在短期内迅速增大者，均应怀疑为甲状腺癌。结合 B 超、核素扫描、针吸细胞学检查等，确定肿物的性质。有的患者甲状腺肿块不明显，因发现转移灶而就医时，应想到甲状腺癌的可能。髓样癌患者应排除 II 型多发性内分泌腺瘤病的可能。对合并家族史和出现腹泻、颜面潮红、低血钙时应注意。

【治疗】

甲状腺癌的治疗原则为以手术为主的综合治疗。治疗方法主要取决于患者的年龄、肿瘤的病理类型、病变的程度以及全身状况等。以手术为首选，术后辅以内分泌治疗，必要时选用放疗、化疗在内的综合治疗。

（一）手术治疗

甲状腺癌的手术治疗是其主要治疗方法，包括甲状腺本身的手术，以及颈淋巴结清扫。不论病理类型如何，只要有手术指征就应尽可能手术切除。对分化好的乳头状癌或滤泡癌，即使是术后局部复发者也可再次手术治疗。甲状腺的切除范围与肿瘤的病理类型和分期有关，范围最小的为腺叶加峡部切除，最大至甲状腺全切除。

（二）内分泌治疗

甲状腺癌做次全或全切除者应终身服用甲状腺素片，以预防甲状腺功能减退及抑制 TSH。乳头状腺癌和滤泡状腺癌均有 TSH 受体，TSH 通过其受体能影响甲状腺癌的生长。国内一般选用干甲状腺片或左甲状腺素，要定期测定血浆 T_4 和 TSH 水平来调整用药剂量，使体内甲状腺激素维持在一个略高于正常但低于甲状腺功能亢进的水平之间。

（三）放射性核素治疗

对乳头状腺癌、滤泡状腺癌，术后应用碘放射治疗，适合于 45 岁以上患者、多发性癌灶、局部侵袭性肿瘤及存在远处转移者。碘治疗注意事项：①患者在服碘后头 3～5 天应住隔离病房，出院后尽量避免接触孕妇和儿童；②碘治疗 3～6 个月后需进行复查；③有生育要求者，需在碘治疗结束 1 年以后方可考虑受孕；④治疗期间要停用甲状腺素制剂和限制含碘饮食。

（四）放射外照射治疗

除未分化性甲状腺癌外，其余类型的甲状腺癌对放疗敏感性较差，故外放疗是未分化癌的主要治疗方法。分化型癌无须常规放疗，如术后有残留或有孤立性远处转移灶，应及时给予术后放疗，尽可能降低局部复发率。

（五）其他治疗方法

一般用于未分化癌术后的辅助治疗或晚期姑息性治疗。对于不可手术的晚期患者或肿瘤累及重要血管、器官时，为延长患者生存时间，可试用介入治疗。对不能耐受手术治疗的患者还可考虑微波、激光、射频等物理消融方法。

【甲状腺手术并发症】

（一）出血

术中发生大出血，术者首先应保持镇静，切忌惊慌，更不能在充满血液的视野中盲目钳夹止血，这样非但不能有效止血，还可能导致邻近神经及器官损伤，或增加腺体表面出血的范围和严重程度。这时应立即用纱布压迫出血部位，再根据出血情况做相应处理。

1. 对血管引起的出血，松开纱布的同时，看准出血的血管，用止血钳钳夹出血点，结扎并缝扎止血；如甲状腺上动脉出血由于血管回缩及显露困难，有时很难看到出血点，此时应压住出血处，迅速沿胸锁乳突肌前缘向上扩大切口，在颈外动脉的甲状腺上动脉起始处结扎，如压迫仍难以控制出血，可阻断同侧颈总动脉止血，但阻断时间应控制在 10 分钟以内，否则可能因一侧大脑半球缺血而引起对侧偏瘫。

2. 对腺体表面血管的出血，松开纱布后，用小圆针及 0-1 号丝线做"8"字形缝合止血。甲亢患者，如腺体表面广泛出血，甚至缝合处针眼也出血时，可用干纱垫压住腺体表面，尽快游离腺体上、下极及外侧，作腺体次全切除后，缝合残余腺体组织。

3. 颈内静脉或颈总动脉的破裂出血，可压迫出血处上下方用 6/0 的血管缝线修补破裂口。术中出血量较大时，应及时输血，以防止休克的发生。

（二）呼吸困难及窒息

对于伤口内出血所致的呼吸困难，必须立即在患者床旁抢救，及时剪开缝线，敞开切口，迅速去除血肿。如清除血肿后，患者呼吸困难仍无改善，则应当机立断施行气管插管或气管切开术，待患者情况好转后，再送手术室做进一步处理。

对疑为气管软化塌陷所致呼吸困难的患者，应施行紧急气管插管，最好是采用经鼻气管导管，留置导管 15 天后再试行拔管。

喉头水肿所致呼吸困难较轻者，可在严密观察下，采用吸氧、雾化吸入和静脉滴注肾上腺皮质激素、利尿药等治疗。病情严重或经上述治疗后症状进行性加重者，应及时施行气管切开。

痰液堵塞引起的呼吸困难者，应立即于床旁抽吸痰液，尽快恢复呼吸道通畅。如经抽痰后呼吸困难无改善，应果断进行气管切开术。同时选择有效抗菌药物控制呼吸道及肺部感染。

对于气管痉挛导致的呼吸困难，必须紧急行气管插管或气管切开。由于气管痉挛变小，应选择较小的气管导管或小儿气管导管进行插管。

因双侧喉返神经损伤引起的呼吸困难，宜先试行气管插管，插管失败后再行气管切开。因为术后近期做气管切开易并发感染，并且声带的麻痹可能是暂时性的，几周后功能可能得到恢复。如插管成功，可于术后 1～2 周试行拔管。若呼吸困难仍不能改善，则气管切开不可避免。气管切开后一般需留置导管 3～6 个月，如试行堵管或拔管后症状无改善，则说明双侧喉返神经的损伤多为永久性的，此时可采取：①使用带活瓣的气管导管，呼气时允许气体从活瓣排出，同时可发声；吸气时活瓣关闭，气体可通过气管导管及声门。②行杓状软骨切除术，可使声带下坠而离开中线位置。③在声带内注射特氟隆，使声带固定于中间位，气体得以通过。

（三）喉返神经损伤

在行甲状腺叶全切除时（特别是肿瘤，结节性甲状腺肿大甲状腺瘤），常规显露喉返神经全程。

行甲状腺次全切除时，可不必常规显露喉返神经，一方面应保留甲状腺后包膜的完整，不要游离或翻转过多；另一方面，甲状腺侧叶的内侧和上极切除平面不要过于靠后，应使内侧和上极的切缘与喉气管前缘有一定距离。为防止切除后甲状腺内侧残端后滑和出血，可先在预定切断平面用止血钳钳夹或用线缝扎，然后再行切断。缝合甲状腺残部，特别是缝合上极时，最好是缝合其内外侧包膜，而不宜将外侧包膜直接缝合在喉气管交界处的气管筋膜上，这样既可避免直接缝扎喉返神经，也可避免因缝扎过紧而造成神经受压或牵拉。

在控制出血时，尤其是神经入喉平面和甲状腺下动脉周围出血时，操作须小心细致，切忌急躁粗暴，大块组织钳夹、结扎任何钳夹和缝扎组织都不可过多过深，最好不要低于气管平面；对非全身麻醉患者，应在确认声音无任何改变的情况下再扎紧线结。一律使用黑色缝线，以防损伤神经后能够辨认和拆除。

术中或围手术期使用激素可使暂时性喉返神经麻痹从 9.1% 降至 2.6%。

（四）喉上神经损伤

多发生于处理甲状腺上极时，离腺体太远，分离不仔细和将神经与周围组织一同大束结扎所引起。喉上神经分内（感觉）外（运动）两支。若损伤外支，会使环甲肌瘫痪，引起声带松弛、音调降低；损伤内支，则喉部黏膜感觉丧失，进食特别是饮水时，容易误咽发生呛咳。一般经理疗后可自行恢复。

（五）甲状旁腺损伤

甲状旁腺功能减退因手术时误伤及甲状旁腺或其血液供给受累所致，血钙浓度下降至 2.0mmol/L 以下，严重者可降至 1.0～1.5mmol/L，神经肌肉的应激性显著增高、多在术后 1～3 天出现症状，起初多数患者只有面部、唇部或手足部的针刺样麻木感或强直感，严重者可出现面肌和手足伴有疼痛的持续性痉挛，每天发作多次，每次持续 10～20 分钟或更长，严重者可发生喉和膈肌痉挛，引起窒息死亡。经过 2～3 周后，未受损伤的甲状旁腺增大或血供恢复，起到代偿作用，症状便可消失。

切除甲状腺时，注意保留腺体背面部分的完整，切下甲状腺标本时要立即仔细检查其背面甲状旁腺有无误切，发现时设法移植到胸锁乳突肌中，术中使用纳米碳负显影技术均是避免此并发症发生的关键。

发生手足抽搐后，应限制肉类、乳品和蛋类等食品（因含磷较高，影响钙的吸收）。抽搐发作时，立即静脉注射 10% 葡萄糖酸钙或氯化钙 10～20ml。症状轻者可口服葡萄糖酸钙或乳酸钙 2～4g，每日 3 次；症状较重或长期不能恢复者，可加服维生素 D_3，每日 5 万～10 万 U，以促进钙在肠道内的吸收。口服双氢速甾醇（双氢速变固醇）（DT10）油剂能明显提高血液中钙的含量，降低神经肌肉的应激性。应定期检测血钙，以调整钙剂的用量。永久性甲状旁腺功能减退者，可用同种异体甲状旁腺移植。

（六）气管损伤

甲状腺切除术中发生的气管损伤破口一般较小，可用 1 号丝线间断缝合气管前筋膜组织，将破口闭合。如破口范围较大，难以通过缝合进行关闭时，可在破口处放置气管套管，按气管切开术进行处理。伤口内常规放置引流管引流。

（七）食管损伤

发生食管损伤后，应立即进行修补。用可吸收的合成纤维缝线或细丝线先对破损的食管壁做间断全层内翻缝合，再用细丝线做浆肌层的间断缝合，伤口冲洗干净后放置引流管充分引流。术后禁食，使用抗菌药物防治感染。

（八）乳糜漏

术中如发现锁骨上窝有乳白色液体渗出，应立即寻找胸导管或右淋巴导管的破口并给予结扎，否则术后将发生颈部的乳糜漏。如术后发生乳糜漏，可采用低脂饮食，并给予胃肠外营养；如引流量持续大于 500ml/d，则行手术探查，给予淋巴管修补或淋巴管结扎术。

（九）甲状腺危象

甲状腺危象是甲亢术后的严重并发症，是因甲状腺素过量释放所引起的暴发性肾上腺素能神经元兴奋现象，危象发生与术前准备不足、甲亢症状未能很好控制及手术应激有关，充分的术前准备和轻柔的手术操作是预防的关键。患者主要表现为高热（＞39℃）、脉快（＞120 次 / 分），同时合并神经、循环及消化系统严重功能紊乱，如烦躁、谵妄、大汗、呕吐、水泻等。若不及时处理，可迅速发展至昏迷、虚脱、休克，甚至死亡，病死率为 20% ～ 30%。

【甲状腺癌疾病应掌握的内容】

（一）病理分型

1. 乳头状癌 约占成人甲状腺癌的 60% 和儿童甲状腺癌的全部，多见于 30 ～ 45 岁的女性。此型分化好，恶性程度较低。虽常有多中心病灶，约 1/3 累及双侧甲状腺，且较早便出现颈淋巴结转移，但预后较好。

2. 滤泡状腺癌约占 20%，常见于 50 岁左右中年人，肿瘤生长较快，属中度恶性，且有侵犯血管倾向，可经血运转移到肺、肝和骨及中枢神经系统。颈淋巴结转移仅占 10%，因此患者预后不如乳头状癌。乳头状癌和滤泡状腺癌统称为分化型甲状腺癌。

3. 未分化癌约占 15%，多见于 70 岁左右老年人。发展迅速，高度恶性，且约 50% 早期便有颈淋巴结转移，或侵犯气管、喉返神经或食管，常经血运向肺、骨等远处转移。预后很差，平均存活 3 ～ 6 个月，1 年存活率仅 5% ～ 15%。

4. 髓样癌仅占 7%。来源于滤泡旁降钙素（calcitonin）分泌细胞（C 细胞），细胞排列呈巢状或囊状，无乳头或滤泡结构，呈未分化状；间质内有淀粉样物沉积。恶性程度中等，可有颈淋巴结侵犯和血行转移，预后不如乳头状癌，但较未分化癌好。

（二）体格检查

甲状腺的检查分为视诊、触诊、听诊。触诊最复杂，按甲状腺部位分为峡部触诊及侧叶触诊，无论视诊还是触诊，无论峡部触诊还是侧叶触诊，均应嘱被检者做吞咽动作，检查时双侧对比检查。

（何志贤）

第三章 甲状腺功能亢进症

甲状腺毒症是指循环中甲状腺激素（thyroid hormone，TH）过多，引起以神经、循环、消化等系统兴奋性增高和代谢亢进为主要表现的一组临床综合征。病因：①甲状腺功能亢进症（甲亢），各种病因导致 TH 产生和分泌过多所致的甲状腺毒症；②非甲亢所致的血液循环中 TH 过多，常见为各种甲状腺炎所致的甲状腺破坏导致大量 TH 释放入血等；③摄入外源性的 TH。

格雷夫病（Graves disease，GD）是甲亢的最常见病因，占甲亢原因的 80% 以上，女性多见。以弥漫性甲状腺肿和甲状腺毒症为主要特征，可伴有浸润性突眼，少数人可出现浸润性皮肤改变，如胫前黏液性水肿。

【解剖和生理功能】

（一）解剖结构

见本篇第二章甲状腺癌。

（二）生理功能

甲状腺的基本组织结构和功能单位是甲状腺滤泡。此外，甲状腺内还含有滤泡旁细胞，或称 C 细胞，是降钙素的来源。TH 包括甲状腺素（thyroxine，T_4）和三碘甲状腺原氨酸（triiodothyronine，T_3），T_4/T_3 比值平均为 20。T_4 全部由甲状腺分泌，T_3 仅有 20% 直接来自甲状腺，其余约 80% 在外周组织中由 T_4 经脱碘代谢转化而来。T_3 是 TH 在组织中实现生物作用的活性形式。生理状态下，循环中大多数 T_4、T_3 与血浆中甲状腺素结合球蛋白（thyroid-binding globulin，TBG）相结合，T_4 有 0.02% 为游离状态，称为 FT_4，T_3 约 0.3% 为游离状态，称为 FT_3，而结合于蛋白和游离的激素总量称为 TT_4 和 TT_3，只有游离状态的 TH 具有生物学活性。TH 的分泌主要受下丘脑-垂体-甲状腺轴控制，下丘脑促甲状腺激素释放激素（thyrotropin-releasing hormone，TRH）和垂体 TSH 刺激 TH 分泌；反过来，TH 对垂体 TSH 和下丘脑 TRH 有负反馈作用。

TH 作用广泛，对许多器官细胞都有影响。主要生理作用：产热作用，加速糖和脂肪代谢，生理剂量的 TH 有利钠排水作用，促进机体生长发育，对心脏的正性肌力作用和正性频率作用；可促进机体氮的正平衡，TH 过多时，呈负氮平衡。

【病因】

GD 是一种器官特异性自身免疫性疾病。血清中存在 TSH 受体抗体（TSH receptor antibody，TRAb）。TRAb 有两种类型，即 TSH 受体刺激性抗体（TSAb）和 TSH 受体刺激阻断性抗体（TSBAb）。其中，TSAb 是 GD 的致病性抗体，TSAb 与 TSH 受体结合并激活腺苷酸环化酶信号系统，诱导甲状腺细胞增生和 TH 合成、分泌增加。95% 未经治疗的 GD 患者，TSAb 呈阳性。

【临床表现】

典型的临床表现和体征主要包括甲状腺毒症、甲状腺肿大和眼征 3 个方面。另有皮肤改变等其他临床表现。

（一）甲状腺毒症

常表现为疲乏无力、怕热多汗、皮肤潮湿、体重显著下降、多言好动、紧张焦虑、手颤、心动过速、心律失常（心房颤动等房性心律失常多见）、食欲亢进、排便次数增加。

（二）甲状腺肿大

大多数患者有程度不等的甲状腺弥漫性肿大，对称性，多质软，无压痛。

（三）眼征

GD 患者常有眼部表现，分为两类：非浸润性突眼和浸润性突眼。

非浸润性突眼：即单纯性突眼，呈对称性，系由交感神经兴奋眼外肌群和上睑肌所致，临床无明显自觉症状。

浸润性突眼：即 Graves 眼病（Graves' ophthalmopathy，GO），与自身免疫炎症反应有关。具体见后。

（四）其他表现

其他表现：①胫前黏液性水肿：约在 5% 的 GD 患者中出现，多见于小腿胫前下 1/3 部位。初起时呈暗紫红色皮损，皮肤粗厚，以后呈片状或结节状隆起，最后呈"树皮状"，可伴继发感染和色素沉着。②血液系统表现：可出现外周血白细胞总数偏低，血小板减少性紫癜。③生殖系统：月经稀少，周期延长，或闭经、阳痿等。④肌病：伴发重症肌无力、甲状腺毒症性周期性瘫痪、慢性甲状腺肌病等。

【辅助检查】

（一）血清甲状腺激素测定

TT_4 和 TT_3 测定受血清 TBG 的影响。FT_4 和 FT_3 是实现该激素生物效应的主要部分，且不受 TBG 等结合蛋白的影响，故更能直接反映甲状腺功能，较 TT_4 和 TT_3 测定有更好的敏感性和特异性，是诊断临床甲亢的首选指标。

（二）TSH

甲状腺功能改变时，TSH 变化较 T_3、T_4 更迅速，故血中 TSH 水平是反映下丘脑 - 垂体 - 甲状腺轴功能的敏感指标，可有效诊断亚临床或显性甲亢或甲状腺功能减退症（甲减）。

（三）TRAb

TRAb 是鉴别甲亢病因、诊断 GD 的指标之一。治疗中转为阴性可作为停药的重要指标。

（四）^{131}I 摄取率

甲状腺 ^{131}I 摄取率正常值：3 小时为 5% ～ 25%，24 小时为 20% ～ 45%，高峰在 24 小时。甲亢时摄碘率增高，高峰前移。而非甲亢所致的甲状腺毒症如甲状腺炎所致的甲状腺毒症，则 ^{131}I 摄取率减低。本方法现在主要用于甲状腺毒症病因的鉴别。

（五）甲状腺超声

查看甲状腺自身的形态结构，甲状腺超声优于 CT 和 MRI。GD 患者甲状腺呈弥漫性、对称性、均匀性肿大，边缘多规则，内部回声多呈密集、增强光点，分布不均匀，部分有低回声小结节状改变。多普勒彩色血流显像显示血供丰富，可呈"火海征"。

（六）CT 或 MRI

CT 或 MRI 可以显示胸内甲状腺肿以及甲状腺与周围结构的关系，如周围气管是否受压等，还可以查看眼部病变情况。

【诊断】

诊断步骤依次为：①甲状腺毒症的诊断，高代谢症状和体征，TT_3、TT_4、FT_3、FT_4 高，TSH 低；②甲亢的诊断，即甲状腺毒血症是否为甲亢所致，必要时可行 ^{131}I 摄取率；③确定甲亢的病因。患者如有甲状腺弥漫性肿大、眼征、TRAb 阳性，则 GD 基本确立。

【鉴别诊断】

（一）甲状腺毒症原因的鉴别

主要是甲亢所致的甲状腺毒症与破坏性甲状腺毒症（如亚急性甲状腺炎、无症状性甲状腺炎等）的鉴别。病史、甲状腺体征和 ^{131}I 摄取率是主要的鉴别手段，破坏性甲状腺毒症 ^{131}I 摄取率降低。

（二）甲亢的原因鉴别

主要是与结节性毒性甲状腺肿和自主性高功能甲状腺结节等相鉴别。如浸润性眼征、TRAb阳性、胫前黏液性水肿等则支持 GD 的诊断。多结节性毒性甲状腺肿者可见核素分布不均，增强和减弱区呈灶状分布；自主性高功能甲状腺结节则仅在肿瘤区有核素浓聚，其他区域的核素分布稀疏。

此外，需与垂体性甲亢相鉴别。垂体性甲亢是由于垂体因素导致 TSH 的持续分泌过多所引起的甲亢，很少见，包括垂体 TSH 分泌瘤和选择性垂体甲状腺激素抵抗综合征两种类型。实验室检查特点为血清 T_3、T_4 水平升高，TSH 正常或升高。

（三）与非甲状腺疾病的鉴别

如神经症、更年期综合征、抑郁症等，这些患者的神经精神症状与甲亢相似，但甲状腺功能正常。另外，单侧突眼需注意与眶内肿瘤、炎性假瘤等相鉴别，眼球 CT 或 MRI 可明确诊断。

【治疗】

一般治疗：适当休息，放松精神、避免过强体力活动；高蛋白质、高能量饮食，补充 B 族维生素；忌碘饮食，避免服用含碘药物和造影剂；不饮用刺激性饮料。抗甲亢的治疗主要有 3 种方法：抗甲状腺药物（antithyroid drug，ATD）治疗、^{131}I 治疗和手术治疗。

（一）ATD 治疗

ATD 治疗是甲亢的基础治疗，作用是抑制甲状腺合成 TH。效果肯定，不引起永久性甲减，但疗程长，一般需 2 年以上，停药复发率高，可引起粒细胞缺乏症和严重肝功能损害等。目前常用丙基硫氧嘧啶（propylthiouracil，PTU）和甲巯咪唑（methimazole，MMI）。MMI 半衰期长，每天单次使用；PTU 血浆半衰期短，6～8 小时给药 1 次。目前认为 MMI 引发严重肝功能损害概率小于 PTU，故临床首选 MMI 治疗。但在一些特殊情况下首选 PTU：①甲亢危象；②妊娠伴发甲亢：PTU 胎儿致畸率低，故妊娠早期选择 PTU。

1. 适应证　①轻、中度甲亢；②甲状腺轻、中度肿大；③年龄＜20 岁；④孕妇、高龄或由于其他严重疾病不适宜手术者；⑤术前和 ^{131}I 治疗前后的辅助治疗；⑥术后复发且不适宜 ^{131}I 治疗者。

2. 疗程　可分为初治期、减量期和维持期，总疗程 2 年。

3. 不良反应　①粒细胞减少：严重者可发生粒细胞缺乏症。治疗开始后的 3 个月内或再次用药的 1～2 个月，建议患者每周检查血常规。外周血白细胞＜3×10^9/L 或中性粒细胞＜1.5×10^9/L 时应当停药，也不能换用另外一种 ATD。②皮疹：轻者可先试用抗组胺药，严重时应及时停药。③中毒性肝病：轻度转氨酶异常不需要停用 ATD，可加用保肝药物，并监测肝功能，多可自行恢复。转氨酶升高较明显时需停药。④中性粒细胞胞质抗体（ANCA）阳性：大多数由 PTU 诱发，如果在治疗过程中出现发热、关节痛、皮疹、肾衰竭、咯血等呼吸道症状时，检测血 ANCA 水平。⑤MMI 的另一个罕见的副作用是胰岛素自身免疫综合征，患者可表现为低血糖。

4. 停药指标　主要依据临床症状和体征。下述指标预示甲亢可能治愈，可停药观察：①甲状腺肿明显缩小；②TSAb（或 TRAb）转为阴性；③很小剂量药物维持 3～6 个月甲状腺功能仍正常。

（二）^{131}I 治疗

利用甲状腺高度摄取和浓集碘的能力及 ^{131}I 释放出 β 射线，破坏甲状腺滤泡细胞，从而治疗甲亢。治疗后 2～4 周症状减轻，甲状腺缩小，临床治愈率在 85% 以上。若 6 个月后甲亢仍未缓解，可行第 2 次治疗。

1. 适应证　①成人 GD 伴甲状腺肿大 Ⅱ 度以上；②ATD 有严重副作用或长期不能缓解者或反复停药后复发；③合并严重心、肝、肾疾病不能手术者，或不愿手术者；④毒性多结节性甲状腺肿；⑤自主功能性甲状腺结节合并甲亢。

2. 禁忌证　妊娠和哺乳期妇女。育龄期妇女至少在 6 个月后方可受孕。

3. 并发症　①甲减：10 年达到 40%～70%；②甲亢危象：主要发生在治疗前未将甲功有效控

制在安全范围的重症患者；③放射性甲状腺炎：见于治疗后 7～10 天的患者，表现为颈部膨胀及压迫感，下咽疼痛，一般不需要处理，严重者可短期使用糖皮质激素；④活动性浸润性突眼：一般不宜采用 ^{131}I 治疗，如需 ^{131}I 治疗，应同时短期使用糖皮质激素预防其恶化。

（三）手术治疗

1. 适应证 ①高功能腺瘤；②中度以上的原发性甲亢；③腺体较大，伴有压迫症状，或胸骨后甲状腺肿等类型甲亢；④ATD 或 ^{131}I 治疗后复发者或坚持长期用药有困难者；⑤妊娠早、中期的甲亢患者，凡具有上述指征者，应考虑手术治疗，在妊娠中期进行。

2. 禁忌证 ①老年患者或有严重器质性疾病不能耐受手术者；②妊娠早期和晚期患者。

3. 手术方式 手术行双侧甲状腺次全切除术，手术可选择常规或微创方式。切除腺体量，应根据腺体大小或甲亢程度决定。通常需切除腺体的 80%～90%，并同时切除峡部；每侧残留腺体以成人拇指末节大小为恰当（约 34g）。腺体切除过少容易引起复发，过多又易发生甲减。保留两叶腺体背面部分，有助于保护喉返神经和甲状旁腺。

4. 术前准备 为了避免甲亢患者在基础代谢率高亢的情况下进行手术的危险，术前应采取充分而完善的准备，以保证手术顺利进行和预防术后并发症的发生。

（1）一般准备：对精神过度紧张或失眠者，可适当应用镇静和催眠药以消除患者的恐惧心情。心率过快者，可口服普萘洛尔 10mg，每日 3 次。发生心力衰竭者，应予以洋地黄制剂。

（2）术前检查：除全面体格检查和必要的辅助检查外，还应包括：①颈部摄片，了解有无气管受压或移位；②心电图检查；③喉镜检查，确定声带功能；④测定基础代谢率，了解甲亢程度。

（3）药物准备：是术前准备的重要环节。

1）抗甲状腺药物加碘剂：可先用硫脲类药物，待甲亢症状得到基本控制后，即改服 2 周碘剂，再进行手术。由于硫脲类药物能使甲状腺肿大和动脉性充血，手术时极易发生出血，增加了手术的困难和危险，因此，服用硫脲类药物后必须加用碘剂 2 周，待甲状腺缩小变硬、血管数减少后手术。此法安全可靠，但准备时间较长。

2）单碘剂适合症状不重，以及继发性甲亢和高功能腺瘤患者。开始即用碘剂，2～3 周后甲亢症状得到基本控制（患者情绪稳定，睡眠良好，体重增加，脉率＜90 次/分，基础代谢率＜+20%）后，便可进行手术。但少数患者，服用碘剂 2 周后，症状减轻不明显，此时，可在继续服用碘剂的同时，加用硫脲类药物，直至症状基本控制，停用硫脲类药物后，继续单独服用碘剂 1～2 周，再进行手术。

碘剂的作用在于抑制蛋白水解酶，减少甲状腺球蛋白的分解，从而抑制 TH 的释放，碘剂还能减少甲状腺的血流量，使腺体充血减少，因而缩小变硬。常用的碘剂是复方碘化钾溶液，每日 3 次；从 3 滴开始，以后逐日每次增加 1 滴，至每次 16 滴，然后维持此剂量，以 2 周为宜。但由于碘剂只抑制 TH 释放，而不抑制其合成，因此一旦停服碘剂后，储存于甲状腺滤泡内的甲状腺球蛋白大量分解，甲亢症状可重新出现，甚至比原来更为严重。因此，凡不准备施行手术者，不要服用碘剂。

3）普萘洛尔：对于常规应用碘剂或合并应用硫脲类药物不能耐受或无效者，有主张单用普萘洛尔或与碘剂合用作术前准备。此外，术前不用阿托品，以免引起心动过速。

5. 手术的并发症 包括出血、呼吸困难及窒息、喉返神经损伤、喉上神经损伤及甲状旁腺损伤等。

（四）其他药物治疗

1. β 受体阻滞剂 可缓解交感神经兴奋症状，阻断 TH 对心脏的兴奋作用，还可抑制外周组织 T_4 转变为 T_3，改善心悸、手抖和高代谢的表现。一般选择非选择性 β 受体阻滞剂，如普萘洛尔，对于有支气管疾病者，应选用 $β_1$ 受体阻滞剂，如美托洛尔。用于甲亢治疗初期、与碘剂一起使用行术前准备，^{131}I 治疗前后及甲亢危象时。

2. 碘剂 不能用于甲亢常规治疗，仅在以下情况时使用：甲状腺次全切除术、甲亢患者急诊手术、甲亢危象的抢救。

【重要且特殊的临床表现和类型】

（一）甲状腺危象

甲状腺危象也称甲亢危象，系甲亢的一种严重表现，可危及生命，病死率在 20% 以上。多发生于较重甲亢未予治疗或治疗不充分的患者。常见诱因有感染、应激、手术、创伤、精神刺激和不适当停用抗甲亢药物等。甲亢危象尚无统一诊断标准，目前认为甲亢危象大体分为两个阶段：甲亢危象前期表现有发热（< 39℃）、心动过速（160 次以下）、多汗、烦躁嗜睡、食欲减退、恶心、排便次数增多、体重下降。甲亢危象期临床表现：高热（> 39℃）、心动过速（160 次 / 分以上）、大汗淋漓、躁动谵妄、呕吐、腹泻、昏睡、昏迷，体重明显下降，严重患者可有心力衰竭、休克及昏迷等。当病情处于危象前期时，如未得到及时处理，会迅速发展为危象，故临床高度疑似本症及有危象前期表现者，应按甲亢危象处理，以减少病死率。

治疗：①针对诱因治疗。②使用 ATD 抑制 TH 合成：首选 PTU，首次 500 ~ 1000mg 口服或经胃管注入，以后每次 250mg，每 4 小时一次，待症状缓解后减至一般治疗剂量；有 PTU 禁忌者，可选用 MMI，首次剂量为 60mg。③抑制 TH 释放：服 PTU 1 小时后再加用复方碘口服溶液 5 滴，每 6 小时一次；或碘化钠 1.0g 加入 10% 葡萄糖盐水中静脉滴注 24 小时，以后视病情逐渐减量，一般使用 3 ~ 7 日；如果对碘剂过敏，可改用碳酸锂 0.5 ~ 1.5g/d，分 3 次口服，连用数日。④普萘洛尔：60 ~ 80mg/d，每 4 小时口服 1 次，作用机制是阻断 TH 对心脏刺激作用和抑制外周组织 T_4 向 T_3 转化。⑤糖皮质激素：氢化可的松 300mg，首次静脉滴注，以后 100mg，8 小时 1 次；作用是防止肾上腺皮质功能不全。⑥在上述常规治疗效果不满意时，可选用腹膜透析、血液透析或血浆置换等措施迅速降低血浆 TH 浓度。⑦降温：高热者予物理降温，避免用乙酰水杨酸类药物。⑧其他支持治疗，积极补液、能量支持，有心力衰竭者给予支持心力衰竭治疗。

（二）甲亢性心脏病

甲亢伴有明显心律失常、心脏扩大和心力衰竭者称为甲亢性心脏病。以老年甲亢和病史较久未能良好控制者多见，其特点为甲亢完全控制后心功能可恢复正常。

治疗：主要采用 ATD 和 ^{131}I 治疗控制甲亢。对心脏病变进行对症处理。伴心房颤动的甲亢患者，可酌情用抗心律失常药物以控制心房颤动。治疗原则是减轻心脏负荷，措施包括休息，限制钠盐摄入，应用利尿剂、适当的镇静药及间断吸氧。

（三）淡漠型甲亢

多见于老年患者。起病隐袭，高代谢综合征、眼征和甲状腺肿均不明显。主要表现为明显消瘦、心悸、乏力、震颤、头晕、晕厥、神经质或神志淡漠、腹泻、厌食，甚至全身衰竭、恶病质。可伴有心房颤动和心肌病等，70% 患者无甲状腺肿大。老年人不明原因突然消瘦、新发生心房颤动时应考虑本病。

（四）妊娠期甲亢

妊娠期甲亢可分为两种临床类型。①妊娠合并甲亢：妊娠前已患甲亢，或在妊娠期间发生甲亢，多为 Graves 病；TRAb 阳性可作为与妊娠一过性甲状腺毒症的鉴别指标。②妊娠一过性甲状腺毒症：由于过量 hCG 能够刺激 TSH 受体所致。临床特点是妊娠 8 ~ 10 周发病，有高代谢症状，血清 FT_4 和 TT_4 升高，TSH 降低或不能测到，TRAb 阴性，治疗以支持治疗为主，纠正脱水和电解质紊乱，不主张给予 ATD 治疗。

妊娠期间是甲状腺切除术治疗甲亢的相对禁忌证，仅在内科治疗无效或不能应用 ATD 时才考虑应用，选择在妊娠中期进行。禁用 ^{131}I 检查和治疗。

另外，近期指南不再坚持妊娠中期将 PTU 再次转换回 MMI，既可以改为 MMI，也可继续 PTU 治疗。

（五）Graves 眼病（GO）

与自身免疫炎症反应有关。患者常有明显的自觉症状，如畏光、流泪、复视、视力减退、眼部胀痛、刺痛、异物感等。可见眼睑肿胀、眼球明显突出、眼睑闭合不全，结膜角膜外露而引起充血水肿，眼肌麻痹、眼球活动受限，重者可发生角膜溃疡、全眼炎和失明。浸润性突眼的轻重程度与甲亢的程度无明显关系，约 5% 的患者仅有浸润性突眼而无临床甲亢的表现。

治疗上，对于轻度患者仅给予调整甲状腺功能及对症处理即可，如戒烟、低盐饮食、高枕卧位、戴墨镜和眼罩、人工泪液保护角膜等。如果 GO 较重且处于活动期，考虑糖皮质激素冲击治疗，方案为甲泼尼龙 0.5g qd×1d 静脉滴注，每周 1 次，共 6 周，而后 0.25g qd×1d 静脉滴注，每周 1 次，共 6 周。推荐总剂量一般不超过 8g。甲泼尼龙最严重的副作用为肝坏死，故肝功异常、有其他肝脏疾病或同时服用其他对肝脏有毒性药物者禁用。目前对眼部病变的临床活动性评分主要采用 CAS 评分：自发性球后疼痛、眼球运动后疼痛、眼睑红斑、结膜充血、结膜水肿、泪阜肿胀、眼睑水肿，以上 7 项各为 1 分，CAS ≥ 3 分者为 GO 活动。如果 GO 病程较长，球后组织已纤维化，治疗手段有限且预后不佳。除药物治疗外，其他治疗还有球后放疗及手术治疗，如眼眶减压术、眼肌手术及眼睑退缩矫正术等。

【甲状腺功能亢进症应掌握的内容】

（一）问诊

起病时间。甲状腺毒症表现，是否有疲乏无力、怕热多汗、皮肤潮湿、体重显著下降、多言好动、紧张焦虑、焦躁易怒、失眠不安、思想不集中、记忆力减退、手和眼睑震颤、心悸气短、食欲亢进、多食易饥、稀便、排便次数增加，女性患者是否存在闭经。老年患者可有食欲减退、厌食、恶心和呕吐、淡漠、嗜睡、抑郁等症状时，需考虑是否为淡漠性甲亢。若为青壮年男性，以突发双下肢无力不能行走为主要症状就诊，检查为低钾血症，需考虑甲亢伴周期性瘫痪的可能。是否有颈前区疼痛或发热，与亚急性甲状腺炎或急性化脓性甲状腺炎进行鉴别。是否为产后，与产后甲状腺炎进行鉴别。是否服用含碘药物，与含碘药物所致甲状腺功能异常相鉴别。查看眼部体征，询问眼部症状，如畏光、流泪、胀痛、眼内异物感、复视、斜视及视力下降，以发现和诊断甲状腺相关性眼病。如遇到高热、多汗、烦躁、恶心、呕吐、腹泻及心动过速的患者，特别是快速心房颤动，洋地黄类药物无效时，即使既往无明确的甲亢病史，也需高度警惕甲亢危象的发生，及时进行相关检查。

（二）查体

主要包括如下方面。①眼部：双眼是否突出、是否呈对称性、是否有眼睑肿胀、结膜充血水肿、眼肌麻痹、眼球活动受限、眼睑闭合不全、角膜溃疡等；②甲状腺：甲状腺是否肿大及肿大程度、质地如何，是否呈对称性，是否有压痛、是否可触及结节或肿块，是否可触及震颤或闻及杂音；③双臂平伸，查看有无双手抖动；④心脏听诊：注意心率和心律，是否有期前收缩或绝对心律不齐等；⑤查看胫前或其他位置皮肤是否存在局部皮肤增厚、变粗、斑块或结节，皮损周围可有毳毛增生、变粗、毛囊角化，皮肤粗厚，呈橘皮或树皮样。

（三）治疗

医嘱：肝功能和血常规达到用药标准者，加用 ATD 治疗；心率增快、交感神经兴奋症状较明显者，加用 β 受体阻滞剂；可加用 B 族维生素；有白细胞或中性粒细胞减少者，加用利可君等升白细胞药物；有转氨酶轻度异常者，可加用护肝药物；有心功能不全者或严重心律失常者，加用相关药物治疗。诊断检查为甲状腺功能（最好为检测游离甲状腺激素）、TRAb、甲状腺超声，必要时检查红细胞沉降率（血沉）。用药前须进行的检查为血常规、肝功能，以便日后用药过程中对药物副作用进行鉴别和监测。必要时可查电解质、血糖等。

治疗期间观察病情：ATD 治疗时间较长，药物副作用常在用药后 4 个月内发生。故需告知患者注意用药过程中是否出现皮疹、皮肤瘙痒等症状，是否出现咽痛、发热、口腔溃疡等粒细胞缺乏等症状，是否出现皮肤及结膜黄染等黄疸症状，是否出现关节疼痛、发热、皮疹、肾衰竭、咯血等 ANCA 相关性血管炎症状。用药后前 4 个月内密切监测血常规、肝功能等，可每周 1 次，如有明显异常，及时停药。此外，ATD 药物剂量需及时调整，故治疗初需每月复查甲状腺功能，调整剂量，进入维持期后，可 2 ~ 4 个月复查 1 次甲状腺功能。在 ATD 维持最小量（通常为 MMI 2.5mg qod 3 ~ 6 个月），甲状腺功能正常，且总疗程已 1.5 ~ 2 年时，复查 TRAb，如果为阴性，可考虑停药，如果为阳性，可适当延长治疗时间。患者如备孕或发现受孕，应立即就诊，以进行药物调整及相关评估。

患者出现 ATD 治疗副作用或规律治疗反复复发时，可考虑 ^{131}I 或手术治疗。

（袁　瑾）

第四章　甲状腺功能减退症

甲状腺功能减退症（简称甲减），是由多种原因引起的甲状腺激素合成、分泌或生物效应不足所致的一种全身性低代谢综合征，其病理特征是糖胺聚糖在组织和皮肤堆积，表现为黏液性水肿。

【解剖和生理功能】

见本篇第二章甲状腺癌和第三章甲状腺功能亢进症。

【病因】

根据甲减病因和发生部位，可分为：①原发性甲减。由甲状腺腺体本身病变引起的甲减，可由自身免疫、甲状腺手术、甲亢 ^{131}I 治疗和药物如胺碘酮、抗甲亢药物、锂盐等所致。②中枢性甲减。由下丘脑和垂体病变如垂体外照射、垂体大腺瘤、颅咽管瘤及产后大出血等引起的下丘脑或垂体功能低下，TRH 或 TSH 产生和分泌减少所致，其中由于下丘脑病变引起的甲减称为三发性甲减。③甲状腺激素抵抗综合征，TH 在外周组织实现生物效应障碍引起的综合征。

【临床表现】

起病隐匿，病程较长，主要表现以代谢率减低和交感神经兴奋性下降为主。病情轻的早期患者可以没有特异症状。一般表现有易疲劳、乏力、怕冷、体重增加、记忆力减退、反应迟钝或嗜睡、胃肠蠕动减弱或便秘、心动过缓、正细胞正色素性贫血、月经紊乱或月经过多。严重者可出现心包积液、心力衰竭。

病程长、甲减严重低下者患者可有表情呆滞，反应迟钝，声音嘶哑，听力障碍，面色苍白，颜面和（或）眼睑水肿，唇厚舌大，皮肤干燥粗糙，水肿，手脚掌皮肤可呈姜黄色，毛发稀疏干燥，跟腱反射时间延长，脉率缓慢。少数病例出现胫前黏液性水肿。

亚临床甲减：是指仅有 TSH 增高，TT_4 和 FT_4 正常。

黏液性水肿昏迷：是甲减长期未得到有效治疗，病情加重的严重状态，诱因多为严重的全身性疾病、左甲状腺素（L-T_4）治疗中断、感染、手术及使用麻醉或镇静剂等。临床表现为嗜睡、精神异常、木僵甚至昏迷。患者体征包括低体温、心动过缓、低血压、呼吸衰竭和心力衰竭等。本病最常发生于伴有心肺疾病的老年甲减患者，预后差，病死率达 20% 左右。

【辅助检查】

1.TSH　原发性甲减血清 TSH 增高，垂体或下丘脑性甲减 TSH 可正常、偏低或明显降低。

2. 血清 T_3 和 T_4　不管何种类型甲减，血清 TT_4 和 FT_4 降低是临床甲减诊断的必备条件，轻症患者血清 TT_3 和 FT_3 可在正常范围，重症患者可降低。

3. 抗体测定　自身免疫甲状腺病是原发性甲减的重要原因，故甲减者，特别是原发性甲减者，通常需做甲状腺过氧化物酶抗体（thyroid peroxidase antibody，TPO-Ab）和甲状腺球蛋白抗体（thyroglobulin antibody，TGAb）测定，以明确病因。

4. 其他检查　血常规示轻、中度正细胞性贫血，血脂示血清总胆固醇明显升高、甘油三酯升高，严重时肌酶谱升高，糖耐量试验呈低平曲线，少数病例血清催乳素升高，心脏超声检查示心包积液，治疗后可完全正常。

【诊断】

根据临床表现和体征，典型病例诊断不难；血清 TT_4 和 FT_4 降低，甲减基本确立；在此基础上，血清 TSH 增高提示原发性甲减，TSH 可正常、偏低，提示中枢性甲减。

【鉴别诊断】

甲减所致的贫血、肝功能异常、心包积液等应与其他原因所致的这些症状或体征鉴别，蝶鞍增大应与垂体肿瘤相鉴别，原发性甲减导致高催乳素血症应与催乳素瘤相鉴别。此外，还需与低 T_3 综合征相鉴别。低 T_3 综合征也称为甲状腺功能正常性病变综合征（sick euthyroid syndrome），指严重的全身性疾病创伤和心理疾病等情况下非甲状腺疾病原因引起的血中 T_3 降低的综合征，它反映了机体内分泌系统对疾病的适应性反应，主要表现在血清 TT_3、FT_3 水平减低，血清 TT_4、FT_4 及 TSH 水平基本正常，病情危重时也可出现 T_4 水平降低。

【治疗】

除部分由甲状腺炎和抗甲亢药物所致的甲减外，甲减一般不能治愈，需要终身替代治疗。治疗目标是临床甲减的症状和体征消失，血清 TSH 和 TH 水平恢复到正常范围内。药物通常选择 $L-T_4$，治疗剂量应个体化，取决于患者的病情、年龄、体重和个体差异。妊娠时的替代剂量需要较妊娠前增加 30%～50%。甲状腺癌术后需要剂量大，以抑制 TSH 防止肿瘤复发。中枢性甲减应以 FT_4 达到正常范围上 1/2 作为治疗目标，而不能把 TSH 作为治疗目标。50 岁以下者、既往无心脏病史患者可以尽快达到完全替代剂量；50 岁以上者患者服用 $L-T_4$ 前要常规检查心脏功能状态，一般从每日 25～50μg 开始，每日口服 1 次，每 1～2 周复查，每次增加 25μg，直至达到治疗目标。患缺血性心脏病者起始剂量宜小，调整剂量宜慢，防止诱发和加重心脏病。

补充甲状激素，重新建立下丘脑垂体－甲状腺轴的平衡一般需要 4～6 周，所以治疗初期，每 4～6 周测定激素指标。达标后，需要每 6～12 个月复查一次激素指标。

$L-T_4$ 的半衰期是 7 天，服药方法是每天晨起空腹服药 1 次。如果不能早餐前 1 小时服用，睡前服药也可选择。

甲状腺片是动物甲状腺的干制剂，因其甲状腺激素含量不稳定和 T_3 含量过高已很少使用。

亚临床甲减的治疗：引起的血脂异常可以促进动脉粥样硬化的发生和发展，部分亚临床甲减发展为临床甲减。妊娠期亚临床甲减对后代智力有影响。重度亚临床甲减（TSH ≥ 10mU/L）患者，建议给予 $L-T_4$ 替代治疗；轻度亚临床甲减（TSH < 10mU/L）患者，如果伴有甲减症状、TPOAb 阳性、血脂异常或动脉粥样硬化性疾病，应予 $L-T_4$ 治疗，不伴有上述情况的患者，定期监测 TSH 的变化。70 岁以上的老年亚临床甲减患者的治疗目前存在争议。

黏液性水肿昏迷的治疗：①尽可能采用静脉给药治疗，$L-T_4$ 300～400μg，继之 $L-T_4$ 50～100μg/d，如没有 $L-T_4$ 注射制剂，可将片剂碾碎后由胃管注入，首次 100～200μg，以后每日 50μg，至患者清醒后改为口服。②加强保暖、保持体温，避免使用电热毯。③保持呼吸道通畅、供氧，纠正呼吸衰竭，伴低血压和贫血采取相应的抢救治疗措施。④测定血糖和电解质后输液，观察水潴留情况。⑤氢化可的松静脉滴注 200～400mg，以防止 $L-T_4$ 治疗后相对的肾上腺皮质功能不足，患者清醒后逐渐减量。⑥去除诱因，如控制感染，治疗原发病。

【甲状腺功能减退症应掌握的内容】

（一）问诊

起病时间。是否有易疲劳、乏力、怕冷、体重增加、记忆力减退、反应迟钝或嗜睡、胃肠蠕动减弱或便秘等表现。除以上症状外，以下情况需警惕甲减的可能：心动过缓、心包积液和心力衰竭，正细胞正色素性贫血，月经紊乱或月经过多，声音嘶哑，颜面和（或）眼睑水肿、唇厚舌大，手脚掌皮肤呈姜黄色，毛发稀疏干燥，生化检查示低钠血症。严重甲减者因可出现精神症状，常被误诊为精神类疾病，故需检查甲状腺功能，仔细鉴别。中枢性甲减常有头颅疾病史或其他伴随症状，应仔细询问。

黏液性水肿昏迷为严重表现，病死率极高，故临床上见低体温、心动过缓、低血压、呼吸衰竭和心力衰竭者，需查甲状腺功能，明确后，应给予积极治疗。

（二）查体

①一般表现：声音嘶哑，面色苍白，颜面和（或）眼睑水肿，唇厚舌大，皮肤干燥粗糙，水肿，手脚掌皮肤呈姜黄色，毛发稀疏干燥；②甲状腺：是否肿大及肿大程度、质地如何、是否呈对称性，是否有压痛、是否可触及结节或肿块；③心脏听诊：注意心率和心律，是否有心率慢、心音低弱。

（三）治疗

甲减替代治疗主要以 L-T$_4$ 为主，治疗剂量、达到完全替代剂量所需时间因人而异。注意替代治疗中心脏症状和体征的变化。

（袁　瑾）

第五章 甲状腺炎

甲状腺组织因变性、渗出、坏死、增生等炎症改变而致一系列临床病症称甲状腺炎。本病由自身免疫、病毒感染、细菌或真菌感染、慢性硬化、放射损伤、肉芽肿、药物、创伤等多种原因所致甲状腺滤泡结构破坏，其病因不同，组织学特征各异，临床表现及预后差异较大。甲状腺炎由一些病因、病理和临床均不相同的炎症性疾病组成，见表5-5-1。

表5-5-1 甲状腺炎的病因分类

自身免疫性甲状腺炎：

  萎缩性甲状腺炎、桥本甲状腺炎、产后甲状腺炎、无痛性甲状腺炎、慢性纤维性甲状腺炎（Riedel甲状腺炎）、胺碘酮诱发的甲状腺炎（I型）、细胞因子诱发的甲状腺炎

病毒性甲状腺炎：

  亚急性甲状腺炎、HIV感染所致甲状腺炎

细菌性甲状腺炎：

  急性化脓性甲状腺炎、结核性甲状腺炎

放射性甲状腺炎：

  颈部放射线照射后、放射性碘治疗后

其他甲状腺炎：

  淀粉样变等

第一节 慢性淋巴细胞性甲状腺炎

慢性淋巴细胞性甲状腺炎又称桥本甲状腺炎（Hashimoto thyroiditis，HT）或桥本病，是一种较为常见的甲状腺自身免疫性疾病，在人群中发病率为5%～10%，女性多见。

【解剖与生理功能】

见本篇第二章甲状腺癌和第三章甲状腺功能亢进症。

【病因】

本病是遗传因素和多种内外环境因素相互作用的结局，发病机制为免疫调节缺陷，血清和甲状腺组织中发现多种甲状腺自身抗体，如TGAb、TPO-Ab和TSBAb。

【临床表现】

本病早期仅表现为TPO-Ab阳性，没有临床症状，病程晚期可出现甲减的表现。多数病例以甲状腺肿大或甲减症状首次就诊。病程中也可以出现一过性甲状腺毒症，此为甲状腺滤泡破坏、甲状腺激素释放所致。

【辅助检查】

主要进行如下检查。①TPO-Ab和TGAb测定：滴度显著增高，是最有意义的指标；②甲状腺功能测定：病程后期出现亚临床甲减或甲减时，可表现为TSH增高、TT_4或FT_4正常或降低；③甲状腺摄碘率：可正常、升高或降低；④核素扫描分布不均，不规则稀疏或浓聚区，边界不清或为冷结节；⑤甲状腺超声：显示弥漫性增大，光点增粗，弥漫性超声低回声，分布不均匀；⑥甲状腺活检：有淋巴细胞、淋巴滤泡形成，可有嗜酸性粒细胞，纤维化。

【诊断】

凡是弥漫性甲状腺肿大，特别是峡部锥体叶肿大，无论甲状腺功能是否有变，均应怀疑 HT，如血清 TPO-Ab 和 TGAb 滴度显著增高，诊断即可确立。

【鉴别诊断】

甲状腺肿大，需与单纯性甲状腺肿相鉴别，后者血清 TPO-Ab 和 TGAb 等抗体阴性。

甲减时，需与其他原因所致的甲减相鉴别，如药物、手术、放射性损伤及中枢性甲减等。

出现一过性甲状腺毒症时，需与 Graves 病相鉴别，后者往往 TRAb 阳性。当出现颈部疼痛时，需与急性化脓性甲状腺炎及亚急性甲状腺炎相鉴别，后两者甲状腺有触痛、有炎症指标的异常。

【治疗】

目前的治疗对消除该病尚无可靠方法，针对甲状腺大小和甲状腺功能异常处理。出现甲减者 L-T$_4$ 替代治疗。

第二节 亚急性甲状腺炎

亚急性甲状腺炎（简称亚甲炎）又称为肉芽肿性甲状腺炎、巨细胞性甲状腺炎和德凯尔万（de Quervain）甲状腺炎，是一种与病毒感染有关的自限性疾病，一般不遗留甲状腺功能减退。女性多见。

【解剖和生理功能】

见本篇第二章甲状腺癌和第三章甲状腺功能亢进症。

【病因】

考虑与病毒感染有关，如流感病毒、柯萨奇病毒、腺病毒和腮腺炎病毒等。甲状腺滤泡结构破坏，组织内存在许多巨细胞。

【临床表现】

起病前 1～3 周常有上呼吸道感染的症状。甲状腺区发生逐渐或骤然的疼痛，转头时疼痛加重，可有颈后、耳后、甚至同侧手臂的放射痛。可有发热、不适、乏力等全身症状，可出现一过性怕热、心悸、多汗等甲状腺毒血症症状。体格检查发现甲状腺轻至中度肿大、有时单侧肿大明显，甲状腺质地较硬，显著触痛。少数患者有颈部淋巴结肿大。

本症为甲状腺滤泡破坏性疾病，同时为自限疾病，故按患者甲状腺功能表现分为三期。甲状腺毒症期、甲减期和恢复期。

【辅助检查】

主要进行如下检查：①甲状腺功能测定：可依次出现甲状腺毒症、甲减和甲状腺功能恢复的动态改变；②甲状腺摄碘率：出现摄碘率低（24 小时 2%），与血清甲状腺激素水平呈"分离现象"，为该病的特征性表现；③炎症指标：红细胞沉降率显著加快；④超声：显示甲状腺增大，内部低回声区域，局部压痛，边界模糊，低回声内血流稀少，周边血供丰富；⑤甲状腺显像：同位素扫描看见图像残缺或显影不均，有时为一叶残缺。

【诊断】

根据患者发病前有呼吸道感染史，甲状腺肿大、疼痛、质硬，伴全身症状，红细胞沉降率快，T$_3$、T$_4$ 高而甲状腺摄碘率低可作出诊断。若甲状腺穿刺活检有巨细胞和肉芽肿变，进一步支持诊断。

【鉴别诊断】

主要与化脓性甲状腺炎相鉴别。

【治疗】

主要为炎症的处理，症状较轻者可仅使用非甾体抗炎药就能缓解，一般服药 2 周左右。症状重者或非甾体抗炎药无效者，使用糖皮质激素。首选泼尼松 20 ～ 40mg/d，24 小时症状可缓解，1 ～ 2 周后开始减量，依据红细胞沉降率指导用药。不宜过快减药，以免病情反复或加重病情。总疗程 1 ～ 2 个月，但部分患者减药或停药困难，反复复发。甲状腺毒症明显者给予 β 受体阻滞剂普萘洛尔对症治疗。

第三节　急性化脓性甲状腺炎

急性化脓性甲状腺炎又称感染性甲状腺炎，是一种相对罕见的、由病原体感染所致（主要为细菌）、以发热、甲状腺肿痛为基本特征的甲状腺炎。

【解剖和生理功能】

见本篇第二章甲状腺癌和第三章甲状腺功能亢进症。

【病因】

好发于已有甲状腺疾病者，如单纯性或结节性甲状腺肿、桥本甲状腺炎和甲状腺癌等。梨形隐窝顶端瘘管是十分常见的感染途径。

【临床表现】

化脓灶可表现为局限性或广泛性。起病较急，病情较重，往往伴有发热、畏寒、寒战、心悸等表现。甲状腺肿大、疼痛，伴有吞咽困难，吞咽时甲状腺疼痛加重，且向两耳或枕部放射。可有甲状腺周围组织肿胀和炎症反应。常有比较明显的局部压迫症状。后期脓肿形成，甲状腺部位有波动。

【辅助检查】

主要进行如下检查。①炎症指标：血常规可见白细胞总数升高，中性粒细胞明显增多，红细胞沉降率增快，C 反应蛋白升高；②甲状腺功能：大多在正常范围，病变部位广泛或病情严重者可有 T_3 及 T_4 升高、TSH 下降表现；③甲状腺穿刺：可见大量脓液；④甲状腺 B 超显示甲状腺肿大，可有液性暗区。

【诊断】

诊断依据：甲状腺疾病病史，伴抵抗力下降或感染史；全身败血症表现高热、寒战、不适等；局部症状颈部疼痛并放射；血常规白细胞升高、中性粒细胞增多。甲状腺穿刺可见脓液，镜检或培养发现病原菌。

【鉴别诊断】

（一）亚急性甲状腺炎

起病相对较缓慢，红细胞沉降率显著升高，甲状腺激素增高和甲状腺摄碘率降低。白细胞无明显增多。

（二）其他疼痛性甲状腺疾病

如甲状腺囊肿或肿瘤内出血、放射性甲状腺炎等。

（三）其他疼痛性非甲状腺疾病

如甲状舌骨囊肿感染、颈淋巴结炎、颈部蜂窝织炎等。

【治疗】

治疗措施：休息，高热者需进行物理或药物降温；应使用适当抗菌药物治疗；对一般治疗效果不满意者，需行脓肿切开引流；对于原先有疾病，尤其是甲状腺肿瘤患者，可在抗菌药物治疗的基础上，使化脓病变局限化，然后行甲状腺部分切除术。证明有梨形隐窝瘘管者，也应施行手术切除治疗。

【甲状腺炎应掌握的内容】

慢性淋巴细胞性甲状腺炎为慢性疾病，起病隐匿，早期无明显症状，患者多因无痛性甲状腺肿大或 B 超发现甲状腺弥漫性病变就诊，早期无甲减的临床表现，随着病程延长，逐渐出现甲减表现，故问诊中可询问有无甲减的临床表现；有些患者在病程中可出现一过性甲状腺毒症表现，故若有甲状腺毒症表现，需与甲亢相鉴别，可行 TRAb、甲状腺核素显像、甲状腺摄碘率等加以鉴别。治疗上，因患者从起病至出现甲减的病程较长，故如出现甲减者按甲减治疗，未出现甲减者，定期随访甲状腺功能。

亚急性甲状腺炎起病较急，常伴有上呼吸道感染症状和体征，同时伴有甲状腺区特征性疼痛，可转移至对侧，查体示甲状腺肿大、质硬、触痛明显，红细胞沉降率明显增快，可出现血清 FT_3、FT_4 水平增高，而甲状腺摄碘率低下，激素治疗明显，故诊断为亚甲炎。而激素治疗效果不佳、疼痛或体温不降者，或疼痛或体温稍缓解后再次加重者，需重新考虑诊断。

急性化脓性甲状腺炎临床较少见，甲状腺疼痛更明显，全身炎性表现更明显，甲状腺功能多正常，也可有一过性甲状腺毒症表现。脓肿形成后行甲状腺扫描，表现为冷结节或无放射性分布，超声能清楚地显示病灶的部位、大小、形态、内部回声及与周围组织的关系和颈部淋巴结的情况，CT 检查可显示脓肿与甲状腺腺体的关系。最终明确诊断为病原体培养。

临床上需注意的是颈部疼痛的鉴别，亚急性甲状腺炎较常见，急性化脓性甲状腺炎较少见，临床上见血白细胞上升明显、全身炎症反应明显、高热、激素效果不佳者，需警惕急性化脓性甲状腺炎。此外，颈前脓肿与化脓性甲状腺炎非常难鉴别，也需注意。

（袁　瑾）

第六章 糖 尿 病

糖尿病 (diabetes mellitus, DM) 是一组由遗传和环境因素相互作用, 胰岛素分泌和 (或) 作用缺陷所引起, 以慢性高血糖为特征, 伴碳水化合物、脂肪及蛋白质代谢紊乱的多病因异质性代谢性疾病。其危害主要是慢性并发症, 病情严重或应激时可发生急性代谢紊乱, 如糖尿病酮症酸中毒、糖尿病高渗状态等。

【胰岛组织学】

散布于胰腺外分泌组织中的胰岛, 既作为一个独立而完善的内分泌器官而存在, 又保持着与胰腺外分泌组织密不可分的联系。胰岛细胞主要有 4 种, 分别为 A、B、D、PP 细胞。其中 β 细胞最多, 占胰岛细胞数量的 60% ~ 80%, D 细胞占 5% ~ 10%, A 细胞和 PP 细胞占 10% ~ 20%。B 细胞居于胰岛中央, 占据胰岛大部分区域。其余非 B 细胞散布于 B 细胞外围的胰岛周边, 形成 1 ~ 3 层细胞厚度的非连贯、有间隙的细胞外壳。A 细胞分泌胰高血糖素, B 细胞分泌胰岛素, D 细胞分泌生长抑素, PP 细胞分泌胰多肽。胰岛素和胰高血糖素是机体维持葡萄糖稳态的两个关键因子。胰岛素是机体维持血糖稳定的最重要激素, 主要通过促进葡萄糖的摄取和利用、糖原的合成和抑制糖异生、糖原的分解, 来减少肝糖输出, 降低血糖。胰高血糖素则通过抑制肝糖原的合成, 促进肝糖异生和肝糖原的分解, 来升高血糖。

【糖尿病的分型】

根据目前对糖尿病病因的认识, 将糖尿病分为四大类, 即 1 型糖尿病、2 型糖尿病、其他特殊类型糖尿病及妊娠糖尿病。

(一) 1 型糖尿病 (type 1 diabetes mellitus, T1DM)

T1DM 的显著特征为胰岛 B 细胞数量显著减少和消失, 导致胰岛素分泌显著下降或消失。该型又分为免疫介导型 (1A 型) 和特发性 (1B 型)。1A 型占绝大多数, 为自身免疫性疾病。1B 型临床表现与 1A 型相似, 但患者不能检测到自身免疫抗体, 也不伴有其他免疫功能异常的表现。我国 T1DM 占糖尿病的比例小于 5%。

成人晚发自身免疫性糖尿病 (latent autoimmune diabetes in adults, LADA): 为 T1DM 中的亚型, 起病缓慢, 早期临床表现与 2 型糖尿病相似, 经历一段不需胰岛素治疗的阶段, 仅用口服降糖药可控制血糖, 但在较短时间内 (通常在 3 年内), 口服降糖药失效, 需胰岛素治疗, 其诊断需要依靠胰岛自身抗体的检测才能明确诊断。

(二) 2 型糖尿病 (type 2 diabetes mellitus, T2DM)

T2DM 显著的特征为胰岛素抵抗伴和 (或) 胰岛素分泌不足, 目前认为在遗传因素和环境因素的共同作用下起病。此外, 胰岛 A 细胞功能异常和胰高血糖素样肽 1 (glucagon-like peptide 1, GLP-1) 分泌缺陷在 T2DM 发病中也起作用: A、B 细胞比例显著增加, A 细胞对葡萄糖敏感性下降, 从而导致胰高血糖素水平升高, 肝糖输出增加; GLP-1 由肠道 L 细胞分泌, 主要生物作用包括刺激 B 细胞葡萄糖介导的胰岛素合成和分泌、抑制胰高血糖素分泌, T2DM 患者负荷后 GLP-1 的释放曲线低于正常个体。T2DM 占糖尿病中的 90% ~ 95%。

(三) 其他特殊类型的糖尿病

该类糖尿病是一些病因比较明确的或是有显著特征的糖尿病, 包括继发于特殊情况的糖尿病和与特殊疾病或综合征相关的糖尿病。

一共分 8 个亚型: ①胰岛 B 细胞功能基因缺陷型; ②胰岛素作用基因缺陷型, 如 A 型胰岛素抵抗、妖精貌综合征、脂肪萎缩型糖尿病等; ③胰腺疾病和胰腺外伤或手术切除型, 如胰腺炎、创伤、胰腺切除术、胰腺肿瘤、胰腺囊性化纤维病等; ④内分泌疾病型, 如肢端肥大症、库欣综合征、胰高血糖素瘤、甲状腺功能亢进症、嗜铬细胞瘤等；⑤药物和化学品所致型，如糖皮质激素、烟酸、甲状腺激素、二氮嗪等；⑥感染型，如先天性风疹、巨细胞病毒等；⑦不常见的免疫介导性型，如僵人综合征、抗胰岛素受体抗体等；⑧其他与糖尿病相关的遗传综合征，如唐氏（Down）综合征、特纳（Turner）综合征、沃尔弗拉姆（Wolfram）综合征等。

其中在临床上较常见的有如下两类。①糖皮质激素所致糖尿病：因为临床中糖皮质激素经常使用，部分患者应用糖皮质激素后可诱发或加重糖尿病，常与剂量和使用时间相关。多数患者停用后糖代谢可恢复正常。任何使用糖皮质激素者，无论既往是否有糖尿病，均需监测血糖，首选胰岛素控制血糖。②内分泌疾病伴发高血糖或糖尿病：持续过量的激素水平（如生长激素、糖皮质激素、儿茶酚胺和胰高血糖素）可以拮抗胰岛素的作用或干扰胰岛素的分泌（如儿茶酚胺），进而引起糖代谢的异常。如上内分泌疾病往往有其特征性表现，需要在临床中加以鉴别。

（四）妊娠糖尿病

妊娠糖尿病（gestational diabetes mellitus，GDM）是指妊娠期间发生的高血糖但血糖值未达到糖尿病的诊断标准，不包括孕前已诊断或者糖尿病的患者，后者称为糖尿病合并妊娠。

受孕期间高血糖状态可分为三类。①孕前糖尿病：即指孕前已确诊的糖尿病；②妊娠期显性糖尿病：指孕期任何一段时间被发现且达到非孕人群糖尿病诊断标准的糖尿病；③妊娠糖尿病：所有既往无糖尿病的孕妇在妊娠 24～28 周时进行 75g 口服葡萄糖耐量试验，血糖超过上述任一指标即可诊断为 GDM：5.1mmol/L ≤空腹血糖＜ 7.0mmol/L，服糖后 1 小时血糖≥ 10.0mmol/L，8.5mmol/L ≤服糖后 2 小时血糖＜ 11.1mmol/L。孕早期单纯空腹血糖＞ 5.1mmol/L，不能诊断GDM，需要随访。

【临床表现】

糖尿病的临床表现常被描述为"三多一少"，即多尿、多饮、多食和体重减少。其机制为：血糖升高引起渗透性利尿，继而口渴多饮；外周组织对葡萄糖利用障碍导致脂肪和蛋白质负平衡，出现消瘦和患者常有易饥多食。"三多一少"在糖尿病早期和血糖轻度升高时表现不明显。

其他症状有皮肤瘙痒、外阴瘙痒、视物模糊等。餐后的反应性低血糖也可为糖尿病的首发临床表现，其原因为进食后胰岛素分泌高峰延迟，餐后 3～5 小时血浆胰岛素水平不适当地升高。

糖尿病患者，尤其是血糖控制不佳者容易并发各种感染。常见感染有泌尿系统感染、肺炎、肺结核、胆道感染、肝脓肿、皮肤感染和口腔感染等。糖尿病并发感染可形成一个恶性循环，即高血糖引发感染，感染则使高血糖更难以控制，诱发糖尿病急性并发症，所以，感染也是糖尿病的重要死因之一。

【辅助检查】

（一）尿糖测定

尿糖阳性是诊断糖尿病的重要线索，但不能以此诊断或排除糖尿病，因为尿糖受血糖和肾糖阈两者共同影响。肾糖阈升高时，即使血糖升高，尿糖也可为阴性，如老年人或合并肾脏病变者；肾糖阈降低时，此时虽然血糖正常，尿糖也可为阳性，常见者为妊娠或存在一些肾小管及肾间质病变者。

（二）血糖测定

血糖是诊断糖尿病的主要依据和判断糖尿病病情的主要指标。诊断糖尿病必须测定静脉血浆葡萄糖，便携式血糖计测定末梢血糖可用于日常监测血糖和紧急情况下需立即知晓血糖值时。

（三）口服葡萄糖耐量试验（oral glucose tolerance test，OGTT）

用于当血糖高于正常范围而又未达到诊断糖尿病标准者，以明确诊断。具体方法：隔夜空腹8～10 小时，抽取空腹静脉血测血糖，将 75g 无水葡萄糖（或 82.5g 含 1 分子水的葡萄糖）溶于250～300ml 水中，5 分钟内饮完，开始饮用葡萄糖水后 2 小时后抽取静脉血测血糖，其他时间点的 OGTT 不作为诊断标准。儿童服糖量按每千克体重 1.75g 计算，总量不超过 75g。OGTT 注意事项：试验前 3 天内摄入足量碳水化合物；试验过程中，受试者不喝茶及咖啡，不吸烟，不做剧烈运动，无应激情况或急性疾病；试验前 3 ～ 7 天停用可能影响结果的药物。

（四）糖化血红蛋白（glycated hemoglobin，HbAlc）

反映患者近 8 ～ 12 周平均血糖水平，临床上已作为长期血糖控制状况的"金标准"，具有稳定、无需空腹且受应激等急性状态影响小的特点，弥补了血糖易波动性而引起降糖效果难以判断的不足。有 a、b、c 三种，以 HbA1c 最为重要。正常参考值为 4% ～ 6%，对于患有贫血和血红蛋白异常疾病的患者，其结果有偏差。

（五）糖化白蛋白（glycated albumin，GA）

反映患者近 2 ～ 3 周平均血糖水平，可以作为糖尿病患者近期血糖控制的指标。正常参考值为 11% ～ 17%，对于患者肾病综合征、肝硬化等影响白蛋白更新速度疾病的患者，GA 的检测结果是不可靠的。

（六）胰岛 B 细胞功能检查

本检查反映基础和葡萄糖介导的胰岛素释放功能。正常人空腹血浆胰岛素为 35 ～ 145pmol/L（5 ～ 20mU/L），OGTT 后，血浆胰岛素在 30 ～ 60 分钟上升至高峰，峰值为基础值的 5 ～ 10 倍，3 ～ 4 小时恢复到基础水平。C 肽和胰岛素以等分子数从胰岛细胞生成和释放，C 肽正常人空腹基础值不小于 400pmol/L，高峰时间同上，为基础值的 5 ～ 6 倍。胰岛素测定受血清中胰岛素抗体和外源性胰岛素干扰，而 C 肽不受如上因素影响，故能较准确地反映胰岛 B 细胞功能。

（七）抗体检查

可进行与 1 型糖尿病相关抗体检查，必要时可进行基因分析。

【诊断】

目前采用国际上通用 WHO 糖尿病专业委员会 1999 年提出的糖尿病诊断标准见表 5-6-1。

表 5-6-1　糖尿病诊断标准（WHO 糖尿病专家委员会报告，1999）

诊断标准	静脉血浆葡萄糖水平（mmol/L）
（1）糖尿病症状加随机血糖	≥ 11.1
或	
（2）空腹血糖（FBG）	≥ 7.0
或	
（3）OGTT 2 小时血糖	≥ 11.1

注：①对于无糖尿病症状，必须在另一天复查核实而确定诊断；②随机血糖是指不考虑上次用餐时间，一天中任意时间的血糖；③采用葡萄糖氧化酶法测定静脉血浆葡萄糖；④空腹是指至少 8 小时内无任何能量摄入；⑤糖尿病症状指多尿、烦渴多饮和难于解释的体重减轻；⑥严重疾病（急性严重感染、创伤）或其他应激情况下，可能发生应激高血糖，因此在应激因素消失前，不能依据当时血糖诊断糖尿病；⑦儿童糖尿病诊断标准与成人相同。

对于空腹血糖（FBG）和 OGTT 的 2 小时血糖值高于正常范围，但未达到糖尿病诊断标准者，同样采用 1999 年 WTO 提出的糖代谢状态分类标准（表 5-6-2）。

表 5-6-2　糖代谢状态分类（WHO 糖尿病专家委员会报告，1999）

糖代谢分类	静脉血浆葡萄糖（mmol/L）	
	空腹血糖（FBG）	OGTT 2 小时血糖
正常血糖（NGR）	< 6.1	< 7.8
空腹血糖受损（IFG）	6.1 ～ 7.0	< 7.8

续表

糖代谢分类	静脉血浆葡萄糖（mmol/L）	
	空腹血糖（FBG）	OGTT 2 小时血糖
糖耐量减低（IGT）	＜7.0	7.8～＜11.1
糖尿病（DM）	≥7.0	≥11.1

【鉴别诊断】

肾性糖尿，尿糖阳性者必须检测血糖方可确定有无糖尿病。胃空肠吻合术后，因碳水化合物在肠道吸收快，可引起进食后 0.5～1 小时血糖高，但 FBG 和餐后 2 小时血糖正常。弥漫性肝病患者，葡萄糖转化为肝糖原功能减弱，肝糖原储存减少，进食后 0.5～1 小时血糖可高于正常，出现糖尿，但 FBG 偏低，餐后 2～3 小时血糖正常或低于正常。应激情况下测到的高血糖，需排除应激状态所致，可待应激过后，再检测血糖和 OGTT。

【分型】

1. T1DM 和 T2DM 的主要鉴别点　血糖水平不能区分 1 型还是 2 型糖尿病。即使是被视为T1DM 典型特征的糖尿病酮症酸中毒（DKA）在 T2DM 也会出现。在患者起病初期进行分类有时的确很困难。目前诊断 T1DM 主要根据临床特征。T1DM 具有以下特点：发病年龄通常＜30 岁；"三多一少"症状明显；以酮症或酮症酸中毒起病；体型非肥胖空腹或餐后的血清 C 肽浓度明显降低；出现自身免疫标记如谷氨酸脱羧酶抗体（CADA）、抗胰岛细胞抗体（ICA）、人胰岛细胞抗原 2 抗体（IA-2A）、锌转运体 8 蛋白抗体（ZnT8A）等。如果不确定分类诊断，可先做一个临时性分类用于指导治疗。然后依据对治疗的反应以及随访观察其临床表现，再重新评估、分型。

2. 特殊类型糖尿病　通常有一定临床特点和伴随特殊症状，可疑时，可做基因诊断。很多内分泌疾病可继发糖尿病，但通常有其特殊的症状和体征，可进行鉴别。胰腺疾病、药物所致糖尿病，常有既往史和用药史可循，临床中应注意详细的病史采集，以进行鉴别。

【治疗】

1. 治疗目标　控制高血糖和相关代谢紊乱，预防和延缓糖尿病慢性并发症的发生和发展。

2. 治疗原则　早期、长期、综合治疗，治疗措施个体化。

3. "五驾马车"理念　即目前糖尿病治疗的理念五个要点，糖尿病教育、医学营养治疗、运动治疗、血糖监测和药物治疗；其中，饮食、治疗与运动（健康的生活方式）是基础，教育是核心。

4. 营养处方的计算　①计算总热量：首先计算理想体重，简易公式为理想体重（kg）=身高（cm）-105，然后计算每日总热量，简易公式为理想体重（kg）乘以每日每千克理想热量（通常是 30kcal/kg）。儿童、孕妇、乳母、消瘦、营养不良、体力劳动强者及伴有消耗性疾病者应酌情增加，肥胖和超重者酌减。②营养物质的总量分配：每日饮食总热量中，糖类占 50%～60%，蛋白质占 10%～15%，脂肪占 25%～30%。孕妇、乳母、营养不良或伴消耗性疾病者蛋白质增至1.5g～2.0g，伴有糖尿病肾病而肾功能正常者应限制每千克体重 0.8g。③三餐分配：确定每日饮食总热量和糖类、蛋白质、脂肪的组成后，按每克糖类或蛋白质产热 4kcal，每克脂肪产热 9kcal，将热量换算为食品，然后分配至三餐，三餐分配可为 1/5、2/5、2/5 或 1/3、1/3、1/3。

（一）传统口服降糖药物治疗

传统口服降糖药物主要有磺脲类、格列奈类、二甲双胍类、噻唑烷二酮类、α- 糖苷酶抑制剂5 种。在饮食和运动不能使血糖控制达标，或者患者就诊时血糖较高估计饮食和运动不能迅速纠正其代谢紊乱时，应及时应用降糖药物。

1. 磺酰脲类（sulfonylureas，SU）　主要作用为作用于 B 细胞膜上的磺酰脲类受体，刺激 B细胞分泌胰岛素。SU 降血糖作用的前提是机体尚保存相当数量（30% 以上）有功能的 B 细胞，胰岛功能极差时，SU 不再有效。

（1）适应证：新诊断的 T2DM 非肥胖患者、用饮食和运动治疗血糖控制不理想者。可与其他作用机制不同的口服降糖药或胰岛素联合应用，不宜与其他类促泌剂联合使用。

（2）禁忌证：T1DM，有严重并发症或 β 细胞功能很差的 T2DM，儿童糖尿病，孕妇、哺乳期妇女，大手术围手术期，全胰腺切除术后，肝肾功能不全者。

（3）不良反应：①低血糖反应。最常见而重要，一般与剂量过大、饮食配合不佳等有关。故宜从小剂量开始，注意与饮食的配合，进食量减少或腹泻等情况下须减少或停用 SU。此外，SU 为中长效药物，引起的低血糖持续时间长，故出现低血糖，需要留院观察数日。②体重增加。③其他不良反应。上腹不适、食欲减退等，偶见肝功能损害、胆汁淤滞性黄疸、白细胞减少、粒细胞缺乏、血小板减少。

（4）临床应用：常用磺酰脲类药物有格列本脲、格列吡嗪、格列齐特、格列喹酮和格列美脲。

小剂量开始，于早餐前半小时 1 次服用，根据血糖和尿糖监测结果，按治疗需要每天增加剂量 1 次。

2. 格列奈类　此类药物作用在胰岛细胞膜上的非磺酰脲类受体，是一类快速作用的促泌剂，具有吸收快、起效快和作用时间短的特点，主要用于控制餐后高血糖，也有一定降低空腹血糖的作用。于餐前或进餐时口服。

（1）适应证：同 SU，较适合于 T2DM 早期餐后高血糖或以餐后高血糖为主的老年患者。可与其他药物联用，但不与 SU 联用。

（2）禁忌证和不良反应：与 SU 基本相同。

（3）临床应用：有瑞格列奈、那格列奈和米格列奈，每日 3 次，进一次餐服一次药，不进餐不服药。

3. 二甲双胍　主要药理作用是通过抑制肝脏葡萄糖输出，改善外周组织对胰岛素的敏感性、增加对葡萄糖的摄取和利用而降低血糖。二甲双胍极少引起临床低血糖。目前为国内外指南中 T2DM 患者控制高血糖的一线用药和联合用药中的基础用药。

（1）适应证：①作为 T2DM 治疗一线用药，可单用或与其他药物联用；② T1DM：与胰岛素联合应用，可能减少胰岛素用量和降低血糖波动。

（2）禁忌证：①肾功能不全（肾小球滤过率 < 45ml/min）、肝功能不全、缺氧及高热患者禁忌，慢性胃肠病、慢性营养不良者不宜使用；② T1DM 患者不宜单独使用；③ T2DM 合并急性严重代谢紊乱、严重感染、外伤者及大手术孕妇和哺乳期妇女等；④对药物过敏或有严重不良反应者；⑤酗酒者。

（3）不良反应：①消化道反应：为最常见副作用，进餐时服药、从小剂量开始、逐渐增加剂量，可减少消化道不良反应；②皮肤过敏反应；③乳酸酸中毒：为最严重的副作用，但罕见，须注意严格按照推荐用药。

（4）临床应用：500 ~ 1500mg/d，分 2 ~ 3 次口服，年老患者药量酌减。双胍类中另有苯乙双胍，可引起严重的乳酸酸中毒，禁用。

4. 噻唑烷二酮类　亦称胰岛素增敏剂，增加靶组织对胰岛素作用的敏感性而降低血糖。

（1）适应证：可单独或与其他降糖药物合用治疗 T2DM，尤其是肥胖、胰岛素抵抗明显者。

（2）禁忌证：不宜用于 T1DM 患者、孕妇、哺乳期妇女和儿童。禁用于 DKA、Ⅱ级以上心力衰竭、活动性肝病或转氨酶升高超过正常上限 2.5 倍以及严重骨质疏松和骨折史的患者。

（3）不良反应：体重增加和水肿是其常见的副作用，在与胰岛素合用时更加明显。其他不良反应还有头痛、头晕、乏力、恶心腹泻、贫血、骨折和心力衰竭。

（4）临床应用：①罗格列酮：4 ~ 8mg/d，每日 1 次或分 2 次口服；②吡格列酮 15 ~ 30mg/d，每日 1 次口服，现有或既往有膀胱癌病史的患者或存在不明原因肉眼血尿者禁用吡格列酮。

5. α- 糖苷酶抑制剂（AGI）　抑制小肠黏膜刷状缘的 α- 葡糖苷酶，从而延迟糖类吸收，降低餐后高血糖。

（1）适应证：适用于以碳水化合物为主要食物成分且伴有餐后血糖明显升高者。可单独用药或与其他降糖药物合用。T1DM 患者在胰岛素治疗基础上加用 AGI 有助于降低餐后高血糖。

（2）禁忌证：肝、肾功能不全者仍应慎用；不宜用于有胃肠功能紊乱或有器质性疾病者；不宜用于孕妇、哺乳期妇女和儿童；合并严重感染、创伤或 DKA 者禁用。T1DM 不宜单独使用。

（3）不良反应：常见为胃肠道反应，如腹胀、排气增多或腹泻。可从小剂量开始，逐渐加量，以减少不良反应。单用本药不引起低血糖，但如与 SUs 或胰岛素合用，可发生低血糖，且一旦发生，应直接给予葡萄糖口服或静脉注射，进食双糖或淀粉类食物无效或效果差。

（4）临床应用：主要有阿卡波糖、伏格列波糖和米格列醇。应在进食第一口食物时同服。

（二）胰岛素

胰岛素是控制高血糖的重要和有效手段，是所有 T1DM 和很多 T2DM 的主要治疗药物。T1DM 患者必须依赖胰岛素维持生命，也必须使用胰岛素控制高血糖。T2DM 虽然不需要胰岛素维持生命，但当口服降糖药效果不佳或存在口服药禁忌时，仍需使用胰岛素以控制高血糖。

1. 适应证　①T1DM；②糖尿病急性或严重慢性并发症；③手术、应激状态、妊娠和分娩；④口服降糖药有禁忌证；⑤分型困难者；⑥明显高血糖的新诊断的 T2DM，经饮食及口服降糖药血糖未达标者，或在糖尿病病程中无明显诱因出现体重显著下降者；⑦T2DM 患者胰岛 B 细胞功能明显减退者；⑧某些特殊类型糖尿病；⑨胰腺疾病引起的继发性糖尿病。

2. 胰岛素和胰岛素类似物的分类　据来源和化学结构的不同，可分为动物胰岛素、人胰岛素和胰岛素类似物。按作用起效快慢和维持时间，胰岛素（包括人和动物）又可分为短效、中效、长效和预混胰岛素。胰岛素类似物分为速效、长效和预混胰岛素类似物。

短效胰岛素和速效胰岛素类似物皮下注射后发生作用快，但持续时间短，通常皮下注射，主要控制一餐饭后高血糖，也可经静脉注射用于抢救 DKA；中效胰岛素主要有中性鱼精蛋白（neutral protamine hagedorn，NPH）胰岛素，主要用于提供基础胰岛素，可控制两餐饭后高血糖。长效制剂有精蛋白锌胰岛素注射液（protamine zinc insulin，PZL，鱼精蛋白锌胰岛素）和长效胰岛素类似物，长效胰岛素制剂无明显作用高峰，主要提供基础胰岛素。

3. 胰岛素使用注意事项　腹壁注射吸收最快，其次分别为上臂、大腿和臀部。胰岛素不能冷冻保存，应避免温度过高、过低（不宜＞ 30℃或＜ 2℃）及剧烈晃动。胰岛素治疗涉及更多的环节，故需要医务人员和患者间密切合作。准备开始胰岛素治疗的患者都应接受教育，包括如何合理选用胰岛素注射装置和掌握正确的胰岛素注射技术；开始治疗后还需加强对患者的跟踪和指导，鼓励和指导患者进行自我血糖监测有利于控制高血糖与预防低血糖，不同作用时间的胰岛素自我监测的血糖频率、时间各不相同，需告知患者，以更好地调整胰岛素剂量，控制血糖。

4. 胰岛素治疗的使用方法

（1）基础胰岛素补充治疗：主要指在饮食治疗和口服降糖药物治疗的基础上联用中、长效胰岛素。

（2）胰岛素替代治疗：T1DM 及胰岛素剂量已经接近于生理剂量的 T2DM 患者。目前治疗方案主要有 2 ～ 3 次 /d 的预混胰岛素注射或采用餐时＋基础胰岛素联合注射或胰岛素泵持续皮下胰岛素输注治疗。

（3）短期胰岛素强化治疗方案：对于 HbA1c ≥ 9.0%或 FBG ≥ 11.1mmol/L 伴明显高血糖症状的新诊断 T2DM 患者可实施该方案，治疗时间在 2 周至 3 个月为宜，治疗目标为 FBG 在 4.4 ～ 7.0mmol/L，非空腹血糖＜ 10.0mmol/L。

5. 胰岛素治疗后，早晨空腹血糖仍然较高的原因　①夜间胰岛素应用不足；②黎明现象（dawn phenomenon）：即夜间血糖控制良好，也无低血糖发生，仅于黎明后出现高血糖，可能由于清晨皮质醇、生长激素等分泌增多所致；③索莫吉（Somogyi）反应：即在夜间曾有低血糖，在睡眠中未被察觉，但导致体内胰岛素拮抗激素分泌增加，继而发生低血糖后的反跳性高血糖。故空腹血糖较高时，不宜立即加用睡前或晚餐前胰岛素，而应夜间多次（于0时、2时、4时、6时、8时）测定血糖，鉴别早晨高血糖的原因，然后再决定增加、减少胰岛素剂量或维持不变。

6. 胰岛素的不良反应　①低血糖：与剂量过大、饮食配合不当、体力活动增加和注射部位运动等有关；②水肿：常轻度，可自行缓解；③晶状体屈光改变：常于数周内自然恢复；④过敏反应；⑤注射部位局部反应：皮下组织萎缩、脂肪萎缩及脂肪肥大等；⑥体重增加。

（三）新型药物

有二肽基肽酶-Ⅳ制剂（DPP-Ⅳ制剂）、胰高血糖素样多肽1（GLP-1）受体激动剂和钠-葡萄糖耦联转运体2（SGLT-2）抑制剂。

1. GLP-1 受体激动剂　此类药物通过激动 GLP-1 受体而发挥作用，可使血糖降低，主要作用机制为促进胰岛素分泌及生物合成、增加胰岛 B 细胞数量、抑制胰高血糖素的分泌、抑制食欲及摄食、延缓胃内容物排空作用。目前国内上市的日制剂有艾塞那肽和利拉鲁肽等，周制剂有度拉鲁肽、洛塞那肽等，均需皮下注射。

（1）适应证：可单独或与其他降糖药物合用治疗 T2DM，尤其是肥胖、胰岛素抵抗明显者。

（2）禁忌证：有胰腺炎病史、T1DM、急性并发症或既往有甲状腺髓样癌史或家族史患者。

（3）不良反应：常见胃肠道不良反应，如恶心、呕吐等，多随治疗时间延长而逐渐减轻。

2. DPP-Ⅳ抑制剂　抑制 DPP-Ⅳ活性而减少 GLP-1 的失活，提高内源性 GLP-1 水平，单独使用不增加低血糖发生的风险，也不增加体重。目前我国已上市的 DPP-4 抑制剂药物包括西格列汀、沙格列汀、维格列汀、利格列汀、阿格列汀。

（1）适应证：单药使用，或与二甲双胍联合应用治疗 T2DM。

（2）禁忌证：禁用于孕妇、儿童和对 DPP-Ⅳ抑制剂有超敏反应的患者。不推荐用于重度肝肾功能不全、T1DM 或急性并发症的治疗。

（3）不良反应：可能出现头痛、超敏反应、肝酶升高、上呼吸道感染、胰腺炎等不良反应，多可耐受。长期安全性未知。

3. SGLT-2 抑制剂　通过抑制近端肾小管管腔侧细胞膜上的 SGLT-2 的作用而抑制肾上管对葡萄糖的重吸收，降低肾糖阈，故从尿中排出体内多余的葡萄糖，达到降糖目的。目前国内上市的有达格列净、恩格列净和卡格列净。

（1）适应证：可单独、也可和其他降糖药或胰岛素联用。

（2）禁忌证：T1DM；肾小球滤过率（GFR）< 45ml/min；有泌尿生殖系统感染者禁用。

（3）不良反应：常见者为泌尿生殖道感染，可能有增加骨折和截肢风险；也可能会引起酮症酸中毒，故对于胰岛功能较差者谨慎使用。

（四）围手术期管理

择期手术，对多数糖尿病患者推荐控制目标为 7.8 ～ 10.0mmol/L，拟行心脏手术者及其他精细手术者可建议更为严格的血糖控制目标（6.1 ～ 7.8mmol/L），而对重症和低血糖风险较大者可制订个体化控制目标。急诊手术，应尽快做术前准备，并同时给予胰岛素降低高血糖，推荐胰岛素静脉治疗。

（五）糖尿病合并妊娠及 GDM 的管理

胰岛素控制血糖，推荐三餐前短效 / 速效胰岛素 + 睡前 NPH。要求在不出现低血糖的情况下，空腹和餐后血糖尽可能接近正常。所有类型的孕期糖尿病的血糖控制目标：空腹血糖 < 5.3mmol/L，餐后 1 小时血糖 < 7.8mmol/L，餐后 2 小时血糖 < 6.7mmol/L。妊娠期间的饮食原则为既能保证孕妇及胎儿能量需要，又能维持血糖在正常范围，而且不发生饥饿性酮症。GDM 随访在产后 6 ～ 12 周行 75g 葡萄糖 OGTT 评估糖代谢情况。长期随访，GDM 产后 1 年再行 75g 葡萄糖 OGTT；之后的随访期，无高危因素者 2 ～ 3 年 OGTT 筛查 1 次。

（六）低血糖的处理

非糖尿病患者低血糖的定义为血糖 < 2.8mmol/L，而接受药物治疗的糖尿病患者只要血糖

≤ 3.9mmol/L，就属于低血糖范畴。低血糖危险因素包括药物过量、降糖治疗过于激进、患者无条件进行自我血糖监测、对低血糖的危险性认识不够。低血糖的症状包括自主神经系统症状和神经性低血糖症状。持续的严重低血糖会引起意识丧失，造成永久性的神经损伤，甚至死亡。

低血糖的治疗方法：出现低血糖时应及时处理。如果患者神志清醒，可以吞咽，推荐口服葡萄糖或含葡萄糖食物。有意识障碍者，为防误吸或窒息，不宜进食，应静脉给予葡萄糖，可维持葡萄糖静脉滴注以保持正常血糖水平 24 ～ 28 小时。必要时可胰高血糖素治疗。接受促胰岛分泌药物治疗的患者，尤其是服用长效药物者，可在数小时或数天内反复发生低血糖，故宜留院观察数日、密切监测血糖。

低血糖的预防包括血糖控制应个体化，建议患者经常进行自我血糖监测，有条件者可进行动态血糖监测，对患者实施糖尿病教育，携带糖尿病急救卡，儿童或老年患者要进行相关培训。

【慢性并发症】

涉及全身各重要器官，是糖尿病患者致死致残的重要原因，可导致失明、非创伤性截肢、终末期肾脏病，心脏、脑和周围血管疾病，其中心血管疾病是糖尿病患者致死的主要原因。

（一）微血管病变

微血管病变是糖尿病的特异性并发症，可累及全身各组织器官，主要表现在视网膜、肾、神经和心肌组织，其中以糖尿病肾病和视网膜病变尤为重要。

1. 糖尿病肾病（diabetic nephropathy，DN） 是 T1DM 的主要死因，在 T2DM，其严重性和危害性仅次于心、脑血管病。早期临床表现不明显，当病情发展到一定阶段以后，可出现以下临床表现：蛋白尿、高血压、水肿、肾病综合征、肾功能异常。其中蛋白尿是 DN 最重要的临床表现，早期可以是间歇性的、微量的白蛋白尿，晚期常常是持续性的、大量的蛋白尿。

DN 通常是根据尿微量白蛋白/肌酐比值（UACR）增高或估算肾小球滤过率（eGFR）下降，同时排除其他慢性肾脏病（CKD）而做出的临床诊断。

糖尿病合并肾脏损害，不一定是 DN，有下列情况者，需排除其他肾脏病变：无糖尿病视网膜病变或视网膜病变轻微，与 DN 程度不一致；GFR 很低或迅速降低；蛋白尿急剧增多或肾病综合征；顽固性高血压；尿沉渣活动表现（血尿、白细胞尿、管型尿等）；显著的肾小管功能减退；伴有其他系统疾病的症状或体征；ACEI/ARB 治疗后 1 ～ 3 个月 GFR 下降 > 30%。必要时需做肾穿刺病理检查。

DN 分期目前建议联合 CKD 和白蛋白尿分期来描述和判定 DN 的严重程度。白蛋白尿分期如下：A1 期，UACR < 30μg/mg，A2 期，UACR 30 ～ 299μg/mg，A3 期，UACR > 300μg/mg，分别定义为正常、微量白蛋白尿和大量白蛋白尿。例如，当糖尿病患者 eGFR 为 70 ml/（min·1.73m^2）、UACR 80μg/mg，则为糖尿病肾病 G2A2 期。

治疗：①改变不良生活方式，如合理控制体重、糖尿病饮食、戒烟及适当运动；②营养，推荐蛋白质摄入量为 0.8g/（kg·d），已开始透析者蛋白质摄入量可适当增加；③控制血糖；④控制血压，伴有蛋白尿者，血压控制在 130/80mmHg 以下，舒张压不宜低于 70mmHg，老年患者舒张压不宜低于 60mmHg，首选 ARB 或 ACEI，可根据需要联合其他降压药；⑤透析治疗和肾移植。

2. 糖尿病性视网膜病变 包括糖尿病黄斑水肿，是失明的主要原因之一。

糖尿病性视网膜病变分为两大类六期。Ⅰ期：微血管瘤、小出血点；Ⅱ期：出现硬性渗出；Ⅲ期：出现棉絮状软性渗出；Ⅳ期：新生血管形成、玻璃体积血；Ⅴ期：纤维血管增殖、玻璃体机化；Ⅵ期牵拉性视网膜脱离、失明。前三期为非增殖期视网膜病变（NPDR），后三期为增殖期视网膜病变（PDR）。

治疗：①早期筛查；②早期积极控制血糖、血压和血脂；③需眼科处理情况：任何程度的黄斑水肿或Ⅲ期及以上视网膜病变、突发失明或视网膜脱离。

3. 其他 心脏微血管病变和心肌代谢紊乱可引起心肌广泛灶性坏死，称为糖尿病心肌病，可诱发心力衰竭、心律失常、心源性休克和猝死。可与其他心脏病共存，预后更差。

（二）大血管病变

病理基础为动脉粥样硬化，其特点为患病率高、发病早、病情进展快。主要累及血管为主动脉、冠状动脉、脑动脉、肾动脉和肢体外周动脉等，引起冠心病、缺血性或出血性脑血管病、肾动脉硬化、糖尿病性下肢血管病变等。

治疗：筛查高危因素，早期干预，即纠正不良生活方式，如戒烟、限酒、控制体重，严格控制血糖、血压、血脂。年龄在 50 岁以上者，尤其是合并多种心血管危险因素者，都应口服阿司匹林。对于有症状患者，给予他汀类药物、ACEI 及血管扩张药物。在内科保守治疗无效或发生急性梗死时需行各种血管重建术。

（三）糖尿病神经病变

糖尿病神经病变包括：①糖尿病中枢神经病变，是指大脑、小脑、脑干、脊髓 1 级运动神经元及其神经纤维的损伤，另外还包括在脊髓内上行的感觉神经纤维的损伤。②糖尿病周围神经病变（DPN），是指周围神经功能障碍，包括脊神经、脑神经及自主神经病变，其中以远端对称性多发性神经病变（DSPN）最具代表性，常表现为下肢对称性麻木、疼痛或痛觉过敏。可有刺痛、烧灼感、皮肤蚁行感、袜套样感觉，位置觉和振动觉受损。③自主神经病变，可累及心血管、消化、呼吸、泌尿生殖等系统，还可出现体温调节、泌汗异常及神经内分泌障碍。

治疗：①严格控制血糖并保持血糖稳定；②神经修复：甲钴胺、神经生长因子；③抗氧化应激：常用药物为硫辛酸；④改善微循环：常用药物为前列腺素 E_1、贝前列素钠、西洛他唑、胰激肽原酶、钙拮抗剂等；⑤改善代谢紊乱：常用药物为醛糖还原酶抑制剂，如依帕司他；⑥疼痛管理：可使用抗惊厥药、抗抑郁药及阿片类药物；⑦自主神经病变：治疗较困难，可考虑短期使用甲氧氯普胺等药物治疗糖尿病性胃轻瘫。

（四）糖尿病足

糖尿病足是糖尿病最严重和治疗费用最多的慢性并发症之一，是糖尿病非外伤性截肢最主要原因，也是患者致死的重要原因。1999 年 WTO 将其定义为：糖尿病患者由于合并下肢远端神经异常和不同程度的周围血管病变而导致的足部溃疡、感染和（或）深层组织破坏。

糖尿病足强调"预防重于治疗"。定期检查患者是否存在糖尿病足的危险因素，教育患者及其家属进行足的防护，穿着合适的鞋袜，去除和纠正容易引起溃疡的因素。治疗上要首先评估溃疡性质，为神经性溃疡或是缺血性溃疡；局部或全身抗感染，在选择抗菌药物治疗前，应进行溃疡创面细菌培养和药敏试验；彻底的糖尿病足溃疡的清创，有利于溃疡愈合；病情有变化者及时请骨科、血管外科及创面外科医师治疗。

【糖尿病酮症酸中毒】

糖尿病酮症酸中毒（diabetic ketoacidosis，DKA）为最常见的糖尿病急症，是胰岛素不足和升糖激素不适当增多而引起的糖、蛋白质和脂肪严重代谢紊乱综合征，以高血糖、酮症和代谢性酸中毒为主要表现。

（一）发病机制

糖尿病加重时，胰岛素绝对缺乏，不但血糖明显升高，而且脂肪分解增加，大量脂肪酸在肝脏经 β 氧化产生，β-羟丁酸、乙酰乙酸和丙酮，三者统称为酮体；同时由于蛋白质合成减少，分解增加，血中成糖、成酮氨基酸均增加，使血糖、血酮进一步升高。当酮体生成量剧增，超过肝外组织的氧化能力时，血酮升高称酮血症，尿酮排出增多称酮尿症，统称为酮症；β-羟丁酸和乙酰乙酸为较强的有机酸，消耗体内储备碱，初期血 pH 正常，属代偿性酮症酸中毒，晚期血 pH 下降，为失代偿性酮症酸中毒；病情进一步发展，出现神志障碍，称糖尿病酮症酸中毒昏迷。

（二）诱因

T1DM 患者有自发 DKA 倾向，DKA 常为 T1DM 的首发表现。T2DM 患者在一定诱因作用下也可发生 DKA。①胰岛素缺乏：胰岛素治疗中断或不适当减量 DKA；②体内升糖激素分泌过多：可见于严重感染、饮食不当、胃肠疾病、脑卒中、心肌梗死，各种应激如创伤、手术、妊娠和分娩和精神因素等，某些药物如糖皮质激素、拟交感药物等也可诱发 DKA。

（三）病理生理

①酸中毒：酮体以及蛋白质分解产生的有机酸增加，循环衰竭、肾脏排出酸性代谢产物减少导致酸中毒。②严重失水：严重高血糖、高血酮和各种酸性代谢产物引起渗透性利尿，大量酮体从肺排出又带走大量水分，厌食、恶心、呕吐等使水分入量减少，从而引起细胞外失水；血浆渗透压增加，水从细胞内向细胞外转移引起细胞内失水。③电解质平衡紊乱：表现突出的是 K^+ 的紊乱，胰岛素作用不足及酸中毒，K^+ 从细胞内逸出导致细胞内失钾。但由于血液浓缩、肾功能减退时 K^+ 滞留以及酸中毒时 K^+ 从细胞内转移到细胞外，因此血钾浓度可正常甚或增高，掩盖体内严重缺钾。随着治疗过程中补充血容量（稀释作用），尿量增加、K^+ 排出增加，以及纠正酸中毒及应用胰岛素使 K^+ 转入细胞内，可发生严重低血钾，诱发心律失常，甚至心搏骤停。④携带氧系统失常：酸中毒时，血氧解离曲线右移，释放氧增加（Bohr 效应），起代偿作用。若纠正酸中毒过快，可使组织缺氧加重，引起脏器功能紊乱，尤以脑缺氧加重、导致脑水肿最为重要。⑤周围循环衰竭和肾功能障碍：严重失水，血容量减少和微循环障碍未能及时纠正，可导致低血容量性休克。肾灌注量减少引起少尿或无尿，严重者发生急性肾衰竭。⑥中枢神经功能障碍：严重酸中毒、失水、缺氧、体循环及微循环障碍可导致脑细胞失水或水肿、中枢神经功能障碍。

（四）临床表现

DKA 分为轻度、中度和重度。仅有酮症而无酸中毒称为糖尿病酮症；轻、中度除酮症外，还有轻至中度酸中毒；重度是指酸中毒伴意识障碍（DKA 昏迷），或虽无意识障碍，但血清碳酸氢根低于 10mmol/L。

DKA 常呈急性发病。在 DKA 发病前数天可有多尿、烦渴多饮和乏力症状的加重，失代偿阶段出现食欲减退、恶心、呕吐、腹痛，常伴头痛、烦躁、嗜睡等症状，呼吸深快，呼气中有烂苹果味（丙酮气味）；病情进一步发展，出现严重失水现象，尿量减少、皮肤黏膜干燥、眼窝下陷，脉快而弱，血压下降、四肢厥冷；到晚期，各种反射迟钝甚至消失，直至昏迷。

（五）辅助检查

首要的实验室检查应包括：血糖、肾功能、血清酮体、电解质、渗透压、尿常规、尿酮体、血气分析、血常规、心电图等。若怀疑合并感染还应进行血、尿和咽部的细菌培养。

（六）诊断

如血清酮体升高或尿糖和尿酮体阳性伴血糖增高，血 pH 和（或）二氧化碳结合力降低，无论有无糖尿病史，都可诊断为 DKA。

（七）鉴别诊断

①其他类型糖尿病昏迷：低血糖昏迷、高血糖高渗状态、乳酸酸中毒。②其他疾病所致昏迷：脑膜炎、尿毒症、脑血管意外等。DKA 患者首诊的原因众多，有以糖尿病为首发表现，有以其他疾病或诱发因素为主诉，因很多疾病可诱发 DKA，故有些患者 DKA 常合并很多严重疾病，如严重感染、急性胰腺炎、急性心肌梗死、脑卒中等，使病情更为复杂，更易漏诊和误诊。

（八）治疗

治疗原则：尽快补液以恢复血容量，纠正失水状态，降低血糖，纠正电解质及酸碱平衡失调，同时积极寻找和消除诱因，防治并发症，降低病死率。对单有酮症者，需适当补充液体和胰岛素治疗，直至酮体消失。DKA 应按以下方法积极治疗。

1. 补液　治疗中补液速度应先快后慢，第 1 小时快速输入生理盐水。随后补液速度取决于脱水程度、电解质水平、尿量等。要在第 1 个 24 小时内补足预估的液体丢失量，补液治疗是否奏效，要看血流动力学（如血压）、出入量、实验室指标及临床表现。对有心、肾功能不全者，在补液过程中要监测血浆渗透压，并经常对患者心脏、肾脏、神经系统状况进行评估以防止补液过多。当

DKA 患者血糖≤ 11.1mmol/L 时，须补充 5% 葡萄糖并继续胰岛素治疗，直至血清酮体、血糖均得到控制。

2. 胰岛素 连续胰岛素静脉输注 0.1U/（kg·h），但对于重症患者，可采用首剂静脉注射胰岛素 0.1U/kg。血糖下降速度一般以每小时降低 3.9 ～ 6.1mmol/L（70 ～ 110mg/dl）为宜，每 1 ～ 2 小时复查血糖，血糖下降过快可致脑水肿，故应密切监测血糖，调整胰岛素静脉滴注速度。若第 1 小时内血糖下降不足 10%，或有条件监测血清酮体时，血清酮体下降速度＜ 0.5mmol/（L·h），且脱水已基本纠正，则增加胰岛素剂量 1U/h。

3. 纠正电解质紊乱 在开始胰岛素及补液治疗后，若患者的尿量正常，血钾＜ 5.2mmol/L 即应静脉补钾，一般在每升输入溶液中加氯化钾 1.5 ～ 3.0g，以保证血钾在正常水平。治疗前已有低钾血症，尿量≥ 40ml/h 时，在补液和胰岛素治疗的同时必须补钾。严重低钾血症可危及生命，若发现血钾＜ 3.3mmol/L，应优先进行补钾治疗，当血钾升至 3.5mmol/L 时，再开始胰岛素治疗，以免发生心律失常、心搏骤停和呼吸肌麻痹。

4. 纠正酸中毒 DKA 患者在注射胰岛素治疗后会抑制脂肪分解，进而纠正酸中毒，一般认为无须额外补碱。但严重的代谢性酸中毒可能会引起心肌受损、脑血管扩张、严重的胃肠道并发症及昏迷等严重并发症。推荐仅在 pH ＜ 7.0 的患者考虑适当补碱治疗。每 2 小时测定 1 次血 pH，直至其维持在 7.0 以上。治疗中加强复查，防止过量。

5. 去除诱因和治疗并发症 如休克、感染、心力衰竭和心律失常、脑水肿和肾衰竭等。

6. 治疗监测 治疗过程应准确记录液体入量及出量、血糖及血清酮体。

【高血糖高渗状态】

高血糖高渗状态（hyperglycemic hyperosmolar status，HHS），是糖尿病的严重急性并发症之一，是糖尿病急性代谢紊乱的另一临床类型，以严重高血糖而无明显酸中毒、高血浆渗透压、脱水和意识障碍为特征。多见于老年糖尿病患者，原来无糖尿病病史，或仅有轻度症状，用饮食控制或口服降糖药治疗。

（一）诱因

引起血糖增高和脱水的因素：急性感染、外伤、手术、脑血管意外等应激状态，使用糖皮质激素、免疫抑制药、利尿药、甘露醇等药物，水摄入不足或失水，透析治疗，静脉高营养疗法等。有时在病程早期因误诊而输入大量葡萄糖液或因口渴而摄入大量含糖饮料可诱发本病或使病情恶化。

（二）临床表现

HHS 起病隐匿，一般从开始发病到出现意识障碍需要 1 ～ 2 周，偶尔急性起病，30% ～ 40% 无糖尿病病史。常先出现口渴、多尿和乏力等糖尿病症状，或原有症状进一步加重，多食不明显，有时甚至厌食。病情逐渐加重出现典型症状，主要表现为脱水和神经系统两组症状和体征。通常患者的血浆渗透压＞ 320mOsm/L 时，即可以出现精神症状，如淡漠、嗜睡等；当血浆渗透压＞ 350mOsm/L 时，可出现定向力障碍、幻觉、上肢拍击样粗震颤、癫痫样发作、偏瘫、偏盲、失语、视觉障碍、昏迷和阳性病理征。

（三）诊断

HHS 的实验室诊断参考标准：血糖≥ 33.3mmol/L；有效血浆渗透压≥ 320mOsm/L；血清 H_2CO_3 ≥ 18mmol/L 或动脉血 pH ≥ 7.30；尿糖呈强阳性，而血清酮体及尿酮体呈阴性或为弱阳性；阴离子间隙＜ 12mmol/L。

（四）治疗原则

主要包括积极补液，纠正脱水；小剂量胰岛素静脉输注以控制血糖；纠正水、电解质和酸碱平衡，去除诱因和治疗并发症。

1. 补液 24 小时总的补液量一般应为 100 ～ 200ml/kg。推荐 0.9% 氯化钠作为首选。补液速度与 DKA 治疗相仿，第 1 小时给予 1.0 ~ 1.5L，随后补液速度根据脱水程度、电解质水平、血浆渗透压、尿量等调整。当补足液体而血浆渗透压不再下降或血钠升高时，可考虑给予 0.45% 生理盐水。24h 血钠下降速度应不超过 10mmol/L。HHS 患者补液本身即可使血糖下降，当血糖下降至 16.7mmol/L 时需补充 5% 含糖液，直至血糖得到控制。

2. 胰岛素 使用原则与治疗 DKA 大致相同，以 0.1U/（kg·h）持续静脉输注。当血糖降至 16.7mmol/L 时，应减慢胰岛素的滴注速度至 0.02 ~ 0.05U/（kg·h），同时续以葡萄糖溶液静脉滴注，并不断调整胰岛素用量和浓度，使血糖维持在 13.9 ~ 16.7mmol/L，直至 HHS 高血糖危象的表现消失。

3. 补钾 HHS 患者总体钾是缺失的，补钾原则与 DKA 相同。

4. 其他治疗 包括抗凝治疗、连续性肾脏替代治疗、去除诱因，纠正休克，防治低血糖和脑水肿，预防足部压疮等。

【糖尿病应掌握的内容】

（一）问诊

起病时间，T1DM 的"三多一少"症状较明显，有比较明显的起病时间，T2DM 早期无明显症状，故有时不能明确确实的起病时间；有无"三多一少"的症状；有无视物模糊、反复的皮肤感染，皮肤疖、痈，真菌性阴道炎、手足麻木等并发症症状；对于血糖较高者，应询问有无原因不明的恶心呕吐、腹痛等症状；此次发病以来是否诊疗过，做了哪些辅助检查，结果是什么，用药情况，效果如何；有无酗酒史，有无甲亢、胃空肠吻合术、慢性肝病、糖皮质激素使用史等，对于既往有妊娠史的妇女应询问有无妊娠糖尿病病史；询问有无糖尿病家族史。

（二）查体

体重、腰围、臀围，计算腰臀比等；查看有无足部溃疡、足关节畸形、足背动脉搏动减弱或消失等；在出现高热的患者，应注意各种显性或隐匿性感染的可能，如皮肤痈，急性肾盂肾炎、肾周组织脓肿、肝脓肿及肺部感染等，查体应格外仔细；对于 DKA 及 HHS 者，应详细记录体温、脉搏、血压、呼吸，神志情况，皮肤是否有皱缩等脱水体征及严重程度，有无腹肌紧张、腹部压痛及反跳痛等合并症。

（三）治疗

监测血糖，通常为一日 7 次，包括清晨空腹、中餐前、晚餐前、三餐后 2 小时、睡前血糖，如有清晨不明原因的血糖异常，可监测午夜 3 时血糖；临时医嘱须开血常规、尿常规、粪常规、肝功能、肾功能、电解质、B 细胞功能、抗胰岛素细胞抗体（ICA）等相关抗体、HbA1c、糖化白蛋白（GA）、眼底照相检查及尿微量白蛋白 / 肌酐测定；有条件者行心脏超声、颈部血管超声查看有无大血管并发症；如有足背动脉搏动减弱可行下肢血管 CT 检查；可行四肢温度觉、痛觉等周围神经病变的筛查。

在治疗前，应注意如下几点：明确糖尿病的诊断，尽量给予分型，分型不明确者，药物使用不确定者，可先使用胰岛素，明确有无急慢性并发症。T1DM 患者，必须坚持胰岛素治疗；T2DM 者，在无急性并发症、无严重慢性并发症者，可给予口服药物治疗，注意各个口服药物的适应证及禁忌证，在口服药物效果不佳、无效或胰岛功能较差者，给予胰岛素治疗，具体的控制目标应个体化。应该尽量维持血糖的平稳，减少波动，以更好地防止并发症的发生发展。在有急性并发症、严重慢性并发症或妊娠及围手术期的患者，给予相应的胰岛素治疗。治疗上，除降糖之外，对于有慢性并发症者，应同时积极治疗，对于心脑血管高危人群，应控制其他高危因素。

对于 DKA 者，立即查末梢血糖、血酮、尿糖、尿酮，同时抽血查血糖、血酮、β- 羟丁酸、尿素氮、肌酐、电解质、血气分析等以肯定或排除本病。若怀疑合并感染，还应进行血、尿和咽部的细菌培养。治疗糖尿病，使病情得到良好控制，及时防治感染等并发症和其他诱因，是主要预防措施。

　　对早期酮症患者，仅需给予足量短效胰岛素及口服补充液体，严密观察病情，定期查血糖、血酮，不能检查血酮体时，可监测尿酮体，调整胰岛素剂量；对酮症酸中毒甚至昏迷患者应立即抢救，根据临床情况和末梢血糖、血酮、尿糖、尿酮测定作出初步诊断后即开始治疗，治疗前必须同时抽血送生化检验。

　　良好的护理是抢救 DKA 的重要环节。应按时清洁口腔、皮肤，预防压疮和继发性感染。细致观察病情变化，准确记录神志状态、瞳孔大小和反应、生命体征、出入水量等。尿量是需观察的重要指标，可根据尿量判断补液是否充足，如皮肤皱缩、血压下降等脱水情况已改善，但患者仍无尿，高度怀疑急性肾小管坏死，应马上积极处理。每 1～2 小时测血糖，4～6 小时复查血酮体、肌酐、电解质和酸碱平衡指标等。

　　对于 HHS，主要治疗原则及护理原则基本同 DKA。

（袁　瑾）

第六篇 泌尿生殖系统

第一章 泌尿生殖系统总论

第一节 泌尿系统的解剖

泌尿系统包括双侧肾脏、双侧输尿管、膀胱及尿道。

肾脏位于腰部脊柱两侧。上腹部后腹膜的后方，紧贴于后腹壁，左肾平第 11 胸椎～第 3 腰椎，右肾比左肾低 1～2cm，肾脏的位置可以因体型、性别、年龄而异。成人肾脏长 11cm，宽 6cm，厚 4cm，重 115～135g，可分为上下两极、内外两缘和前后两面。肾脏外形像一个巨大的蚕豆，内缘凹陷处构成肾门，是肾动脉、肾静脉、输尿管、神经及淋巴管出入的门户。出入肾门的这些组织总称肾蒂，肾门处形成的间隙叫肾窦，肾及肾盂之处周间隙有脂肪组织填充。肾脏表面被覆一层较坚韧的薄膜，由纤维组织构成，叫作肾周脂肪囊。包绕在肾周围脂肪囊外的是一层坚韧结缔组织形成的筋膜，叫作肾周围筋膜，肾脏又分实质部分及管腔部分，实质又可以分为皮质及髓质。皮质部位于肾脏的周边，约占肾实质的 1/3；皮质内有肾小体、肾小管，肾小体由肾小球和包绕在它表面的肾小囊构成。肾小体内有入球动脉，再通过肾近曲小管、髓袢、远曲小管逐渐浓缩，最后通过集合管及乳头管进入肾盏。髓质部位于皮质之内层，约占肾实质的 2/3，主要由 8～15 个肾锥体构成。肾锥体底部突向肾皮质，尖部成钝圆形突入肾小盏，成为肾乳头。肾锥体之间狭长的间隙，是皮质插入髓质的部分，叫作肾柱，是血管分支走行的通管。肾乳头部有许多小孔，是乳头管和集合管的开口，肾乳头突向肾集合系统的腔内，肾集合部由肾小盏、肾大盏及肾盂组成，与肾乳头相接的肾小盏 2～4 个集合成为一个肾大盏，肾大盏一般有 2～4 个，肾大盏最后汇集成为一个较大的腔，称肾盂；肾盏颈部及肾盂外层有平滑肌组织，可以调节尿液的排出。

肾盂向内下方逐渐变细，移动为输尿管，输尿管走行在腹腔及盆腔后腹膜之后，进入盆腔后与膀胱相通，全长 25～30cm，直径 0.4～0.7cm。输尿管质地较硬韧，具有一定的收缩与扩张性，当有结石随尿液进入输尿管时，可以引起输尿管痉挛性的收缩而导致肾绞痛症状。输尿管有 3 处生理性狭窄，上部在肾盂输尿管交界处，中部在输尿管跨过髂血管进入骨盆处，下部在输尿管入膀胱处，输尿管结石易滞留于生理性狭窄部位。

膀胱是一个储存尿液及排泄尿液的器官，容量约 500ml，位于盆腔前部，属于腹膜外器官，基态及位置随膀胱容量而变异，并与年龄有密切关系。

膀胱下方开口于尿道，尿道男性和女性不同：男性尿道约长 20cm，周径最窄处为 21～27mm，最宽处为 47mm，从内向外分前列腺部（周围包绕着前列腺组织）、膜部、球部及阴茎部尿道 4 个部分，最后开口于尿道外口；女性尿道长 3.5～5.5cm，直径 9～10mm。女性尿道在尿生殖膈以上部分，称尿道近段，约占尿道全长的 2/3，尿生殖膈以下部分，称尿道远段。女性尿道直接开于前庭。

第二节 肾脏的生理功能

肾脏的生理功能主要是通过肾小球选择性滤过，肾小管重吸收和分泌等过程生成尿液，以排泄代谢产物，调节水、电解质、酸碱平衡，维持机体内环境稳定。

（一）肾血浆流量及肾小球滤过功能

肾血流量及肾小球滤过功能是影响代谢产物排泄的关键因素。平均动脉压在 80～180mmHg 范围内波动时，肾血流量及肾小球滤过率并不随着血压的变化而出现明显改变，并保持相对恒定，因此具有自身调节的功能，但仍然受到交感神经、肾素-血管紧张素系统等因素影响。肾小球滤过率的决定因素包括肾小球毛细血管内压、肾小囊内压、血浆胶体渗透压、滤过膜面积、滤过膜通透性等。

（二）肾小管重吸收和分泌功能

肾小球每日滤过原尿达 180L，其中 99% 的水、全部的葡萄糖和氨基酸、大部分的电解质及碳酸氢根被肾小管和集合管重吸收，最后形成终尿约 1.5L。

肾小管上皮细胞膜以磷脂双层结构为骨架，并载有多种脂蛋白，肾小管的物质转运方式包括扩散、易化扩散、主动转运、内吞等途径。近端肾小管是重吸收的主要场所，肾小球滤过的葡萄糖、氨基酸在此部位全部被重吸收；钠离子约 65% 由近端肾小管重吸收，25% 左右由髓袢重吸收，9% 左右由远端肾小管及集合管重吸收，不到 1% 由尿液排出体外，钠离子的转运主要通过 Na^+/K^+-ATP 酶主动重吸收；氯离子的重吸收依赖于钠离子的重吸收，再者同步化很高，各段肾小管重吸收氯离子的比例与钠离子相似。正常情况下，原尿中的水约 65% 在近端肾小管重吸收，10% 左右在髓袢重吸收，25% 左右在集合管重吸收。近端肾小管是重吸收水、钠、氯的主要场所，但调节其排泄量的主要部位却在远端小管和集合管，髓袢在髓质渗透压梯度形成中起重要的作用，关键在于髓袢的"逆流倍增"和"尿素再循环"机制，而真正利用渗透压梯度进行尿液浓缩的是集合管，并受到 AVP 的调节。

肾小管尚有分泌功能，如从肾小球滤出的尿酸少部分在近端肾小管以氨基马尿酸（PAH）转运系统分泌至管腔，并参与机体尿酸调控过程，肾小管还分泌少量肌酐，尤其在肾小球滤过率降低时，肌酐分泌量也增加。

（三）肾脏的内分泌功能

肾脏具有重要的内分泌功能，能够合成、调节和分泌多种激素，参与血流动力学调节、红细胞生成及骨代谢等。肾脏分泌的激素包括血管活性肽和非血管活性激素，前者作用于肾脏本身，参与肾脏生理功能，主要调节肾脏血流动力学和水盐代谢，包括肾素、血管紧张素、前列腺素、激肽释放酶 - 激肽系统、内皮素、利钠肽以及类花生酸类物质；后者包括 1α- 羟化酶，促红细胞生成素等。

第三节　泌尿系统疾病的临床表现

（一）疼痛

疼痛为常见的重要症状。因为泌尿男性生殖系统的实质性器官炎症使器官肿胀，包膜受牵张，病变的器官就会出现疼痛。而空腔器官梗阻造成的平滑肌痉挛或肿瘤侵犯邻近神经亦能导致疼痛，而放射痛更为多见。由于肾及其包膜受脊髓的第 10 胸椎～第 1 腰椎的感觉神经支配，上段输尿管的神经支配和肾的神经支配相类似。当患肾使肾包膜扩张或炎症或者收集系统扩张时，都会发生肾和输尿管痛。由患肾所致的疼痛一般为钝痛，呈持续性，疼痛区域主要在肋脊角；也可以为锐痛，通常在胁腹部，并伴有向腹股沟及同侧睾丸或腰椎方向的放射痛。由肾盂输尿管连接处或输尿管急性梗阻、输尿管扩张引起的疼痛，称为肾绞痛（renal colic）。其特点是绞痛，呈阵发性，剧烈难忍，辗转不安，大汗，伴恶心、呕吐。上段输尿管疾病引起的疼痛与肾疾病引起的疼痛发生部位类同，而下段输尿管疾病引起的疼痛通常表现为膀胱、阴茎或尿道的疼痛。肾绞痛间歇期可无任何症状。

（二）排尿改变

主要有尿频、尿急、尿痛、排尿困难、尿流中断、尿失禁、尿潴留、漏尿、遗尿。

（三）尿液改变

每日尿量< 100ml 为无尿，< 400ml 为少尿。多尿是指尿量多于 1 天尿量的正常值，正常人 24 小时尿量为 1000 ～ 2000ml。多尿的患者每日尿量可达 3000 ～ 5000ml。

尿液颜色的改变主要有脓尿、乳糜尿、血尿等。其中血尿是指尿液中含有血液，根据血液含量的多寡可分为肉眼血尿和镜下血尿。肉眼血尿（gross hematuria）为肉眼能见到血色的尿，一般在 1000ml 尿中含 1ml 血液即呈肉眼血尿。镜下血尿（microscopic hematuria）为借助于显微镜见到尿液中含红细胞。一般认为新鲜尿离心后尿沉渣每高倍镜视野红细胞＞3 个即有病理意义。须注意，血尿是泌尿系统疾病重要的症状之一，往往是疾病的一个危险信号，但血尿程度与疾病严重性不成比例。血尿伴有或无疼痛是区别良、恶性泌尿系疾病的重要因素，血尿伴排尿疼痛大多与膀胱炎或尿石症有关，而无痛性血尿，除非另有其他的证据，否则提示泌尿系统肿瘤。泌尿道出血的可能原因可以从血尿出现在排尿过程的不同阶段来探究。肉眼血尿可分为初始血尿、终末血尿和全程血尿：初始血尿（initial hematuria）见于排尿起始段，提示尿道、膀胱颈部出血；终末血尿（terminal hematuria）见于排尿终末段，提示后尿道、膀胱颈部或膀胱三角区出血；全程血尿（total hematuria）见于排尿全过程，提示出血部位在膀胱或其以上部位。血尿色泽因含血量、尿pH 及出血部位而异。来自肾、输尿管的血尿或酸性尿，色泽较暗；来自膀胱的血尿或碱性尿，色泽较鲜红。严重的血尿可呈不同形状的血块，蚯蚓状血块常来自肾、输尿管的血尿，而来自膀胱的血尿可有大小不等的血块。须注意，尿液呈红色并不都是血尿。有些药物、食物能使尿液呈红色、橙色或褐色，如大黄、酚酞、利福平、四环素族、酚红、嘌呤类药物等。有些药物能引起血尿，如环磷酰胺、别嘌醇、肝素及双香豆素等。由于严重创伤、错误输血等使大量红细胞或组织破坏，导致血红蛋白尿或肌红蛋白尿。由前尿道病变出血或邻近器官出血滴入尿液所致，并非血尿。

第四节　　泌尿男性生殖系统体格检查

体检仔细询问病史，患者的症状决定下一步体检内容。除全面系统的全身检查外，泌尿生殖系统的体检仍要用到望、触、叩、听这四种基本的检查方法。每一种方法对于评价某一器官正常与否均有意义。

（一）肾检查

望诊：患者面向前站立或坐直，检查者位于患者的后方，面向需检查的部位。脊柱侧凸很明显，这往往与由于炎症引起的腰肌痉挛有关。肋脊角、腰部或上腹部隆起常提示有肿块存在。胁腹部水肿往往提示有潜在的炎症存在。触诊：肾双手触诊法。患者取仰卧位，检查者左手置于肋脊角并向上托起胁腹部，右手在同侧肋缘下进行深部触诊。触诊过程中嘱患者慢慢地深呼吸。肾随呼吸上下移动。正常肾一般不能触及，有时在深呼吸时刚能触及右肾下极。这种方法在小儿和偏瘦的成人中进行常较成功。大的肿块也有可能扪及。疑有肾下垂时，应取立位或坐位检查。叩诊：因肾表面有腹内空腔脏器，叩诊为鼓音。肋脊角的叩击痛阳性提示潜在的炎性肿胀或包块。听诊：疑为肾动脉狭窄、动脉瘤形成或动静脉畸形的患者，在上腹部两侧和肋脊角处听诊，有无血管杂音，很有诊断意义。

（二）输尿管检查

沿输尿管行径进行深部触诊，有无包块或触痛。

（三）膀胱检查

望诊：患者取仰卧位时可以看到过度充盈的膀胱。触诊：当膀胱中有 150ml 以上的尿液时，膀胱即可在耻骨联合水平上被触及。叩诊：膀胱叩诊对检查膀胱是否充盈特别有用，尤其是肥胖或腹肌难以放松的患者。由耻骨联合部位向上叩诊，充盈膀胱呈浊音区。需与腹内或盆腔内其他肿块相鉴别，可以采用腹部 - 直肠或腹部 - 阴道双合诊，在膀胱排空后检查。

（四）男性生殖系统检查

1. 阴茎和尿道口　望诊：有无包茎、包皮过长和包皮嵌顿。包茎（phimosis）是指包皮外口过小，紧裹阴茎头部，不能向上外翻者。包皮过长（redundant prepuce）是指不能使阴茎头外露，但包皮可以翻转者。包皮嵌顿（paraphimosis）是指包皮前口太小，一旦包皮向后越过阴茎头则不能恢复到覆盖阴茎头的状态。注意阴茎头有无肿块、溃疡、糜烂及恶臭味。包皮过长时应翻转包皮进行检查。注意阴茎有无皮损、偏斜或屈曲畸形、尿道口位置是否红肿、有无分泌物等。触诊：

海绵体有无硬结对判断阴茎海绵体硬结症［佩伦涅（Peyronie）病］很重要。尿道有无硬块、结石或压痛。

2. 阴囊及其内容物　应取站立位。望诊：阴囊是否发育。阴囊皮肤有无红肿、增厚。阴囊肿块或精索静脉曲张也能在望诊中被发现。触诊：首先检查睾丸，然后是附睾，以及索状结构，最后是腹股沟外环。检查应用拇指、示指和中指来完成。仔细依次地进行触诊将有助于发现阴囊内容物异常。注意大小、质地、形状及有无肿块。注意输精管粗细、有无结节。阴囊内睾丸缺如时，应仔细检查同侧腹股沟。

3. 直肠和前列腺　取侧卧位、胸膝位、仰卧位或站立弯腰体位做直肠指检。对于检查者来说，在手指套上涂足够的润滑剂，并注意轻柔缓慢地进行检查操作是非常重要的。检查者不仅要对前列腺进行详细的检查，而且应该仔细触诊整个直肠以发现是否有其他异常。正常前列腺呈栗子大小、较平，质地韧、有弹性，后面能触及中间沟，表面光滑。注意前列腺的大小、质地，有无结节、压痛，中间沟是否变浅或消失。前列腺按摩方法：检查前患者应排空膀胱。检查者做直肠指检，自前列腺两侧向中间沟，自上而下纵向按摩二、三次，再按摩中间沟 1 次，将前列腺液挤入尿道，并由尿道口滴出，直接收集前列腺液送验。急性前列腺炎时禁忌按摩。在正常情况下精囊不能触及，只有当梗阻或感染而精囊变大时可通过直肠指检触及。

【泌尿生殖系统总论应掌握的内容】

（一）问诊

患者是否有腰部、腹部或者会阴部疼痛，是否有排尿改变，是否有尿液改变等。

具体了解疼痛的部位、性质、持续时间，是否有牵涉性疼痛，疼痛范围，伴随症状。注意肾和输尿管疼痛的特点，由肾盂输尿管连接处或输尿管急性梗阻、输尿管扩张引起的疼痛，为肾绞痛（renal colic）。其特点是绞痛，呈阵发性，剧烈难忍，辗转不安，大汗，伴恶心、呕吐。

患者排尿改变，询问是否有尿频、尿急、尿痛等症状，症状严重程度，持续时间。

尿液改变是否有血尿、脓尿等。注意血尿的特点，引起血尿的常见疾病，主要有炎症、结石、肿瘤。但血尿程度与疾病严重性不成比例。血尿伴有或无疼痛是区别良、恶性泌尿系疾病的重要因素，血尿伴排尿疼痛大多与膀胱炎或尿石症有关，而无痛性血尿除非另有其他的证据，否则提示泌尿系肿瘤。

（二）泌尿生殖系查体

1. 肾检查　望诊：患者面向前站立或坐直，检查者位于患者的后方，面向需检查的部位。查看肋脊角、腰部或上腹部是否有隆起，如有，提示有肿块存在。查看胁腹部是否有水肿，如有，提示有潜在的炎症存在。触诊：患者取仰卧位，检查者左手置于肋脊角并向上托起胁腹部，右手在同侧肋缘下进行深部触诊。触诊过程中嘱患者慢慢地深呼吸。肾随呼吸上下移动。正常肾一般不能触及，有时在深呼吸时刚能触及右肾下极。叩诊：正常叩诊为鼓音。肋脊角是否有叩击痛，阳性提示潜在的炎性肿胀或包块。听诊：是否有血管杂音，如有，可能为肾动脉狭窄、动脉瘤形成或动静脉畸形。

2. 输尿管检查　沿输尿管行径进行深部触诊，有无包块或触痛。

3. 膀胱检查　望诊：患者取仰卧位时可以看到过度充盈的膀胱。触诊：当膀胱中有 150ml 以上的尿液时，膀胱即可在耻骨联合水平上被触及。叩诊：膀胱叩诊对检查膀胱是否充盈特别有用，尤其是肥胖或腹肌难以放松的患者。由耻骨联合部位向上叩诊，充盈膀胱呈浊音区。需与腹内或盆腔内其他肿块相鉴别，可以采用腹部 - 直肠或腹部 - 阴道双合诊，在膀胱排空后检查。

4. 阴茎和尿道口　望诊：有无包茎、包皮过长和包皮嵌顿。注意阴茎头有无肿块、溃疡、糜烂及恶臭味。包皮过长时应翻转包皮进行检查。注意阴茎有无皮损、偏斜或屈曲畸形，尿道口位置是否红肿、有无分泌物等。触诊：海绵体有无硬结。尿道有无硬块、结石或压痛。

5. 阴囊及其内容物　应取站立位。望诊：阴囊是否发育。阴囊皮肤有无红肿、增厚。触诊：

先检查睾丸，然后是附睾，以及索状结构，最后是腹股沟外环。检查应用大拇指、示指和中指来完成。注意阴囊内容物的大小、质地、形状及有无肿块。注意输精管粗细、有无结节。阴囊内睾丸缺如时，应仔细检查同侧腹股沟。所有的阴囊肿块都应进行透照试验，如透照出红光常提示肿块为囊性、充满液体，睾丸鞘膜积液时呈阳性，但睾丸肿瘤伴鞘膜积液亦常见。

6. 直肠和前列腺　取侧卧位、胸膝位、仰卧位或站立弯腰体位做直肠指检。对于检查者来说，在手指套上涂足够的润滑剂，并注意动作轻柔。不仅要对前列腺进行详细的检查，而且应该仔细触诊整个直肠以发现是否有其他异常。

（农绍军）

第二章　泌尿系统感染

泌尿系统感染分为上尿路感染和下尿路感染，临床表现为急、慢性肾盂肾炎，急、慢性膀胱炎，以及泌尿系统结核。

第一节　肾盂肾炎

【定义】

尿路感染是指各种病原微生物在尿路中生长繁殖所引起的尿路炎症性疾病。肾盂肾炎是指炎症累及肾脏和肾盂，属于尿路感染性疾病，是最常见的上尿路感染。根据病程及临床表现，可分为急性及慢性肾盂肾炎。本病多见于育龄期女性、年老体弱者、免疫力低下及尿路畸形者。

【病因和发病机制】

1. 病原菌　95%以上由单一细菌引起，最多见的是革兰氏阴性杆菌，其中大肠埃希菌最常见。复杂性尿路感染时，除大肠埃希菌外，葡萄球菌、粪链球菌、克雷伯菌、假单胞菌属等明显增多，且病原体对抗菌药物耐药，而多种病原菌混合感染常见于长期留置导尿管、长期使用免疫抑制剂等患者。

2. 感染途径

（1）上行感染：是肾盂肾炎最常见的感染途径，约95%患者其病原菌由尿道经膀胱、输尿管上行至肾盂导致，可累及单侧或双侧肾盂。正常情况下前尿道和尿道口周围有少许细菌寄生，并不致病。某些因素如医源性操作、尿流不畅及性生活等可导致上行感染发生。

（2）血行感染：此种感染少见，仅占尿路感染的3%以下，病原菌通过血液循环到达肾脏。仅某些病原菌具有致病性，主要是金黄色葡萄球菌、铜绿假单胞菌、沙门菌属等。

（3）直接感染：泌尿系统周围脏器、组织发生感染时，病原菌偶可直接侵入泌尿系统引起感染。

（4）淋巴道感染：极少数情况下，下腹部和盆腔感染时，病原微生物可通过淋巴道进入泌尿系统导致感染发生。

3. 机体防御功能　正常情况下，进入膀胱的细菌很快被机体清除，因此，是否发生尿路感染还取决于机体的防御功能，包括尿液对尿路的冲刷作用、尿道和膀胱黏膜的抗菌能力、尿液中高浓度尿素、高渗透压和低pH、前列腺分泌物的抗菌作用及输尿管膀胱连接处的活瓣保护作用等。

4. 易感因素

（1）尿路梗阻：各种原因导致的泌尿系统梗阻，如泌尿系统结石、尿道狭窄、肿瘤压迫、前列腺增生及神经源性膀胱等，均可引起尿液潴留，细菌易繁殖而产生感染。

（2）泌尿系统畸形或功能异常：如多囊肾、海绵肾、双肾盂、输尿管畸形或膀胱输尿管反流等，均使局部组织对细菌抵抗力降低，诱发感染。

（3）医源性因素：留置导尿管、膀胱镜检查、泌尿道手术均可引起局部黏膜损伤，并把前尿道的致病菌带入膀胱或上尿路而致病。据报道，即使严格消毒，单次导尿后感染发生率约2%，留置导尿管1天感染率约50%，3天则可达90%以上。

（4）机体免疫力低下：如高龄、糖尿病、营养不良、长期免疫抑制剂治疗等患者，尿路感染发生率明显升高。

（5）性别和性活动：女性尿道解剖结构短而宽，距离肛门近，性生活时，容易将尿道口周围的细菌挤压入膀胱，这些都是尿路感染的易感因素。女性妊娠时由于输尿管蠕动减弱，妊娠后期子宫增大导致尿液引流不畅等也容易引起尿路感染。前列腺增生引起尿路梗阻是老年男性尿路感染的重要原因。另外，包茎、包皮过长是男性尿路感染的诱发因素。不洁性生活常导致尿路感染的发生。

【病理】

急性肾盂肾炎可单侧或双侧受累，表现为局限或广泛的肾盂、肾盏黏膜充血、水肿，表面有脓性分泌物，黏膜下可见细小脓肿，于一个或几个肾乳头可见大小不一、尖端指向肾乳头、基底伸向肾皮质的楔形炎症病灶。病灶内可见不同程度的肾小管上皮细胞肿胀、坏死、脱落，肾小管腔中有脓性分泌物。肾间质水肿，内有白细胞浸润和小脓肿形成。

慢性肾盂肾炎双侧肾脏病变常不一致，肾脏体积缩小，表面不光滑，有肾盂、肾盏粘连、变形，肾乳头瘢痕形成，肾小管萎缩及肾间质淋巴-单核细胞浸润等慢性炎症表现。

【临床表现】

（一）急性肾盂肾炎

1. 全身症状 畏寒、发热、恶心、呕吐及全身酸痛等，体温多为 38 ～ 39℃，也可高达 40℃以上，热型不一，多为弛张热，也可呈现稽留热或间歇热。部分患者泌尿系统症状不明显，而以全身症状为主要表现，应引起重视。

2. 泌尿系统症状 除尿频、尿急和尿痛等尿路刺激症状外，常有腰痛，疼痛程度不一，多为钝痛或酸痛。儿童患者的泌尿系统症状常不明显，起病即可表现为高热、惊厥。

3. 胃肠道症状 可有恶心、呕吐、食欲缺乏等非特异性症状。

（二）慢性肾盂肾炎

慢性肾盂肾炎临床表现较为复杂，有时仅表现为无症状菌性，半数以上患者有急性肾盂肾炎病史，其后出现乏力、低热、厌食、腰酸腰痛等症状，并伴有轻微的尿路刺激征。肾小管功能损害可引起夜尿增多，该病也是肾性高血压的重要原因。

【辅助检查】

1. 尿常规检查 尿液浑浊，表现为脓尿，有白细胞，可有白细胞管型、菌尿。多伴有镜下血尿，甚至肉眼血尿，为均一型红细胞尿，蛋白尿不多，偶见微量蛋白尿。

2. 尿细菌学检查 95% 以上由革兰氏阴性菌引起，在性活跃妇女可出现腐生性葡萄球菌、粪肠球菌。清洁中段尿培养细菌数 $\geq 10^5/ml$，称为真性菌尿，提示存在尿路感染。

3. 尿 β_2 微球蛋白也有助于鉴别上、下尿路感染，上尿路感染易影响肾小管对小分子蛋白质的重吸收，因而尿中 β_2 微球蛋白往往升高。

4. 血常规 急性肾盂肾炎时外周血白细胞常升高，中性粒细胞增多。

5. X 线检查 急性肾盂肾炎及无并发症的复发性尿路感染不主张常规做肾盂造影，对慢性或久治不愈的患者，视需要可分别行腹部平片、静脉肾盂造影、逆行肾盂造影及排尿时膀胱输尿管造影。

6. 泌尿系统超声 是最方便的方法，可发现泌尿系统有无结石、积水及尿路畸形等，有助于对肾脏和肾盂的结构和轮廓进行分析。

【诊断和鉴别诊断】

（一）诊断

1. 急性肾盂肾炎 依据全身感染中毒症状、膀胱刺激症状、尿液改变及尿液细菌学、血常规等检查，诊断并不困难。

2. 慢性肾盂肾炎 肾盂肾炎反复发作超过半年，同时伴有下述前两条任意一条加第三条可诊断为慢性肾盂肾炎：①肾脏外形凹凸不平，且两肾大小不等；②静脉肾盂造影显示肾盂肾盏变形、缩窄；③肾小管功能有持续性损害。

（二）鉴别诊断

1.膀胱炎与尿道炎　多无全身症状或症状轻微，而以膀胱刺激征为突出表现。

2.尿道综合征　凡有尿频、尿急和尿痛等尿路刺激症状，3次尿细菌定量培养阴性，排除尿路结核分枝杆菌、真菌和厌氧菌等感染，可诊断为尿道综合征。其可分为感染性尿道综合征和非感染性尿道综合征，前者由细菌外其他微生物所致，尿白细胞增多，后者多见于中年妇女，病因不明，可能与焦虑和抑郁有关，尿检无白细胞。

3.肾结核　肾结核尿路刺激症状更加明显，一般抗菌药物治疗无效，尿液中多有红细胞，尿沉渣可找到结核分枝杆菌，尿培养可见结核分枝杆菌，普通细菌培养为阴性。静脉肾盂造影发现肾实质虫蚀样缺损有助于肾结核诊断。

4.慢性肾炎　水肿、蛋白尿不明显时可误诊为慢性肾盂肾炎。慢性肾炎肾小球损害较肾小管功能损害突出。

【治疗】

（一）一般治疗

多饮水、勤排尿和注意个人卫生最为关键，同时要注意休息，避免劳累。发热者给予易消化、高热卡和富含维生素的食物。膀胱刺激征明显者可以适当口服碳酸氢钠。尿路感染反复发作者一定要积极寻找病因和易感因素，并及时去除。

（二）抗感染治疗

1.用药原则　①根据尿培养药敏试验结果选用抗菌药物。在获得药敏试验结果前，一般首选对革兰氏阴性杆菌有效的抗菌药物；②抗菌药物在尿液和肾组织内的浓度要高；③尽量选用对肾脏毒副作用少的抗菌药物；④严重感染、混合感染和治疗无效时应联合用药；⑤对不同类型的尿路感染给予不同的治疗疗程和时间。

2.首次发生的急性肾盂肾炎致病菌约80%为大肠埃希菌，在留取尿细菌检查标本后应立即治疗，首选对革兰氏阴性杆菌有效的药物。病情轻者可口服药物治疗，疗程10～14天。常用药物有喹诺酮类、半合成青霉素类和头孢类抗菌药物。治疗14天后，通常90%以上可治愈。如复查尿培养仍为阳性，应依据药敏试验选用抗菌药物继续治疗4～6周。全身中毒症状明显者需要住院静脉给药治疗，必要时应联合用药，一般用药疗程为2周。

3.慢性肾盂肾炎存在易感因素，容易复发。因此，治疗的关键是积极寻找并去除易感因素，急性发作时治疗同急性肾盂肾炎。

4.再发性尿路感染　包括重新感染和复发。

（1）重新感染：治疗后症状消失，尿细菌学检查阴性，但在停药6周后再次出现与前次不同致病菌感染，成为重新感染。其治疗方法与首次发作相同，如半年内重新感染两次以上者，可用长程低剂量抑菌治疗，即每晚临睡前排尿后服用小剂量抗菌药物1次，每7～10天更换药物1次，连续用半年。

（2）复发：治疗后症状消失，尿菌转阴后在6周内再出现菌尿，细菌种类与上次相同，称为复发。复发且为肾盂肾炎者，特别是复杂性肾盂肾炎，在去除诱因基础上，应按药敏选择杀菌剂，疗程不少于6周。

【肾盂肾炎应掌握的内容】

（一）问诊

询问性别、年龄，有无尿频、尿急、尿痛，有无尿液浑浊及尿色加深，有无肉眼血尿，是否全程血尿，尿中有无血丝血块。有无发热、畏寒、寒战，有无腰酸、腰痛及腹部不适，有无食欲缺乏、乏力及恶心呕吐，有无低热、盗汗、排尿不畅、夜尿增多等症状。既往有无反复发作史，是否行中段尿培养以及阳性结果，抗感染治疗情况等。有无糖尿病病史及口服免疫抑制剂等。

（二）查体

体温、脉搏、呼吸、血压、精神及神志状况，有无热病容，皮肤有无皮疹，咽部及扁桃体有无肿大，心肺听诊，全腹有无压痛及反跳痛，输尿管点有无压痛，肝脾触诊，肾区有无叩击痛。

（三）辅助检查

尿常规、尿沉渣、清洁中段尿培养 + 药敏试验、尿 β_2 微球蛋白、血常规、血糖、C 反应蛋白、红细胞沉降率；腹部平片、肾盂造影、泌尿系统超声、膀胱残余尿。

（四）治疗

1. 治疗原则　去除病因，如尿路梗阻，避免留置导尿，治疗神经源性膀胱、膀胱输尿管反流等功能障碍，积极控制血糖，提高机体免疫力，指导患者多饮水，勤排尿。急性肾盂肾炎诊断明确后首先行中段尿培养 + 药敏试验，后行经验性抗感染治疗，必要时根据药敏结果调整抗菌药物。慢性肾盂肾炎治疗的关键是积极寻找并去除易感因素。

2. 急性肾盂肾炎发作期首选对革兰氏阴性杆菌有效的药物。病情轻者可口服药物治疗，疗程 10 ～ 14 天，常用药物有喹诺酮类、半合成青霉素类和头孢类抗菌药物。全身中毒症状明显者应静脉抗感染治疗。

3. 对于复杂性上尿路感染，反复出现尿路刺激征者，应积极去除易感因素，宜数种抑菌药长程低剂量交替使用，持续半年。

（张义德）

第二节　膀　胱　炎

一、急性细菌性膀胱炎

【病因】

急性细菌性膀胱炎（acute bacterial cystitis）女性多见，且 25% ～ 30% 的患者年龄在 20 ～ 40 岁。因女性尿道短而直，会阴部常有大量细菌存在，只要有感染的诱因如性交、导尿、个人卫生不洁等因素，都可导致感染。致病菌多数为大肠埃希菌。

【病理】

浅表膀胱炎症多见，以尿道内口及膀胱三角最明显。病变仅累及黏膜、黏膜下层，可见黏膜充血、水肿、片状出血斑、浅表溃疡或脓苔覆盖。炎症有自愈倾向，愈合后不遗留痕迹。部分复杂尿路感染患者可转为慢性。

【临床表现】

发病突然，有尿痛、尿频、尿急，严重者数分钟排尿 1 次，且不分昼夜。常见终末血尿，有时为全血尿，甚至有血块排出。可有急迫性尿失禁。全身症状不明显，体温正常或仅有低热。

【实验室检查】

尿常规检查示白细胞增多，也可有红细胞和蛋白尿。血常规示白细胞一般都在正常范围。对治疗后多次复发的患者建议行中段尿培养，并排除复杂性尿路感染因素。

【诊断和鉴别诊断】

根据典型的临床表现及实验室检查不难诊断。

膀胱炎应与其他以排尿改变为主要症状的疾病相鉴别，包括阴道炎、尿道炎等。阴道炎有排尿刺激症状伴阴道刺激症状，常有阴道分泌物排出且恶臭。尿道炎有尿频、尿急，但不如膀胱炎明显，有尿痛，无畏寒、发热，有尿道脓性分泌物；常见致病原为淋球菌、衣原体、支原体、单纯疱疹病毒和滴虫等。

【治疗】

多饮水，口服碳酸氢钠碱化尿液，减少对尿路的刺激。并可用颠茄、阿托品、地西泮，膀胱区热敷、热水坐浴等解除膀胱痉挛。

抗菌药物应用，选用复方磺胺甲噁唑、头孢菌素类、喹诺酮类等药物。近年，对于女性无并发症的单纯性膀胱炎，可选择敏感的抗菌药物，采用3日疗法，疗效与7日疗程相似且副作用少、费用低。

绝经期后妇女经常会发生尿路感染，并易重新感染。雌激素缺乏引起阴道内乳酸杆菌减少和致病菌繁殖增加常是感染的重要因素。雌激素替代疗法以维持正常的阴道内环境，增加乳酸杆菌并清除致病菌，可以减少尿路感染的发生。

二、慢性细菌性膀胱炎

【病因】

慢性细菌性膀胱炎（chronic bacterial cystitis）常由上尿路急性感染的迁移或慢性感染所致，亦可诱发或继发于某些下尿路病变，如良性前列腺增生、慢性前列腺炎、尿道狭窄、膀胱结石或异物、尿道口处女膜融合、处女膜伞、尿道旁腺炎等。

【病理】

膀胱黏膜苍白、变薄或肥厚，有时呈颗粒或小囊状，偶见溃疡。显微镜下可见固有膜内有较多浆细胞、淋巴细胞浸润和结缔组织增生。当炎症累及肌层使逼尿肌纤维化，膀胱容量可缩小。

【临床表现】

反复发作或持续存在尿频、尿急、尿痛，并有耻骨上膀胱区不适，膀胱充盈时疼痛较明显。尿液浑浊。

【辅助检查】

尿沉渣检查有少量白细胞，可有红细胞。尿细菌培养可阳性。

B超、排泄性尿路造影等能帮助了解有无尿路畸形、结石或肿瘤。膀胱镜检查可见脓尿、脓苔，膀胱黏膜充血、水肿或小梁，有时见憩室、结石、异物或肿瘤。由于腺性膀胱炎、间质性膀胱炎、膀胱原位癌都可表现为反复的膀胱刺激症状，有时难以与慢性膀胱炎区别，膀胱镜检查及活体组织病理检查有助于诊断。

【诊断和鉴别诊断】

根据病史和临床表现诊断不难，但必须考虑反复发作或持续存在的原因，否则难以彻底治疗。男性应做直肠指检了解前列腺有无病变，并做阴囊、阴茎、尿道口检查，排除生殖道炎症、尿道炎症或结石。女性应了解尿道外口、处女膜有无畸形，有无宫颈炎、阴道炎或前庭腺炎等。注意有无糖尿病、免疫功能低下等疾病。如多次中段尿细菌培养阴性，应考虑与泌尿系结核相鉴别。

【治疗】

应用抗菌药物，保持排尿通畅，处理诱发尿路感染的病因，必要时需手术纠正，如处女膜成形术等。病程较长，抵抗力弱者，应全身支持，增进营养。

【膀胱炎应掌握的内容】

1. 问诊　患者性别、年龄、婚姻史，既往是否有结核病史、泌尿系统结石病史、糖尿病病史。如为男性，是否有前列腺增生，注意患者是否有畏寒、发热等全身症状表现，是否有腰痛，是否有膀胱刺激症状。

2. 查体　体温、脉搏、血压、呼吸，神志情况，专科情况包括肾区有无压痛及叩击痛。双侧输尿管行程区是否有压痛。男性应做直肠指检以了解前列腺有无病变，并作阴囊、阴茎、尿道口检查，排除生殖道炎症、尿道炎症或结石。女性应了解尿道外口、处女膜有无畸形。

医嘱须开血常规、尿常规、尿培养＋药敏试验、粪常规、肝功能、肾功能、电解质、血糖、血型、凝血功能、全 X 线胸片、心电图、泌尿系统 B 超、盆腔 CT 等检查。

3. 治疗

（1）碱化尿液：多饮水，口服碳酸氢钠碱化尿液，减少对尿路的刺激。并可用颠茄、阿托品、地西泮，膀胱区热敷、热水坐浴等解除膀胱痉挛。

（2）抗菌治疗：抗菌药物应用，选用复方磺胺甲噁唑、头孢菌素类、喹诺酮类等药物。近年，对于女性无并发症的单纯性膀胱炎，可选择敏感的抗菌药物，采用 3 日疗法，疗效与 7 日疗程相似且副作用少、费用低。

（3）雌激素治疗：对于绝经期后妇女发生尿路感染，雌激素替代疗法以维持正常的阴道内环境，增加乳酸杆菌并清除致病菌，可以减少尿路感染的发生。

（4）手术治疗：如果相关的影像学检查，查找诱发尿路感染的病因，如前列腺增生，膀胱结石引起，则行需手术，如为女性，合并处女膜畸形，则行处女膜成形术等。

第三节　尿　道　炎

尿道炎（urethritis）主要指通过性接触传播途径，由淋球菌或非淋球菌的病原体所致的急、慢性尿道炎，属性传播疾病。下面重点介绍非淋菌性尿道炎。

【病因】

病原体以沙眼衣原体或支原体为主，亦有滴虫、单纯疱疹病毒、肝炎病毒、白色念珠菌、包皮杆菌等，通过性接触或同性恋传播，比淋菌性尿道炎发病率高，在性传播性疾病中占第一位。

【临床表现】

一般在感染后 1～5 周发病。表现为尿道刺痒、尿痛和分泌少量白色稀薄液体，有时仅为痂膜封口或裤裆污秽，常见于晨间。在男性，感染可侵犯附睾引起急性附睾炎，亦可导致男性不育。

【诊断】

有典型的临床表现及不洁性行为的接触传染。清晨排尿前取尿道分泌物做衣原体、支原体接种培养。非淋菌性尿道炎与淋菌性尿道炎可以在同一患者同一时期中发生双重感染，因症状相似，鉴别诊断应慎重。尿道分泌物涂片每高倍镜视野下见到 10～15 个多核白细胞，找到衣原体或支原体的包涵体，无细胞内革兰氏阴性双球菌，据此可与淋菌性尿道炎相鉴别。

【治疗】

常用米诺环素、红霉素等治疗，配偶应同时治疗，以免重复感染。

【尿道炎应掌握的内容】

1. 问诊　患者性别、年龄、婚姻史，既往是否有结核病史、性生活不洁病史、泌尿系结石病史、糖尿病病史。尿道口是否有发痒和轻微刺痛。尿道排出多量脓性分泌物，排尿不适。

2. 查体　尿道口黏膜红肿，尿道排出分泌物及颜色。

医嘱须开血常规、尿常规、尿培养＋药敏试验、尿道分泌物涂片、粪常规、肝功能、肾功能、电解质、血糖、血型、凝血常规、全X线胸片、心电图等检查。

3. 治疗

（1）抗菌治疗：根据致病菌使用相应的抗菌药物，淋球菌感染，治疗以青霉素类药物为主，亦用头孢曲松（菌必治、罗氏芬）、大观霉素（淋必治）。感染初期使用菌必治250mg，肌内注射，一次剂量，后口服喹诺酮类、头孢菌素类或复方磺胺甲噁唑，一般7～14日为1个疗程。若病情较重，合并生殖系统感染，应适当延长抗菌药物的疗程。如为支原体，衣原体感染常用米诺环素、红霉素等治疗，配偶应同时治疗，以免重复感染。

（2）并发症治疗：如出现尿道狭窄，以定期逐渐扩张尿道为主，同时给予抗菌药物，必要时做尿道口狭窄切开，广泛性前尿道狭窄可用尿道膀胱镜做尿道内切术。配偶应同时治疗。

（农绍军）

第三章　泌尿系统结核

泌尿生殖系统结核（genitourinary tuberculosis）是全身结核病的一部分，其中最主要的是肾结核（renal tuberculosis）。肾结核绝大多数起源于肺结核，少数继发于骨关节结核或消化道结核。肾结核是由结核分枝杆菌引起的慢性、进行性、破坏性病变。结核分枝杆菌自原发感染灶经血行播散引起肾结核，如未及时治疗，结核分枝杆菌随尿流下行可播散到输尿管、膀胱、尿道、前列腺、精囊、输精管、附睾和睾丸结核。

【病理】

肾结核的早期病变主要是肾皮质内多发性结核结节，是由淋巴细胞、浆细胞、巨噬细胞和上皮样细胞形成的结核性肉芽组织，中央常为干酪样物质，边缘为纤维组织增生。随着病变发展，结核结节彼此融合，形成干酪样脓肿，从肾乳头处破入肾盏肾盂形成空洞性溃疡。肾盏颈或肾盂出口因纤维化发生狭窄，可形成局限的闭合脓肿或结核性脓肾。结核钙化也是肾结核常见的病理改变。

输尿管结核表现为黏膜、黏膜下层结核结节、溃疡、肉芽肿和纤维化，病变是多发性的。病变修复愈合后，管壁纤维化增粗变硬，管腔呈节段性狭窄，致使尿流下行受阻，引起肾积水。

膀胱结核起初为黏膜充血、水肿，散在结核结节形成，病变常从病侧输尿管口周围开始，逐渐扩散至膀胱的其他处。结核结节可互相融合形成溃疡、肉芽肿，有时深达肌层。病变愈合致使膀胱壁广泛纤维化和瘢痕收缩，使膀胱壁失去伸张能力，膀胱容量显著减少（＜50ml），称为膀胱挛缩（contracted of bladder）。

尿道结核主要发生于男性，其病理改变主要是结核性溃疡、纤维化导致的尿道狭窄。

【临床表现】

肾结核常发生于 20～40 岁的青壮年，男性较女性多见。儿童和老年人发病较少，儿童发病多在 10 岁以上，婴幼儿罕见。约 90% 为单侧性。

肾结核症状取决于肾病变范围及输尿管、膀胱继发结核病变的严重程度。肾结核早期常无明显症状及影像学改变，只是尿检查有少量红细胞、白细胞及蛋白质，呈酸性，尿中可能发现结核分枝杆菌。随着病情的发展，出现下列典型的临床表现。

1. 尿频、尿急、尿痛　是肾结核的典型症状之一。尿频往往最早出现，常是患者就诊时的主诉。最初是因含有结核分枝杆菌的脓尿刺激膀胱黏膜引起，以后当结核病变侵及膀胱壁，发生结核性膀胱炎及溃疡，尿频加剧，并伴有尿急、尿痛。晚期膀胱发生挛缩，容量显著缩小，尿频更加严重，每日排尿次数达数十次，甚至出现尿失禁现象。

2. 血尿（hematuria）　肾结核的重要症状，常为终末血尿。主因是结核性膀胱炎及溃疡，在排尿终末膀胱收缩时出血所致。少数肾结核因病变侵及血管，也可以出现全程肉眼血尿；出血严重时，血块通过输尿管偶可引起肾绞痛。肾结核的血尿常在尿频、尿急、尿痛症状发生以后出现，但也有以血尿为初发症状者。

3. 脓尿（pyuria）　肾结核的常见症状。肾结核患者均有不同程度的脓尿，严重者尿如洗米水样，内含有干酪样碎屑或絮状物，显微镜下可见大量脓细胞。也可以出现脓血尿或脓尿中混有血丝。

4. 腰痛和肿块　结核虽然主要病变在肾，但一般无明显腰痛。仅少数肾结核病变破坏严重和梗阻，发生结核性脓肾或继发肾周感染，或输尿管被血块、干酪样物质堵塞时，可引起腰部钝痛或绞痛。较大肾积脓或对侧巨大肾积水时，腰部可触及肿块。

5. 男性生殖系统结核　男性患者中有 50%～70% 合并生殖系统结核。虽然病变主要从前列腺、精囊开始，但临床上表现最明显的是附睾结核，附睾可触及不规则硬块。输精管结核病变时，变得粗硬并呈"串珠样"改变。

6. 全身症状　肾结核患者的全身症状常不明显。晚期肾结核或合并其他器官活动结核时，可以有发热、盗汗、消瘦、贫血、虚弱、食欲缺乏和红细胞沉降率快等典型结核症状。严重双肾结核或肾结核对侧肾积水时，可出现贫血、水肿、恶心、呕吐、少尿等慢性肾功能不全的症状，甚至突然发生无尿。

【辅助检查】

1. 尿液检查　尿呈酸性，尿蛋白呈阳性，有较多红细胞和白细胞。尿沉淀涂片抗酸染色有 50%～70% 的病例可找到抗酸杆菌，以清晨第一次尿液检查阳性率最高，至少连续检查 3 次。若找到抗酸杆菌，不应作为诊断肾结核的唯一依据，因包皮垢杆菌、枯草杆菌也是抗酸杆菌，易与结核分枝杆菌相混淆。尿结核分枝杆菌培养时间较长（4～8 周）但可靠，阳性率可达 90%，这对肾结核的诊断有决定性意义。

2. 影像学诊断　包括 B 超、X 线、CI 和 MRI 等检查。对确诊肾结核，判断病变严重程度，决定治疗方案非常重要。

（1）B 超：简单易行，对于中晚期病例可初步确定病变部位，常显示病肾结构紊乱，有钙化则显示强回声，B 超也较容易发现对侧肾积水及膀胱有无挛缩。

（2）X 线：泌尿系统平片（KUB）可能见到病肾局灶或斑点状钙化影或全肾广泛钙化。静脉尿路造影（IVU）可以了解患侧肾功能、病变程度与范围，对肾结核治疗方案的选择必不可少。早期表现为肾盏边缘不光滑如虫蛀状，随着病变的进展，肾盏失去杯形，不规则扩大或模糊变形。若肾盏颈纤维化狭窄或完全闭塞时，可见空洞充盈不全或完全不显影。肾结核广泛破坏肾功能丧失时，病肾表现为"无功能"，不能显示出典型的结核破坏性病变。逆行尿路造影可以显示病肾空洞性破坏，输尿管僵硬，管腔节段性狭窄且边缘不整。

（3）CT 和 MRI：CT 对中晚期肾结核能清楚地显示扩大的肾盏肾盂、皮质空洞及钙化灶，三维成像还可以显示输尿管全长病变。磁共振尿路造影（MRU）对诊断肾结核对侧、肾积水有独到之处。在双肾结核或肾结核对侧肾积水，静脉尿路造影显影不良时，CT、MRI 有助于确定诊断。

3. 膀胱镜检查　可见膀胱黏膜充血、水肿、浅黄色结核结节、结核性溃疡、肉芽肿及瘢痕等病变，以膀胱三角区和患侧输尿管口周围较为明显。结核性肉芽肿易误诊为肿瘤，必要时取活组织检查明确诊断。患侧输尿管口可呈"洞穴状"，有时可见浑浊尿液喷出。膀胱挛缩容量小于 50ml 或有急性膀胱炎时，不宜做膀胱镜检查。

【诊断和鉴别诊断】

肾结核主要需与非特异性膀胱炎和泌尿系统其他引起血尿的疾病进行鉴别。

肾结核引起的结核性膀胱炎，症状常以尿频开始，膀胱刺激症状长期存在并进行性加重，一般抗感染治疗无效。非特异性膀胱炎主要系大肠埃希菌感染，多见于女性，发病突然，开始即有显著的尿频、尿急、尿痛，经抗感染治疗后症状很快缓解或消失，病程短促，但易反复发作。

肾结核的血尿特点是常在膀胱刺激症状存在一段时间后才出现，以终末血尿多见，这与泌尿系统其他疾病引起的血尿不同。泌尿系统肿瘤引起的血尿常为全程无痛性肉眼血尿。肾输尿管结石引起的血尿常伴有肾绞痛；膀胱结石引起的血尿，排尿有时尿线突然中断，并伴尿道内剧烈疼痛。非特异性膀胱炎的血尿主要在急性阶段出现，血尿常与膀胱刺激症状同时发生。但最主要是肾结核的尿中可以找见抗酸杆菌或尿结核分枝杆菌培养阳性，而其他疾病的尿中不会发现。

【治疗】

肾结核是全身结核病的一部分，治疗时应注意全身治疗，包括营养、休息、环境、避免劳累等。

临床肾结核是进行性破坏性病变，不经治疗不能自愈，在有效抗结核药物问世之前，病死率很高，主要治疗手段是做肾切除。随着链霉素（streptomycin）、异烟肼（isoniazid）、利福平（rifampicin）、吡嗪酰胺（pyrazinamide）等抗结核药物相继应用于临床治疗以后，对肾结核的治疗效果有了很大的提高。肾结核的治疗应根据患者全身和患肾情况，选择药物治疗或手术治疗。

1. 药物治疗　适用于早期肾结核，如尿中有结核分枝杆菌而影像学上肾盏、肾盂无明显改变，或仅见一两个肾盏呈不规则虫蛀状，在正确应用抗结核药物治疗后多能治愈。

抗结核药物种类很多，首选药物有吡嗪酰胺、异烟肼、利福平和链霉素等杀菌药物，其他如乙胺丁醇、环丝氨酸、乙硫异烟胺等抑菌药为二线药物。

目前常用抗结核药物治疗方法：吡嗪酰胺 1.0 ～ 1.5g/d（2 个月为限，避免肝毒性），异烟肼 300mg/d，利福平 600mg/d，维生素 C 1.0g/d，维生素 B_6 60mg/d 顿服，睡前服药同时喝牛奶，有助于耐受药物。如果膀胱病变广泛，膀胱刺激症状严重，头 2 个月可加用肌内注射链霉素（需作皮试）1.0g/d，服用吡嗪酰胺 2 个月后改用乙胺丁醇 1.0g/d。因抗结核药物多数有肝毒性，服药期间应同时服用保肝药物，并定期检查肝功能。链霉素对第Ⅷ对脑神经有损害，影响听力，一旦发现应立即停药。

药物治疗最好用 3 种药物联合服用的方法，并且药量要充分，疗程要足够长，早期病例用药 6 ～ 9 个月，有可能治愈。实践证明，药物治疗失败的主要原因是治疗不彻底。治疗中应每月检查尿常规和尿中寻找抗酸杆菌，必要时行静脉尿路造影，以观察治疗效果。连续半年尿中未找见结核分枝杆菌为稳定阴转。5 年不复发即可认为治愈，但如果有明显膀胱结核或伴有其他器官结核，随诊时间需延长至 10 ～ 20 年或更长。

2. 手术治疗　凡药物治疗 6 ～ 9 个月无效，肾结核破坏严重者，应在药物治疗的配合下行手术治疗。肾切除术前抗结核治疗不应少于 2 周。

（1）肾切除术：肾结核破坏严重，而对侧肾正常，应切除患肾。双侧肾结核一侧广泛破坏呈"无功能"状态，另一侧病变较轻，在抗结核药物治疗一段时间后，择期切除严重的一侧患肾。肾结核对侧肾积水，如果积水肾功能代偿不良，应先引流肾积水，保护肾功能，待肾功能好转后再切除无功能的患肾。

（2）保留肾组织的肾结核手术：如肾部分切除术，适用病灶局限于肾的一极；结核病灶清除术，适用局限于肾实质表面闭合性的结核性脓肿，与肾集合系统不相通。上述结核病变经抗结核药物治疗 3 ～ 6 个月无好转，可考虑做此类手术。近年这类手术已很少采用。

（3）解除输尿管狭窄的手术：输尿管结核病变致使管腔狭窄引起肾积水，如肾结核病变较轻，功能良好，狭窄较局限，狭窄位于中上段者，可以切除狭窄段，行输尿管对端吻合术；狭窄靠近膀胱者，则施行狭窄段切除、输尿管膀胱吻合术，放置双 J 形输尿管支架引流管，术后 1 ～ 2 个月拔除。

（4）挛缩膀胱的手术治疗：肾结核并发挛缩膀胱，在患肾切除及抗结核治疗 3 ～ 6 个月，待膀胱结核完全愈合后，对侧肾正常、无结核性尿道狭窄的患者，可行肠膀胱扩大术。挛缩膀胱的男性患者往往有前列腺、精囊结核，引起后尿道狭窄，不宜行肠膀胱扩大术，尤其并发对侧输尿管扩张。肾积水明显者，为了改善和保护积水肾仅有的功能，应施行输尿管皮肤造口或回肠膀胱或肾造口这类尿流改道术。

【泌尿系统结核应掌握的内容】

1. 问诊　发病期间，是否有尿频、尿急、尿痛。持续时间，是否经过抗炎治疗，效果如何，是否有尿失禁现象，是否有血尿，血尿特点，是否为终末血尿，是否有腰痛，是否有脓尿，脓尿特点，是否为洗米水样。是否有夜间盗汗、消瘦、虚弱、食欲不振等结核症状。既往是否有肺炎结核病史。有无药物过敏史，有无疫区接触史。

2. 查体　体温、脉搏、血压、呼吸，神志情况，专科检查：肾区是否有压痛及叩击痛。较大肾积脓或对侧巨大肾积水时，腰部可触及肿块。附睾可触及不规则硬块。输精管结核病变时，变得粗硬并呈"串珠样"改变。

医嘱：抗结核治疗，临时医嘱须开血常规、尿常规、结核分枝杆菌 DNA 检测、结核菌素试验、粪常规、肝功能、肾功能、电解质、血糖、血型、凝血功能、全 X 线胸片、心电图、泌尿系统 B 超、KUB+IVU、CT、MRU、膀胱镜检查。

3. 治疗

（1）药物治疗：适用于早期肾结核，如尿中有结核分枝杆菌而影像学上肾盏、肾盂无明显改变，或仅见一两个肾盏呈不规则虫蛀状，在正确应用抗结核药物治疗后多能治愈。

抗结核药物种类很多，首选药物有吡嗪酰胺、异烟肼、利福平和链霉素等杀菌药物，其他如乙胺丁醇、环丝氨酸、乙硫异烟胺等抑菌药为二线药物。

药物治疗最好用三种药物联合服用的方法，并且药量要充分，疗程要足够长，早期病例用药 6 ～ 9 个月。治疗中应每月检查尿常规和尿中寻找抗酸杆菌，必要时行静脉尿路造影，以观察治疗效果。连续半年尿中未找见结核分枝杆菌为稳定阴转。5 年不复发即可认为治愈，但如果有明显膀胱结核或伴有其他器官结核，随诊时间需延长至 10 ～ 20 年或更长。

（2）手术治疗：凡药物治疗 6 ～ 9 个月无效，肾结核破坏严重者，应在药物治疗的配合下行手术治疗。肾切除术前抗结核治疗不应少于 2 周。

1）肾切除术：肾结核破坏严重，而对侧肾正常，应切除患肾。双侧肾结核一侧广泛破坏呈"无功能"状态，另一侧病变较轻，在抗结核药物治疗一段时间后，择期切除严重的一侧患肾。肾结核对侧肾积水，如果积水肾功能代偿不良，应先引流肾积水，保护肾功能，待肾功能好转后再切除无功能的患肾。

2）保留肾组织的肾结核手术：如肾部分切除术，适用病灶局限于肾的一极；结核病灶清除术，适用局限于肾实质表面闭合性的结核性脓肿，与肾集合系统不相通。上述结核病变经抗结核药物治疗 3 ～ 6 个月无好转，可考虑做此类手术。近年这类手术已很少采用。

3）解除输尿管狭窄的手术：输尿管结核病变致使管腔狭窄引起肾积水，如肾结核病变较轻，功能良好，狭窄较局限，狭窄位于中上段者，可以切除狭窄段，行输尿管对端吻合术；狭窄靠近膀胱者，则施行狭窄段切除、输尿管膀胱吻合术，放置双 J 形输尿管支架引流管，术后 1 ～ 2 个月拔除。

4）挛缩膀胱的手术治疗：肾结核并发挛缩膀胱，在患侧进行肾切除及抗结核治疗 3 ～ 6 个月，待膀胱结核完全愈合后，对侧肾正常、无结核性尿道狭窄的患者，可行肠膀胱扩大术。挛缩膀胱的男性患者往往有前列腺、精囊结核，引起后尿道狭窄，不宜行肠膀胱扩大术，尤其并发对侧输尿管扩张。肾积水明显者，为了改善和保护积水肾仅有的功能，应施行输尿管皮肤造口或回肠膀胱或肾造口尿流改道术。

（农绍军）

第四章　良性前列腺增生症

良性前列腺增生（benign prostatic hyperplasia，BPH）简称前列腺增生，亦称良性前列腺肥大。病理学表现为细胞增生，而不是肥大，故应命名为前列腺增生，是引起男性老年人排尿障碍原因中最为常见的一种良性疾病。

【病因】

有关前列腺增生症发病机制的研究很多，但至今病因仍不完全清楚。目前一致认为老龄和有功能的睾丸是前列腺增生发病的两个重要因素，二者缺一不可。组织学上BPH的发病率随年龄增长而增加。随着年龄逐渐增大，前列腺也随之增长，男性在35岁以后前列腺可有不同程度的增生，多在50岁以后出现临床症状。前列腺的正常发育有赖于雄激素，青春期前切除睾丸，前列腺即不发育，老年后也不会发生前列腺增生。前列腺增生的患者在切除睾丸后，增生的上皮细胞会发生凋亡（apoptosis），腺体萎缩。受性激素的调控，前列腺间质细胞和腺上皮细胞相互影响，各种生长因子的作用，随着年龄增长，体内性激素平衡失调以及雌、雄激素的协同效应等可能是前列腺增生的重要病因。

【病理】

前列腺腺体增生开始于围绕尿道精阜的腺体，这部分腺体称为移行带，未增生之前仅占前列腺组织的5%。前列腺其余腺体由中央带（占25%）和外周带（占70%）组成。中央带似楔形并包绕射精管，外周带组成了前列腺的背侧及外侧部分，是前列腺癌最常发生的部位。

前列腺增生主要发生于前列腺尿道周围移行带，增生组织呈多发结节，并逐渐增大。增生的腺体将外周的腺体挤压萎缩形成前列腺外科包膜，与增生腺体有明显界线，易于分离。增生腺体突向后尿道，使前列腺尿道伸长、弯曲、受压变窄，尿道阻力增加，引起排尿困难。此外，前列腺内尤其是围绕膀胱颈部的平滑肌内含有丰富的α肾上腺素受体，这些受体的激活使该处平滑肌收缩，可明显增加前列腺尿道的阻力。

前列腺增生及α肾上腺素受体兴奋，致后尿道平滑肌收缩，造成膀胱出口梗阻，为了克服排尿阻力，逼尿肌增强其收缩能力，逐渐代偿性肥大，肌束形成粗糙的网状结构，加上长期膀胱内高压，膀胱壁出现小梁小室或假性憩室。如膀胱容量较小，逼尿肌退变，顺应性差，出现逼尿肌不稳定收缩，患者有明显尿频、尿急和急迫性尿失禁，可造成输尿管尿液排出阻力增大，引起上尿路扩张积水。如梗阻长期未能解除，逼尿肌萎缩，失去代偿能力，收缩力减弱，导致膀胱不能排空而出现残余尿。随着残余尿量增加，膀胱壁变薄，膀胱无张力扩大，可出现充盈性尿失禁或无症状慢性尿潴留，尿液反流引起上尿路积水及肾功能损害。梗阻引起膀胱尿潴留，还可继发感染和结石形成。

【临床表现】

前列腺增生症多在50岁以后出现症状。症状与前列腺体积大小不完全成比例，而是取决于引起梗阻的程度、病变发展速度及是否合并感染等，症状可时轻时重。

尿频是前列腺增生患者最常见的早期症状，夜间更为明显。尿频的原因，早期是因增生的前列腺充血刺激引起。随着病情发展，梗阻加重，残余尿量增多，膀胱有效容量减少，尿频逐渐加重。此外，梗阻诱发逼尿肌功能改变，膀胱顺应性降低或逼尿肌不稳定，尿频更为明显，并出现急迫性尿失禁等症状。

排尿困难是前列腺增生最重要的症状，病情发展缓慢。典型表现是排尿迟缓、断续、尿流细而无力、射程短、终末滴沥、排尿时间延长。如梗阻严重，残余尿量较多时，常需要用力并增加腹压以帮助排尿，排尿终末常有尿不尽感。当梗阻加重达一定程度时，过多的残余尿可使膀胱逼尿肌功能受损，收缩力减弱，逐渐发生尿潴留并出现尿失禁。膀胱过度充盈致使少量尿液从尿道口溢出，称为充盈性尿失禁。前列腺增生的任何阶段中，可因气候变化、劳累、饮酒、便秘、久坐等因素，使前列腺突然充血、水肿导致急性尿潴留，患者不能排尿，膀胱胀满，下腹疼痛难忍，常需去医院急诊处理。

【并发症】

前列腺增生合并感染或结石时，可出现明显尿频、尿急、尿痛症状。增生腺体表面黏膜较大的血管破裂时，亦可发生不同程度的无痛性肉眼血尿，应与泌尿系统肿瘤引起的血尿相鉴别。梗阻引起严重肾积水、肾功能损害时，可出现慢性肾功能不全，如食欲缺乏、恶心、呕吐、贫血、乏力等症状。长期排尿困难导致腹压增高，还可引起腹股沟疝、内痔与脱肛等。

【诊断】

50 岁以上男性出现典型的排尿不畅的临床表现，须考虑有前列腺增生的可能。一般需做下列检查：

1. 直肠指检　是重要的检查方法，每例前列腺增生患者均需做此项检查。指检时多数患者可触到增大的前列腺，表面光滑、质韧、有弹性、边缘清楚，中间沟变浅或消失，即可做出初步诊断。指检结束时应注意肛门括约肌张力是否正常。

2. B超　可经腹壁、直肠或尿道途径进行。经腹壁超声检查时膀胱需要充盈，扫描可清晰显示前列腺体积大小，增生腺体是否突入膀胱，还可以测定膀胱残余尿量。经直肠超声扫描对前列腺内部结构分辨度更为精确，目前已普遍被采用。经尿道途径可准确分辨增生移行带与外周带的情况，因系有创检查，故较少采用。B超还可以了解膀胱有无结石以及上尿路有无继发积水等病变。

3. 尿流动力学检查（urodynamics study）　借助流体力学及电生理学方法研究和测定尿路输送、储存、排出尿液的功能，为分析排尿障碍原因、选择治疗方式及评定疗效提供客观依据。通过经皮肾盂穿刺灌注测压或尿路造影时动态影像学观察上尿路尿动力学变化。分别或同步测定尿流率、膀胱压力容积、压力 / 流率、尿道压力和肌电图，亦可与影像学同步检查，全面了解下尿路功能。尿流率检查可以确定前列腺增生患者排尿的梗阻程度。检查时要求排尿量在 150 ~ 200ml，如最大尿流率 < 15ml/s 表明排尿不畅；如 < 10ml/s 则表明梗阻较为严重，常是手术指征之一。如果排尿困难主要是逼尿肌功能失常引起，应行尿流动力学检查，通过测定排尿时膀胱逼尿肌压力变化等，可了解是否存在逼尿肌反射不能、逼尿肌不稳定和膀胱顺应性差等功能受损情况。

4. 前列腺特异抗原（PSA）检测　PSA 是一种含有 237 个氨基酸的单链糖蛋白，由前列腺腺泡和导管上皮细胞分泌，具有前列腺组织特异性。血清 PSA 检测常采用放射免疫和酶联免疫测定法。血清 PSA 正常值为 0 ~ 4ng/ml。如血清 PSA > 10ng/ml 应高度怀疑前列腺癌。血清 PSA 是目前前列腺癌的生物学指标，其升高只能提示前列腺癌的可能性，可用于前列腺癌的筛选、早期诊断、分期、疗效评价和随访观察。经直肠指检、前列腺按摩和穿刺、经尿道 B 超、前列腺电切及前列腺炎发作时，血清 PSA 均有不同程度的升高，宜间隔 2 周或 2 周以上再检查血清 PSA。血清 PSA 亦与年龄和前列腺体积有关，随年龄、前列腺体积增加而增高。须注意，某些药物如非那雄胺对血清 PSA 的影响。测定：PSA 密度（PSAD）及游离 PSA（fPSA）与总 PSA（tPSA）的比值，有助于鉴别良性前列腺增生症和前列腺癌。血清 PSA 正常值为 4ng/ml。PSA 敏感性高，但特异性有限，许多因素都可影响 PSA 的测定值，如前列腺增生也可使 PSA 增高。

5. 放射性核素肾图　有助于了解上尿路有无梗阻及肾功能损害。

有血尿的患者应行静脉尿路造影和膀胱镜检查，以除外合并有泌尿系统肿瘤的可能。

【鉴别诊断】

1. 膀胱颈挛缩　亦称膀胱颈纤维化。多为慢性炎症所致，发病年龄较轻，多在 40～50 岁出现排尿不畅症状，但前列腺体积不增大，膀胱镜检查可以确诊。

2. 前列腺癌　前列腺有结节，质地坚硬或血清 PSA 升高，鉴别需行 MRI 和系统前列腺穿刺活组织检查。

3. 尿道狭窄　多有尿道损伤及感染病史，行尿道膀胱造影与尿道镜检查，不难确诊。

4. 神经源性膀胱功能障碍　临床表现与前列腺增生相似，有排尿困难、残余尿量较多、肾积水和肾功能不全，前列腺不增大，为动力性梗阻。患者常有中枢或周围神经系统损害的病史和体征，如有下肢感觉和运动障碍、会阴皮肤感觉减退、肛门括约肌松弛或反射消失等。静脉尿路造影常显示上尿路有扩张积水，膀胱常呈"圣诞树形"。尿流动力学检查可以明确诊断。

【治疗】

前列腺增生未引起明显梗阻者一般无须处理，可观察等待。梗阻较轻或不能耐受手术者可采用药物治疗或非手术微创治疗。排尿梗阻症状严重、膀胱残余尿量超过 50ml 或既往出现过急性尿潴留、药物治疗疗效不佳而全身状况能够耐受手术者，应争取早日行手术治疗。对前列腺增生的治疗方法可分为以下几种。

1. 观察等待　良性前列腺增生症患者若长期症状较轻，不影响生活与睡眠，一般无须治疗，可观察等待。但需密切随访，如症状加重，应选择其他方法治疗。

2. 药物治疗　治疗前列腺增生的药物很多，常用的药物有 α 肾上腺素受体阻滞剂（α 受体阻滞剂）、5α 还原酶抑制剂和植物类药等。其中 α_1 受体对排尿影响较大，α_1 受体主要分布在前列腺基质平滑肌中，阻滞 α_1 受体能有效降低膀胱颈及前列腺的平滑肌张力，减少尿道阻力，改善排尿功能。常用药物有特拉唑嗪、哌唑嗪、阿夫唑嗪、多沙唑嗪及坦索罗辛等，对症状较轻、前列腺增生体积较小的患者有良好的疗效。副作用多较轻微，主要有头晕、鼻塞、直立性低血压等。

5α 还原酶抑制剂是激素类药物，在前列腺内阻止睾酮转变为双氢睾酮，故可使前列腺体积部分缩小，改善排尿症状。一般在服药 3 个月之后见效，停药后症状易复发，需长期服用，对体积较大的前列腺，与 α 受体阻滞剂同时服用疗效更佳。过去常用的雌激素因对心血管系统副作用大，不宜常规应用。

3. 手术治疗　前列腺增生梗阻严重、残余尿量较多、症状明显而药物治疗效果不好、身体状况能耐受手术者，应考虑手术治疗。如有尿路感染、残余尿量较多或有肾积水、肾功能不全时，宜先留置导尿管或行膀胱造瘘术引流尿液，并行抗感染治疗，待上述情况明显改善或恢复后再行择期手术。手术疗效肯定，但有一定痛苦与并发症等。开放手术多采用耻骨上经膀胱或耻骨后前列腺切除术。经尿道前列腺切除术（transurethral resection of prostate，TURP）适用于大多数良性前列腺增生症患者，有电切镜设备和有经验者可采用。

4. 其他疗法

（1）激光治疗：掺钕钇铝石榴石（Nd∶YAG）激光有接触性、非接触性和组织内插入等方式，疗效不十分理想。目前应用钬（Ho）激光、绿激光等治疗前列腺增生，疗效肯定。

（2）经尿道球囊高压扩张术。

（3）前列腺尿道网状支架。

（4）经尿道热疗。

（5）体外高强度聚焦超声等缓解前列腺增生引起的梗阻症状有一定疗效，适用于不能耐受手术的患者。

【前列腺增生症应掌握的内容】

1. 问诊　患者年龄，是否 > 50 岁，是否有排尿困难，持续时间，病情进展如何，是否有排尿迟缓、断续、尿流细而无力、射程短、终末滴沥、排尿时间延长。夜尿情况，注意询问是否有并发症，如合并感染或结石时，可出现明显尿频、尿急、尿痛症状。如有血尿，应与泌尿系统肿瘤引起的血尿相鉴别。梗阻引起严重肾积水、肾功能损害时，可出现慢性肾功能不全，如食欲缺乏、恶心、呕吐、贫血、乏力等症状。是否有腹股沟疝、内痔与脱肛等现象。此次发病以来是否诊疗过，查了哪些辅助检查，结果是什么，用了哪些药物，效果如何。

2. 查体　体温、脉搏、血压、呼吸，神志情况，腹部检查注意是否有腹股沟斜疝。专科检查：双侧肾区是否有压痛及叩击痛，直肠指检时多数患者可触到增大的前列腺，表面光滑、质韧、有弹性、边缘清楚，中间沟变浅或消失。

临时医嘱须开血常规、尿常规、粪常规、肝功能、肾功能、电解质、血糖、血型、凝血功能、PSA、全 X 线胸片、心电图、（肾脏＋输尿管＋膀胱＋前列腺＋精囊腺＋残余尿）B 超等检查。

3. 治疗期间观察病情　实验室检查及 B 超检查结果出来后，如发现 PSA 升高，＞ 10ng/ml，要考虑与前列腺癌鉴别。考虑行经 B 超引导下前列腺穿刺活检以明确诊断。查看是否合并有膀胱结石。

4. 治疗

（1）观察治疗：良性前列腺增生症患者若长期症状较轻，不影响生活与睡眠，一般无须治疗，可观察等待。

（2）药物治疗：梗阻较轻或不能耐受手术者可采用药物治疗。常用的药物有 α 肾上腺素受体阻滞剂（α 受体阻滞剂）、5α 还原酶抑制剂和植物类药等。

（3）手术治疗：手术指征：排尿梗阻症状严重、膀胱残余尿量超过 50ml 或既往出现过急性尿潴留、药物治疗疗效不佳而全身状况能够耐受手术者。如有尿路感染、残余尿量较多或有肾积水、肾功能不全时，宜先留置导尿管或行膀胱造瘘术引流尿液，并抗感染治疗，待上述情况明显改善或恢复后再择期手术。手术疗效肯定，但有一定痛苦与并发症等。开放手术多采用耻骨上经膀胱或耻骨后前列腺切除术。腔内手术：经尿道前列腺切除术适用于大多数良性前列腺增生症患者。

（农绍军）

第五章 肾和输尿管结石

【临床表现】

肾和输尿管结石（renal and ureteral calculus），又称上尿路结石，主要症状是疼痛和血尿。其程度与结石部位、大小、活动与否及有无损伤、感染、梗阻等有关。

1. 疼痛 肾结石可引起肾区疼痛伴肋脊角叩击痛。肾盂内大结石及肾盏结石可无明显临床症状，活动后出现上腹或腰部钝痛。输尿管结石可引起肾绞痛（renal colic），典型的表现为疼痛剧烈难忍，阵发性发作位于腰部或上腹部，并沿输尿管行径，放射至同侧腹股沟，还可累及同侧睾丸或阴唇。结石在中段输尿管，疼痛放射至中下腹部。结石处于输尿管膀胱壁段或输尿管口，可伴有膀胱刺激征及尿道和阴茎头部放射痛。肾绞痛常见于结石活动并引起输尿管梗阻的情况。

2. 血尿 通常患者都有肉眼或镜下血尿，后者更为常见，有时活动后镜下血尿是上尿路结石的唯一临床表现。血尿的多寡与结石对尿路黏膜损伤程度有关。如果结石引起尿路完全性梗阻或固定不动（如肾盏小结石），则可能没有血尿。

3. 恶心、呕吐 输尿管结石引起尿路完全性梗阻时，使输尿管管腔内压力增高，管壁局部扩张、痉挛和缺血。由于输尿管与肠有共同的神经支配而导致恶心、呕吐。

4. 膀胱刺激征 结石伴感染或输尿管膀胱壁段结石时，可有尿频、尿急、尿痛。

5. 并发症 结石继发急性肾盂肾炎或肾积脓时，可有畏寒、发热、寒战等全身症状。结石所致肾积水，可在上腹部扪及增大的肾。双侧上尿路结石引起双侧尿路完全性梗阻或孤立肾上尿路完全性梗阻时，可导致无尿，出现尿毒症。小儿上尿路结石以尿路感染为重要的表现，应予以注意。

【诊断】

1. 病史和体检 与活动有关的疼痛和血尿，有助于此病的诊断确立，尤其是典型的肾绞痛。询问病史中，要问清楚第一次发作的情况，确认疼痛发作及其放射的部位，以往有无结石史或家族史，既往病史包括泌尿生殖系统疾病或解剖异常，或结石形成的影响因素等。体检主要是排除其他可引起腹部疼痛的疾病，如急性阑尾炎、异位妊娠、卵巢囊肿扭转、急性胆囊炎、胆石症、肾盂肾炎等。疼痛发作时可有肾区叩击痛。

2. 实验室检查 尿常规检查常能见到肉眼或镜下血尿。伴感染时有脓尿。有时可发现晶体尿。感染性尿结石患者尿细菌培养呈阳性。当临床怀疑患者尿路结石与代谢状态有关时，应测定血、尿的钙、磷、尿酸、草酸等，必要时做钙负荷试验。此外，应作肾功能测定。

3. 影像学检查

（1）B超：能显示结石的特殊声影，亦能评价肾积水引起的肾包块或肾实质萎缩等，可发现泌尿系统平片不能显示的小结石和X线透光结石。对造影剂过敏、孕妇、无尿或肾功能不全者，不能作排泄性尿路造影，而B超可作为诊断方法。此外，可用于指引经皮介入肾造口术或指引经皮肾镜诊断和治疗的路径。

（2）X线检查：目的是确定结石的存在、特点及解剖形态，确定是否需要治疗，确定合适的治疗方法。①泌尿系统平片能发现95%以上的结石。正侧位摄片可以除外腹内其他钙化阴影如胆囊结石、肠系膜淋巴结钙化、静脉石等。侧位片显示上尿路结石位于椎体前缘之后，腹腔内钙化阴影位于椎体之前。结石过小或钙化程度不高，纯的尿酸结石及基质结石，则不显示。②静脉尿路造影（intravenous urography，IVU）即排泄性尿路造影（excretory urography），静脉注射有机碘造影剂，肾功能良好者5分钟即显影，10分钟后显示双侧肾、输尿管和部分充盈的膀胱。能显示尿路形态是否规则，有无扩张、推移、压迫和充盈缺损等；同时可了解分侧肾功能。造影前应做碘过敏试验。妊娠及肾功能严重损害为禁忌证。排泄性尿路造影可以评价结石所致的肾结构和功能改变，有无引起结石的尿路异常如先天性畸形等。若有充盈缺损，则提示有 X 线透光尿酸结石的可能。如查明肾盂、肾盂输尿管连接处和输尿管的解剖结构异常有助于确定治疗方案。③逆行肾盂造影（retrograde pyelography）经膀胱尿道镜行输尿管插管注入有机碘造影剂，适用于排泄性尿路造影显示尿路不清晰或禁忌者，亦可注入空气作为阴性比衬，有助于判断透光结石。ESWL 时，输尿管插管注入造影剂以帮助输尿管结石定位和碎石。逆行肾盂造影很少用于初始诊断阶段，往往在其他方法不能确定结石的部位或结石以下尿路系统病情不明时被采用。④平扫 CT 很少作为结石患者首选的诊断方法，能发现以上检查不能显示的或较小的输尿管中、下段结石。有助于鉴别不透光的结石、肿瘤、血凝块等，以及了解有无肾畸形。另外，疑有甲状旁腺功能亢进时，应做骨摄片。

（3）放射性核素肾显像：评价治疗前肾受损的肾功能和治疗后肾功能恢复状况，确定双侧尿路梗阻患者功能较好的肾。

（4）内镜检查：包括肾镜、输尿管镜和膀胱镜检查。通常在泌尿系统平片不显示结石，排泄性尿路造影有充盈缺损而不能确诊时，借助于内镜可以明确诊断和进行治疗。

【治疗】

由于尿石症复杂多变，结石的性质、形态、大小、部位不同，泌尿道局部各异，患者个体差异等因素，治疗方法选择及预计疗效存在很大的不同，有的仅多饮水就自行排出结石，有的却要采用开放手术也未必能取尽结石。因此，对尿石症的治疗必须实施患者个体化治疗，有时需要综合各种治疗方法。

一般如结石 < 0.6cm，光滑，无尿路梗阻、无感染，纯尿酸结石及胱氨酸结石，可先使用保守疗法。直径 < 0.4cm，光滑的结石，90% 能自行排出。

1. 病因治疗 少数患者能找到形成结石的病因，如甲状旁腺功能亢进（主要是甲状旁腺腺瘤），只要切除腺瘤，原有的尿路结石会自行溶解、消失；尿路梗阻者，只要解除梗阻，可以避免结石复发。

2. 药物治疗 根据已排出的结石或经手术取出的结石所做结石成分分析，决定药物治疗的方案。尿酸结石因是体内嘌呤代谢紊乱的产物，碱化尿液、口服别嘌醇及饮食调节有治疗作用，效果较好。胱氨酸结石治疗需碱化尿液，使 pH > 7.8，摄入大量液体。α- 巯丙酰甘氨酸（αMPG）和乙酰半胱氨酸有溶石作用。卡托普利（captopril）有预防胱氨酸结石形成的作用。感染性结石需控制感染，取除结石；酸化尿液，应用脲酶抑制剂，有控制结石长大作用；限制食物中磷酸的摄入，应用氢氧化铝凝胶限制肠道对磷酸的吸收，有预防作用。调节尿 pH 可以增高结石的溶解度。口服枸橼酸钾、碳酸氢钠等，以碱化尿液，有利于尿酸和胱氨酸结石的溶解和消失；口服氯化铵使尿酸化，有利于防止感染性结石的生长。在药物治疗过程中，还需增加液体摄入量，包括大量饮水，以增加尿量；控制感染，根据细菌培养及药物敏感试验选用抗菌药物。中药和针灸对结石排出有促进作用，常用单味中药有金钱草或车前子等；常用针刺穴位是肾俞、膀胱俞、三阴交、阿是穴等。肾绞痛的治疗以解痉镇痛为主，如注射阿托品、哌替啶，同时应用钙通道阻滞剂、吲哚美辛、黄体酮等，有时还需输液。

3. 体外冲击波碎石术（extracorporeal shock wave lithotripsy，ESWL） 通过 X 线或 B 超对结石进行定位，利用高能冲击波聚焦后作用于结石，使结石裂解，直至粉碎成细砂，随尿液排出体外。20 世纪 80 年代初应用于临床，实践证明它是一种无痛、安全而有效的非侵入性治疗，且大多数上尿路结石可采用此方法治疗。

（1）适应证：适用于肾、输尿管上段结石，输尿管下段结石治疗的成功率比输尿管镜取石低。

（2）禁忌证：结石远端尿路梗阻、妊娠、出血性疾病、严重心脑血管病、安置心脏起搏器者、血肌酐 ≥ 265μmol/L、急性尿路感染、育龄妇女输尿管下段结石等。过于肥胖、肾位置过高、骨关节严重畸形、结石定位不清等，由于技术性原因而不适宜采用此法。

（3）碎石效果：与结石部位、大小、性质、是否嵌顿等因素有关。肾、输尿管上段 < 2.5cm

的结石，具有正常的肾功能，碎石成功率可达 90% 左右。结石体积过大常需多次碎石，残留结石率高，清除时间长。胱氨酸、草酸钙结石质硬，不易粉碎，尤其是输尿管内结石嵌顿。

（4）并发症：碎石后，多数患者出现暂时性肉眼血尿，一般无须特殊处理。如肾周围血肿形成，虽属少见，但应十分重视。感染性结石患者，由于结石内细菌播散而引起尿路感染、菌血症，往往引起发热。碎石排出过程中，由于结石碎片或颗粒排出可引起肾绞痛。若碎石过多地积聚于输尿管内，可引起"石街"，患者腰痛或不适，有时可合并继发感染等。严重的并发症有脏器损伤，如肾及其周围组织，应予注意和防止。

掌握和使用此项方法的关键在于加强对操作人员的培训，严格选择患者，正确定位，选用低能量和限制每次冲击次数，并重视治疗后的处理措施，以提高疗效，减少近、远期并发症。若需再次治疗，间隔时间必须不少于 1 周。

4. 经皮肾镜取石术（percutaneous nephrolithotomy，PCNL） 经腰背部细针穿刺直达肾盏或肾盂，扩张并建立皮肤至肾内的通道，插放肾镜，直视下取石或碎石。较小的结石通过肾镜用抓石钳取出；较大的结石无法直接取出者应将结石粉碎。碎石用机械、超声、液电、激光或气压弹道法等。取石后要安置肾造瘘管引流尿液。适用于 > 2.5cm 的肾盂结石、部分肾盏结石及鹿角形结石。对结石远端尿路梗阻、质硬结石、残留结石、复发结石、有活跃性代谢疾病及需要手术者尤为适宜。凝血机制障碍、对造影剂过敏、过于肥胖穿刺针不能达到肾，或脊柱畸形者不宜采用此法。PCNL 并发症有肾实质撕裂或穿破、出血、漏尿、感染、动静脉瘘、损伤周围脏器等。对于复杂性肾结石，单一采用 PCNL 或 ESWL 都有困难，可以联合应用，互为补充。术中因出血或其他原因未能取出所有结石，可再次进行 PCNL。

5. 输尿管镜输尿管取石术 经尿道输尿管镜插入膀胱，沿输尿管直视下采用套石或取石。若结石较大可用超声、液电、激光或气压弹道碎石。术中先扩张输尿管口有利于输尿管镜进入。适用于中、下段输尿管结石，泌尿系统平片不显影结石，因肥胖、结石硬、停留时间长而用 ESWL 困难者，亦用于 ESWL 治疗所致的"石街"。下尿路梗阻，输尿管细小、狭窄或严重扭曲等不宜采用此法。结石过大或嵌顿紧密，亦使手术困难。并发症有感染、黏膜下损伤、假道、穿孔、撕裂等，远期可有输尿管口狭窄、闭塞或逆流等。

对于上段输尿管结石采用输尿管镜经尿道途径取石或碎石成功率降低，并发症发生率增加，因此采用类同于经皮肾镜的操作方法，可适用于输尿管上段结石，尤其是对合并肾盂及某些肾盏的结石；亦可作为 ESWL。治疗后"石街"的处理手段。有出血倾向、过于肥胖、肾畸形或有肾手术史者不宜采用。

6. 腹腔镜输尿管切开取石术（laparoscopic ureterolithotomy） 20 世纪 90 年代，由于腹腔镜系统设备和手术器械的进步，开始用腹腔镜施行输尿管切开取石，并得到推广应用。适用于输尿管结石 > 2cm，原来考虑开放手术；或经 ESWL、输尿管镜手术治疗失败者。手术途径有经腹腔和经后腹腔两种。手术时需用导尿管排空膀胱及鼻胃管对肠胃道减压，以利于施行手术。取石后要安置双 J 管于输尿管腔内引流尿液。

7. 开放手术治疗 过去大多数尿石症采用开放手术取石，但是手术给患者造成较大的创伤，尤其是有的复杂性肾结石一次不易取尽，有的复发率高，重复取石的手术难度大，危险性增加，甚至有发生肾衰竭和失肾的可能。由于腔内泌尿外科及 ESWL 技术的普遍开展，大多数上尿路结石已不再需用开放手术。开放手术的术式主要有以下几种。

（1）肾盂切开取石术：适用于结石 > 1cm，或合并梗阻、感染的结石。肾外型肾盂伴发结石常采用此法。肾内型肾盂，或结石较大（鹿角形结石）经肾盂切开取石易造成肾盂撕裂者，应采取肾窦内肾盂切开取石术，即沿肾窦分离至肾内。肾盂切开，以利于较大结石取出。对多发性肾盏结石，活动度大的小结石及易碎的结石可采用肾盂内注入液体凝固剂，形成含结石的凝块，然后切开肾盂取出。

（2）肾实质切开取石术：适用于肾盏结石，尤其是肾盂切开不易取出或多发性肾盏结石。根据结石所在部位，沿肾前后段段间线切开或于肾后侧做放射状切口取石。当肾盏局部实质变薄时，做局部小切口即可取出结石。

（3）肾部分切除术：适用于结石在肾的一极或结石所在肾盏有明显扩张、实质萎缩和有明显复发因素者。

（4）肾切除术：因结石导致肾结构严重破坏，功能丧失，或合并肾积脓，而对侧肾功能良好，可将患肾切除。

（5）输尿管切开取石术：适用于嵌顿较久或其他的方法治疗无效的结石。手术径路需根据结石部位选定。

双侧上尿路结石的手术治疗原则：①双侧输尿管结石时，一般先处理梗阻严重侧。条件允许时，可同时行双侧输尿管切开取石术。②一侧肾结石，另一侧输尿管结石时，先处理输尿管结石。③双侧肾结石时，应在尽可能保留肾的前提下，一般先处理容易取出且安全的一侧。若肾功能极差，梗阻严重，全身情况不良，宜先行经皮肾造瘘术。待患者情况改善后再处理结石。④孤立肾上尿路结石或双侧上尿路结石引起急性完全性梗阻无尿时，一旦诊断明确，只要患者全身情况许可，应及时施行手术。若病情严重不能耐受手术，亦应试行输尿管插管，通过结石后留置导管引流；不能通过结石时，则改行经皮肾造瘘术。所有这些措施的目的是引流尿液，改善肾功能。待病情好转后再选择适当的治疗方法。

【预防】

尿路结石形成的影响因素很多，结石发病率和复发率高，因而合适的预防措施有重要意义。

1. 大量饮水 以增加尿量，稀释尿中形成结石物质的浓度，减少晶体沉积。亦有利于结石排出。除日间多饮水外，每夜加饮水 1 次，保持夜间尿液呈稀释状态，可以减少晶体形成。成人 24 小时尿量在 2000ml 以上，这对任何类型的结石患者都是一项很重要的预防措施。

2. 调节饮食 根据结石成分、代谢状态等调节食物构成。高钙摄入者应减少含钙食物的摄入量，少用牛奶、奶制品、豆制品、巧克力、坚果类食品。草酸盐结石的患者应限制浓茶、菠菜、番茄、芦笋、花生等摄入。高尿酸的患者应避免高嘌呤食物如动物内脏。经常检查尿 pH，预防尿酸和胱氨酸结石时尿 pH 保持在 6.5。

3. 特殊性预防 只有在进行了完整的代谢状态检查后可采用以下预防方法。草酸盐结石患者可口服维生素 B_6，以减少草酸盐排出；口服氧化镁可增加尿中草酸溶解度。尿酸结石患者可口服别嘌醇和碳酸氢钠，以抑制结石形成。伴甲状旁腺功能亢进者，必须摘除腺瘤或增生组织。有尿路梗阻、尿路异物、尿路感染或长期卧床等，应及时得到治疗，以避免结石发生。

【肾和输尿管结石病应掌握的内容】

1. 问诊 发病时间，疼痛位于哪个部位，疼痛特点，是阵发性还是持续性，是绞痛还是钝痛、胀痛，是否有放射痛，有无加重或减轻的因素。是否有血尿，血尿特点，先有疼痛，然后才有血尿。是否伴随恶心呕吐，是否有尿频、尿急、尿痛，是否有畏寒、发热等全身症状，此次发病以来是否诊疗过，查了哪些辅助检查，结果是什么，用了哪些药物，效果如何，根据既往辅助检查，是否为双侧输尿管结石或双侧肾结石，是否无尿。既往是否有泌尿系统结石病史。

2. 查体 体温、脉搏、血压、呼吸，神志情况，专科情况：双侧肾区是否有压痛及叩击痛，双侧输尿管行程区是否有压痛。

医嘱：结石合并感染者，须使用抗感染、退热、解痉镇痛等对症处理。临时医嘱须开血常规、尿常规、粪常规、尿细菌培养 + 药敏试验、肝功能、肾功能、电解质、血糖、血型、凝血功能、全 X 线胸片、心电图、泌尿系统 B 超、KUB+IVU、腹部 CT 平扫检查，如患者患肾功能不全，可选择放射性核素肾显像。

3. 治疗期间观察病情 生命体征是否平稳，疼痛是否逐渐减轻，发热是否消退。

实验室检查影像学检查结果出来后，若诊断为肾结石，输尿管结石，考虑治疗方案。

4. 治疗

（1）保守治疗：患者如结石＜0.6cm，光滑，无尿路梗阻、无感染，纯尿酸结石及胱氨酸结石，可先使用保守疗法。直径＜0.4cm，光滑的结石，90%能自行排出。多饮水，大于2000ml/d，多活动。如合并感染，给予抗感染治疗，根据细菌培养及药物敏感试验选用抗菌药物。肾绞痛的治疗以解痉止痛为主，如注射阿托品、哌替啶，同时应用钙通道阻滞剂、吲哚美辛、黄体酮等，必要时输液。

（2）体外冲击波碎石：适应证为适用直径＜2cm的肾、输尿管结石者。禁忌证为结石远端尿路梗阻、妊娠、出血性疾病、严重心脑血管病、安置心脏起搏器、血肌酐≥265μmol/L、急性尿路感染者及输尿管下段结石的育龄妇女等。过于肥胖、肾的位置过高、骨关节严重畸形、结石定位不清等，由于技术性原因而不适宜采用此法。

（3）经皮肾镜取石或碎石术：适用于＞2.5cm的肾盂结石、部分肾盏结石及鹿角形结石。对结石远端尿路梗阻、质硬结石、残留结石、复发结石、有活跃性代谢疾病及需要手术者尤为适宜。禁忌证：凝血机制障碍、对造影剂过敏、过于肥胖穿刺针不能达到肾或脊柱畸形者。PCNL并发症有肾实质撕裂或穿破、出血、漏尿、感染、动静脉瘘、损伤周围脏器等。对于复杂性肾结石，单一采用PCNL或ESWL都有困难，可以联合应用，互为补充。术中因出血或其他原因未能取出所有结石，可再次进行PCNL。

（4）输尿管镜取石或碎石术：适用于中、下段输尿管结石，泌尿系统平片不显影结石，因肥胖、结石硬、停留时间长而用ESWL困难者，亦用于ESWL治疗所致的"石街"。禁忌证：下尿路梗阻，输尿管细小、狭窄或严重扭曲等。并发症有感染、黏膜下损伤、假道、穿孔、撕裂等，远期可有输尿管口狭窄、闭塞或逆流等。

（5）腹腔镜输尿管切开取石术：适用于输尿管结石＞2cm，原来考虑开放手术；或经ESWL、输尿管镜手术治疗失败者。手术途径有经腹腔和经后腹腔两种。手术时需用导尿管排空膀胱及鼻胃管对肠胃道减压，以利于施行手术。取石后要安置双J管于输尿管腔内引流尿液。

（6）开放手术治疗：开放手术的术式主要有以下几种。

1）肾盂切开取石术：适用于结石＞1cm，或合并梗阻、感染的结石。肾外型肾盂伴发结石常采用此法。肾内型肾盂，或结石较大（鹿角形结石）经肾盂切开取石易造成肾盂撕裂者，应采取肾窦内肾盂切开取石术，即沿肾窦分离至肾内。肾盂切开，以利于较大结石取出。

2）肾实质切开取石术：适用于肾盏结石，尤其是肾盂切开不易取出或多发性肾盏结石。根据结石所在部位，沿肾前后段段间线切开或于肾后侧做放射状切口取石。当肾盏局部实质变薄时，做局部小切口即可取出结石。

3）肾部分切除术：适用于结石在肾极或结石所在肾盏有明显扩张、实质萎缩和有明显复发因素者。

4）肾切除术：因结石导致肾结构严重破坏，功能丧失，或合并肾积脓，而对侧肾功能良好，可将患肾切除。

5）输尿管切开取石术：适用于嵌顿较久或其他的方法治疗无效的结石。手术径路需要根据结石部位选定。

5. 双侧上尿路结石的手术治疗原则　双侧输尿管结石时，一般先处理梗阻严重侧。条件允许时，可同时行双侧输尿管切开取石术。一侧肾结石，另一侧输尿管结石时，先处理输尿管结石。双侧肾结石时，应在尽可能保留肾的前提下，一般先处理容易取出且安全的一侧。若肾功能极差，梗阻严重，全身情况不良，宜先行经皮肾造瘘术。待患者情况改善后再处理结石。孤立肾上尿路结石或双侧上尿路结石引起急性完全性梗阻无尿时，一旦诊断明确，只要患者全身情况许可，应及时施行手术。若病情严重不能耐受手术，亦应试行输尿管插管，通过结石后留置导管引流；不能通过结石时，则改行经皮肾造瘘术。所有这些措施目的是引流尿液，改善肾功能。待病情好转后再选择适当的治疗方法。

（农绍军）

第六章　泌尿系统损伤

泌尿系统损伤以男性尿道损伤最多见，肾、膀胱次之，输尿管损伤最少见。由于肾、输尿管、膀胱、后尿道受到周围组织和器官的良好保护，通常不易受伤。泌尿系统损伤大多是胸、腹、腰部或骨盆严重损伤的合并伤。因此，当有上述部位严重损伤时，应注意有无泌尿系统损伤；确诊泌尿系统损伤时，也要注意有无合并其他脏器损伤。

泌尿系统损伤的主要表现为出血和尿外渗。大出血可引起休克、血肿。尿外渗可继发感染，严重时导致脓毒症、周围脓肿、尿瘘或尿道狭窄。尽早确定诊断，正确合理的初期处理，对泌尿系统损伤的预后极为重要。

第一节　肾　损　伤

肾深藏于肾窝，受到肋骨、腰肌、脊椎和前面腹壁、腹腔内脏器、上面膈肌的保护，正常肾有一定的活动度，故不易受损。但肾质地脆，包膜薄，周围有骨质结构，一旦受暴力打击也可以引起肾损伤，如肋骨骨折的断端可穿入肾实质而受到损伤。

肾损伤（renal injury）常是严重多发性损伤的一部分。肾损伤的发生率在上升，其原因有交通事故、剧烈的竞技运动、暴力性犯罪。肾损伤多见于成年男子。

【病因】

1. 开放性损伤　因弹片、枪弹、刀刃等锐器致伤，常伴有胸、腹部等其他组织器官损伤，损伤复杂而严重。

2. 闭合性损伤　因直接暴力（如撞击、跌打、挤压、肋骨或横突骨折等）或间接暴力（如对冲伤、突然暴力扭转等）所致。

此外，肾本身病变如肾积水、肾肿瘤、肾结核或肾囊性疾病等更易损伤，有时极轻微的创伤，也可造成严重的自发性肾破裂。偶然在医疗操作中如肾穿刺、腔内泌尿外科检查或治疗时也可能发生肾损伤。

【病理】

临床上最多见为闭合性肾损伤，根据损伤的程度可分为以下病理类型。

1. 肾挫伤　损伤仅局限于部分肾实质，形成肾瘀斑和（或）包膜下血肿，肾包膜及肾盂黏膜完整。损伤涉及肾集合系统可有少量血尿。一般症状轻微，可以自愈。大多数患者属此类损伤。

2. 肾部分裂伤　肾实质部分裂伤伴有肾包膜破裂，可致肾周血肿。如肾盂肾盏黏膜破裂，则可有明显的血尿。通常不需手术治疗，应绝对卧床，止血抗感染，并注意观察患者的生命体征，经积极治疗多可自行愈合。如病情恶化，仍需手术治疗，有的患者可行选择性肾动脉栓塞术，以阻止肾进一步出血。

3. 肾全层裂伤　肾实质深度裂伤，外及肾包膜，内达肾盂肾盏黏膜，此时常引起广泛的肾周血肿、血尿和尿外渗。肾横断或碎裂时，可导致部分肾组织缺血。这类肾损伤症状明显，后果严重，均需手术治疗。

4. 肾蒂损伤　肾蒂血管损伤比较少见。肾蒂或肾段血管的部分或全部撕裂时可引起大出血、休克，常来不及诊治就死亡。突然减速或加速运动如车祸、从高处坠落，引起肾急剧移位，肾动脉突然被牵拉，致弹性差的内膜断裂，形成血栓，造成肾功能丧失。此类损伤多发生于右肾，易被忽略，应迅速确诊并施行手术。

晚期病理改变包括由于持久尿外渗形成的尿囊肿；血肿、尿外渗引起组织纤维化，压迫肾盂输尿管交界处导致肾积水；开放性肾损伤偶可发生动静脉瘘或假性肾动脉瘤；部分肾实质缺血或肾蒂周围纤维化压迫肾动脉，引起肾血管性高血压。

【临床表现】

肾损伤的临床表现与损伤程度有关，常不相同，尤其在合并其他器官损伤时，肾损伤的症状不易被察觉。其主要症状有休克、血尿、疼痛、腰腹部肿块、发热等。

1. 休克　严重肾裂伤、肾蒂裂伤或合并其他脏器损伤时，因损伤和失血常发生休克，可危及生命。

2. 血尿　肾损伤患者大多有血尿。肾挫伤时可出现少量血尿，严重肾裂伤则呈大量肉眼血尿，并有血块阻塞尿路。血尿与损伤程度不成比例，肾挫伤或轻微肾裂伤会导致肉眼血尿，而严重的肾裂伤可能只有轻微血尿或无血尿，如肾蒂血管断裂、肾动脉血栓形成、肾盂、输尿管断裂或血块堵塞等。部分病例血尿可延续很长时间，常与继发感染有关。

3. 疼痛　肾包膜下血肿、肾周围软组织损伤、出血或尿外渗引起患侧腰、腹部疼痛。血液、尿液渗入腹腔或合并腹内脏器损伤时，出现全腹疼痛和腹膜刺激症状。血块通过输尿管时发生肾绞痛。

4. 腰腹部肿块　血液、尿液渗入肾周围组织可使局部肿胀，形成肿块，有明显触痛和肌强直。

5. 发热　由于血肿、尿外渗易继发感染，甚至导致肾周脓肿或化脓性腹膜炎，伴有全身中毒症状。

【诊断】

1. 病史与体检　任何腹部、背部、下胸部外伤或受对冲力损伤的患者，无论是否有典型的腰、腹部疼痛、肿块、血尿等，均要注意肾损伤的可能。有时症状与肾损伤的严重程度并不平行。严重的胸、腹部损伤时，往往容易忽视泌尿系统损伤的临床表现，应当尽早收集尿液标本，做尿常规检查，以免贻误诊断。

2. 化验　尿中含多量红细胞。血红蛋白与血细胞比容持续降低提示有活动性出血。血白细胞数增多应注意是否存在感染灶。

3. 特殊检查　早期积极的影像学检查可以发现肾损伤部位、程度，有无尿外渗或肾血管损伤以及对侧肾情况。根据病情轻重，除须紧急手术外，也可有选择地应用以下检查。

（1）B超：能提示肾损伤的部位和程度，有无包膜下和肾周血肿、尿外渗，其他器官损伤及对侧肾等情况。须注意肾蒂血管情况，如肾动静脉的血流等。

（2）CT：可清晰显示肾皮质裂伤、尿外渗和血肿范围，显示无活力的肾组织，并可了解与周围组织和腹腔内其他脏器的关系，为首选检查。

（3）IVU：使用大剂量造影剂作静脉推注造影，可发现造影剂排泄减少，肾、腰大肌影消失，脊柱侧凸及造影剂外渗等。可评价肾损伤的范围和程度。

（4）动脉造影：适宜于排泄性尿路造影未能提供肾损伤的部位和程度，尤其是伤侧肾未显影，作选择性应用。肾动脉造影可显示肾动脉和肾实质损伤情况。若伤侧肾动脉完全梗阻，表示为外伤性血栓形成，宜紧急施行手术。有持久性血尿者，作动脉造影可以了解有无肾动静脉瘘或创伤性肾动脉瘤，同时可对肾损伤处行超选择性血管栓塞，以达到止血的目的。

逆行肾盂造影（retrograde pyelography）易招致感染，不宜应用。

【治疗】

肾损伤的处理与损伤程度直接相关。轻微肾挫伤经短期休息可以康复，多数肾挫裂伤可用保守治疗，仅少数需手术治疗。

1. 紧急治疗　有大出血、休克的患者需迅速给予抢救措施，观察生命体征，进行输血、复苏，同时明确有无合并其他器官损伤，做好手术探查的准备。

2. 保守治疗

（1）绝对卧床：休息2～4周，病情稳定，血尿消失后才可以允许患者离床活动。通常损伤后4～6周肾挫裂伤才趋于愈合，过早过多离床活动，有可能再度出血。恢复后2～3个月不宜参加体力劳动或竞技运动。

（2）密切观察：定时测量血压、脉搏、呼吸、体温，注意腰、腹部肿块范围有无增大。观察每次排出的尿液颜色深浅的变化。定期检测血红蛋白和血细胞比容。

（3）及时补充血容量和热量，维持水、电解质平衡，保持足够尿量。必要时输血。

（4）早期应用广谱抗菌药物以预防感染。

（5）适量使用镇痛镇静剂和止血药物。

3. 手术治疗

（1）开放性肾损伤：几乎所有这类损伤的患者都要施行手术探查，特别是枪伤或从前面腹壁进入的锐器伤，需经腹部切口进行手术，清创、缝合及引流并探查腹部脏器有无损伤。

（2）闭合性肾损伤：一旦确定为严重肾裂伤、肾碎裂及肾蒂损伤需尽早经腹进路施行手术。若肾损伤患者在保守治疗期间发生以下情况，需施行手术治疗：①经积极抗休克后生命体征仍未见改善，提示有内出血。②血尿逐渐加重，血红蛋白和血细胞比容继续降低。③腰、腹部肿块明显增大。④有腹腔脏器损伤可能。

手术方法：经腹部切口施行手术，先探查并处理腹腔损伤脏器，再切开后腹膜，显露肾静脉、肾动脉，并阻断之，然后切开肾筋膜和脂肪囊，探查伤侧肾。先阻断肾蒂血管可以从容检查肾，并切开肾筋膜，快速清除血肿，依具体情况决定作肾修补、部分肾切除术或肾切除。必须注意，在未控制肾动脉之前切开肾筋膜，往往难以控制出血，而被迫施行肾切除。只有在肾严重碎裂或肾血管撕裂，无法修复，而对侧肾良好时，才施行肾切除。肾实质破损不大时，可在清创与止血后，用脂肪或网膜组织填入肾纤维囊缝合处，完成一期缝合，既消除了无效腔，又减少了血肿引起继发性感染的机会。肾动脉损伤性血栓形成一旦被确诊即应手术取栓，并可行血管置换术，以挽救肾功能。

【并发症】

处理常由血或尿外渗以及继发性感染等所引起。腹膜后尿囊肿或肾周脓肿要切开引流。输尿管狭窄、肾积水需施行成形术或肾切除术。恶性高血压要做血管修复或肾切除术。动静脉瘘和假性肾动脉瘤应予以修补，如在肾实质内则可行部分肾切除术。持久性血尿可施行选择性肾动脉造影及栓塞术。

【肾损伤应掌握的内容】

1. 问诊　患者何时受伤，持续时间，是什么性质的损伤，哪个部位损失，除腰部受伤外，注意是否有腹部、背部、下胸部的受伤。伤后是否有血尿，血尿程度。是否有腰部、腹部疼痛，是否有发热，伤后是否诊疗过，查了哪些辅助检查，结果是什么，用了哪些药物，效果如何。

2. 查体　体温、脉搏、血压、呼吸，神志情况，是否有腹肌紧张，是否有压痛及反跳痛。肠鸣音是否正常。专科情况：是否扪及腰腹部肿块，皮肤是否有淤血，肾区是否有压痛及叩击痛。

医嘱：合并休克，立即给予抗休克治疗；发热，合并感染，给予抗感染治疗。临时医嘱须开血常规、尿常规、粪常规、肝功能、肾功能、电解质、血糖、CEA系列、血型、凝血功能、全胸片、心电图、肾脏B超、CT等检查。

3. 治疗期间观察病情　生命体征是否平稳，腰腹痛是否逐渐减轻，腰腹部体征变化，血常规变化及血尿变化。

实验室检查或B超、CT检查结果出来后，首先判断是否合并其他部位损伤，其次肾损伤程度，了解对侧肾功能情况。

4. 治疗

（1）紧急治疗：有大出血、休克的患者需迅速给予抢救措施，观察生命体征，进行输血、复苏，同时明确有无合并其他器官损伤，做好手术探查的准备。

（2）保守治疗：①绝对卧床休息 2～4 周，病情稳定，血尿消失后才可以允许患者离床活动。通常损伤后 4～6 周肾挫裂伤才趋于愈合，过早过多离床活动，有可能再度出血。恢复后 2～3 个月内不宜参加体力劳动或竞技运动。②密切观察：定时测量血压、脉搏、呼吸、体温，注意腰、腹部肿块范围有无增大。观察每次排出的尿液颜色深浅的变化。定期检测血红蛋白和血细胞比容。③及时补充血容量和热量，维持水、电解质平衡，保持足够尿量。必要时输血。④早期应用广谱抗菌药物以预防感染。⑤适量使用镇痛、镇静剂和止血药物。

（3）手术治疗：①开放性肾损伤。几乎所有这类损伤的患者都要施行手术探查，特别是枪伤或从前面腹壁进入的锐器伤，需经腹部切口进行手术，清创、缝合及引流并探查腹部脏器有无损伤。②闭合性肾损伤。一旦确定为严重肾裂伤、肾碎裂及肾蒂损伤需尽早经腹进路施行手术。若肾损伤患者在保守治疗期间发生以下情况，需施行手术治疗：①经积极抗休克后生命体征仍未见改善，提示有内出血。②血尿逐渐加重，血红蛋白和血细胞比容继续降低。③腰、腹部肿块明显增大。④有腹腔脏器损伤可能。手术方法：经腹部切口施行手术，先探查并处理腹腔损伤脏器，再切开后腹膜，显露肾静脉、肾动脉，并阻断之，然后切开肾筋膜和脂肪囊，探查伤侧肾。先阻断肾蒂血管可以从容检查肾，并切开肾筋膜，快速清除血肿，依具体情况决定做肾修补、部分肾切除术或肾切除。必须注意，在未控制肾动脉之前切开肾筋膜，往往难以控制出血，而被迫施行肾切除。只有在肾严重碎裂或肾血管撕裂，无法修复，而对侧肾良好时，才施行肾切除。肾实质破损不大时，可在清创与止血后，用脂肪或网膜组织填入肾纤维囊缝合处，完成一期缝合，既消除了无效腔，又减少了血肿引起继发性感染的机会。肾动脉损伤性血栓形成一旦被确诊即应手术取栓，并可行血管置换术，以挽救肾功能。

第二节　膀　胱　损　伤

膀胱空虚时位于骨盆深处，受到周围筋膜、肌肉、骨盆及其他软组织的保护，除贯通伤或骨盆骨折外，很少为外界暴力所损伤。膀胱充盈时壁紧张而薄，高出耻骨联合伸展至下腹部，易遭受损伤。难产所致的膀胱阴道瘘临床上已很少见。

【病因】

1. 开放性损伤　由弹片、子弹或锐器贯通所致，常合并其他脏器损伤，如直肠、阴道损伤，形成腹壁尿瘘、膀胱直肠瘘或膀胱阴道瘘。

2. 闭合性损伤　当膀胱充盈时，下腹部遭撞击、挤压、骨盆骨折骨片刺破膀胱壁。产程过长，膀胱壁被压在胎头与耻骨联合之间引起缺血性坏死，可致膀胱阴道瘘。

3. 医源性损伤　见于膀胱镜检查或治疗，如膀胱颈、前列腺、膀胱癌等电切术，盆腔手术、腹股沟疝修补术、阴道手术等可伤及膀胱。

【病理】

1. 挫伤　仅伤及膀胱黏膜或肌层，膀胱壁未穿破，局部出血或形成血肿，无尿外渗，可发生血尿。

2. 膀胱破裂　严重损伤可发生膀胱破裂，分为腹膜外型与腹膜内型两类。

（1）腹膜外型：膀胱壁破裂，但腹膜完整。尿液外渗到膀胱周围组织及耻骨后间隙，沿骨盆筋膜到盆底，或沿输尿管周围疏松组织蔓延到肾区。大多由膀胱前壁的损伤引起，伴有骨盆骨折。

（2）腹膜内型：膀胱壁破裂伴腹膜破裂，与腹腔相通，尿液流入腹腔，引起腹膜炎。多见于膀胱后壁和颈部损伤。有病变的膀胱（如膀胱结核）过度膨胀，发生破裂，称为自发性破裂。

【临床表现】

膀胱壁轻度挫伤仅有下腹部疼痛，少量终末血尿，短期内自行消失。膀胱全层破裂时症状明显，依腹膜外型或腹膜内型的破裂而有其特殊的表现。

1. 休克　骨盆骨折所致剧痛、大出血，膀胱破裂引起尿外渗及腹膜炎，伤势严重，常发生休克。

2. 腹痛　腹膜外破裂时，尿外渗及血肿引起下腹部疼痛、压痛及肌紧张，直肠指检可触及肿物和触痛。腹膜内破裂时，尿液流入腹腔而引起急性腹膜炎症状，并有移动性浊音。

3. 血尿和排尿困难　有尿意，但不能排尿或仅排出少量血尿。当有血块堵塞时，或尿外渗到膀胱周围、腹腔内，则无尿液自尿道排出。

4. 尿瘘　开放性损伤可有体表伤口漏尿；如与直肠、阴道相通，则经肛门、阴道漏尿。闭合性损伤在尿外渗感染后破溃，可形成尿瘘。

【诊断】

1. 病史和体检　患者下腹部或骨盆受外来暴力后，出现腹痛、血尿及排尿困难，体检发现耻骨上区压痛，直肠指检触及直肠前壁有饱满感，提示腹膜外膀胱破裂。全腹剧痛，腹肌紧张，压痛及反跳痛，并有移动性浊音，提示腹膜内膀胱破裂。骨盆骨折引起膀胱及尿道损伤，则兼有后尿道损伤的症状和体征。

2. 导尿试验　膀胱损伤时，导尿管可顺利插入膀胱（尿道损伤常不易插入），仅流出少量血尿或无尿流出。经导尿管注入灭菌生理盐水 200ml，片刻后吸出。液体外漏时吸出量会减少，腹腔液体回流时吸出量会增多。若液体进出量差异很大，提示膀胱破裂。

3. X 线检查　腹部平片可以发现骨盆或其他骨折。膀胱造影（cystography）采用导尿管置入膀胱后注入造影剂，可显示膀胱形态及其病变如损伤、畸形、瘘管、神经源性膀胱及膀胱肿瘤等。排泄性膀胱尿道造影可显示膀胱形态及其病变如损伤、畸形、神经源性膀胱及膀胱肿瘤等。排泄性膀胱尿道造影可显示膀胱输尿管回流及尿道病变。膀胱造影自导尿管注入 15% 泛影葡胺 300ml，拍摄前后位片，抽出造影剂后再摄片，可发现造影剂漏至膀胱外，排液后的照片更能显示遗留于膀胱外的造影剂。腹膜内膀胱破裂时，则显示造影剂衬托的肠袢。也可注入空气造影，若空气进入腹腔，膈下见到游离气体，则为腹膜内破裂。

【治疗】

膀胱破裂的处理原则：完全的尿流改道；膀胱周围及其他尿外渗部位充分引流；闭合膀胱壁缺损。

1. 紧急处理　抗休克治疗如输液、输血、止痛及镇静。尽早使用广谱抗菌药物预防感染。

2. 保守治疗　膀胱挫伤或造影时仅有少量尿外渗，症状较轻者，可从尿道插入导尿管持续引流尿液 7 ~ 10 天，并保持通畅；使用抗菌药物，预防感染，破裂可自愈。

3. 手术治疗　膀胱破裂伴有出血和尿外渗，病情严重，须尽早施行手术。如为腹膜外破裂，做下腹部正中切口，腹膜外显露并切开膀胱，清除外渗尿液，修补膀胱穿孔，作耻骨上膀胱造瘘术（suprapubic cystostomy）。如为腹膜内破裂，应行剖腹探查，同时处理其他脏器损伤，吸尽腹腔内液体，分层修补腹膜与膀胱壁，并作腹膜外耻骨上膀胱造瘘术。应充分引流膀胱周围尿液，使用足量抗菌药物。若发生膀胱颈撕裂，须用可吸收缝线准确修复，以免术后发生尿失禁。

并发症处理早期而恰当的手术治疗以及抗菌药物的应用大大减少了并发症。盆腔血肿宜尽量避免切开，以免发生大出血并招致感染。若出血不止，用纱布填塞止血，24 小时后再取出。出血难以控制时可行选择性盆腔血管栓塞术。

【膀胱损伤应掌握的内容】

1. 问诊 患者何时受伤，持续时间，是什么性质的损伤，哪个部位损失，伤后是否有血尿，血尿程度。是否有排尿困难，是否有腰部、腹部疼痛，是否有发热，伤后是否诊疗过，查了哪些辅助检查，结果是什么，用了哪些药物，效果如何。

2. 查体 体温、脉搏、血压、呼吸，神志情况，是否有腹肌紧张，是否有压痛及反跳痛。肠鸣音是否正常。是否有移动性浊音，是否有专科情况：直肠指检可触及肿物和触痛。尿瘘开放性损伤可有体表伤口漏尿；如与直肠、阴道相通，则经肛门、阴道漏尿。

医嘱：合并休克，立即给予抗休克治疗；发热，合并感染，给予抗感染治疗。临时医嘱须开血常规、尿常规、粪常规、肝功能、肾功能、电解质、血糖、CEA 系列、血型、凝血功能、全胸片、心电图、KUB、肾脏 B 超、CT 等检查。

3. 治疗期间观察病情 生命体征是否平稳，腹痛是否逐渐减轻，腰腹部体征变化，血常规变化及血尿变化。

实验室检查或影像学检查结果出来后，首先判断是否合并骨盆骨折，其次判断膀胱损伤类型，是腹膜外还是腹膜内膀胱损伤，可考虑行膀胱注水试验或膀胱尿道造影。

4. 治疗

（1）紧急治疗：紧急处理抗休克治疗如输液、输血、止痛及镇静。尽早使用广谱抗菌药物预防感染。

（2）保守治疗：膀胱挫伤或造影时仅有少量尿外渗，症状较轻者，可从尿道插入导尿管持续引流尿液 7～10 天，并保持通畅；使用抗菌药物，预防感染，破裂可自愈。

（3）手术治疗：膀胱破裂伴有出血和尿外渗，病情严重，须尽早施行手术。如为腹膜外破裂，做下腹部正中切口，腹膜外显露并切开膀胱，清除外渗尿液，修补膀胱穿孔，做耻骨上膀胱造瘘术。如为腹膜内破裂，应行剖腹探查，同时处理其他脏器损伤，吸尽腹腔内液体，分层修补腹膜与膀胱壁，并作腹膜外耻骨上膀胱造瘘术。应充分引流膀胱周围尿液，使用足量抗菌药物。若发生膀胱颈撕裂，须用可吸收缝线准确修复，以免术后发生尿失禁。并发症处理早期而恰当的手术治疗及抗菌药物的应用大大减少了并发症。盆腔血肿宜尽量避免切开，以免发生大出血而招致感染。若出血不止，用纱布填塞止血，24 小时后再取出。出血难以控制时可行选择性盆腔血管栓塞术。

第三节　尿道损伤

尿道损伤（urethral injury）分为开放性和闭合性两类。开放性损伤多因弹片、锐器伤所致，常伴有阴囊、阴茎或会阴部贯通伤。闭合性损伤为挫伤、撕裂伤或腔内器械直接损伤。

尿道损伤多见于男性。在解剖上男性尿道以尿生殖膈为界，分为前、后两段。前尿道包括球部和阴茎部，后尿道包括前列腺部和膜部。球部和膜部的损伤为多见。

男性尿道损伤是泌尿外科常见的急症，早期处理不当，会产生尿道狭窄、尿瘘等并发症。前、后尿道损伤各有其特点，分别予以叙述。

一、前尿道损伤

【病因】

男性前尿道损伤多发生于球部，这段尿道固定在会阴部。会阴部骑跨伤时，将尿道挤向耻骨联合下方，引起尿道球部损伤。

【病理】

此类损伤可有挫伤、裂伤或完全断裂。尿道挫伤时仅有水肿和出血，可以自愈。尿道裂伤引起尿道周围血肿和尿外渗，愈合后引起瘢痕性尿道狭窄。尿道完全断裂使断端退缩、分离，血肿较大，发生尿潴留，用力排尿则发生尿外渗。

尿道球部损伤时，血液及尿液渗入会阴浅筋膜包绕的会阴浅袋，使会阴、阴囊、阴茎肿胀，有时向上扩展至腹壁。因为会阴浅筋膜的远侧附着于腹股沟部，近侧与腹壁浅筋膜深层相连续，后方附着于尿生殖膈，尿液不会外渗到两侧股部。尿道阴茎部损伤时，如阴茎筋膜完整，血液及尿液渗入局限于阴茎筋膜内，表现为阴茎肿胀；如阴茎筋膜亦破裂，尿外渗范围扩大，与尿道球部损伤相同。尿道损伤合并尿外渗，若不及时处理或处理不当，会发生广泛皮肤、皮下组织坏死、感染和脓毒症。

【临床表现】

1. 尿道出血　外伤后，即使不排尿时也可见尿道外口滴血。尿液可为血尿。

2. 疼痛　受损伤处疼痛，有时可放射到尿道外口，尤以排尿时为剧烈。

3. 排尿困难　尿道挫裂伤时因疼痛而致括约肌痉挛，发生排尿困难。尿道完全断裂时，则可发生尿潴留。

4. 局部血肿　尿道骑跨伤常发生会阴部、阴囊处肿胀、瘀斑及蝶形血肿。

5. 尿外渗　尿道断裂后，用力排尿时，尿液可从裂口处渗入周围组织，形成尿外渗。尿外渗、血肿并发感染，则出现脓毒症。如开放性损伤，则尿液可从皮肤、肠道或阴道创口流出，最终形成尿瘘。

【诊断】

1. 病史和体检　大多有会阴部骑跨伤史，一些患者因尿道器械检查致伤。根据典型症状及血肿、尿外渗分布，诊断并不困难。

2. 导尿　可以检查尿道是否连续、完整。在严格无菌操作下，如能顺利插入导尿管，则说明尿道连续而完整。一旦插入导尿管，应留置导尿1周以引流尿液并支撑尿道。如一次插入困难，不应勉强反复试插，以免加重创伤和导致感染。

3. X线检查　尿道造影可显示尿道损伤部位及程度，尿道断裂可有造影剂外渗，尿道挫伤则无外渗征象。

【治疗】

1. 紧急处理　尿道球海绵体严重出血可致休克，应立即压迫会阴部止血，采取抗休克措施，尽早施行手术治疗。

2. 尿道挫伤及轻度裂伤　症状较轻，尿道连续性存在，一般不需特殊治疗，尿道损伤处可自愈。用抗菌药物预防感染，并鼓励患者多饮水稀释尿液，减少刺激。必要时插入导尿管引流1周。

3. 尿道裂伤　插入导尿管引流1周。如导尿失败，应即行经会阴尿道修补，并留置导尿管2～3周。病情严重者，应施行耻骨上膀胱造瘘术。

4. 尿道断裂　应即时施行经会阴尿道修补术或断端吻合术，留置导尿管2～3周。尿道断裂严重者，会阴或阴囊形成大血肿，可作膀胱造瘘术。也有经会阴切口清除血肿，再做尿道断端吻合术，但是必须慎重而仔细止血。

5. 并发症处理

（1）尿外渗：在尿外渗区作多个皮肤切口引流外渗尿液，切口应深达浅筋膜以下，并作耻骨上膀胱造瘘术。3个月后再修补尿道。

（2）尿道狭窄：尿道损伤患者拔除导尿管后，需定期做尿道扩张术。对晚期发生的尿道狭窄，可用腔内技术经尿道切开或切除狭窄部的瘢痕组织，或经会阴部切口行尿道吻合术。若有尿瘘，要切除或者搔刮瘘管。

二、后尿道损伤

【病因和病理】

膜部尿道穿过尿生殖膈。当骨盆骨折时，附着于耻骨下支的尿生殖膈突然移位，产生剪切样暴力，使薄弱的膜部尿道撕裂，甚至在前列腺尖部撕断。耻骨前列腺韧带撕裂致前列腺向上后方移位。骨折及盆腔血管丛损伤引起大量出血，在前列腺和膀胱周围形成大血肿。当后尿道断裂后，尿液沿前列腺尖处而外渗到耻骨后间隙和膀胱周围。

【临床表现】

1. 休克　骨盆骨折所致后尿道损伤，一般较严重；常因合并大出血，引起创伤性、失血性休克。

2. 疼痛　下腹部痛，局部肌紧张，并有压痛。随着病情发展，会出现腹胀及肠鸣音减弱。

3. 排尿困难　伤后不能排尿，发生急性尿潴留。

4. 尿道出血　尿道口无流血或仅少量血液流出。

5. 尿外渗及血肿　尿生殖膈撕裂时，会阴、阴囊部出现血肿及尿外渗。

【诊断】

1. 病史和体检　骨盆挤压伤患者出现尿潴留，应考虑后尿道损伤。直肠指检可触及直肠前方有柔软、压痛的血肿，前列腺尖端可浮动。若指套染有血液，提示合并直肠损伤。

2. X 线检查　骨盆前后位片显示骨盆骨折。

【治疗】

1. 紧急处理　骨盆骨折患者须平卧，勿随意搬动，以免加重损伤。损伤严重伴大出血可致休克，须给予抗休克治疗。一般不宜插入导尿管，避免加重局部损伤及血肿感染。尿潴留者可行耻骨上膀胱穿刺，吸出膀胱内尿液。

2. 手术治疗

（1）早期处理：通常在病情稳定后，局部麻醉下做耻骨上高位膀胱造瘘术。尿道不完全撕裂一般在 3 周内愈合，恢复排尿。经膀胱尿道造影明确尿道无狭窄及尿外渗后，才可拔除膀胱造瘘管。若不能恢复排尿，造瘘后 3 个月再行尿道瘢痕切除及尿道端端吻合术。为早期恢复尿道的连续性，避免尿道断端远离形成瘢痕假道，一部分患者被采用尿道会师复位术，而休克严重者不宜作此手术，只作高位膀胱造瘘术。

手术方法：做下腹部切口，清除耻骨后血肿，切开膀胱，用一对凹凸探子操作，先将一凹形探子置于后尿道，再从尿道外口插入另一凸形探子，一对探子相嵌合，凸形探子可引进膀胱。其尖部套上一根普通导尿管，拔出探子，将导尿管引出尿道外口。然后用细线将它与一条多孔导尿管的尖端连在一起，拉入膀胱。接着用一根粗尼龙线在尿道前方穿过前列腺尖，线的两端穿出会阴部，用胶布固定于股内侧作皮肤牵引。如无凹凸形探子，可以用示指从膀胱颈伸入后尿道，将从尿道外口插入的尿道探子引入膀胱。尿道会师复位术后留置导尿管 3～4 周，若经过顺利，患者排尿通畅，则可避免第二期尿道吻合术。

（2）并发症处理：后尿道损伤常并发尿道狭窄。为预防尿道狭窄，去除导尿管后先每周行 1 次尿道扩张，持续 1 个月以后仍需定期施行尿道扩张术。也可用尿道灌注液灌注尿道，灌注液为 0.5% 利多卡因 10ml，地塞米松 5mg，庆大霉素 4 万 U，每日 1 次或隔日 1 次，或尿道扩张后加用尿道灌注。严重狭窄者经尿道切开或切除狭窄部的瘢痕组织，或于受伤后 3 个月经会阴部切口切除尿道瘢痕组织，作尿道端端吻合术。尿道长度不足者，可切除耻骨联合，缩短尿道断端距离，吻合尿道。后尿道合并直肠损伤者，早期立即修补，并做暂时一期结肠造瘘术。尿道直肠瘘等待 3～6 个月后再施行修补手术。

【尿道损伤应掌握的内容】

1. 问诊 患者何时受伤，持续时间，是什么性质的外伤，哪个部位损失，是否为骑跨伤，是否有骨盆骨折，尿道口是否有出血，伤后是否有血尿，血尿程度。是否有排尿困难，或者排尿不出，阴囊是否有肿胀，是否有发热，伤后是否诊疗过，查了哪些辅助检查，结果是什么，用了哪些药物，效果如何。

2. 查体 体温、脉搏、血压、呼吸，神志情况，专科情况：尿外渗范围，阴茎是否水肿、淤血，阴囊是否有肿胀、淤血，下腹部是否有压痛，直肠指检是否有前列腺尖端浮动。若指套染无血液，排除直肠损伤。

医嘱：合并休克，立即给予抗休克治疗，发热，合并感染，给予抗感染治疗。临时医嘱须开血常规、尿常规、粪常规、肝功能、肾功能、电解质、血糖、CEA 系列、血型、凝血功能、全胸片、心电图、KUB 等检查。

3. 治疗期间观察病情 生命体征是否平稳，血常规变化及血尿变化。

实验室检查或影像学检查结果出来后，首先判断是否有骨盆骨折，根据是否骑跨伤及骨盆骨折、尿外渗范围，判断是前尿道损伤还是后尿道损伤。进行导尿性诊断。

4. 治疗

（1）紧急治疗：紧急处理尿道球海绵体严重出血可致休克，应立即压迫会阴部止血，采取抗休克措施，尽早施行手术治疗。

（2）保守治疗：尿道挫伤及轻度裂伤症状较轻，尿道连续性存在，一般不需特殊治疗，尿道损伤处可自愈。用抗菌药物预防感染，并鼓励患者多饮水稀释尿液，减少刺激。必要时插入导尿管引流 1 周。

（3）手术治疗：尿道裂伤插入导尿管引流 1 周。如导尿失败，应即行经会阴尿道修补，并留置导尿管 2～3 周。病情严重者，应施行耻骨上膀胱造瘘术。尿道断裂应即时施行经会阴尿道修补术或断端吻合术，留置导尿管 2～3 周。尿道断裂严重者，会阴或阴囊形成大血肿，可作膀胱造瘘术。也有经会阴切口清除血肿，再作尿道断端吻合术，但是必须慎重而仔细止血。

（4）后尿道损伤：往往合并骨盆骨折，如出现尿潴留，可行耻骨上膀胱穿刺，吸出膀胱内尿液。3 个月后再行二期手术治疗，行尿道瘢痕切除及尿道端端吻合术。为早期恢复尿道的连续性，避免尿道断端远离形成瘢痕假道，一部分患者被采用尿道会师复位术。

（5）并发症处理

1）尿外渗：在尿外渗区作多个皮肤切口引流外渗尿液，切口应深达浅筋膜以下，并作耻骨上膀胱造瘘。3 个月后再修补尿道。

2）尿道狭窄：尿道损伤患者拔除导尿管后，需定期做尿道扩张术。对晚期发生的尿道狭窄，可用腔内技术经尿道切开或切除狭窄部的瘢痕组织，或经会阴部切口行尿道吻合术。若有尿瘘时，要切除或搔刮瘘管。

（农绍军）

第七章　泌尿、男生殖系统肿瘤

泌尿、男生殖系统各部位都可发生肿瘤，最常见是膀胱癌，其次是肾肿瘤。欧美国家最常见前列腺癌，近年在我国有明显增长趋势。我国过去常见的生殖系统肿瘤阴茎癌的发病率已明显下降。

第一节　肾　肿　瘤

肾肿瘤（tumor of kidney）是泌尿系统较常见的肿瘤之一，多为恶性，发病率仅次于膀胱癌。临床上常见的肾肿瘤包括源自肾实质的肾癌、肾母细胞瘤以及发生于肾盂肾盏的移行细胞乳头状肿瘤。成人恶性肿瘤中肾肿瘤，仅占 2% ～ 3%，其中绝大部分是肾癌，肾盂癌较少见。婴幼儿中最常见的恶性实体肿瘤是肾母细胞瘤，发病率占 20% 以上。

肾癌（renal carcinoma）又称肾细胞癌、肾腺癌等，占原发性肾恶性肿瘤的 85% 左右。

【病因】

引起肾癌的病因至今尚未明确，其发病可能与吸烟、肥胖、职业接触（如石棉、皮革等）、遗传因素（如抑癌基因缺失）等有关。

【病理】

肾癌常累及一侧肾，多单发，双侧先后或同时发病者仅占 2% 左右。瘤体多数为类圆形的实性肿瘤，外有假包膜，切面以黄色为主，可有出血、坏死和钙化，少数呈囊状结构。肾癌的组织病理多种多样，透明细胞癌是其主要构成部分，占肾癌 60% ～ 85%，主要由肾小管上皮细胞发生。肿瘤细胞常为多边形，胞质内含大量胆固醇，在切片染色过程中胆固醇被溶解，故细胞质在镜下呈透明状。除透明细胞外，还可见有颗粒细胞和梭形细胞。约半数肾癌同时有两种细胞。以梭形细胞为主的肾肿瘤恶性度大，较少见。其他病理类型有嗜色细胞癌或称乳头状肾细胞癌、嫌色细胞癌、肾集合管癌和未分类肾细胞癌。嫌色细胞癌源于皮质集合管上皮，其预后较透明细胞癌好。

肾癌局限在包膜内时恶性度较小，当肿瘤逐渐增大穿透假包膜后，除侵及肾周筋膜和邻近器官组织，向内侵及肾盂肾盏引起血尿外，还可直接扩展至肾静脉、下腔静脉形成癌栓，经血液和淋巴转移至肺、肝、骨、脑等。淋巴转移最先到肾蒂淋巴结。

【临床表现】

肾癌高发年龄为 50 ～ 70 岁。男：女为 2：1。有 30% ～ 50% 的肾癌缺乏早期临床表现，多在体检或做其他疾病检查时被发现。常见临床表现如下。

1. 血尿、疼痛和肿块　间歇无痛肉眼血尿为常见症状，表明肿瘤已侵入肾盏、肾盂。疼痛常为腰部钝痛或隐痛，多由于肿瘤生长牵张肾包膜或侵犯腰肌、邻近器官所致；血块通过输尿管时可发生肾绞痛。肿瘤较大时在腹部或腰部易被触及。多数患者仅出现上述症状的一项或两项，三项都出现者仅占 10% 左右，出现上述症状中任何一项都是病变发展到较晚期的临床表现。

2. 副瘤综合征　10% ～ 40% 的肾癌患者可出现副瘤综合征（以往称肾外表现），容易与其他全身性疾病症状相混淆，必须注意鉴别。常见有发热、高血压、红细胞沉降率增快等。发热可能因肿瘤坏死、出血、毒性物质吸收所引起。近来研究发现，肿瘤能异位分泌白细胞介素 -6，可能为内生致热原。高血压可能为瘤体内动静脉瘘或肿瘤压迫肾血管，肾素分泌过多所致。其他表现有高钙血症、高血糖、红细胞增多症、肝功能异常、消瘦、贫血、体重减轻及恶病质等。同侧阴囊内可发现精索静脉曲张，平卧位不消失，提示肾静脉或下腔静脉内癌栓形成。

3. 转移症状　临床上有 25% ～ 30% 的患者因转移症状，如病理性骨折、咳嗽、咯血、神经麻痹及转移部位出现疼痛等就医。

【诊断】

肾癌临床表现多种多样，亦可全无症状，约半数患者无临床症状或体征，体检时由 B 超或 CT 偶然发现，称为偶发肾癌或无症状肾癌。有的较早就出现转移症状，诊断较为困难。血尿、疼痛和肿块是肾癌的主要症状，出现上述任何一项症状，即应考虑肾癌的可能。肾癌术前诊断依赖于医学影像学检查结果，能提供最直接的诊断依据。

1. B 超　简便而无创伤的检查方法，发现肾癌的敏感性高。在体检时，B 超可以经常发现临床无症状，尿路造影无改变的早期肿瘤。B 超常表现为不均质的中低回声实性肿块，体积小的肾癌有时表现为高回声，需结合 CT 或肾动脉造影诊断。

2. X 线检查　泌尿系统平片（KUB）可见肾外形增大，偶见肿瘤散在钙化。静脉尿路造影（IVU）可见肾盏肾盂因肿瘤挤压或侵犯，出现不规则变形、狭窄、拉长、移位或充盈缺损。肿瘤较大、破坏严重时患肾不显影，做逆行肾盂造影可显示患肾情况。对体积较小，B 超、CT 不能确诊的肾癌做肾动脉造影检查，可以显示肿瘤内有病理性新生血管、动静脉瘘、造影剂池样聚集与包膜血管增多等。必要时注入肾上腺素，正常肾实质血管收缩而肿瘤内血管无反应。

3. CT　对肾癌的确诊率高，能显示肿瘤大小、部位、邻近器官有无受累，是目前诊断肾癌最可靠的影像学方法。CT 表现为肾实质内不均质肿块，平扫 CT 值略低于或与肾实质相似，增强扫描后，肿瘤不如正常肾实质增强明显。

4. MRI　对肾癌诊断的准确性与 CT 相仿。T_1 加权像肾癌常表现为不均质的低信号或等信号；T_2 加权像则表现为高信号改变。在显示邻近器官有无受侵犯，肾静脉或下腔静脉内有无癌栓则优于 CT。

【治疗】

根治性肾切除术（radical nephrectomy）是肾癌最主要的治疗方法。切口可以经第 11 肋间或经腹途径，须充分暴露，首先结扎肾蒂血管可减少出血和癌细胞的扩散。近年来应用腹腔镜行肾癌根治切除术，具有创伤小、术后恢复快等优点。切除范围包括患肾、肾周脂肪及肾周筋膜、区域肿大淋巴结。肾上极肿瘤和肿瘤已累及肾上腺时，需切除同侧肾上腺组织。肾静脉或下腔静脉内癌栓应同时取出。肿瘤体积较大，术前作肾动脉栓塞治疗，可减少术中出血。对位于肾上、下极直径小于 3cm 的肾癌，可考虑作保留肾单位的肾部分切除术（partial nephrectomy）。应用生物制剂 α 干扰素（INF-α）、白细胞介素 -2（IL-2）等免疫治疗，对预防和治疗转移癌有一定疗效。肾癌具有多药物耐药基因，对放射治疗及化学治疗不敏感。

【肾肿瘤应掌握的内容】

1. 问诊　患者是否有腰痛、血尿，血尿特点，是否为间歇性无痛性血尿，持续时间，是否摸到腰部肿块。是否有发热、消瘦、体重减轻，此次发病以来是否诊疗过，查了哪些辅助检查，结果是什么，用了哪些药物，效果如何，既往是否有手术病史，家族史是否有肿瘤病史。

2. 查体　体温、脉搏、血压、呼吸，神志情况，面容，专科情况包括腰部是否出击肿块，双侧肾区是否有压痛及叩击痛。同侧阴囊内是否发现精索静脉曲张，平卧位是否消失。

医嘱：临时医嘱须开血常规、尿常规、粪常规、肝功能、肾功能、电解质、血糖、CEA 系列、血型、凝血功能、全 X 线胸片、心电图、泌尿系 B 超、KUB+IVU、CT、MRI 等检查。

3. 治疗期间观察病情　实验室检查及 B 超、CT 检查结果出来后，若肾癌诊断明确，判断肿瘤分期，制订治疗方案。

4. 治疗

（1）局限性肾癌：考虑行根治性肾切除术。手术方式有开放手术及腹腔镜手术。切除范围包括患肾、肾周脂肪及肾周筋膜、区域肿大淋巴结。肾上极肿瘤和肿瘤已累及肾上腺时，需切除同侧肾上腺组织。肾静脉或下腔静脉内癌栓应同时取出。肿瘤体积较大，术前作肾动脉栓塞治疗，可减少术中出血。对位于肾上、下极直径小于 3cm 的肾癌，可考虑作保留肾单位的肾部分切除术。

（2）局部进展性肾癌：考虑行根治性肾切除术，同时应用生物制剂 INF-α、白细胞 IL-2 等免疫治疗，对预防和治疗转移癌有一定疗效。

（3）转移性肾癌：一般采用综合治疗。近年来采用分子靶向药物治疗，主要有索拉菲尼、舒尼替尼。

第二节　膀 胱 肿 瘤

膀胱肿瘤（tumor of bladder）是泌尿系统中最常见的肿瘤，绝大多数来自上皮组织，其中90% 以上为移行上皮肿瘤。

【病因】

引起膀胱肿瘤的病因很多，一般认为发病与下列危险因素相关。

1. 长期接触某些致癌物质的职业人员　如染料、纺织、皮革、橡胶、塑料、油漆、印刷等，发生膀胱癌的危险性显著增加。现已肯定主要致癌物质是联苯胺、β- 萘胺、4- 氨基双联苯等。潜伏期长，可达 15 ～ 40 年。对致癌物质的易感性个体差异极大。

2. 吸烟　最常见的致癌因素，约 1/3 膀胱癌与吸烟有关。吸烟致癌可能与香烟中含有多种芳香胺的衍生物致癌物质有关。吸烟量越大，吸烟史越长，发生膀胱肿瘤的危险性也就越大。

3. 膀胱慢性感染　与异物长期刺激会增加发生膀胱癌的危险，如膀胱结石、膀胱憩室、埃及血吸虫病膀胱炎等容易诱发膀胱癌，以鳞癌多见。

4. 其他长期大量服用镇痛药　非那西丁、内源性色氨酸的代谢异常等，均可能为膀胱癌的病因或诱因。近年大量研究资料表明，多数膀胱癌是由于癌基因的激活和抑癌基因的缺失等诱导形成，使移行上皮的基因组发生多处病变，导致细胞无限增殖，最后形成癌。

【病理】

常与肿瘤的组织类型、细胞分化程度、生长方式和浸润深度有关，其中细胞分化程度和浸润深度对预后的影响最大。

1. 组织类型　95% 以上为上皮性肿瘤，其中绝大多数为移行细胞乳头状癌，鳞癌和腺癌各占2% ～ 3%。近 1/3 的膀胱癌为多发性肿瘤。非上皮性肿瘤极少见，多数为肉瘤如横纹肌肉瘤，好发于婴幼儿。

2. 分化程度　1973 年，世界卫生组织（WHO）根据膀胱肿瘤细胞的分化程度将其分为乳头状癌；尿路上皮癌 I 级，分化良好；尿路上皮癌 I 级，中度分化；尿路上皮癌III级，分化不良。为了更好地反映肿瘤的危险倾向，2004 年 WHO 将膀胱等尿路上皮肿瘤分为乳头状癌、乳头状低度恶性倾向的尿路上皮癌、低级别乳头状尿路上皮癌和高级别乳头状尿路上皮癌。

3. 生长方式　分为原位癌、乳头状癌及浸润性癌。原位癌局限在黏膜内，无乳头亦无浸润基底膜现象。移行细胞癌多为乳头状，低分化者常有浸润。鳞癌和腺癌为浸润性癌。不同生长方式可单独或同时存在。

4. 浸润深度　是肿瘤临床（T）和病理（P）分期的依据。根据癌浸润膀胱壁的深度（乳头状癌除外），多采用 TNM 分期标准分为：T_{is} 原位癌；T_a 无浸润的乳头状癌；T_1 浸润黏膜固有层；T_2 浸润肌层，又分为 T_{2a} 浸润浅肌层（肌层内 1/2），T_{2b} 浸润深肌层（肌层外 1/2）；T_3 浸润膀胱周围脂肪组织，又分为 T_{3a} 显微镜下发现肿瘤侵犯膀胱周围组织，T_{3b} 肉眼可见肿瘤侵犯膀胱周围组织；T_4 浸润前列腺、子宫、阴道及盆壁等邻近器官。临床上习惯将 T_{is}、T_a 和 T_1 期肿瘤称为表浅膀胱癌。病理分期（P）同临床分期（T）。

肿瘤的扩散主要向膀胱壁内浸润，直至累及膀胱外组织及邻近器官。淋巴转移是最主要的转移途径，主要转移到盆腔淋巴结，如闭孔、髂内外及髂总淋巴结群。浸润浅肌层者约 50% 淋巴管内有癌细胞，浸润深肌层者几乎全部淋巴管内有癌细胞，浸润至膀胱周围者，多数已有远处淋巴结转移。血行转移多在晚期，主要转移至肝、肺、骨和皮肤等处。肿瘤细胞分化不良者容易发生浸润和转移。

【临床表现】

发病年龄大多数为 50～70 岁。男性发病率显著高于女性，约为 4∶1。血尿是膀胱癌最常见和最早出现的症状。常表现为间歇性肉眼血尿，可自行减轻或停止，易给患者造成"好转"或"治愈"的错觉而贻误治疗。出血量多少与肿瘤大小、数目及恶性程度不成比例。非上皮性肿瘤血尿一般较轻。

尿频、尿急、尿痛多为膀胱肿瘤的晚期表现，常因肿瘤坏死、溃疡或并发感染所致。少数广泛原位癌或浸润性癌起始即有膀胱刺激症状，预后不良。有时尿内混有"腐肉样"坏死组织排出；三角区及膀胱颈部肿瘤可梗阻膀胱出口，造成排尿困难，甚至尿潴留。

浸润癌晚期，在下腹部耻骨上区可触及肿块，坚硬，排尿后不消退。广泛浸润盆腔或转移时，出现腰骶部疼痛；阻塞输尿管可致肾积水、肾功能不全；下肢水肿、贫血、体重下降、衰弱等症状。

鳞癌和腺癌为浸润性癌，恶性度高，病程短，预后不良，鳞癌多数为结石或感染长期刺激所致。小儿横纹肌肉瘤常在症状出现前肿瘤体积即已很大，造成排尿困难和尿潴留，有时尿中排出肿瘤组织碎屑。

【诊断】

中老年出现无痛性肉眼血尿，应首先想到泌尿系统肿瘤的可能，其中尤以膀胱肿瘤多见。下列检查方法有助于确诊。

1. 尿液检查　在患者新鲜尿液中，易发现脱落的肿瘤细胞，简便易行，故尿细胞学检查可作为血尿的初步筛选。肿瘤细胞分化良好时，不易与正常移行上皮细胞以及因炎症或结石引起的变异细胞相鉴别。近年采用尿液检查端粒酶活性、膀胱肿瘤抗原（BTA）、核基质蛋白（NMP22、BLCA-4）等有助于提高膀胱癌的检出率。

2. 影像学检查　经腹壁 B 超简便易行，能发现直径 0.5cm 以上的肿瘤，可作为患者的最初筛选。能了解肿瘤部位、大小、数目及浸润深度，初步确定临床分期。IVU 可了解肾盂、输尿管有无肿瘤以及膀胱肿瘤对上尿路影响，如有患侧。肾积水或肾显影不良，常提示肿瘤已侵及输尿管口。膀胱造影可见充盈缺损。CT 和 MRI 多用于浸润性癌，可以发现肿瘤浸润膀胱壁深度以及局部转移肿大的淋巴结。

3. 膀胱镜检查　标准的膀胱尿道镜由外鞘、固定器和镜管组成。镜管有 0°、30°、70° 的视角，可在尿道、膀胱内进行全面的检查，用活检钳取活体组织做病理学检查；通过插管镜经双侧输尿管口插入输尿管插管，做逆行肾盂造影或收集肾盂尿送检，亦可进行输尿管套石术或安置输尿管支架做内引流。特殊的膀胱尿道镜包括电切镜等还可施行尿道、膀胱、前列腺、输尿管和肾的比较复杂的操作。尿道狭窄、膀胱炎症或膀胱容量过小不能作此检查。

通过膀胱镜检查可以直接观察到肿瘤所在部位、大小、数目、形态，有蒂还是广基，初步估计基底部浸润程度等。膀胱肿瘤位于侧壁及后壁最多，其次为三角区和顶部，可单发亦可多中心发生。原位癌（T_{is}）局部黏膜呈红色点状改变，与充血的黏膜相似。表浅的乳头状癌（T_a、T_1）浅红色，蒂细长，肿瘤有绒毛状分支，似水草在水中漂荡。浸润性乳头状癌（T_2、T_3）深红色或褐色，草莓状或团块状，基底部较宽，附近黏膜充血、水肿、增厚，肿物活动性小。浸润性癌（T_3、T_4）局部隆起呈褐色结节团块状，表面常坏死形成溃疡，附有絮状物和钙盐沉着，广基，界线不清。检查中需注意肿瘤与输尿管口及膀胱颈的关系。还应注意有无膀胱憩室及憩室内有无肿瘤。应做肿瘤活检送病理检查，必要时应随机活检。

4. 膀胱双合诊　可了解肿瘤大小、浸润范围、深度以及与盆壁的关系。检查时患者腹肌应放松，检查者动作应轻柔，以免引起肿瘤出血和转移。由于影像学的广泛应用，此项检查现已较少应用。

【治疗】

以手术治疗为主。根据肿瘤的临床分期、病理并结合患者全身状况，选择合适的手术方式。原则上 T_a、T_1 及局限的分化较好的 T_2 期肿瘤，可采用保留膀胱的手术。较大、多发、反复发作及分化不良的 T_2 期和 T_3 期肿瘤以及浸润性鳞癌和腺癌，应行膀胱全切除术。

1. 表浅肿瘤（T_{is}、T_a、T_1 期）的治疗　原位癌（T_{is}）位于膀胱黏膜层内，可单独存在或在膀胱癌旁。部分细胞分化良好，长期无发展，可行化疗药物或卡介苗（BCG）膀胱灌注治疗，同时应密切随诊。原位癌细胞分化不良，癌旁原位癌或已有浸润并出现明显膀胱刺激症状时，应及早行膀胱全切除术。

T_a、T_1 期肿瘤，以经尿道膀胱肿瘤切除术（TUR-BR）为主要治疗方法。如无电切设备，可作膀胱开放手术。表浅肿瘤亦可用内镜激光或光动力学治疗。为预防肿瘤复发，术后可采用膀胱内药物灌注治疗。常用药物有丝裂霉素、阿霉素、羟喜树碱及 BCG 等，每周灌注 1 次，8 次后改为每月灌注 1 次，共 1～2 年。目前认为 BCG 效果最好，但不良反应如发热、膀胱刺激症状、出血性膀胱炎等发生率较高。

保留膀胱的各种手术治疗，约 50% 在 2 年内肿瘤可能复发，且常不在原来部位，实际上为新生肿瘤。10%～15% 的复发肿瘤恶性程度有增加趋势，对复发肿瘤治疗及时仍有可能治愈。因此，任何保留膀胱术后的患者都应密切随诊，每 3 个月做 1 次膀胱镜检查，2 年无复发者，改为每半年 1 次。

2. 浸润肿瘤（T_2、T_3、T_4 期）的治疗　T_2 期分化良好、局限的肿瘤可经尿道切除或行膀胱部分切除术。T_3 期肿瘤如分化良好、单个局限、如患者不能耐受膀胱全切者可采用膀胱部分切除术。切除范围包括距离肿瘤缘 2cm 以内的全层膀胱壁，如肿瘤累及输尿管口，切除后需作输尿管膀胱吻合术。缝合切口前使用无菌蒸馏水浸泡冲洗，可减少切口肿瘤种植。根治性膀胱全切除术是膀胱浸润性癌的基本治疗方法，除切除全膀胱、盆腔淋巴结外，男性还应包括前列腺和精囊（必要时全尿道）；女性应包括尿道、子宫、子宫颈、阴道前穹窿及卵巢等，同时行尿流改道。一般采用非可控性回肠膀胱术或结肠膀胱术等，对年轻患者选择可控性尿流改道术，可提高术后患者生活质量。年老体弱者可作输尿管皮肤造瘘术，手术简单，但输尿管口易发生狭窄。T_3 期浸润性癌膀胱全切术之前配合短程放射治疗（5 次，2000cGy），有可能提高 5 年生存率。化学治疗多用于有转移的晚期病例，药物可选用甲氨蝶呤、长春花碱、阿霉素、顺铂及 5- 氟尿嘧啶等，有一定疗效，但药物毒性反应较大。

T_4 期浸润性癌常失去根治性手术机会，平均生存 10 个月，采用姑息性放射治疗或化学治疗可减轻症状，延长生存时间。

【预防】

对膀胱肿瘤目前尚缺乏有效的预防措施，但对密切接触致癌物质的职业人员应加强劳动保护，嗜烟者及早戒除，可能防止或减少肿瘤的发生。对保留膀胱的术后患者，膀胱灌注化疗药物及卡介苗（BCG），可以预防或推迟肿瘤的复发。

【膀胱肿瘤应掌握的内容】

1. 问诊　患者年龄，是否有血尿，血尿特点，是否为间歇性无痛性血尿，持续时间，是否伴随有尿频、尿急、尿痛。是否有排尿困难，是否有发热，消瘦、体重减轻，此次发病以来是否诊疗过，查了哪些辅助检查，结果是什么，用过什么药，效果如何。既往是否有手术病史，家族史是否有肿瘤病史。

2. 查体　体温、脉搏、血压、呼吸，神志情况，面容，专科情况双侧肾区是否有压痛及叩击痛。膀胱区是否隆起。

医嘱：临时医嘱须开血常规、尿常规、尿脱落细胞学检查、粪常规、肝功能、肾功能、电解质、血糖、膀胱肿瘤抗原、NMP22、尿荧光原位杂交技术、血型、凝血功能、全 X 线胸片、心电图、泌尿系 B 超、KUB+IVU、CT、MRI、骨扫描等检查。

3. 治疗期间观察病情　实验室检查及影像学检查结果出来后，若肾癌诊断明确，判断肿瘤分期，制订治疗方案。术前建议行膀胱镜检查，观察到肿瘤所在部位、大小、数目、形态，有蒂还是广基，初步估计基底部浸润程度等。检查中需注意肿瘤与输尿管口及膀胱颈的关系。还应注意有无膀胱憩室及憩室内有无肿瘤。必要时取组织活检。

4. 治疗　以手术治疗为主。根据肿瘤的临床分期、病理并结合患者全身状况，选择合适的手术方式。原则上 T_a、T_1 及局限的分化较好的 T_2 期肿瘤，可采用保留膀胱的手术。较大、多发、反复发作及分化不良的 T_2 期和 T_3 期肿瘤以及浸润性鳞癌和腺癌，应行膀胱全切除术。

（1）表浅肿瘤（T_{is}、T_a、T_1）的治疗：原位癌（T_{is}）位于膀胱黏膜层内，可单独存在或在膀胱癌旁。部分细胞分化良好，长期无发展，可行化疗药物或卡介苗（BCG）膀胱灌注治疗，同时应密切随诊。原位癌细胞分化不良，癌旁原位癌或已有浸润并出现明显膀胱刺激症状时，应及早行膀胱全切除术。

T_a、T_1 期肿瘤，以经尿道膀胱肿瘤切除术为主要治疗方法。如无电切设备，可作膀胱开放手术。表浅肿瘤亦可用内镜激光或光动力学治疗。为预防肿瘤复发，术后可采用膀胱内药物灌注治疗。常用药物有丝裂霉素、阿霉素、羟喜树碱及 BCG 等，每周灌注 1 次，8 次后改为每月灌注 1 次，共 1～2 年。目前认为 BCG 效果最好，但不良反应如发热、膀胱刺激症状、出血性膀胱炎等发生率较高。

保留膀胱的各种手术治疗，约 50% 在 2 年内肿瘤可能复发，且常不在原来部位，实际上为新生肿瘤。10%～15% 的复发肿瘤恶性程度有增加趋势，对复发肿瘤治疗及时仍有可能治愈。因此，任何保留膀胱术后的患者都应密切随诊，每 3 个月做 1 次膀胱镜检查，2 年无复发者改为每半年 1 次。

（2）浸润肿瘤（T_2、T_3、T_4 期）的治疗：T_2 期分化良好、局限的肿瘤可经尿道切除或行膀胱部分切除术。T_3 期肿瘤如分化良好、单个局限、如患者不能耐受膀胱全切者可采用膀胱部分切除术。切除范围包括距离肿瘤缘 2cm 以内的全层膀胱壁，如肿瘤累及输尿管口，切除后需作输尿管膀胱吻合术。缝合切口前使用无菌蒸馏水浸泡冲洗，可减少切口肿瘤种植。根治性膀胱全切除术是膀胱浸润性癌的基本治疗方法，除切除全膀胱、盆腔淋巴结外，男性还应包括前列腺和精囊（必要时全尿道）；女性应包括尿道、子宫、子宫颈、阴道前穹窿及卵巢等，同时行尿流改道。一般采用非可控性回肠膀胱术或结肠膀胱术等，对年轻患者选择可控性尿流改道术，可提高术后患者生活质量。年老体弱者可作输尿管皮肤造口术，手术简单，但输尿管口易发生狭窄。T_3 期浸润性癌膀胱全切术之前配合短程放射治疗（5 次，2000cGy），有可能提高五年生存率。化学治疗多用于有转移的晚期病例，药物可选用甲氨蝶呤、长春花碱、阿霉素、顺铂及 5-氟尿嘧啶等，有一定疗效，但药物毒性反应较大。

T_4 期浸润性癌常失去根治性手术机会，平均生存 10 个月，采用姑息性放射治疗或化学治疗可减轻症状，延长生存时间。

第三节　前列腺癌

前列腺癌（carcinoma of prostate）是男性老年人常见疾病，在欧美地区发病率极高，目前在美国的发病率已经超过肺癌，成为第一位危害男性健康的肿瘤。随着我国人均寿命的不断增长，饮食结构的改变及诊断技术的提高等，近年发病率迅速增加。

【病因】

前列腺癌的病因尚不清楚，可能与种族、遗传、食物、环境、性激素等有关。有家族史的发病率高，有家族发病倾向的，发病年龄也较轻。过多的动物脂肪摄入有可能促进前列腺癌的发展。现在也注意到某些基因的功能丢失或突变在前列腺癌的发病、进展及转移中起着重要作用。

【病理】

前列腺癌 98% 为腺癌，起源于腺细胞，其他少见的有移行细胞癌、鳞癌、未分化癌等。前列腺的外周带是癌最常发生的部位，大多数为多病灶，易侵犯前列腺尖部。前列腺癌的分化程度差异极大，故组织结构异型性明显，表现为癌腺泡结构紊乱、核间变及浸润现象。癌腺泡形状各异，大小不一，细胞深染，核仁大而明显，染色质凝集，靠边，胞质含量较多。大多数前列腺癌的诊断主要是根据核间变作出。发生在前列腺外周带的高级别前列腺上皮内瘤（HGPIN），可能是前列腺癌的癌前期病变。前列腺癌的病理学分级，是根据腺体分化程度和肿瘤的生长形式来评估其恶性程度，其中以格利森（Gleason）分级系统应用最为普遍。采用五级 10 分制的分法，将肿瘤分成主要类型和次要类型，每个类型分为五级计 5 分，最后分级的评分为两者之和。Gleason 2 ~ 4 分属于分化良好癌；5 ~ 7 分属于中等分化癌；8 ~ 10 分为分化差或未分化癌。前列腺癌可经血行、淋巴扩散或直接侵及邻近器官，以血行转移至脊柱、骨盆为最常见。

对前列腺癌现多采用 TNM 分期系统，分为 4 期，T_1 期分为 T_{1a} 期：偶发肿瘤体积＜所切除组织体积的 5%，直肠指检正常；T_{1b} 期：偶发肿瘤体积＞所切除组织体积的 5%，直肠指检正常；T_{1c} 期：单纯前列腺特异性抗原（prostate-specific antigen，PSA）升高，穿刺活检发现肿瘤，直肠指诊及经直肠 B 超正常。T_2 期分为 T_{2a} 期：肿瘤局限并小于单叶的 1/2；T_{2b} 期：肿瘤局限并大于单叶的 1/2；T_{2b} 期：肿瘤侵犯两叶，但仍局限于前列腺内。T_3 期分为 T_{3a} 期：肿瘤侵犯并突破前列腺一叶或两叶包膜；T_{3b} 期：肿瘤侵犯精囊。T_4 期：肿瘤侵犯膀胱颈、尿道外括约肌、直肠、肛提肌和（或）盆壁。

前列腺癌大多数为雄激素依赖型，其发生和发展与雄激素关系密切，雄激素非依赖型前列腺癌只占少数。雄激素依赖型前列腺癌后期可发展为雄激素非依赖型前列腺癌。

【临床表现】

前列腺癌多数无明显临床症状，常在体检直肠指检或检测血清 PSA 值升高进一步检查被发现，也可在前列腺增生手术标本中发现。前列腺癌可以表现为下尿路梗阻症状，如尿频、尿急、尿流缓慢、尿流中断、排尿不尽甚至尿潴留或尿失禁。血尿少见。前列腺癌出现远处转移时可以引起骨痛、脊髓压迫神经症状及病理性骨折。其他晚期症状有贫血、衰弱、下肢水肿、排便困难、少尿或无尿等。少数患者以转移症状就医而无明显前列腺癌原发症状。

【诊断】

直肠指检、经直肠 B 超检查和血清 PSA 测定是临床诊断前列腺癌的基本方法。直肠指检可以发现前列腺结节，质地坚硬。经直肠 B 超可以显示前列腺内低回声病灶及其大小与侵及范围。前列腺癌常伴血清 PSA 升高，有淋巴结转移和骨转移的，病灶随血清 PSA 水平增高而增多。CT 对早期前列腺癌的诊断价值不大。MRI 对前列腺癌的诊断优于其他影像学方法，在 T_2 加权像上，如高信号的前列腺外周带内出现低信号结节或弥漫性信号减低区，可考虑前列腺癌的可能。对 C 期与 D 期的肿瘤，CT 和 MRI 均可以显示其侵及包膜外、精囊、膀胱颈以及盆腔肿大的淋巴结。有骨转移时，X 线片可显示成骨性骨质破坏。IVU 可发现晚期前列腺癌浸润膀胱、压迫输尿管引起肾积水。全身核素骨显像和 MRI 可早期发现骨转移病灶。前列腺癌的确诊依靠经直肠 B 超引导下前列腺系统性穿刺活检，根据所获组织有无癌作出诊断。

【治疗】

前列腺癌的治疗应根据患者的年龄、全身状况、临床分期及病理分级等综合因素考虑。前列腺增生手术标本中偶然发现的局限性癌（T_{1a} 期），一般病灶小，细胞分化好可以不作处理，严密观察随诊。局限在前列腺包膜以内（T_{1b}、T_2 期）的癌可以行根治性前列腺切除术，也是治疗前列腺癌的最佳方法，但仅适于年龄较轻，能耐受手术的患者。T_3、T_4 期前列腺癌以内分泌治疗为主，可行睾丸切除术，配合抗雄激素制剂如比卡鲁胺、氟硝丁酰胺等间歇治疗可提高生存率。每月皮下注射一次促黄体释放激素类似物（LHRH-A）缓释剂，如醋酸戈舍瑞林（goserelin acetate）、醋酸亮丙瑞林等，可以达到手术去睾的效果。雌激素可以抑制垂体黄体生成素（LH）释放，阻止睾酮（T）产生，亦可达到去睾水平，但容易出现心血管并发症。磷酸雌二醇氮芥是激素和抗癌药结合物，主要代谢产物雌二醇和雌酮氮芥对前列腺具有特殊的亲和力，其作用一是通过雌激素的负反馈抑制雄激素的分泌，二是氮芥的直接细胞毒作用，故有助于控制晚期前列腺癌的进展。放射性核素粒子（如 ^{125}I）植入治疗主要适用于 T_2 期以内的前列腺癌，内放射疗效肯定，并发症少，微创而安全。外放射治疗对前列腺癌的局部控制有效，适用于局部有扩散的前列腺癌，尤其适用于内分泌治疗无效的患者。对内分泌治疗失败的患者也可行化学治疗，常用化疗药物有环磷酰胺（CTX）、5-氟尿嘧啶（5-FU）、阿霉素（ADM）、卡铂、长春花碱、VP-16 及紫杉醇（PTX）等，但总的效果并不理想。

前列腺癌是男性老年疾病，一般发展缓慢，病程较长，一般不主张对 75 岁以上，预测寿命低于 10 年的患者行根治性前列腺切除术，一方面高龄患者死亡多数与癌症无关，另一方面内分泌治疗和放射治疗对多数患者可望获得 5 年以上的生存率。

【前列腺癌应掌握的内容】

1. 问诊　患者年龄，是否排尿困难，持续时间，是否有尿频、尿急、尿流缓慢、尿流中断、排尿不尽，甚至尿潴留或尿失禁。是否有骨痛，是否有发热、消瘦、体重减轻，此次发病以来是否诊疗过，查了哪些辅助检查，结果是什么，用了哪些药物，效果如何，既往是否有手术病史，家族史是否有肿瘤病史。

2. 查体　体温、脉搏、血压、呼吸，神志情况，面容，专科情况：直肠指检，是否发现前列腺结节，质地坚硬。

临时医嘱须开血常规、尿常规、粪常规、肝功能、肾功能、电解质、血糖、PSA、血型、凝血功能、全 X 线胸片、心电图、前列腺 B 超、前列腺 MRI、全身骨扫描等检查。

3. 治疗期间观察病情　实验室检查及影像学检查结果出来后，判断是否为前列腺癌，是否有转移。如难以明确诊断，建议行 B 超引导下前列腺穿刺活检。

4. 治疗

（1）主动监测：前列腺增生手术标本中偶然发现的局限性癌（T_{1a} 期），一般病灶小，细胞分化好可以不做处理，严密观察随诊。

（2）手术治疗：局限在前列腺包膜以内（T_{1b}、T_2 期）的癌可以行根治性前列腺切除术，也是治疗前列腺癌的最佳方法，但仅适于年龄较轻、能耐受手术的患者。

（3）内分泌治疗：T_3、T_4 期前列腺癌以内分泌治疗为主，可行睾丸切除术，配合抗雄激素制剂如比卡鲁胺、氟硝丁酰胺等间歇治疗可提高生存率。前列腺癌是男性老年疾病，一般发展缓慢，病程较长，一般不主张对 75 岁以上，预测寿命低于 10 年的患者行根治性前列腺切除术，一方面高龄患者死亡多数与癌症无关，另一方面内分泌治疗和放射治疗对多数患者可望获得 5 年以上的生存率。

（农绍军）

第八章　泌尿、男生殖系统的其他疾病

第一节　精索静脉曲张

精索静脉曲张是指精索内蔓状静脉丛的异常伸长、扩张和迂曲。多见于青壮年，发病率占男性人群的 10%～15%。以左侧发病为多。通常认为精索静脉曲张会影响精子产生和精液质量，是引起男性不育症的病因之一。

【病因】

精索内静脉管壁的解剖特点使之容易发生回流障碍。左精索内静脉成直角注入左肾静脉，左肾静脉通过主动脉和肠系膜上动脉之间，左精索内静脉下段位于乙状结肠后面，这些解剖结构使左精索内静脉容易受压，并增加血液回流阻力。左精索内静脉进入左肾静脉的入口处有瓣膜防止逆流，如静脉瓣发育不全，静脉丛壁的平滑肌或弹性纤维薄弱，会导致精索内静脉曲张。腹膜后肿瘤、肾肿瘤压迫精索内静脉，癌栓栓塞肾静脉，使血流回流受阻，可以引起继发性精索静脉曲张。

【临床表现】

原发性精索静脉曲张，如病变轻，一般多无症状，仅在体检时发现。症状严重时，主要表现为患侧阴囊有坠胀感、隐痛，步行或站立过久则症状加重，平卧休息后症状可缓解或消失。如卧位时静脉曲张不消失，则可能为继发性，应查明原因。精索静脉曲张可影响精子产生和精液质量，因为静脉扩张淤血，局部温度升高，睾丸组织内 CO_2 蓄积，血内儿茶酚胺、皮质醇、前列腺素的浓度增加，影响睾丸的生精功能；双侧睾丸的静脉系统间有丰富的吻合支，往往也会使健侧的睾丸生精功能受到影响。男子不育的诸多因素中，精索静脉曲张是不可忽视的因素。

【诊断】

立位检查，可见患侧较健侧阴囊明显松弛下垂，严重者视诊和触诊时曲张的精索内静脉似蚯蚓团块。改平卧位后，曲张静脉随即缩小或消失。轻者局部体征不明显，可做 Valsalva 试验，即嘱患者站立，用力屏气增加腹压，血液回流受阻，显现曲张静脉。多普勒超声检查、放射性核素 ^{99}Tc 阴囊显像等可以帮助明确诊断。如为不育者，应作精液分析检查。若平卧位后，曲张静脉仍不消失，应怀疑静脉曲张属继发性病变，须仔细检查同侧腰腹部，并作 B 超、排泄性尿路造影或 CT、MRI 检查，明确本病是否为腹膜后肿瘤、肾肿瘤压迫所致。

【治疗】

无症状或症状轻者，可仅用阴囊托带或穿紧身内裤。症状较重，伴有精子异常者，应行手术治疗，手术治疗后部分患者可以恢复生育能力。一般采用腹股沟切口，作高位结扎精索内静脉，并切除阴囊内部分扩张静脉。20 世纪 90 年代开始腹腔镜下进行精索内静脉高位结扎，手术创伤很小，疗效好，恢复快，而且可以在腹膜后内环处做高位结扎和切断精索内静脉，在双侧病变时同时结扎双侧静脉。

【精索静脉曲张应掌握的内容】

1. 问诊　发病时间，是否有阴囊坠胀感，隐痛，步行或站立过久则症状加重，平卧休息后症状是否缓解或消失。是否为体检时发现。此次发病以来是否诊疗过，查了哪些辅助检查，结果是什么，用了哪些药物，效果如何。

2. 查体　体温、脉搏、血压、呼吸，专科情况：立位检查，可见患侧较健侧阴囊明显松弛下垂，严重者视诊和触诊时曲张的精索内静脉似蚯蚓团块。改平卧位后，曲张静脉随即缩小或消失。轻者局部体征不明显，可作 Valsalva 试验，即嘱患者站立，用力屏气增加腹压，血液回流受阻，显现曲张静脉。

医嘱：临时医嘱须开血常规、尿常规、粪常规、肝功能、肾功能、电解质、血糖、血型、凝血功能、全 X 线胸片、心电图、精索静脉 B 超、精液常规检查，如患者查体，改平卧位后，曲张静脉未见缩小或消失，考虑为继发性，建议行肾脏 CT（平扫 + 增强）。

3. 根据患者的临床症状及体征，结合 B 超，可诊断。

4. 治疗

（1）保守治疗：无症状或症状轻者，可仅用阴囊托带或穿紧身内裤。

（2）手术治疗：症状较重，伴有精子异常者。手术方式有开放手术，采用腹股沟切口，做高位结扎精索内静脉，并切除阴囊内部分扩张静脉。微创手术有腹腔镜下进行精索内静脉高位结扎，手术创伤很小，疗效好，恢复快，而且可以在腹膜后内环处做高位结扎和切断精索内静脉，在双侧病变时同时结扎双侧静脉。

第二节　鞘膜积液

鞘膜囊内积聚的液体增多而形成囊肿者，称为鞘膜积液（hydrocele），有睾丸鞘膜积液（testicular hydrocele）、精索鞘膜积液（funicular hydrocele）等。

【病因】

在胚胎早期，睾丸位于腹膜后第 2～3 腰椎旁，以后逐渐下降，7～9 个月时睾丸经腹股沟管下降至阴囊。同时附着于睾丸的腹膜也下移而形成鞘状突。出生前后鞘状突大部分闭合，仅睾丸部分形成一鞘膜囊，其紧贴睾丸表面的称脏层，而靠近阴囊组织的称壁层。正常时鞘膜囊仅有少量浆液，当鞘膜的分泌与吸收功能失去平衡，如分泌过多或吸收过少，都可形成鞘膜积液。

类型鞘状突在不同部位闭合不全，可形成各种类型的鞘膜积液。

1. 睾丸鞘膜积液　为最多见的一种。鞘状突闭合正常，但睾丸鞘膜囊内有较多积液，呈球形或卵圆形。由于睾丸、附睾被包裹，体检时睾丸不能触及。其可分为原发性和继发性，前者原因不明，后者由炎症、外伤、肿瘤和丝虫病等引起，积液可为浑浊、血性或乳糜状。

2. 精索鞘膜积液　鞘状突的两端闭合又称精索囊肿。有一个或多个，呈椭圆形、梭形或哑铃形，沿精索而生长，其下方可扪及正常睾丸、附睾，若牵拉同侧睾丸，可见囊肿随之上下移动。

3. 睾丸、精索鞘膜积液（婴儿型）　鞘状突在内环处闭合、精索处未闭合，并与睾丸鞘膜囊连通。外观呈梨形，外环口虽受积液压迫而扩大，但与腹腔不相通。

4. 交通性鞘膜积液（先天性）　鞘状突完全未闭合，鞘膜囊的积液可经一小管与腹腔相通，又称先天性鞘膜积液。有时可有肠管或大网膜进入鞘膜囊，称为先天性腹股沟疝。

有时睾丸鞘膜积液与精索鞘膜积液同时存在，但二者互不相通，并可并发疝或睾丸未降等异常。

【临床表现】

一侧鞘膜积液多见，表现为阴囊内有囊性肿块，呈慢性无痛性逐渐增大。积液量少时无不适，积液量多时才感到阴囊下坠、胀痛和牵扯感。巨大睾丸鞘膜积液时，阴茎缩入包皮内，影响排尿、行走和劳动。

【诊断】

有典型的临床表现和病史者，诊断较为容易。睾丸鞘膜积液呈球形或卵圆形，表面光滑，有弹性和囊样感，无压痛，触不到睾丸和附睾。透光试验阳性，在暗室内或用黑色纸筒罩于阴囊，手电筒由阴囊肿物下方向上照时，积液有透光性。若积液为脓性、血性或乳糜性，则透光试验为阴性。B超呈液性暗区，有助于与睾丸肿瘤和腹股沟斜疝等相鉴别。精索囊肿常位于腹股沟或睾丸上方，积液的鞘膜囊与睾丸有明显分界。睾丸、精索鞘膜积液时阴囊有梨形肿物，睾丸亦摸不清。交通性鞘膜积液，站立位时阴囊肿大，卧位时积液流入腹腔，鞘膜囊缩小或消失，睾丸可触及。

【鉴别诊断】

睾丸鞘膜积液应与睾丸肿瘤和腹股沟斜疝相鉴别，睾丸肿瘤为实质性肿块，质地坚硬，患侧睾丸有沉重感，掂量时如秤砣，透光试验呈阴性。腹股沟斜疝的肿大阴囊，有时可见肠型、闻及肠鸣音，卧位时阴囊内容物可回纳，咳嗽时内环处有冲击感，透光试验亦呈阴性。

【治疗】

婴儿的鞘膜积液常可自行吸收消退，不需手术治疗。成人的睾丸鞘膜积液，如积液量少，无任何症状，亦无须手术治疗。积液量多，体积大伴明显的症状，应施行睾丸鞘膜翻转术。手术切除增大的壁层鞘膜，翻转切开缘并缝合。术中要仔细止血，术后注意引流、加压包扎，防止感染和血肿。精索囊肿需将鞘膜囊全部切除。交通性鞘膜积液应切断通道，在内环处高位结扎鞘状突。

继发性睾丸鞘膜积液，若为损伤性积血，使用止血药和抗菌药物，积血较多需手术取血块，严密止血。若乳糜状积液中找到微丝蚴者，口服乙胺嗪（海群生）治疗血丝虫感染，同样需施行睾丸鞘膜翻转术。

【鞘膜积液应掌握的内容】

1. 问诊 发病时间，是否有阴囊逐渐肿大，是否有阴囊疼痛，感到阴囊下坠、胀痛和牵扯感。此次发病以来是否诊疗过，做了哪些辅助检查，结果是什么，用了哪些药物，效果如何。

2. 查体 体温、脉搏、血压、呼吸，专科情况：睾丸鞘膜积液呈球形或卵圆形，表面光滑，有弹性和囊样感，无压痛，触不到睾丸和附睾。透光试验阳性，若积液为脓性、血性或乳糜性，则透光试验为阴性。精索囊肿常位于腹股沟或睾丸上方，积液的鞘膜囊与睾丸有明显分界。睾丸、精索鞘膜积液时阴囊有梨形肿物，睾丸亦摸不清。交通性鞘膜积液，站立位时阴囊肿大，卧位时积液流入腹腔，鞘膜囊缩小或消失，睾丸可触及。

医嘱：临时医嘱须开血常规、尿常规、粪常规、肝功能、肾功能、电解质、血糖、血型、凝血功能、全X线胸片、心电图、阴囊B超、阴囊CT检查。

3. 根据患者的临床症状及体征，结合B超，可诊断。 睾丸鞘膜积液应与睾丸肿瘤和腹股沟斜疝相鉴别，睾丸肿瘤为实质性肿块，质地坚硬，患侧睾丸有沉重感，掂量时如秤砣，透光试验呈阴性。腹股沟斜疝的肿大阴囊，有时可见肠型、闻及肠鸣音，在卧位时阴囊内容物可回纳，咳嗽时内环处有冲击感，透光试验亦呈阴性。

【治疗】

1. 保守治疗 婴儿的鞘膜积液常可自行吸收消退。成人睾丸鞘膜积液，如积液量少，无任何症状，可不用手术治疗。

2. 手术治疗 成人睾丸鞘膜积液量多，体积大伴明显的症状，应施行睾丸鞘膜翻转术。手术切除增大的壁层鞘膜，翻转切开缘并缝合。术中要仔细止血，术后注意引流、加压包扎，防止感染和血肿。精索囊肿需将鞘膜囊全部切除。交通性鞘膜积液应切断通道，在内环处高位结扎鞘状突。

（农绍军）

第九章 急性肾小球肾炎

【定义】

急性肾小球肾炎（acute glomerulonephritis，AGN）简称急性肾炎，好发于儿童和青少年，起病急，临床主要表现为血尿、蛋白尿、水肿和高血压，并可伴有一过性氮质血症。多见于链球菌感染后，而其他细菌、病毒及寄生虫感染亦可引起。本节主要介绍急性链球菌感染后肾小球肾炎。

【病因和发病机制】

本病常因β-溶血性链球菌感染所致，常见于上呼吸道感染（多为扁桃体炎）、猩红热、皮肤感染（多为脓疱疮）等链球菌感染后。本病主要是由上述微生物感染所诱发的免疫反应引起，链球菌的致病抗原在体内导致免疫反应后，可通过循环免疫复合物沉积于肾小球致病，或种植于肾小球的抗原与循环中的特异抗体相结合形成原位免疫复合物而致病。自身免疫反应也可能参与了发病机制。肾小球内的免疫复合物激活补体，导致肾小球内皮及系膜细胞增生，特别是上皮侧免疫复合物激活补体后形成的膜攻击复合物，在急性肾炎的发病中起重要作用。

【临床表现】

急性肾炎多见于儿童，男性多于女性。通常于前驱感染后 1～3 周（平均 10 天）起病。本病起病较急，病情轻重不一，轻者呈亚临床型（仅有尿常规及血清 C3 异常）；典型者呈急性肾炎综合征表现，重症者可发生急性肾衰竭。本病典型者具有以下表现。

1. 尿异常　几乎全部患者均有肾小球源性血尿，约 30% 患者可有肉眼血尿。可伴有轻、中度蛋白尿，少数患者可呈肾病综合征范围的大量蛋白尿。尿沉渣除红细胞外，早期尚可见白细胞和上皮细胞稍增多，并可有颗粒管型和红细胞管型等。

2. 水肿　80% 以上患者均有水肿，常为起病的初发症状，典型表现为晨起眼睑水肿或伴有下肢轻度可凹性水肿，少数严重者可波及全身。

3. 高血压　约 80% 患者出现一过性轻、中度高血压，常与其水钠潴留有关，利尿后血压可逐渐恢复正常。少数患者可出现严重高血压，甚至高血压脑病，表现为剧烈头痛、恶心、呕吐、视力障碍、嗜睡或烦躁，甚至昏迷，常伴眼底渗出、出血及视盘水肿。

4. 急性肾损伤　肾功能受损多为一过性，表现为少尿或无尿、轻度氮质血症。多于 1～2 周后尿量渐增，肾功能随后可逐渐恢复正常。仅少数患者表现为严重急性肾衰竭。

5. 充血性心力衰竭　常发生在急性肾炎综合征期，水、钠严重潴留和高血压为重要的诱发因素。患者可有颈静脉怒张、奔马律和肺水肿症状，常需紧急处理。

【辅助检查】

血清 C3 动态改变具有特异性，起病早期血清补体 C3 及总补体下降，8 周内渐恢复正常，对诊断本病意义很大。咽拭子培养，患者血清抗链球菌溶血素"O"滴度可升高，提示近期内曾有过链球菌感染。肾功能及内生肌酐清除率能评估肾功能状况，免疫学检查包括可溶性抗原（ENA）、抗核抗体（ANA）、抗中性粒细胞胞质抗体（ANCA）、肝炎病毒抗原抗体、HIV 抗体等检测有助于鉴别继发性肾小球疾病。

全 X 线胸片、心电图、消化系统及泌尿系统超声。

【病理】

病理改变为毛细血管内增生性肾小球肾炎。光镜下通常为弥漫增生性肾小球病变，以内皮细胞及系膜细胞增生为主要表现，急性期可伴有中性粒细胞和单核细胞浸润。病变严重时，增生和浸润的细胞可压迫毛细血管祥使管腔狭窄或闭塞。肾小管病变多不明显，但肾间质可有水肿及灶状炎症细胞浸润。免疫病理检查可见 IgG 及 C3 呈粗颗粒状沿毛细血管壁和（或）系膜区沉积。电镜检查可见肾小球上皮细胞下有驼峰状大块电子致密物沉积。

【诊断和鉴别诊断】

链球菌感染后 1～3 周发生血尿、蛋白尿、水肿和高血压，甚至少尿及氮质血症等急性肾炎综合征表现，伴血清 C3 下降，病情于发病 8 周内逐渐减轻到完全恢复正常者，即可临床诊断为急性肾炎。若肾小球滤过率进行性下降或病情于 8 周尚未见好转或伴肾病综合征者应及时做肾活检，以明确诊断。

1. 以急性肾炎综合征起病的肾小球疾病

（1）其他病原体感染后急性肾炎：许多细菌、病毒及寄生虫感染均可引起急性肾炎。目前较常见于多种病毒（如水痘 - 带状疱疹病毒、EB 病毒、流感病毒等）感染极期或感染后 3～5 天发病，病毒感染后急性肾炎多数临床表现较轻，常不伴血清补体降低，少有水肿和高血压，肾功能一般正常，临床过程自限。

（2）系膜毛细血管性肾小球肾炎：临床上除表现为急性肾炎综合征外，常伴肾病综合征，病变持续无自愈倾向。50%～70% 患者有持续性低补体血症，8 周内不恢复。

（3）系膜增生性肾小球肾炎（IgA 肾病及非 IgA 系膜增生性肾小球肾炎）：部分患者有前驱感染可呈现急性肾炎综合征，患者血清 C3 一般正常，病情无自愈倾向。IgA 肾病患者疾病潜伏期短，可在感染后数小时至数日内出现肉眼血尿，血尿可反复发作，部分患者血清 IgA 升高。

2. 急进性肾小球肾炎　起病过程与急性肾炎相似，但除急性肾炎综合征外，多早期出现少尿、无尿，肾功能急剧恶化为特征，多伴有明显的血尿和蛋白尿。重症急性肾炎呈现急性肾衰竭者与该病相鉴别困难时，应及时做肾活检以明确诊断。

3. 以急性肾炎综合征为表现的系统性疾病　系统性红斑狼疮肾炎、过敏性紫癜肾炎、感染性心内膜炎肾损害、原发性冷球蛋白血症肾损害、血管炎肾损害等均可呈现急性肾炎综合征，且可伴低补体血症，应注意鉴别。

【治疗】

本病为自限性疾病，治疗以休息及对症治疗为主，待其自然恢复。一般不宜应用糖皮质激素及细胞毒药物，但若病理表现为Ⅱ型新月体肾小球肾炎时，也应积极按照新月体肾小球肾炎方案处理。

1. 一般治疗　急性期应注意休息，予低盐（每日 3g 以下）饮食。肾功能正常者不需限制蛋白质入量，但氮质血症时应限制蛋白质摄入，并以优质蛋白为主。明显少尿者应限制液体入量。

2. 感染灶的治疗　存在明确链球菌感染灶时，宜选择敏感抗菌药物治疗。与慢性扁桃体炎反复发作相关时，待病情稳定后（尿蛋白少于 +，尿沉渣红细胞少于 10 个 /HP）可考虑做扁桃体摘除，术前、术后 2 周需注射青霉素。

3. 对症治疗　包括利尿消肿、降血压，预防心脑合并症的发生。

4. 透析治疗　急性肾衰竭而有透析指征时，应及时给予透析治疗。由于本病具有自愈倾向，肾功能多可逐渐恢复。

5. Ⅱ型新月体肾小球肾炎治疗　极少部分患者肾脏病理显示新月体肾小球肾炎，不积极治疗则预后较差，可用糖皮质激素联合细胞毒药物治疗。

【预后】

本病大多预后良好，常可在数月内临床自愈，仅少数患者的血尿及少量蛋白尿持续 1 年才消失。一般认为老年患者，有持续性高血压、大量蛋白尿或肾功能损害者预后可能较差，肾活检病理有较多新月体形成者预后差。

【急性肾小球肾炎应掌握的内容】

1. 问诊　发病年龄，起病缓急，有无前驱期感染症状如呼吸道感染等，有无潜伏期，有无水肿、尿量减少及尿色加深，有无血压升高，有无胸闷及活动后气急。此外，大多数慢性肾小球肾炎患者在感染后也会出现类似急性肾小球肾炎的表现，因此需要详细询问既往肾脏病史，如蛋白尿和（或）血尿史。有无关节痛、皮疹、脱发等症状，有无特殊药物使用及重金属接触史，有无家族遗传性肾脏疾病。

2. 查体　体温、脉搏、呼吸、血压、神志情况，有无急性肾炎面容，询问营养状况、皮肤感染情况、水肿部位及指压凹陷与否、咽部充血及扁桃体肥大与否、颈静脉充盈情况、两肺听诊有无湿啰音、心界有无扩大及奔马律。

3. 辅助检查　尿常规、尿沉渣、24 小时尿蛋白定量、肝肾功能、血糖、血脂检测。免疫学检查包括 ENA、ANA、ANCA、肝炎病毒抗原抗体、HIV 抗体、补体、咽拭子培养、抗链球菌溶血素 "O"。全 X 线胸片、心电图、消化系统及泌尿系统超声。本病有自限性，预后大多良好，一般无须行肾活检，但对于病情持续恶化的患者，肾脏病理能明确诊断。

4. 治疗　本病有自限性，故治疗以对症处理为主，除非病理表现为新月体肾小球肾炎改变，一般忌用糖皮质激素及免疫抑制剂。

（1）对症治疗：利尿消肿，对水肿患者可联合排钾利尿剂和保钾利尿剂，高血压者积极控制血压。

（2）抗感染治疗：存在明确感染灶者，宜选用敏感抗菌药物抗感染治疗，避免肾毒性药物，抗菌药物剂量随 GFR 水平调整。

（3）透析治疗：对于严重肾功能不全、显著高血钾、伴急性心力衰竭的患者，药物治疗效果不佳时应及时行肾脏替代治疗。

（张义德）

第十章　急进性肾小球肾炎

【定义】

急进性肾小球肾炎（rapidly progressive glomerulonephritis，RPGN）即新月体肾小球肾炎，是一组临床综合征，临床特点包括急性肾炎综合征、肾功能急剧恶化、早期出现少尿性急性肾损伤，病理类型为新月体肾小球肾炎，见于多种原发性和继发性肾小球疾病。本病起病急，病情重，预后差，但早期诊断和及时的治疗可显著改善预后。

【分型和发病机制】

根据免疫病理可分为三型，其病因及发病机制各不相同。

1. Ⅰ型　即抗肾小球基底膜型肾小球肾炎，由于抗肾小球基底膜抗体与肾小球基底膜抗原相结合激活补体而致病，约 1/3 的患者有抗中性粒细胞胞质抗体（ANCA）阳性。

2. Ⅱ型　即免疫复合物型，因肾小球内循环免疫复合物的沉积或原位免疫复合物形成，激活补体而致病。

3. Ⅲ型　为寡免疫复合物型，肾小球内无或仅微量免疫球蛋白沉积。现已证实 50%～80% 该型患者为原发性小血管炎肾损害，肾脏可为首发，甚至唯一受累器官或与其他系统损害并存。患者血清 ANCA 常为阳性。

【病理】

病理类型为新月体肾小球肾炎。光镜下 50% 以上的肾小球囊腔内有大新月体形成（占肾小球囊腔 50% 以上）为主要特征，早期为细胞性新月体，后期渐转化为纤维性新月体。免疫病理学检查是分型的主要依据，Ⅰ型见 IgG 及 C3 呈线状沉积于肾小球毛细血管祥；Ⅱ型 IgG 及 C3 呈颗粒状沉积于系膜区及毛细血管祥；Ⅲ型肾小球内无或仅有微量免疫沉积物。电镜下，Ⅱ型电子致密物在系膜区和内皮下沉积，Ⅰ型和Ⅲ型无电子致密物。

【临床表现】

1. Ⅰ型急进性肾小球肾炎　是抗肾小球基膜（GBM）抗体介导的，有两个年龄高峰：20～40 岁和 60～80 岁，男性多见于第一个年龄高峰，女性多见于第二个年龄高峰。多数患者有碳氢化合物（如汽油）、氧化剂、有机溶剂接触史，或呼吸道感染史。患者多表现为血尿、蛋白尿、水肿和高血压，短期内达到少尿、无尿和肾功能恶化。肺出血 - 肾炎综合征［古德帕斯丘（Goodpasture）综合征］者则伴有肺出血。

2. Ⅱ型急进性肾小球肾炎　在原发性或继发性免疫复合物性肾小球肾炎基础上出现的新月体肾炎，同时还有基础肾脏病的各种特点，原发性如 IgA 肾病等，继发性如狼疮性肾炎，多伴关节痛、蝶形红斑、口腔溃疡等表现。

3. Ⅲ型急进性肾小球肾炎　多数伴有全身其他系统受累，表现为发热、乏力、肌肉酸痛、消瘦以及血尿、蛋白尿、肾功能损伤，仅 1/3 的患者表现为局限性肾脏受累。

【辅助检查】

1. 常规检查

（1）尿液检查：多型性血尿、蛋白尿、管型尿，可伴有白细胞尿。

（2）血液检查：血常规示多有贫血，可伴有白细胞和（或）血小板升高，红细胞沉降率明显增快，肾功能示血肌酐升高，低白蛋白血症，可有高球蛋白血浆。

2. 免疫学检测　Ⅰ型急进性肾小球肾炎患者，抗 GBM 抗体阳性，约 1/3 伴 ANCA 阳性；Ⅱ

型为免疫复合物型，由原发性和继发性因素，如 SLE 引起的，则 ANA、抗双链 DNA 抗体等阳性；Ⅲ型急进性肾小球肾炎者则为 ANCA 阳性，约 80% 的 ANCA 相关性血管炎为显微镜下多血管炎（MPA），以抗中性粒细胞核周抗体（pANCA）阳性，少数为韦格纳肉芽肿病（WG），以抗中性粒细胞胞质抗体（cANCA）阳性。

3. 其他检查　全 X 线胸片或胸部 CT、心电图、消化系统和泌尿系统超声，肾活检病理可明确诊断。

【诊断和鉴别诊断】

1. 诊断　凡急性肾炎综合征伴肾功能急剧恶化，无论是否已达到少尿性急性肾损伤，应疑及本病并及时进行肾活检。若病理证实为新月体肾小球肾炎即可确诊。分型方面，肾脏病理和特异性抗体均有助于分型。

2. 鉴别诊断　多种病因可导致急进性肾小球肾炎表现，包括原发性肾小球疾病如急性重症链球菌感染后肾小球肾炎、膜增生性肾小球肾炎，继发性如狼疮性肾炎、过敏性紫癜性肾炎，以及 ANCA 相关性系统性血管炎，最终的诊断和鉴别诊断仍需要依靠肾活检病理明确。

【治疗】

本病进展迅速，需尽早诊断和治疗。治疗分为诱导缓解期和维持期治疗。诱导缓解期治疗又称强化治疗，需要应用糖皮质激素联合细胞毒药物，对于重症者应采用血浆置换；维持期治疗是长期应用免疫抑制剂及小剂量激素。同时应注意药物的不良反应和继发感染的风险。

1. 对症治疗　积极控制血压，治疗潜在的感染，护胃，利尿水肿，维持电解质、酸碱平衡。对严重肾功能不全者，达到血液净化治疗条件者，需及时血液净化治疗。对严重肾功能无法恢复的患者需要维持性肾脏替代治疗，Ⅲ型急进性肾小球炎患者病情稳定半年后方可行肾移植。

2. 强化治疗

（1）强化血浆置换疗法：通常每日或隔日 1 次，每次置换血浆 2～4L，直到血清抗体（如抗 GBM 抗体、ANCA）或免疫复合物转阴、病情好转，一般需血浆置换 6～10 次。该疗法主要适用于 Goodpasture 综合征和Ⅲ型急进性肾炎伴有肺出血的患者。

（2）甲泼尼龙冲击伴环磷酰胺治疗：甲泼尼龙 0.5～1.0g 溶于 5% 葡萄糖中静脉滴注，每日或隔日 1 次，3 次为 1 个疗程。必要时间隔 3～5 天可进行下一个疗程，一般不超过 3 个疗程。

甲泼尼龙冲击治疗后改泼尼松口服，并联合环磷酰胺治疗（0.5～1g/m² 体表面积，稀释后静脉滴注，每月 1 次）。该疗法主要适用Ⅱ型、Ⅲ型，Ⅰ型疗效较差。大剂量甲泼尼龙冲击治疗时，应注意继发感染和水钠潴留等不良反应。

（3）大剂量丙种球蛋白冲击治疗：可与激素和细胞毒药物协同作用，尤其适合存在感染的患者。剂量为 20g/d，疗程 5 天左右。

3. 维持治疗　取决于原发病及病情控制情况。Ⅰ型急进性肾小球肾炎治疗后较少复发。Ⅱ型和Ⅲ型急进性肾小球肾炎一般选用小剂量联合静脉 CTX 治疗（3 个月一次），需维持 1.5～2 年。其他免疫抑制剂包括吗替麦考酚酯、硫唑嘌呤、来氟米特等，可根据病情酌情选择使用。

【预后】

患者预后与诊断和治疗的时机密切相关，早期诊断和强化治疗能显著改善预后，反之则多数进展至不可逆的严重肾衰竭。此外，还与病理分型密切相关，Ⅰ型病情多为凶险，预后最差，多数需维持性肾脏替代治疗；Ⅲ型预后相对较好，及时治疗可使部分患者肾功能改善而摆脱透析；Ⅱ型强化治疗后，约 80% 的患者肾功能有所恢复，短期多不需要透析治疗，但影响远期预后的因素较多。

【急进性肾小球肾炎应掌握的内容】

1. 问诊　患者性别、年龄，有无关节痛、低热、肌肉酸痛、皮疹、瘀斑瘀点，有无尿面泡沫增多，有无尿色加深或肉眼血尿，尿量有无减少，减少程度及持续时间，有无水肿以及水肿部位，是否凹陷性水肿，有无咳嗽、咯血、胸闷气急，有无乏力、食欲缺乏、恶心呕吐、腹痛、黑便；既往有无慢性肾脏病病史及其他结缔组织疾病。

2. 查体　体温、脉搏、呼吸、血压、精神及神志状况，有无贫血貌，有无皮疹、瘀斑瘀点，有无鼻腔肉芽组织增生，肺部听诊呼吸音、有无啰音，心脏听诊有无心律失常及杂音，腹部有无压痛，肝脾是否肿大，有无移动性浊音，腹部有无血管杂音，四肢关节有无肿痛畸形，双下肢是否凹陷性水肿。

3. 辅助检查　尿常规、尿沉渣、尿红细胞形态、尿蛋白定量、血常规、贫血系列、库姆斯（Coombs）试验、肝肾功能、电解质、血糖、血脂、ENA、ANA、ANCA、抗 GBM 抗体、抗心磷脂抗体、补体等；全 X 线胸片或胸部 CT、心电图、心脏超声、消化系统及泌尿系统超声，肾活检可明确诊断与分型。

4. 治疗

（1）治疗原则：积极控制血压、利尿水肿，维持水、电解质、酸碱平衡，在排除禁忌证前提下进行强化治疗。

（2）强化治疗：包括血浆置换、甲泼尼龙联合环磷酰胺冲击治疗，大剂量丙种球蛋白冲击治疗尤其适合存在感染的患者。

（3）维持治疗：根据不同病理类型选择维持治疗方案，一般小剂量激素联合免疫抑制剂如吗替麦考酚酯、硫唑嘌呤等。

（4）对于存在严重肾功能不全、严重酸中毒、高钾者需及时行血液净化治疗，部分患者发展至终末期则需持续肾脏替代治疗。

（张义德）

第十一章　慢性肾小球肾炎

【定义】

慢性肾小球肾炎（chronic glomerulonephritis）简称慢性肾炎即硬化性肾小球肾炎，系指蛋白尿、血尿、高血压、水肿为基本临床表现，起病方式各有不同，病情迁延，病变缓慢进展，可有不同程度的肾功能减退，最终将发展为慢性肾衰竭的一组肾小球疾病。由于本组疾病的病理类型及病期不同，主要临床表现可各不相同，疾病表现呈多样化。

【病因和发病机制】

慢性肾小球肾炎是一组临床综合征，其病因、发病机制和病理类型不尽相同，仅有少数慢性肾炎是由急性肾炎发展所致。起始因素多为免疫介导炎症，包括细胞免疫和体液免疫。导致病程慢性化的机制除免疫因素外，非免疫非炎症因素占有重要作用。

【肾脏病理】

慢性肾炎可由多种病理类型引起，常见类型有 IgA 肾病、非 IgA 系膜增生性肾小球肾炎、局灶节段性肾小球硬化、膜性肾病及系膜毛细血管性肾小球肾炎等，其中少数非 IgA 系膜增生性肾小球肾炎可由毛细血管内增生性肾小球肾炎转化而来。病变进展至后期，所有上述不同类型病理变化均可转化为程度不等的肾小球硬化，相应肾单位的肾小管萎缩、肾间质纤维化。疾病晚期肾脏体积缩小、肾皮质变薄，病理类型均可转化为硬化性肾小球肾炎。

【临床表现】

慢性肾炎可发生于任何年龄，但以青中年为主，男性多见。多数起病缓慢、隐袭，部分患者于常规体检时发现。临床表现呈多样性，蛋白尿、血尿、高血压、水肿为其基本临床表现，可有不同程度的肾功能减退，病情时轻时重、迁延，渐进性发展为终末期肾病。

早期患者可无明显症状，或有乏力、疲倦、腰部疼痛、食欲缺乏，水肿可有可无，一般较轻。血压可正常或轻度升高，或起病后随病程逐渐升高，严重者可伴视盘水肿，甚至高血压脑病，部分患者因视力突然下降于就诊时发现高血压和肾病，血压控制不佳者肾功能恶化进展更快，预后相对更差。肾功能正常或轻度受损可持续数年至数十年，随着肾功能逐渐恶化并出现相应的临床表现（如贫血、恶心、呕吐、食欲缺乏，甚至心力衰竭等），最终进展至尿毒症。部分患者因感染、劳累呈急性发作，或用肾毒性药物后病情急骤恶化，经及时去除诱因和适当治疗后病情可一定程度缓解，但也可能由此而进入不可逆慢性肾衰竭。病理类型也是决定肾功能进展快慢的重要因素（如系膜毛细血管性肾小球肾炎进展较快，膜性肾病进展常较慢），但也与药物治疗和生活习惯等因素密切相关。

慢性肾炎临床表现呈多样性，个体间差异较大，故要特别注意因某一表现突出，而易造成误诊。如慢性肾炎高血压突出而易误诊为原发性高血压，增生性肾炎（如系膜毛细血管性肾小球肾炎、IgA 肾病等）感染后急性发作时易误诊为急性肾炎，应予以鉴别。

【辅助检查】

尿检多为轻度尿异常，尿蛋白常在 1～3g/d，尿沉渣镜检红细胞可增多，可见管型。肾功能正常或轻度受损。尿蛋白较多者可伴有血浆白蛋白降低，也可伴高脂血症及高尿酸血症。伴肾功能不全者，随着血肌酐和尿毒氮进一步升高，可出现肾性贫血、低钙、高磷和继发性甲状旁腺功能亢进；ENA、ANA、ANCA、类风湿因子、补体排除结缔组织疾病等因素。

全 X 线胸片、心电图、消化系统和泌尿系统超声，必要时完善 CT 检查，肾脏活检病理可帮助明确诊断。

【诊断和鉴别诊断】

1. 诊断 尿检异常（蛋白尿、血尿、管型尿），伴或不伴水肿和高血压史达 3 个月以上，无论有无肾功能异常均应考虑此病，在除外继发性肾小球肾炎及遗传性肾小球肾炎后，临床上可诊断为慢性肾炎。

2. 鉴别诊断

（1）继发性肾小球疾病：如系统性红斑狼疮肾炎、过敏性紫癜肾炎、肝炎病毒相关性肾病、糖尿病肾病等，依据相应的系统表现、特异性病理及实验室检查，不难鉴别。良性小动脉肾硬化症，先有较长期控制不佳的高血压，其后再出现肾损害，临床上以远曲小管功能损伤为主，肾小球损伤轻。临床上尿检较轻，以小分子蛋白为主，常有高血压的其他靶器官（心、脑）并发症。

（2）遗传性肾病：如 Alport 综合征，并有阳性家族史（多为性连锁显性遗传），常起病于儿童（多在 10 岁之前），受累的器官包括眼（球形晶状体等）、耳（神经性耳聋）、肾（血尿，轻、中度蛋白尿及进行性肾功能损害）异常。

【治疗】

慢性肾炎的治疗应以防止或延缓肾功能进行性恶化、改善或缓解临床症状及防治严重合并症为主要目的，而不以消除尿红细胞或轻微尿蛋白为目标。

1. 一般治疗 注意休息，适当运动，避免劳累、感染、脱水及服用肾毒性药物，常见肾毒性药物包括某些抗菌药物（如氨基糖苷类）、含马兜铃酸的中草药以及非甾体抗炎药等。积极治疗潜在的感染如牙龈炎、慢性扁桃体炎等。

2. 饮食治疗 肾功能不全的患者应限制蛋白质及磷的入量，采用优质低蛋白饮食加用必需氨基酸或 α- 酮酸。优质蛋白以动物蛋白为宜，0.6 ～ 0.8g/（kg·d），并补充足量的热卡，避免营养不良和负氮平衡。

3. 积极控制高血压 高血压和尿蛋白是加速肾小球硬化、促进肾功能恶化的重要因素，积极控制高血压和减少尿蛋白是两个重要的环节。高血压的治疗目标：力争把血压控制在理想水平，尿蛋白 ≥ 1g/d，血压应控制在 125/75mmHg 以下；尿蛋白＜ 1g/d，血压控制可放宽到 130/80mmHg 以下，老年患者适当放宽。

慢性肾炎常有水钠潴留引起容量依赖性高血压，故伴高血压者应低盐饮食，可选用噻嗪类利尿剂，如氢氯噻嗪 12.5 ～ 25.0mg/d。当肌酐清除率（CCR）＜ 30ml/min 时，不宜使用氢氯噻嗪，可改用袢利尿剂。慢性肾脏病患者不宜长期使用噻嗪类利尿剂。降压药物首选 ACEI 或 ARB，二者除具有降低血压作用外，还有减少尿蛋白和延缓肾功能恶化的肾脏保护作用。主要通过降低肾小球内压和抑制细胞外基质积聚，起到减缓肾小球硬化的发展和肾脏保护作用。肾功能不全患者应用 ACEI 或 ARB 要防止高血钾，血肌酐＞ 264μmol/L（3mg/dl）时须在严密观察下谨慎使用，使用后出现血肌酐上升＞基础值 30% 时，需要停药，排除肾动脉狭窄等因素。部分患者应用 ACEI 有持续性干咳的副作用，可改用 ARB 治疗。在肾功能许可及患者耐受的情况下，可逐渐增加剂量。若血压仍控制不佳或者上述药物有禁忌者，可选用或联合钙通道阻滞剂（CCB）、α 受体阻滞剂、β 受体阻滞剂、可乐定等多种药物控制血压，但忌 ACEI 和 ARB 联合使用。

4. 减少蛋白尿 蛋白尿是慢性肾炎患者肾功能进展的重要独立危险因素。尿蛋白的治疗目标则为争取减少至 1g/d 以内。

ACEI 或 ARB 是减少患者蛋白尿重要的药物，血压正常的患者若无禁忌，也可从小剂量使用，逐渐加至耐受量。

鉴于慢性肾炎为一临床综合征，其病因、病理类型及其程度、临床表现和肾功能等变异较大，对于肾功能正常或仅轻度受损，肾脏体积正常的患者（如 IgA 肾病患者），若蛋白尿较多，可使用糖皮质激素和（或）免疫抑制剂减少蛋白尿。中药雷公藤制剂也有较好减少蛋白尿的作用，不良反应包括肝功能损害、女性月经紊乱，也可见白细胞减少等。

5. 调脂治疗　血脂异常既是慢性肾脏病常见的临床表现，又是肾脏病进展及心血管并发症的独立危险因素。除饮食和生活习惯改变外，他汀类降脂药物能有效降低血脂水平，但需注意肝功能损害及横纹肌溶解等不良反应。

6. 应用抗血小板解聚药　包括小剂量阿司匹林或双嘧达莫，慢性肾炎患者妊娠期口服小剂量阿司匹林能有效降低先兆子痫的发生。此外，存在高凝倾向的慢性肾炎患者（如膜性肾病等）可选择使用抗凝药物如利伐沙班、达比加群等。

7. 慢性肾小球肾炎发展至终末期，则需要行肾脏替代治疗。

【预后】

慢性肾炎病情迁延，病变均为缓慢进展，最终将发展为慢性肾衰竭。病变进展速度个体差异很大，病理类型为重要因素，但也与是否重视保护肾脏、治疗是否恰当及是否避免恶化因素有关。

【慢性肾小球肾炎应掌握的内容】

1. 问诊　本病临床表现个体差异较大，大多起病隐匿，部分通过体检发现，故应结合临床表现与体检详细问诊。有无尿面泡沫增多、尿色加深，甚至间断性肉眼血尿，有无水肿，起病的年龄，上述症状是否与感染有关；有无夜尿增多，有无血压升高，高血压起病年龄，平时血压控制情况（包括降压药及血压波动范围），部分肾性高血压患者因血压控制不佳者应询问有无心、脑、视网膜等靶器官损害情况；既往体检的尿液检查和血生化检查结果及家族性遗传病史。

2. 查体　体温、脉搏、呼吸、血压、精神状况；有无慢性肾病面容及贫血貌，有无水肿以及水肿部位，水肿是否为凹陷性、肺部呼吸音、心界叩诊、心率、心脏杂音、腹部血管杂音。

3. 辅助检查　尿常规、尿沉渣、尿蛋白定量、内生肌酐清除率、血常规、肝肾功能、电解质、血糖、血脂、甲状旁腺激素；两对半、丙肝抗体、HIV 抗体、补体、ANA、ENA、ANCA、抗磷脂酶抗体、甲状腺抗体等排除继发性肾小球疾病，肾脏超声、检眼镜（检查视网膜病变）、心电图、心脏超声，肾脏病理改变有助于明确诊断。

4. 治疗

（1）治疗原则：主要是对症治疗，包括积极控制血压、降脂、适当利尿消除水肿、维持水电解质酸碱平衡，治疗潜在的感染性疾病，避免接触和使用肾毒性药物。

（2）降蛋白尿治疗：ACEI 或 ARB 有降蛋白尿作用，故对于高血压患者在排除禁忌后首选，可单药逐渐加至靶剂量；对于血压正常的患者也可从小剂量使用，根据患者耐受情况逐渐加量至最大耐受剂量。其他药物如激素、免疫抑制剂、雷公藤多苷等均可根据患者蛋白定量情况以及肾脏病理类型选择使用，同时监测上述药物不良反应。

（3）对于存在肾功能损害者，宜优质低蛋白、低磷饮食联合复方 α- 酮酸，免疫抑制剂需要根据 GFR 水平选择使用，避免过分强调降蛋白而忽略肾功能。

（4）中草药治疗：根据患者证候不同，进行辨证论治，但应避免使用含马兜铃酸的中草药。

（5）肾功能不全发展至终末期，则需要行肾脏替代治疗。

（张义德）

第十二章 肾病综合征

【定义】

因多种因素导致肾脏病理损害所致的严重蛋白尿及引起的一组临床表现，尿蛋白定量≥3.5g/d，血浆白蛋白≤30g/L，伴或不伴水肿及高脂血症。

【病因】

肾病综合征分为原发性和继发性两大类，继发性肾病综合征包括糖尿病肾病，恶性肿瘤相关性肾病，狼疮性肾炎，肝炎病毒相关性肾炎，药物、重金属等引起的肾病综合征等。排除继发性及遗传性肾病后，方可诊断为原发性肾病综合征。

【病理生理】

肾小球滤过膜包括电荷屏障和机械屏障，当电荷屏障受损时导致中分子蛋白尿，以白蛋白为主，又称选择性蛋白尿；机械屏障受损时导致大分子通透性增加。二者均可导致大量蛋白尿。当大量蛋白从尿中丢失后，肝脏合成蛋白增加，无法代偿蛋白丢失时则出现低白蛋白血症，血浆胶体渗透压下降，以及肾素-血管紧张素-醛固酮系统（RAAS）激活，抗利尿激素增多，导致水钠潴留，临床表现为水肿。此过程肝脏合成脂蛋白增多，同时某些抑制脂蛋白分解的酶从尿中丢失，故导致高脂血症。

【临床表现】

尿蛋白定量≥3.5g/d，血浆白蛋白≤30g/L，伴或不伴水肿及高脂血症。肾病综合征患者常表现为尿面泡沫增加，水肿常以双下肢对称性凹陷性水肿明显，也可出现晨起时颜面部水肿。严重低蛋白血症时可伴有胸、腹腔积液，若单侧下肢较对侧明显水肿时，应排除深静脉血栓并发症。当并发肺栓塞时可出现突然发作的胸痛、胸闷、呼吸困难、咯血等危重表现。

【辅助检查】

尿常规见蛋白定性阳性，常为（+++）～（++++），可有不同程度的红细胞尿，相差显微镜检查提示以多型性红细胞为主。24小时尿蛋白定量在3.5g/d以上，肝功能示血浆白蛋白≤30g/L，多伴有高胆固醇血症及高甘油三酯血症，部分患者可无高脂血症，抗磷脂酶A_2受体抗体滴度有助于特发性膜性肾病诊断及预后判断。免疫学检查包括ENA、ANA、ANCA、肝炎病毒抗原抗体、HIV抗体等检测，恶性肿瘤抗原检测等有助于继发性肾病综合征诊断。

全X线胸片、心电图、消化系统和泌尿系统超声，必要时完善胃镜、肠镜、骨穿、PET检查排除潜在恶性肿瘤。

【原发性肾病综合征病理类型】

1. 肾小球微小病变（minimal change disease，MCD） 光镜下肾小球结构基本正常，免疫荧光阴性，电镜下可见足细胞的足突广泛融合。

儿童高发，成人发病率降低，但60岁以后发病率又升高，且更易并发急性肾损害。90%患者对糖皮质激素治疗敏感，但易复发，常因激素减量或急性感染等因素诱发，反复发作的患者可能转化为局灶节段性肾小球硬化。

临床多表现为典型的"三高一低"，儿童较少有镜下血尿及高血压。

2. 局灶节段性肾小球硬化（focal segmental glomerulosclerosis，FSGS） 光镜下，肾小球病变呈局灶性和节段性分布，不同肾小球的病变程度不一、节段硬化的程度不同。病变的肾球毛细血管袢节段硬化，系膜基质增多，毛细血管闭塞，与球囊壁粘连。无节段性硬化的肾小球病变轻微，或伴有轻度系膜基质增生。免疫荧光显示，IgM 和 C3 呈团块状沉积于肾小球节段硬化的部位，未受累的肾小球免疫荧光通常为阴性。电镜下，FSGS 超微结构无特异性，可见足细胞足突扁平、广泛融合，甚至肾小球基底膜（GBM）节段性裸露。根据硬化部位及细胞增殖的特点，FSGS 可分为以下 5 种亚型：①经典型；②顶部型；③细胞型；④塌陷型；⑤非特殊型。其中非特殊型最常见，顶部型预后较好，塌陷型最差。

本病理类型占我国原发性肾病综合征的 5% ～ 10%。好发于青少年，男性多于女性，大多表现为肾病综合征，半数以上合并血尿，部分可见肉眼血尿，约 1/3 的患者伴有肾功能减退和高血压。肾病综合征能否缓解与预后密切相关，缓解者预后较好，不缓解者 6 ～ 10 年超过 50% 进展至终末期肾病。

3. 膜性肾病（membranous nephropathy，MN）　光镜下可见肾小球毛细血管壁弥漫性增厚，常不伴有细胞增生，早期仅于基膜上皮侧见少量散在的嗜复红物沉积，随着病情进展，肾小球基膜弥漫增厚形成钉突。免疫荧光显示，IgG、C3 呈颗粒样沉积于肾小球毛细血管壁。电镜下，见颗粒样电子致密物沉积在上皮细胞侧，上皮细胞广泛足突融合。

本病好发于中老年，男性多于女性，通常表现为肾病综合征。约 30% 伴有镜下血尿。该型血栓发生率高，肾静脉血栓发生率可高达 50% 左右。膜性肾病自然病程差异较大，约 1/3 的患者可出现自然缓解，1/3 的患者持续存在蛋白尿但肾功能维持稳定，1/3 的患者 5 ～ 10 年进展至终末期肾病。

4. 系膜增生性肾小球肾炎（mesangial proliferative glomerulonephritis，MSPGN）　光镜下可见肾小球系膜细胞和系膜基质弥漫性增生，根据免疫荧光检查可分为 IgA 肾病及非 IgA 系膜增生性肾小球肾炎。前者以 IgA 沉积为主，后者以 IgG 或 IgM 沉积为主，均常伴有 C3 颗粒状沉积于系膜区及毛细血管壁。电镜下，系膜增生，在系膜区可见电子致密物。

本类型在我国发病率高，约占原发性肾病综合征的 30%，显著高于西方国家。本病男性多于女性，好发于青少年，约 50% 患者有前区感染，部分患者甚至表现为急性肾炎综合征。非 IgA 系膜增生性肾小球肾炎患者约 50% 表现为肾病综合征，约 70% 伴有血尿。本组疾病对激素及细胞毒药物治疗的反应与病理改变密切相关，轻者疗效好，重者则疗效差。

5. 膜增生性肾小球肾炎（membranoproliferative glomerulonephritis，MPGN）　光镜下，系膜细胞和系膜基质弥漫性重度增生，呈分叶状，增生的系膜基质可插入肾小球基底膜和内皮细胞之间，呈"双轨征"。免疫荧光显示 IgG 和 C3 颗粒状沉积于系膜区及毛细血管壁。电镜下系膜区和内皮下可见电子致密物沉积。

该病理类型占我国原发性肾病综合征的 10% ～ 20%，好发于青壮年，50% ～ 60% 的患者表现为肾病综合征，几乎所有的患者均伴有血尿，其中少数为发作性肉眼血尿。50% ～ 70% 的患者伴持续低补体 C3 血症。肾损害、高血压及贫血出现较早，病情多持续进展，发病 10 年后约 50% 的病例进展至终末期肾衰竭。

【并发症】

1. 感染　肾病综合征患者感染常见，机制包括低蛋白血症，B 因子、D 因子从尿中丢失，糖皮质激素及免疫抑制剂治疗等。感染不但加重肾病综合征或导致病情复发，严重时甚至致命。微生物以细菌感染最多见，其他包括病毒、真菌、原虫等，且易混杂感染。

2. 急性肾损伤　临床表现为尿量减少，肾功能生化指标升高。诱发因素包括有效血容量不足、肾间质水肿压迫肾小管、大量蛋白形成管型阻塞肾小管、肾静脉血栓形成、ACEI/ARB 等药物、感染等。必要时行肾活检明确。

3. 血栓及栓塞　肾病综合征存在高凝状态。机制包括低白蛋白血症、高脂血症、抗凝物质从尿中丢失、过度利尿引起血液进一步浓缩、糖皮质激素治疗等。静脉血栓较动脉血栓更常见，尤其是下肢深静脉血栓和肾静脉血栓形成。前者表现为单侧下肢水肿较对侧明显，后者常常比较隐匿，严重时表现为腰痛、肉眼或镜下血尿、急性肾损伤。深静脉血栓脱落可并发肺栓塞，大多肺栓塞可无明显症状，严重者表现为胸痛、咯血、呼吸困难、血压下降等，甚至猝死。

4. 蛋白质、脂质代谢异常　因胃肠水肿、肾功能受损、蛋白质丢失等因素，常导致蛋白营养不良，如肌萎缩、小儿生长发育迟缓等。高血脂增加心血管并发症，增加肾小球硬化以及肾小管 - 间质病变发生，并促进慢性肾脏病进展。

【诊断和鉴别诊断】

1. 诊断　"三多一少"，大量蛋白尿（albuminuria），低血浆白蛋白（≤ 30g/L），高脂血症、水肿。前两项为必要条件，即符合前两条即可诊断。

2. 鉴别诊断　需排除继发性病因，常见继发性病因如下。

（1）感染性因素：如肝炎病毒相关性，见于乙型肝炎或丙型肝炎患者，需要肾活检组织病毒特殊染色诊断。

（2）药物因素：如非甾体药相关性，有明确药物使用史，出现大量蛋白尿时往往伴肾小管明显损伤，多同时伴有肾功能不全。

（3）恶性肿瘤相关性：如实体肿瘤（肺癌、胃癌等）、血液系统肿瘤（淋巴瘤、多发性骨髓瘤等）。实体瘤可通过影像学检查或内镜明确，血液系统肿瘤大多可通过骨髓穿刺明确。

（4）自身免疫性疾病：如系统性红斑狼疮，好发于育龄期女性，多系统受累，伴多种自身抗体阳性，如 ANA、ds-DNA 等阳性。

（5）代谢性因素：如糖尿病肾病，多年糖尿病病史，伴糖尿病其他系统并发症如糖尿病视网膜病变、周围神经病变等，则支持糖尿病肾病诊断，必要时行肾活检明确。

【治疗】

1. 一般治疗　肾病综合征患者应注意休息，避免劳累及长期卧床，适当活动可预防深静脉血栓形成。

饮食以优质蛋白为主（1.0g/kg 为宜），并保证足够热卡。若存在慢性肾功能不全，则应给予优质低蛋白饮食和复方 α- 酮酸。

2. 对症治疗　水肿是肾病综合征患者最常见的主诉，机制主要包括血浆胶体渗透压下降，以及 RAAS 激活，抗利尿激素增多，导致水钠潴留。治疗上可予以利尿剂，轻度水肿可用氢氯噻嗪，明显水肿患者可使用呋塞米、托拉塞米、布美他尼等，呋塞米持续静脉泵入效果更佳，但上述均属排钾利尿剂，需注意低血钾并发症，临床多联合保钾利尿剂如螺内酯、氨苯蝶啶等，对存在明显高容性低钠血症患者，除严格限水限盐，可适当选用托伐普坦。对于水肿明显，且伴低血压或利尿剂抵抗者，可短期补充人血白蛋白以提高胶体渗透压，促进利尿消肿。全身严重水肿，或伴多浆膜腔积液，或伴急性心力衰竭、脑水肿等，若药物治疗效果不理想，可选择单纯超滤，伴急性肾衰竭者应酌情行肾脏替代治疗。

高脂血症首选他汀类降脂药，降胆固醇效果强于降甘油三酯，而贝特类降脂药则主要用于降甘油三酯，二者均有肝损害及横纹肌溶解的不良反应，联用时上述副作用更明显，故应避免联合使用。

低钙血症也常见，主要与维生素 D 结合蛋白丢失有关，加之胃肠水肿，对钙吸收减少。可给予碳酸钙以及维生素 D 口服，严重低钙血症者可短期静脉使用葡萄糖酸钙。

血栓是肾病综合征常见的并发症，预防血栓形成应贯穿整个治疗过程，应给予抗血小板或抗凝治疗。抗血小板药物可选用阿司匹林或双嘧达莫，对于存在明显高凝状态者（如血浆白蛋白 < 20g/L），或已知膜性肾病者，可常规使用低分子量肝素皮下注射，或口服华法林、达比加群、利伐沙班等，应注意华法林需监测 INR。

3. 蛋白尿治疗　控制蛋白尿应以保护肾功能为最终目的，避免因不恰当的降蛋白治疗导致肾功能损害。同时应治疗潜在的感染、高血压和高血糖等。

（1）ACEI/ARB：二者均能通过降低肾小球内压而减少蛋白尿。无论是否存在高血压，均可选择，对血压正常的患者建议小剂量起，待患者耐受后逐渐加量，避免出现低血压，若患者无法耐受则减量或停用。由于 ACEI/ARB 可影响 GFR，短期可能出现血肌酐升高，若 2 周后不超过基线的 30%，可继续使用，否则停用，同时排除是否存在肾动脉狭窄。高血钾不良反应常见，尤其在肾功能不全患者更易发生，应注意预防。此外，二者联用易诱发急性肾损伤，且高血钾不良反应更多见，故多不主张联用，尤其在器质性心脏病患者中禁联合使用。

（2）糖皮质激素：通过抑制炎症反应、免疫反应、醛固酮和抗利尿激素分泌，影响肾小球基底膜通透性等综合作用而发挥其利尿、消除尿蛋白的疗效。使用原则和方案一般是：①起始宜足量。常用药物为泼尼松 $1mg/(kg \cdot d)$ 顿服（最大剂量 60mg/d），口服 8 周，缓解后逐渐减量，必要时可延长至 12 周。②减药宜缓慢，足量治疗后每 2～3 周减少原用量的 10%，当减至 20mg/d 左右时症状易反复，应更加缓慢减量。③维持宜长程，最后以最小有效剂量（10mg/d）再维持半年左右。长期应用激素应注意不良反应：感染、药物性糖尿病、骨质疏松等副作用，部分患者还可发生无菌性股骨头坏死。

（3）细胞毒药物：这类药物可用于"激素依赖型"或"激素抵抗型"患者，协同激素治疗，如环磷酰胺、环孢素、他克莫司、霉酚酸酯等。若无激素禁忌，一般不作为首选或单独治疗用药，但越来越多的证据表明，单独使用钙调磷酸酶抑制剂如他克莫司也能使多数患者达到缓解。

【肾病综合征应掌握的内容】

1. 问诊　水肿出现的时间、开始部位、发展快慢及水肿移动性质，有无诱发或加重的因素（如感冒、发热、体位改变等），是否对称、是否凹陷，局部水肿抑或全身性水肿。是否伴有尿面泡沫增多、尿色改变及尿量减少，有无高血压、活动后气喘、黄疸等。此外，详细询问既往有无心脏病、肝炎、糖尿病等病史，有无关节痛、皮疹、脱发等症状，有无特殊药物使用及重金属接触史，有无家族遗传性肾脏疾病。

2. 查体　体温、脉搏、呼吸、血压、神志情况、营养状况、皮肤皮疹及黄染情况、水肿部位及指压凹陷与否、颈静脉充盈情况、两肺听诊有无湿啰音、心界有无扩大及奔马律、腹壁有无紫纹、有无腹壁静脉曲张、有无肝大及肝颈静脉回流征、双下肢有无静脉曲张。

3. 辅助检查　尿常规、尿沉渣、24 小时尿蛋白定量、血常规、肝肾功能、血糖、血脂、凝血功能。免疫学检查包括抗磷脂酶 A_2 受体抗体、ENA、ANA、ANCA、肝炎病毒抗原抗体、HIV 抗体、恶性肿瘤抗原检测。超声、CT、胃镜、肠镜、骨穿刺等有助于恶性肿瘤病因的诊断。肾活检病理更精确反映肾脏损害性质和程度，并能指导治疗及预后判定。

4. 治疗

（1）治疗原则：在对症治疗的基础上，排除禁忌后使用激素和（或）免疫抑制剂。利尿消肿可选用排钾利尿和保钾利尿剂联合使用，前者如呋塞米、氢氯噻嗪、托拉塞米等，后者如螺内酯、阿米洛利、氨苯蝶啶等；控制高血压药物首选 ACEI 或 ARB，但应避免二者的使用禁忌证；降脂药物包括他汀类和贝特类，前者主要降胆固醇，如阿托伐他汀和辛伐他汀等，后者主要降甘油三酯，如非诺贝特等；纠正电解质紊乱，补充钙剂，避免过度利尿导致低钾低钠血症。对于利尿剂抵抗的患者可短期补充人血白蛋白以提高胶体渗透压，水钠潴留严重而利尿效果不佳者可行单纯超滤。

（2）并发症预防：避免过度利尿导致有效循环血量进一步骤降而诱发急性肾损伤，避免肾毒性药物使用如非甾体抗炎药以及肾毒性的中草药如木通等；对于有高凝倾向的应给予抗血小板和抗凝治疗，当白蛋白 < 20g/L 时，可使用低分子量肝素皮下注射，抗血小板药物包括阿司匹林、双嘧达莫等。感染是常见的并发症，原因包括球蛋白、B 因子和 D 因子从尿中丢失，激素及免疫

抑制剂使用，因此，嘱患者保暖，避免受凉以及不洁饮食，吸烟的患者尽量戒烟。

（3）激素和免疫抑制剂：糖皮质激素常用药物为泼尼松 1mg/（kg·d）顿服（最大剂量 60mg/d），口服 8 周，缓解后逐渐减量，必要时可延长至 12 周；足量治疗后每 2～3 周减少原用量的 10%，当减至 20mg/d 左右时症状易反复，应更加缓慢减量；最后以最小有效剂量（10mg/d）再维持半年左右。对于激素依赖型或激素抵抗型的患者可使用细胞毒药物，协同激素治疗，如环磷酰胺、环孢素、他克莫司、霉酚酸酯等。

（4）中草药治疗：根据患者证候不同，进行辨证论治，但应避免使用含马兜铃酸的中草药。

（张义德）

第十三章　IgA 肾病

【定义】

IgA 肾病（IgA nephropathy，IgAN）是指 IgA 沉积的系膜增生性肾病，最早由伯杰（Berger）于 1968 年首先对此病加以描述，故又称 Berger 病。好发于青少年，男性多见。世界各地的 IgA 肾病发病率差异显著，亚太地区（中国、日本、东南亚等）、欧洲、北美洲该病分别占原发性肾小球疾病的 40%～50%、20%、8%～12%。IgA 肾病是我国最常见的肾小球疾病，并成为对终末期肾脏病影响较大的病因之一。

【病因和发病机制】

不少 IgA 肾病患者常在呼吸道或消化道感染后发病或出现肉眼血尿，故以往强调黏膜免疫与 IgA 肾病发病机制相关。近年的研究证实，IgA 肾病患者血清中 IgA1 较正常人显著增高。肾小球系膜区沉积的 IgA 免疫复合物（IgAIC），相似于血清型 IgA，提示为骨髓源性 IgA。此外，研究还发现 IgA 肾病患者血清中 IgA1 的铰链区存在糖基化缺陷，这种结构异常的 IgA1 不易与肝细胞结合和被清除，导致血液循环浓度增高，导致其与肾小球系膜细胞膜上的 IgA1 Fc 受体结合力增强，提示缺陷的 IgA1 与肾小球系膜细胞 Fc 结合所产生的受体 - 配体效应在 IgA 肾病的发病机制中起着重要的作用。诱导系膜细胞分泌炎症因子、活化补体，导致 IgA 肾病的病理改变。

【病理】

IgA 肾病病理变化多种多样，可涉及增生性肾小球肾炎几乎所有的病理类型，病变程度可轻重不一，主要病理类型为系膜增生性肾小球肾炎，其他肾小球病变包括袢坏死、节段性硬化、新月体形成等。肾小管间质病变包括炎症细胞浸润及间质纤维化。约 20% 的 IgA 肾病患者出现中、重度的间质纤维化。肾小管萎缩和间质纤维化一般与肾小球硬化相伴随，提示预后不良。免疫荧光以 IgA 为主呈颗粒样或团块样在系膜区或伴毛细血管壁分布，常伴有 C3 沉积，一般无 C1q、C4 沉积。也可有 IgG、IgM 相似于 IgA 的分布，但强度较弱。电镜下可见电子致密物主要沉积于系膜区，有时呈巨大团块样，具有重要辅助诊断价值。

【临床表现】

1. 肉眼血尿　起病前多有感染，常为上呼吸道感染（咽炎、扁桃体炎），其次为消化道、肺部和泌尿系统感染。部分患者常在上呼吸道感染后数小时后出现突发性肉眼血尿，持续数小时至数日。肉眼血尿发作后，尿红细胞可消失，也可转为镜下血尿；少数患者肉眼血尿可反复发作。更常见的另一类患者起病隐匿，主要表现为无症状性尿异常，常在体检时偶然发生，呈持续性或间发性镜下血尿，可伴或不伴轻度蛋白尿；其中少数患者病程中可有间发性肉眼血尿。

2. 尿检异常　以持续性镜下血尿伴蛋白尿较为常见，尿蛋白＜ 1g/d 者占 19%～82%，单纯性镜下血尿者以成人较多。

3. 肾病综合征　一般发生于肾小球病变严重的病例，多伴局灶节段性肾小球硬化样病变，伴足细胞损伤，较广泛的小管间质损害或新月体形成。少数大量蛋白尿患者肾脏病理可出现类似微小病变的病理特征。

4. 慢性肾衰竭　在我国，相当一部分导致慢性肾衰竭的原发性肾小球疾病是 IgA 肾病，病程长期迁延，最后进展为慢性肾衰竭。文献报道，慢性肾衰竭的平均发生率为 5%～38%。

5. 高血压　IgA 肾病高血压发病率显著高于正常人群，随着病程延长高血压发生率增高，年龄超过 40 岁的 IgA 肾病患者高血压发生率为 30%～40%，高血压在慢性肾功能损害的患者中进一步升高。

【辅助检查】

尿沉渣检查常显示尿红细胞增多，相差显微镜显示以变形红细胞为主，但有时可见到混合性血尿。大多数患者伴少量蛋白尿，少数患者呈大量蛋白尿（> 3.5g/d）。部分患者蛋白尿可持续阴性，仅表现为孤立性镜下血尿。肾功能检测及内生肌酐清除率能评估肾功能状态，免疫学检查包括 ENA、ANA、ANCA、肝炎病毒抗原抗体、HIV 抗体等，有助于鉴别继发性肾小球疾病。

全 X 线胸片、心电图、甲状腺超声、消化系统和泌尿系统超声，必要时完善 CT 检查，肾活检病理能明确诊断。

【诊断和鉴别诊断】

1. 诊断　本病诊断需要依靠肾活检标本的免疫病理、光镜、电镜检查手段，免疫荧光显示肾小球系膜区 IgA 免疫球蛋白呈颗粒样弥漫性沉积，可同时伴有 C3 沉积，诊断为 IgA 肾病，如果呈节段性沉积，则需要排除其他节段性硬化病变引起。此外，必须排除肝硬化、过敏性紫癜等所致继发性 IgA 肾病。

2. 鉴别诊断

（1）链球菌感染后急性肾小球肾炎：临床表现为血尿、蛋白尿、水肿等，与 IgA 肾病活动期表现相似，但前者潜伏期长，有自愈倾向；后者潜伏期短，病情反复，并结合实验室检查［如血 IgA、C3、等位基因特异的寡核苷酸（ASO）］可鉴别。

（2）薄基底膜肾病：常为持续性镜下血尿，常有阳性血尿家族史，肾脏免疫病理显示 IgA 阴性，电镜下弥漫性肾小球基底膜变薄。一般不难鉴别。

（3）继发性 IgA 肾病：最常见的是过敏性紫癜肾病，病理类型相似，但伴有皮肤紫癜、腹痛、关节痛等临床表现。其他如肝硬化、自身免疫性甲状腺病、强直性脊柱炎等均可继发 IgA 肾病。

【治疗】

依据改善全球肾脏疾病预后组织（KDIGO）指南，强调 ACEI 或 ARB 治疗，二者不但能降低血压，而且有效减少蛋白尿，对血压正常的患者也推荐从小剂量长期口服，并调整剂量，以患者耐受为宜。若为蛋白尿 ≥ 1g/d 者，且 eGFR > 50ml/（min·1.73m^2），指南建议加用 6 个月的糖皮质激素治疗。

若临床表现为急进性肾小球肾炎，肾脏病理提示新月体肾小球肾炎，肾功能急剧恶化。该类患者若以细胞性新月体为主，应予甲泼尼龙联合环磷酰胺冲击治疗，该类患者预后差，多数患者肾功能不能恢复。

肾功能正常、病理改变轻微者，单独给予糖皮质激素常可得到缓解、肾功能稳定。若为激素抵抗者，可联合细胞毒药物治疗。若大量蛋白尿长期得不到控制，则更易进展至慢性肾衰竭。

反复发作肉眼血尿的患者，肉眼血尿与感染密切相关，积极治疗感染病灶能有效缓解血尿的发作。

对于终末期肾病患者则需行肾脏替代治疗，包括血液透析、腹膜透析和肾移植。

【IgA 肾病应掌握的内容】

1. 问诊　尿色加深或尿面泡沫增多的起病时间，是否有与感染相关的血尿，多与上呼吸道感染密切相关，其他如肠道感染、胆道感染等，当泌尿系统感染时应与 IgA 肾病的血尿相鉴别；有无咽炎和扁桃体肿大，有无凹陷性水肿，有无血压升高及高血压的起病年龄，平时血压水平及治疗情况；有无肝硬化、强直性脊柱炎、甲状腺疾病等；有无家族性遗传性肾脏病史。

2. 查体　体温、脉搏、呼吸、血压、精神状况；皮肤有无感染和紫癜，有无颜面和眼睑水肿，咽、扁桃体有无感染性充血、肿大；甲状腺有无肿大，肺部有无啰音，心界大小以及心率，有无心脏扩大，有无肝脾大及移动性浊音，手关节、脊柱及骶髂关节有无畸形和压痛，双下肢有无凹陷性水肿。

3. 辅助检查　尿常规、尿沉渣、24 小时尿蛋白定量、血常规、肝肾功能、电解质、血糖、血脂、血清蛋白质电泳、内生肌酐清除率、ENA、ANA、ANCA、肝炎病毒抗原抗体、HIV 抗体全胸片、心电图、甲状腺超声、消化系统和泌尿系统超声，必要时完善 CT 检查，肾活检病理能明确诊断。

4. 治疗

（1）治疗原则：主要是对症治疗，包括积极控制血压、降脂、适当利尿消除水肿、维持水电解质酸碱平衡，预防并治疗潜在的感染性疾病，避免接触和使用肾毒性药物。

（2）降蛋白尿治疗：ACEI 或 ARB 有降蛋白尿作用，故对于高血压患者在排除禁忌后可作为首选，可单药逐渐加至靶剂量；对于血压正常的患者也可从小剂量使用，根据患者耐受情况逐渐加量至最大耐受剂量。若为蛋白尿 ≥ 1g/d 者，且 eGFR > 50ml/（min·1.73m^2），指南建议加用 6 个月的糖皮质激素治疗。若为临床表现为急进性肾小球肾炎，肾脏病理提示新月体肾小球肾炎者，以细胞性新月体为主，应予以甲泼尼龙联合环磷酰胺冲击治疗。

（3）对于存在肾功能损害者，宜优质低蛋白、低磷饮食联合复方 α- 酮酸，免疫抑制剂需要根据 GFR 水平选择使用，避免过分强调降蛋白而忽略肾功能。

（4）中草药治疗：根据患者证候不同，进行辨证论治，但应避免使用含马兜铃酸的中草药。

（5）肾功能不全发展至终末期，则需要行肾脏替代治疗。

（张义德）

第十四章　糖尿病肾病

【定义】

糖尿病肾病（diabetic nephropathy，DN）是糖尿病最常见微血管并发症之一，30% ～ 40% 的糖尿病患者可出现糖尿病肾病，常伴随其他糖尿病微血管并发症出现。2 型糖尿病因病程不明确，约 5% 的糖尿病肾病患者其糖尿病病史不详。

【病因和发病机制】

1.遗传背景　糖尿病肾病与遗传因素密切相关，遗传因素在决定糖尿病肾病易感性方面起着重要作用。

2.糖代谢紊乱　高血糖持续存在时，葡萄糖与氨基酸、蛋白质发生非酶糖基化反应，产生不可逆的晚期糖基化终末产物（AGE），不断增高的 AGE 可促使基底膜中的胶原增多，不易降解，导致基底膜厚和基质增生。此外，细胞内的高糖引起各种损伤介质如胰岛素生长因子 -1（IGF-1）、转化生长因子 -β_1（TGF-β_1）、血管紧张素 II（Ang II）等产生过多，使更多的葡萄糖进入细胞内；活性氧增加、多元醇途径的活化、蛋白激酶 C（PKC）途径激活、氨基己糖通路激活等因素均参与糖尿病微血管并发症的产生。

3.肾脏血流动力学改变　糖尿病早期即存在肾小球内"三高"（高灌注、高压力和高滤过），在糖尿病肾病的发生中起重要作用。由于肾小球囊内压增高，肾小球体积增大，肾小球滤过面积增加，导致肾小球滤过率增加和蛋白尿产生。

4.高血压　糖尿病患者存在交感兴奋、RAAS 激活、水钠潴留等因素，因此多同时伴有高血压，随着糖尿病肾病进展，高血压也会进一步升高。而高血压在糖尿病肾病的发生、发展中起着重要的推波助澜的作用。

【病理】

光镜下早期肾小球体积增大，基底膜轻度增厚，系膜区增宽。随着病情进展，肾小球基底膜弥漫增厚，基质增生。病理包括：①渗出性病变，沉积于血管袢内皮下者称"纤维素帽"，沉积于肾小囊内的称"肾小囊滴"；②系膜增生，系膜基质增多，系膜细胞增生不明显；③结节性硬化，形成典型的基 - 威（K-W）结节，称为结节性肾小球硬化症；④球性硬化，为糖尿病肾病晚期病理表现。早期肾小管基底膜增厚、间质成分增多，晚期可见肾小管萎缩、间质纤维化。

免疫荧光下可见 IgG 沿肾小球基底膜和肾小囊壁沉积，可呈线样沉积。

电镜下早期肾小球基底膜不规则增厚，系膜区扩大，基质增多，随着病情进展，足细胞数量减少，晚期则形成结节状。

【临床表现】

根据 Mogensen 分期，1 型糖尿病肾病分为 5 期，临床表现分别表现为如下。

Ⅰ期：此阶段以肾小球高滤过、高灌注、高压力为特点，临床上 GFR 升高，但尿蛋白＜ 30mg/d，尿白蛋白排泄率＜ 20μg/min。肾脏病理表现为肾小球体积增大，肾小管肥大。

Ⅱ期：此阶段肾小球仍处于高滤过状态，尿微量白蛋白阴性，但病理出现肾小球、肾小管基底膜增厚。

Ⅲ期：微量白蛋白尿期，此阶段肾小球滤过率正常或高于正常，尿蛋白定量达 30 ～ 300mg/d，或尿白蛋白排泄率达 20 ～ 200μg/min，病理仍可见肾小球体积增大，但肾小球基底膜增厚。

Ⅳ期：显性蛋白尿期，此阶段出现明显蛋白尿，伴肾小球滤过率进行性下降，病理见明显基底膜增生和系膜基质增多。

Ⅴ期：此阶段进入终末期肾病，GFR 显著降低，高血压明显加重。同时合并视网膜病变、周围神经病变等。病理伴广泛的肾小球硬化，肾小管萎缩、小管纤维化。

2 型糖尿病肾病损害的过程与 1 型糖尿病基本相似，只是高血压出现早、发生率高，其他如心脑血管并发症多。

【辅助检查】

尿常规可见蛋白尿阳性，或微量白蛋白尿，尿沉渣多无镜下血尿；尿蛋白定量可多可少，多与糖尿病肾病严重程度相关，一般而言，蛋白定量越多，提示糖尿病病程越长，肾病越严重，中、晚期可表现为肾病范围大量蛋白尿，且伴慢性肾功能不全。肌酐及内生肌酐清除率水平与糖尿病肾损害程度密切相关，糖化血红蛋白反映平时血糖控制情况。常伴高脂血症、胆固醇及甘油三酯升高；累及冠状动脉引起心肌缺血时可有心肌标志物升高。

全 X 线胸片、心电图、心脏超声、消化系统和泌尿系统超声，检眼镜、眼底照相检查视网膜，自主神经功能检查等。

【诊断和鉴别诊断】

1. 诊断　糖尿病肾病是排他性诊断，排除其他继发性肾脏病同时，满足以下几条，即可诊断：①明确诊断的糖尿病；②持续蛋白尿，尿蛋白定量达 300mg/d，或尿白蛋白排泄率达 200μg/min；③存在糖尿病视网膜微血管病变。

2. 鉴别诊断　临床明确的糖尿病肾病无须肾活检。但无论 1 型或 2 型糖尿病患者，如突然出现蛋白尿或蛋白尿突然增多、尿沉渣多型性红细胞明显增多、肾功能短期内急剧恶化时，应考虑合并其他肾脏病变的可能，往往需要肾活检明确诊断。

【治疗】

1. 饮食治疗　控制体重，增加运动，戒烟。避免肾毒性药物如造影剂、非甾体抗炎镇痛药使用。已存在肾功能不全者应控制蛋白质摄入。

2. 控制血糖　积极控制血糖可有效降低发展至微量白蛋白尿的概率，预防心、脑、肾等并发症。对于存在明显蛋白尿和肾功能下降者，也有利于延缓肾功能不全进展。降糖目标是糖化血红蛋白 < 7.0%，过度严格控制血糖反而增加病死率。

3. 控制血压　高血压在糖尿病肾病发展中起重要作用，因此严格控制血压尤其重要，目标血压为 ≤ 130/80mmHg。降压药物以 ACEI 或 ARB 作为首选。对于进入微量白蛋白尿阶段的患者，即使血压不高，也应从小剂量加起。使用过程中应密切观察肾功能、血钾水平，避免在脱水和肾动脉狭窄患者中使用。血压控制不佳的患者，可加用其他降压药，如 CCB、利尿剂、β 受体阻滞剂等。

4. 控制血脂　调脂治疗不但可延缓糖尿病肾病进程，而且有助于减少心脑血管并发症。首选他汀类降脂药，目标为总胆固醇 < 4.5mmol/L，低密度脂蛋白 < 2.5mmol/L，若甘油三酯增高为主时，则可先使用贝特类。应注意调脂药的肝损害不良反应。

5. 并发症治疗　应积极预防心、脑血管并发症，对于已并发动脉粥样硬化、心脑血管疾病、周围神经病变等并发症者，应多学科协作，合理治疗。

6. 肾衰竭治疗　对于肾功能不全者，应纠正肾性贫血、钙磷紊乱和继发性甲状旁腺功能亢进，存在透析指征者，应及时进行血液净化治疗。对于有条件的患者优先选择胰肾联合移植。

【糖尿病肾病应掌握的内容】

1. 问诊　糖尿病病程以及平时血糖控制水平（包括降糖药物），有无尿面泡沫增多及起病时间，有无肢体凹陷性水肿及尿量改变，有无血压升高，高血压病史及血压控制情况（包括降压药物），有无视物模糊及肢体麻木，有无反复便秘或腹泻史，有无胸闷、胸痛、气急，有无头晕及一过性晕厥。既往有无慢性肾脏病病史及家族性遗传病史，有无其他继发性肾脏病因。

2. 查体　体温、脉搏、呼吸、血压、BMI、精神状况；有无慢性肾病面容及贫血貌，有无水肿及水肿部位，水肿是否为凹陷性，肺部呼吸音、心界叩诊、心率、心律、心脏杂音，移动性浊音、腹部血管杂音，有无胫前黑斑、糖尿病足，神经系统检查。

3. 辅助检查　尿检异常情况（包括尿常规、尿沉渣、尿红细胞形态、微量蛋白尿及尿蛋白定量）、血常规、肝肾功能、eGFR 或内生肌酐清除率，电解质，血糖、血脂、糖化血红蛋白、胰岛素、C 肽，谷氨酸脱羧酶抗体；ENA、ANA、ANCA、补体、乙型肝炎表面抗原、丙肝抗体、HIV 抗体、抗磷脂酶 A_2 受体抗体等有助于鉴别诊断；消化系统及泌尿系统超声、检眼镜或照相检查视网膜病变、心电图、心脏超声，怀疑肾动脉狭窄行肾动脉造影。肾脏病理改变有助于明确诊断。

4. 治疗

（1）治疗原则：积极控制血糖、血脂、血压，肥胖患者积极降低体重，对存在肾功能损害的患者，应避免过度强化降糖治疗，以免增加低血糖风险；避免脱水、各种感染及使用肾毒性药物；有冠心病高危因素者应积极二级预防。

（2）降压治疗：首选 ACEI 或 ARB，不但能降低蛋白尿，延缓肾病进展，而且改善心脏重构及心功能不全。在用药过程中应注意血压、有效循环容量、血钾水平的变化，伴肾动脉狭窄时应慎用或禁用，严重肾功能不全也应避免使用。血压控制不佳时可联合钙通道阻滞剂（CCB）、利尿剂、β 受体阻滞剂等。需要注意的是，糖尿病肾病患者可伴Ⅳ型肾小管性酸中毒，在使用 ACEI 或 ARB 治疗过程中更易出现高钾血症。

（3）慢性肾功能不全的糖尿病肾病患者，宜优质低蛋白饮食 +α- 酮酸治疗，纠正肾性贫血、钙磷紊乱及继发性甲状旁腺功能亢进，积极预防心脑血管、视网膜、周围神经病变等并发症。存在透析指征者，应及时进行血液净化治疗。对于有条件的患者优先选择胰肾联合移植。

（张义德）

第十五章　高血压肾损害

【定义】

高血压肾损害通常指原发性高血压导致的肾脏靶器官损害，包括肾脏小动脉病变及肾实质损害。原发性高血压通常在成年后发生，并且随着年龄增长，其发病率也相应增加，因此，在老年人群中发病率极高，约占到70%，且常常表现为单纯收缩期血压升高。

心、脑、肾三个器官是最常见的高血压损害的靶器官，可分别表现为心脏肥厚、脑卒中及肾功能不全等。高血压肾损害是常见的导致终末期肾病的病因之一，在我国位列第三。

第一节　良性小动脉性肾硬化症

【病因】

引起原发性高血压因包括基因背景、不良的生活习惯、精神紧张、肥胖、胰岛素抵抗、睡眠呼吸暂停综合征等。

【发病机制】

1. 遗传因素　不同人种发生高血压肾损害的比例不同，黑色人种较白色人种更易发生高血压及肾损害。此外，低体重儿常伴有肾单位数量较正常体重儿减少，成年后更易发生良性小动脉性肾硬化症。

2. 血流动力学异常　高血压时，部分入球小动脉逐渐出现管壁增厚、管腔狭窄。肾小球前动脉阻力增高，导致部分肾小球处于低灌注的缺血状态，引起缺血性肾病。此外，肾缺血后刺激致密斑和肾小球旁器释放肾素、激活肾素 - 血管紧张素 - 醛固酮系统（RAAS），引起水钠潴留，使系统血压进一步升高，肾小球毛细血管长期处于高灌注、高滤过和高压的状态，进一步促进了肾小球的硬化。

3.RAAS激活　是导致高血压和肾损害的重要因素，血管紧张素Ⅱ（AngⅡ）引起肾血管收缩，肾小球内压力升高，系膜细胞收缩，导致对蛋白质的选择通透性增加，并能激活与纤维化相关的生长因子，最终引起肾硬化。

4. 交感神经系统兴奋　交感神经系统兴奋时，去甲肾上腺素水平升高，部分患者肾素水平也升高，可直接提高心率、收缩外周血管，从而升高血压，系统血压升高可直接引起肾小球内"三高"。此外，可直接收缩肾血管，使肾脏血管阻力增加，导致肾单位缺血。

【病理】

本病主要侵犯肾小球前小动脉，如弓形动脉及叶间动脉，导致入球小动脉玻璃样变，小动脉内膜增厚，造成动脉管腔狭窄，供血减少，进而继发缺血性肾实质损害，包括肾小球缺血性皱缩、硬化，肾小管萎缩及肾间质纤维化。

【临床表现】

临床首先出现肾小管浓缩功能障碍，表现为夜尿多、低比重及低渗透压尿，当肾小球缺血性损害后，可出现轻度蛋白尿，随着病情进展，出现肌酐清除率下降，血肌酐增高，部分患者最终进展至终末期。高血压眼底病变也常同时伴随存在，其他器官如心脏、脑均可出现损害，表现为心肌肥厚和脑血管意外。

【辅助检查】

微量白蛋白尿是肾小球内皮细胞损伤的表现，也是良性小动脉性肾硬化症早期诊断指标，但该指标还受到肥胖、糖尿病等因素干扰。尿蛋白定量大多在 1g/d 以内，以小分子蛋白为主。尿渗量和尿比重降低。当肾功能损害时，可出现肾小球滤过率降低、血肌酐升高。肾性贫血相对较轻。

【诊断和鉴别诊断】

1. 诊断 良性小动脉硬化症的临床诊断主要依据以下几方面：①年龄偏大，以中老年多见，有原发性高血压病史，平时血压控制不佳；②既往无原发性或其他继发性肾脏病史；③病情进展缓慢，早期以肾小管浓缩功能障碍为主要表现；④肾小球病变较轻，持续性少量蛋白尿，一般不超过 1g/d，镜检有形成分少；⑤伴其他靶器官损害，如高血压视网膜病变、心脑血管并发症。

2. 鉴别诊断

（1）肾实质性高血压：起病年龄相对较小，实质性肾脏病变在先，有尿检异常或肾功能损害，此后出现高血压，提示为肾性高血压。病理以肾小球病变为主，可伴有肾小管病变。病程早中期视网膜、心脑靶器官损害多不明显。

（2）肾血管性高血压：肾动脉狭窄的病因包括动脉粥样硬化、大动脉炎和纤维肌性发育不良，动脉粥样硬化最常见。肾动脉狭窄时的高血压多较顽固，腹部有时可有血管杂音，超声可见一侧肾脏缩小，对侧肾脏代偿增大，若为双侧肾动脉狭窄，则代偿性增大不明显。选择性肾动脉造影可明确诊断。

（3）其他继发性高血压：如原发性醛固酮增多症、嗜铬细胞瘤、主动脉缩窄等，相关实验室及器械检查可协助诊断。

【治疗】

1. 一般治疗 改变不良的生活习惯，低盐饮食，戒烟，控制体重，增加锻炼，限制咖啡，保证充足的睡眠等。

2. 药物降压 包括 ACEI、ARB、CCB、β 受体阻滞剂、α 受体阻滞剂及利尿剂等。ACEI 或 ARB 是首选的药物，尤其是适合并发蛋白尿的患者。鉴于二者联用有较高的高钾血症和急性肾损伤风险，且增加器质性心脏病患者心脏事件，因此不主张联用，但血压控制不佳时，可与利尿剂、CCB 等降压药物联合使用。

不同的指南对慢性肾脏病患者降压靶目标的确定也不一致。2012 年 KDIGO 指南提出，对于糖尿病及非糖尿病的 CKD 非透析患者，若 24 小时尿蛋白定量 < 30mg，则血压控制在 140/90mmHg 以内；若 24 小时尿蛋白定量 > 30mg，则控制在 130/80mmHg 以内。2013 年欧洲心脏病学会指南的靶目标统一为 < 140/90mmHg，合并大量蛋白尿者收缩压降至 130mmHg，老年人血压控制目标为 150 ~ 140/90mmHg，< 80 岁的老年人在耐受良好的情况下收缩压可降至 < 140mmHg。

【预后】

良性小动脉性肾硬化症病程长，进展缓慢。积极控制血压、防治心血管并发症，并治疗肾损害的相关危险因素如高血糖、高血脂、高尿酸等，可改善其远期预后。

第二节 恶性小动脉性肾硬化症

恶性高血压是指重度高血压（舒张压 ≥ 130mmHg），合并眼底视网膜水肿、渗出、出血和（或）视盘水肿的一组临床综合征。本病起病急，63% ~ 90% 伴肾脏受累，其他如并发心力衰竭、脑水肿、脑出血等。如不及时处理，预后极差。

【病因】

除少数原发性高血压未得到有效控制外，大多为继发性高血压引起。各种原发性和继发性肾实质性疾病、肾血管病变、内分泌疾病引起的继发性高血压是常见的原因之一。60%～80%的恶性高血压为继发性高血压。

【发病机制】

恶性高血压的发病机制尚未完全阐明，目前认为剧烈的血压升高对血管壁的机械性压力和RAAS激活是两个关键因素。急剧升高的血压造成血管内皮损伤、血管通透性增加、血浆蛋白和纤维蛋白原漏出并进入血管壁挤压和破坏血管壁平滑肌，形成小动脉纤维素样坏死及内膜增生性病变。

【病理】

病变性质及程度与良性小动脉肾硬化症不同。可见入球小动脉、小叶间动脉及弓状动脉纤维素样坏死，以及小叶间动脉和弓状动脉内膜增厚，典型的呈"洋葱皮"样改变，动脉管腔高度狭窄，乃至闭塞。

典型的肾小球病理改变为局灶、节段性纤维素样坏死，坏死区内可伴微血栓形成、系膜细胞增生，乃至出现新月体。肾小球明显缺血皱缩，导致肾小球荒废。恶性高血压的肾实质病变进展十分迅速，很快导致肾小球硬化。

肾小管可出现上皮细胞脱落、再生等急性肾小管坏死病变，随着病情进展，出现不同程度的小管萎缩及肾间质纤维化。

【临床表现】

恶性高血压肾损害首先表现为明显的蛋白尿，严重时可呈肾病综合征。20%患者呈现无痛性肉眼血尿，50%～60%患者有镜下血尿，也可出现红细胞管型，75%患者有白细胞尿。85%～90%患者就诊时即有不同程度的肾功能损害。

肾外表现包括头痛、视物模糊、恶心呕吐、急性心力衰竭、急性脑血管意外等。血栓性微血管病是继发于恶性高血压的严重并发症，有微血管内溶血和血小板减少等表现，常合并急性肾衰竭。

【辅助检查】

大多数恶性小动脉肾硬化症患者有明显的蛋白尿及血尿，血浆肾素水平和活性及醛固酮水平升高。外周血涂片可见破碎红细胞，网织红细胞增高和血小板减少，胆红素升高。有肾功能不同程度的损害。

【诊断和鉴别诊断】

1. 诊断　恶性小动脉肾硬化症诊断依据：①有恶性高血压；②有蛋白尿和血尿；③肾功能进行性恶化；④可有微血管内溶血证据；⑤眼底检查见视网膜出血、渗出，伴或不伴视盘水肿。

2. 鉴别诊断　与良性小动脉肾硬化症鉴别诊断相同。

【治疗】

除了合并高血压脑病、严重充血性心力衰竭、主动脉夹层等情况外，一般避免短期内降压至正常范围。通常降压幅度以2～6小时不超过20%，血压在24～48小时降至160～170/100～110mmHg为宜。降压药物首选静脉滴注，如硝普钠、硝酸甘油等，待病情平稳后渐过度至口服降压药物维持。恶性高血压时慎用利尿剂，否则加重血容量不足状态，激活RAAS，不利于病情恢复。

【预后】

在无有效降压药物的年代，恶性高血压性肾硬化症患者 1 年存活率仅为 20%，5 年存活率几乎为零。静脉降压药物广泛使用后，使得病情及时得到控制，预后大有改观。

【高血压肾损害应掌握的内容】

1. 问诊　高血压起病年龄、病程、降压药物及血压控制水平，有无头痛、头晕、视物模糊，有无胸闷气急、活动后加重，有无夜尿增多，有无尿面泡沫增多，有无肢体麻木及半身不遂，有无肥胖及呼吸睡眠暂停。

2. 查体　体温、脉搏、呼吸、血压、神志及精神状况，颈静脉是否怒张，两肺是否有湿啰音，心界叩诊大小，心率、心律听诊，有无额外心音及杂音，腹部听诊有无血管杂音，神经系统检查是否有阳性体征。

3. 辅助检查　尿常规、尿沉渣、尿微量蛋白、尿蛋白定量、尿醛固酮、血常规、肝肾功能、电解质、血糖、血脂、内生肌酐清除率、肾素、醛固酮、血管紧张素等；24 小时动态血压测定、检眼镜及照相行视网膜检查、心电图、心脏超声、肾上腺 CT 及头颅 CT 等，必要时肾活检病理可明确诊断。

4. 治疗

（1）治疗原则：积极控制血压，去除顽固性高血压的病因如肥胖、睡眠呼吸暂停等，若为其他继发性高血压如肾动脉狭窄、主动脉缩窄、肾上腺肿瘤等，则应积极去除病因。

（2）改变不良生活习惯，如低盐饮食、增加锻炼、避免情绪激动、保证充足睡眠等。

（3）保护靶器官，改善远期预后。良性小动脉性肾硬化症者，早期使用 ACEI 或 ARB 类降压药，若血压控制不佳时，可联合其他类降压药；恶性小动脉肾硬化症者，应积极静脉滴注降压药，待平稳降压后过度至口服降压药维持，定期评估心、脑、肾、视网膜等靶器官功能。

（张义德）

第十六章　狼疮性肾炎

【定义】

系统性红斑狼疮（systemic lupus erythematosus，SLE）是自身免疫性疾病，其病变大多累及数个系统或器官，累及肾脏，则表现为狼疮性肾炎（lupus nephritis，LN）。我国狼疮性肾炎发病率呈上升趋势。SLE 好发于育龄期女性，儿童、青少年、老年患者少见，男女比例为 1∶（7～9）。国内发病率约 70/10 万，高于白色人种，低于美国黑色人种。狼疮性肾炎是常见的继发性肾病之一，约占肾脏疾病的 13.5%。

【病因】

SLE 是一种自身免疫性疾病，病因尚未完全阐明，发病与遗传、环境、内分泌异常及免疫调节紊乱等多种因素相关，发生免疫紊乱后导致的自身免疫性损伤。

【发病机制】

狼疮性肾炎发病机制复杂，主要是 B 细胞活化产生大量自身抗体，导致免疫复合物沉积在肾脏所致。免疫复合物在肾脏沉积的途径包括：循环中的抗体直接与肾小球抗原结合导致肾脏系膜和内皮出现免疫复合物沉积；循环抗原植入肾小球后，再与循环中的自身抗体结合，激发自身免疫反应；循环免疫复合物直接沉积于肾小球。沉积于肾脏的免疫复合物通过经典途径和旁路途径激活补体系统，引起一系列的免疫损伤反应。此外，T 细胞功能紊乱，多种炎症细胞浸润以及肾脏固有细胞产生的细胞因子等因素激活补体，进一步扩大炎症反应，并最终导致肾组织损伤。

【病理】

狼疮性肾炎病理复杂多变，不同时期的病理类型可发生转型，常累及肾小球、肾小管和肾血管。

光镜下，肾小球典型的病理包括系膜细胞和系膜外基质增生，毛细血管内或血管外细胞增殖，肾小球内单核巨噬细胞和淋巴细胞浸润，大量免疫复合物沉积于内皮下、上皮侧或系膜区，可有袢坏死、核碎裂和新月体形成，也可有血栓形成。小管间质病变包括肾小管上皮细胞坏死、脱落，间质炎症细胞浸润、小管炎，不同程度的小管萎缩、间质纤维化等，受累程度与肾小球和血管病变相关。血管病变包括血管壁免疫复合物沉积，非炎症坏死性血管病变、血栓栓塞性微血管病和狼疮性血管炎等。

免疫荧光下可见肾小球 IgG、IgM、IgA、C1q、C3、C4 等沉积，呈"满堂亮"现象，IgG 沉积以 IgG1 为主。典型的免疫荧光表现为肾小球系膜区免疫复合物呈颗粒状沉积，可融合成片，内皮下大量免疫复合物沉积通常为团块状，上皮下沉积物多呈颗粒状。免疫复合物也可沉积在小管间质，多在间质侧，为颗粒状或短线状，其中Ⅳ型免疫复合物沉积最突出。间质毛细血管基底膜也可见沉积物，以 IgG 为主，有时仅见 C3 和 C1q。

电镜下可见系膜区、内皮下、上皮侧有显著的电子致密物沉积，多数肾小球电子致密物沉积物呈颗粒状。

【临床表现】

1. 肾外表现　狼疮性肾炎患者肾外表现多样，大多有发热以低热为主，可间歇性发热，也可持续性发热，均有不同程度的乏力、食欲缺乏、消瘦。皮肤表现多有皮疹，典型的皮疹为蝶形红斑，位于两颊和鼻梁为鲜红色边缘清晰，红斑消退后一般无瘢痕，无色素沉着，皮肤损害还包括光过敏、脱发。部分患者有肌痛、关节炎，既可呈游走性，也可呈持续性，但很少见关节破坏和畸形。

血液系统受累常见，可出现血三系减少，也可表现为某一系细胞减少，伴免疫性或非免疫性溶血。肺部受累表现为胸膜腔积液、间质性肺炎、肺泡出血，甚至肺梗死。神经系统病变是 SLE 最严重的并发症之一，可为功能性，也可为器质性病变，表现为中枢神经系统和周围神经系统病变，中枢神经系统包括脑出血、脑梗死、精神异常、癫痫发作、偏头痛、肢体感觉异常等，周围神经病变少见，表现为多发性周围神经炎。

2. 肾脏损害 狼疮肾炎在 SLE 中很常见，与远期预后密切相关。狼疮肾炎临床表现多样，主要有以下几种形式。

（1）无症状尿检异常：无症状蛋白尿和（或）血尿，无水肿及高血压，多于体检时发现。

（2）急性肾炎综合征：起病类似链球菌感染后急性肾炎，有一定的蛋白尿，血尿较为明显，伴水肿及高血压。该型临床较为少见。

（3）急进性肾炎综合征：临床起病急，发展快，表现为少尿或无尿，肾功能短期内恶化，伴明显血尿和高血压，甚至肉眼血尿，多见于新月体肾小球肾炎。

（4）肾病综合征：此型约占狼疮性肾炎总数的 40%，可表现为经典的单纯性肾病综合征，也可伴有明显血尿、高血压和肾功能损害。

（5）慢性肾炎综合征：起病隐匿，持续存在的蛋白尿、血尿，有不同程度的水肿、慢性肾功能不全和高血压。

（6）肾小管损害：多数狼疮性肾炎患者同时伴有肾小球和肾小管受累，极少部分患者仅累及肾小管，如急性或慢性间质性肾炎，表现为肾小管酸中毒、肾性糖尿等。

【辅助检查】

1. 常规检查

（1）尿液检查：血尿、蛋白尿、管型尿，可伴有白细胞尿。

（2）血液检查：血常规示多有贫血，也可伴有白细胞和（或）血小板减少，网织红细胞升高；红细胞沉降率明显增快，可有高球蛋白血浆、低白蛋白血症，Coombs 试验阳性。

2. 免疫学检测

（1）自身抗体检测：是诊断 SLE 的重要手段，其中，ANA 在绝大多数 SLE 患者中呈阳性，抗双链 DNA 抗体是特异性的抗体，滴度高低与狼疮性肾炎活动程度密切相关。抗 Sm 抗体特异性高于其他抗体，但阳性率偏低，25% ～ 40% 患者抗 Sm 抗体阳性，但其特异性可达 99%，且与疾病活动程度缺少相关性。其他抗体如抗心磷脂抗体、抗核糖核蛋白（RNP）抗体、抗干燥综合征（SSA、SSB）抗体等。

（2）补体：包括 C1q、C3、C4、CH50，在 SLE 活动期常降低。

3. 其他检查

全胸片或胸部 CT、心电图、心脏超声、消化系统及泌尿系统超声、唇腺活检，必要时骨髓穿刺、脑脊液穿刺，肾活检病理可明确诊断。

【诊断和鉴别诊断】

1. 诊断

（1）系统性红斑狼疮的诊断标准：目前 SLE 诊断多依据 1997 年美国风湿病学会修订的标准，11 项中 4 项或 4 项以上符合即可诊断。

1）颧部红斑：遍及颧部的扁平或高出皮肤的固定性红斑，常不累及鼻唇沟部位。

2）盘状红斑：隆起红斑上覆有角质性鳞屑和毛囊栓塞，旧病灶可有皮肤萎缩性瘢痕。

3）光敏感：对日光照射有明显反应，引起皮疹。

4）口腔溃疡：口腔或鼻咽部无痛性溃疡。

5）关节炎：非侵蚀性关节炎累及 2 个或 2 个以上的周围关节，特征为关节的肿、痛或渗液。

6）浆膜炎、胸膜炎：胸痛、胸膜摩擦音或胸膜积液。

7）心包炎：心电图异常，心包摩擦音或心包积液。

8）肾脏病变：尿蛋白，定量＞0.5g/d 或尿常规蛋白＞（+++），细胞管型：可为红细胞、血红蛋白、颗粒管型或混合性管型。

9）神经系统异常：抽搐，非药物或代谢紊乱如尿毒症、酮症酸中毒或电解质紊乱所致；精神病，非药物或代谢紊乱，如尿毒症、酮症酸中毒或电解质紊乱所致。

10）血液学异常：溶血性贫血伴网织红细胞增多，或白细胞减少（＜4×10^9/L）至少 2 次；或淋巴细胞减少（＜1.5×10^9/L）至少 2 次；或血小板减少（＜100×10^9/L，除外药物影响）。

11）ANA 阳性。

12）免疫学异常：如抗双链 DNA（dsDNA）抗体阳性，或抗 Sm 抗体阳性，或抗心磷脂抗体阳性。

（2）狼疮性肾炎诊断：需要重视尿液检查、肾功能及免疫学指标。狼疮性肾炎患者肾功能突然恶化时，不但因病理转型、新月体形成等因素，也可能因药物治疗、感染、脱水、溶血等因素导致急性肾小管坏死和急性间质性肾炎，肾活检能明确诊断。

2. 鉴别诊断 注意与其他风湿性疾病如原发性干燥综合征、类风湿关节炎、皮肌炎、系统性硬化、混合性结缔组织病、系统性血管炎等相鉴别，也可能与 SLE 同时存在，部分表现为重叠综合征。

【治疗】

由于狼疮性肾炎临床表现多样，病理多变，因此，应特别注意个体化治疗，尽可能基于肾活检病理制订治疗方案。

1. 一般治疗

（1）降压治疗：高血压是狼疮性肾炎患者肾功能进展重要的可控因素，有效降压能降低肾功能损害的风险及心脑血管并发症。ACEI 或 ARB 为首选的降压药物（禁用于有禁忌证的患者），其他如 CCB、α 受体阻滞剂、β 受体阻滞剂等。

（2）调脂治疗：高脂血症在明显蛋白尿的狼疮性肾炎患者常见，不但影响远期肾功能，而且是心脑血管事件的高危因素，选择他汀类调脂药物能有效降低血脂水平。

2. 免疫治疗

（1）糖皮质激素：是治疗 SLE 基本药物，它能明显改善狼疮性肾炎患者的预后。常用量为泼尼松 1mg/（kg·d）口服，根据病情在 6～12 个月逐渐减量。重型狼疮如急进性狼疮肾炎、狼疮性脑病、弥漫性肺泡出血、严重溶血性贫血等则以大剂量糖皮质激素冲击治疗。甲泼尼龙冲击治疗多为 0.5～1.0g/d，3 天为 1 个疗程，根据病情，间隔 1～2 周可重复 1 个疗程，后改中、小剂量泼尼松维持治疗。

（2）环磷酰胺（CTX）：是高效的治疗增殖性狼疮性肾炎的经典细胞毒药物。目前多采用静脉 CTX 冲击治疗，起始剂量为 0.75g/m²，以后每月 0.5～1.0g/m²，连续使用 6 个月，后改 3 个月 1 次。CTX 副作用包括性腺抑制、出血性膀胱炎、肝损以及骨髓抑制，副作用与治疗总剂量有关，甚至可以数年后发生膀胱癌。因此，避免过量使用 CTX，一般总量不超过 9g。

（3）马替麦考酚酯（MMF）：可特异性地抑制淋巴细胞的增生，在诱导治疗和维持治疗期均有较好的疗效，可减少或避免环磷酰胺的副作用。但应密切监测 CD4、CD8 淋巴细胞，避免过度免疫抑制导致严重感染事件。

（4）钙调磷酸酶抑制剂（环孢素、他克莫司）：环孢素除免疫抑制作用外，还有抗蛋白尿的作用，对于膜性狼疮性肾炎疗效确切，但肾毒性相对较为明显，包括急性和慢性肾毒性，相较而言，他克莫司更为安全。

（5）其他：CD20 单抗（美罗华）、大剂量丙种球蛋白冲击治疗、血浆置换、免疫吸附等方法可选择在严重病例中使用。

（6）硫唑嘌呤、来氟米特等，均可联合小剂量激素用于缓解后维持期的治疗。

【预后】

随着免疫抑制剂的广泛合理使用，狼疮性肾炎患者总体预后显著改善，10 年生存率超过 90%，很少有患者死于狼疮活动。部分患者病理上存在明显的新月体、肾小球硬化、肾小管萎缩和间质纤维化，远期预后差，大多发展至终末期肾病。

【狼疮性肾炎应掌握的内容】

1. 问诊　询问年龄、性别及起病时间；有无持续低热或不规则发热，有无皮疹、瘀斑瘀点及皮肤日光过敏；有无关节痛、脱发、口腔溃疡及明显口干，有无月经量改变，有无反复流产史；有无尿面泡沫增多，有无尿色及尿量的改变，有无水肿，水肿起始的部位，是否为凹陷性水肿；有无雷诺征阳性；有无咳嗽、咯血、胸闷、呼吸困难或腹胀；有无血压升高，高血压程度，有无头痛、精神或神志异常。

2. 查体　体温、脉搏、呼吸、血压、神志及精神状况；有无贫血貌，有无脱发、皮疹及瘀斑瘀点，有无浅表淋巴结肿大，有无面部红斑、水肿及口腔溃疡；有无颈内静脉怒张，两肺叩诊有无浊音，听诊有无啰音及下肺呼吸音消失，心脏叩诊有无心界扩大，有无心音低钝遥远，心音、心律及心脏杂音听诊，腹部有无压痛及肝脾大，有无移动性浊音，腹部有无血管杂音；四肢关节有无红肿畸形，双下肢有无凹陷性水肿；神经系统检查有无异常。

3. 辅助检查　尿常规、尿沉渣、尿红细胞形态、尿蛋白定量、血常规、贫血系列、Coombs 试验、网织红细胞、肝肾功能、电解质、血糖、血脂、ENA、ANA、ANCA、抗心磷脂抗体、抗核小体抗体、补体；全胸片或胸部 CT、心电图、心脏超声、消化系统、腹水及泌尿系统超声、骨髓穿刺、外周血涂片找破碎红细胞，必要时唇腺活检及脑脊液穿刺，肾活检可明确狼疮性肾炎诊断与分型。

4. 治疗

（1）治疗原则：避免日光照射及过敏药物；对症治疗高血压及高脂血症；胸腹腔等浆膜腔积液产生压迫症状时应引流以缓解症状；对于狼疮性肾炎不同的病理类型和不同的病程阶段，治疗方案均应个体化制订，诱导治疗及维持治疗阶段方案各不相同。

（2）免疫抑制治疗：首选糖皮质激素治疗，根据病情轻重，剂量从小量至大剂量冲击治疗，维持期治疗建议小剂量长期维持。免疫抑制剂包括 CTX、马替麦考酚酯、环孢素、他克莫司、美罗华、丙种球蛋白等。

（3）积极治疗其他系统病变，如血液系统、呼吸系统、心血管系统、神经系统并发症。

（4）慢性肾功能不全者，治疗宜延缓功能衰竭进程，宜优质低蛋白 + 复方 α- 酮酸治疗，避免各种肾毒性药物，密切关注部分免疫抑制剂的毒副作用。发展至终末期肾病者，可选择行血液净化治疗。

（张义德）

第十七章　急性肾损伤

【定义】

急性肾损伤（acute kidney injury，AKI）是指各种因素引起的肾功能在短时间内快速下降而导致的临床综合征。由于肾小球滤过率（glomerular filtration rate，GFR）下降，氮质毒素如尿素氮、血肌酐（Scr）等在体内蓄积，电解质、酸碱平衡紊乱，常伴有水潴留，从而导致临床多系统并发症。

符合下列情形之一者即可定义为 AKI（2012 年急性肾损伤 KDIGO 指南可见分期，表 6-17-1）。

1. 48 小时内 Scr 水平增高 $\geq$ 26.5μmol/L。

2. Scr 增高至基础值的 1.5 倍，且已知或经推断发生在 7 天以内。

3. 持续 6 小时尿量 < 0.5ml/（kg·h）。

表 6-17-1　根据 Scr 水平和尿量情况将 AKI 分为三期

分期	血肌酐标准	尿量标准
1 期	增至基础值的 1.5 ~ 1.9 倍或升高 $\geq$ 0.3mg/dl（26.5μmol/L）	< 0.5ml/（kg·h），持续 6 ~ 12 小时
2 期	增至基础值的 2.0 ~ 2.9 倍	< 0.5ml/（kg·h），持续 $\geq$ 12 小时
3 期	增至基础值的 3 倍或升高 $\geq$ 4.0mg/dl（353.6μmol/L）或开始肾脏替代治疗或 < 18 岁患者，eGFR < 35ml/（min·1.73m^2）	< 0.3ml/（kg·h），持续 $\geq$ 24 小时或无尿持续 $\geq$ 12 小时

【病因和发病机制】

肾前性 AKI 的常见病因包括血容量减少（如各种原因的液体丢失和出血）、有效动脉血容量减少和肾内血流动力学改变等，约占 AKI 的 55%，是急性肾小管坏死（ATN）常见病因。肾性 AKI 常见病因是肾缺血或肾毒性物质（包括外源性毒素，如生物毒素、化学毒素、抗菌药物、造影剂等和内源性毒素，如血红蛋白、肌红蛋白等）损伤肾小管上皮细胞，导致 ATN。此外，肾小球病、肾血管病、小管间质病导致的 AKI 也属于此类。肾后性 AKI 是指急性尿路梗阻，双侧尿路梗阻或孤立肾单侧尿路梗阻均可导致肾后性 AKI。

1. 肾前性 AKI　当有效循环血量下降、某些药物引起的肾小球内毛细血管灌注压降低等因素导致肾内血流动力学改变和肾血流分布异常，可发生肾皮质缺血。在肾前性 AKI 早期，若能在肾灌注减低后的 6 小时内得到纠正，肾功能可得到及时恢复，反之则往往发展为 ATN。

2. 肾性 AKI　包括肾小球性、肾小管性、肾间性、肾血管性，其中以肾小管性最常见。①缺血性因素：各种原因引起肾血流量明显减少，使肾灌注压明显降低，引起 ATN，髓质淤血也可能是缺血性 ATN 发病机制之一。②中毒性因素：肾毒性物质可以引起肾小管直接及间接损伤，尤其存在肾缺血状态或慢性肾脏病基础的患者。造影剂、环孢素、非甾体抗炎药等；抗菌药物和抗肿瘤药物大多通过小管上皮细胞直接毒性作用，如氨基糖苷类抗生素可蓄积在肾小管上皮细胞内，引起局部氧化应激及细胞损伤，导致 ATN；内源性肾毒性物质如肌红蛋白、血红蛋白等可通过肾内氧化应激、收缩肾内血管等途径引发 ATN。③炎症因子的参与：缺血性 AKI 也可因炎症反应直接使血管内皮细胞受损，通过小管细胞产生炎症介质（IL-6、IL-18、TNF-α、TGF-β、MCP-1、RANTES）等使内皮细胞受损，并通过 ICAM-1 增加和 P 选择素增加，使白细胞黏附及移行增加，炎症反应导致肾组织的进一步损伤，继而 GFR 下降，尿毒素潴留。

3. 肾后性 AKI　当尿路发生梗阻时，尿路内反向压力首先传导至肾小球囊腔，由于肾小球入球小动脉代偿性扩张，肾皮质大量区域出现无灌注或低灌注状态，则 GFR 将逐渐下降。

【临床表现】

ATN 是肾性 AKI 最常见的类型，典型的 ATN 临床病程可分为 3 期。

1. 起始期　此期患者常遭受缺血或肾毒性因素的影响，但尚未发生明显肾实质损伤。此阶段一般持续数小时到数天，患者可无明显临床症状。如能及时采取有效措施去除病因，在此阶段的 AKI 是可以预防的。

2. 维持期　该阶段又称少尿期，肾实质损伤已经形成，一般持续 7 ～ 14 天，但也可短至数天，或长达 4 ～ 6 周。多数患者因 GFR 显著降低，出现氮质血症伴尿量减少，也有些患者表现为非少尿型 AKI。不论尿量是否减少，随着 GFR 下降，临床上出现一系列尿毒症表现，主要是尿毒素潴留和水、电解质、酸碱平衡紊乱所致。

（1）AKI 的常见全身表现

1）消化系统症状：如食欲减退、恶心、呕吐、腹胀、腹泻等，严重患者可发生消化道出血。

2）呼吸系统症状：如容量负荷过重导致的急性肺水肿及感染。临床表现为胸闷、气喘、不能平卧、咳嗽、咳痰等。

3）循环系统症状：由于水钠潴留导致高血压、心力衰竭、水肿表现，因毒素滞留、电解质紊乱、酸中毒等引起各种心律失常和心肌病变。

4）神经系统症状：可出现意识障碍、躁动、谵妄、抽搐、昏迷等尿毒症脑病症状。

5）血液系统症状：可出现轻度贫血及出血倾向。

6）感染：50% 以上的 ATN 患者可并发感染，是 AKI 常见而严重的并发症之一，预防性应用抗菌药物并不能减少感染的发生率。

此外，在 AKI 同时或在疾病发展过程中，还可合并多器官功能衰竭，病死率极高。

（2）水、电解质和酸碱平衡紊乱表现：主要表现为水过多、代谢性酸中毒、高钾血症、低钠血症、低钙和高磷血症等。

1）水潴留：常见于少尿或无尿患者，水分控制不严格或补液量过多，可诱发心力衰竭。

2）代谢性酸中毒：主要因为肾小管排酸和重吸收碳酸氢根能力降低，同时又合并高分解代谢状态，酸性代谢产物明显增多。可引起酸中毒深大呼吸等表现。

3）高钾血症：因少尿期排钾减少，加之高分解状态、代谢性酸中毒，可在数小时内发生严重高钾血症。

4）低钠血症：一方面由于水潴留引起稀释性低钠血症，另一方面呕吐以及利尿剂治疗，进一步加重了低钠血症，严重患者可出现脑水肿临床表现。

3. 恢复期　该期通常持续 1 ～ 3 周。肾小管上皮细胞再生、修复，管壁完整性恢复，GFR 逐渐恢复至正常或接近正常范围。患者尿量进行性增多，每日可达 2500ml 或以上，称为多尿，是肾功能开始恢复的标志。部分患者最终遗留有不同程度的肾脏结构和功能损害。

【辅助检查】

1. 尿液检查　不同病因导致的 AKI 尿检异常表现不同。

ATN 时有少量蛋白尿，且以小分子为主，尿沉渣检查可见肾小管上皮细胞、上皮细胞管型和颗粒管型以及少许红细胞、白细胞等。因肾小管重吸收功能损害，尿比重降低且较固定，多在 1.015 以下，尿渗透浓度＜ 350mOsm/L，尿渗透压与血渗透压浓度之比＜ 1.1，尿钠含量增高，滤过钠排泄分数（FE_{Na}）常＞ 1%。

2. 血液检查　血肌酐和尿素氮进行性升高，高分解代谢者升高速度更快，伴轻度贫血；血清钾浓度常升高，血 pH 和碳酸氢根离子浓度降低；血清钠浓度正常或偏低；血钙降低、血磷升高。

3. 影像学检查　超声不但有助于尿路梗阻的诊断，对急、慢性肾功能减退的鉴别也很有帮助，发现肾萎缩或皮质变薄提示慢性肾功能减退，肾脏增大符合 ATN。CT 扫描对评估尿路梗阻更有优势，有助于确定梗阻部位以及腹膜后恶性肿瘤。CTA、MRA 有助于明确诊断肾血管病变。

4. 肾活检　是 AKI 鉴别诊断的重要手段。肾活检指征：①存在缺血和肾毒性因素外的 AKI，如急进性肾炎综合征、急性间质性肾炎等；②原有肾脏病基础的患者发生 AKI，如狼疮性肾炎患者出现 AKI；③伴有系统性受累表现的患者；④临床表现不典型者；⑤肾功能持续 4～6 周后不恢复者。ATN 的肾脏病理表现为肾小管上皮细胞脱失，严重时基底膜裸露，小管腔中可见脱落的上皮细胞；近端小管上皮细胞刷状缘脱落，同时可见肾小管上皮细胞再生。

【诊断和鉴别诊断】

1. 诊断

（1）有明确的诱因，如脱水、肾毒性物质等因素作用。

（2）临床起病急，表现为尿量减少以及其他系统症状，如恶心呕吐、胸闷气急等。

（3）实验室检查发现肾功能指标升高，如血肌酐升高、eGFR 降低。

（4）符合 2012 年急性肾损伤 KDIGO 指南制定的 AKI 标准。

根据入院前详细的病史、用药史，合理应用实验室及辅助检查，尤其是依据 KDIGO 指南，不难作出诊断，AKI 早期诊断的生物学标志物，如中性粒细胞明胶酶相关脂质运载蛋白（NGAL）、肾损伤因子 -1（KIM-1）、白介质 18（IL-18）等有助于早期诊断。必要时行肾活检。

2. 鉴别诊断

（1）与肾前性少尿鉴别：肾前性氮质血症是 AKI 最常见的病因，应详细询问有无体液丢失的因素存在。发病前有容量不足、体液丢失等病史，体检发现皮肤和黏膜干燥、低血压、颈静脉充盈不明显者，应首先考虑肾前性少尿。如果补足血容量后血压恢复正常，尿量增加，则支持肾前性少尿的诊断。此外，尿比重、尿渗透压、肾衰指数、钠排泄分数等指标也有助于鉴别。

（2）与肾后性尿路梗阻鉴别：有结石、肿瘤或前列腺肥大病史患者，突然完全无尿或间歇性无尿；可伴有肾绞痛、季肋部位或下腹部疼痛、肾区叩击痛阳性，超声显像和 X 线检查等可帮助确诊。

（3）与肾小球性 AKI 鉴别：临床表现为肾炎综合征或肾病综合征同时伴 AKI，尿蛋白常较严重，血尿及管型尿显著。常见于新月体肾小球肾炎，如狼疮性肾炎、ANCA 相关性血管炎、紫癜性肾炎等。肾活检可明确诊断。

（4）与急性肾间质病变鉴别：药物过敏、感染或一些化学品接触是本病的常见原因，药物引起者可伴有发热、皮疹、关节痛、血和尿嗜酸性粒细胞增加等，必要时依靠肾活检明确诊断。

3. 不典型表现与易误诊原因

（1）非少尿型 AKI，无明确缺血和肾毒性的病史，部分患者没有经过治疗即可自愈。

（2）慢性肾衰竭基础上的 AKI，患者有慢性肾功能不全基础，但往往因未进行相关检查而病情不明，本次因缺血或肾毒性因素诱发 AKI，肾脏大小与 PTH 有助于鉴别。

【治疗】

尽早识别并纠正可逆病因，及时采取干预措施避免肾脏受到进一步损伤是 AKI 治疗的关键所在，维持水、电解质和酸碱平衡，积极防治并发症，对部分患者适时进行血液净化治疗。补充营养以维持机体的营养状况和正常代谢，有助于损伤细胞的修复和再生。对于有高分解代谢或营养不良及接受透析的患者蛋白质摄入量可放宽。恢复后应定期随访肾功能，避免使用对肾有损害的药物。

1. 并发症处理

（1）高钾血症处理：① 10% 葡萄糖酸钙 10～20ml 稀释后静脉缓慢（5 分钟）注射；② 5% 碳酸氢钠 100～200ml 静脉滴注；③ 50% 葡萄糖溶液 50～100ml 加普通胰岛素 6～12U 缓慢静脉注射；④口服降钾树脂；⑤呋塞米静脉注射；⑥以上措施无效或为高分解代谢型 AKI 的高钾血

症患者，血液净化是最有效的治疗。

（2）急性左心衰竭处理：AKI 因水潴留、感染等因素，可并发心力衰竭，利尿剂和洋地黄疗效差，且易发生洋地黄中毒。药物治疗主要以扩张小动脉和小静脉为主，改善心脏前后负荷。透析治疗清除水分效率最高，能有效缓解因容量过重导致的心力衰竭。

2. 血液净化指征　①急性肾衰竭合并高分解代谢者，每日 BUN 上升 $\geq$ 10.5mmol/L，Scr 上升 $\geq$ 176.8μmol/L 时，应考虑行血液净化治疗；②少尿 48 小时，无尿 24 小时；③严重高钾血症，K^+ > 6.5mmol/L，或已经出现严重心律失常；④急性肺水肿且利尿剂治疗无效；⑤严重代谢性酸中毒，动脉血 pH < 7.2；⑥ BUN > 31.5mmol/L；⑦血清 Na^+ > 155mmol/L 或 < 120mmol/L；⑧尿毒症并发症，包括尿毒症脑病，恶心、呕吐，尿毒症心包炎，尿毒症肌病。

【急性肾损伤应掌握的内容】

1. 问诊　起病的原因，包括有无腹泻、呕吐、消化道出血等体液丢失，有无感染性因素导致的发热，有无特殊用药史（非甾体镇痛药、氨基糖苷类等）或毒物接触史（如化工原料、蛇蝎毒、生吞鱼胆）；有无剧烈运动、肌肉酸痛及酱油样尿；有无尿量减少，尿量减少的持续时间及尿量有无变化，有无水肿、胸闷及活动后气急；有无腹泻及黑便，食欲情况，有无恶心及食欲缺乏；有无关节痛、皮疹、脱发、骨痛等。

2. 查体　体温、脉搏、呼吸、血压、神志情况，有无发热、大汗，有无低血压状态；有无贫血貌，水肿情况，有无局部性水肿（如眼睑、颜面或双下肢水肿）抑或是全身性水肿（甚至伴有多浆膜腔积液如胸腔积液、腹水等）；有无脱水表现如眼眶凹陷、皮肤干燥；心肺方面关注有无湿啰音、心动过速、奔马律，有无腹部压痛、肠鸣音活跃等。

3. 辅助检查　包括尿常规、尿渗透压、内生肌酐清除率、肾衰竭指数、滤过钠排泄分数、血常规、肝肾功能、电解质、血糖、血尿素氮 / 肌酐比值、BMP、ANA、ENA、ANCA 等；器械检查包括 X 线胸片、心电图、泌尿系统超声或 CT、残余尿，必要时行中心静脉压监测、肾活检。

4. 治疗

（1）治疗原则：去除病因，如及时停用肾毒性药物，纠正低血容量，解除尿路梗阻，并积极治疗潜在的感染因素。大部分情况下，去除病因后肾功能会逐步缓解。

（2）对症治疗：对于存在水钠潴留者，可适当使用利尿剂，部分少尿型 AKI 过渡至非少尿型，在一定程度上改善心脏容量负荷，但利尿治疗对缩短 AKI 本身病程的帮助有限；积极处理电解质紊乱，及时纠正高钾血症、低钾血症、低钠血症，维持水、电解质、酸碱平衡；有消化道症状者使用 PPI 制酸护胃；积极预防和治疗心功能不全。

（3）肾脏替代治疗：急性肾损伤绝大部分在去除病因后肾功能可逆转，但在病程中往往出现严重并发症，严重电解质紊乱（如高钾血症、高钠血症、低钠血症）、急性肺水肿、严重酸中毒、尿毒症脑病及严重的消化道症状时，均需根据实际病情及时行血液净化治疗，以尽力确保患者平稳度过危险期。

（4）随访：对 AKI 患者应定期随访了解肾功能情况。

（张义德）

第十八章 慢性肾衰竭

【定义】

慢性肾衰竭（chronic renal failure，CRF）是指各种原发性或继发性肾脏病导致肾功能进行性不可逆性减退，并出现一系列症状的临床综合征，是所有慢性肾脏病（CKD）持续进展的共同结局。

【病因和发病机制】

1. 病因　包括各种原发性肾脏病和继发性肾脏病，原发性肾脏病包括 IgA 肾病、局灶节段性肾小球硬化症、膜增殖性肾小球肾炎等；继发性肾脏病包括糖尿病肾病、高血压肾小球硬化症、系统性血管炎、骨髓瘤肾病、狼疮性肾炎、慢性间质性肾炎、梗阻性肾病等。危险因素包括高血压、高血糖、蛋白尿、有效循环血量不足或肾脏局部供血不足导致的肾缺血、肾毒性药物、感染、尿路梗阻等。

2. 机制　包括肾小球高滤过、矫枉失衡、肾小管高代谢、脂质代谢紊乱、肾小管上皮细胞转分化等学说，未控制的高血压、细胞因子和生长因子也参与其中。

【临床表现】

CKD 患者的临床表现与 GFR 水平密切相关，GFR 越低，临床表现越严重。随着 GFR 进一步下降，临床表现也逐渐加重，并出现恶心、食欲减退、代谢性酸中毒。

1. 水、电解质与酸碱平衡紊乱　肾脏的基本功能是调节水、电解质与酸碱平衡，慢性肾衰竭时上述功能受损。由于病程长、进展相对缓慢，早、中期因代偿机制而较少出现上述紊乱，至 CKD 4～5 期后才出现明显的电解质紊乱和代谢性酸中毒。

（1）若同时伴有腹泻、呕吐，又因长期食欲减退，入水量少，则可出现脱水状态，肾功能进一步恶化；若补液过多、过快，又可导致急性水潴留，甚至诱发急性肺水肿。而对于长期低钠饮食、进食差者，可出现低钠血症、低血容量。

（2）慢性肾衰竭者最常出现高钾血症；也有出现反复低钾血症者。若同时伴有酸中毒、摄钾过多、溶血、输血时，则更易出现高钾血症。肾衰竭患者常伴有食欲差，恶心呕吐，腹泻，导致钾摄入量不足或胃肠道丢失而引起低钾血症，伴有远端肾小管酸中毒时可出现顽固性低钾血症。

（3）低钙、高磷血症及继发性甲状旁腺功能亢进：低钙血症主要与钙摄入不足、高磷血症抑制 1，25-$(OH)_2D_3$ 合成、骨钙转运、代谢性酸中毒等有关。低钙血症、高磷血症均可直接刺激甲状旁腺，引起继发性甲状旁腺功能亢进和肾性骨病。

（4）高镁血症：常因肾脏排泄显著减少导致。少数患者出现低镁血症，与镁摄入不足、利尿剂使用等因素有关。

2. 糖、蛋白质、脂肪、氨基酸和维生素代谢紊乱　慢性肾衰竭患者常伴有胰岛素抵抗，表现为空腹或餐后血糖升高。少数患者尚可出现低血糖，由于 GFR 显著降低，对胰岛素清除明显下降。蛋白质缺乏型营养不良与蛋白质及氨基酸合成下降，伴有代谢增加以及代谢产物蓄积有关。脂质代谢异常，表现为胆固醇升高，或甘油三酯升高，或二者兼有。维生素代谢紊乱在慢性肾衰竭中也很常见。

3. 各系统功能障碍

（1）消化系统：常表现为食欲缺乏，继而恶心、呕吐、腹泻、消化道出血等，严重者可出现失血性休克。

（2）心血管系统：包括高血压、动脉粥样硬化、心肌病、尿毒症性心包炎和心力衰竭。尿毒症性心包炎在慢性肾功能不全晚期出现，多为纤维素性心包炎，可伴有血性积液，临床表现为胸闷、胸痛、呼吸困难等；病因包括尿素氮等尿毒素导致包膜化学炎症、营养不良及免疫功能低下导致感染波及心包、血小板功能障碍或凝血功能障碍导致出血性心包炎、继发性甲状旁腺功能亢进等。

（3）呼吸系统：严重的代谢性酸中毒可以导致尿毒症深大呼吸（又称 Kussmaul 呼吸），尿毒症患者还可出现尿毒症肺水肿、尿毒症胸膜炎及肺软组织钙化。

（4）血液系统：主要表现为贫血、出血倾向。

（5）神经系统：为中枢神经系统病变和周围神经系统病变。中枢神经系统病变时，表现为失眠、注意力不集中、记忆力减退、抑郁等，甚至抽搐、精神错乱、幻觉，甚至昏迷。周围神经系统病变临床常见肢端袜套样分布的感觉障碍、下肢不安腿综合征。

（6）皮肤改变：皮肤瘙痒是最常见的临床表现。

（7）内分泌系统：1α- 羟化酶、促红细胞生成素缺乏，还有性激素紊乱和性功能下降、继发性甲状旁腺功能亢进、胰岛素抵抗和胰岛素清除下降等。

（8）肾性骨病：包括高转化性肾性骨病、低转化性肾性骨病和混合性骨性骨病，以高转化性骨性骨病最多见。

（9）免疫系统：慢性肾衰竭常伴感染，感染也是导致尿毒症患者死亡的常见因素之一。

【临床分期】

慢性肾衰竭分期见表 6-18-1。

表 6-18-1　慢性肾衰竭分期

分期	肾功能	GFR[ml/（min·1.73m^2）]
G_1	正常或升高	≥ 90
G_2	轻度下降	60 ～ 89
G_{3a}	轻到中度下降	45 ～ 59
G_{3b}	中到重度下降	30 ～ 44
G_4	重度下降	15 ～ 29
G_5	肾衰竭	＜ 15

【辅助检查】

1. 尿液检查　慢性肾衰竭患者的尿液检查可轻可重，常与肾脏病理类型相关。尿蛋白可从少量蛋白尿到肾病范围内大量蛋白尿；尿沉渣主要为多型性红细胞，少量镜下血尿到肉眼血尿，部分患者可无镜下血尿，可见红细胞管型和蜡样管型；尿比重和渗透压降低，晚期表现为等渗尿。

2. 血液检查　血肌酐和尿素氮升高，可伴肾性贫血、代谢性酸中毒、高钾血症、血钙降低、血磷及 PTH 升高。

3. 影像学检查　超声有助于明确肾脏大小与结构，慢性肾衰竭大多表现为肾脏体积缩小，皮质回声增强。糖尿病或淀粉样变性者肾脏体积可能增大。

【诊断和鉴别诊断】

1. 诊断　一般而言，若病程较长或起病隐匿，夜尿增多，伴或不伴上述单个或多个系统临床表现，伴血肌酐升高、贫血、低钙血症、高磷血症、血甲状旁腺素（PTH）升高、肾脏体积缩小等典型临床表现，即可诊断为慢性肾衰竭。

2. 鉴别诊断

（1）肾前性氮质血症：都有血容量不足的诱因，如呕吐、腹泻、过度利尿、大汗、低血压等，多伴有尿量明显减少，当有效血容量补足 48 ～ 72 小时后肾功能即可恢复，而慢性肾衰竭在补液治疗后肾功能多无法恢复。

（2）急性肾损伤鉴别：急性肾损伤多有明确的病因，如肾毒性、缺血性肾损伤等，临床多表现为少尿或无尿，多无贫血，影像学检查显示肾脏饱满，则不难鉴别。

【治疗】

首先重视对原发病治疗，是控制和阻止疾病进展的关键；其次是一体化治疗，下一步延缓肾功能的进展，减少并发症，提高生活质量。

1. 原发病的治疗 如对糖尿病肾病、高血压肾病、多发性骨髓瘤肾病、狼疮性肾炎、IgA 肾病等，均应保持长期治疗。

2. 一体化治疗 包括饮食、并发症治疗，包括降压，纠正水、电解质、酸碱平衡紊乱，纠正肾性贫血、钙磷紊乱及继发性甲状旁腺功能亢进，并预防心脑血管等并发症。不同阶段治疗的侧重点各不相同。

早、中期慢性肾衰竭的预防和治疗：积极治疗原发病，预防并及时去除导致肾功能损害进展的因素，是控制和阻止 CKD 进展。

疾病普查是早期发现 CKD 的有效途径，对于高危因素如高血压、糖尿病等患者，一方面要积极控制血压、血糖，预防肾损害并发症；另一方面，要定期进行尿检和肾功能监测，对 CKD 早期诊断，并早期有效治疗。

（1）生活方式的改变：注意保暖，避免呼吸道感染，戒烟，肥胖的患者减轻体重，养成每日排便的习惯。

（2）饮食疗法：在保证足够热卡基础上，保证蛋白质和氨基酸的充分摄入，并兼顾维生素和矿物质。以优质低蛋白饮食为主，同时补充 α- 酮酸。

（3）控制高血压：合理的降压治疗不仅可以降低蛋白尿，延缓肾衰竭进展，而且可以保护心、脑等靶器官。血管紧张素转化酶抑制剂（ACEI）和血管紧张素受体阻滞剂（ARB）具有降压以外的降尿蛋白作用，降低肾小球的高滤过而降低尿蛋白，延缓肾小球硬化症的进展。一般认为，CKD 患者降压的目标值为 130/80mmHg 以下，尿蛋白定量＞ 1g/24h 者，建议血压控制在 125/75mmHg 以下。老年患者及尿毒症透析患者根据个体情况，可适当放宽至 150/90mmHg。

（4）降低蛋白尿：能显著降低 CKD 患者肾衰竭的发病率。ACEI 或 ARB 可通过降低肾小球内"三高"，减少蛋白尿，延缓肾衰竭进程。

（5）适当控制血糖：强化控制血糖易诱发低血糖反应，甚至增加患者病死率。

（6）降脂治疗：将低密度脂蛋白 - 总胆固醇控制在 2.6mmol/L 以内，有利于改善动脉粥样硬化，以及微炎症状态引起的肾损害。注意发生肌病或横纹肌溶解的风险增加。

（7）贫血与促红细胞生成素：慢性肾衰竭多伴有不同程度的肾性贫血，在补充铁剂、叶酸等造血原料前提下，血红蛋白＜ 90g/L 可考虑促红细胞生成素治疗。剂量根据血红蛋白水平调整，将 Hb 维持在 100 ～ 110g/L。

（8）低钙血症、高磷血症和肾性骨病的治疗：慢性肾衰竭因磷排泄减少在体内蓄积，故高磷血症常见，除限制磷摄入外，可口服降磷治疗，碳酸钙在血钙升高患者慎用，可选用碳酸镧、司维拉姆等不含钙的磷结合剂。低钙血症宜口服活性维生素 D，但治疗中应监测血钙、血磷、PTH 水平。

（9）中草药治疗。

3. 肾脏替代治疗 包括血液透析、腹膜透析和肾移植。

（1）血液透析（hemodialysis，HD）：是一种体外血液净化技术，将血液引出体外，经带有透析器的体外循环装置，血液与透析液借人工半透膜进行水和溶质的交换，从而清除血液中潴留的水分和蓄积的尿毒症毒素。溶质清除主要依靠弥散和对流两种方式，普通血透中弥散起主要作用，血液滤过时对流起重要作用。

透析相关并发症：血液透析过程中或结束后早期常可出现并发症，严重时危及生命。

1）失衡综合征：指血透中或透析后早期出现以神经精神症状为主要表现的临床综合征，轻者仅有头痛、恶心呕吐、视物模糊、心率减慢等颅内高压症状，严重者可有嗜睡、癫痫发作、昏迷，甚至死亡。

2）透析器首次使用综合征：临床表现为血液透析中出现皮肤瘙痒、荨麻疹、咳嗽等，重者出现呼吸困难、休克，甚至死亡。一旦诊断应立即停止透析，丢弃体外循环中的血液，并予以抗组胺药、糖皮质激素或肾上腺素治疗。

3）高血压：血液透析中高血压常见，多于透析开始 1 ～ 2 小时，与透析液钠浓度或钙浓度过高、透析失衡综合征、水处理故障等有关，部分降压药在透析过程中清除也加重了高血压。可临时含服硝苯地平等短效降压药，调整水超滤剂量。

4）低血压：血液透析中低血压常见。多因透析过程中超滤过多、过快引起有效血容量不足所致，也可见于心源性休克。一旦出现，轻者停止超滤，重者需快速补充生理盐水，延长超滤时间或适当减少超滤量，或透析前减少、停用降压药物等。

5）其他如心绞痛、急性心肌梗死、严重心律失常、心包炎和心脏压塞、脑出血等均可在血液透析中发生，是尿毒症维持性血液透析患者死亡的重要因素。应积极对症处理，并与心血管科或神经科医师协同救治。

（2）腹膜透析：是利用自体腹膜作为半透膜，向腹腔内注入透析液，借助腹膜两侧毛细血管内血浆与透析液的溶质化学浓度梯度和渗透压梯度，通过扩散和渗透原理，达到清除毒素、超滤水分、纠正酸中毒和电解质紊乱的治疗目的。

腹膜透析的优点：①技术设备要求低，操作简单，费用较低，可居家治疗；②血流动力学稳定，无须血液体外循环，避免交叉感染；③保护残余肾功能；④无须抗凝剂，故无出血风险。

（3）肾移植：随着组织配型技术的进步、新型免疫抑制剂的问世，移植肾存活率显著提高，肾移植已经成为终末期肾病的重要治疗手段。成功的肾移植患者长期生存率和生活质量均优于透析疗法。

肾移植指征：各种病因导致的不可逆的终末期肾病患者达到透析指征时，均可考虑肾移植治疗。对其他脏器（如心、肺、肝、胰等）存在严重功能障碍的患者可考虑行器官联合移植。

【慢性肾衰竭应掌握的内容】

1. 问诊　多数慢性肾衰竭患者起病隐匿，缺乏特异性临床表现，早期多通过体检方能发现，因此给问诊带来困难，后期逐渐表现出多系统症状。问诊包括以下几点：①易感因素，如高血压、糖尿病、痛风、系统性红斑狼疮等病史；②有无长期特殊用药物或生活、工作环境存在肾毒性化学物质或重金属；③有无家族遗传性肾脏病史如多囊肾病史等；④有无尿面泡沫增多、夜尿增多、血压升高、乏力、贫血、食欲缺乏、恶心、呕吐、黑便、胸闷气急、口中氨味、皮肤瘙痒，女性有无月经增多或闭经等；⑤近期有无体检，包括尿液检查和血清学检查及结果。

2. 查体　体温、脉搏、呼吸、血压、神志、精神和营养状况，有无贫血貌，面部有无蝶形的色素沉着，皮肤有无尿素霜或角质层，颈静脉有无充盈、怒张，两肺有无湿啰音，心界有无扩大，听诊心音、心律、有无杂音，腹部触诊有无肿大的肝脏和肿大的肾脏，有无双下肢水肿、胫前黑斑或糖尿病足，有无痛风石。

3. 辅助检查　尿常规、尿沉渣、尿渗透压、尿蛋白定量、内生肌酐清除率、血常规、肝肾功能、电解质、血糖、血脂、PTH、血气分析、铁蛋白、未饱和铁结合率、糖化血红蛋白、眼底视网膜检查、胸片、心电图、心脏超声、泌尿系统超声等。

4. 治疗

（1）治疗原则：积极治疗原发病如糖尿病、高血压、痛风、狼疮等，应积极控制血糖、血压、血尿酸、治疗活动性狼疮；避免急性肾损伤因素，如脱水、严重高血压或低血压、心力衰竭、感染及肾毒性物质接触等；优质低蛋白低磷饮食联合复方 α- 酮酸。

（2）降压药首选 ACEI 或 ARB（排除禁忌证，见"慢性肾小球肾炎"）。

（3）纠正肾性贫血，建议血红蛋白＜ 90g/L 时使用重组人促红素；纠正低钙高磷和继发性甲状旁腺功能亢进；口服碳酸氢钠片纠正酸中毒；PPI 改善消化道症状。此外，慢性肾衰竭患者大多死于心血管疾病，尤其糖尿病肾病患者，故应优化降压、调脂、扩张冠状动脉、抗血小板等治疗。积极充分的血液净化是治疗尿毒症性心包炎的有效手段。

（4）对终末期肾病患者伴尿毒症症状者宜行肾脏替代治疗或肾移植手术，目前主张透析前行肾移植，移植肾存活率显著高于透析后手术者。

（5）中草药治疗，正确的辨证论治能改善患者临床症状。

（张义德）

第十九章　外阴及阴道炎症

【解剖】

外阴和阴道毗邻尿道、肛门，易受分泌物、经血、尿液及粪便刺激，局部比较潮湿；且生育年龄妇女性生活较频繁，又是分娩及子宫腔操作的必经之路，容易受到损伤及外界微生物感染。绝经后妇女及幼女的阴道上皮因雌激素水平低而菲薄，故局部抵抗力较低，易感染。前庭大腺位于两侧大阴唇下 1/3 深部，腺管开口位于小阴唇内侧近处女膜处，当发生外阴污染时易引起炎症。

【病因】

1. 阴道内正常的微生物群，包括：①革兰氏阴性需氧菌及兼性厌氧菌；②革兰氏阳性需氧菌及兼性厌氧菌；③专性厌氧菌；④支原体及假丝酵母菌。

2. 阴道和这些微生物之间形成生态平衡，使得即使有多种微生物存在，但并不致病。在维持平衡中，乳酸杆菌、雌激素和阴道的 pH 起到了重要的作用。正常阴道微生物群中，乳酸杆菌为优势菌群，它除了可以维持阴道的酸性环境外，其产生的各种抗微生物因子都可抑制致病微生物的生长，若体内雌激素水平降低或阴道内 pH 升高，如性交频繁、阴道灌洗等均可使阴道 pH 升高，不利于乳酸杆菌生长；此外，长期应用抗菌药物，或机体免疫力低下，均可使其他条件致病菌成为优势菌，引起阴道炎症。

3. 前庭大腺炎及前庭大腺囊肿主要致病菌为葡萄球菌、大肠埃希菌、链球菌及肠球菌。随着性传播疾病的发病率增加，淋病奈瑟菌、沙眼衣原体已成为常见病原体。

【临床表现】

1. 非特异性外阴炎　是由物理、化学因素而非病原体所致的外阴皮肤或黏膜的炎症。表现为外阴瘙痒、疼痛、烧灼感，性交时、排尿及排便时症状加重。

2. 前庭大腺脓肿　急性发作时，患侧外阴部肿胀，疼痛剧烈，直径可达 3～6cm，局部可触及波动感，多为单侧；表面皮肤变薄，若脓肿继续增大，可自行破溃，症状则随之减轻；若破口较小，引流不畅，症状可以反复发作。部分患者伴随发热等全身症状，患侧腹股沟淋巴结可有不同程度的肿大等。前庭大腺囊肿系急性期后，脓液被吸收，黏液代替腺体内的液体，成为前庭大腺囊肿；囊肿较小时，多无症状，但增大后，外阴患侧则肿大，可触及囊性肿物，与皮肤有粘连，患侧小阴唇展平，阴道口被挤向对侧；当囊肿较大时，有局部肿胀感、性交不适。

3. 阴道炎　根据不同病原体导致不同的阴道炎，主要分为滴虫性阴道炎、外阴阴道假丝酵母菌病、细菌性阴道病等。其中滴虫性阴道炎的主要症状是阴道分泌物增多、外阴瘙痒，分泌物为稀薄脓性、黄绿色、泡沫状、有臭味。阴道检查可见阴道黏膜充血，严重者有散在出血点，甚至宫颈有出血斑点，形成"草莓"样宫颈。外阴阴道假丝酵母菌病最常见的症状是白带量增多、外阴及阴道内有烧灼感，伴有严重的瘙痒，甚至影响工作和睡眠。典型患者白带为白色稠厚呈凝乳或豆腐渣样。妇科检查可见外阴红斑、水肿，常有抓痕，严重者可见皮肤皲裂、表皮脱落；阴道黏膜红肿、小阴唇内侧及阴道黏膜附有白色块状物，擦除后可露出红肿的黏膜面，甚至溃疡形成。细菌性阴道病主要表现为阴道分泌物增多，有鱼腥臭味，性交后加重，可伴有轻度外阴瘙痒或烧灼感。

【辅助检查】

通过常规白带检查可以鉴别阴道炎。

【诊断和鉴别诊断】

通过临床表现及白带检查结果可诊断及鉴别相关疾病。

【治疗】

1. 单纯性外阴炎 ①保持局部清洁、干燥，不穿紧身化纤内裤。②药物治疗：0.1% 聚维酮碘液或 1 ：5000 高锰酸钾溶液坐浴，每日 2 次，每次 15 ～ 30 分钟。坐浴后局部可涂抗菌药物软膏。急性期可选用微波或红外线局部物理治疗。③病因治疗：消除病因，有糖尿病、尿瘘、粪瘘则应及时治疗。

2. 前庭大腺囊肿或脓肿 在炎症早期，可使用全身性抗菌药物治疗。一般而言，青霉素类药物疗效较好。也可选用清热、解毒中药局部热敷或坐浴。应保持外阴局部清洁卫生。一旦形成了脓肿，应该切开引流。对于前庭大腺囊肿的治疗，应选用囊肿造口术。

3. 阴道炎

（1）滴虫性阴道炎：全身用药，即甲硝唑 2g，单次口服；或替硝唑 2g，单次口服；或甲硝唑 400mg，每日 2 次，连服 7 日。阴道局部用药即使用甲硝唑栓（阴道泡腾片）或替硝唑栓（阴道泡腾片）200mg，每日 1 次，7 日为 1 个疗程。性伴侣应同时进行口服甲硝唑或替硝唑治疗，并告知患者及性伴侣治愈前应避免无保护性交。

（2）真菌性阴道炎：局部用药，放于阴道内。①咪康唑栓剂，每晚 1 粒（200mg），连用 7 日；或每晚 1 粒（400mg），连用 3 日；或 1 粒（1200mg），单次用药。②克霉唑栓剂：每晚 1 粒（150mg），连用 7 日，或每日早、晚各 1 粒（150mg），连用 3 日；或 1 粒（500mg），单次用药。③制霉菌素栓剂：每晚 1 粒（10 万 U），连用 10 ～ 14 日。三唑类药物的疗效高于制霉菌素。

【外阴及阴道炎症应掌握的内容】

1. 问诊 外阴及阴道炎症发生瘙痒的持续时间，有无诱因，与月经周期有无关系，是否发生在性生活之后，是否合并白带异常，白带颜色性状，白带有无异味等；前庭大腺囊肿或脓肿发病初期局部疼痛，疼痛时间，肿块大小及有无全身不适症状。

2. 查体 通过妇科检查，了解外阴及阴道皮肤、黏膜有无红肿充血，白带性状，前庭大腺处有无异常肿块，肿块是否有波动感。

3. 辅助检查 妇科检查时用棉签取阴道内分泌物，置入 0.9% 氯化钠溶液中，至实验室化验。

4. 外阴及阴道炎症的治疗

（1）局部治疗：根据不同病原体采取局部阴道内用药。

（2）全身治疗：前庭大腺脓肿发作时，首先建议静脉用药（首选青霉素）后采取造口术；滴虫性阴道炎在局部用药同时需口服甲硝唑片治疗，性伴侣同治；复发性霉菌性阴道炎局部治疗同时口服伊曲康唑或氟康唑胶囊。

（3）性伴侣治疗：除滴虫性阴道炎外，性伴侣均不需同时治疗。

（倪惠华）

第二十章 子宫相关疾病

第一节 宫颈上皮内瘤变及宫颈恶性肿瘤

【解剖】

子宫颈主要由结缔组织构成，含少量平滑肌纤维、血管及弹性纤维。子宫颈管黏膜为单层高柱状上皮，黏膜内腺体分泌碱性黏液，形成黏液栓堵塞子宫颈管。黏液栓成分及性状受性激素影响，发生周期性变化。宫颈阴道部由复层鳞状上皮覆盖，表面光滑。宫颈外口柱状上皮与鳞状上皮交接处是宫颈癌的好发部位。

【病因】

宫颈上皮内瘤变（CIN）是与宫颈浸润癌密切相关的一组癌前病变，它反映了宫颈癌发生发展的连续过程。

1. 病毒感染 人乳头瘤病毒（human papilloma virus，HPV）感染，在接近90%的CIN和99%以上的宫颈癌组织发现有高危型HPV感染，其中约70%与HPV16、18型有关，单纯疱疹病毒（HSV-Ⅱ）、沙眼衣原体（CT）感染等。

2. 性生活紊乱、早婚、早育、多产、多次婚姻、经济状况低下 与免疫抑制等因素相关。青春期子宫颈发育尚未成熟，对致癌物较敏感。分娩次数增多，子宫颈创伤概率也增加，分娩及妊娠内分泌及营养也有改变，患宫颈癌的危险增加。孕妇免疫力较低，HPV DNA检出率很高。

3. 配偶为高危男子 配偶有阴茎癌、前列腺癌、包皮垢。

【临床表现】

1. CIN的临床表现 一般无特殊症状，偶有阴道排液增多；也可在性生活或妇科检查后发生接触性出血。妇科检查子宫颈可光滑，或见局部红斑、子宫颈糜烂样表现。

2. 宫颈恶性肿瘤的临床表现

（1）症状：早期无症状与慢性宫颈炎难区别，一旦出现症状，主要表现如下。

1）阴道排液：早期常无症状或仅有少许分泌物，随着肿瘤进展，阴道分泌物增多，晚期癌肿伴有感染坏死时，分泌物呈脓性，有腥臭或恶臭味。

2）阴道流血：常见表现为接触性出血，即性生活或妇科检查后阴道出血；也可为不规则阴道流血；晚期阴道出血较多，亦有大量出血甚至休克者；长期反复出血者易导致贫血。

3）晚期继发症状：根据病灶浸润范围，累及的脏器而出现一系列症状，癌肿压迫输尿管引起输尿管梗阻，肾盂积水，腰痛，严重时导致肾衰竭；侵犯膀胱或直肠，可出现尿频、尿急、血尿；肛门肿胀，便血等，侵犯达盆壁，压迫盆壁神经，可出现骶髂部或坐骨神经痛；晚期患者可出现贫血、恶病质等全身衰竭症状。

（2）体征：微小浸润癌可无明显病灶，子宫颈光滑或仅见不同程度的糜烂。外生型：癌肿向外生长，如菜花状，质较脆。内生型：癌组织向子宫颈管深部组织浸润生长，使子宫颈管逐渐增大，质硬，常呈"桶状"。溃疡型：阴道壁受累时，可见阴道壁变硬或赘生物生长。宫旁受累时，宫颈旁组织增厚、质硬，结节状或形成冰冻骨盆。

【辅助检查】

免疫学检查：鳞状细胞癌抗原（SCCA），不能用于筛选，可用于随访。确诊宫颈恶性肿瘤后根据具体情况选择胸部X线摄片、静脉肾盂造影、膀胱镜检查、直肠镜检查、B型超声检查及CT、MRI、PET等影像学检查。

【诊断】

宫颈上皮内瘤变及宫颈恶性肿瘤诊断均遵循三阶梯原则。

1. 宫颈细胞病理学。细胞学检查特异性高，但敏感性较低。常选用巴氏涂片法或液基细胞涂片法，推荐后者。

2. 阴道镜检查。细胞学检查提示意义不明确的不典型鳞状细胞（ASCUS）伴 HPV 检查阳性，或细胞学低级别鳞状上皮内病变（LSIL）及以上，或 HPV 检测 HPV16/18 型阳性者，建议行阴道镜检查。

3. 组织病理学诊断（宫颈多点活检及宫颈管搔刮术）。任何肉眼病灶，或阴道镜诊断为高级别病变者均应行宫颈多点活检及宫颈管搔刮术。

【鉴别诊断】

1. 宫颈糜烂和宫颈息肉，宫颈外观有时与 CIN 或宫颈癌难以鉴别，应做宫颈刮片或活检进行病理检查。

2. 子宫黏膜下肌瘤如有感染坏死，而误诊为宫颈癌。

3. 其他少见的病变如宫颈结核、妊娠期宫颈乳头状瘤、宫颈内膜异位症等，需取宫颈活组织检查进行鉴别。

【治疗】

1. 宫颈上皮内瘤变的处理

（1）CIN I 的处理

1）治疗指征：CIN I 约 60% 会自然消退，CIN I 并细胞学结果为高级别鳞状上皮内病变（HSIL）或以上的病例需治疗，其他可观察。

2）治疗方法：阴道镜检查满意可用冷冻、电灼、激光、微波等物理治疗；阴道镜检查不满意或宫颈活检（ECC）阳性者应采用 CIN I 锥切治疗。

3）随访：6 个月后复查细胞学，如无异常，1 年以后复查细胞学和 HPV。如细胞学结果大于ASC-US 或高危型 HPV 阳性，需要行阴道镜检查。

（2）CIN II、CIN III 的处理

1）观察：妊娠期的 CIN II、CIN III 可观察，每 2 个月进行 1 次阴道镜检查，产后 6 ～ 8 周再次进行评估后处理。约 20%CIN II 会发展为 CIN III，5% 发展为浸润癌。故所有的 CIN II 和CIN III 均需治疗。

2）治疗：阴道镜检查满意的 CIN II 可选择宫颈环形电切术（LEEP）或物理治疗，但之前必须行 ECC。阴道镜检查不满意的 CIN II 和所有 CIN III 通常采用宫颈锥切术，包括 LEEP 和冷刀锥切术。经宫颈锥切确诊，年龄较大、无生育要求、合并有其他手术指征的妇科良性疾病的 CIN III也可行全子宫切除术。

3）随访：每 3 ～ 6 个月行细胞学、HPV 检测或细胞学、阴道镜检查，连续 3 次正常后，可选择每年 1 次的细胞学或细胞学、HPV 及阴道镜随访。

2. 宫颈癌的治疗 宫颈癌以手术治疗和放疗或二者综合治疗为主，化疗为辅。手术适用于 IA期、IB 期、IIA 期及中心复发性患者，放疗适于各期患者。要根据临床分期，患者年龄、生育要求、全身情况、设备医疗技术水平、放射敏感性等加以考虑。总原则为采用手术和放疗为主、化疗为辅的综合治疗。

（1）手术治疗

1）手术方式：宫颈锥切术、筋膜外全子宫切除术、改良广泛子宫切除术、广泛性子宫切除术、广泛性子宫颈切除术、盆腔淋巴结清扫术、卵巢移位术、阴道延长术。

2）手术途径：可选择开腹手术、经阴道加腹腔镜或全部步骤经腹腔镜手术。

3）手术适应证：ⅠA、ⅠB、ⅡA 期患者。

①ⅠA$_1$ 期患者：无淋巴脉管间深浸润者进行筋膜外全子宫切除术。有淋巴脉管间深浸润者按 ⅠA$_2$ 期处理。< 45 岁的鳞癌可以保留卵巢，年轻患者也可行宫颈锥切术。

②ⅠA$_2$ 期：行改良广泛子宫切除术（次广泛子宫切除术）及盆腔淋巴结切除术；45 岁的鳞癌可以保留卵巢；要求保留生育功能的年轻患者，可行广泛宫颈切除术及盆腔淋巴结切除术。

③ⅠB$_1$ 期和ⅡA$_1$ 期：行广泛子宫切除及盆腔淋巴结切除术，如果髂总淋巴结阳性，或腹主动脉旁淋巴结增大可疑阳性，可行腹主动脉淋巴结取样。也有采用新辅助化疗后行广泛子宫切除术；化疗可使宫颈病灶缩小，利于手术，并控制亚临床转移。宫颈肿瘤直径 < 2cm 的年轻患者，可行广泛宫颈切除术及盆腔淋巴结切除术。45 岁以下的鳞癌患者，如卵巢正常，可保留双卵巢。估计术后需放疗的患者，应将保留的卵巢移位至结肠旁沟，固定并用银夹标志，使卵巢离开放疗照射野得以保留卵巢功能。年轻患者术中可行腹膜代阴道延长术，保留阴道功能，避免影响术后性生活。

④术后辅助治疗的高危因素：手术切缘阳性，宫旁组织阳性，盆腔淋巴结阳性，间质浸润深度 > 1/2，肿瘤 > 4cm，淋巴脉管间质受侵。

上述情况给予含铂剂的同步放化疗，如腹主动脉旁淋巴结阳性，除盆腔 + 腔内近距离放疗，再做腹主动脉旁淋巴区域放疗。

（2）放疗：是治疗宫颈癌的主要方法，适用于ⅠB$_2$ 期、ⅡA$_2$ 期及其以后各期患者，全身情况不适宜手术的早期患者，手术治疗后病理检查发现有高危因素的辅助治疗。放疗包括体外照射和腔内照射。体外照射采用直线加速器、钴 -60 等，主要针对原发灶以外的转移灶，包括盆腔淋巴结；腔内照射多用后装治疗机，放射源有铱（Ir）-192、铯（Cs）-137 等，主要针对宫颈原发病灶。

（3）宫颈癌的化疗

1）目的：减少肿瘤负荷和消灭微小病灶，为手术创造条件，减少放射剂量，增加放疗敏感性。

2）方法：多采用静脉化疗，也可用动脉局部灌注化疗。

化疗适应证：近 10 年来，化疗作为晚期或复发病例的辅助治疗，已取得了一定疗效。术前新辅助化疗适用于ⅠB$_2$ 期及ⅡA$_2$ 期癌灶大者，或年轻的ⅡB 期希望手术、保留卵巢功能的患者，缩小病灶后再行手术。

3）常用抗癌药物有顺铂、卡铂、氟尿嘧啶和紫杉醇等。

【宫颈上皮内瘤变及宫颈恶性肿瘤应掌握的内容】

1. 问诊　早期患者仅仅是通过宫颈筛查发现异常后进一步诊断明确病变，问诊时需仔细询问体检时间及明确诊断时间；有症状患者需询问接触性出血性状、发生次数、最初发生时间、阴道排液持续时间、排液颜色性状等。

2. 查体　宫颈高级别上皮内瘤变患者及微小浸润癌可无明显病灶，宫颈光滑或仅见不同程度的糜烂。若宫颈恶性肿瘤，有肉眼可见病灶需注意区分：外生型癌肿向外生长，如菜花状，质较脆。内生型癌组织向子宫颈管深部组织浸润生长，使子宫颈管逐渐增大，质硬，常呈"桶状"。溃疡型。阴道壁受累时，可见阴道壁变硬或赘生物生长。宫旁受累时，宫颈旁组织增厚、质硬，结节状或形成冰冻骨盆。

3. 辅助检查　①宫颈细胞病理学；②阴道镜检查；③组织病理学诊断（宫颈多点活检及宫颈管搔刮术）。需掌握三阶梯检查。

4. 治疗

（1）CIN Ⅰ：CIN Ⅰ约 60% 会自然消退，CIN Ⅰ并细胞学结果为 HSIL 或以上的病例需治疗，其他可观察。治疗方法：阴道镜检查满意可用冷冻、电灼、激光、微波等物理治疗；阴道镜检查不满意或 ECC 阳性者应采用 CIN Ⅰ锥切治疗。

（2）CIN Ⅱ、CIN Ⅲ

1）观察：妊娠期的 CIN Ⅱ、CIN Ⅲ可观察，每 2 个月进行 1 次阴道镜检查，产后 6～8 周再次进行评估后处理。约 20%CIN Ⅱ会发展为 CIN Ⅲ，5% 发展为浸润癌。故所有的 CIN Ⅱ 和 CIN Ⅲ均需治疗。

2）治疗：阴道镜检查满意的 CIN Ⅱ可选择 LEEP 或物理治疗，但之前必须行 ECC。阴道镜检查不满意的 CIN Ⅱ和所有 CIN Ⅲ通常采用宫颈锥切术。经宫颈锥切确诊、年龄较大、无生育要求、合并有其他手术指征的妇科良性疾病的 CIN Ⅲ也可行全子宫切除术。

（3）宫颈癌：以手术治疗和放疗或二者综合治疗为主，化疗为辅。手术适用于 ⅠA 期、ⅠB 期、ⅡA 期及中心复发性患者，放疗适于各期患者。近 10 年来，化疗作为晚期或复发病例的辅助治疗，已取得了一定疗效。术前新辅助化疗适用于 IB_2 期及 IIA_2 期癌灶大者，或者年轻的 Ⅱ B 期希望手术、保留卵巢功能的患者，缩小病灶后再行手术。

第二节　子宫肌瘤

子宫肌瘤由平滑肌和结缔组织组成，是女性生殖系统最常见的良性肿瘤，其患病率占育龄妇女的 20%～25%，多见于 30～50 岁妇女，20 岁前少见，随着年龄增长，发病率增加，50 岁时发生率高达 70%～80%，但绝经后发病率降低。

【解剖和生理功能】

1.解剖结构　子宫位于盆腔中央，前为膀胱，后为直肠，下端接阴道，两侧有输卵管和卵巢。子宫是有腔、壁厚的肌性器官，呈前后略扁的倒置梨形，重 50～70g，长 7～8cm，宽 4～5cm，厚 2～3cm，容量约 5ml。子宫上部较宽称子宫体，子宫体顶部称子宫底，子宫底两侧称子宫角。子宫下部较窄呈圆柱状称子宫颈。子宫腔呈倒三角形，两侧通输卵管，尖端朝下通子宫颈管。子宫体与子宫颈之间形成最狭窄的部分称子宫峡部，非孕时长约 1cm。子宫颈内腔呈梭形称子宫颈管，成年妇女长 2.5～3.0cm，其下端称宫颈外口，通向阴道。子宫颈以阴道为界，分为宫颈阴道上部和宫颈阴道部。宫体壁由内向外分为子宫内膜层、肌层和浆膜层 3 层。

2.生理功能　子宫是孕育胚胎、胎儿和产生月经的器官。

【病因】

1.性甾体激素　子宫肌瘤的发病机制中，卵巢甾体激素及其受体起关键性作用。在肌瘤细胞中，雌激素和孕激素对细胞增殖活性都有上调作用，而正常子宫平滑肌细胞中仅雌激素对其有上调作用，故肌层细胞转变成肌瘤细胞受雌、孕激素的双重影响，二者之间通过自分泌和旁分泌作用互相调节，雌激素可增加肌细胞孕激素受体含量，孕激素反过来又可进一步促进和维持雌激素的变化，二者相互影响，共同促进肌瘤的生长。

2.其他激素　如催乳素（PRL）、生长激素（GH）等，均可能与子宫肌瘤的发病机制相关。

3.细胞遗传学　细胞遗传学研究显示 25%～50% 子宫肌瘤存在细胞遗传学的异常，包括 12 号和 14 号染色体长臂片段相互换位、12 号染色体长臂重排、7 号染色体长臂部分缺失等。

4.分子生物学　分子生物学研究提示子宫肌瘤是由单克隆平滑肌细胞增殖而成，多发性子宫肌瘤是由不同克隆细胞形成。

【临床表现】

1.症状　多无明显症状，仅在体检时偶然发现。有无症状及症状轻重主要取决于肌瘤的部位、大小、数目以及并发症。常见症状如下。

（1）月经改变：是子宫肌瘤最常见的症状。临床可表现为经量增多及经期延长。多见于黏膜下肌瘤及大的肌壁间肌瘤，浆膜下肌瘤则很少导致月经改变。黏膜下肌瘤伴有坏死感染时，可有不规则阴道流血或血样脓性排液。长期经量增多可继发贫血，出现乏力、头晕、心悸等症状。

（2）下腹包块：子宫位于盆腔深部，肌瘤较小时在腹部摸不到肿块，当肌瘤逐渐增大使子宫似超过 3 个月妊娠大时则可从腹部触及。

（3）白带增多：子宫黏膜下肌瘤或宫颈黏膜下肌瘤均可引起白带增多，肿瘤一旦感染，可有大量脓样白带。若有溃烂、坏死、出血时，可有血性或脓血性、有恶臭的阴道排液。肌壁间肌瘤使子宫腔面积增大，内膜腺体分泌增多，并伴有盆腔充血，亦可致使白带增多。

（4）压迫症状：子宫前壁肌瘤贴近膀胱可产生膀胱刺激症状，如尿频、尿急；宫颈肌瘤向前长大也可引起膀胱受压，导致耻骨上部不适、尿频、尿潴留或充溢性尿失禁，巨型宫颈前唇肌瘤充满阴道，压迫尿道发生排尿困难；子宫后壁或峡部肌瘤可引起下腹坠胀不适、便秘等症状。阔韧带肌瘤或宫颈巨大肌瘤向侧方发展，嵌入盆腔内压迫输尿管使上泌尿路受阻，形成输尿管扩张甚至发生肾盂积水。

（5）疼痛：肌瘤一般不产生疼痛症状，若出现疼痛，多因肌瘤本身发生病理性改变或合并盆腔其他疾病所致，少数黏膜下肌瘤可有痛经症状。肌瘤红色样变时有急性下腹痛，伴呕吐、发热及肿瘤局部压痛；浆膜下肌瘤蒂扭转可有急性腹痛；子宫黏膜下肌瘤由子宫腔向外排出时也可引起腹痛。

（6）不孕与流产：肌瘤的部位、大小、数目可能和受孕与妊娠结局有一定关系。黏膜下和引起子宫腔变形的肌壁间肌瘤可引起不孕或流产。

（7）其他：下腹坠胀、腰酸背痛，经期加重。

2. 体征　大肌瘤可在下腹部扪及实质性不规则肿块。妇科检查扪及子宫增大，表面不规则单个或多个结节状突起。浆膜下肌瘤可扪及单个实质性球状肿块与子宫有蒂相连。黏膜下肌瘤位于子宫腔内者子宫均匀增大，脱出于子宫颈外口者，窥器检查即可看到子宫颈口处有肿物，粉红色，表面光滑，子宫颈四周边缘清楚。若伴感染时可有坏死、出血及脓性分泌物。有时宫颈肌瘤向侧方发展而形成阔韧带底部的肿瘤，三合诊可协助了解盆腔情况。

【辅助检查】

若患者临床表现有经量增多及经期延长，出现贫血，则血常规常提示 Hb 低于正常值，贫血严重程度与出血量及出血时间有关，部分患者继发感染表现为白细胞及中性粒细胞升高。B 超：是常用的辅助检查，能区分子宫肌瘤与其他盆腔肿块。

【诊断】

根据病史、体征、B 超等辅助检查，子宫肌瘤诊断多无困难：

1. 病史和妇科检查　是诊断的基本方法，绝大多数子宫肌瘤可以由此得到诊断。

2. B 超　是常用的辅助检查，能区分子宫肌瘤与其他盆腔肿块。

3. MRI　可准确判断肌瘤大小、数目和位置。

4. 其他　如有需要，可选择宫腔镜、腹腔镜、子宫输卵管造影等协助诊断。

【鉴别诊断】

1. 妊娠子宫　一般肌瘤质硬，妊娠子宫质软，不难区分，但肌瘤囊性变时质地较软，应注意与妊娠子宫相鉴别。妊娠者根据停经史、早孕反应，子宫随停经月份增大变软，借助尿或血 hCG 测定、B 型超声可确诊。

2. 卵巢肿瘤　两者一般不易混淆，但需注意实质性卵巢肿瘤与带蒂浆膜下肌瘤鉴别，肌瘤囊性变与卵巢囊肿鉴别。根据肿块与子宫的关系，并借助 B 超协助诊断，必要时腹腔镜检查可明确诊断。

3. 子宫腺肌病　子宫腺肌病也可表现为子宫增大、月经量增多等，好发于中年妇女，在病史及妇科检查与子宫肌瘤有类似之处。重要的鉴别点是子宫腺肌病的临床特点是继发性痛经进行性加重，子宫多呈均匀增大，一般为 10～12 周妊娠大小。B 型超声检查有助于诊断。但有时两者可以并存。

4. 子宫恶性肿瘤

（1）子宫肉瘤：好发于老年妇女，生长迅速，多有腹痛、腹部包块及不规则阴道流血，B 超及 MRI 检查有助于鉴别。

（2）子宫内膜癌：以绝经后阴道流血为主要症状，好发于老年女性，子宫呈均匀增大或正常，质软。应注意围绝经期妇女肌瘤可合并子宫内膜癌。诊刮或宫腔镜有助于鉴别。子宫肌瘤患者术前常规做诊刮有助于排除子宫内膜癌。

（3）子宫颈癌：有不规则阴道流血及白带增多或不正常阴道排液等症状，外生型较易鉴别，内生型宫颈癌应与宫颈黏膜下肌瘤相鉴别。可借助宫颈脱落细胞学检查、宫颈活检、宫颈管搔刮及分段诊刮等检查加以鉴别。

5. 其他　卵巢子宫内膜异位囊肿、盆腔炎性包块、子宫内翻、子宫肥大症或子宫纤维化、子宫畸形等，可根据病史、体征及 B 超等加以鉴别。

【并发症】

常见的并发症如下。

1. 玻璃样变　又称透明变性，最常见。肌瘤剖面旋涡状结构消失，由均匀透明样物质取代。镜下见病变区肌细胞消失，为均匀透明无结构区。

2. 囊性变　子宫肌瘤玻璃样变继续发展，肌细胞坏死液化即可发生囊性变，此时子宫肌瘤变软。肌瘤内出现大小不等的囊腔，其间由结缔组织相隔，数个囊腔也可融合成大囊腔，腔内含清亮无色液体，也可凝固成胶冻状。镜下见囊腔由玻璃样变的肌瘤组织构成，内壁无上皮覆盖。

3. 红色样变　多见于妊娠期或产褥期，为肌瘤的一种特殊类型坏死，可能与肌瘤内小血管退行性变引起血栓及溶血、血红蛋白渗入肌瘤内有关。患者可能有剧烈腹痛伴恶心、呕吐、发热，白细胞计数升高，检查发现肌瘤迅速增大、压痛。肌瘤剖面为深粉色或红色，肉样，质软，编织状或旋涡状结构消失。镜检见组织高度水肿，假包膜内大静脉及瘤体内小静脉血栓形成，广泛出血伴溶血，肌细胞减少，细胞核常溶解消失，并有较多脂肪小球沉积。

4. 肉瘤样变　肌瘤恶性变为肉瘤少见，仅为 0.4%～1.3%，多见于绝经后伴疼痛和出血的患者。没有证据表明绝经前快速增长的肌瘤有恶性变的可能，但若绝经后妇女肌瘤增大应警惕恶性变的可能。肌瘤恶性变后，组织变软且脆，切面呈灰黄色，似生鱼肉状，与周围组织界线不清。镜下见平滑肌细胞增生，排列紊乱，旋涡状结构消失，细胞有异型性。

5. 钙化　是透明变性的最终阶段，多见于蒂部细小、血供不足的浆膜下肌瘤以及绝经后妇女的肌瘤。

【治疗】

子宫肌瘤具有激素依赖性，恶性变率低，生长缓慢，无症状的肌瘤对月经、生育及健康均无明显影响。治疗需根据患者的年龄，有无症状，肌瘤的部位、大小、数目，婚育状况及患者的全身情况等全面考虑，制订个体化治疗方案，达到既解除病痛，又提高生活质量的目的。

1. 期待疗法　即定期随访观察，不做特殊处理。主要适用于无症状者，尤其子宫小于 10 周妊娠大小者，特别是近绝经期妇女。绝经后肌瘤多可萎缩和症状消失。每 3～6 个月随访 1 次，若出现症状可考虑进一步治疗。

2. 药物治疗　适用于症状轻、近绝经年龄或全身情况不宜手术者。

（1）促性腺激素释放激素类似物。

（2）米非司酮。

（3）其他：如孕三烯酮、选择性雌激素受体调节剂、选择性孕激素受体调节剂、左炔诺孕酮宫内缓释系统（LNG-IUS）、芳香化酶抑制剂等。

3. 手术治疗　手术可经腹、经阴道或经宫腔镜及腹腔镜进行。手术方式：肌瘤切除术、子宫切除术。

（1）肌瘤切除术：适用于希望保留生育功能的患者，或虽无生育要求，但不愿意切除子宫的患者。黏膜下肌瘤或大部分突向子宫腔的肌壁间肌瘤可于宫腔镜下切除。突入阴道的黏膜下肌瘤经阴道摘除。术后复发率一般在 20% ～ 30%，亦有资料表明复发率高达 50%，约 1/3 需再次手术。

（2）子宫切除术（hysterectomy）：不要求保留生育功能或疑有恶性变者，可行子宫切除术，包括全子宫切除术和次全子宫切除术。术前应行宫颈细胞学检查，排除宫颈上皮内瘤变或宫颈癌。发生于围绝经期的子宫肌瘤术前需要注意排除合并子宫内膜癌。

4. 其他治疗

（1）子宫动脉栓塞术（uterine artery embolization，UAE）：通过阻断子宫动脉及其分支，减少肌瘤的血供，从而延缓肌瘤的生长，缓解症状。该方法作为子宫切除术和子宫肌瘤切除术及药物治疗的替代治疗方法，具有微创、高效、安全、恢复快、保留子宫、住院时间短、并发症少等优点，但该方法可能引起卵巢功能减退并增加潜在妊娠并发症的风险，对于有生育要求的妇女一般不建议使用。

（2）宫腔镜子宫内膜切除术：适用于月经量多、没有生育要求但希望保留子宫或由于全身情况差不能耐受子宫切除术的患者。

【子宫肌瘤应掌握的内容】

1. 问诊　无症状的患者需询问发现子宫肌瘤的时间，通过什么方式发现，有无定期随访，子宫肌瘤短期内有无明显增大；有症状的患者必须询问其月经周期有无异常，经量是否增多，经期是否延长；同时有没有出现头晕、乏力、心慌等症状；是否合并下腹痛，疼痛是持续性还是间歇性，有无诱发因素；有无大、小便不畅的情况，是否自觉腹部有包块。发病以来有没有进行过何种治疗，效果如何。是否有肝炎结核病史。有无药物过敏史，有无疫区接触史，有无酗酒史（其他常规问诊自行完善）。

2. 查体　体温、脉搏、血压、呼吸，神志情况，面容，巩膜、皮肤、黏膜情况，妇科专科情况包括子宫体增大如妊娠几个月大小，有无压痛，质地如何，形状是否规则，活动度如何。

医嘱：子宫肌瘤伴月经量增多的患者，注意有无贫血及严重程度。若 Hb < 70g/L，需输血治疗纠正贫血，口服铁剂纠正贫血对症治疗。临时医嘱须开血常规、尿常规、粪常规、肝功能、肾功能、电解质、血糖、血型、凝血功能、全 X 线胸片、心电图、妇科 B 超等检查。

3. 治疗期间观察病情

（1）手术适应证：①月经过多致继发贫血，药物治疗无效；②严重腹痛、性交痛或慢性腹痛、有蒂肌瘤扭转引起的急性腹痛；③肌瘤体积大或引起膀胱、直肠等压迫症状；④能确定肌瘤是不孕或反复流产的唯一原因者；⑤疑有肉瘤变。

（2）手术可经腹、经阴道或经宫腔镜及腹腔镜进行。手术方式有肌瘤切除术、子宫切除术。

4. 其他治疗　子宫动脉栓塞术、宫腔镜子宫内膜切除术。

第三节　子宫内膜癌

子宫内膜癌是指子宫内膜发生的上皮性恶性肿瘤，绝大多数为腺癌。平均发病年龄为 60 岁。为女性生殖道常见的三大恶性肿瘤之一，占女性生殖道恶性肿瘤的 20% ～ 30%，近年发病率有上升趋势。

【解剖】

子宫内膜分为 3 层：致密层、海绵层和基底层。内膜表面 2/3 为致密层和海绵层，统称功能层，受卵巢性激素影响发生周期变化而脱落。基底层为靠近子宫肌层的 1/3 内膜，不受卵巢性激素影响，不发生周期变化。

【病因】

确切病因仍不清楚。目前认为子宫内膜癌有两种发病类型。

Ⅰ型：雌激素依赖型。雌激素对子宫内膜长期持续刺激，发生子宫内膜增生症（单纯型、复杂型与不典型增生过长），继而癌变。临床上可见于无排卵性功血、多囊卵巢综合征、功能性卵巢肿瘤、绝经后长期服用雌激素而无孕酮拮抗等。该型占子宫内膜癌的大多数，易发生在肥胖、高血压、糖尿病、未婚、少产的妇女，肿瘤分化较好，雌孕激素受体阳性率高，预后好。

Ⅱ型：非雌激素依赖型。发病与雌激素无明确关系。该型子宫内膜癌的病理形态属于少见类型，如子宫内膜浆液性癌、透明细胞癌、腺鳞癌、黏液腺癌等。多见于老年体瘦妇女，肿瘤恶性度高、分化差，雌孕激素受体多呈阴性，预后不良。

【临床表现】

1. 症状　90% 的患者出现阴道流血或阴道排液症状，在诊断时无症状者不足 5%。

（1）阴道流血：主要表现为绝经后阴道流血，量一般不多，大量出血者少见，或为持续性或间歇性流血；尚未绝经者则诉经量增多、经期延长或经间期出血。

（2）阴道排液：少数患者诉排液增多，早期多为浆液性或浆液血性排液，晚期合并感染则有脓血性排液，并有恶臭。

（3）疼痛：通常不引起疼痛。晚期癌瘤浸润周围组织或压迫神经引起下腹及腰骶部疼痛，并向下肢及足部放射。癌灶侵犯子宫颈，阻塞子宫颈管导致子宫腔积脓时，出现下腹胀痛及痉挛样疼痛。

（4）全身症状：晚期患者常伴全身症状，如贫血、消瘦、恶病质、发热等相关症状。

2. 体征　早期时妇科检查无明显异常，当病情逐渐发展，子宫增大、稍软；晚期时偶见癌组织自子宫颈口脱出。质脆，触之易出血。若合并宫腔积脓，子宫明显增大、极软。癌灶向周围浸润，子宫固定或在宫旁或盆腔内扪及不规则结节块状物。

【辅助检查】

1. 除外诊断性刮宫，尚有宫腔镜检查　可直接观察子宫腔及子宫颈管内有无癌灶存在，癌灶大小及部位，直视下取材活检，对局灶型子宫内膜癌的诊断更为准确。

2. 血清 CA12-5 测定　有子宫外转移或浆液性癌，血清 CA12-5 值可升高，也可作为疗效观察指标。

3. B 型超声　极早期时见子宫正常大，仅见子宫腔线紊乱、中断。典型子宫内膜癌声像图为子宫增大或绝经后子宫相对增大，子宫腔内可见实质不均回声区，形态不规则，子宫腔线消失，有时见肌层内不规则回声紊乱区，边界不清，可做出肌层浸润程度的诊断。

4. MRI　对肌层浸润深度和子宫颈间质浸润有较准确的判断，CT 可协助判断有无子宫外转移。

【诊断】

除根据病史、症状和体征外，最后确诊须依据分段刮宫病理检查结果。

1. 病史　本病的高危因素如老年、肥胖、绝经延迟、少育或不育等病史。

2. 临床表现　根据上述症状、体征，即可疑为子宫内膜癌。围绝经期妇女月经紊乱或绝经后再现不规则阴道流血，均应先除外内膜癌后，再按良性疾病处理。

3. 诊断性刮宫　分段诊刮是确诊内膜癌最常用最可靠的方法。分段刮宫操作要小心，以免穿孔，尤其当刮出多量豆腐渣样组织疑为内膜癌时。只要刮出物已足够送病理检查，即应停止操作。

【鉴别诊断】

1. 功能失调性子宫出血　以月经紊乱、经量增多、经期延长及不规则阴道流血为主要表现。妇科检查无异常发现，诊断性刮宫和活组织检查可以确诊。

2. 萎缩性阴道炎　主要表现为血性白带。检查时可见阴道黏膜变薄、充血或有出血点、分泌物增多等表现。必要时可先抗感染治疗后，再做诊断性刮宫。

3. 子宫黏膜下肌瘤或子宫内膜息肉　有月经过多或不规则阴道流血，可行 B 型超声检查、宫腔镜检查及诊断性刮宫以明确诊断。

4. 内生型宫颈癌、子宫肉瘤及输卵管癌　均可有阴道排液增多或不规则流血。内生型宫颈癌因癌灶位于子宫颈管内，子宫颈管变粗、硬或呈桶状。子宫肉瘤可有子宫明显增大、质软。输卵管癌以间歇性阴道排液、阴道流血、下腹隐痛为主要症状，可有附件包块。分段诊刮及影像学检查可协助鉴别。

【治疗】

应根据肿瘤累及范围及组织学类型，结合患者年龄及全身情况制订适宜的治疗方案。主要的治疗为手术、放疗及药物（化学药物及激素）治疗。早期患者以手术为主，术后根据高危因素选择辅助治疗。

1. 手术治疗　为首选的治疗方法。手术目的：①进行手术 - 病理分期；②切除病变子宫及其他可能存在的转移病灶。术中首先结扎输卵管伞端，留取腹水或腹腔冲洗液进行细胞学检查，然后全面探查腹腔内脏器，对可疑病变取样送病理检查。子宫切除标本应在术中常规剖视，确定肌层侵犯深度，必要时可行冰冻切片检查，以进一步决定手术范围。切除的标本应常规进行病理检查，并行雌、孕激素受体检测，作为术后选用辅助治疗的依据。

Ⅰ期患者行筋膜外全子宫切除及双侧附件切除术。有下述情况之一者，行盆腔淋巴结切除及腹主动脉旁淋巴结取样：①可疑的盆腔和（或）腹主动脉旁淋巴结转移；②特殊病理类型，如浆液性腺癌、透明细胞癌、鳞状细胞癌、癌肉瘤、未分化癌等；③子宫内膜样腺癌 G_3；④深肌层浸润；⑤癌灶累及子宫腔面积超过 50%。Ⅱ期患者行改良根治性子宫切除及双侧附件切除术，同时行盆腔淋巴结切除及腹主动脉旁淋巴结取样。Ⅲ期和Ⅳ期的手术应个体化，尽可能切除所有肉眼可见病灶，手术范围也与卵巢癌相同，进行肿瘤细胞减灭术。

2. 放疗　是治疗子宫内膜癌有效方法之一。单纯放疗仅用于有手术禁忌证或无法手术切除的晚期患者。对Ⅰ期 G_1、不能接受手术治疗者，可选用单纯腔内照射外，其他各期均应采用腔内腔外照射联合治疗。术后放疗是Ⅰ期高危和Ⅱ期内膜癌最主要的术后辅助治疗，可降低局部复发，改善无瘤生存期。术后辅助放疗可能使有深肌层浸润、G_3 及淋巴结转移者获益。对Ⅲ期和Ⅳ期病例，通过放疗和手术及化疗联合应用，可提高疗效。

3. 化疗　为晚期或复发子宫内膜癌综合治疗措施之一，也可用于术后有复发高危因素患者的治疗以期减少盆腔外的远处转移。常用化疗药物有顺铂、紫杉醇、环磷酰胺、氟尿嘧啶、丝裂霉素、依托泊苷等。可单独或联合应用，也可与孕激素合并应用。

4. 孕激素治疗　对晚期或复发癌患者，不能手术切除或年轻、早期、要求保留生育功能者，均可考虑孕激素治疗。

5. 抗雌激素制剂　他莫昔芬为一种非甾体抗雌激素药物，并有微弱的雌激素作用，也可用以治疗子宫内膜癌。其适应证与孕激素治疗相同。

【子宫肌瘤应掌握的内容】

1. 问诊　发病时间，阴道出血发生在绝经前后，阴道出血持续时间、量；发生在绝经前，询问月经周期有无改变，经期有无延长及经间期有无出血。有无加重或减轻的因素。此外，是否伴有下腹痛，阴道出血或阴道排液有无异味。此次发病以来是否诊疗过，做了哪些辅助检查，结果如何，既往是否有类似发作史，有无类似家族史（其他常规问诊自行完善）。

2. 查体　早期妇科检查无明显异常，当病情逐渐发展，子宫增大、稍软；晚期时偶见癌组织自宫口脱出。质脆，触之易出血。若合并宫腔积脓，子宫明显增大、极软。癌灶向周围浸润，子宫固定或在宫旁或盆腔内扪及不规则结节块状物。

3. 实验室检查及诊断依据　必须掌握诊断性刮宫。分段诊刮是确诊内膜癌最常用最可靠的方法。分段刮宫操作要小心，以免穿孔，尤其当刮出多量豆腐渣样组织疑为内膜癌时。只要刮出物已足够送病理检查。即应停止操作。

4. 子宫内膜癌治疗　应根据肿瘤累及范围及组织学类型，结合患者年龄及全身情况制订适宜的治疗方案。主要的治疗为手术、放疗及药物（化学药物及激素）治疗。早期患者以手术为主，术后根据高危因素选择辅助治疗。

（倪惠华）

第二十一章 附件相关疾病

第一节 卵 巢 肿 瘤

卵巢肿瘤是女性生殖系统常见的肿瘤，可发生于任何年龄。因卵巢位于盆腔深部，缺乏有效的早期诊断方法，确诊时已多为晚期，晚期病例也缺乏有效的治疗手段，因此在所有妇科恶性肿瘤中，卵巢恶性肿瘤致死率居首位，已成为严重威胁妇女生命和健康的主要肿瘤。

【解剖和生理功能】

1. 解剖　卵巢为一对扁椭圆形性腺，是产生与排出卵子，并分泌甾体激素的性器官。卵巢大小、形状随年龄而有差异。青春期前卵巢表面光滑；青春期开始排卵后，表面逐渐凹凸不平。育龄期妇女卵巢大小约 $4cm \times 3cm \times 1cm$，重 $5 \sim 6g$，灰白色；绝经后卵巢变小变硬，盆腔检查不易触到。卵巢表面无腹膜，由生发上皮覆盖，上皮深面有一层致密纤维组织称卵巢白膜。再往内为卵巢实质，又分为外层的皮质和内层的髓质。皮质是卵巢的主体，由各级发育卵泡、黄体和它们退化形成的残余结构及间质组织组成；髓质由疏松结缔组织及丰富的血管、神经、淋巴管以及少量与卵巢韧带相延续的平滑肌纤维构成。

2. 生理功能　卵巢为女性的生殖内分泌腺，其主要功能为产生卵子并排卵和分泌女性激素，分别称为卵巢的生殖功能和内分泌功能。

【临床表现】

1. 卵巢良性肿瘤　肿瘤较小时多无症状，发展缓慢，常在妇科检查时偶然发现。肿瘤逐渐增大时，可感腹胀，或腹部可扪及肿块，边界清楚，妇科检查可在子宫一侧或双侧触及球形肿块，多为囊性，表面光滑，活动，与子宫无粘连。如果肿瘤增大至充满盆、腹腔时，可出现压迫症状，如尿频、便秘、气急、心悸等。查体可见腹部膨隆，包块活动度差，叩诊实音，无移动性浊音。

2. 卵巢恶性肿瘤　早期常无症状。晚期主要症状为腹胀、腹部肿块、腹水及其他消化道症状，部分患者可有消瘦、贫血等恶病质表现，症状的轻重取决于：肿瘤的大小、位置、侵犯邻近器官的程度；肿瘤的组织学类型；有无并发症。肿瘤如果向周围组织浸润或压迫神经，可引起腹痛、腰痛或下肢疼痛；若压迫盆腔静脉可出现下肢水肿；功能性肿瘤产生雌激素或雄激素过多症状，出现不规则阴道流血或绝经后出血。三合诊检查可在直肠子宫陷凹处触及盆腔内质硬结节或肿块，多为双侧，实性或囊实性，表面凹凸不平，活动度差，与周围组织分界不清，常伴有腹水。有时可在腹股沟、腋下或锁骨上触及肿大的淋巴结。

【辅助检查】

1. 肿瘤标志物　目前尚无任何一种肿瘤标志物为某一肿瘤专有，各种类型的卵巢肿瘤可具有相对较特殊的标志物，可辅助诊断。

（1）CA12-5：80% 卵巢上皮性癌患者血清 CA12-5 高于正常，90% 以上患者 CA12-5 水平与病情缓解或加重相关，故更多用于病情监测和疗效评估。

（2）AFP：对卵巢内胚窦瘤有特异性诊断价值，对未成熟畸胎瘤、含卵黄囊成分的混合性无性细胞瘤也有协助诊断的意义，其 AFP 也可升高。正常值为 $20 \sim 25U/ml$。

（3）hCG：对非妊娠性卵巢绒癌诊断有特异性，恶性生殖细胞肿瘤常为混合型，hCG 也升高。

（4）性激素：颗粒细胞瘤、卵泡膜细胞瘤产生较高水平雌激素，浆液性、黏液性囊腺瘤或纤维上皮瘤有时也可分泌一定量雌激素。

（5）HE4：人附睾蛋白 4（HE4）是继 CA12-5 后被高度认可的卵巢上皮性癌肿瘤标志物，目前推荐其与 CA12-5 联合应用来判断盆腔肿块的良、恶性。

2. 细胞学检查　腹水或腹腔冲洗液找癌细胞对Ⅰ期患者进一步确定分期及选择治疗有意义，若有胸腔积液应做细胞学检查确定有无胸腔转移并可以随访观察疗效。

3. B 超检查　可了解肿块的部位、大小、形态，提示肿瘤性质（囊性或实性，囊内有无乳头）。临床诊断符合率＞ 90%，但直径＜ 1cm 的实性肿瘤不易测出。

4. MRI　可较好地显示肿块及肿块与周围的关系，有利于病灶定位及病灶与相邻结构关系的确定。

5. CT　可清晰显示肿块：良性肿瘤多呈均匀性吸收，囊壁薄，光滑；恶性肿瘤轮廓不规则，向周围浸润或伴有腹水。

6. PET　对卵巢肿瘤的敏感性和特异性均不高，一般不推荐用于初次诊断。

7. 腹部 X 线摄片　卵巢畸胎瘤可显示牙齿、骨质及钙化囊壁。

【诊断】

卵巢肿瘤虽无特异性症状，但是结合患者年龄、病史特点及局部体征，并辅以必要的辅助检查来确定：盆腔肿块是否来自卵巢；卵巢肿块的性质是否为肿瘤；卵巢肿瘤是良性还是恶性；肿瘤可能的组织学类型；恶性肿瘤的转移范围。腹腔镜检查：可直接观察肿块情况，了解盆腔、腹腔及横膈等部位的情况，在可疑部位进行多点活检，可抽取腹水行细胞学检查。但是有其局限性如无法观察腹膜后淋巴结，对巨大肿块或粘连性肿块禁忌腹腔镜检查。细胞学检查：腹水或腹腔冲洗液中找癌细胞对Ⅰ期患者进一步确定分期及选择治疗有意义，若有胸腔积液应做细胞学检查确定有无胸腔转移并可以随访观察疗效。

【鉴别诊断】

1. 卵巢良性肿瘤与恶性肿瘤的鉴别诊断　见表 6-21-1。

表 6-21-1　卵巢良性肿瘤和恶性肿瘤的鉴别诊断

鉴别内容	良性肿瘤	恶性肿瘤
年龄	20 ～ 50 岁	＜ 20 岁，＞ 50 岁
病程	长，生长缓慢	短，迅速增大
包块部位性质	单侧多，囊性，光滑，活动	双侧多，实性或囊实性，不规则，固定，结节状
腹水征	无	多为血性腹水，可查到恶性细胞
一般情况	良好	可有消瘦、恶病质
B 超	肿瘤边界清楚，液性暗区，有间隔光带	边界不清，暗区内有杂乱光团、光点（实质、囊实或囊性囊内有乳头）
CA12-5	＜ 35U/ml	＞ 35U/ml

2. 卵巢良性肿瘤的鉴别诊断

（1）卵巢瘤样病变：滤泡囊肿和黄体囊肿是育龄期妇女最常见的卵巢瘤样病变。多为单侧，壁薄，直径≤ 5cm。可观察或口服避孕药，2 ～ 3 个月可自行消失；若肿块持续存在或增大，应考虑卵巢肿瘤的可能。

（2）输卵管卵巢囊肿：为炎性囊性积液，常有不孕或盆腔炎性疾病病史。两侧附件区有不规则条形囊性包块，边界较清，活动差。

（3）子宫肌瘤：浆膜下子宫肌瘤或子宫肌瘤发生囊性变时，容易与卵巢肿瘤混淆。子宫肌瘤常为多发性，与子宫相连，检查时随子宫体及子宫颈移动。可有月经改变症状，通过 B 超检查可协助鉴别。

（4）腹水：大量腹水应与巨大卵巢囊肿相鉴别。

（5）妊娠子宫：通过停经史、B 超及血或尿 hCG 可鉴别诊断。

3. 卵巢恶性肿瘤的鉴别诊断

（1）子宫内膜异位症：该症形成的粘连性肿块及直肠子宫陷凹结节有时与卵巢恶性肿瘤很难鉴别。通过 B 超、腹腔镜等检查有助于鉴别，必要时可剖腹探查以明确诊断。

（2）结核性腹膜炎：有肺结核史，合并腹水和盆腹腔内粘连性块物。

（3）生殖道以外的肿瘤：需与腹膜后肿瘤、直肠癌、乙状结肠癌等相鉴别。腹膜后肿瘤固定不动，位置低者可使子宫、直肠或输尿管移位。肠癌多有消化道症状。B 超检查、钡剂灌肠、肠镜、静脉肾盂造影等检查有助于鉴别。

【并发症】

1. 蒂扭转　是常见的妇科急腹症之一，约 10% 卵巢肿瘤可发生蒂扭转，蒂扭转常发生在患者体位突然改变时，或在妊娠期、产褥期子宫大小、位置改变时。卵巢肿瘤扭转的蒂由骨盆漏斗韧带、卵巢固有韧带和输卵管组成。蒂扭转的典型症状是突然发生一侧下腹剧痛，常伴恶心、呕吐甚至休克，为腹膜牵引或绞窄引起。妇科检查时可扪及张力较大的肿块，压痛明显，以蒂部最明显。卵巢肿瘤蒂扭转一经确诊应尽快行剖腹手术。术时应先在扭转蒂部靠子宫的一侧钳夹后，再切除肿瘤和扭转的瘤蒂，钳夹前不可将扭转的蒂回复，以防血栓脱落造成重要器官栓塞。

2. 破裂　约 3% 卵巢肿瘤会发生破裂，破裂有外伤性或自发性。外伤性破裂常在腹部受外力撞击、分娩、性交、妇科检查及穿刺后引起。自发性破裂常因肿瘤生长过快导致，发生恶性变浸润性生长时可穿破囊壁所致。其症状轻重取决于破裂口大小、流入腹腔囊液的量和性质。破裂有时可导致腹腔内出血、腹膜炎及休克。

3. 感染　较少见。多因卵巢肿瘤蒂扭转或破裂后继发感染，也可由于邻近器官感染灶（如阑尾脓肿）发生扩散。患者可表现为发热、腹痛、腹部压痛反跳痛、腹肌紧张、腹部能扪及肿块及白细胞升高等。治疗应先积极抗感染治疗，然后手术切除肿瘤。如果感染较严重，或者短期内感染不能控制，应立即手术切除感染灶。

4. 恶性变　卵巢良性肿瘤可发生恶性变，早期无症状不易发现。如果发现肿瘤生长迅速，特别是双侧性的卵巢肿瘤，应考虑有恶性变可能，因此确诊为卵巢肿瘤者应尽早手术。

【治疗】

一经发现，尽早手术（卵巢生理性囊肿除外）。手术目的：①明确诊断；②切除肿瘤；③恶性肿瘤进行手术病理分期；④解除并发症。术中均应做快速冷冻切片组织学检查。良性肿瘤可在腹腔镜下手术，而恶性肿瘤一般经腹手术，部分经选择的早期患者也可在腹腔镜下完成分期手术。恶性肿瘤患者术后应根据其组织学类型、细胞分化程度及手术病理分期决定是否接受辅助性治疗。化疗是主要的辅助治疗。

【卵巢肿瘤应掌握的内容】

1. 问诊　发病时间，腹痛位于哪个部位，腹痛特点，是阵发性还是持续性，是绞痛还是钝痛、胀痛，是否有放射痛，有无加重或减轻的因素。腹痛时是否伴有发热，是否伴有恶心呕吐；腹胀出现时间，是否有纳差不适，短期内有无体重明显减轻。此次发病以来是否诊疗过，做了哪些辅助检查，结果是什么（其他常规问诊自行完善）。

2. 查体　体温、脉搏、血压、呼吸，神志情况，面容，巩膜、皮肤、黏膜是否黄染及黄染程度，妇科专科情况包括有无腹肌紧张，压痛部位，有无反跳痛，有无囊性包块，包块大小、活动度如何，有无移动性浊音等。

3. 辅助检查　血清学相关指标：CA12-5、AFP、hCG 等；B 超检查：可了解肿块的部位、大小、形态，提示肿瘤性质（囊性或实性，囊内有无乳头）。临床诊断符合率＞90%，但直径＜1cm的实性肿瘤不易测出。

4. 卵巢肿瘤的治疗　一经发现，尽早手术（卵巢生理性囊肿除外）。

术中均应做快速冷冻切片组织学检查。良性肿瘤可在腹腔镜下手术，而恶性肿瘤一般经腹手术，部分经选择的早期患者也可在腹腔镜下完成分期手术。恶性肿瘤患者术后应根据其组织学类型、细胞分化程度及手术病理分期决定是否接受辅助性治疗。化疗是主要的辅助治疗。

第二节　异位妊娠

正常妊娠时，受精卵着床于子宫体腔内膜。当受精卵于子宫体腔以外部位着床，称异位妊娠，俗称宫外孕，是妇产科常见的急腹症之一，若不能及时诊断和抢救，可导致患者死亡。根据受精卵在子宫体腔外种植部位的不同，主要可分为：输卵管妊娠、卵巢妊娠、腹腔妊娠、阔韧带妊娠及宫颈妊娠。其中95%为输卵管妊娠。

【解剖和生理功能】

1. 解剖结构　输卵管位于阔韧带上缘内，内侧与子宫角相连通，外端游离呈伞状，与卵巢相近。全长8～14cm。输卵管由内向外分为：间质部、峡部、壶腹部、伞部。输卵管由3层构成：外层为浆膜层，为腹膜的一部分；中间层为平滑肌层，该层肌肉的收缩有协助拾卵、运送受精卵及一定程度地阻止经血逆流和子宫腔内感染向腹腔内扩散的作用；内层为黏膜层，由单层高柱状上皮覆盖。输卵管肌肉的收缩和黏膜上皮细胞的形态、分泌及纤毛摆动，均受性激素影响而有周期变化。

2. 生理功能　输卵管为一对细长而弯曲的肌性管道，是精子和卵子结合场所及运送受精卵的通道。

【病因】

1. 输卵管因素

（1）输卵管炎症：是导致输卵管妊娠的主要原因。

（2）输卵管妊娠史和手术史。

（3）输卵管发育不良或功能异常：输卵管发育不良常表现为输卵管过长、肌层发育差、黏膜纤毛缺乏，可使受精卵运送迟缓，导致输卵管妊娠。其他还有双输卵管、憩室或有副伞等，均可成为输卵管妊娠的原因。

2. 辅助生殖技术　近年来辅助生殖技术的发展，大大增加了异位妊娠的发生率，包括输卵管妊娠。

3. 避孕失败　如宫内节育器、口服紧急避孕药避孕失败，也使得异位妊娠的发生率增加。

4. 其他因素　输卵管受到周围组织病变的压迫，如子宫肌瘤或卵巢囊肿等，可使输卵管管腔狭窄影响受精卵的运行，导致输卵管异位妊娠；另外，输卵管的子宫内膜异位病变也会增加受精卵着床于输卵管的可能性。

【临床表现】

1. 症状　最典型表现为停经后腹痛及阴道流血。

（1）停经：除输卵管间质部妊娠停经时间较长外，多数为6～8周的停经史，20%～30%患者无明显停经史。故仔细询问病史很重要。

（2）腹痛：输卵管妊娠未发生流产或破裂时，由于胚胎在输卵管内逐渐增大，常表现为一侧下腹部隐痛或酸胀感。当发生流产或破裂时，突然一侧下腹部撕裂样疼痛，常伴恶心呕吐。当血液积于病变区时，多为下腹部疼痛。当血液积于直肠子宫陷凹时，多有肛门坠胀感。当血液流向全腹时，疼痛向全腹扩散，刺激膈肌可引起肩胛部疼痛和胸部疼痛。

（3）阴道流血：多为阴道少量流血，色暗红，淋漓不尽，持续性或间歇性，一般不超过月经量。

（4）其他：因腹腔内出血及剧烈腹痛，轻者可出现晕厥，重者出现失血性休克。

2. 体征

（1）生命体征：腹腔内出血较少时，血压轻度代偿性增高。较多时，呈贫血貌，甚至出现面色苍白、脉快而细弱、血压下降等休克表现。

（2）腹部检查：下腹部有明显压痛及反跳痛，以患侧为重，可有轻微的腹肌紧张。内出血较多时，移动性浊音阳性。部分患者下腹部可触及包块。

（3）盆腔检查：输卵管妊娠在发生流产或破裂之前，除子宫略大稍软外，少数可触及胀大的输卵管及轻度压痛；当输卵管妊娠流产或破裂时，阴道后穹窿饱满，有触痛。宫颈举痛或摇摆痛明显，为输卵管妊娠的主要体征之一；内出血多时，检查子宫有漂浮感；腹腔少量出血时，子宫一侧或其后方可触及包块；输卵管间质部妊娠时，子宫太小与停经月份基本符合，但子宫不对称，一侧角部突出，若破裂后果严重，应高度重视。

【辅助检查】

血或尿中 hCG 的测定和血清孕酮值。B 超在诊断异位妊娠中也是至关重要的。异位妊娠的声像特点为：子宫腔内未探及妊娠囊，宫旁出现低回声区，该区若查出胚芽及原始心管搏动，可确诊异位妊娠。若宫旁探及混合回声区，直肠子宫陷凹有游离暗区，虽未见胚芽及原始心管搏动，也应高度怀疑异位妊娠。

【诊断】

输卵管妊娠未发生流产或破裂时，因临床表现不明显，往往需采用辅助检查方能确诊。输卵管妊娠流产或破裂后，多数患者有典型临床表现，结合必要的辅助检查，不难确诊。

1. hCG 测定　血或尿中 hCG 的测定对早期诊断异位妊娠至关重要。异位妊娠的 hCG 一般要比宫内妊娠低。

2. 孕酮测定　异位妊娠患者的孕酮一般偏低，多数为 10～25ng/ml。若血清孕酮值＞25ng/ml，异位妊娠概率极低。若其值小于 5ng/ml，应考虑宫内妊娠流产或异位妊娠。

3. B 超　在诊断异位妊娠中也是至关重要的。异位妊娠的声像特点：宫腔内未探及妊娠囊，宫旁出现低回声区，该区若查出胚芽及原始心管搏动，可确诊异位妊娠。若宫旁探及混合回声区，直肠子宫陷凹有游离暗区，虽未见胚芽及原始心管搏动，也应高度怀疑异位妊娠。

临床上多采用 hCG 和 B 超联合检查诊断异位妊娠。当血 hCG 值＞2000U/L，B 超未见宫内妊娠囊时，异位妊娠基本成立。

4. 腹腔镜　是诊断异位妊娠的金标准。

5. 阴道后穹窿穿刺　用以诊断腹腔内出血患者。腹腔内出血时血液易积聚于直肠子宫陷凹，此时经后穹窿穿刺，能抽出不凝血液。若阴道后穹窿穿刺未抽出不凝血，也不能排除输卵管妊娠。

6. 诊断性刮宫　临床很少应用。用于辅助检查不能确定妊娠部位，将子宫腔刮出物送病理学检查，若存在绒毛，则为宫内妊娠；若仅见蜕膜组织，有助于异位妊娠的诊断。

【鉴别诊断】

1. 与妊娠相关疾病鉴别诊断　流产：患者有腹痛阴道出血等症状，需结合 B 超及血 hCG 做出鉴别。

2. 与其他妇科急腹症鉴别诊断　黄体破裂、卵巢囊肿蒂扭转、急性输卵管炎、急性阑尾炎等。

【治疗】

异位妊娠的治疗包括药物治疗和手术治疗。

1. 药物治疗　对早期输卵管妊娠者以及要求保留生育功能的年轻女性主要是采用化学药物治疗，需符合以下几点：①输卵管未发生破裂；②妊娠囊包块直径≤4cm；③血 hCG 值＜2000U/L；④无化疗药物治疗禁忌证；⑤无明显内出血。

禁忌证：①内出血多，生命体征不稳定；②输卵管发生破裂；③妊娠囊直径＞4cm 或＞3.5cm 伴胎心搏动。

药物化疗分全身用药和局部用药，以前者为主，常用甲氨蝶呤。

2. 手术治疗　有经腹和经腹腔镜两种途径，手术方式有保守性手术和根治性手术。

【异位妊娠应掌握的内容】

1. 问诊　对于异位妊娠的患者，询问病史时需特别询问患者末次月经，很多患者经常将异常的阴道出血误以为是其末次月经，我们需要询问异常出血的时间及出血量，与平素月经周期及月经量比较，有无停经史。同时询问腹痛发作时间，腹痛位于哪个部位，腹痛特点，是阵发性还是持续性，是绞痛还是钝痛、胀痛，有无放射痛，有无加重或减轻的因素，是否伴有肛门坠胀感。此外，是否伴有恶心、呕吐，是否有头晕乏力，等等。此次发病以来是否诊疗过，做了哪些辅助检查，结果如何，效果如何。既往是否有类似发作史，既往有无盆腔炎反复发作史，是否有肝炎结核病史。有无药物过敏史，有无疫区接触史，有无酗酒史（其他常规问诊自行完善）。

2. 查体　体温、脉搏、血压、呼吸，神志情况，面容，巩膜、皮肤、黏膜情况，注意患者血压、心率，发生休克患者面色苍白，血压下降及心率增快，腹部专科情况包括有无腹肌紧张，压痛部位，有无反跳痛，有无囊性包块，肝肋下是否可触及，是否有触痛，妇科检查子宫颈有无举痛，若子宫体及附件区压痛明显，注意附件区有无包块。

医嘱：输卵管妊娠破裂患者，患者短时间内发生失血性休克，需及时开通静脉通道，输血、扩容、抗休克治疗并积极准备手术。临时医嘱须开血常规、尿常规、粪常规、血淀粉酶、尿淀粉酶、肝功能、肾功能、电解质、血糖、血型、凝血功能、心电图、妇科 B 超等检查送手术通知单，进行术前准备。

对于输卵管妊娠流产、生命体征平稳患者，根据 hCG 值及 B 超提示包块大小决定行保守治疗或者手术治疗。

3. 治疗期间观察病情　生命体征是否平稳，腹痛是否逐渐减轻，血 hCG 增减情况，腹部体征变化。

实验室检查及 B 超结果出来后，如果患者无保守治疗适应证，需进行手术治疗，但根据患者具体情况包括有无生育要求，输卵管妊娠的部位、大小、结局状况，包括内出血的程度和输卵管壁损害的程度，以及对侧输卵管的状况、术者技术水平及手术措施等综合因素决定手术方式。

（1）保守性手术：对年轻有生育要求的妇女，特别是对侧输卵管已切除或有明显病变者多采用保守性手术。手术方式应根据受精卵在输卵管着床的位置不同及病变情况具体选择：伞部妊娠可行挤压将妊娠物挤出；壶腹部妊娠可行切开取胚；峡部妊娠可行病变段切除再断端吻合。手术采用显微外科技术可提高以后的妊娠率。

输卵管行保守性手术的缺点在于可能会发生持续性异位妊娠，即残余滋养细胞继续生长，再次发生出血，引发腹痛等。故术后仍需继续监测血 hCG 水平，若血 hCG 水平升高，术后 1 日血 hCG 下降＜50%，或术后 12 日血 hCG 未下降至术前 10% 以下，应及时给予甲氨蝶呤，必要时行二次手术。

（2）根治性手术：即输卵管切除术，适用于无生育要求、内出血并发休克的急症患者。在患者并发休克时，在积极抗休克治疗同时，迅速开腹，找到病变侧输卵管出血点，用卵圆钳夹止血，同时快速输血输液使血压回升，再手术切除病变输卵管，酌情处理对侧输卵管。输卵管间质部妊娠，争取尽早诊断，在破裂前手术，以避免可能威胁生命的出血。一般行子宫角部楔形切除术及患侧输卵管切除术，必要时可切除子宫。

（3）腹腔镜手术：目前临床上治疗异位妊娠的主要方法是采用腹腔镜手术。除生命体征不稳定，内出血多，需迅速手术止血外，其他情况均可行经腹腔镜手术。与传统经腹手术相比，经腹腔镜手术具有手术时间短、术后盆腹腔粘连少、恢复更快等优点。

（倪惠华）

第二十二章 盆腔及内分泌相关疾病

第一节 盆腔炎性疾病

盆腔炎是妇女常见疾病，是女性上生殖道及其周围的结缔组织、盆腔腹膜发生炎症时的感染性疾病，包括子宫内膜炎、输卵管炎、输卵管卵巢脓肿及炎症扩散后导致的盆腔腹膜炎。最常见的是输卵管炎及输卵管卵巢炎。盆腔炎大多发生在性活跃期，有月经的生育期妇女。

盆腔炎有急性和慢性两类。急性盆腔炎若控制不佳继续发展可引起弥漫性腹膜炎、败血症、感染性休克，严重者可危及生命。若盆腔炎性疾病在急性期未能得到彻底治疗，可转变为慢性盆腔炎，往往经久不愈，炎症反复发作，可导致不孕、输卵管妊娠、慢性盆腔痛，严重影响妇女的生殖健康，且增加家庭与社会经济负担。

【解剖和生理功能】

女性生殖道在解剖、生理上的特点是有比较完善的自然防御功能，增强了对感染的防御能力。在健康妇女阴道内虽有某些微生物存在，但通常保持生态平衡状态，并不引起炎症。

1. 两侧大阴唇能自然合拢，遮掩阴道口、尿道口。

2. 由于盆底肌的作用，阴道口闭合，阴道前后壁紧贴，可防止外界污染。经产妇阴道松弛，这种防御功能较差。

3. 阴道的自净作用。

4. 子宫颈内口紧闭，子宫颈管黏膜为分泌黏液的高柱状上皮所覆盖，黏膜形成皱褶、嵴突或者陷窝，从而增加黏膜表面积；子宫颈管分泌大量黏液形成黏液栓，内含溶菌酶及局部抗体，其对保持内生殖器无菌非常重要。

5. 输卵管黏膜上皮细胞的纤毛向子宫腔方向摆动以及输卵管的蠕动，均有利于阻止病原体侵入。

6. 育龄妇女子宫内膜周期性剥脱，也是消除子宫腔感染的有利条件。

7. 生殖道免疫系统 生殖道黏膜如子宫颈和子宫聚集有不同数量淋巴组织及散在淋巴细胞，均在局部有重要的免疫功能，发挥抗感染作用。

当自然防御功能遭到破坏，或机体免疫功能下降、内分泌发生变化或外源性病原体侵入，均能导致炎症。

【病因】

引起盆腔炎的病原体有两种来源。

1. 外源性病原体 主要为性传播疾病的病原体，如沙眼衣原体、淋病奈瑟菌、支原体。性传播疾病可同时伴有需氧菌及厌氧菌感染，可能是衣原体或淋病奈瑟菌感染造成输卵管损伤后，容易继发需氧菌及厌氧菌感染。

2. 内源性病原体 来自原寄居于阴道内的微生物群，包括需氧菌及厌氧菌，可以仅为需氧菌或仅为厌氧菌感染，但以两者混合感染多见。

【临床表现】

可因病情及炎症范围大小，而表现不同症状。

1. 轻者可无症状或轻微症状，发病时下腹痛伴发热。

2. 若病情严重可有寒战、高热、头痛、食欲缺乏。炎症发生在月经期可出现月经的变化，如经量增多、经期延长，在非月经期发病可有白带增多、不规则阴道出血、性交痛等。

3. 若有腹膜炎，则出现消化系统症状如恶心、呕吐、腹胀、腹泻等；若有脓肿形成，可有下腹包块及局部压迫刺激症状；包块位于前方可出现膀胱刺激症状，如排尿困难、尿频，若引起膀胱肌炎还可有尿痛等；包块位于后方可有直肠刺激症状，若在腹膜外可致腹泻、里急后重和排便困难。

4. 根据感染的病原体不同，临床表现也有差异。若为厌氧菌感染，患者容易有多次复发，常伴脓肿形成。患者呈急性病容，体温升高，脉速，唇干，下腹部有压痛（常拒按）、反跳痛及肌紧张，肠鸣音减弱或消失。盆腔检查：阴道充血，并有大量脓性分泌物，子宫颈充血有分泌物，呈黄白色或黏液脓性，有时恶臭；子宫颈有举痛，阴道后穹窿有明显触痛，触及饱满及波动感；子宫体稍大，有压痛，活动受限；子宫两侧压痛明显；若为单纯性输卵管炎，可触及增粗的输卵管，并有明显压痛；若为输卵管积脓或输卵管卵巢脓肿，可触及包块且压痛明显；宫旁结缔组织炎时，可扪到宫旁一侧或双侧有片状增厚，或宫骶韧带高度水肿、增粗，压痛明显；若有脓肿形成且位置较低时，可扪及后穹窿或侧穹窿有肿块且有波动感，三合诊常能协助进一步了解盆腔情况；炎症波及腹膜时呈腹膜刺激症状，如已发生为盆腔腹膜炎，则患者整个下腹拒按，有压痛及反跳痛。

【辅助检查】

血常规提示白细胞及中性粒细胞升高，红细胞沉降率升高；血 C 反应蛋白升高。异常子宫颈或阴道黏液脓性分泌物；阴道分泌物 0.9% 氯化钠溶液涂片镜下见到大量白细胞；子宫颈分泌物培养或革兰氏染色涂片示淋病奈瑟菌阳性或沙眼衣原体阳性等。

B 超提示盆腔积液增多，输卵管及卵巢周围毛糙；当炎症进一步加重或转变为慢性炎症时，B 超或 MRI 可表现输卵管增粗或形成输卵管卵巢处包块。或腹腔镜检查发现盆腔炎性疾病的征象。除 B 超检查外，均为有创检查或费用较高。

【诊断】

根据病史、症状和体征可做出初步诊断。2010 年美国疾病控制与预防中心推荐的盆腔炎性疾病的诊断标准，包括最低标准、附加标准和特异标准。

1. 最低标准　提示在性活跃的年轻女性或者具有性传播疾病的高危人群，如出现下腹痛，排除其他引起下腹痛的原因，妇科检查有子宫颈举痛或子宫压痛或附件区压痛，即可给予试验性抗菌药物治疗。

2. 附加标准　可增加诊断的特异性：体温超过 38.3℃（口表）；异常子宫颈或阴道黏液脓性分泌物；阴道分泌物 0.9% 氯化钠溶液涂片镜下见到大量白细胞；子宫颈分泌物培养或革兰氏染色涂片示淋病奈瑟菌阳性或沙眼衣原体阳性；红细胞沉降率升高；血 C 反应蛋白升高。

3. 特异标准　基本可诊断盆腔炎性疾病：子宫内膜活检证实子宫内膜炎；B 型超声或 MRI 检查显示输卵管增粗，输卵管积脓，伴或不伴盆腔积液、输卵管卵巢脓肿，或腹腔镜检查发现盆腔炎性疾病的征象。腹腔镜诊断盆腔炎性疾病的标准有：①输卵管表面明显充血；②输卵管壁水肿；③输卵管伞端或浆膜面有脓性渗出物。

在做出盆腔炎的诊断后，要进一步明确感染的病原体。子宫颈分泌物及后穹窿穿刺液的涂片、培养及核酸扩增检测病原体，临床较实用。

【鉴别诊断】

急性盆腔炎应与急性阑尾炎、输卵管妊娠流产或破裂、卵巢囊肿蒂扭转或破裂等急症相鉴别。

【治疗】

主要治疗为抗菌药物治疗，必要时手术治疗。目的是缓解症状，降低远期后遗症的危险。盆腔炎经积极治疗，绝大多数能彻底治愈，即使输卵管卵巢脓肿形成，若及时治疗、用药得当，75% 的脓肿能得到控制，尤其是脓肿直径小于 8cm 者治疗效果较好。

1. 一般治疗　重者应卧床休息，体位以头高足低位为宜，半卧位有利于脓液积聚于直肠子宫陷凹而使炎症局限。给予高蛋白流食或半流食，补充液体，纠正电解质紊乱及酸碱失衡。高热时采用物理降温。避免无保护的性交及不必要的妇科检查，以免引起炎症扩散。

2. 抗菌药物治疗 抗菌药物的治疗原则：经验性、广谱、及时和个体化。根据药敏试验选用抗菌药物较为合理。由于急性盆腔炎的病原体多为淋病奈瑟菌、衣原体及需氧菌、厌氧菌的混合感染，需氧菌及厌氧菌又有革兰氏阴性及革兰氏阳性之分，故抗菌药物的选择应涵盖以上病原体，选择广谱抗菌药物及联合用药。盆腔炎性疾病诊断48小时内及时药物治疗将明显降低后遗症的发生。

（1）若患者一般情况好、症状轻，能耐受口服抗菌药物，随访性好，可在门诊给予口服或肌内注射抗菌药物。

（2）如果患者一般情况差，病情严重，伴有发热、恶心、呕吐；或有盆腔腹膜炎；或输卵管卵巢脓肿；或门诊治疗无效；或不能耐受口服抗菌药物；或诊断不清，均应住院行抗菌药物治疗。

【盆腔炎性疾病应掌握的内容】

1. 问诊 发病时间，腹痛位于哪个部位，腹痛特点，是阵发性还是持续性，是绞痛还是钝痛、胀痛，是否有放射痛，有无加重或减轻的因素。是否伴有发热，发热是否伴畏寒、寒战，最高体温是多少，呈弛张热还是稽留热。此外，是否伴有恶心呕吐，是否有腹泻、脓血便，是否有胸闷胸痛，是否有咳嗽、咳痰、腰酸，是否有皮疹及关节肿痛，等等。此次发病以来是否诊疗过，做了哪些辅助检查，结果如何，用了哪些药物，效果如何。既往是否有类似发作史，是否有不洁性生活史。有无药物过敏史，有无疫区接触史，有无酗酒史（其他常规问诊自行完善）。

2. 查体 体温、脉搏、血压、呼吸，神志情况，面容，巩膜、皮肤、黏膜情况。腹部专科情况包括有无腹肌紧张，压痛部位，有无反跳痛，是否有触痛，妇科检查阴道是否充血，有无脓性分泌物，子宫颈是否充血，颈口有无脓性分泌物，子宫颈有无举痛，子宫体及双侧附件区有无压痛，压痛程度如何。

医嘱：急性盆腔炎患者合并全身症状者，须使用经验性抗菌药物抗感染，同时留取子宫颈口分泌物行分泌物培养病原体及药敏试验。同时纠正电解质酸碱平衡紊乱及退热等对症处理。常用的抗感染药物如下：①青霉素类，对革兰氏阳性球菌如链球菌、肺炎球菌、敏感的葡萄球菌的抗菌作用较强，对革兰氏阴性球菌及革兰氏阴性杆菌有抗菌作用，但容易产生耐药。②头孢菌素类，第一代头孢菌素对革兰氏阳性球菌的抗菌作用强；第二代头孢菌素的抗酶性能强、抗菌谱广，对革兰氏阴性菌的作用增强，但对革兰氏阳性菌的抗菌效能与第一代相近或稍低；第三代头孢菌素的抗菌谱及抗酶性能优于第二代头孢菌素，对革兰氏阴性菌的作用较第二代更强。③氨基糖苷类，抗菌谱为革兰氏阴性杆菌。④大环内酯类，敏感细菌主要为革兰氏阳性球菌及支原体、衣原体。⑤四环素类，主要用于衣原体、支原体及立克次体的感染。⑥硝咪唑类，主要用于厌氧菌感染。⑦其他抗菌药物，如克林霉素及林可霉素等。联合用药的配伍须合理，药物种类要少，毒性要小。

临时医嘱须开血常规、尿常规、粪常规、血培养、肝功能、肾功能、电解质、血糖、C反应蛋白、血型、凝血功能、全X线胸片、心电图、妇科B超等检查。

3. 治疗期间观察病情 生命体征是否平稳，腹痛是否逐渐减轻，腹部体征变化，血常规变化。

4. 手术 主要用于抗菌药物治疗控制不满意的输卵管卵巢脓肿或盆腔脓肿。下列情况为手术指征：

（1）药物治疗无效：输卵管卵巢脓肿或盆腔脓肿经药物治疗48～72小时，体温持续不降，患者中毒症状加重或包块增大者，应及时手术，以免发生脓肿破裂。

（2）脓肿持续存在：经药物治疗病情有好转，继续控制炎症数日（2～3周），肿块仍未消失但已局限化，应手术切除，以免日后再次急性发作。

（3）脓肿破裂：突然腹痛加剧，寒战、高热、恶心、呕吐、腹胀，检查腹部拒按或有脓毒症休克表现，均应怀疑为脓肿破裂，需立即剖腹探查。

第二节　功能失调性子宫出血

正常月经的周期为 24 ～ 35 日，经期持续 2 ～ 7 日，平均失血量为 20 ～ 60ml。凡不符合上述标准的均属异常子宫出血。功能失调性子宫出血是由于生殖内分泌功能紊乱造成的异常子宫出血，分为无排卵性和有排卵性两大类。诊断功能性出血之前需排除器质性阴道出血。无排卵性功能失调性子宫出血（功血）多见于青春期及围绝经期。

【解剖和生理功能】

正常月经的发生是基于排卵后黄体生命期结束，雌激素和孕激素撤退使子宫内膜功能层皱缩坏死而脱落出血。正常月经的周期、持续时间和血量，表现为明显的规律性和自律性。当机体受内部和外界各种因素，如精神紧张、营养不良、代谢紊乱、慢性疾病、环境及气候骤变、饮食紊乱、过度运动、酗酒及其他药物影响时，可通过大脑皮质和中枢神经系统，引起下丘脑 - 垂体 - 卵巢轴功能调节或靶细胞效应异常而导致月经失调。

【病因】

无排卵性功血好发于青春期和绝经过渡期，但也可以发生于生育年龄。在青春期，下丘脑 - 垂体 - 卵巢轴激素间的反馈调节尚未成熟，大脑中枢对雌激素的正反馈作用存在缺陷，FSH 呈持续低水平，无促排卵性 LH 陡直高峰形成而不能排卵；在绝经过渡期，卵巢功能不断衰退，卵巢对垂体促性腺激素反应低下，卵泡发育受阻而不能排卵；生育年龄妇女有时因应激等因素干扰，也可发生无排卵。各种原因引起的无排卵均可导致子宫内膜受单一雌激素刺激而无孕酮对抗，引起雌激素突破性出血或撤退性出血。

【临床表现】

无排卵性功血患者可有各种不同的临床表现。临床上最常见的症状是子宫不规则出血，表现为月经周期紊乱，经期长短不一，经量不定或增多，甚至大量出血。出血期间一般无腹痛或其他不适，出血量多或时间长时常继发贫血，大量出血可导致休克。根据出血的特点，异常子宫出血包括：①月经过多，周期规则，经期延长（＞ 7 日）或经量过多（＞ 80ml）。②子宫不规则出血过多，周期不规则，经期延长，经量过多。③周期不规则，经期延长而经量正常。④月经过频，月经频发，周期缩短，＜ 21 日。

【辅助检查】

盆腔 B 型超声检查：了解子宫内膜厚度及回声，以明确有无子宫腔占位病变及其他生殖道器质性病变等。

【诊断】

鉴于功血的定义，功血的诊断应采用排除法。需要排除的情况或疾病有妊娠相关出血、生殖器官肿瘤、感染、血液系统及肝肾重要脏器疾病、甲状腺疾病、生殖系统发育畸形、外源性激素及异物引起的不规则出血等。

辅助检查根据病史及临床表现常可做出功血的初步诊断。辅助检查的目的是鉴别诊断和确定病情严重程度及是否有合并症。

（1）全血细胞计数：确定有无贫血及血小板减少。

（2）凝血功能检查：凝血酶原时间、部分促凝血酶原激酶时间、血小板计数、出凝血时间等，排除凝血和出血功能障碍性疾病。

（3）尿妊娠试验或血 hCG 检测：有性生活史者，应除外妊娠及妊娠相关疾病。

（4）盆腔 B 型超声检查：了解子宫内膜厚度及回声，以明确有无子宫腔占位病变及其他生殖道器质性病变等。

（5）基础体温测定（BBT）：不仅有助于判断有无排卵，还可提示黄体功能不足（体温升高≤11日）、子宫内膜不规则脱落（高相期体温下降缓慢伴经前出血）。当基础体温呈双相，经间期出现不规则出血时，可了解出血是在卵泡期、排卵期或黄体期。基础体温呈单相型，提示无排卵。

【鉴别诊断】

在诊断功血前，必须排除生殖器官病变或全身性疾病所导致的生殖器官出血，需注意鉴别的有以下几种疾病。

1. 异常妊娠或妊娠并发症 如流产、异位妊娠、葡萄胎、子宫复旧不良、胎盘残留、胎盘息肉等以下几种疾病。

2. 生殖器官肿瘤 如子宫内膜癌、宫颈癌、滋养细胞肿瘤、子宫肌瘤、卵巢肿瘤等。

3. 生殖器官感染 如急性或慢性子宫内膜炎、宫颈炎等生殖道炎症。

4. 激素类药物使用不当及宫内节育器或异物引起的子宫不规则出血。

5. 全身性疾病 如血液病、肝肾衰竭、甲状腺功能亢进症或减退症等。

【并发症】

功血患者易并发贫血、感染。

【治疗】

功血的一线治疗是药物治疗。青春期及生育年龄无排卵性功血以止血、调整月经周期、促排卵为主；绝经过渡期功血以止血、调整月经周期、减少经量，防止子宫内膜病变为治疗原则。常采用措施有止血和调整月经周期。

1. 止血 根据出血量选择合适的制剂和使用方法。对少量出血患者，使用最低有效量激素，减少药物副作用。对大量出血患者，要求性激素治疗8小时内见效，24~48小时出血基本停止。96小时以上仍不止血，应考虑更改功血诊断。

（1）性激素。

（2）刮宫术：刮宫可迅速止血，并具有诊断价值，可了解内膜病理，除外恶性病变。对于绝经过渡期及病程长的生育年龄患者应首先考虑使用刮宫术。对无性生活史青少年，仅适于大量出血且药物治疗无效需立即止血或检查子宫内膜组织学者，不可轻易做刮宫术。

（3）辅助治疗

1）一般止血药：氨甲环酸1g，2~3次/日，或酚磺乙胺、维生素K等。

2）丙酸睾酮：具有对抗雌激素作用，减少盆腔充血和增加子宫血管张力，以减少子宫出血量，起协助止血作用。

3）矫正凝血功能障碍：出血严重时可补充凝血因子，如纤维蛋白原、血小板、新鲜冻干血浆或新鲜血。

4）矫正贫血：对中重度贫血患者在上述治疗的同时给予铁剂和叶酸治疗，必要时输血。

5）抗感染治疗：出血时间长，贫血严重，抵抗力差，或有合并感染的临床征象时应及时应用抗菌药物。

2. 调整月经周期 应用性激素止血后，必须调整月经周期。青春期及生育年龄无排卵性功血患者，需恢复正常的内分泌功能，以建立正常月经周期；绝经过渡期患者需控制出血及预防子宫内膜增生症的发生，防止功血再次发生。常用方法有以下几种。

（1）雌、孕激素序贯疗法：即人工周期。

（2）雌、孕激素联合疗法。

（3）孕激素法：适用于青春期或活组织检查为增生期的子宫内膜功血。

（4）促排卵：功血患者经上述调整月经周期药物治疗几个疗程后，通过雌、孕激素对中枢的反馈调节作用，部分患者可恢复自发排卵。

（5）宫内孕激素释放系统：可有效治疗功血。原理为在子宫腔内局部释放孕激素，抑制内膜生长。

3. 手术治疗　对于药物疗效不佳或不宜用药、无生育要求的患者，尤其是不易随访的年龄较大患者，应考虑手术治疗。

（1）子宫内膜切除术：利用子宫腔镜下电切割或激光切除子宫内膜，或采用滚动球电凝或热疗等方法，直接破坏大部分或全部子宫内膜和浅肌层，使月经减少甚至闭经。

（2）子宫切除术：因功血而行子宫切除术，约占子宫切除术的 20%。患者经各种治疗效果不佳，并了解所有治疗功血的可行方法后，由患者和家属知情选择后接受子宫切除。

【功能失调性子宫出血应掌握的内容】

1. 问诊　通过病史详细了解异常子宫出血的类型、发病时间、病程经过、出血前有无停经史及以往治疗经过。注意患者的年龄、月经史、婚育史和避孕措施，近期有无服用干扰排卵的药物或抗凝药物等，是否存在引起月经失调的全身或生殖系统相关疾病如肝病、血液病、糖尿病、甲状腺功能亢进症或减退症等。

2. 查体　体格检查有无贫血、甲减、甲亢、多囊卵巢综合征及出血性疾病的阳性体征。妇科检查应排除阴道、子宫颈及子宫器质性病变；注意出血来自子宫颈表面还是来自子宫颈管内。

医嘱：功血患者合并贫血者，应止血、预防感染、纠正贫血。常用的止血药物包括性激素，若出血导致失血性贫血，需止血同时纠正贫血。Hb ＜ 70g/L，则需输血治疗。临时医嘱须开血常规、尿常规、粪常规、肝功能、肾功能、电解质、血糖、血型、凝血功能、全 X 线胸片、心电图、妇科 B 超等检查。

3. 治疗期间观察病情　生命体征是否平稳，阴道出血是否减少，腹部体征变化，血常规变化及肝功能变化。

4. 功血治疗方法　先止血，之后需要调整月经周期。

（1）止血：根据出血量选择合适的制剂和使用方法。对少量出血患者，使用最低有效量激素，减少药物副作用。对大量出血患者，要求性激素治疗 8 小时内见效，24 ～ 48 小时出血基本停止。96 小时以上仍不止血，应考虑更改功血诊断。

（2）调整月经周期：应用性激素止血后，必须调整月经周期。青春期及生育年龄无排卵性功血患者，需恢复正常的内分泌功能，以建立正常月经周期；绝经过渡期患者需控制出血及预防子宫内膜增生症的发生，防止功血再次发生。常用方法有以下几种。

1）雌、孕激素序贯疗法：即人工周期。模拟自然月经周期中卵巢的内分泌变化，序贯应用雌、孕激素，使子宫内膜发生相应变化，引起周期性脱落。适用于青春期及生育年龄功血内源性雌激素水平较低者。

2）雌、孕激素联合疗法：此法开始即用孕激素，限制雌激素的促内膜生长作用，使撤药性出血逐步减少，其中雌激素可预防治疗过程中孕激素突破性出血。常用口服避孕药，可以很好地控制周期，尤其适用于有避孕要求的患者。

3）孕激素法：适用于青春期或活组织检查为增生期的子宫内膜功血。

4）促排卵：功血患者经上述调整月经周期药物治疗几个疗程后，通过雌、孕激素对中枢的反馈调节作用，部分患者可恢复自发排卵。有生育要求的无排卵不孕患者，可针对病因采取促排卵方法。

5）宫内孕激素释放系统：可有效治疗功血。常用于治疗严重月经过多。在子宫腔内放置含孕酮或左炔诺孕酮宫内节育器（曼月乐），能减少经量 80% ～ 90%，有时甚至出现闭经。

对于药物疗效不佳或不宜用药、无生育要求的患者，尤其是不易随访的年龄较大患者，应考虑手术治疗：子宫内膜切除术、子宫切除术。

（倪惠华）

第七篇 运动系统

第一章 四肢骨折

第一节 锁骨骨折

【解剖】

锁骨是上肢与躯干的连接和支撑装置，呈"S"形。近端与胸骨形成胸锁关节，远端与肩峰形成肩锁关节。锁骨下动、静脉及臂丛神经位于锁骨后下方，一般锁骨骨折时很少伤及。

【病因和分类】

锁骨骨折好发于青少年，多为间接暴力引起，约占成人骨折的12%。骨折可发生在锁骨外端，有时合并肩锁关节脱位。骨折更多发生于锁骨中段。根据克雷格（Craig）分型，按照骨折的不同部位，将锁骨骨折分为3类，第一类为锁骨中1/3骨折，约占所有锁骨骨折的80%，第二类为锁骨远端1/3骨折，约占所有锁骨骨折的15%，第三类为锁骨近端1/3骨折，约占所有锁骨骨折的5%。

【临床表现】

局部肿胀、瘀斑、肩关节活动时疼痛加重。如果暴力作用强大，骨折移位明显，局部肿胀严重。

【影像学检查】

绝大部分锁骨骨折，正位X线片即可做出诊断。需要注意骨折的粉碎及移位程度，因为这决定着采取何种治疗方案。怀疑气胸的患者，需拍摄全胸片，在全胸片上还能够观察到是否同时存在肩胛骨和肋骨骨折。

【诊断】

根据病史、临床表现及X线检查不难做出诊断。移位明显及局部肿胀严重的患者，需仔细检查上肢的神经功能及血供情况，以便对是否合并血管、神经损伤作出正确判断。

【治疗】

1.儿童的青枝骨折及成人的无移位骨折可不做特殊治疗。三角巾悬吊4～6周即可开始活动。

2.有移位的中段骨折，采用手法复位，横行"8"字形石膏绷带固定。

3.切开复位内固定的指征

（1）患者不能忍受"8"字形石膏绷带的痛苦。

（2）复位后再移位，影响外观。

（3）合并神经、血管损伤。

（4）开放性骨折。

（5）陈旧性骨折不愈合。

（6）锁骨外侧端骨折，合并喙锁韧带断裂，骨折移位明显。

（7）合并肩胛骨、肩胛颈骨折，浮肩损伤。

4.手术治疗 常采用切开复位钢板螺钉内固定，少部分采用髓内针内固定。钢板可以放置于锁骨上方或者锁骨前下方，在置入螺钉时，需要特别仔细，避免损伤锁骨下血管和神经。瘢痕和钢板螺钉导致的皮肤激惹是术后常见并发症。

第二节　肱骨外科颈骨折

【解剖】

肱骨近端可以分为 4 个主要部分：肱骨头、肱骨大结节、肱骨小结节和肱骨干。肱骨外科颈为肱骨大结节、小结节移行为肱骨干的交界部位，是松质骨和皮质骨的交接处，位于解剖颈下 2～3cm。

【病因和分类】

肱骨外科颈骨折常由间接暴力引起。成双相分布，年轻患者常由车祸所致的高能量损伤所致，老年患者常由摔倒所致，骨质疏松是主要原因。

分类：内尔（Neer）分型，即"四部分骨折"，将肱骨上端 4 个组成部分即肱骨头、肱骨大结节、肱骨小结节和肱骨干按相互移位程度进行分类，移位＞1cm 或成角＞45° 被认定为移位骨块，否则不能认定为是移位骨块。

Ⅰ型：轻度移位骨折肱骨上端可为一处骨折（如单一肱骨外科颈骨折、单一大结节骨折或小结节骨折等），也可是多处骨折，即同时有两处或两处以上部位的骨折（如外科颈骨折合并大结节骨折等），但任何一处骨折的移位都不大于 1cm，骨端成角不大于 45°。从病理损伤考虑，这种骨折软组织损伤较轻，或骨端间有紧密的嵌插，骨折比较稳定，一般骨折愈合较快。这种类型骨折占肱骨上端骨折的绝大多数。这种没有明显移位的骨折，由于仍有软组织将骨折块连为一体，因此称为"一部分骨折"。

Ⅱ型：关节段移位骨折按解剖部位命名即为肱骨解剖颈骨折，且骨端间移位大于 1cm 或成角＞45°。此种骨折肱骨头的血液循环受到破坏，常发生肱骨头缺血坏死。这种一处骨折因有明显的移位（或同时有轻度移位的大、小结节骨折），从而使肱骨头与肱骨干上端形成分离的两部分，因此属于"二部分骨折"。

Ⅲ型：骨干移位骨折从解剖部位命名即为外科颈骨折。骨折移位＞1cm 或成角畸形＞45°。单一骨干移位，肱骨上端分成两个分离的部分，因此也属于"二部分骨折"。如同时再合并一个结节骨折且移位也＞1cm 时，因为肱骨上端分成三个各自分离的部分，因此应属于"三部分骨折"。如同时合并两个结节的骨折，且均有＞1cm 的移位，肱骨上端则分成四个各自分离的骨块，即肱骨头、大结节、小结节和肱骨干上端。这种骨折属于"四部分骨折"。

Ⅳ型：大结节骨折且移位＞1cm。大结节有三个面作为冈上肌、冈下肌和小圆肌的附着点。外伤时可造成整个大结节骨折移位，也可为大结节的一个面撕脱骨折。如为部分撕脱骨折且有明显移位时，则说明肩袖有纵行撕裂。如大结节移位骨折同时有外科颈的移位骨折，则关节段骨块由于受附着于小结节的肩胛下肌的牵拉而发生内旋。

【临床表现】

局部肿胀、疼痛、活动受限，可有畸形及反常活动，患者就诊时常用健侧手拖住受伤侧手。

【影像学检查】

X 线片可以做出初步诊断，X 线片包括正位片和腋位片。对于粉碎性骨折，CT 平扫及三维重建，可以做出明确诊断。

【诊断】

根据外伤病史，临床表现及 X 线检查可以做出诊断。在复杂骨折，需行 CT 检查以详细了解骨折移位情况，便于术前制订详细的手术方案。

【治疗】

1. 裂纹骨折　用三角巾悬吊患肢 2 ～ 3 周，当疼痛减轻后尽早开始肩关节功能活动。

2. 外展型骨折　骨折有嵌插且畸形角度不大者无须复位，以三角巾悬吊患肢 2 ～ 3 周，并逐步开始肩关节功能活动；无嵌插的骨折应行手法整复，随后以石膏或小夹板固定 3 ～ 4 周。

3. 内收型骨折　有移位者皆应复位，复位方法有手法及切开两种，并给予适当的外固定或内固定。

（1）手法复位外固定：一般需在骨折血肿内麻醉下进行，然后根据具体情况应用适当的外固定。常用有：①超肩关节夹板外固定；②石膏绷带固定；③外展支架固定。无论用哪种方法固定，皆需早期开始功能活动，一般 4 ～ 6 周就可酌情去除固定。

（2）切开复位和内固定的适应证：①外科颈骨折移位严重，复位后不稳定；手法整复外固定失败者；② 50 岁以下患者合并肱骨头粉碎性骨折；③合并肱骨大结节撕脱骨折有移位并与肩峰下部抵触；④不能复位的髋板骨折分离（肱二头肌长头腱嵌入）；⑤治疗较晚已不能复位的青枝骨折。

【并发症】

常见并发症是关节僵硬和活动受限。延迟愈合和不愈合也很常见，尤其是三部分和四部分骨折。骨块缺血性骨坏死也是三部分和四部分骨折以及骨折脱位型损伤常见的并发症。

第三节　肱骨干骨折

【解剖】

肱骨外科颈下 1 ～ 2cm 至肱骨髁上 2cm 段内的骨折称为肱骨干骨折。肱骨干下 1/3 段后外侧有桡神经沟，此处骨折易发生桡神经损伤。

【病因和分类】

可由直接暴力或间接暴力引起。直接暴力较为常见，常导致横行或者粉碎性骨折。老年人摔倒间接暴力常导致螺旋形或斜行骨折。

【临床表现】

局部疼痛、肿胀、畸形，反常活动，皮下瘀斑，上肢活动障碍。

【影像学检查】

X 线片可以做出诊断，但需要注意的是对于长骨骨干骨折，X 线片需要包括上、下两个关节。

【诊断】

根据外伤病史、临床表现、体格检查和影像学检查可以明确诊断。肱骨干中下 1/3 的骨折，在体格检查时需要特别注意是否合并桡神经损伤，桡神经损伤时可出现特异性垂腕畸形。

【治疗】

1. 大多数肱骨干横行或短斜行骨折可以采用非手术方法治疗。非手术治疗包括手法复位夹板或石膏外固定。

2. 手术治疗的指征

（1）反复手法复位失败。

（2）骨折有分离移位，骨折端有软组织嵌入。

（3）合并神经血管损伤。

（4）陈旧性骨折不愈合。

（5）影响功能的畸形愈合。

（6）同一肢体多发性骨折。

（7）8～12小时，污染不重的开放性骨折。

内固定包括钢板螺钉内固定和髓内钉内固定。既往常采用切开复位钢板螺钉内固定，近来微创经皮内固定或髓内钉内固定逐渐成为优先的治疗选择。

第四节　肱骨髁上骨折

【解剖】

肱骨髁上骨折好发于10岁以下儿童。关于肱骨髁上骨折需要知道两个解剖学概念：前倾角和携物角。

前倾角：肱骨干轴线与肱骨髁轴线之间的夹角，30°～50°，这是肱骨髁上骨折容易发生的解剖因素。

携物角：当肘关节伸直，前臂处于旋后位时，上臂与前臂并不在一条直线上，前臂的远侧端偏向外侧，二者之间形成一向外开放的锐角，称为肘关节携物角。正常为10°～15°。

【病因和分类】

根据暴力的不同和骨折移位的方向，可以分为屈曲型和伸直型。其中伸直型占90%左右。

一、伸直型肱骨髁上骨折

【临床表现】

肘部疼痛、肿胀、皮下瘀斑，活动受限，骨折的移位和肿胀可能会影响远端肢体血液循环，导致前臂骨筋膜室综合征。骨筋膜室综合征的临床表现包括：5P征，即无痛（painlessness），无脉（pulselessness），苍白（pallor），感觉异常（paraesthesia），麻痹（paralysis）。

【影像学检查】

X线片可以做出明确诊断，在侧位片上，骨折的近端向掌侧移位，骨折的远端向背侧移位。

【诊断】

根据患者的外伤病史、体格检查及影像学检查不难做出诊断。需详细检查患肢末梢血液循环感觉情况，明确是否存在血管、神经损伤及骨筋膜室综合征。

【治疗】

1. 手法复位外固定　对于儿童肱骨髁上骨折，急诊均应行闭合复位石膏外固定，复查X线片，根据X线复查结果决定后续治疗。如复位满意，维持石膏外固定，定期门诊复查。如复位欠佳，考虑手术治疗。

2. 手术治疗　常采用闭合穿针交叉克氏针固定＋石膏外固定。由于解剖学的关系，移位明显的伸直型肱骨髁上骨折的骨折近端向前移位极易损伤前方的肘部血管，发生骨筋膜室综合征，如果治疗不及时，常导致严重后果。因此对于伸直型肱骨髁上骨折，条件允许，急诊手术治疗，如果不能开展急诊手术，也应该入院后第二天行手术治疗，在骨折复位固定前，需密切观察末梢血液循环情况。

二、屈曲型肱骨髁上骨折

【病因】

多为间接暴力引起。跌倒时，肘关节处于屈曲位置，肘后方着地，暴力传导至肱骨下端导致骨折。

【临床表现】

局部肿胀，疼痛，肘后凸起，皮下瘀斑。检查可发现肘上方压痛，后方可扪到骨折端。

【诊断】

根据外伤病史、体格检查及影像学检查可以明确诊断。

【治疗】

原则同伸直型肱骨髁上骨折，手法复位的方向相反。

第五节 前臂双骨折

【解剖】

前臂由尺骨及桡骨组成，两者之间有骨间膜相连，近端形成上尺桡关节，远端形成下尺桡关节。尺骨相对较直，充当前臂的旋转轴，桡骨围着尺骨旋转。

【病因和分类】

（一）病因

1.直接暴力 外力直接打击所致。

2.间接暴力 跌倒时，暴力通过腕关节向上传导所致。

3.扭转暴力 前臂旋转，造成尺桡骨不同平面的骨折。

（二）分类

1.孟氏骨折 尺骨上 1/3 骨折合并上尺桡关节脱位。

2.盖氏骨折 桡骨干下 1/3 骨折合并下尺桡关节脱位。

【临床表现】

前臂疼痛、肿胀、畸形及功能障碍。检查可发现骨擦音和假关节活动。

【影像学检查】

X 线片需包括上、下两个关节。对于特殊类型骨折，上、下尺桡关节的 CT 平扫能够明确脱位诊断。

【诊断】

根据患者的外伤病史、临床表现、体格检查和影像学检查，可以做出诊断。需要仔细阅片，以明确是否存在合并的上、下尺桡关节脱位。

【治疗】

1.手法复位外固定 闭合手法复位石膏外固定，复查 X 线片，如复位满意，维持石膏外固定，定期复查 X 线片，6～8 周骨痂形成后，拆除石膏外固定，行渐进性功能锻炼。

2.切开复位内固定 手术指征：①复位失败；②受伤时间较短，伤口污染不重的开放性骨折；

③合并神经、血管、肌腱损伤；④同侧肢体有多发性损伤；⑤陈旧性骨折畸形愈合或不愈合。

由于前臂除了屈伸功能外，还存在旋转功能。最新的观点认为，前臂双骨折需等同于关节内骨折处理，因此要尽可能达到解剖复位坚强内固定。

【并发症】

畸形愈合在保守治疗中常见。不恰当的骨折固定技术及粉碎性开放性骨折导致的骨丢失常导致骨折不愈合。前臂骨折很少发生血管神经损伤，但是手术过程中，常会造成桡动脉、桡神经浅支和骨间背神经损伤。骨筋膜室综合征常发生于高能量损伤或挤压伤。

第六节　桡骨下端骨折

【解剖】

桡骨下端骨折是指距桡骨下端关节面 3cm 以内的骨折。桡骨下端关节面呈由背侧向掌侧、由桡侧向尺侧的凹面，分别形成掌倾角（10°～15°）和尺倾角（20°～25°）。

【病因和分类】

多为间接暴力引起。根据受伤机制不同，可分为伸直型骨折、屈曲型骨折、巴顿骨折关节脱位。

1. 伸直型骨折　又称为科利斯（Colles）骨折。典型的畸形姿势为侧面看呈"银叉"样畸形，正面看呈"枪刺样"畸形。可同时伴有下尺桡关节脱位及尺骨茎突骨折。

2. 屈曲型骨折　又称为史密斯（Smith）骨折。近端骨折端向背侧移位，远端骨折端向掌侧、桡侧移位。可合并下尺桡关节损伤、尺骨茎突骨折和三角纤维软骨损伤。

3. 巴顿（Barton）骨折　系指桡骨远端关节面纵斜行骨折，伴有腕关节脱位者。跌倒时手掌或手背着地，暴力向上传递，通过近排腕骨的撞击引起桡骨关节面骨折，在桡骨下端掌侧或背侧形成一带关节面软骨的骨折块，骨块常向近侧移位，并腕关节脱位或半脱位。

【临床表现】

腕部肿胀、压痛明显，手和腕部活动受限。伸直型骨折有典型的餐叉状和枪刺样畸形，尺桡骨茎突在同一平面，直尺试验阳性。屈曲型骨折畸形与伸直型相反。注意正中神经有无损伤。

【影像学检查】

正侧位 X 线片可以明确诊断。对于累及关节面的骨折，CT 检查可以明确关节面的累及程度和骨折块的移位方向，有利于指导术中骨折块的复位顺序及内固定的放置部位。

【诊断】

根据患者的外伤史、临床表现、体格检查及影像学检查不难做出诊断，X 线片需要包括尺桡骨全长，根据 X 线片判断骨折分型。如果骨折累及关节或者为复杂骨折，需行 CT 检查以详细诊断分型。

【治疗】

1. 无移位的骨折　用石膏或小夹板固定腕关节于功能位 3～4 周。

2. 有移位的伸直型骨折或屈曲型骨折　多可手法复位成功。伸直型骨折，非粉碎性未累及关节面者，常采用牵引复位法；老年患者、粉碎性骨折、累及关节面者，常采用提按复位法。复位后，保持腕关节掌屈及尺偏位，石膏或外固定架固定 2 周，2 周后改为功能位石膏固定，持续固定 4 周。屈曲型骨折纵向牵引后复位方向相反，复位后，腕关节背屈和旋前位固定 2 周，2 周后改为功能位石膏固定，持续固定 4 周。固定后立即拍 X 线片检查骨折对位情况，如果骨折复位满意，维持石膏外固定，1 周左右消肿后需拍片复查，如果由于肿胀消退导致石膏松动骨折移位，需及时处理。

3. 粉碎性骨折　复位困难或复位后不易维持者（如巴顿骨折），常需手术复位，克氏针、螺钉或"T"形钢板内固定。

4. 合并症处理　骨折畸形连接导致功能障碍者，应手术纠正畸形及内固定。下尺桡关节脱位影响前臂旋转者，可切除尺骨小头。合并正中神经损伤，观察 3 个月不恢复者，应探查松解神经，并修平突出的骨端。迟发性拇伸肌肌腱断裂者，应去除骨赘、修复肌腱。骨质疏松者应给予相应治疗，以防止其他严重骨折（如股骨颈骨折）合并症的发生。

第七节　股骨颈骨折

【解剖】

股骨头、颈与髋臼共同构成髋关节。颈干角 110°～140°，平均 127°，前倾角 12°～15°。股骨头的血供：①股骨头圆韧带内的小凹动脉，提供股骨头凹部的血液循环；②股骨干滋养动脉的升支，沿股骨颈进入股骨头；③旋股内、外侧动脉的分支，是股骨头、颈的重要营养动脉。

【病因和分类】

股骨颈骨折多数发生在中、老年人，与骨质疏松导致的骨量下降有关。

1. 按骨折线部位分类

（1）头下型骨折。

（2）经颈型骨折。

（3）基底部骨折。

2. 按 X 线表现分类

（1）内收型骨折。

（2）外展型骨折。

3. 按移位程度分类 [加登（Garden）分型]

（1）不完全骨折。

（2）完全骨折但不移位。

（3）完全骨折，部分移位。

（4）完全移位的骨折。

【临床表现】

患者有跌倒受伤史，局部疼痛，髋关节活动受限，骨折移位明显时，患肢出现短缩外旋畸形。

【影像学检查】

影像学检查包括髋关节正侧位片，此外还需要拍摄骨盆平片，通过健侧髋关节了解患者的股骨颈干角。对于存在外伤病史，但 X 线片未发现骨折的患者，需要行 CT 或 MRI 检查以明确诊断，以防漏诊。

【诊断】

患者有外伤病史，结合 X 线可以明确诊断，当然对于外伤后髋部疼痛，X 线检查未有明显发现的患者，需行 CT 检查明确诊断，必要时甚至需行 MRI 检查，以免漏诊，造成严重后果。

【治疗】

1. 非手术治疗　年龄过大，全身情况差，或合并有严重心、肺、肾、肝等功能障碍，不能耐受手术者，选择非手术治疗。

2. 手术治疗

（1）闭合复位内固定（对于年龄＜ 65 岁的患者，首选）

1）多枚空心螺钉内固定：一般选择三枚螺钉，采用倒三角的方式固定，但最新有文献报道，采用四枚螺钉贴近前后及上下皮质的固定方式能够提供更好的稳定性。

2）动力髋螺钉（DHS）+ 抗旋螺钉内固定：相对于螺钉固定系统，该方法能够提供更好的稳定性。但相对于螺钉固定系统，该方法操作相对复杂。

（2）髋关节置换

1）股骨头置换术：适用于年龄＞80 岁患者。手术相对简单，术后能够允许患者早期离床活动，避免长期卧床的并发症。

2）全髋关节置换术：年龄＞ 65 岁，骨折移位明显。对于该类患者，全髋关节置换术能够使患者早期恢复术前的功能。

【后遗症】

股骨颈骨折最常见的后遗症是股骨头缺血坏死，造成髋关节功能障碍，后期不可避免地需行髋关节置换手术。这是对＞ 65 岁的患者采取全髋关节置换手术的原因。但是由于关节假体具有一定的使用年限，在年轻患者我们仍采用保髋治疗，如果后期发生股骨头缺血坏死，再行髋关节置换手术。

第八节　股骨粗隆间骨折

【解剖】

股骨近端常见的解剖标志包括股骨头、股骨颈、股骨大粗隆和股骨小粗隆。发生在股骨大粗隆和小粗隆之间的骨折称为粗隆间骨折。

【病因和分类】

骨折多为间接外力引起。下肢突然扭转、跌倒时强力内收或外展，或受直接外力撞击均可发生，骨折多为粉碎性。老年人骨质疏松，当下肢突然扭转、跌倒造成骨折。

1. 伊文思（Evans）分型

Ⅰ型：单纯转子间骨折，无移位。

Ⅱ型：在Ⅰ型基础上发生移位，合并小转子撕脱骨折，但股骨矩完整。

Ⅲ型：合并小转子骨折，骨折累及股骨矩，有移位，常伴有转子间后部骨折。

Ⅳ型：伴有大、小转子粉碎性骨折，可出现股骨颈和大转子冠状面的爆裂骨折。

Ⅴ型：反转子间骨折，骨折线由内上斜向下外，可伴有小转子骨折，股骨矩破坏。

2. 米勒（Müller）分型（即 AO 分型）　将股骨粗隆间骨折纳入其整体骨折分型系统中归为 A 类骨折。

A1 型：经转子的简单骨折（两部分），内侧骨皮质仍有良好的支撑，外侧骨皮质保持完好。

A1. 1 沿转子间线。

A1. 2 通过大转子。

A1. 3 通过小转子。

A2 型：经转子的粉碎性骨折，内侧和后方骨皮质在数个平面上破裂，但外侧骨皮质保持完好。

A2. 1 有一内侧骨折块。

A2. 2 有数块内侧骨折块。

A2. 3 在小转子下延伸超过 1cm。

A3 型：反转子间骨折，外侧骨皮质也有破裂。

A3.1 斜行骨折线。

A3.2 横行骨折线。

A3.3 骨折呈粉碎性。

【临床表现】

受伤后，转子区出现疼痛、肿胀，活动受限，下肢外旋畸形明显。

【影像学检查】

影像学检查包括髋关节正侧位片，此外还需要拍摄骨盆平片，通过健侧髋关节了解患者的股骨颈干角。对于粉碎性骨折，需行 CT 检查以明确是否存在外侧壁骨折，以利于选择合适的内固定材料和手术方法。

【诊断】

患者具有明确的外伤史，根据患者的临床表现、体格检查及 X 线片可做出明确诊断。对于分型有疑问的患者，可以维持下肢牵引行 X 线检查以明确分型，在复杂骨折，可以行 CT 检查以协助术前计划。

【治疗】

1. 非手术治疗　全身情况差，或合并有严重心、肺、肾、肝等功能障碍，不能耐受手术者，选择非手术治疗。采用骨牵引或者皮牵引，对于移位不明显者也可以采用防旋鞋固定。

2. 手术治疗　目前选择闭合复位内固定。内固定材料多选择髓内钉。这是因为髓内固定相对于髓外固定存在力学上的优势，可以允许早期负重，避免术后长期卧床并发症。

【并发症】

常见并发症是髋内翻畸形和内固定切出。内固定切出的原因包括医源性的拉力螺钉放置错误，以及不能达到稳定复位和骨质疏松等。

第九节　股骨干骨折

【解剖】

股骨干骨折是指转子下 5cm 以远、股骨髁上 5cm 以近这一段骨干的骨折。

【病因和分类】

股骨干骨折多为强大的直接暴力所致，亦有少量间接暴力所致者。

不同部位的骨折移位方向不同。

1. 股骨上 1/3 骨折后，近侧骨折端受髂腰肌、臀中肌、臀小肌和髋关节外旋诸肌的牵拉而屈曲、外旋和外展，而远侧骨折端则受内收肌的牵拉而向上、向后、向内移位，导致向外成角和缩短畸形。

2. 股骨中 1/3 骨折后，其畸形主要是按暴力的撞击方向而成角，远侧骨折端又因受内收肌的牵拉而向外成角。

3. 股骨下 1/3 骨折段受腓肠肌的牵拉而向后倾倒，远侧骨折端可压迫或刺激腘动脉、腘静脉和坐骨神经。

【临床表现】

1. 全身表现　股骨干骨折多由严重外伤引起，出血量可达 1000～1500ml。如系开放性或粉碎性骨折，出血量可能更大，患者可伴有血压下降、面色苍白等出血性休克的表现；如合并其他部位脏器的损伤，休克的表现可能更明显。因此，对于此类情况，应首先测量血压并严密动态观察，并注意末梢血液循环。

2. 局部表现 可具有骨折的共性症状，包括疼痛、局部肿胀、成角畸形、异常活动、肢体功能受损及纵向叩击痛或骨擦音。除此而外，应根据肢体的外部畸形情况初步判断骨折的部位，特别是下肢远端外旋位时，注意勿与粗隆间骨折等髋部损伤的表现相混淆，有时可能是两种损伤同时存在。如合并有神经、血管损伤，足背动脉可无搏动或搏动轻微，伤肢有循环异常的表现，可有浅感觉异常或远端被支配肌肉肌力异常。

【影像学检查】

X 线片足以做出诊断，需要注意的是 X 线片需包括上、下两个关节，同时需要加拍骨盆平片。特别要注意是否合并有股骨颈骨折，在某些高能量损伤患者，常合并有股骨颈的非移位骨折，如果漏诊，仅行股骨干骨折手术，手术过程中植入髓内钉的操作，常会导致股骨颈骨折移位，术后复查 X 线片时才发现合并有股骨颈骨折，造成严重后果。

【诊断】

患者一般有较大暴力外伤病史。结合病史、临床症状及影像学检查，可以明确诊断。由于股骨干骨折，失血较多，诊断股骨干骨折需要注意患者的全身状况，判断是否存在失血性休克，如存在失血性休克，需及时处理，此外，还需要注意有无合并血管、神经损伤。

【治疗】

1. 儿童骨折治疗 3 岁以内的儿童多采用悬吊牵引，3 ～ 10 岁儿童采用闭合复位弹性髓内钉内固定，10 岁以上骨骺未闭合患者采用钢板螺钉内固定。

2. 成人骨折治疗 成人目前多采用手术治疗，包括切开复位钢板螺钉内固定、MIPO 钢板螺钉内固定和闭合复位髓内钉内固定。切开复位钢板螺钉内固定由于手术创伤较大，目前已逐步淘汰，仅在一些不具备术中透视条件，无法完成闭合复位的基层医院使用。MIPO 钢板螺钉内固定临床常用于偏远段骨折或假体周围骨折，无法使用髓内钉内固定者。闭合复位髓内钉内固定术由于手术创伤小，不破坏骨折端血运，是目前的主流手术方式。

第十节　髌骨骨折

【解剖】

髌骨是人体最大的籽骨。髌骨与其周围的肌腱、韧带、腱膜共同构成伸膝装置，是下肢活动中十分重要的结构。

【病因和分类】

髌骨骨折可由直接暴力或间接暴力引起。暴力直接作用于髌骨常造成髌骨粉碎性骨折，通常伴有髌骨或者股骨髁软骨损伤。间接暴力损伤常由股四头肌收缩引起，常表现为髌骨上极或下极的撕脱骨折或横行骨折。

【临床表现】

膝前肿胀、疼痛，膝关节活动受限，活动时疼痛，有时可以扪及骨折分离出现的凹陷。

【影像学检查】

对于这类患者需拍摄膝关节正侧位片，对于严重粉碎性骨折，CT 平扫和三维重建检查可以明确关节面受累情况。

【诊断】

结合外伤病史、临床症状、体格检查及 X 线，不难做出诊断。有些门诊患者，否认外伤病史，X 线摄片提示髌骨分成两块，一般为纵行分开，较小部分位于髌骨外上象限，此为二分髌骨，不是髌骨骨折，需注意鉴别。对于严重粉碎性骨折，需要行 CT 检查＋三维重建，详细了解骨折移位情况，指导手术治疗，对于某些高能量损伤患者，必要时需行膝关节 MRI 检查，明确是否存在膝关节韧带或者半月板损伤，以免漏诊。

【治疗】

由于髌骨骨折为关节内骨折，需要达到解剖复位以减少远期发生创伤性关节炎的可能，因此髌骨骨折常采用切开复位内固定治疗。保守治疗仅适用于无移位的髌骨骨折。

内固定采用的选择多种多样，对于简单横行骨折，多采用克氏针张力带固定，对于复杂骨折，常采用空心螺钉结合髌骨爪内固定。除此之外，还有采用钢丝环扎内固定等。手术治疗的目的是早期恢复膝关节的活动，避免长期制动引起的膝关节活动受限。

第十一节　胫骨平台骨折

【解剖】

胫骨上端与股骨下端形成膝关节，与股骨下端接触的面即为胫骨平台。胫骨平台是膝关节的重要负荷结构。由于胫骨平台内外侧分别有内、外侧副韧带，平台中央有胫骨粗隆，其上有交叉韧带附着，当胫骨平台骨折时常发生韧带及半月板的损伤。

【病因和分类】

胫骨平台骨折可由间接暴力和直接暴力引起。胫骨平台骨折好发于两个年龄段。在年轻患者，骨折常由高能量损伤所致，表现为劈裂骨折，常合并有韧带撕裂；在老年患者，由于骨量减少，骨折多由低能量损伤所致，表现为压缩骨折或劈裂加压缩骨折，通常没有韧带损伤。

夏茨克（Schazker）分型：①单纯外侧平台劈裂骨折；②外侧平台劈裂合并塌陷骨折；③单纯中央塌陷骨折；④内侧平台骨折；⑤内、外侧平台骨折；⑥内外侧平台骨折骨折线延伸到干骺端或骨干。

【临床表现】

外伤后膝关节肿胀疼痛、活动障碍，因膝关节内骨折均有关节内积血，膝关节常肿胀明显。

【影像学检查】

正侧位 X 线片是基础检查，作为关节内骨折，CT 平扫及三维重建是必需的术前检查。对于严重粉碎性骨折或合并膝关节脱位的胫骨平台骨折，术前需行膝关节 MRI 检查，以明确膝关节韧带及半月板的损伤情况。

【诊断】

患者有明确的外伤史。结合临床表现、体格检查和影像学检查，不难做出诊断。由于胫骨平台骨折为关节内骨折，需要行 CT 检查以详细了解骨折情况，特别是关节面的塌陷情况，以利于制订合适的手术复位计划。此外，在复杂的胫骨平台骨折和合并膝关节脱位的胫骨平台骨折，需要仔细检查，是否存在合并的血管损伤，及时做出诊断和治疗，避免发生严重的后果。由于复杂胫骨平台骨折时，局部常肿胀明显，易导致骨筋膜室综合征，需详细观察患肢的末梢血液循环及患肢的肿胀情况，早发现、早治疗。

【治疗】

由于胫骨平台骨折为关节内骨折。保守治疗仅适用于无移位的骨折和一般身体状况及局部软组织条件差不能耐受手术者。对于存在关节面塌陷或骨折块移位的骨折，均需手术治疗。切开复位，恢复关节面的解剖复位是治疗的关键。手术包括切开复位内固定和闭合撬拨复位内固定，闭合撬拨复位内固定适用于单纯关节面塌陷骨折，对于手术操作技术和术中影像学支持要求较高。

第十二节　胫腓骨干骨折

【解剖】

胫骨干横切面呈三棱形，在中、下 1/3 交界处，变成四边形。在三棱形与四边形交界处是骨折的好发部位。由于整个胫骨均位于皮下，骨折端容易穿破皮肤，成为开放性骨折。胫腓骨骨折易引起骨筋膜室综合征，中下 1/3 的骨折由于血供的破坏，骨折愈合较慢，容易发生延迟愈合或不愈合。

【病因和分类】

可以由直接暴力或者间接暴力引起。直接暴力常由高能量损伤所致，常表现为横行或粉碎性骨折，通常合并有软组织损伤。间接暴力常由扭转暴力所致，表现为螺旋形骨折。胫腓骨干骨折可以分为 3 种类型：胫腓骨双骨折、单纯胫骨干骨折和单纯腓骨干骨折。

【临床表现】

局部疼痛、肿胀、畸形较显著，表现成角和重叠移位。应注意是否伴有腓总神经损伤，胫前、胫后动脉损伤，胫前区和腓肠肌区张力是否增加。往往骨折引起的并发症比骨折本身所产生的后果更严重。

【影像学检查】

正侧位 X 线片足以做出诊断，但应注意正侧位 X 线片需要包括膝关节和踝关节，对于扭转暴力所致的螺旋形骨折，常需行踝关节 CT 扫描，明确是否存在后踝骨折。

【诊断】

由于胫腓骨位置表浅，一般诊断都不困难，常可在疼痛、肿胀的局部扪出移位的骨断端。重要的是要及时发现骨折合并的胫前、后动静脉和腓总神经的损伤，对于肢体明显肿胀者，需仔细检查，明确是否存在骨筋膜室综合征。检查时应将足背动脉的搏动、足部感觉、踝关节及拇趾能否背屈作为常规记录。如存在骨筋膜室综合征，需紧急手术，行小腿切开减张术，避免造成肢体缺血坏死的严重后果。

【治疗】

治疗的目的是矫正成角、旋转畸形，恢复胫骨上、下关节面的平行关系，恢复肢体长度。对于无移位的骨干骨折可以采用保守治疗。对于以下情况可以采取手术治疗：①手法复位失败；②严重粉碎性骨折；③污染不严重，受伤时间较短的开放性骨折。

手术治疗主要采用闭合复位内固定术。内固定材料的选择包括钢板和髓内钉。钢板多采用微创接骨板接骨术（MIPO）内固定。多用于近干骺端的骨折。在可以采用髓内钉内固定的情况下，目前多采用髓内钉内固定。如果患者存在后踝骨折，手术时需先固定后踝骨折，避免在置入髓内钉时，敲打髓内钉导致后踝骨折块分离。

第十三节　踝部骨折

【解剖】

踝关节由胫骨远端、腓骨远端和距骨体构成。

【病因和分类】

踝部骨折多由间接暴力引起。大多数是在踝跖屈时扭伤，阻力传导引起骨折。踝部骨折的分类方法很多，临床常用达尼斯 - 韦伯（Danis-Weber）和兰格 - 汉森（Lange-Hansen）分类法。

Danis-Weber 分类法根据外踝骨折的位置，把踝关节骨折分为 A、B、C 三型，该分类以下胫腓联合为界将骨折分为下胫腓联合水平以下的损伤（A 型）、经下胫腓联合的腓骨骨折（B 型）以及下胫腓联合以上的损伤（C 型），较简单，使用方便。

Lange-Hansen 分类法于 1950 年提出，根据足在受伤时的位置和暴力的方向将骨折分为旋后内收型、旋后外旋型、旋前外展型和旋前外旋型 4 类，每一类又根据骨折程度及是否伴有韧带软组织损伤而分为不同的亚类。该分类对于踝关节不稳定骨折的闭合复位有指导意义。

【临床表现】

踝部受伤后，局部肿胀明显，出现瘀斑、内翻或外翻畸形，活动障碍。

【影像学检查】

正侧位 X 线片是基础检查。由于是关节内骨折，常规需行 CT 平扫及三维重建，以明确是否存在胫骨远端关节面的压缩。

【诊断】

X 线可以明确诊断，但牵涉到关节面的骨折，术前需要行 CT 检查以详细了解骨折的移位情况，协助手术方案的制订。

【治疗】

无移位的骨折采取保守治疗，通常采用石膏外固定 6 周，拆除石膏外固定后，行渐进性功能锻炼。有移位的骨折目前多主张手术治疗，对于外踝骨折采用钢板螺钉内固定，对于内踝骨折，可以采取张力带固定或空心钉内固定，对于后踝骨折，视骨折块大小决定内固定方法，对于较小的骨折块，可以采用螺钉内固定，对于较大的骨折块，需放置抗滑移钢板。对于下胫腓联合损伤的患者，骨折固定后，需行 Hook 试验，如果仍存在下胫腓分离，需复位后置入位置螺钉固定，位置螺钉常于术后 6 周取出，在位置螺钉取出前，患肢严禁负重，避免位置螺钉断裂、难以取出。

第十四节　跟骨骨折

【解剖】

跟骨是足骨中最大的骨，跟骨后端为足弓的着力点之一。跟骨骨折中有两个角对治疗方法的选择有决定作用：博勒尔（Bohler）角和吉森（Gissane）角。

跟骨结节关节角（Bohler 角）：由跟骨后关节面最高点分别向跟骨结节和前结节最高点连线所形成的夹角，正常为 25°～40°。

跟骨交叉角（Gissane 角）：由跟骨外侧沟底向前结节最高点连线与后关节面线的夹角，正常为 120°～145°。

【病因和分类】

高处坠落，足跟着地是跟骨发生骨折的主要原因，常导致跟骨压缩或劈裂。

【临床表现】

坠落伤后出现足跟部疼痛、肿胀，皮下瘀斑，足底扁平及局部畸形，不能行走。

【影像学检查】

跟骨侧轴位 X 线片是基础检查，由于跟骨骨折常累及跟骨关节面，因此需行 CT 检查明确关节面受累情况。

【诊断】

跟骨侧轴位片可以明确诊断，CT 检查可以详细了解跟骨关节面骨折情况，协助手术方案的制订。对于跟骨骨折的患者需要仔细查体，常规拍摄脊柱 X 线片，以免漏诊椎体压缩性骨折。

【治疗】

跟骨骨折的治疗原则是恢复距下关节的对位关系和跟骨结节关节角，维持正常的足弓高度和负重关系。既往常采用切开复位内固定。对于是否需要植骨目前存在争议，因为塌陷区域为中立三角区，原有骨小梁为不规则骨小梁，无应力传导功能。此外，跟骨骨折的切口并发症较常见，据以往的文献报道，切口并发症的发生率高达 30%。避免切口并发症的关键是，耐心等待局部肿胀消退后手术，术中剥离全厚皮瓣，避免暴力牵拉软组织。为避免切开复位内固定的手术切口并发症，近年来，跟骨骨折多采用闭合撬拨复位螺钉内固定。

【四肢骨折应掌握的内容】

1. 病史采集 详细采集患者的外伤史，是否存在合并损伤，受伤之前患者肢体的感觉、循环及运动情况。受伤的治疗史，采取过哪些治疗方法，效果如何。

2. 体格检查 充分暴露受伤肢体，观察受伤部位的肿胀及软组织受累情况，是否存在软组织损伤，受伤肢体的感觉，运动及末梢血液循环情况，必要时与健侧肢体进行比较。

3. 影像学检查 对于长骨骨折，需要拍摄标准的两个及以上位置 X 线片，且需要包括邻近的两个关节。对于关节内骨折或复杂骨折需行 CT 检查。对于 X 线及 CT 检查都不能确诊的某些骨折，有时还需要行 MRI 检查。

4. 急诊处置 对于四肢骨折，急诊时必要的外固定对于避免骨折的二次损伤及缓解患者症状至关重要。对于肱骨髁上骨折，或骨折合并关节脱位时，需尽可能复位脱位的关节，给予适当的牵引或者外固定治疗。此外，对于容易合并骨筋膜室综合征的某些骨折，急诊接诊时，需特别注意肢体肿胀及末梢血液循环情况。如高度怀疑骨筋膜室综合征，需急诊行减张手术，避免造成不可挽回的后果。

5. 手术原则 需掌握骨折常规的手术原则、不同骨折的手术指征等。

（张亚峰）

第二章　骨与关节结核

【概论】

骨与关节结核一度是非常多见的感染性疾病，其与生活贫困有着直接关系。由于抗结核药物的广泛使用与生活条件的好转，使骨与关节结核的发生率明显下降。骨与关节结核的好发部位为脊柱，约占 50%，其次是膝关节、髋关节与肘关节。

【病理】

骨与关节结核最初病理变化是单纯性滑膜结核或单纯性骨结核，以后者多见。如果在早期阶段，结核被很好控制，则关节功能不受影响，如病变进一步发展，结核病灶便会破向关节腔，使关节面受到不同程度损害，称为全关节结核。

【临床表现】

1. 起病缓慢，有低热、乏力、盗汗、食欲缺乏及贫血等症状。

2. 病变部位大多为单发性，少数为多发性，但对称性罕见。

3. 病变部位有疼痛，儿童常有"夜啼"。

4. 浅表关节可以查出有肿胀和积液，关节呈梭形肿胀。

5. 冷脓肿和寒性脓肿，经久不愈的窦道。

6. 冷脓肿破溃后混合感染。

7. 病变静止后的后遗症，如关节功能障碍，挛缩，肢体不等长。

【实验室检查】

轻度贫血，白细胞计数一般正常，混合感染时，白细胞计数增高。红细胞沉降率在活动期明显增快，病变静止或治愈后，红细胞沉降率逐渐下降至正常。

【影像学检查】

X 线摄片对诊断非常重要，但不能做出早期诊断，一般在起病 2 个月后方有 X 线改变。核素骨显像可以早期显示病灶，但不能做出定性诊断。CT 检查对显示病灶周围的冷脓肿有独特的优点，MRI 具有早期诊断价值。

【治疗】

1. 全身治疗

（1）支持疗法：注意休息，避免劳累，加强营养支持。

（2）抗结核药物疗法：原则是早期、联合、适量、规律和全程。

2. 局部治疗

（1）局部制动：石膏、支架固定与牵引等。

（2）局部注射：局部注射抗结核药物具有药量小、局部浓度高和全身反应小的优点，适用于早期单纯性滑膜结核的病例。不主张对冷脓肿进行反复抽脓与注射抗结核药物。

3. 手术治疗

（1）切开排脓。

（2）病灶清除术。

（3）其他手术治疗：关节融合术、截骨术、关节成形术。

第一节 脊柱结核

【概述】

脊柱结核占全身关节结核的首位，其中以椎体结核占大多数，腰椎结核发生率最高，胸椎次之。

【病理】

1. 中心型椎体结核。

2. 边缘型椎体结核。

3. 椎旁脓肿可以有两种表现，即椎旁脓肿和流注脓肿。

【临床表现】

起病缓慢，有低热、乏力、盗汗、食欲缺乏及贫血等全身症状。儿童表现为夜啼、呆滞或性情急躁。疼痛是最先出现的症状。后期有相关的局部症状。

【影像学检查】

X线表现以骨质破坏和椎间隙狭窄为主。CT检查可以清晰显示病灶部位，有无空洞和死骨形成。MRI具有早期诊断价值。

【治疗】

1. 全身治疗

（1）支持疗法。

（2）抗结核药物疗法。

2. 手术治疗

（1）切开排脓。

（2）病灶清除术。

（3）矫形术。

第二节 髋关节结核

【概述】

约占全身骨与关节结核发病率的第三位，儿童多见，单侧居多。

【病理】

早期以单纯性滑膜结核多见，好发部位在股骨头的边缘部分或髋臼的髂骨部分。后期会产生寒性脓肿与病理性脱位。

【临床表现】

起病缓慢，有低热、乏力、盗汗、食欲缺乏及贫血等全身症状。早期症状为疼痛。随着疼痛的加剧，出现跛行。愈合后会遗留各种畸形，以髋关节屈曲内收内旋畸形、髋关节强直与下肢不等长最为常见。

【影像学检查】

X线早期征象有局限性骨质疏松，进行性关节间隙变窄与边缘性骨破坏病灶。CT和MRI检查可获得早期诊断。

【治疗】

全身治疗和局部治疗同样重要。全身治疗包括全身支持治疗和抗结核药物治疗。手术治疗包括病灶清除术和矫形术。

第三节　膝关节结核

【概述】

膝关节结核占全身骨关节结核的第二位，仅次于脊柱结核。儿童和青少年患者多见。

【病理】

起病时以滑膜结核多见。表现为膝关节肿胀和积液。随着病变的发展，产生边缘性骨腐蚀。后期脓液积聚，成为寒性脓肿，穿破后会变成慢性窦道。

【临床表现】

起病缓慢，有低热、乏力、盗汗、食欲缺乏及贫血等全身症状。膝关节位置表浅，因此肿胀和积液十分明显。病程迁延后会发生膝关节屈曲挛缩。

【影像学检查】

X线摄片早期只有髌上囊肿胀与局限性骨质疏松。后期，骨质破坏加重，关节间隙消失。CT和MRI检查可获得早期诊断。

【治疗】

全身治疗和局部治疗同样重要。全身治疗包括全身支持治疗和抗结核药物治疗。手术治疗包括病灶清除术和矫形术。

【骨与关节结核应掌握的内容】

1. 结核累及的骨组织。
2. 结核是否处于活动期。
3. 骨与关节结核的处理原则。
4. 骨与关节结核的辅助治疗。

（张亚峰）

第三章 化脓性骨髓炎和化脓性关节炎

第一节 化脓性骨髓炎

【概述】

化脓性骨髓炎是一种常见病，病因为化脓性细菌感染，它涉及骨膜、骨密质、骨松质与骨髓组织，骨髓炎只是一个沿用的名称。本病的感染途径有 3 个：①血源性骨髓炎；②创伤后骨髓炎；③外来性骨髓炎。以下主要介绍血源性骨髓炎，包括急性和慢性两种。

一、急性血源性骨髓炎

【病因】

溶血性金黄色葡萄球菌是最常见的致病菌。本病的致病菌经过血源性播散，先有身体其他部位的感染性病灶，原发病灶处理不当或机体抵抗力下降，都可导致本病。

【病理】

本病的病理变化为骨质破坏与死骨形成，后期有新生骨，成为骨性包壳。

【临床表现】

儿童多见，以胫骨上段和股骨下段最多见。起病急骤。有寒战，继而高热，有明显的毒血症症状。早期只有患区疼痛，肢体呈半屈曲状，周围肌痉挛，抗拒做主动与被动运动。

【临床检查】

1. 白细胞计数增高。
2. 血培养可获致病菌。
3. 局部脓肿分层穿刺是诊断的重要手段。
4. 早期的 X 线表现为层状骨膜反应与干骺端骨质稀疏。
5. MRI 检查具有早期诊断价值。

【治疗】

1. 抗菌药物治疗。
2. 手术治疗 目的包括引流脓液、减少毒血症症状、阻止急性血源性骨髓炎转变成慢性血源性骨髓炎。

二、慢性血源性骨髓炎

【概述】

急性血源性骨髓炎转入慢性阶段的原因：①急性感染期未能彻底控制，反复发作演变成慢性血源性骨髓炎；②系低毒细菌感染，发病时即表现为慢性血源性骨髓炎。

【病理】

死骨形成。

【临床表现】

窦道，流脓，排出死骨，反复发作。放射学变化：骨膜反应，新骨形成，死骨。

【诊断】

根据病史和临床表现，不难做出诊断。

【治疗】

以手术治疗为主，原则是清除死骨、炎性肉芽组织和消灭无效腔，即病灶清除术。

第二节　化脓性关节炎

【概述】

化脓性关节炎为关节内化脓性感染。多见于儿童，好发于髋、膝关节。

【病因】

最常见的致病菌为金黄色葡萄球菌，可占85%左右。细菌进入关节的途径：①血源性传播；②邻近关节附近的化脓性病灶直接蔓延至关节腔内；③开放性关节损伤；④医源性。

【病理】

1. 浆液性渗出期。

2. 浆液纤维素性渗出期。

3. 脓性渗出期。

【临床表现】

疾病急骤，有寒战、高热症状，局部红、肿、热、痛明显，关节常处于半屈曲状。

【临床检查】

1. 血常规白细胞增高。

2. X线表现　早期只可见关节周围软组织肿胀的阴影。出现骨骼改变的第一个征象是骨质疏松。

【治疗】

1. 早期全身足量使用抗菌药物。

2. 关节镜灌洗。

3. 关节腔持续性灌洗。

4. 关节切开引流。

【化脓性骨髓炎和化脓性关节炎应掌握的内容】

1. 骨髓炎的分期。

2. 急慢性血源性骨髓炎的治疗原则。

3. 化脓性关节可选择的治疗方法。

（张亚峰）

第四章 骨 肿 瘤

第一节 总 论

凡发生在骨内或起源于各种骨组织成分的肿瘤，不论是原发性、继发性还是转移性肿瘤统称为骨肿瘤。

【发病情况】

原发性骨肿瘤中，良性比恶性多见。良性肿瘤以骨软骨瘤和软骨瘤多见，恶性肿瘤以骨肉瘤和软骨肉瘤多见。骨肿瘤的发病与年龄有关，解剖部分对肿瘤的发生很有意义。

【临床表现】

1. 疼痛与压痛。

2. 局部肿块和肿胀。

3. 功能障碍和压迫症状。

4. 病理性骨折。

晚期恶性骨肿瘤患者可以出现贫血、消瘦、食欲缺乏、体重下降、低热等全身症状。远处转移多为血行转移，偶见淋巴结转移。

【诊断】

骨肿瘤的诊断必须临床、影像学和病理学三结合，生化测定也是必要的辅助检查手段。

1. 影像学检查

（1）X线检查

1）科德曼（Codman）三角：肿瘤生长后其表面的骨外膜被掀起，切面上可见肿瘤上、下两端的骨皮质和掀起的骨外膜之间形成三角形隆起，其间堆积由骨外膜产生的新生骨。此三角称为Codman三角。

2）"洋葱皮"样现象：骨膜被骨肿瘤掀起，呈节段性，可形成同心圆或板层状排列的骨沉积，此X线表现称为"洋葱皮"样现象。

（2）CT和MRI检查：可以为骨肿瘤的存在和确定骨肿瘤的性质提供依据。

（3）发射型计算机断层成像（ECT）检查：明确肿瘤是否存在它处转移等。

2. 病理组织学检查 是最后确定诊断骨肿瘤唯一可靠的检查。

3. 生化测定 某些指标对特殊肿瘤有特殊意义。

【外科分期】

肿瘤病理分级反映肿瘤的生物学行为和侵袭性程度。用外科分期来指导骨肿瘤治疗，被公认是一个合理而有效的措施。

【治疗】

1. 良性肿瘤的外科治疗

（1）病灶刮除植骨术。

（2）外生性骨肿瘤的切除。

2. 恶性骨肿瘤的外科治疗

（1）保肢治疗：手术适应证包括病骨已发育成熟；ⅡA期或对化疗敏感的ⅡB期肿瘤；血管神经束未受累，肿瘤能够完整切除；术后局部复发和转移率不高于截肢；患者有强烈的保肢要求。

（2）截肢术。

（3）化学治疗。

（4）放射治疗。

第二节 良性骨肿瘤

一、骨样骨瘤

骨样骨瘤是一种孤立性、圆形的、成骨性的良性肿瘤，以疼痛为主，较少见，常见于儿童和青少年，好发于下肢长骨。

【临床表现】

主要症状是疼痛，有夜间痛，进行性加重，多数可服用阿司匹林镇痛。

【治疗】

手术治疗，将瘤巢及外围的骨组织彻底清除可防止复发，效果良好。

二、骨软骨瘤

骨软骨瘤是一种常见的、软骨源性的良性肿瘤，位于骨表面的骨性突起物，顶面有软骨帽，中间为髓腔。多见于长骨干骺端，如股骨远端、胫骨近端和肱骨近端干骨后端。

【临床表现】

可长期无症状，多因为无意中发现骨性包块而就诊。

X线表现为单发或多发，在干骺端突出的骨性突起。

骨软骨瘤发生恶性变，可以出现疼痛、肿胀、软组织包块等。

【治疗】

一般不需要治疗，若有疼痛，影响关节活动或压迫血管、神经等或可疑恶性变者，应手术治疗。

三、软骨瘤

软骨瘤是一种松质骨的、透明软骨组织构成的、软骨源性的良性肿瘤。好发于手和足的管状骨。位于骨干中心者称内生软骨瘤，较多见。

【临床表现】

以无痛性肿胀和畸形为主，有时也以病理性骨折或偶然发现。

【X线表现】

内生软骨瘤显示髓腔内有椭圆形透亮点，呈溶骨性破坏，皮质变薄无膨胀，溶骨区内有间隔或斑点状钙化影。

【治疗】

以手术治疗为主。采用病灶刮除加植骨术。

四、骨巨细胞瘤

骨巨细胞瘤为交界性或行为不确定的肿瘤。好发于20～40岁，好发部位为长骨骨端和椎体，特别是股骨下端和胫骨上端。

【临床表现】

主要症状是疼痛和肿胀。

【X 线表现】

X 线表现为骨端偏心性、溶骨性、囊性破坏而无骨膜反应，病灶膨胀性生长，骨皮质变薄，呈肥皂泡样改变。

【治疗】

以手术治疗为主。

第三节　原发性恶性骨肿瘤

一、骨肉瘤

骨肉瘤是一种最常见的恶性骨肿瘤，特点是肿瘤细胞产生骨样基质。好发于青少年，好发部位为股骨远端、胫骨近端和肱骨近端的干骺端。

【临床表现】

主要症状为局部疼痛，多为持续性，逐渐加剧，夜间尤重。可伴有局部肿块。局部皮温增高，静脉怒张。

【X 线表现】

骨膜反应明显，呈侵袭性发展，可见 Codman 三角或"日光射线"形态。

【治疗】

采取综合治疗方法。

二、软骨肉瘤

软骨肉瘤是成软骨性的恶性肿瘤。特点是肿瘤细胞产生软骨，有透明软骨的分化。好发于成人和老年人，好发部位骨盆多见，其次是股骨上端、肱骨上端和肋骨。

【临床表现】

发病缓慢，以疼痛和肿胀为主。

【X 线表现】

X 线表现为一密度减低的溶骨性破坏，边界不清，病灶内有散在的钙化斑点或絮状骨化影。

【治疗】

以手术为主，方法与骨肉瘤相同，对放疗不敏感，预后比骨肉瘤好。

三、尤因肉瘤

尤因肉瘤是表现为各种不同程度神经外胚层分化的圆形细胞肉瘤。以小圆细胞含糖原为特征。好发年龄为儿童，多见于长骨骨干、骨盆和肩胛骨。

【临床表现】

主要症状为局部疼痛、肿胀，并进行性加重。

【X线表现】

常见的特征是长骨骨干或扁骨发生较广泛的浸润性骨破坏，表现为虫蚀样溶骨改变，界线不清，外有骨膜反应，呈板层状或"洋葱皮"样现象。

【治疗】

对放疗极为敏感。

第四节 转移性骨肿瘤

转移性骨肿瘤是指原发于骨外器官或组织的恶性肿瘤，经血行或淋巴转移至骨骼并继续生长，形成子瘤。好发于 40～60 岁。好发部位为躯干骨，常发生骨转移的肿瘤依次为乳腺癌、前列腺癌、肺癌、肾癌等。

【临床表现】

主要症状为疼痛、肿胀、病理性骨折和脊髓压迫，以疼痛最为常见。

【X线表现】

无特异性表现。

【治疗】

以解除症状、改善生活质量为目的。

第五节 其他病损

骨囊肿，是一种髓内、通常是单腔的、囊肿样局限性瘤样病损。

【临床表现】

多数无明显症状，有时有隐痛或肢体局部肿胀。绝大多数患者在发生病理性骨折后就诊。

【治疗】

可以自愈，对于保守治疗无效者，可以病灶刮除植骨。

【骨肿瘤应掌握的内容】

1. 良、恶性骨肿瘤的临床及影像学表现。
2. 骨肿瘤的特异性影像学表现。
3. 良、恶性骨肿瘤的鉴别诊断。
4. 恶性骨肿瘤的手术治疗，保肢和截肢的指征。

（张亚峰）

第五章　腰椎间盘突出症

腰椎间盘突出症（lumbar disc herniation，LDH）是指腰椎发生的退行性改变后，在多种因素的作用下，椎间盘的纤维环破裂，髓核或其他椎间盘组织从破裂之处突出于后方或椎管内，压迫窦椎神经或神经根，从而产生腰腿痛等一系列临床症状。腰椎间盘突出症以 $L_{4\sim5}$、$L_5\sim S_1$ 发病率最高，约占 95%。

【解剖和生理功能】

椎间盘（intervertebral disc）通常包括三个部分：软骨终板、纤维环（annulus fibrosus）及髓核（nucleus pulposus）。椎间盘实际上是一个密封的容器，上、下有软骨终板，它是透明软骨覆盖于椎体上、下的骨性终板表面。上、下的软骨终板与纤维环一起将髓核密封起来。髓核是一种弹性胶状物质，为纤维环和软骨终板所包绕。髓核中含有黏多糖蛋白复合体、硫酸软骨素和大量水分，出生时含水量高达 90%，随着年龄增长，含水量逐渐减少，成年后约为 70%。

纤维环由胶原纤维束的纤维软骨构成按同心圆排列而成，位于髓核的四周。纤维束相互斜行交叉重叠，使纤维环成为坚实的组织，能承受较大的弯曲和扭转负荷。纤维环的前侧及两侧较厚，而后侧较薄。纤维环的前部有强大的前纵韧带，后侧的后纵韧带较窄、较薄。因此，髓核容易向后方突出，压迫神经根或脊髓。当椎体承受纵向负载时，髓核用纤维环凭借其良好的弹性向外周膨胀，以缓冲压力，有减震作用，在行走、弹跳、跑步时可吸收震荡。

椎间盘连接上下椎体，使脊柱活动度增大，使人能进行腰部的各方向活动。椎间盘的这种结构，允许椎体间借助髓核的弹性和移动以及纤维环的张力做运动，但是纤维环一旦破损，其间包裹的髓核就会穿过破损的纤维环向外突出，即发生了椎间盘突出。值得注意的是，椎间盘突出为特定的病理改变，其不等同于椎间盘突出症，只有突出的椎间盘组织压迫脊髓或神经根，引起相应的症状和体征，才能称为椎间盘突出症。

【病因】

1. 腰椎间盘的退行性改变是基本因素　髓核的退变主要表现为含水量降低，并可因失水引起椎节失稳、松动等小范围病理改变；纤维环的退变主要表现为坚韧程度降低。

2. 损伤　长期反复的外力造成轻微损害，加重了退变的程度。

3. 椎间盘自身解剖因素的弱点　椎间盘在成年之后逐渐缺乏血液循环，修复能力差。在上述因素作用的基础上，某种导致椎间盘所承受压力突然升高的诱发因素，即可能使弹性较差的髓核穿过已变得不太坚韧的纤维环，造成髓核突出。

4. 遗传因素　腰椎间盘突出症有家族性发病的报道。

5. 腰骶先天异常　包括腰椎骶化、骶椎腰化、半椎体畸形、小关节畸形和关节突不对称等。上述因素可使下腰椎承受的应力发生改变，从而构成椎间盘内压升高，易发生退变和损伤。

6. 诱发因素　在椎间盘退行性变的基础上，某种可诱发椎间隙压力突然升高的因素可致髓核突出。常见的诱发因素有增加腹压、腰姿不正、突然负重、妊娠、受寒和受潮等。

【临床分型和病理】

从病理变化及 CT、MRI 表现，结合治疗方法可作以下分型。

1. 膨隆型　纤维环部分破裂，而表层尚完整，此时髓核因压力而向椎管内局限性隆起，但表面光滑。这一类型经保守治疗大多可缓解或治愈。

2. 突出型　纤维环完全破裂，髓核突向椎管，仅有后纵韧带或一层纤维膜覆盖，表面高低不平或呈菜花状，常需手术治疗。

3. 脱垂游离型　破裂突出的椎间盘组织或碎块脱入椎管内或完全游离。此型不单可引起神经根症状，还容易导致马尾神经症状，非手术治疗往往无效。

4. 经骨突出型〔施莫尔（Schmorl）结节〕　髓核经上、下终板软骨的裂隙进入椎体松质骨内，一般仅有腰痛，无神经症状，多数不需要手术治疗。

【临床表现】

（一）症状

1. 腰痛　是大多数患者最先出现的症状，发生率约为91%。由于纤维环外层及后纵韧带受到髓核刺激，经窦椎神经而产生下腰部牵涉痛，有时可放射至臀部及大腿后方。

2. 下肢放射痛　虽然高位腰椎间盘突出（$L_{2\sim3}$ 间隙、$L_{3\sim4}$ 间隙）可以引起股神经支配区域疼痛，但临床少见，不足 5%。绝大多数患者是经 $L_{4\sim5}$、$L_5\sim S_1$ 间隙突出，表现为坐骨神经痛。典型坐骨神经痛是从下腰部向臀部、大腿后方、小腿外侧直到足部的放射痛，在喷嚏和咳嗽等腹压增高的情况下疼痛会加剧。放射痛的肢体多为一侧，仅极少数中央型或中央旁型髓核突出者表现为双下肢症状。坐骨神经痛的原因有 3 个：①破裂的椎间盘产生化学物质的刺激及自身免疫反应使神经根发生化学性炎症；②突出的髓核压迫或牵张已有炎症的神经根，使其静脉回流受阻，进一步加重水肿，使得对疼痛的敏感性增高；③受压的神经根缺血。上述三种因素相互关联，互为加重因素。

3. 马尾神经症状　向正后方突出的髓核或脱垂、游离椎间盘组织压迫马尾神经，其主要表现为大、小便障碍，会阴和肛周感觉异常。严重者可出现大、小便失控及双下肢不完全性瘫痪等症状，临床上一旦确诊为马尾综合征，应急诊进行手术，解除马尾神经受压。

（二）体征

1. 一般体征

（1）腰椎侧凸：是一种为减轻疼痛的姿势性代偿畸形。视髓核突出的部位与神经根之间的关系不同而表现为脊柱弯向健侧或弯向患侧。如髓核突出的部位位于脊神经根内侧（腋下），因脊柱向患侧弯曲可使神经根的张力减低，所以腰椎弯向患侧；反之，如突出物位于神经根外侧（肩上），则腰椎多向健侧弯曲。

（2）腰部活动受限：大部分患者都有不同程度的腰部活动受限，急性期尤为明显，其中以前屈受限最明显，因为前屈位时可进一步促使髓核向后移位，并增加对受压神经根的牵拉。

（3）压痛、叩痛及骶棘肌痉挛：压痛及叩痛的部位基本上与病变的椎间隙相一致，80%～90% 的病例呈阳性。叩痛以棘突处为明显，系叩击振动病变部所致。压痛点主要位于椎旁 1cm 处，可出现沿坐骨神经的放射痛。约 1/3 患者有腰部骶棘肌痉挛。

2. 特殊体征

（1）直腿抬高试验及加强试验：患者取仰卧位，下肢保持伸直状态，被动抬高患肢。正常人神经根有 4mm 滑动度，下肢抬高到 60°～70° 始感腘窝不适。腰椎间盘突出症患者神经根受压或粘连使滑动度减少或消失，抬高在 60° 以内即可出现坐骨神经痛，称为直腿抬高试验阳性。在阳性患者中，缓慢降低患肢高度，待放射痛消失，这时背伸患侧踝关节，再次诱发放射痛称为加强试验阳性。有时因髓核较大，抬高健侧下肢也可牵拉硬脊膜诱发患侧坐骨神经产生放射痛。

（2）股神经牵拉试验：患者取俯卧位，患肢膝关节完全伸直。检查者将伸直的下肢高抬，使髋关节处于过伸位，当过伸到一定程度出现大腿前方股神经分布区域疼痛时，则为阳性。此项试验主要用于检查 $L_{2\sim3}$ 和 $L_{3\sim4}$ 椎间盘突出的患者。

3. 神经系统表现

（1）感觉障碍：视受累脊神经根的部位不同而出现该神经支配区感觉异常。阳性率达 80% 以上。早期多表现为皮肤感觉过敏，渐而出现麻木、刺痛及感觉减退。因受累神经根以单节单侧为多，故感觉障碍范围较小；但如果马尾神经受累（中央型及中央旁型者），则感觉障碍范围较广泛。

（2）肌力下降：70%～75% 患者出现肌力下降，L_5 神经根受累时，踇及足趾背伸力下降，S_1

神经根受累时，趾及足跖屈力下降。

（3）反射改变：亦为本病易发生的典型体征之一。L_4 神经根受累时，可出现膝跳反射障碍，早期表现为活跃，之后迅速变为反射减退，L_5 神经根受损时对反射多无影响。S_1 神经根受累时则跟腱反射障碍。反射改变对受累神经的定位意义较大。

【辅助检查】

1. 腰椎 X 线片　单纯 X 线片不能直接反映是否存在椎间盘突出，但 X 线片上有时可见椎间隙变窄、椎体边缘增生等退行性改变，是一种间接的提示，部分患者可以有脊柱偏斜、脊柱侧凸。腰椎过伸过屈位片（腰椎动力位片），能提示患者是否存在腰椎不稳定。此外，X 线片可以发现有无结核、肿瘤等骨病，有重要的鉴别诊断意义。

2. CT 检查　可较清楚地显示椎间盘突出的部位、大小、形态和神经根、硬脊膜囊受压移位的情况，同时可显示椎板及黄韧带肥厚、小关节增生肥大、椎管及侧隐窝狭窄等情况，对本病有较大的诊断价值，目前已普遍采用。

3. MRI 检查　MRI 无放射性损害，对腰椎间盘突出症的诊断具有重要意义。MRI 可以全面地观察腰椎间盘是否病变，并通过不同层面的矢状面影像及所累及椎间盘的横切位影像，清晰地显示椎间盘突出的形态及其与硬膜囊、神经根等周围组织的关系，另外可鉴别是否存在椎管内其他占位性病变。目前已经成为诊断腰椎疾病的最主要影像学检查方法。MRI 对于突出的椎间盘是否钙化的显示不如 CT 检查。

4. 其他　电生理检查（肌电图、神经传导速度与诱发电位）可协助确定神经损害的范围及程度，观察治疗效果。实验室检查主要用于排除一些疾病，起到鉴别诊断作用。

【诊断】

对典型病例的诊断，结合病史、查体和影像学检查，一般多无困难，尤其是在 CT 与 MRI 广泛应用的今天。如仅有 CT、MRI 表现而无临床症状，不应诊断本病。

【鉴别诊断】

1. 急性腰扭伤　有明显的扭伤史、病程短。局部压痛明显，腰部活动受限，休息后症状逐渐减轻，常使疼痛减轻或消失。一般无坐骨神经痛症状。

2. 腰椎结核　少数患者亦有腰痛和坐骨神经痛，易与腰椎间盘突出症相混淆。但腰椎结核有结核病史，低热、盗汗、消瘦、乏力、红细胞沉降率增快，往往患部附近有寒性脓肿或瘘管。影像学检查可见椎间隙变窄、椎体破坏、腰大肌脓肿等表现。

3. 腰椎管狭窄症　常有腰腿痛，但有典型的间歇性跛行，卧床休息后一般症状可明显减轻或完全消失，后伸时腰腿痛加重。如为原发型者 X 线检查可以帮助鉴别；属继发型者，病因复杂。腰椎间盘突出也是造成椎管狭窄的一种常见因素，鉴别时除根据症状体征外，必要时还应做椎管造影、CT 或 MRI 检查。

4. 腰椎骨质增生　又叫作腰椎骨关节病、肥大性脊椎炎，是椎体边缘及关节软骨的退行性变。患者年龄多在 50 岁以后，慢性发作逐渐加剧，腰腿酸痛、劳累或阴雨天加重，晨起腰板硬，活动后稍减轻，腰部活动受限，有时伴有坐骨神经痛，腰部压痛点不集中，直腿抬高试验阴性、腱反射无变化。X 线片显示椎间隙变窄，且椎体前、后缘有明显的骨赘增生。

5. 梨状肌综合征　本病腰部无症状和体征，主要是由于梨状肌损伤致该肌的痉挛、充血、水肿，压迫坐骨神经，或由坐骨神经在解剖学上的变异而引起，疼痛一般由臀部开始，梨状肌体表投影范围有压痛，做梨状肌紧张试验时常有明显阳性体征。

【治疗】

1. 非手术疗法　腰椎间盘突出症大多数患者可以经非手术治疗缓解或治愈。其治疗原理并非将退变突出的椎间盘组织回复原位，而是改变椎间盘组织与受压神经根的相对位置或部分回纳，减轻对神经根的压迫，松解神经根的粘连，消除神经根的炎症，从而缓解症状。非手术治疗主要适用于：①年轻、初次发作或病程较短者；②症状较轻，休息后症状可自行缓解者；③影像学检查无明显椎管狭窄者。

（1）绝对卧床休息：初次发作时，应严格卧床休息，强调大、小便均不应下床或坐起，这样才能有比较好的效果。卧床休息3周后可以在佩戴腰围下起床活动，3个月内不做弯腰持物动作。此方法简单有效，但较难坚持。缓解后，应加强腰背肌锻炼，以减少复发的概率。

（2）牵引治疗：采用骨盆牵引，可以增加椎间隙高度，减少椎间盘内压，椎间盘突出部分回纳，减轻对神经根的刺激和压迫，需要在专业医师指导下进行。

（3）理疗和推拿、按摩：可缓解肌肉痉挛，减轻椎间盘内压力，但注意暴力推拿按摩可能导致病情加重，应慎重。

（4）支持治疗：可尝试使用硫酸氨基葡萄糖和硫酸软骨素进行支持治疗。硫酸氨基葡萄糖与硫酸软骨素在临床上用于治疗全身各部位的骨关节炎，这些软骨保护剂具有一定程度的抗炎抗软骨分解作用。基础研究显示氨基葡萄糖能抑制脊柱髓核细胞产生炎性因子，并促进椎间盘软骨基质成分糖胺聚糖的合成。临床研究发现，向椎间盘内注射氨基葡萄糖可以显著减轻椎间盘退行性疾病导致的下腰痛，同时改善脊柱功能。有病例报告提示口服硫酸氨基葡萄糖和硫酸软骨素能在一定程度上逆转椎间盘退行性改变。

（5）药物治疗：常用的药物为非甾体抗炎药，其与肌松剂联合应用可达到良好效果，但需注意不良反应。

2. 手术治疗 腰椎间盘突出症建议采用阶梯治疗方法，当上述保守治疗措施无效后方可考虑手术治疗。

（1）手术适应证：①病史超过3个月，严格保守治疗无效，或保守治疗有效但经常复发且疼痛较重者；②首次发作，但疼痛剧烈，尤以下肢症状明显，患者难以行动和入眠，处于强迫体位、严重影响工作生活者；③合并马尾神经受压表现；④出现单根神经根麻痹，伴有肌萎缩、肌力下降。

（2）手术方法：经后路腰背部切口，部分椎板和关节突切除，或经椎板间隙行椎间盘切除。中央型椎间盘突出，行椎板切除后，经硬脊膜外或硬脊膜内椎间盘切除。合并腰椎不稳、腰椎管狭窄者，需要同时行脊柱融合术。

近年来，显微内镜下椎间盘切除术（microendoscopic discectomy，MED）、内镜下经椎间孔或椎板间入路椎间盘摘除术等微创外科技术使手术损伤减小，取得了良好的近期效果。

【腰椎间盘突出症应掌握的内容】

（一）问诊

起病时间，疼痛部位、疼痛特点，以腰痛还是腿痛为主，是否有下肢放射痛，放射区域（或肢体部位）。是否能自己行走、走多远，下蹲休息能否缓解。腰、腿痛经卧床休息后能否缓解。有无腰部扭伤或其他外伤史。职业：是否为司机、伏案工作人员或长期弯腰工作者？此外，是否有排便困难，肢体肌萎缩，是否有消瘦、盗汗、低热病等。此次发病以来是否诊疗过，做了哪些辅助检查，结果是什么，做过什么治疗（包括牵引、推拿、针灸、按摩等），效果如何。既往是否有类似发作史，是否有长期慢性腰痛病史，是否有结核病史。有无药物过敏史，有无疫区接触史，有无酗酒史（其他常规问诊自行完善）。

（二）查体

体温、脉搏、血压、呼吸，神志情况，面容，步态、体位，脊柱外科专科情况包括脊柱生理弧度，腰椎侧凸情况，棘突间、棘突旁压痛、叩击痛，腰背肌张力，直腿抬高试验及加强试验，股神经牵拉试验，弓弦试验，下肢关键肌肌力，下肢感觉减退区域，是否存在肌萎缩。生理反射及病理反射情况。

医嘱：一般医嘱有卧床休息。疼痛明显者可酌情给予口服镇痛药物，疼痛剧烈者可给予脱水剂加小剂量激素静脉滴注。临时医嘱须开血常规、尿常规、粪常规、肝功能、肾功能、电解质、血糖、血型、凝血功能、全 X 线胸片、心电图等检查。专科特有检查包括腰椎正侧位、腰椎过伸过屈位（动力位）、腰椎左右斜位，腰椎 CT（椎间盘平扫），腰椎 MRI，肌电图等。怀疑有下肢血管病变可做下肢血管彩超或数字减影血管造影（DSA）检查。

（三）治疗期间观察病情

严密观察患者下肢疼痛情况，会阴部感觉及大、小便情况。一旦发现合并马尾综合征的患者应尽快完善检查，力争急诊手术减压。

（四）实验室检查及影像学检查

若腰椎间盘突出症诊断明确，腰腿痛病情较轻者，常用一般疗法，包括严格卧床休息、禁烟、脱水、止痛和对症处理。

（五）手术方式

手术治疗可按照年龄、突出物大小、椎管条件及脊柱稳定性等方面综合考虑。

（姜星杰）

第六章　类风湿关节炎

风湿性疾病是泛指影响骨、关节及周围软组织，如肌肉、滑囊、肌腱等的一组疾病。其发病率高，有一定的致残率。类风湿关节炎是以对称性、侵蚀性多关节炎为主要临床表现的慢性、全身性自身免疫性疾病，呈全球性分布，是造成人类丧失劳动力和致残的主要原因之一。类风湿关节炎多见于女性（女性患者是男性患者的 2～3 倍），该病的好发年龄段为 35～50 岁（约 80%发生于 35～50 岁）。在我国，类风湿关节炎的患病率为 0.32%～0.36%。类风湿关节炎如果不积极治疗，其致残率较高，严重影响患者的生活质量。因此，早期诊断和早期治疗显得尤为关键，而早期治疗的前提就是早期诊断。患者如果能在发病早期就得到正确诊断，再加上及时正规治疗，则有利于类风湿关节炎的疾病缓解，至少将病情控制在低疾病活动度，否则，疾病的晚期会严重影响到关节功能，甚至影响到患者的生存。为改善晚期患者的关节功能，提高患者的生活质量，则需要与骨科保持有效合作，根据患者具体病情，及时给予合适的手术治疗。为尽量减少类风湿关节炎的关节外累及，应尽早关注其他系统的早期表现并尽早干预，取得病情的整体控制和缓解，积极改善疾病的预后。

【解剖】

关节的基本结构包括关节面、关节囊和关节腔三个部分，关节囊由结缔组织构成。关节囊及其里面、外面的韧带使得关节结构更加牢固，关节面覆盖的关节软骨、润滑关节的关节滑液，均能使关节的运动更加灵活和自如。

【病因】

类风湿关节炎的确切病因尚未完全明确，目前，一般认为类风湿关节炎的发生与环境因素、遗传易感性及免疫紊乱等多种因素均有关。

（一）环境因素

目前研究认为，细菌、病毒，包括支原体等病原体感染，可能与 T 细胞及 B 细胞的激活有关，并进一步通过分泌致炎因子或者通过分子模拟等作用机制，产生自身免疫反应。

（二）遗传易感性

通过对类风湿关节炎患者的家系调查发现，其一级亲属罹患类风湿关节炎的概率明显增加，这提示类风湿关节炎的发生和患者的遗传易感性密切相关。

（三）免疫紊乱

免疫紊乱是类风湿关节炎发病的主要机制。其发生机制主要与抗原刺激使 T 细胞活化增殖，细胞因子 TNF-α、IL-1、IL-6、IL-8 等增多以及 B 细胞激活分化为浆细胞并分泌大量免疫球蛋白等均有关。活化的 T 细胞、活化的 B 细胞、巨噬细胞以及关节滑膜的成纤维细胞等均可作为抗原呈递和自身抗体的来源细胞，在类风湿关节炎的发生和发展中发挥重要的作用。

类风湿关节炎的基本病理改变是滑膜炎和血管炎。滑膜炎是类风湿关节炎患者出现关节表现的发病基础，而血管炎是类风湿关节炎关节外系统表现的主要病理基础。

【临床表现】

类风湿关节炎的临床表现及变化过程在不同个体之间不完全一致。一般其典型的首发症状为对称性小关节肿胀和关节疼痛，以双侧手指关节、双腕关节、双足关节等最为多见，双手指关节又以双侧近端指关节和双侧掌指关节的累及最为常见。除关节肿痛等关节炎表现外，类风湿关节炎也可伴有多种多样的关节外表现，包括低热、肌肉酸痛、消瘦及乏力等全身症状。

（一）关节表现

1.晨僵　晨起时感到关节及其周围僵硬，持续时间一般超过 1 小时，可以视为疾病活动的指标之一。晨僵在其他种类的风湿病中亦可出现，但在类风湿关节炎中表现最为突出，尤其在类风湿关节炎的疾病活动期。

2. 关节疼痛 通常是类风湿关节炎患者最早出现的症状，常见于双侧腕关节、掌指关节和近端指关节，其次是足趾、膝、踝、肘、肩等关节，关节痛多表现为持续性和对称性疼痛。类风湿关节炎以小关节受累为主，但是，也可以累及中大关节。类风湿关节炎的特点是侵蚀性较强，这也是导致病程逐渐延长、之后残率逐渐增高的原因之一。

3. 关节肿胀 关节周围软组织炎症、关节腔积液、关节滑膜慢性炎症及关节肥厚等因素均可引起关节肿胀，与关节疼痛一样，关节肿胀多数也呈双侧对称性。

4. 关节畸形 最常见的是肘关节强直、腕关节强直、掌指关节半脱位、"天鹅颈"样畸形及"纽扣花"样畸形等。手指关节的生理功能较多，因此，类风湿关节炎患者晚期出现关节畸形以后，直接影响患者的关节活动及关节功能，也直接影响患者的生活质量。

5. 关节功能障碍 关节的肿痛和关节的结构破坏都可引起关节的功能障碍。美国风湿病学会按照本病影响生活的程度将其分为 4 级。

Ⅰ级：能照常进行日常生活和各项工作（包括生活自理、职业和非职业活动）。

Ⅱ级：能进行一般的日常生活和某种职业工作，但参与其他活动受到限制。

Ⅲ级：能进行一般的日常生活，但是，参与某种职业工作或者其他项目活动受到限制。

Ⅳ级：日常生活的自理受到限制，参与工作的能力也受到限制。

（二）关节外表现

1. 类风湿结节 多见于关节隆突部及受压部位的皮下。如前臂伸侧、尺骨鹰嘴下方、跟腱及滑囊等处。类风湿结节的大小不等，常呈对称性分布，无明显压痛，质地较硬。类风湿结节除累及皮肤以外，心脏、肺脏、眼、胸膜等其他脏器亦可累及。

2. 类风湿血管炎 类风湿关节炎患者系统性血管炎较为少见。但是，对于病程较长、类风湿因子阳性而且疾病处于活动期的患者，要注意考虑观察有无类风湿血管炎的存在。类风湿血管炎在皮肤可以表现为瘀点、紫癜、网状青斑、指（趾）坏疽或下肢溃疡，出现下肢深度溃疡表明类风湿血管炎病情较为严重，治疗时可考虑是否需要加用免疫抑制剂等药物治疗。

3. 肺受累 表现为肺间质病变、胸膜炎、结节样改变等。有时候，肺受累可以是类风湿关节炎的首发症状，而出现肺受累时通常需要更加积极的治疗。

（1）肺间质病变：约有 30% 的类风湿关节炎患者可出现不同程度的肺间质病变，临床上可以表现为活动后气短，或可伴有干咳等，进而可出现肺间质纤维化并影响肺功能。肺间质病变时肺功能的改变以限制性通气功能障碍和气体交换障碍为主要特征。肺功能的测定以及高分辨肺部 CT 检查对早期诊断肺间质病变很有帮助。

（2）胸膜炎：约 10% 的患者可出现胸膜炎，一般表现为单侧或双侧渗出性胸腔积液，胸腔积液一般仅为少量，但有时也可表现为大量胸腔积液。

（3）结节样改变：类风湿关节炎患者肺内可出现单个或者多个的肺结节，可表现为数量较多、体积较大，或表现为突然出现，或伴有关节肿痛等症状加重。存在类风湿关节炎基础疾病的尘肺患者，若出现大量肺结节，称为类风湿尘肺，又称为卡普兰（Caplan）结节。

4. 心脏受累 心包炎最常见，特别是在类风湿因子阳性、存在类风湿结节的患者更容易出现心脏累及。约半数的患者是在超声心动图检查后发现心脏受累的，因为出现相关临床症状的患者仅有不到 10%。

5. 消化系统 可出现上腹部不适、恶心及食欲缺乏等胃肠道表现，要注意排除服用类风湿关节炎治疗药物所导致的胃肠道不适。

6. 肾脏 类风湿关节炎很少累及肾。但是，偶有见到肾小管炎、肾小球肾炎、肾淀粉样变等病例的报道。

7. 神经系统 神经受压是类风湿关节炎累及神经系统的常见原因，可出现腕管综合征或跗管综合征等。腕管综合征是因为正中神经在腕关节处受压；跗管综合征是由于胫后神经在踝关节处受压所致。类风湿关节炎可出现手足发麻，或者多发性单神经炎，均可能与类风湿关节炎累及神经系统或者继发类风湿血管炎有关，提示需要考虑采取更为积极的治疗措施。

8. 血液系统　可表现为贫血、粒细胞减少、血小板增多或减少等。贫血是类风湿关节炎最常见的血液系统表现，贫血通常与疾病活动有关，控制类风湿关节炎的病情活动以后，贫血可以得到不同程度的改善。若类风湿关节炎患者出现脾大、中性粒细胞减少，或者伴有贫血和血小板减少时，称为费尔蒂（Felty）综合征。

9. 干燥综合征　约30%的患者可在类风湿关节炎的基础上继发干燥综合征。临床表现为口干，进食干物需用水送下，或者还出现眼干燥、有异物感，并可出现皮肤等其他部位干燥，甚至出现腮腺肿大、淋巴结肿大等。

（三）实验室检查的特点

1. 血常规　类风湿关节炎可出现轻度或中度贫血，有时可有白细胞减少等，在病情活动时患者可出现血小板计数增高。

2. 炎性标志物　病情活动时，类风湿关节炎患者的红细胞沉降率和C反应蛋白常升高，病情得到控制以后，红细胞沉降率和C反应蛋白均可下降至正常范围内。

3. 自身抗体　约70%的类风湿关节炎患者可出现类风湿因子阳性，但类风湿因子阳性也可出现在其他的自身免疫性疾病、感染性疾病以及1%～5%的健康人群中。因此，仅凭类风湿因子阳性，不能完全肯定是类风湿关节炎，同样，仅凭类风湿因子阴性，也不能完全排除类风湿关节炎，仍然要根据临床症状、体格检查及辅助检查的结果进行综合判断。

【影像学检查】

（一）X线表现

早期主要表现为受累关节软组织肿胀、骨质疏松，随着病情的发展，逐渐出现关节软骨破坏、关节间隙狭窄、关节面骨质破坏等，疾病晚期表现为关节半脱位或骨性强直等，此时已影响关节功能。

（二）关节超声及MRI、CT检查

有助于类风湿关节炎的早期诊断。MRI可以发现骨髓水肿等类风湿关节炎早期病变，有利于诊断早期类风湿关节炎。

【诊断】

（一）1987年美国风湿病学会（ACR）修订的类风湿关节炎分类标准

①关节及其周围有晨僵，至少持续1小时；②至少同时有3个关节区软组织肿胀或积液；③近端指间关节、掌指关节及腕关节区中至少有一个关节区肿；④对称性关节炎；⑤有类风湿结节；⑥类风湿因子阳性；⑦X线片改变：至少有骨质疏松或关节间隙狭窄。符合以上7项中4项者可诊断为类风湿关节炎（其中第1～4项的病程至少持续6周）。

（二）2010年ACR/欧洲抗风湿病联盟（EULAR）类风湿关节炎分类标准（6分以上可确诊类风湿关节炎）

①受累关节数：1个中大关节计0分；2～10个中大关节计1分；1～3个小关节计2分；4～10个小关节计3分；＞10个关节且至少有1个小关节计5分。②类风湿因子或抗环瓜氨酸肽（CCP）抗体：阴性0分；低滴度阳性（指超过正常值的高限，但不超过正常值高限的3倍）计2分；高滴度阳性（指超过正常值高限的3倍）计3分。③滑膜炎时间＞6周计1分。④红细胞沉降率或C反应蛋白增高计1分。

【鉴别诊断】

常见的需与类风湿关节炎进行鉴别诊断的疾病主要有以下几种。

（一）骨关节炎

骨关节炎主要累及脊柱、膝关节、踝关节等负重关节，手的骨关节炎常累及远端指间关节，可出现远端指间关节赫伯登（Heberden）结节和近端指间关节布夏尔（Bouchard）结节。红细胞沉降率大多正常。

（二）强直性脊柱炎

多见于青壮年男性，肌腱、韧带及关节囊等附着于骨关节部位的非特异性炎症、纤维化和骨化，即附着点病（或附着点炎）是强直性脊柱炎的基本病变，而骶髂关节炎是强直性脊柱炎的典型临床特征，患者可出现典型的炎性腰背痛的特点（如腰背痛发生于 40 岁以前；隐匿性发作；运动后可改善；休息后无缓解；夜间痛，起床后可缓解）。强直性脊柱炎患者一般其类风湿因子阴性，外周关节累及的时候多见于下肢大关节，且多为非对称性。绝大多数强直性脊柱炎患者 HLA-B27 为阳性。对于强直性脊柱炎患者，发生急性脊柱骨折的患者应进行脊柱手术治疗；若强直性脊柱炎患者的髋关节病变导致了难治性疼痛或有关节残疾及有放射学证据的结构破坏，无论其年龄多大，均应考虑全髋关节置换术；对有严重残疾畸形的强直性脊柱炎患者可考虑脊柱矫形术。

（三）系统性红斑狼疮

系统性红斑狼疮的关节病变一般呈非侵蚀性，关节外系统累及的表现更加突出，如蛋白尿、脱发、蝶形红斑、光过敏、口腔溃疡、多发性浆膜腔积液、血液系统、神经系统表现等。血清抗 Sm 抗体、抗 ds-DNA 抗体、抗核抗体等多种自身抗体可表现为阳性。

（四）痛风关节炎

多有高尿酸血症的基础，首发症状多为足第一跖趾关节疼痛，关节表面皮肤发红更加明显，急性发作时单关节炎更多见。可有发现尿酸盐结晶的证据。

（五）银屑病关节炎

银屑病关节炎有时与类风湿关节炎鉴别较为困难，因为银屑病的典型皮损表现可以发生在关节炎之前或同时，也可在出现关节炎的表现之后才出现银屑病的典型皮损，甚至部分银屑病关节炎的患者也表现为对称性多关节炎，这与类风湿关节炎的表现极为相似，此时，特别注意银屑病关节炎累及远端指关节更为明显，同时，银屑病关节炎可出现脊柱炎、骶髂关节炎的表现，类风湿因子阴性，HLA-B27 可为阳性。

【治疗】

（一）一般治疗

患者教育，提高患者治疗的依从性；急性期制动、恢复期锻炼。治疗原则强调类风湿关节炎要早期诊断和早期治疗，以更快地控制疾病活动，达到临床缓解，至少使病情处于较低的疾病活动度。最大限度地保持关节功能，减少致残，提高患者的生活质量。

（二）药物治疗

1. 非甾体抗炎药　如塞来昔布、美洛昔康及双氯芬酸钠等非甾体抗炎药物均可选用。注意药物的不良反应。

2. 改善病情的抗风湿药（DMARD）　是类风湿关节炎治疗的主要药物。确定类风湿关节炎的诊断以后，如无禁忌，首选甲氨蝶呤（每周 7.5 ~ 20mg，每周口服 1 次，次日口服叶酸片 2.5 ~ 5mg，每周 1 次，减少药物的不良反应）。其他有来氟米特、柳氮磺吡啶、羟氯喹及硫唑嘌呤等。根据患者病情活动的情况，为类风湿关节炎患者制订联合用药的方案时，如无禁忌，应尽可能选用甲氨蝶呤，甲氨蝶呤是类风湿关节炎治疗的"锚定药物"。

3. 糖皮质激素　关节炎症状显著或者有肺间质病变等关节外表现时可考虑加用糖皮质激素，治疗原则是一般采用小剂量、短疗程，尽快控制疾病活动，并视病情控制的情况，尽快减量到停用糖皮质激素，以最大限度地减少药物不良反应。糖皮质激素一般作为类风湿关节炎治疗的"桥梁药物"。

4. 生物制剂 是近 30 年以来类风湿关节炎治疗的一个革命性进展。宜与甲氨蝶呤联合应用，目前最为常用的是 TNF-α 拮抗剂、IL-6 拮抗剂等，生物制剂的治疗靶点主要是针对细胞因子和细胞表面分子。生物制剂治疗前应注意排查肝炎病毒、结核等感染性疾病和肿瘤性疾病。

5. 植物药制剂 雷公藤总苷较常用。

（三）手术治疗

1. 关节滑膜切除术 可以使类风湿关节炎的关节肿痛等症状得到一定的改善，但是，若再次出现滑膜增生时病情又要复发，因此，同时应用 DMARD 药物仍然非常重要。

2. 人工关节置换术 适用于出现关节畸形并已失去相关关节功能的较为晚期的类风湿关节炎患者。

【类风湿关节炎应掌握的内容】

（一）问诊

发病时间，关节疼痛发生部位以及持续时间，关节肿痛累及的具体部位、数目，受累关节的种类、是否呈对称性（左右两侧，相对对称），有无晨僵和关节畸形。有无夜间痛，有无腰背痛等，关节痛的同时是否伴有高热、畏寒，有无低热及盗汗，关节痛是否呈游走性，有无皮肤红斑或紫癜，有无光过敏，有无口干、眼干，有无腹痛、腹泻等伴随症状等。

（二）查体

在全面体格检查的基础上，特别注意受累关节的种类和数目、有无关节肿胀及关节压痛，有无关节畸形以及有无关节功能改变的表现。同时，注意有无心音的异常和呼吸音的异常，特别是类风湿关节炎出现肺间质病变致弥漫性肺间质纤维化时可出现特殊的 velcro 啰音（吸气后期出现的细湿啰音，音调高，很像撕开尼龙扣带时发出的声音）。

（三）治疗期间观察病情并学会确立诊断

主要根据具体患者关节肿痛等临床表现，是否符合类风湿关节炎的分类标准，同时，对患者关节外表现做出评估，根据病情确定类风湿关节炎的诊断，排除其他疾病，确定治疗方案。

（四）参与医疗小组制订治疗方案

确定类风湿关节炎的诊断以后，首选 DMARD 药物治疗，如无禁忌，尽量采用甲氨蝶呤，单用或与其他 DMARD 药物联合应用，关节肿痛显著或有关节外系统症状时，可考虑加用糖皮质激素治疗，但要注意尽量小剂量、短疗程。存在预后不良因素时可考虑用生物制剂治疗。

（五）参与医疗小组科研工作

类风湿关节炎的治疗目标是力争使患者经过治疗后达到疾病的持续缓解，至少处于低疾病活动度。科研项目以类风湿关节炎为研究对象时，特别要注意类风湿关节炎患者关节炎程度的正确判断，注重疾病活动度的评估，准确计算 28 个关节疾病活动指数（DAS28）评分等观察指标，认真完成科研任务。

（朱欣航）

第八篇 血液系统

第一章 缺铁性贫血

铁是人体必需的微量元素，其不仅参加血红蛋白的合成，还参加体内的一些生物化学过程。而缺铁性贫血（iron deficiency anemia，IDA）是由于体内储存铁消耗殆尽，不能满足正常红细胞生成的需要而发生的贫血。当体内对铁的需求与供应失衡，导致储存铁耗尽（iron depletion，ID），继而发生缺铁性红细胞生成（iron deficient erythropoiesis，IDE），最终引起IDA，属小细胞低色素性贫血。

【红细胞生成和生理功能】

（一）红细胞生成及结构

血液系统包括造血组织和血液，造血组织是指生成血细胞的组织，包括骨髓、胸腺、淋巴结、肝脏、脾脏、胚胎及胎儿的造血组织。红细胞是数量最多的一种血细胞，约占血细胞总数的99%，成年人中骨髓是生成红细胞的唯一场所。红骨髓内的造血干细胞首先分化成为红系定向祖细胞，再经过原红细胞、早幼红细胞、中幼红细胞、晚幼红细胞和网织红细胞的阶段，成为成熟的红细胞。

红细胞中最重要的成分是血红蛋白（hemoglobin，Hb），每个血红蛋白由4个血红素（又称亚铁原卟啉）和中间的1个珠蛋白组成，每个血红素又由4个吡咯类亚基组成1个环，环中心为1个亚铁离子。每个珠蛋白则有4条多肽链，每条多肽链与1个血红素连接，构成血红蛋白的一个单体，或者称为亚单位（即亚基），4个亚单位之间及亚单位内部以盐键相互结合。组成珠蛋白的4条肽链各不相同，成年人可由2条α链和2条β链构成，称HbA。胎儿由2条α链和2条γ链构成，称HbF，出生后不久由HbA取代。每个血红素基团中间的亚铁可以与氧结合使血红蛋白成为氧合血红蛋白。

正常人体每天制造红细胞所需的铁大部分为衰老的红细胞破坏后释放的铁，即内源性铁。外源性铁主要从食物中摄取并经肠道吸收，吸收的部位主要在十二指肠及空肠上段。吸收入体内的二价铁经过铜蓝蛋白的氧化成为三价铁，与转铁蛋白结合后转运到组织或通过幼红细胞膜转铁蛋白受体胞饮入细胞内，再与转铁蛋白分离还原成二价铁，参与血红蛋白的形成过程。

（二）红细胞的生理功能

红细胞的主要功能是运输O_2和CO_2。血液中98.5%的O_2是与血红蛋白结合成氧合血红蛋白的形式存在和运输的。此外，红细胞还参与对血液中酸、碱物质的缓冲以维持血浆pH恒定及免疫复合物的清除。

【病因】

（一）慢性失血

IDA最常见的病因就是慢性失血，长期慢性铁丢失得不到纠正易引起IDA。育龄女性最多见的是月经过多，也是临床上常见的缺铁性贫血原因之一，亦可发生于慢性的消化道出血、寄生虫感染、慢性消耗性疾病等。

（二）铁摄入不足和需求增加

如婴幼儿生长迅速而铁储备量较少、青少年偏食、女性妊娠或哺乳，若不补充高铁食物，则可发生IDA。

（三）铁吸收障碍

除血红素铁外，其他铁均需转变为亚铁形式才能被吸收。铁的转变和吸收受诸多因素的影响，如肠道环境、饮食内容和还原物质等。胃酸缺乏、胃切除术后、慢性萎缩性胃炎及其他胃肠道疾病均可造成铁吸收障碍，从而引起IDA。部分甲状腺功能亢进的患者可出现IDA，考虑与肠蠕动过快影响铁的吸收有关。

【临床表现】

缺铁性贫血临床表现包括原发病和贫血两个方面。绝大多数患者发病隐匿，呈渐进的慢性过程。就医原因多数以贫血症状为主，少数以原发病所致症状就诊。

（一）缺铁原发病的表现

如月经过多、消化性溃疡的临床表现；肿瘤或痔疮导致的血便或腹部不适；肿瘤或肠道寄生虫感染导致的腹痛、黑便或大便性状改变，此外肿瘤性疾病尚可导致消瘦。

（二）贫血的临床表现

常见症状为乏力、心悸、头晕、头痛、耳鸣、眼花等非特异性症状，活动后加重。

（三）组织缺铁的临床表现

缺铁性贫血可出现精神行为异常、缺铁性吞咽困难综合征［普卢默 - 文森（Plummer-Vinson）综合征］和异食癖（pica）、儿童生长发育迟缓及智力低下。查体可见患者皮肤黏膜苍白，指甲可变得薄脆或呈扁平甲、反甲或匙状甲，并可伴有口角炎。

【辅助检查】

（一）血常规

呈现典型的小细胞低色素性贫血，平均红细胞体积（mean corpuscular volume，MCV）< 80fl，平均红细胞血红蛋白量（mean corpuscular hemoglobin，MCH）< 27pg，平均红细胞血红蛋白浓度（mean corpuscular hemoglobin concentration，MCHC）< 32%。外周血涂片中可见红细胞染色浅淡，中央淡染区扩大。网织红细胞比例大多正常或轻度升高。临床上IDA患者可出现白细胞的轻度减少。

（二）骨髓象

骨髓涂片呈现增生活跃或明显活跃，以红系增生为主，粒系、巨核系无明显异常。中幼红细胞和晚幼红细胞比例增高，细胞核畸形常见，染色质颗粒致密，胞质少，呈现所谓的"核老质幼"现象。骨髓涂片作铁染色后，铁粒幼细胞极少或消失，细胞外铁缺如。

（三）铁代谢

血清铁< 8.95μmol/L（50μg/dl）；总铁结合力升高> 64.44μmol/L（360/dl）；转铁蛋白饱和度降低< 15%；血清铁蛋白降低< 12ng/dl，如遇炎症、肿瘤或肝病时，血清铁蛋白增高会掩盖缺铁的表现，此时应结合临床或骨髓细胞内、外铁的染色加以判断，此时骨髓小粒中无深蓝色的含铁血黄素颗粒，铁粒幼细胞< 15%。血清可溶性转铁蛋白受体（sTFR）测定是迄今反映缺铁性红细胞生成的最佳指标，一般sTFR > 26.5nmol/L可诊断缺铁。

（四）红细胞内卟啉代谢

红细胞游离原卟啉（FEP）的增高表示血红素的合成有障碍，缺铁或铁利用障碍（如慢性疾病）时，FEP > 0.9μmol/L（全血），锌卟啉（ZPP）> 0.96μmol/L（全血）。

【诊断】

应包括缺铁性贫血的诊断及明确缺铁性贫血的病因或原发病。

（一）临床上将缺铁性贫血分为ID、IDE及IDA三个阶段

1. ID　此时仅有体内储存铁的消耗，血清铁蛋白< 12ng/dl或骨髓铁染色显示铁粒幼细胞< 15%或消失，细胞外铁缺如。但此时血红蛋白及血清铁等指标在正常范围。

2. IDE　此时红细胞摄入铁较正常时为少，除血清铁蛋白< 12ng/dl外，转铁蛋白饱和

度＜ 15%，FEP ＞ 0.9μmol/L（全血），但血红蛋白的含量并不减少。

3. IDA 此时红细胞内血红蛋白明显减少，出现小细胞低色素性贫血。

（二）病因诊断

确立贫血诊断后应进一步明确存在缺铁的病因，只有明确并去除病因，IDA 才可能根治。如胃肠道恶性肿瘤伴或不伴慢性失血，或胃癌术后残胃癌所致的 IDA，应多次检查大便隐血及消化道内镜；月经过多的妇女应排除有无妇科疾病如子宫肌瘤等。

【鉴别诊断】

主要与其他小细胞性贫血相鉴别。

（一）地中海贫血

地中海贫血又称海洋性贫血，常有家庭史，外周血涂片中可见多数靶形红细胞，血红蛋白电泳常有异常。但血清铁、转铁蛋白饱和度及骨髓铁染色不降低。

（二）慢性病性贫血

常伴有肿瘤或感染性疾病。转铁蛋白饱和度正常或稍有增加，血清铁蛋白增多，骨髓中铁粒幼细胞数量减少，含铁血黄素颗粒增加。

（三）铁粒幼细胞性贫血

主要是由于先天或后天获得的铁利用障碍而致的贫血，好发于老年人，转铁蛋白饱和度、铁蛋白及骨髓中铁粒幼细胞或环形铁粒幼细胞增多。

（四）转铁蛋白缺乏症

转铁蛋白缺乏症系常染色体隐性遗传所致（先天性）或严重肝病、肿瘤继发（获得性），临床表现为小细胞低色素性贫血。血清铁、总铁结合力、血清铁蛋白及骨髓含铁血黄素均明显降低。

（五）铅中毒

铅中毒时，卟啉的代谢紊乱直接影响到血红素合成，表现在红细胞中游离原卟啉增多，尿中粪卟啉及 δ - 氨基 -γ- 酮戊酸的排泄增多。贫血程度大多轻至中度，但在儿童中较重。外周血涂片可见嗜碱性点彩细胞增多。

（六）铜缺乏和锌负荷过多

营养不良早产儿或长期肠外营养者可发生，铜缺乏造成锌负荷过多，造成铁利用障碍，贫血表现为小细胞低色素性贫血，血清铁减低或正常，铁饱和度减低或正常，铁蛋白正常或增高。骨髓中可见环形铁粒幼细胞。

【治疗】

（一）病因治疗

缺铁性贫血患者必须明确病因，因为虽然单纯的铁剂补充可能使血常规指标暂时恢复，但不能使缺铁性贫血的原因得到彻底治疗。如婴幼儿、青少年和妊娠妇女因营养不足引起的应改善饮食结构；月经过多引起者应调理月经；寄生虫感染者应驱虫治疗；消化性溃疡引起者应予以抑酸治疗。

（二）铁剂治疗

铁剂治疗为治疗缺铁性贫血的有效措施。

1. 口服铁剂 首选，安全且疗效可靠。铁剂种类繁多，常选用琥珀酸亚铁、硫酸亚铁、富马酸亚铁和葡萄糖酸亚铁等铁制剂。每日剂量应含元素铁 150 ～ 200mg，分 2 ～ 3 次口服，多数患者对口服铁剂耐受良好。少数患者使用口服铁剂后可出现消化道刺激症状，如恶心、胃灼热、胃肠痉挛及腹泻等，可从小剂量开始，数天后增至全剂量。铁剂与进餐同时或餐后服用可减轻其副作用，但亦减少其吸收，维生素 C 有助于铁吸收，可配伍应用。饮茶和咖啡可影响铁的吸收，故不应同时服用。服用铁剂后有效的网织红细胞先开始上升，7 ～ 10 天达高峰，血红蛋白多在治疗 2 周后开始升高，1~2 个月后恢复正常。血红蛋白正常后，仍应继续减量服用铁剂 4~6 个月，以补足机体的储存铁，防止复发。

2. 注射铁剂治疗　仅限于不能口服铁剂的患者和无法吸收口服铁剂的患者，其副作用较多且严重，其适应证如下：①不能耐受口服铁剂；②原有消化道疾病，口服铁剂加重病情，如溃疡性结肠炎、胃十二指肠溃疡等；③消化道吸收障碍，如胃十二指肠切除术后、萎缩性胃炎等；④铁丢失（失血）过快，口服铁剂补充不足；⑤因治疗不能维持铁平衡的患者，如血液透析。注射铁剂治疗前应计算总剂量，计算公式为：补铁总剂量（mg）=[150- 患者血红蛋白含量（g/L）]× 体重（kg）×0.33。常用注射铁剂是右旋糖酐铁，深部肌内注射，首次剂量 50mg，如无明显不良反应，第二次注射增加至 100mg（每日量不宜超过 100mg），每日或隔日 1 次，直至完成总剂量。注射铁剂的副作用有局部疼痛和皮肤色素脱失以及引流区淋巴结疼痛等。注射铁剂可发生过敏反应，多见于静脉用药，严重时危及生命，故应避免静脉给药并且使用前予以皮试。此外，尚有蔗糖铁可用于静脉输注补充铁元素。

3. 输血治疗　主要应用于严重贫血或中度贫血伴有严重心血管疾病、出血没有停止和出血量较大及其他需要紧急处理的 IDA 患者。输血不仅可以迅速改善急性贫血的症状，还能补充铁元素。

【预防】

主要针对高发人群，改善饮食结构，如妊娠和哺乳期妇女铁剂的补充，婴幼儿合理添加辅食等。

【缺铁性贫血应掌握的内容】

（一）问诊

起始发病时间，有无头晕、乏力、耳鸣、心悸、眼花、胸闷、气急等不适。此外，是否伴吞咽困难，是否有腹痛，是否有呕血、黑便，是否长期有腹泻、脓血便，近期是否有不明原因的消瘦，是否为素食主义者，儿童、青少年是否有挑食等不良饮食习惯，女性是否月经过多等。此次发病以来是否诊疗过，查了哪些辅助检查，结果如何，使用何种药物及其疗程，效果如何等，既往有无类似发作史或家族中是否存在类似病史。其他常规问诊自行完善。

（二）查体

体温、脉搏、血压、呼吸，神志情况，面容，皮肤黏膜是否苍白及苍白程度（重点观察睑结膜和口唇），有无散在瘀点、瘀斑，有无黄染。浅表淋巴结是否肿大，特别需关注左锁骨上淋巴结（菲尔绍淋巴结，Virchow lymph node），以排除消化系统肿瘤的可能；毛发生长情况，有无指甲扁平、易裂甚至反甲；口腔及舌乳头情况，注意有无口角炎；有无心率增快，心尖部或肺动瓣区是否可听到收缩期杂音；有无脾大；有无腹部压痛等阳性指征；有无全身水肿。

（三）诊断标准及鉴别诊断

临床症状和体征结合实验室检查（外周血、骨髓象及生化指标）可明确是否为 IDA，并需注意与其他小细胞性贫血疾病相鉴别。

（四）治疗原则

若明确为 IDA，应予以铁剂补充治疗，首选口服铁剂，并注意避免同时进食谷类、乳类、茶类等抑制铁剂吸收食物，建议配合补充维生素 C 以促进铁剂吸收。铁剂治疗应在血红蛋白恢复正常后至少持续 4~6 个月，以补充机体的储备铁。当不能耐受口服铁剂，或胃肠道正常解剖部位发生改变而影响吸收等可使用铁剂肌内注射。应注意注射用铁剂治疗在首次使用时需观察有无过敏反应。

IDA 治疗最重要的是积极寻找引起 IDA 的病因，去除及根治原发病，避免或减少 IDA 复发的可能，但部分患者因不能去除原发病，可能需坚持长期服用铁剂治疗。

嘱患者定期随访，复查血常规、网织红细胞和血清铁蛋白等指标。

（林赠华）

第二章　巨幼细胞贫血

巨幼细胞贫血（megaloblastic anemia，MA）是由于叶酸和（或）维生素 B_{12} 缺乏，或某些影响核苷酸代谢的药物导致细胞核脱氧核糖核酸（DNA）的合成障碍而引起的贫血。因细胞核发育障碍，可表现为全身性疾病。特点是骨髓内出现巨幼红细胞、粒细胞及巨核细胞，呈大红细胞性贫血。除贫血外，皮肤黏膜等增殖较快的细胞亦可受累。此外，维生素 B_{12} 缺乏还可影响神经系统。

【红细胞生成过程与叶酸、维生素 B_{12} 的生理功能】

（一）红细胞生成过程

红细胞的生成过程如"缺铁性贫血"中所叙述。

（二）叶酸、维生素 B_{12} 的生理功能

叶酸和维生素 B_{12} 均为细胞 DNA 合成过程中的重要辅酶。叶酸在维生素 B_{12} 的参与下转化成四氢叶酸才能参与 DNA 合成，而维生素 B_{12} 的吸收需要胃黏膜壁细胞分泌的内因子的参与。叶酸和（或）维生素 B_{12} 缺乏时将造成细胞 DNA 合成障碍。造血细胞受累的特点是细胞核/质发育失衡，细胞核分化落后于细胞质，细胞体积大，呈现巨幼样变的形态特征。受累的红系前体细胞不能正常分化发育成熟，大部分在骨髓中原位破坏而出现无效造血。另外，维生素 B_{12} 缺乏可影响神经髓鞘形成而出现相应的神经系统表现。

【病因】

（一）叶酸缺乏

1. 摄入减少　食物供给不足是叶酸缺乏最主要的原因。叶酸属 B 族维生素，广泛存在于食物中，但长时间烹饪可将其破坏，偏食或喂养不当也可导致其缺乏。

2. 吸收障碍　小肠炎症、肿瘤、肠切除术后、腹泻及某些药物（抗癫痫药物、柳氮磺吡啶、乙醇等）可影响叶酸吸收。

3. 需求量增加　见于生长快速的婴幼儿、妊娠及慢性炎症及感染、恶性肿瘤、慢性溶血性疾病、甲状腺功能亢进和白血病等患者。

4. 利用障碍　甲氨蝶呤是直接的叶酸拮抗剂；一些先天性酶缺乏如甲基 FH_4 转移酶、FH_2 还原酶等缺乏。

5. 叶酸排出增加　血液透析或酗酒会增加叶酸的排出。

（二）维生素 B_{12} 缺乏

1. 摄入减少　肉蛋类动物性食品富含维生素 B_{12}，严格的素食者是易发生维生素 B_{12} 缺乏的特殊群体，常伴发缺铁性贫血。

2. 吸收障碍　是维生素 B_{12} 缺乏的主要原因。引起内因子缺乏的情况如全胃切除后、恶性贫血、胃黏膜萎缩等可造成维生素 B_{12} 吸收障碍；小肠疾病；胰蛋白酶缺乏；药物诱发如对氨基水杨酸、秋水仙碱、新霉素、奥美拉唑及乙醇等药物均有影响。

3. 利用障碍　先天性转钴蛋白 II 缺乏引起维生素 B_{12} 输送障碍。

【临床表现】

（一）血液系统表现

患者特别是维生素 B_{12} 缺乏所致者发病缓慢，并伴有贫血的一般表现，如头晕、乏力、活动后心悸、气促等。重者全血细胞减少，可出现反复感染和出血。部分轻度黄疸者需与溶血性贫血相鉴别，少数患者可有脾大。

（二）消化系统表现

常见症状有食欲缺乏、腹胀、腹泻或便秘。部分患者可发生舌炎和舌乳头萎缩，表现为舌痛和舌质绛红（牛肉舌），多见于恶性贫血。

（三）神经系统表现和精神症状

主要见于维生素 B_{12} 缺乏者，特别是恶性贫血，病变主要累及脊髓后侧束的白质和脑皮质，周围神经亦可受累，出现周围神经病和亚急性脊髓联合变性的表现，如四肢远端麻木、深感觉障碍、共济失调和锥体束征阳性。轻度缺乏者以抑郁和记忆障碍为常见，严重者偶可出现妄想、幻觉及躁狂等精神异常症状。叶酸缺乏者有易怒、妄想等精神症状。

【辅助检查】

（一）血常规

呈大细胞性贫血，MCV＞100fl（多＞120fl），MCH＞32pg 而 MCHC 正常。网织红细胞正常或轻度增多。外周血涂片中可见红细胞大小不均，以大细胞为主；椭圆红细胞和异形红细胞增多；并可见中性粒细胞分叶过多现象。严重者可呈全血细胞减少。

（二）骨髓象

骨髓增生活跃，以红系为主。红系巨幼样变，胞体增大，细胞核发育落后于细胞质，呈现"核幼质老"的现象。巨幼细胞易在骨髓内破坏，致无效性红细胞生成。粒系、巨核系也有巨幼变，分叶过多。不伴有 IDA 者骨髓铁染色正常。

（三）叶酸和维生素 B_{12} 测定

血清叶酸＜6.81nmol/L，红细胞叶酸＜227nmol/L 可诊断为叶酸缺乏。血清维生素 B_{12}＜74pmol/L 可诊断为维生素 B_{12} 缺乏（根据各检测单位的正常值范围判断）。

（四）其他相关检验

1. 胃酸降低、内因子抗体及维生素 B_{12} 吸收试验（Schilling 试验）阳性（见于恶性贫血）。

2. 铁代谢　如不伴有缺铁，多数患者血清铁升高，骨髓内、外铁正常或轻度增多。

3. 红细胞酶类　大多数患者的血清乳酸脱氢酶活性升高，其他红细胞酶如苹果酸脱氢酶、葡萄糖 -6- 磷酸脱氢酶和 α- 羟丁酸脱氢酶活性亦升高。

4. 胆红素代谢　因无效造血，胆红素可轻度升高，尿胆原排出增多。

【诊断】

根据实验室检查符合大细胞性贫血，骨髓三系造血细胞呈典型的巨幼变，检验结果发现叶酸或（和）维生素 B_{12} 减少或缺乏，一般可明确诊断。原发病因方面的诊断可根据患者的病史确定，如患者没有叶酸和（或）维生素 B_{12} 摄入和需求的异常，可选用有关检查进一步确定维生素缺乏的原因。治疗试验性给予叶酸和维生素 B_{12}，如 3 ～ 5 天后网织红细胞上升，也有助于诊断。

【鉴别诊断】

（一）非叶酸或维生素 B_{12} 缺乏导致的骨髓巨幼样变

1. 造血系统肿瘤性疾病　白血病（特别是红白血病）、骨髓增生异常综合征（MDS）、红血病。骨髓可见巨幼样变等病态造血现象，叶酸、维生素 B_{12} 水平不减低且补充叶酸或（和）维生素 B_{12} 治疗无效。

2. 有红细胞自身抗体的疾病　溶血性贫血、溶血危象、自身免疫性疾病（系统性红斑狼疮、桥本甲状腺炎）、垂体功能减退、甲状腺功能减退、肝脏疾病等，亦可见到血液和骨髓的巨幼样变化，且间接胆红素增高，少数还合并内因子抗体升高，但此类大细胞性贫血的红细胞不是卵圆形的，而是圆形的，并伴有各自原发病的临床表现。

（二）全血细胞减少性疾病

如再生障碍性贫血、阵发性睡眠性血红蛋白尿症、骨髓纤维化、恶性组织细胞病、骨髓转移癌、脾功能亢进等。骨髓无明显巨幼变，叶酸或（和）维生素 B_{12} 也不低。

（三）无巨幼细胞改变的大细胞性贫血

如部分甲状腺功能低下、肝脏疾病、酒精中毒、骨髓增殖性肿瘤和部分 MDS 患者。叶酸和维生素 B_{12} 的检测有助于疾病的鉴别。

（四）先天性巨幼细胞贫血

较少见，其特点为血清叶酸或维生素 B_{12} 正常。临床亦表现为巨幼细胞贫血，如先天性乳清酸尿症、先天性二氢叶酸还原酶缺陷症、异常转钴胺蛋白Ⅱ血症等。

【并发症】

（一）心力衰竭

严重的贫血易致心肌缺氧而发生心力衰竭。另外，心肌能量来源的激活需要借助维生素 B_{12} 的作用，缺乏维生素 B_{12} 会影响 ATP 的激活，加重心肌功能障碍，促进心力衰竭的形成或加重。故对严重的巨幼细胞贫血伴有心血管疾病时，应谨防心脏的功能异常。

（二）出血

由于部分患者有血小板减少及其他凝血因子的缺乏使得其具有出血倾向。

（三）痛风

严重的巨幼细胞贫血可见骨髓内无效造血所致的血细胞破坏增加，使得血清内尿酸升高，引起痛风。

（四）精神异常

维生素 B_{12} 缺乏者不仅可发生周围神经炎，严重者还可发生精神异常，如忧郁、兴奋等。这与维生素 B_{12} 缺乏所引起的脑神经组织异常有关。

【治疗】

治疗原则：根据"缺啥补啥"的原则，应充足补充直到补足应有的储存量，治疗基础疾病，去除病因。

（一）补充缺乏的相应的物质

补充叶酸和（或）维生素 B_{12} 是最有效的疗法。

1. 叶酸缺乏的治疗　口服叶酸 5mg，每日 3 次。对肠道吸收不良者可肌内注射甲酰四氢叶酸钙 3～6mg/d，直至贫血和病因被纠正。因严重肝病或抗叶酸制剂如甲氨蝶呤所致的营养性贫血可直接使用四氢叶酸治疗。如不能明确是哪一种缺乏，也可以维生素 B_{12} 和叶酸联合应用。也有认为对营养性巨幼细胞贫血，两者合用比单用叶酸效果为佳，如合并缺铁时应予以补充铁剂。

补充治疗开始后 2～3 天，临床症状可明显改善，1 周后网织红细胞升高达到高峰，全血细胞减少者 2 周内白细胞和血小板恢复正常，分叶过多的中性粒细胞消失。骨髓内巨幼红细胞在用药后 1 天内即有显著变化，3～4 天可恢复正常。一般治疗 4～6 周后贫血被纠正。

2. 维生素 B_{12} 缺乏的治疗　维生素 B_{12} 缺乏可应用肌内注射维生素 B_{12} 100μg/d，连续 2 周，以后改为每周 2 次，共 4 周或直到血红蛋白恢复正常，连续 6 周的治疗，维生素 B_{12} 总量应在 2000μg 以上。以后改为维持量，每月 100μg。有神经系统症状者维生素 B_{12} 剂量应稍大，且维持治疗宜 2 周 1 次，凡神经系统症状持续超过 1 年者难以恢复。对于恶性贫血、胃切除、维生素 B_{12} 选择性吸收障碍综合征（Imerslund-Gräsbeck 综合征）及先天性内因子缺陷者需要终身维持治疗。

应用维生素 B_{12} 治疗后 2～3 天，临床症状即有好转，网织红细胞也开始上升，血常规恢复正常。骨髓在治疗开始后 6～8 小时，巨幼细胞明显减少，2～3 天即呈正常幼红细胞造血。

3.其他辅助治疗　上述治疗后如贫血改善不满意，要注意是否合并缺铁，重症病例因大量红细胞新生，也可出现相对性缺铁，都要及时补充铁剂。严重病例补充治疗后，大量的新生红细胞形成，血钾大量进入新生的红细胞内，血钾可出现突然降低，要及时补钾，尤其是老年患者及原有心血管病者。营养性巨幼细胞贫血可同时补充维生素 C、维生素 B_1 和维生素 B_6。

4.恶性贫血的治疗　恶性贫血患者单独应用叶酸治疗后，增加了维生素 B_{12} 的需要量，会加重维生素 B_{12} 的缺乏。所以临床上大多数患者在治疗中神经系统障碍会加重。因此维生素 B_{12} 缺乏的恶性贫血患者禁忌单独进行叶酸治疗。

（二）病因治疗

应积极去除病因，治疗原发疾病，预防和控制感染。对慢性溶血性贫血或长期用抗癫痫药物者应予叶酸补充治疗；全胃切除者应每月预防性肌内注射维生素 B_{12} 一次，纠正偏食习惯和不良的烹调习惯。婴儿用母乳喂养，及时添加辅食；孕妇应多食新鲜蔬菜和动物蛋白质。年轻伴恶性贫血的患者常合并自身免疫性疾病、胃肠道肿瘤和类癌瘤等，应予以相应治疗。

（三）并发症的治疗

1.心力衰竭　应排除其他原因引起的心力衰竭。因本病严重贫血引起的心力衰竭应输注红细胞悬液，并同时予以利尿，以防心力衰竭加重。

2.精神抑郁症　精神抑郁明显者，可予多塞平 25mg，每日 3 次，口服。

3.出血　出血严重者可输血小板悬液，并选用止血药，如卡巴克洛 5mg，每日 3 次，口服，同时予以卧床休息。

4.溶血　本病并发溶血时，以及时控制巨幼细胞贫血的病情发展、纠正贫血为主。

【预防】

加强营养知识的宣传教育，提高群众卫生保健意识，有助于营养性巨幼细胞贫血的预防。易发人群如婴幼儿和孕妇应注意合理饮食，必要时补充相关维生素。

【巨幼细胞贫血应掌握的内容】

（一）问诊

病史采集时应注意饮食习惯和手术史，叶酸和维生素 B_{12} 摄入和需求的情况，起始发病急缓，有无头昏、乏力、耳鸣、心悸、眼花、胸闷、气急等不适。此外，是否有呼吸道、消化道及泌尿道感染症状，是否有皮肤黏膜、胃肠道和鼻出血等表现，是否有消化道不适症状和舌痛症状，既往有无慢性萎缩性胃炎等病史，近期是否有精神状态改变，有无肢体麻木等精神症状。此次发病以来是否诊疗过，在外院做了哪些辅助检查，结果如何，用药情况（特别询问之前有无使用过叶酸和维生素 B_{12} 治疗），效果如何等（其他常规问诊自行完善）。

（二）查体

体温、脉搏、血压、呼吸，神志情况，面容，皮肤黏膜是否苍白或黄染，有无瘀点和瘀斑。有无口腔黏膜、舌乳头萎缩。有无心率增快。有无脾大，有无腹部其他阳性指征，有无神经系统查体阳性体征。

（三）诊断标准和鉴别诊断

临床症状和体征结合实验室检查（外周血、骨髓象及生化指标）明确是否符合巨幼细胞贫血的诊断，并需注意与其他造血系统肿瘤性疾病、溶血性贫血、全血细胞减少等疾病相鉴别。

（四）治疗原则

有原发病（如胃肠道疾病、自身免疫病等）的巨幼细胞贫血，应积极治疗原发病；用药后继发的巨幼细胞贫血，应酌情停药。

予以叶酸或口服维生素 B_{12} 治疗，治疗终点是红细胞计数、血红蛋白、MCV 均达到正常。对恶性贫血、胃切除者及先天性内因子缺乏者需终身治疗。但恶性贫血患者应用叶酸治疗后，增加了维生素 B_{12} 的需要量，会加重维生素 B_{12} 缺乏，并出现治疗中神经障碍症状加重的情况。因此维生素 B_{12} 缺乏的恶性贫血患者禁忌单独使用叶酸治疗。叮嘱患者注意随访复查。

若上述治疗后贫血改善不满意，要注意是否合并缺铁，重症病例因大量红细胞新生，血钾会大量进入新生成的红细胞内，必要时补钾治疗。

（林赠华）

第三章　溶血性贫血

溶血性贫血（hemolytic anemia，HA）是各种原因导致的红细胞破坏速率增加（寿命缩短），超过骨髓造血代偿能力而发生的贫血。正常红细胞的寿命约 120 天，骨髓有 6 ~ 8 倍的红系造血代偿能力，只有在红细胞的寿命缩短至 15 ~ 20 天时才会发生贫血。当发生溶血但骨髓能够代偿时，可不出现贫血，称为溶血状态。

【病因和发病机制】

（一）红细胞自身异常

1. 红细胞膜异常　细胞膜异常的红细胞变形性和柔韧性降低、硬度增加，极易被单核巨噬细胞系统（特别是脾脏）吞噬并破坏，从而发生溶血。

（1）遗传性红细胞膜缺陷：如遗传性球形红细胞增多症、遗传性椭圆形细胞增多症、遗传性棘形细胞增多症、遗传性口形细胞增多症等。

（2）获得性血细胞膜糖化肌醇磷脂（GPI）锚蛋白异常：如阵发性睡眠性血红蛋白尿症（PNH）。

2. 遗传性红细胞酶缺乏　红细胞代谢正常是维持其细胞膜柔韧性、完整性和血红蛋白生理功能的基础。相关酶出现遗传性缺陷，可影响红细胞的代谢与功能，从而发生溶血。

（1）戊糖磷酸途径酶缺陷：如葡萄糖 -6- 磷酸脱氢酶（G-6-PD）缺乏。

（2）无氧糖酵解途径酶缺陷：如丙酮酸激酶缺乏。

3. 遗传性珠蛋白生成障碍　珠蛋白的异常可形成异常血红蛋白，异常血红蛋白在红细胞内易形成聚合体、结晶体或包涵体，造成红细胞的柔韧性和变形性降低，硬度增加，易被单核巨噬细胞系统特别是脾脏吞噬破坏。

（1）珠蛋白肽链量的异常：如海洋性贫血。

（2）珠蛋白肽链结构的异常：如不稳定血红蛋白病。

（二）红细胞外部异常

1. 免疫性溶血性贫血

（1）自身免疫性溶血性贫血：温抗体型或冷抗体型（冷凝集素型、D-L 抗体型），分原发性和继发性。

（2）同种免疫性溶血性贫血：如血型不合的输血反应、新生儿溶血等。

2. 血管性溶血性贫血

（1）微血管病性溶血性贫血：血栓性血小板减少性紫癜 / 溶血性尿毒症综合征（TTP/HUS）、弥散性血管内凝血（DIC）、败血症等。

（2）血管壁异常：心脏瓣膜病和人工心脏瓣膜、血管炎等。

（3）血管壁受到反复挤压：行军性血红蛋白尿。

3. 生物因素　蛇毒、疟疾、黑热病。

4. 理化因素　大面积烧伤、血浆中渗透压改变和化学因素如苯肼、亚硝酸盐类等中毒，可引起获得性高铁血红蛋白血症并发溶血。

【病理生理】

正常情况下破坏衰老的红细胞会被单核巨噬细胞系统（主要是脾脏）所吞噬裂解，释放出血红蛋白，并分解为铁、珠蛋白和卟啉。卟啉为体内游离胆红素的主要来源。游离胆红素与葡萄糖醛酸基相结合成为结合胆红素。胆汁中的结合胆红素经肠道细菌作用后被还原为粪胆原，大部分随粪便排出。少量粪胆原又被肠道重吸收后进入血液循环，其中大多通过粪便排出，尚有小部分通过肾脏随尿排出。正常成人每天排出尿胆原量少于 4mg。当大量红细胞遭受破坏时，临床出现黄疸，血清游离胆红素增高，大便粪胆原排出增多，尿中尿胆原可呈强阳性而胆红素则呈阴性。

（一）红细胞破坏增加

1. 血管内溶血　红细胞的结构完整性遭受破坏，即在循环血流中裂解，见于血型不合的输血、输注低渗溶液、阵发性睡眠性血红蛋白尿症等。血管内溶血多比较严重，常有全身症状，如寒战、发热、腰背酸痛、血红蛋白血症和血红蛋白尿。慢性者可出现含铁血黄素尿（劳斯（Rous）试验阳性）。

2. 血管外溶血　即由单核巨噬细胞系统（主要是脾脏）破坏红细胞，见于遗传性球形红细胞增多症和温抗体自身免疫溶血性贫血等。血管外溶血一般较轻，可引起脾大，血清游离胆红素增高，多无血红蛋白尿。如果幼红细胞直接在骨髓内破坏，称为原位溶血或无效性红细胞生成，这也是一种血管外溶血，见于巨幼细胞贫血、骨髓增生异常综合征等。

（二）红系代偿性增生

1. 网织红细胞升高　外周血网织红细胞比例明显增加，多达 5% ～ 20%。

2. 外周血红细胞形态改变　外周血可出现有核红细胞，主要是晚幼红细胞。

3. 骨髓红系比例升高　骨髓增生活跃，红系比例增高。

【临床表现】

溶血性贫血的临床表现取决于溶血发生的速度、程度、部位、持续时间和患者的代偿能力。

（一）急性溶血性贫血

急性溶血常起病急骤，可在短期内出现大量的血管内溶血，引起寒战、发热、头痛、呕吐、四肢和腰背疼痛及腹痛，继之出现血红蛋白尿。这是红细胞大量破坏，其分解产物对机体的毒性作用所致。严重者可出现周围循环衰竭。另外，由于溶血产物引起肾小管细胞坏死和管腔阻塞，可导致急性肾衰竭。

（二）慢性溶血性贫血

慢性溶血起病缓慢，以血管外溶血多见，有贫血、黄疸、脾大三大特征。因病程较长，患者呼吸和循环系统往往对贫血有良好的代偿，症状较轻。由于长期的高胆红素血症，患者可并发胆石症和肝功能损害。在慢性溶血过程中，某些诱因如病毒性感染等可加重病情，患者可发生暂时性红系造血停滞，持续 1 周左右，称为再生障碍性危象。

【辅助检查】

溶血性贫血的实验室检查传统上可分为三类：红细胞破坏增加的检查；红系造血代偿性增生的检查；各种溶血性贫血的特殊检查，用于鉴别诊断。本节概述溶血性贫血的一般性检查（表 8-3-1）。

表 8-3-1　溶血性贫血的一般实验室检查

红细胞破坏增加的检查	红细胞生成代偿性增生的检查
胆红素代谢（非结合胆红素升高）	网织红细胞计数比例（升高）
尿分析（尿胆原升高）	外周血涂片（出现有核红细胞）
血清结合珠蛋白（降低）	骨髓检查（红系造血增生）
血浆游离血红蛋白（升高）	红细胞肌酸（升高）
尿血红蛋白（阳性）	
乳酸脱氢酶（升高）	
外周血涂片（破碎和畸形红细胞升高）	
红细胞寿命测定（缩短）	

【诊断和鉴别诊断】

（一）诊断

临床上有急性或慢性溶血性贫血的临床表现，实验室检查有贫血、红细胞破坏增多、骨髓代偿性增生及红细胞有缺陷或寿命缩短的证据，此时溶血性贫血诊断成立。如能确定血管内或血管外溶血，将有利于进一步的疾病诊断。诊断步骤：详细询问病史，如有肯定的物理、机械、化学、感染和输血因素，红细胞外部因素所致可明确。如有家族性贫血史，则提示遗传性贫血。

抗人球蛋白试验（Coombs 试验）阳性者，考虑温抗体型自身免疫性溶血性贫血，并进一步确定原因，阴性者要考虑：① Coombs 试验阴性的温抗体型自身免疫性溶血性贫血；②有血管内溶血的要考虑阵发性睡眠性血红蛋白尿症的可能，酸溶血即哈姆（Ham）试验阳性或白细胞膜上 CD55 和 CD59 表达下降提示阵发性睡眠性血红蛋白尿症；③外周血涂片发现大量异形红细胞，则可能为遗传性球形红细胞增多症、微血管病性溶血性贫血、海洋性贫血等，球形红细胞渗透性脆性增加，靶形和镰形红细胞则相反，血片中如有较多靶形红细胞，应进行血红蛋白电泳，以除外血红蛋白病；外周血涂片如无异常则可能为异常血红蛋白病、葡萄糖 -6- 磷酸脱氢酶（G-6-PD）缺乏症等，这类患者红细胞内可出现海因小体。

（二）鉴别诊断

鉴别诊断：①贫血及网织红细胞增多：如失血性、缺铁性或巨幼细胞贫血的恢复早期，查粪常规、隐血和贫血系列等可资鉴别；②非胆红素尿性黄疸：如吉尔伯特综合征（Gilbert syndrome），该病多在劳累和感染后出现，骨髓红系无代偿性增生；③幼粒幼红细胞性贫血伴轻度网织红细胞增多：如骨髓转移瘤等，骨髓活检及涂片检查可资鉴别。

【治疗】

（一）去除病因

要尽快去除诱因，积极治疗原发病。如药物诱发者，应立即停药并避免再次用药；冷抗体型自身免疫性溶血性贫血应注意防寒保暖。

（二）糖皮质激素和其他免疫抑制剂

主要用于免疫性溶血性贫血。糖皮质激素对温抗体型自身免疫性溶血性贫血具有较好的疗效；对阵发性睡眠性血红蛋白尿症频发型可减轻溶血发作。环孢素 A 和环磷酰胺对某些糖皮质激素治疗无效的温 / 冷抗体型自身免疫性溶血性贫血可能有效。

糖皮质激素的副作用：①皮质功能亢进综合征、满月脸、水牛背、高血压、多毛、糖尿、皮肤变薄等；②诱发或加重感染；③诱发或加重消化性溃疡；④诱发动脉粥样硬化；⑤骨质疏松、肌肉萎缩和伤口愈合延缓；⑥诱发精神病和癫痫；⑦抑制儿童生长发育；⑧其他，如负氮平衡、食欲增加、低血钙和高血糖倾向等。

（三）脾切除术

适用于红细胞破坏主要发生在脾脏的溶血性贫血；需要较高剂量糖皮质激素才能维持或药物治疗无效的自身免疫性溶血性贫血；某些类型的珠蛋白生成障碍性贫血等。

（四）红细胞输注

可改善贫血症状，但自身免疫性溶血性贫血和阵发性睡眠性血红蛋白尿症患者输血容易发生溶血反应，故应严格掌握指征，尽量不输红细胞，紧急情况下可输注血型相同的悬浮红细胞。

（五）补充造血原料

溶血患者的骨髓造血代偿性加速，对原料的需求增加，需补充叶酸和铁剂。阵发性睡眠性血红蛋白尿症患者补铁需慎重。

（六）其他治疗

由溶血所并发的急性肾衰竭、休克、心力衰竭等应及早防治。对伴有血栓形成的阵发性睡眠性血红蛋白尿症患者，应予抗凝治疗。此外，依库珠单抗是人源化的单克隆抗体，与人 C5 补体蛋白特异性结合，阻止其裂解为 C5a 和 C5b，从而不能形成膜攻击复合物，可用于阵发性睡眠性血红蛋白尿症患者的治疗。

【溶血性贫血应掌握的内容】

（一）问诊

起始发病的持续时间、速度，有无头晕、乏力、胸闷、气急、寒战、发热、头痛、呕吐、四肢和腰背疼痛及腹痛等不适。此外，是否伴有尿色为红色、浓茶色或酱油色，并注意询问患者尿量及大便颜色。询问症状的出现是否与服用蚕豆和药物有关，近期有无感染。此次发病以来是否诊疗过，做了哪些辅助检查，结果如何，用药情况，效果如何等，既往是否有类似发作史或是否存在家族中类似病史（其他常规问诊自行完善）。

（二）查体

体温、脉搏、血压、呼吸，神志情况，面容，皮肤黏膜有无黄染，是否苍白及苍白程度，有无散在瘀点、瘀斑。浅表淋巴结是否肿大，有无肝脾大；有无腹部压痛（墨菲征）等其他阳性指征；有无全身水肿。

（三）诊断标准及鉴别诊断

临床症状和体征结合实验室检查有贫血、红细胞破坏增多、骨髓代偿性增生的证据，可确定溶血性贫血的诊断及溶血部位。通过详细询问病史及溶血性贫血的特殊检查可确定病因和类型。

（四）治疗原则

要尽快去除诱因，积极治疗原发病。糖皮质激素对免疫性溶血性贫血有效，也可用于阵发性睡眠性血红蛋白尿症，但对其他溶血多无效，避免滥用。脾切除术适用于异常红细胞主要在单核巨噬细胞系统破坏者。免疫抑制剂仅对少数免疫性溶血性贫血有效。溶血患者骨髓造血代偿性加速，对造血原料需求量增加，应适当补充叶酸、铁剂。对阵发性睡眠性血红蛋白尿症患者补铁要慎重。输血虽可暂时改善一般情况，但对自身免疫性溶血性贫血及阵发性睡眠性血红蛋白尿症反而可加重溶血反应，应严格掌握输血适应证，尽量不输红细胞，紧急情况下可输注血型相同的悬浮红细胞。溶血性贫血严重且有缺氧症状者应及时吸氧，由溶血所并发的急性肾衰竭、休克、心力衰竭等应及早防治。

（林赠华）

第四章　再生障碍性贫血

再生障碍性贫血（aplastic anemia，AA），简称再障，是一组由各种原因导致的骨髓造血衰竭综合征。其特征是骨髓造血组织显著减少，外周血全血细胞减少，临床上常表现为贫血、感染和出血症状，免疫异常是后天获得性再障的主要发病机制，免疫抑制治疗是治疗再障的有效手段。

【干细胞生成和生理功能】

（一）造血组织

造血组织是指生成血细胞的组织，包括骨髓、胸腺、淋巴结、肝脏、脾脏、胚胎及胎儿的造血组织。各种血细胞均起源于多能造血干细胞（multiple hematopoietic stem cell）。人类胚胎在第25天于卵黄囊开始造血活动，然后多功能造血干细胞经血流迁移至肝、脾造血，自妊娠的第40天开始，第50天达到顶峰，第40周降至最低。自第3.5个月时开始在骨髓造血，出生时全部移行至骨髓造血，并维持终身。成人时骨髓以外的造血都属异常表现。

1.骨髓　为人体主要的造血器官。出生后，血细胞几乎都在骨髓内形成。骨髓组织是一种海绵状 - 胶状或脂肪性组织，处于坚硬的骨髓腔内。骨髓分为红髓（造血组织）和黄髓（脂肪组织）两部分。出生时，红髓充满在全身的骨髓腔，随着年龄的增长，部分红髓逐渐转变为黄髓。成年人，仅肱骨与股骨的骨骺、脊椎、胸骨、肋骨、骨盆、肩胛、颅骨仍为红髓。因此，成年人只有约50%的骨髓具有造血功能，但在必要时其余的50%也可恢复造血功能。婴幼儿由于全部骨髓都在造血，骨髓本身已没有储备力量，一旦有额外造血需要，即由骨髓以外的器官（如肝、脾）来参与造血，则发生所谓的髓外造血（extramedullary hemopoiesis）。

红骨髓主要由造血组织和血窦构成。在造血组织中，网状细胞及网状纤维构成网架，其网孔中充满着不同发育阶段的各种血细胞，此外，还有少量巨噬细胞、脂肪细胞、成纤维细胞。不同发育阶段的各种血细胞，在造血组织中的分布呈现一定的规律性，反映出造血组织的不同部位具有不同的微环境，诱导各种血细胞向一定方向分化。幼红细胞常围绕巨噬细胞，成堆地处于血窦附近，并随发育而逐渐接近血窦，当幼红细胞成熟后即离开巨噬细胞而贴近血窦壁，脱核后通过内皮细胞而进入血窦腔。幼粒细胞离血窦较远，当发育成熟时，其变形向血窦移动，穿过内皮细胞间隙进入血窦腔。巨核细胞常紧贴血窦壁的内皮细胞间隙处，将其胞质突起伸入血窦腔，突起末端脱落成小块，进入血流，成为血小板。位于造血索中央的单核细胞多集中在动脉周围。此外，在骨髓切片中尚可见由淋巴细胞、浆细胞和巨噬细胞组成的淋巴小结，少数具有生发中心。

进入红骨髓的动脉分支成毛细血管后，继续分成血窦。血窦多呈辐射状向心走行，并彼此连接成网，最终汇入骨髓中的中央纵行静脉。血窦壁由内皮细胞、基底膜和外皮细胞组成。平时窦壁是无孔的，仅在血细胞通过时，暂时形成小孔，之后又闭合。一旦造血细胞增生，大量成熟细胞会进入血液。正常情况下窦壁具有阻挡未成熟细胞进入周围血液的作用。

2.淋巴器官　分为中枢性淋巴器官和周围性淋巴器官两种。中枢性淋巴器官包括胸腺、胚胎及出生后的骨髓，是淋巴系祖细胞分化增殖成淋巴细胞的器官。淋巴细胞在胸腺分化成熟为T细胞，而B细胞则在骨髓内分化成熟并通过血液循环到周围性淋巴器官，如淋巴结滤泡及脾脏白髓的生发中心以产生抗体。周围性淋巴器官包括淋巴结、脾脏及沿消化道、呼吸道、泌尿生殖道分布的淋巴组织。

（1）胸腺：外表为皮层，含大量T细胞，但皮层没有生发中心，这点与一般淋巴结不同。来源于卵黄囊（胚胎早期）和骨髓（胚胎后半期与出生后）的淋巴系干细胞，在胸腺素与淋巴细胞刺激因子的作用下，在皮层增殖分化成为依赖胸腺的前T细胞。胸腺毛细血管周围包着一层较为完整的网状纤维组织，使皮层与血液循环之间形成屏障。这样的结构能防止血液循环中的抗原进入胸腺皮层，因而 T 细胞在皮层中受到屏障的保护，在无外界干扰的条件下生长成熟。前 T 细胞成熟后经过髓质进入周围淋巴组织的胸腺依赖区，再继续繁殖发育为 T 细胞。成年以后，胸腺萎缩，已进入淋巴结定居的 T 细胞能够自行繁殖。

（2）脾脏：分为白髓和红髓两部分。白髓是散布在红髓中的许多灰白色小结节，由淋巴组织构成，包括围绕在中央动脉周围的弥散淋巴组织，主要由 T 细胞组成。血液中的抗原物质经过小动脉、毛细血管与淋巴鞘内的淋巴细胞及浆细胞接触，受刺激后生成更多的免疫活性细胞；白髓中的脾小结中心亦称生发中心，内有分化增殖的 B 细胞可产生相应抗体。

红髓分布于白髓之间，由脾索和血窦构成。脾索为 B 细胞繁殖、分化之处，故常含有许多浆细胞。血窦又称脾窦，其内皮细胞间有明显的间隙，窦壁内的基底膜样物质也不完整，便于窦内与相邻组织间的物质交换及血细胞的穿越。

脾脏具有储存血液、阻留衰老红细胞、产生抗体以及参与血细胞的生成与调节等作用，在胚胎时期脾脏是造血器官。

（3）淋巴结：也分为皮质和髓质两部分，皮质由淋巴小结、副皮质区及淋巴窦所构成。淋巴小结由密集的 B 细胞构成，其间有少量 T 细胞和巨噬细胞。淋巴小结中心部称生发中心，在抗原作用下，淋巴细胞于此处转变为分裂活跃的大、中型淋巴细胞，并分化为能产生抗体的浆细胞。位于淋巴小结之间及皮质的为副皮质区，此为一片弥散的淋巴组织，主要由 T 细胞构成。

髓质由髓索及其间的淋巴窦组成。髓索内主要有 B 细胞、浆细胞及巨噬细胞，数量和比例可因免疫状态的不同而有很大的变化。淋巴窦接受从皮质区的淋巴窦来的淋巴液，并使淋巴循环通过输出淋巴管而离开淋巴结。

淋巴结既是产生淋巴细胞及储存淋巴细胞的场所，又是淋巴液的生物性过滤器，并对外来抗原作出反应。

3. 胚胎与胎儿造血组织 卵黄囊是哺乳类胚胎血细胞生成的主要场所，也是最早期的造血部位。约在人胚胎第 19 天就可看到卵黄囊壁上的中胚层间质细胞开始分化聚集成细胞团，称为血岛。血岛外周的细胞分化成血管壁的内皮细胞，中间的细胞分化成最早的血细胞，称为原始红细胞（pronormoblast）。这种细胞进一步分化，其中大部分细胞的胞质内出现血红蛋白，成为成红细胞（erythroblast）。

在胚胎的第 2～5 个月，造血逐渐转移到肝、脾。在肝上皮细胞与血管内皮细胞之间有散在的间质细胞，它们能分化为初级和次级原始红细胞，这些在幼红细胞中所合成的血红蛋白则为 HbF，还有少量的 HbA2。在胎儿第 3 个月左右，脾脏也短暂参与造血，主要生成红细胞、粒细胞、淋巴细胞及单核细胞。第 5 个月之后，脾脏造血功能逐渐减退，仅生成淋巴细胞，到出生后仍保持此功能。淋巴结则生成淋巴细胞和浆细胞。自第 4～5 个月起，在胎儿的胫、股等管状骨的原始髓腔内开始生成幼红细胞，随着胎儿的发育，同时还生成巨核细胞。到妊娠后期，胎儿的骨髓造血活动已明显活跃起来。

（二）血细胞生成及发育

血细胞的生成经历了一个比较长的细胞增殖（proliferation）、分化（differentiation）、成熟（maturation）和释放（release）的动力过程。整个血细胞的生成过程，是造血细胞在形态上经历不同阶段的变化过程，这一过程是由造血干细胞在造血微循环中经多种调节因子的作用逐渐完成的。现分造血干细胞、细胞因子及造血微环境 3 个方面论述。

1. 造血干细胞（hematopoietic stem cell，HSC） 是一种组织特异性干细胞，由胚胎期卵黄囊的中胚层细胞衍生而来。相继移行至胚胎内的造血器官、肝、脾以至骨髓，通过不对称性有丝分裂，一方面维持自我数目不变，另一方面不断产生各系祖细胞，维持机体的正常造血功能。其是各种血细胞与免疫细胞的起源细胞，可以增殖分化成为各种淋巴细胞、浆细胞、红细胞、血小板、单核细胞及各种粒细胞等。

HSC 具有不断自我更新与多向分化和增殖的能力。HSC 在体内形成造血干细胞池，其自我更新与多向分化功能之间保持动态平衡，因此体内 HSC 的数量是稳定的。HSC 进入分化增殖时，其自我更新能力即下降，而多向分化能力也向定向分化发展，此时多能造血干细胞已过渡成为定向干细胞（committed stem cell）。由于后者自我更新能力减弱，因此只能短期维持造血，长期的造血维持则依赖多能造血干细胞。

多能造血干细胞是最原始的造血干细胞，由于最初它们是在致死剂量照射的同系小鼠脾脏中形成造血集落被发现的，故又称为脾集落形成单位（colony-forming unit-spleen，CFU-S）。CFU-S 可分化成髓样干细胞和淋巴干细胞。因为所有这类细胞都能在半固定培养基中呈集落样生长，又称为集落形成细胞（colony-forming cell，CFC）或者集落形成单位（colony-forming unit，CFU）。髓样干细胞又称粒、红、单核、巨核系集落形成单位（colony-forming unit of granulocyte、erythrocyte、monocyte、megakaryocyte，CFU-GEMM），淋巴干细胞则称淋巴系集落形成单位（colony-forming unit of lymphocyte，CFU-L）。在不同造血生长因子的调控下，这两种细胞可定向分化为某一特定细胞系，此时则命名为单能干细胞，根据其定向分化的细胞系的不同而分别命名为粒系集落形成单位（CFU-G）、红系集落形成单位（CFU-E）、单核系集落形成单位（CFU-M）、巨核系集落形成单位（CFU-MK）。每一祖细胞再分化产生形态学可分辨的造血前体细胞和成熟血细胞：粒细胞、红细胞、单核细胞和血小板。造血细胞等级结构模式所示：多能造血干细胞→定向干细胞→单能干细胞→成熟非增殖血细胞（图 8-4-1）。

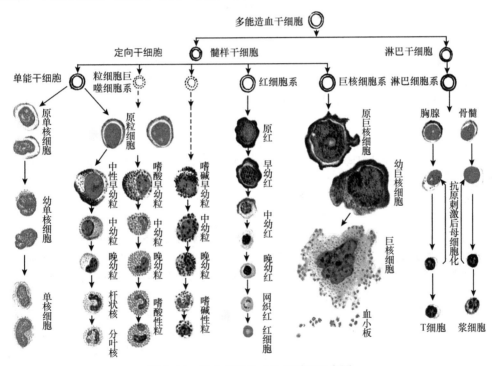

图 8-4-1 造血细胞生成分化过程示意图

淋巴细胞的分化经历 3 个不同阶段：第一阶段在骨髓，由多能干细胞分化为淋巴系干细胞；第二阶段淋巴系干细胞迁延至胸腺，分化为 T 细胞，而在骨髓者则分化为 B 细胞；第三阶段在外周淋巴器官获得并发挥其免疫功能。

随着细胞分化抗原的研究进展，国际人类白细胞分化抗原协作组确定，用细胞分化群（cluster of differentiation，CD）进行命名，HSC 为 $CD34^+$、$CD33^-$、$CD38^+$、$HLA-DR^-$、Lin^-、KDR^+。现在了解到 $CD34^+$ 细胞约占骨髓有核细胞的 1%，在外周血中仅占 0.05%。

2. 细胞因子 造血干细胞分化与扩增的调控是决定骨髓和外周血中各细胞系比例的关键所在。造血干细胞的存活、自我更新、增殖和分化都由造血调节因子控制。

造血调节因子是一组调控细胞生物活性的蛋白，统称为细胞因子（cytokine，CK）。由体内多种细胞产生，具有很多重要的生理效应与很多疾病的病理生理变化，其生成障碍可使造血干细胞不能顺利实现向终末血细胞的分化。同时它们还具有治疗的潜能。CK 由于作用的不同可分为三类：集落刺激因子（colony-stimulating factor，CSF），又称细胞生长因子；白细胞介素（interleukin，IL）；造血负调控因子如 γ 干扰素和肿瘤坏死因子 α 等。对细胞因子的深入研究表明，"一因子多功能"是普遍现象，有的因子可有数种效应，同一效应也可由不同的细胞因子引起。各种因子相互作用，形成调控网络。

3. 造血微环境　造血诱导微环境（hematopoietic inductive microenvironment，HIM）简称造血微环境，该概念最早由 Tentin 在 20 世纪 70 年代初提出，是指局限在造血器官或组织内的具有特异性的结构及生理功能的环境。由造血器官中的基质细胞、基质细胞分泌的细胞外基质和各种造血调节因子组成。造血细胞能在其中进行自我更新、增殖、分化、归巢和移行。

【再生障碍性贫血的病因和发病机制】

（一）病因

半数以上患者无明确病因可寻，称为原发性再障。以下所述为继发性再障的可能病因。

1. 化学因素　包括药物和化学物质，其中高度相关的有苯及其衍生物和各种抗肿瘤药物。国内以往氯（合）霉素所致再障的报道较多，近年随着该类抗菌药物应用的减少，其在再障发病中的意义已不突出。相反，接触苯及其相关制剂引起的再障仍屡有发生。化学物质引发的骨髓增生不良有的与剂量有关，有的与个体敏感性有关。

2. 物理因素　γ 射线和 X 射线等高能射线产生的离子辐射能造成组织细胞损伤、阻止 DNA 复制。骨髓是对放射线敏感的组织，其抑制程度与放射呈剂量依赖性效应。全身接受 $1 \sim 2.5Gy$ 的放射剂量可造成骨髓增生不良，而接受 4.5Gy 照射的半数受照者死亡，在接受 10Gy 照射的则全部死亡。

3. 生物因素　流行病学调查和研究表明，再障发病可能与多种病毒感染有关，其中以病毒性肝炎最为重要。肝炎相关性再障更多的是由血清学阴性的肝炎所致，机制可能与病毒抑制造血细胞或免疫因素有关。患者多为男性青年患者，多在肝炎恢复期发病，预后较差。其他可疑相关病毒尚有 EB 病毒、微小病毒及 HIV 病毒等。

（二）发病机制

再障的发病机制尚未完全阐明。现有的证据表明，再障的发病机制呈明显异质性。

1. 造血干细胞缺陷（"种子"学说）　包括造血干细胞数量和质量问题，获得性再障患者及再障小鼠模型骨髓中造血干/祖细胞计数均下降，$CD34^+$ 细胞和长期培养起始细胞明显减少或缺如可资证明。此外，造血干细胞的凋亡增加也反映了再障患者造血干细胞造血功能缺陷。而范科尼（Fanconi）贫血患者的染色体异常也证实干细胞的质量缺陷亦参与再障的发病。

2. 造血微环境缺陷（"土壤"学说）　动物模型研究发现，Sl/Sld 小鼠缺乏 Kit 配体（亦称干细胞因子）会出现再障表现，而人类再障尚未发现 Sl/Sld 样的基因缺陷。有研究表明，与正常人相比，再障患者骨髓间充质干细胞（bone marrow mesenchymal stem cell，BMMSC）不但表现为形态学异常、增生降低及凋亡增加，而且难以分化成促进造血细胞生长的成骨细胞，且更易分化成抑制造血的脂肪细胞。研究还显示这种 BMMSC 存在基因表达的异常，表现为其介导细胞增殖、分化、促进及调节细胞周期的基因表达下调，而促进细胞凋亡、脂肪化及免疫反应的基因表达上调。但也有体外和体内的实验研究表明，再障患者的 BMMSC 并未受损，其保持了自身的免疫抑制和抗炎的特性，提示再障患者的骨髓 BMMSC 在 AA 的发病过程中不起作用。研究也发现再障患者骨髓基质细胞分泌的多种细胞因子也出现紊乱。此外，其骨髓微血管密度减少及血管内皮生长因子（vascular endothelial growth factor，VEGF）表达减低也可能是骨髓造血衰竭的病理生理机制之一，而促进血管生成以及改善骨髓血液循环的药物在免疫抑制治疗的基础上或可促进造血恢复。

3. 免疫功能异常（"虫子"学说）　目前学者一致认为 T 细胞异常活化、功能亢进导致造血骨髓损伤、造血细胞凋亡和造血功能衰竭在原发性 / 获得性再障发病机制中占主要地位。再障患者和再障小鼠体内均可发现 $CD8^+$ T 细胞和 $CD4^+$ T 细胞的比例失衡。重型再障患者外周血 $CD8^+$ $HLA-DR^+$ 效应 T 细胞比例增加，$CD8^+$ 效应 T 细胞可通过 Fas/FasL 途径、影响靶细胞的穿孔素 - 颗粒酶途径等参与再障骨髓衰竭的过程。对再障患者的 $CD4^+$ T 细胞亚群（辅助性 T 细胞，Th）的分析显示 Th1、Th17 细胞数量的增加和 $CD4^+CD25^+FoxP3^+$ 调节性 T 细胞的数量减少是再障患者的重要免疫学特征。另外，树突状细胞（dendritic cell，DC）亚群和淋巴细胞转录因子 T-bet、GATA-3、NK/T 细胞、巨噬细胞等也参与了再障的发病过程。再障作为自身反应效应 T 细胞攻击引起的免疫调节性骨髓衰竭性疾病，骨髓是其主要的靶器官，由于 $CD8^+$ 细胞毒性 T 细胞、$CD4^+$Th1 细胞和 Th17 细胞等对骨髓造血前体细胞的作用，从而导致使得骨髓造血功能衰竭，最终导致再障的发生。此外，再障患者的骨髓和外周血中 γ 干扰素、肿瘤坏死因子 α、IL-2 等造血负调控因子明显增多，并提示 γ 干扰素的异常增高对造血的影响更大。而再障患者经过免疫抑制治疗后造血干细胞的成功恢复，这也为免疫异常引起的造血干细胞损伤的理论提供了有力的证据。

4. 遗传倾向　新近提出再障患者的发病也存在遗传倾向，除了端粒缩短的现象外，部分再障患者的体细胞还出现包括 *PIGA*、*BCOR*、*BCORL1*、*DNMT3A* 和 *ASXL1* 等相关基因的突变，但这些细胞的突变和再障发病是否有关则尚不知晓。

【临床表现】

再障的临床表现与骨髓衰竭导致的全血细胞减少有关。就诊时患者多为中至重度贫血，贫血严重者需反复输血支持。因粒细胞减少，患者易发生感染并出现不同程度的发热。除皮肤黏膜表浅感染外，严重粒细胞减少者可发生深部感染如肺炎和败血症等。感染以细菌感染常见，亦可见真菌感染。患者因血小板减少而多有出血倾向，常见皮肤黏膜出血，如出血点、鼻出血、牙龈出血、血尿及月经过多等，严重者可发生颅内出血，颅内出血是再障的主要死亡原因之一。再障患者罕有淋巴结和肝脾大。

【辅助检查】

（一）血常规

多为全血细胞（包括网织红细胞）减少，淋巴细胞比例增高。至少符合以下三项中两项：血红蛋白 < 100g/L；血小板（PLT）< 50×10^9/L；中性粒细胞绝对值（ANC）< 1.5×10^9/L。

（二）骨髓象

多部位（不同平面）骨髓增生减低或重度减低；小粒空虚，非造血细胞（淋巴细胞、网状细胞、浆细胞、肥大细胞等）比例增高；巨核细胞明显减少或缺如；红系、粒系细胞均明显减少。

（三）骨髓活检

（髂骨）全切片增生减低，造血组织减少，脂肪组织和（或）非造血细胞增多，网硬蛋白不增加，无异常细胞。

（四）其他检查

必须除外先天性和其他获得性、继发性骨髓衰竭性疾病的检查。

【诊断和严重程度确定】

（一）诊断病史

注意是否有可疑化学和物理因素接触史。外周血全血细胞减少，骨髓增生不良，再障的诊断不难确立，但应排除其他表现为外周血全血细胞减少的疾病，患者体征中如有淋巴结或脾大，则再障的诊断应慎重。

（二）再障严重程度确定

1. 重型再障（SAA）诊断标准

（1）骨髓细胞增生程度＜正常的 25%；如≥正常的 25% 但＜ 50%，则残存的造血细胞应＜30%。

（2）血常规：需具备下列三项中的两项。ANC ＜ 0.5×10^9/L，网织红细胞的绝对值＜ 20×10^9/L，PLT ＜ 20×10^9/L。

（3）若 ANC ＜ 0.2×10^9/L 则为极重型再障（VSAA）。

2. 非重型再障（NSAA）诊断标准　　未达到重型标准的再障。

【鉴别诊断】

主要与表现为外周血全血细胞减少的疾病相鉴别。

（一）阵发性睡眠性血红蛋白尿症

阵发性睡眠性血红蛋白尿症（paroxysmal nocturnal hemoglobinuria，PNH）是一种获得性克隆性溶血病，与再障关系密切，部分再障患者中可出现 PNH 的细胞克隆。PNH 临床上可有血红蛋白尿（酱油色尿）发作，实验室检查示 Ham 试验阳性，免疫表型分析有补体调节蛋白如 CD55 和 CD59 表达阳性的粒细胞和红细胞减少。目前更为敏感的是荧光标记的嗜水气单胞菌溶素变异体（FLAER）检测试验，对 PNH 的诊断特异性和敏感性均很高。

（二）骨髓增生异常综合征

骨髓增生异常综合征（myelodysplastic syndrome，MDS）是一种造血干细胞克隆性疾病。外周血常规可呈全血细胞减少，但也可为一系或二系减少。多数患者骨髓增生活跃，原幼髓细胞增多，出现病态造血为其特点，约半数患者可出现染色体的异常。

（三）非白血性白血病（aleukemic leukemia）

部分急性白血病外周血也表现为全血细胞减少且幼稚细胞少见，可与再障混淆，但骨髓中有原始细胞≥ 20% 或有特殊染色体异常，骨髓相关检查结果可资鉴别。

（四）噬血细胞综合征

多数患者表现为全血细胞减少，常伴高热和全身衰竭，查体可有黄疸、淋巴结肿大及肝脾大。骨髓或浸润的组织器官穿刺可发现噬血细胞。

【治疗】

对获得性再障应仔细查找病因并加以去除，如避免与有害因素的进一步接触。再障治疗宜采用综合措施，根据分型及患者具体情况选用下列治疗原则。

（一）支持治疗

1. 成分输血　　红细胞输注指征一般为血红蛋白＜ 60g/L。老年（≥ 60 岁）、代偿反应能力低（如伴有心、肺疾病）、需氧量增加（如感染、发热、疼痛等）、氧气供应缺乏加重（如失血、肺炎等）时，红细胞输注指征可放宽为血红蛋白≤ 80g/L，尽量输注红细胞悬液。拟行异基因造血干细胞移植者，应输注辐照或过滤后的红细胞和血小板悬液。存在血小板消耗危险因素者［感染、出血、使用抗菌药物或抗胸腺 / 淋巴细胞球蛋白（ATG/ALG）等］或重型再障预防性血小板输注指征为 PLT ＜ 20×10^9/L，病情稳定者为 PLT ＜ 10×10^9/L。发生严重出血者则不受上述标准的限制，应积极输注单采浓缩血小板悬液。因产生抗血小板抗体而导致无效输注者应输注 HLA 配型相合的血小板。粒细胞缺乏伴不能控制的细菌和真菌感染，广谱抗菌药物及抗真菌药物治疗无效可以考虑粒细胞输注治疗，因粒细胞寿命仅 6 ～ 8 小时，建议连续输注 3 天以上。

2. 其他保护措施　　重型再障患者应予保护性隔离，有条件者应入住层流病房；防止出血，避免外伤及剧烈活动；必要的心理护理。需注意饮食卫生，可预防性应用抗真菌药物。欲进行移植及 ATG/ALG 治疗者建议给予预防性应用抗细菌、抗病毒及抗真菌治疗。造血干细胞移植后需预防卡氏肺孢子菌感染，如用复方磺胺甲噁唑（SMZco），但 ATG/ALG 治疗者不必常规应用。

3. 感染的治疗　再障患者发热应按"中性粒细胞减少伴发热"的治疗原则来处理，予以强有力的抗感染治疗。

4. 去铁治疗　长期反复输血超过 20U 和（或）血清铁蛋白水平增高达铁过载标准的患者，可酌情予以去铁治疗。

5. 疫苗接种　已有一些报道提示接种疫苗可导致再障复发，除非绝对需要，否则不主张接种疫苗。

（二）对症治疗

再障一旦确诊，应明确疾病严重程度，尽早治疗。根据 2017 年国内再障诊治专家共识推荐，SAA 的标准疗法（图 8-4-2）是对年龄 > 35 岁或年龄虽 ≤ 35 岁但无人类白细胞抗原（human leukocyte antigen，HLA）相合同胞供者的患者首选 ATG/ALG 和环孢素 A（cyclosporin A，CsA）的免疫抑制治疗（immunosuppressive therapy，IST）；对年龄 ≤ 35 岁且有 HLA 相合同胞供者的 SAA 患者，如无活动性感染和出血，首选 HLA 相合同胞供者造血干细胞移植（hematopoietic stem cell transplantation，HSCT）。HLA 相合无关供者 HSCT 造血干细胞移植仅用于 ATG/ALG 和 CsA 治疗无效的年轻重型再障患者。HSCT 前必须控制出血和感染。输血依赖的 NSAA 可采用 CsA 联合促造血（雄激素、造血生长因子）治疗，如治疗 6 个月无效则按 SAA 治疗。非输血依赖的 NSAA，可应用 CsA 和（或）促造血治疗。

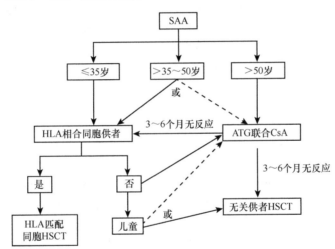

图 8-4-2　SAA 治疗流程

1. 免疫抑制治疗

（1）ATG/ALG 联合 CsA 的标准免疫抑制治疗适用范围：无 HLA 相合同胞供者的重型再障患者；输血依赖的 NSAA 患者使用 CsA 治疗 6 个月无效患者。ATG/ALG：兔源 ATG/ALG（法国、德国产）剂量为 3 ～ 4mg/（kg·d），猪源 ALG（中国产）剂量为 20 ～ 30mg/（kg·d）。ATG/ALG 需连用 5 天，每日静脉输注 12 ～ 18 小时。输注前均应按照相应药品制剂说明进行皮试和（或）静脉试验，试验阴性方可接受该类药物治疗。每日用 ATG/ALG 时同步应用肾上腺糖皮质激素预防过敏反应。急性期不良反应包括超敏反应、发热、僵直、皮疹、血压异常及液体潴留。血清病反应（关节痛、肌痛、皮疹、轻度蛋白尿和血小板减少）一般出现在 ATG/ALG 治疗后 1 周左右。

（2）CsA：可用于 NSAA 的治疗。CsA 联合 ATG/ALG 用于 SAA 时，CsA 口服剂量为 3 ～ 5mg/（kg·d），可以与 ATG/ALG 同时应用，或在停用糖皮质激素后，即 ATG/ALG 开始后 4 周始用。CsA 治疗再障的确切有效血药浓度并不明确，有效血药浓度窗较大，一般目标血药浓度（谷浓度）为成人 100 ～ 200μg/L、儿童 100 ～ 150μg/L。临床可根据药物浓度及疗效调整 CsA 的应用剂量。

CsA 的主要不良反应是消化道反应、齿龈增生、色素沉着、肌肉震颤、肝肾功能损害，极少数出现头痛和血压变化，多数患者症状轻微或经对症处理减轻，必要时药物减量甚至停药。CsA 减量过快会增加复发风险，一般建议逐渐缓慢减量，疗效达平台期后持续服药至少 12 个月。

（3）随访：接受免疫抑制治疗的患者应密切随访，定期检查以便及时评价疗效和不良反应（包括演变为克隆性疾病如 PNH、MDS 和急性髓细胞白血病等）。免疫抑制治疗在老年患者中的应用：ATG 治疗再障无年龄限制，但老年再障患者治疗前要评估其全身情况特别是合并症。ATG/ALG 治疗老年再障患者时，出血、感染和心血管事件发生风险高于年轻患者，因此需要注意老年患者的心功能、肝功能、血脂、糖耐量等方面的问题。鉴于肾毒性和高血压的风险，建议老年再障患者的 CsA 治疗血药谷浓度在 $100 \sim 150\mu g/L$。

2. 促造血治疗　雄激素可以刺激骨髓红系造血，改善女性患者月经期出血情况，是再障治疗的基础促造血用药。其与 CsA 配伍，治疗 NSAA 有一定疗效。一般应用司坦唑醇、十一酸睾酮或者达那唑，也应定期复查肝功能。据报道 GM-CSF、G-CSF 配合免疫抑制剂使用，可发挥促造血作用。也有人主张加用促红细胞生成素（erythropoietin，EPO）。艾曲波帕是血小板受体激动剂，除促进血小板恢复外，现今的研究表明其可促进多系造血细胞生长，美国 FDA 已批准用于 SAA 的治疗。据报道重组人血小板生成素（thrombopoietin，TPO）及 IL-11 也可与免疫抑制联合治疗再障。

3. 异基因 HSCT　适用于重型再障，且有 HLA 相合供者的年轻患者（≤ 35 岁）。50% ～ 70% 的患者移植后可获长期生存。影响异基因 HSCT 疗效的主要因素是排斥和移植物抗宿主病。反复输血的患者排斥率高，故应尽量避免术前输血，必须输血者可用辐照或淋巴细胞过滤处理过的血液。非亲属脐血干细胞移植治疗 SAA 已有成功报道。

4. 其他免疫抑制剂　①大剂量环磷酰胺：由于大剂量环磷酰胺 [45mg/（kg·d）×4 天] 的高致死率和严重毒性，不推荐用于不进行 HSCT 的初诊患者或 ATG/ALG 联合 CsA 治疗失败的再障患者；②霉酚酸酯（mycophenolate mofetil，MMF）：对于该药的研究主要集中于治疗难治性再障，但多个中心的研究表明 MMF 对难治性的 AA 治疗无效；③他克莫司（FK506）：与 CsA 抑制 T 细胞活化的信号通路相同但作用更强、肾毒性更小，且无牙龈增生，因此被用来替换 CsA 用于再障的治疗，初步效果令人鼓舞，值得临床探索；④雷帕霉素（西罗莫司）：在抑制 T 细胞免疫方面与 CsA 有协同作用，在再障小鼠体内实验显示其单药治疗的疗效尚可，但临床研究显示，在 ATG/ALG 联合 CsA 基础上加用雷帕霉素并不能提高患者的治疗反应率，雷帕霉素联合 CsA 用于预防 AA 复发的临床研究正在进行；⑤抗 CD52 单抗：已有部分学者应用 CD52 单抗治疗复发 SAA，但仍缺乏大样本的临床研究来肯定该药物疗效，故目前仅推荐考虑作为二线方案，用于治疗复发性 SAA。

5. 细胞因子　目前临床上应用的造血细胞因子有促红细胞生成素、粒细胞集落刺激因子和粒 - 单核细胞集落刺激因子。单用造血刺激因子治疗 SAA 效果不确切，与免疫抑制治疗联合应用可能提高疗效。

6. 其他　包括中医药和某些改善微循环（造血微环境）的药物，多用于治疗慢性再障。国内虽屡有报道，但因缺乏严格的前瞻性随机病例对照研究资料，其价值有待进一步评估。

【再生障碍性贫血应掌握的内容】

（一）问诊

发病时间，有无面色苍白、乏力、头晕、心悸和气促等贫血表现，贫血表现是否进行性加重，有无发热、咳嗽、腹泻等感染表现，有无不同程度的皮肤、黏膜及内脏出血，如皮肤出血点或大片瘀斑、口腔黏膜血泡，鼻出血、牙龈出血、眼结膜出血等皮肤出血表现，有无呕血、咯血、便血、血尿、阴道出血、眼底出血和颅内出血等内脏出血表现。此次发病以来是否诊疗过，查了哪些辅助检查，结果是什么，用了哪些药物和治疗效果。既往是否有类似临床表现。有无特殊化学品、药物及放射性物质接触史，有无肝炎病史和药物过敏史，有无疫区接触史，有无家族史（其他常规问诊自行完善）。

（二）查体

体温、脉搏、血压、呼吸，神志情况，面容，巩膜、皮肤黏膜是否苍白及程度，全身皮肤、黏膜有无出血表现，有无肝、脾、淋巴结肿大，有无胸骨压痛等。

医嘱：有发热症状者，须使用抗感染及退热、解热镇痛等对症处理。常用的抗感染药物有三代头孢、咪唑类药物、喹诺酮类药物及碳青霉烯类等抗菌药物。若系 SAA，须监测生命体征，加强抗感染。临时医嘱：

1. 必须检测的项目　①血常规检查。白细胞计数及分类、红细胞计数及形态、血红蛋白水平、网织红细胞百分比和绝对值、血小板计数和形态。②多部位骨髓穿刺，至少包括髂骨和胸骨。骨髓涂片分析：造血细胞增生程度；粒、红、淋巴系细胞形态和阶段百分比；巨核细胞数目和形态；骨髓造血细胞面积；是否有异常细胞等。③骨髓活检。至少取 2cm 骨髓组织（髂骨）标本用以评估骨髓增生程度、各系细胞比例、造血组织分布（有无灶性 CD34$^+$ 细胞分布等）情况，以及是否存在骨髓浸润、骨髓纤维化等。④流式细胞术检测骨髓 CD34$^+$ 细胞比例。⑤肝、肾、甲状腺功能，其他生化检查，病毒学（包括肝炎病毒、EB 病毒、巨细胞病毒等）及免疫固定电泳检查。⑥贫血系列包括血清铁蛋白、叶酸和维生素 B$_{12}$ 水平。⑦流式细胞术检测阵发性睡眠性血红蛋白尿症克隆 [CD55、CD59、FLAER[①]]。⑧免疫相关指标检测：T 淋巴细胞亚群（如 CD4$^+$、CD8$^+$、Th1、Th2、调节性 T 细胞等）及细胞因子（如 IFN-γ、IL-4、IL-10 等）、自身抗体和风湿抗体、造血干细胞及大颗粒淋巴细胞白血病相关标志检测。⑨细胞遗传学：常规核型分析、荧光原位杂交 [del（5q33）、del（20q）等] 以及遗传性疾病筛查（儿童或有家族史者推荐做染色体断裂试验），胎儿血红蛋白检测。⑩其他。心电图、肺功能、腹部超声、超声心动图及其他影像学检查（如胸部 X 线或 CT 等），以评价其他原因导致的造血异常。

2. 有条件的医院可选检测项目　①骨髓造血细胞膜自身抗体检测；②端粒长度及端粒酶活性检测、端粒酶基因突变检测、体细胞基因突变检测。

（三）治疗期间观察病情

生命体征是否平稳，贫血、感染、出血症状是否逐渐减轻，血三系增减情况及网织红细胞和骨髓变化，使用 CsA 者务必监测浓度和肝肾功能。

再障的疗效标准如下。

1. 基本治愈　贫血和出血症状消失，血红蛋白男性达 120g/L、女性达 110g/L，ANC > 1.5×10^9/L，血小板 > 100×10^9/L，随访 1 年以上未复发。

2. 缓解　贫血和出血症状消失，血红蛋白男性达 120g/L、女性达 100g/L，WBC 达 3.5×10^9/L 左右，血小板也有一定程度增加，随访 3 个月病情稳定或继续进步。

3. 明显进步　贫血和出血症状明显好转，不输血，血红蛋白较治疗前 1 个月内常见值增加 30g/L 以上，并能维持 3 个月。判定以上三项疗效标准者，均应 3 个月内不输血。

4. 无效　经充分治疗后，症状、血常规未达明显进步。

（林赠华）

---

① FLAER 是 Alexa-488 标记无活性的嗜水气单胞菌溶素前体的变异体。

第五章 骨髓增生异常综合征

骨髓增生异常综合征（myelodysplastic syndrome，MDS）是一种造血干细胞克隆性疾病，以骨髓病态造血和外周血细胞一系或多系减少为特征。MDS 有向急性白血病转化的风险，故曾被称为白血病前期。男性多于女性，中老年患者多见。MDS 可分为原发性 MDS 和继发性 MDS。

【病因和发病机制】

原发性 MDS 的病因尚不明确，继发性 MDS 常与化疗、放射性核素及含苯等有机溶剂接触有关。MDS 发病的重要机制为骨髓中造血干 / 祖细胞凋亡过度导致无效造血，使血细胞减少；造血干 / 祖细胞集落形成能力下降且对各种造血生长因子的反应下降；造血正负调控因子的严重失衡；自身细胞毒性 T 细胞的免疫攻击；骨髓微环境改变以及遗传学改变等。MDS 患者的遗传学异常较为常见。

【分型】

1982 年首次提出 MDS 的法、美、英（FAB）分型标准（表 8-5-1），将 MDS 分为五型：难治性贫血（RA）、环形铁粒幼细胞难治性贫血（RAS）、难治性贫血伴原始细胞增多（RAEB）、转变中的 RAEB（RAEB-t）和慢性粒 - 单核细胞白血病（CMML）。2001 年提出的 WHO 分型取消了具有明显白血病样增殖的亚型（CMML 和 RAEB-t），新增了某些亚型，如 5 号染色体长臂缺失综合征（5q- 综合征）。2016 年再次更新了 WHO 分型（表 8-5-2），包括 MDS 伴单系病态造血（MDS-SLD）、MDS 伴多系病态造血（MDS-MLD）、MDS 伴环形铁粒幼细胞（MDS-RS）、MDS 伴孤立 del（5q-）、MDS 伴原始细胞增多（MDS-EB）、MDS 不能分类型（MDS-U）和儿童难治性血细胞减少症。

表 8-5-1 MDS 的 FAB 分型及其预后

亚型	血液（原始细胞 %）	骨髓涂片（原始细胞 %）	比例（%）	中位生存期（月）（未接受治疗）	白血病转化率（%）（未接受治疗）
RA	< 1	< 5	27	50	16
RAS	< 1	< 5	20	65	15
		环形铁粒幼细胞≥ 15%			
RAEB	< 5	5 ～ 20	26	15	48
RAEB-t	≥ 5 ～ 30	21 ～ 30	13	9	62*
		或有 Auer 小体			
CMML	< 5	1 ～ 20	14	23	29
	单核细胞 > 1 > 10⁹/L				

注：RA，难治性贫血；RAS，环形铁粒幼细胞难治性贫血；RAEB，难治性贫血伴原始细胞增多；RAEB-t，转变中的 RAEB；CMML：慢性粒 - 单核细胞白血病。

* 按 2001 年 WHO 分型标准已是急性髓系白血病（AML）。

表 8-5-2 2016 年 MDS 的 WHO 分型

分型	病态造血系列	细胞减少系列*	原始细胞	BM 和 PB 原始细胞	常规核型分析
MDS-SLD	1	1 ～ 2	< 15% 或 < 5%**	BM < 5%，PB < 1%，无 Auer 小体	任何核型，但不符合孤立 5q- 综合征
MDS-MLD	2 ～ 3	1 ～ 3	< 15% 或 < 5%**	BM < 5%，PB < 1%，无 Auer 小体	任何核型，但不符合孤立 5q- 综合征
MDS 伴环形铁粒幼细胞（MDS-RS）					
MDS-RS-SLD	1	1 ～ 2	≥ 15% 或≥ 5%**	BM < 5%，PB < 1%，无 Auer 小体	任何核型，但不符合孤立 5q- 综合征

续表

分型	病态造血系列	细胞减少系列*	原始细胞	BM 和 PB 原始细胞	常规核型分析
MDS-RS-MLD	2～3	1～3	≥15% 或≥5%**	BM<5%, PB<1%, 无 Auer 小体	任何核型, 但不符合孤立 5q- 综合征
孤立 del（5q-）	1～3	1～2	任何比例	BM<5%, PB<1%, 无 Auer 小体	仅有 del（5q-）, 可以有 1 个其他异常（-7 或 7q- 除外）
MDS 伴原始细胞增多（MDS-EB）					
MDS-EB-1	0～3	1～3	任何比例	BM 5%～9% 或 PB 2%～4%, 无 Auer 小体	任何核型
MDS-EB-2	0～3	1～3	任何比例	BM 10%～19% 或 PB 5%～19%, 有 Auer 小体	任何核型
MDS, 不能分类型（MDS-U）					
PB 中有 1% 原始细胞	1～3	1～3	任何比例	BM<5%, PB=1%***, 无 Auer 小体	任何核型
SLD 伴全血细胞减少	1	3	任何比例	BM<5%, PB=1%, 无 Auer 小体	任何核型
伴有诊断意义核型异常	0	1～3	<15%#	BM<5%, PB=1%, 无 Auer 小体	有定义 MDS 的核型异常

注: BM, 骨髓; PB, 外周血。

* 血细胞减少的定义为血红蛋白<100g/L, 血小板计数<100×10^9/L, 中性粒细胞绝对计数<1.8×10^9/L; 外周血单核细胞必须<1×10^9/L。

** 如果存在 SF3B1 突变。

*** 外周血 1% 的原始细胞必有两次不同场合检查的记录。

若环形铁粒幼细胞≥15% 的病例有红系明显病态造血, 则归类为 MDS-RS-SLD。

【临床表现】

绝大多数患者主要表现为不同程度的贫血, 出现头晕、乏力等症状, 常伴有粒细胞减少及功能障碍而易于感染, 或血小板减少及功能缺陷而出现出血。各型之间表现略有差别。RA 及 RAS 以贫血为主, 可伴出血, 呈慢性过程, 病情可长期无明显变化。RAS 的患者可因感染出血死亡, 仅少部分发展成白血病。RAEB 则常有全血细胞减少, 明显贫血、出血或感染, 可伴肝脾大, 病情呈进行性发展, 多在短期内转变成急性白血病。有的患者虽未发展成白血病, 可因感染、出血而死亡。

【辅助检查】

（一）血常规和骨髓象

患者血常规常为全血细胞减少, 亦可为一个或两个系列血细胞减少。骨髓多增生活跃或明显活跃, 少数病例可增生减低。血常规和骨髓象病态造血表现见表 8-5-3。

表 8-5-3　MDS 的病态造血

组织	红系	粒 - 单系	巨核系
血液	有幼红、巨大红细胞或其他形态异常	幼稚粒细胞或有与骨髓相同的改变	巨大血小板
骨髓	幼红细胞核分叶或多核或核碎裂或核形状异常、巨幼变、点彩、嗜多染。环形铁粒幼细胞增多	原粒细胞比例增多, 成熟粒细胞质嗜碱、核分叶过多、过少（假佩一许（Pelger-Huët）畸形）, 核质发育不平衡、奥氏（Auer）小体	小巨核细、大单核巨核细胞、多圆核巨核细胞、多个小细胞核、数目减少

（二）骨髓病理学

85% 病例骨髓增生活跃或明显活跃, 少数正常增生, 个别增生低下。可见特征性的幼稚前体细胞异常定位（ALIP）, 即 3～5 个及以上原粒或早幼粒细胞聚集成簇, 位于小梁旁区或小梁间区。

ALIP 可见于几乎所有的 RAEB、RAEB-t 和 CMML 患者以及半数的 RA 和 RAS 患者。ALIP 患者更具有转变成急性髓细胞白血病的倾向。骨髓原始红细胞增多，常见较多的巨核细胞，且多为小巨核细胞，可见单核、双核或多核。多数患者骨髓网硬蛋白纤维增生。

（三）骨髓细胞培养

粒 - 单祖细胞（CFU-GM）集落减少，无生长而集簇增多，集簇 / 集落比值增大，白血病祖细胞（CFU-L）集落增多。

（四）细胞遗传学异常

40%～ 50% 的患者可检出染色体异常，与急性粒细胞白血病的染色体异常相类似。常见者有 -5、5q-、-7、7q-、+8、20q- 等。

【诊断】

在 MDS 的诊断过程中，其血细胞减少的标准为：中性粒细胞绝对值＜ $1.8×10^9$/L，血红蛋白＜ 100g/L，血小板计数＜ $100×10^9$/L。MDS 诊断需满足如下两个必要条件和一个主要标准。

（一）必要条件（两条均须满足）

①持续 4 个月一系或多系血细胞减少（如检出原始细胞增多或 MDS 相关细胞遗传学异常，无须等待可诊断 MDS）；②排除其他可导致血细胞减少和发育异常的造血及非造血系统疾病。

（二）MDS 相关（主要）标准（至少满足一条）

①发育异常：骨髓涂片中红细胞系、粒细胞系、巨核细胞系发育异常细胞的比例≥ 10%；②环形铁粒幼红细胞占有核红细胞比例≥ 15%，或≥ 5% 且同时伴有 *SF3B1* 突变；③原始细胞：骨髓涂片原始细胞达 5%～ 19%（或外周血涂片原始细胞达 2%～ 19%）；④常规核型分析或荧光染色体原位杂交检出有 MDS 诊断意义的染色体异常。

（三）辅助标准

对于符合必要条件、未达主要标准、存在输血依赖的大细胞性贫血等常见 MDS 临床表现的患者，如符合≥ 2 条辅助标准，诊断为疑似 MDS。

①骨髓活检切片的形态学或免疫组化结果支持 MDS 诊断；②骨髓细胞的流式细胞术检测发现多个 MDS 相关的表型异常，并提示红系和（或）髓系存在单克隆细胞群；③基因测序检出 MDS 相关基因突变，提示存在髓系细胞的克隆群体。

【鉴别诊断】

根据临床上有外周血细胞一系或多系减少的患者应与下列疾病相鉴别。

（一）再生障碍性贫血

鉴别要点：再生障碍性贫血一般无病态造血，即使有也局限于红系，而且较 MDS 轻；再生障碍性贫血一般无染色体异常等克隆性疾病证据，但可见 +8、-Y 等染色体改变；再生障碍性贫血外周血无幼红、幼粒细胞，出现此种细胞应密切随访。

（二）阵发性睡眠性血红蛋白尿症

阵发性睡眠性血红蛋白尿症是一种血管内溶血性疾病，其血浆游离血红蛋白增高，Ham 试验、糖水试验、尿含铁血黄素试验均呈阳性，细胞表面 CD55 和 CD59 缺乏也较 MDS 严重。必要时动态观察、密切随访。

（三）免疫性血细胞减少

由于自身抗体破坏骨髓造血细胞导致血细胞减少，部分患者可合并其他自身免疫性疾病。患者可出现一系或多系全血细胞减少，甚至骨髓增生低下。与 MDS 不同的是：无明显病态造血、无染色体异常、骨髓中单个核细胞 Coombs 试验和流式细胞术检测造血细胞自身抗体阳性。

（四）低增生性白血病

本病虽外周血表现为血细胞减少，但骨髓穿刺可发现原始细胞增高（WHO 分型≥ 20%）。

（五）巨幼细胞贫血

患者可表现为贫血，严重者三系减少，MCV 增高，还可同 MDS 一样表现出原位溶血表现：血清间接胆红素增高、乳酸脱氢酶（LDH）增高等，还可出现巨幼红、巨幼粒等表现，易与 MDS 相混淆。但巨幼细胞贫血患者血清维生素 B_{12} 或叶酸水平下降、叶酸或维生素 B_{12} 试验性治疗有效、无染色体异常等。MCV > 120fl 者多为巨幼细胞贫血。

（六）其他

其他伴有病态造血的疾病，如慢性粒细胞白血病、骨髓纤维化、红白血病、原发性血小板增多症、AML；其他红细胞系统增生性疾病，如溶血性贫血。

【治疗】

MDS 患者治疗前必须考虑其国际预后评分系统（IPSS）和修订国际预后积分（IPSS-R）危险度分组（表 8-5-4 ～表 8-5-6）、年龄和体能状态。治疗包括支持治疗、姑息或对症治疗以及高强度治疗三种选择。老年及主要表现为血细胞减少的低危患者，采用姑息或对症治疗，提高血细胞数，以改善造血功能，提高患者的生活质量。高危患者则采用高强度治疗，杀灭恶性克隆，改变疾病的自然进程，以延长患者的存活期，降低 AML 的转化率。总之，治疗主要原则取决于患者能受益、改善生活质量或延长生存期。

表 8-5-4　MDS 的国际预后评分系统（IPSS）

指标	积分				
	0	0.5	1.0	1.5	2.0
骨髓原始细胞（%）	< 5	5 ～ 10		11 ～ 20	21 ～ 30
核型 [a]	好	中等	差		
血细胞减少（影响的系列）	0 或 1	2 或 3			

a 好，正常、单纯 -Y、单纯 5q-、单纯 20q-；差，复杂（≥ 3 个异常）或 7 号染色体异常；中等，其余所有异常。排除 t（8；21）、inv（16）和 t（15；17），有此三种核型异常者无论原始细胞多少均为 AML。

表 8-5-5　MDS 患者 IPSS 预后分组与预后

危险度分组	频率（%）	积分	25% 转化为 AML 的时间（年）（未接受治疗）	中位生存期（年）（未接受治疗）
低危	33	0	9.4	5.7
中危 -1	38	0.5 ～ 1.0	3.3	3.5
中危 -2	22	1.5 ～ 2.0	1.1	1.2
高危	7	≥ 2.5	0.2	0.4

表 8-5-6　MDS 患者修订国际预后积分（IPSS-R）系统

指标	积分						
	0	0.5	1	1.5	2	3	4
细胞遗传学 [a]	极好		好		中等	差	极差
骨髓原始细胞（%）	≤ 2		2 ～ 5		5 ～ 10	> 10	
血红蛋白（g/L）	≥ 100		80 ～ 100	< 80			
血小板计数（×10^9/L）	≥ 100	50 ～ 100	< 50				
中性粒细胞绝对计数（×10^9/L）	≥ 0.8	< 0.8					

a 极好，-Y，del（11q）；好，正常核型，del（5q），12p-，del（20q），del（5q）附加另一种异常；中等，del（7q），+8，+19，i（17q），其他 1 个或 2 个独立克隆的染色体异常；差，-7，inv（3）/t（3q）/del（3q），-7/del（7q）附加另一种异常，复杂异常（3 个）；极差，复杂异常（> 3 个）。IPSS-R 危险度分类：极低危，≤ 1.5 分；低危，1.5 ～ 3 分；中危，3 ～ 4.5 分；高危，4.5 ～ 6 分；极高危，> 6 分。

（一）支持治疗

对于严重贫血和有出血症状者可输注红细胞和血小板。粒细胞减少和缺乏者应注意防治感染。长期输血者应注意使用去铁治疗。

（二）免疫抑制剂治疗

免疫抑制剂包括抗胸腺细胞球蛋白（ATG）和环孢素 A，可考虑用于具备下列条件的患者：预后分组为较低危、骨髓原始细胞比例＜ 5% 或骨髓增生低下、正常核型或单纯 +8 染色体改变、存在输血依赖、HLA-DR15 阳性或存在 PNH 克隆。

（三）高强度治疗

1. 去甲基化药物　常用的去甲基化药物包括 5- 阿扎胞苷（5-azacitidine，5-AZA）和 5- 阿扎 -2- 脱氧胞苷（地西他滨）。去甲基化药物可应用于较高危组 MDS 患者，与支持治疗组相比，去甲基化药物治疗组可降低患者向 AML 进展的风险、改善生活质量。较低危组 MDS 患者如出现严重粒细胞减少和（或）血小板减少，也可应用去甲基化药物治疗，以改善血细胞减少。

2. 联合化疗　较高危组尤其是原始细胞比例增高的患者预后较差，化疗是选择非造血干细胞移植（HSCT）患者的治疗方式之一。可采取 AML 标准 3+7 诱导方案或预激方案。预激方案在国内广泛应用于较高危 MDS 患者，可选用 CAG 或 HAG 化疗方案。预激方案治疗较高危 MDS 患者的完全缓解率可达 40% ～ 60%，且老年或身体功能较差的患者对预激方案的耐受性优于常规 AML 化疗方案。预激方案也可与去甲基化药物联合。

3. 异基因造血干细胞移植　是目前唯一能治愈 MDS 的疗法。适应证：年龄＜ 65 岁、较高危组 MDS 患者；年龄＜ 65 岁、伴有严重血细胞减少、经其他治疗无效或伴有不良预后遗传学异常（如 -7、3q26 重排、*TP53* 基因突变、复杂核型、单体核型）的较低危组患者。

4. 姑息或对症治疗

（1）促造血治疗：能使部分患者改善造血功能。可使用雄激素，如司坦唑醇、十一酸睾酮等；造血生长因子如粒细胞刺激因子（G-CSF）、促红细胞生成素（EPO）、促血小板生成素（TPO）等。

（2）诱导分化治疗：可使用全反式维甲酸，少部分患者血常规指标改善。

（3）免疫调节剂：沙利度胺、来那度胺对 5q- 综合征有较好疗效。

【骨髓增生异常综合征应掌握的内容】

（一）问诊

发病情况和症状：是否有乏力、胸闷、心悸等贫血症状及发病持续时间；是否有发热、咳嗽、腹泻等感染情况；是否有出血症状；饮食情况和大小便情况。有无肿瘤病史，有无接受化疗和放疗病史（提示继发性 MDS 可能），有无自身免疫性疾病症状及病史，如类风湿关节炎、溶血性贫血、单纯红细胞再生障碍性贫血、免疫性血小板减少症、甲状腺功能减退症、白塞综合征、血管炎，排除自身免疫性血细胞减少的可能。此次发病以来是否诊疗过，做了哪些辅助检查，结果是什么，用了哪些药物，效果如何。既往血细胞是否减少、持续时间及动态变化等。既往是否有肝炎、结核病史，有无药物过敏史，有无输血史，有无酗酒史（其他常规问诊自行完善）。

（二）查体

体温、脉搏、血压、呼吸；神志情况，是否有贫血貌，皮肤是否有瘀点、瘀斑和黏膜是否有出血；睑结膜、口唇及甲床是否苍白；心、肺情况，肺部听诊是否有啰音，心率是否增快；腹部情况，肝脾肋下是否可触及，是否有触痛，质地情况。

医嘱：一般医嘱，内科护理常规、饮食、卧床休息。对症支持治疗医嘱，红细胞、血小板等血制品输注；止血药（血小板减少者）；G-CSF、EPO、TPO 等细胞生长因子的应用（低危 MDS）；感染患者给予抗菌药物治疗。高强度治疗医嘱，化疗方案如地西他滨 +CAG；异基因造血干细胞移植。临时医嘱须开血常规、网织红细胞、红细胞沉降率、尿常规、粪常规及隐血试验、肝功能、肾功能、电解质、血糖、血脂、CEA 系列、贫血系列、ENA+ANA 系列、溶血系列、凝血功能、血型、输血系列、全 X 线胸片、心电图、腹部 B 超、心脏彩超、骨髓涂片、骨髓免疫分型、染色体核型分析及荧光原位杂交检查。

（三）住院期间观察病情

患者的主诉，生命体征是否平稳，血常规变化及血生化变化。

（四）治疗

1. 支持治疗　血制品输注支持、防治感染和去铁治疗。

2. 姑息或对症治疗　促造血治疗和诱导分化治疗，以及免疫调节剂治疗。

3. 高强度治疗　包括去甲基化药物、联合化疗和异基因造血干细胞移植。

（张亚平　林赠华）

第六章　白　血　病

白血病是累及造血干细胞的一类克隆性恶性血液病。白血病细胞因分化障碍、增殖过度、凋亡受抑等机制而停滞在细胞发育的不同阶段并大量积聚，浸润多种组织器官，正常造血细胞减少，临床上常以贫血、出血、感染、浸润和高代谢为特点。

【病因和发病机制】

白血病的发病机制尚不完全清楚。

（一）环境因素

三种环境因素已被认为与白血病发病有关，即电离辐射、化学物质和病毒。

（二）遗传因素

单卵孪生子中如果一个人发生白血病，另一人的发病率高达 1/5，双卵孪生子为 1/800。细胞遗传学异常在白血病发病中也有一定作用。唐氏综合征患者有 21 号染色体三体改变，其白血病发病率达 50/10 万，比正常人群高 20 倍。染色体断裂和易位可使原癌基因的位置发生移动和被激活。此外，癌基因的点突变、活化和抑癌基因失活、丢失也是其重要的发病机制。

（三）其他血液病

某些血液病的部分患者最终可能发展为白血病。如真性红细胞增多症、原发性血小板增多症、骨髓纤维化、MDS、PNH、淋巴瘤、多发性骨髓瘤等。

【分型】

根据白血病细胞的成熟程度和自然病程，分为急性白血病和慢性白血病；根据受累的细胞系列可分为淋巴细胞白血病、髓系白血病及少见的淋巴细胞、髓细胞二系同时受累的白血病；还可将白血病分为原发性和继发性，后者如继发于 MDS 或化疗药物的急性髓系白血病（acute myeloid leukemia，AML），AML 又称为急性非淋巴细胞白血病（acute non-lymphocytic leukemia，ANLL）。临床中急性白血病多于慢性白血病。成人急性白血病中以 AML 最多见，儿童中则以急性淋巴细胞性白血病（acute lymphoblastic leukemia，ALL）较多见；在我国慢性白血病中以慢性髓细胞性白血病（chronic myelogenous leukemia，CML）多见，而欧美国家则以慢性淋巴细胞白血病（chronic lymphocytic leukemia，CLL）常见。

法、美、英合作组于 1976 年提出 FAB 分型，并经数次修改、补充。FAB 分型主要分为 ALL 和 AML 两大类。

AML 共分 8 型，诊断标准如下。

M0（急性髓系白血病微小分化型）：原始细胞在光镜下类似 L2 型细胞。核仁明显。胞质透明，嗜碱性，无嗜天青颗粒及 Auer 小体。髓过氧化物酶（myeloperoxidase，MPO）及苏丹黑 B 阳性 ＜3%。在电镜下，MPO（+），CD33 或 CD13 等髓系标志可呈（+）。通常淋巴系抗原为（−），但有时 CD7$^+$、TdT$^+$。

M1（急性粒细胞白血病未分化型）：未分化原粒细胞（Ⅰ型＋Ⅱ型）占骨髓非红系细胞的 90% 以上，至少 3% 细胞为过氧化物酶染色（+）。

M2（急性粒细胞白血病部分分化型）：原粒细胞（Ⅰ型＋Ⅱ型）占骨髓非红系细胞的 30%～89%，单核细胞＜20%，其他粒细胞＞10%。M2a 的染色体有 t（8；21）易位，可查到 AML1/ETO 融合基因。

M3（急性早幼粒细胞白血病）：骨髓中以多颗粒的早幼粒细胞为主，此类细胞在非红系细胞中≥30%。可查到染色体 t（15；17）易位和 PML/RARα 融合基因。

M4（急性粒 - 单核细胞白血病）：骨髓中原始细胞占非红系细胞的 30% 以上，各阶段粒细胞占 30%～80%，各阶段单核细胞＞20%，CD14 阳性。M4Eo：除 M4 各特点外，嗜酸性粒细胞在非红系细胞中≥5%。可查到 inv/del（16）。

M5（急性单核细胞白血病）：骨髓非红系细胞中原单核、幼单核≥30%。如果原单核细胞（Ⅰ型＋Ⅱ型）≥80% 为 M5a，＜80% 为 M5b。CD14 阳性。

M6（急性红白血病）：骨髓中幼红细胞≥50%，非红系细胞中原始细胞（Ⅰ型＋Ⅱ型）≥30%。

M7（急性巨核细胞白血病）：骨髓中原始巨核细胞≥30%。CD41、CD61 和 CD42 阳性。

说明：原始细胞质中无颗粒为Ⅰ型，出现少数颗粒为Ⅱ型。

ALL 共分 3 型，具体如下：

L1：原始和幼淋巴细胞以小细胞（直径≤12μm）为主。胞质较少，核型规则，核仁不清楚。

L2：原始和幼淋巴细胞以大细胞（直径＞12μm）为主。胞质较多，核型不规则，常见凹陷或折叠，核仁明显。

L3：原始和幼淋巴细胞以大细胞为主，大小较一致，胞质较多，细胞内有明显空泡，胞质嗜碱性，染色深，核型较规则，核仁清楚。

WHO 髓系和淋巴肿瘤分类法将患者临床特点与形态学（morphology）、免疫学（immunology）、细胞遗传学（cytogenetics）和分子生物学（molecular biology）结合起来，形成 MICM 分型。WHO 分型（表 8-6-1、表 8-6-2）使白血病的诊断分型更科学、更精确，对于指导临床个体化治疗、判断预后和病情监测等具有十分重要的意义。

表 8-6-1　急性髓系白血病的 WHO 分型

伴有再现性遗传学异常的 AML
伴 t（8；21）(q22；q22)[AML1（RUNX1）/ETO（CBFA2T1）] 的 AML
伴 inv（16）(p13q22) 或 t（16；16）(p13；q22)（CBFβ/MYH11）和骨髓异常嗜酸性粒细胞的 AML
伴 t（15；17）(q22；q12)（PML/RARα）的 APL
伴 11q23（MLL）异常的 AML
伴多系发育异常的 AML
既往有 MDS 或 MDS/MPN
既往无 MDS 或 MDS/MPN 史，但至少二系 50% 的细胞发育异常（病态造血）
治疗相关 AML 和 MDS
烷化剂 / 射线相关型
拓扑异构酶Ⅱ相关型（一些可能为急性淋巴细胞白血病）
其他类型
不另作分类的 AML
AML，微分化
AML，不伴成熟分化
AML，伴成熟分化
急性粒 - 单细胞白血病
急性原单 / 单核细胞白血病
急性红血病（红白血病和纯红血病）
急性巨核细胞白血病
急性嗜碱性粒细胞白血病
急性全髓增生伴骨髓纤维化
髓系肉瘤
系列不明急性白血病
未分化型急性白血病
双系列急性白血病
急性双表型白血病

注：AML，急性髓系白血病；MDS，骨髓增生异常综合征；APL，急性早幼粒细胞白血病；MLL，混合谱系白血病；MPN，骨髓增生性骨髓。

表 8-6-2　急性淋巴细胞白血病的 WHO 分型

急性前体 B 母细胞白血病（细胞遗传亚群）
t（9；22）(q34；q11)；BCR/ABL
t（v；11q23）；MLL 重排
t（1；19）(q23；p13)；PBX/E2A
t（12；21）(p12；q22)；ETV/CBFα
伯基特（Burkitt）细胞白血病
急性前体 T 母细胞白血病

【临床表现】

白血病起病急缓不一。儿童和青年起病多急骤，有高热，进行性贫血和严重的出血倾向。部分成人和老年人可缓慢起病，常因低热、乏力、活动后气急、皮肤紫癜和月经过多而就诊。主要表现在以下两大方面。

（一）正常骨髓造血功能受抑制表现

正常骨髓造血功能受抑制指因白血病细胞增生，抑制正常的白细胞、血小板和红细胞生长，所引起的感染、出血和贫血等症状。半数的患者以发热为早期表现。一方面是因为白细胞增殖使得代谢增高而发热，另一方面提示可能继发感染。感染最易发生在呼吸道和皮肤、黏膜交界处，严重时可致败血症。急性白血病患者因血小板减少，以出血为早期表现者近 40%。出血可发生在全身各部，以皮肤瘀点、瘀斑、鼻出血、牙龈出血、月经过多为多见。急性早幼粒细胞白血病易并发弥散性血管内凝血（DIC）而出现全身广泛性出血。颅内出血时可出现头痛、呕吐、瞳孔不对称，甚至昏迷而死亡。贫血为正细胞性贫血，往往呈进行性发展，部分患者就诊时已有重度贫血。

（二）白血病细胞增殖浸润的表现

白血病细胞增殖浸润为异常增殖的白血病细胞对器官和组织浸润所致的各种临床表现。淋巴结和肝脾大，并可出现关节、骨骼疼痛，患者常有胸骨下端局部压痛。粒细胞白血病形成的粒细胞肉瘤或称绿色瘤可累及骨膜，以眼眶部最常见，可引起眼球突出、复视或失明。M4 和 M5 白血病细胞容易浸润可使牙龈增生、肿胀，出现蓝灰色斑丘疹，局部皮肤隆起变硬，呈紫蓝色皮肤结节。发生中枢神经系统白血病（central nervous system leukemia，CNSL），由于化疗药物难以通过血 - 脑脊液屏障，隐藏在中枢神经系统的白血病细胞不能有效被杀灭，因而引起 CNSL。临床上表现为头痛、恶心呕吐、颈强直，甚至抽搐、昏迷。脊髓浸润时可发生截瘫。神经根浸润可产生各种麻痹症状。出现睾丸无痛性肿大，多为一侧性，另一侧虽不肿大，但活检时往往也有白血病浸润。睾丸白血病多见于 ALL 化疗缓解后的男性幼儿或青年，是仅次于 CNSL 的白血病髓外复发的根源。

【辅助检查】

（一）血常规

大多数患者白细胞数增多，疾病晚期增多更显著。最高者可超过 $100 \times 10^9/L$，称为高白细胞性白血病。也有不少患者的白细胞计数在正常水平或减少，低者可 $< 1.0 \times 10^9/L$，称为白细胞不增多性白血病。血涂片分类可见到原始和（或）幼稚细胞，但白细胞不增多性病例血涂片上很难找到原始细胞。白血病患者有不同程度的正细胞性贫血，超过一半的患者可发现血小板减少。

（二）骨髓象

多数病例骨髓象有核细胞显著增多，主要是白血病性的原幼细胞。因较成熟中间阶段细胞缺如，并残留少量成熟粒细胞，形成所谓"裂孔"现象。正常的幼红细胞和巨核细胞减少。约有 10% ANLL 骨髓增生低下称为低增生性急性白血病。白血病性原始细胞形态常有异常改变，如胞体较大，核质比例增加，核的形态异常，染色质粗糙，排列紊乱，核仁明显，分裂象易见等。Auer 小体较常见于 AML 细胞质中，但不见于 ALL。因而 Auer 小体有助于鉴别 ANLL 和 ALL。

（三）细胞化学染色

主要用于鉴别各类白血病细胞。常见白血病的细胞化学反应见表 8-6-3。CML 的中性粒细胞碱性磷酸酶（neutrophil alkaline phosphatase，NAP）活性减低或呈阴性反应。

表 8-6-3　常见急性白血病类型鉴别

指标	急性淋巴细胞白血病	急性粒细胞白血病	急性单核细胞白血病
过氧化物酶（POX）	（-）	分化差的原始细胞（-）～（+） 分化好的原始细胞（+）～（+++）	（-）～（+）

续表

指标	急性淋巴细胞白血病	急性粒细胞白血病	急性单核细胞白血病
糖原反应（PAS）	（+）成块或颗粒状	弥漫性淡红色（−）/（+）	呈淡红色钟表面状（−）/（+）
非特异性酯酶（NSE）	（−）	NaF 抑制不敏感（−）～（+）	能被 NaF 抑制（+）
碱性磷酸酶（ALP）	增加	减少或（−）	正常或增加

（四）免疫学检查

根据白血病细胞免疫学标志，不仅可将 ALL 与 ANLL 区别；而且可将各亚型的白血病加以区别（表 8-6-4）。

表 8-6-4　急性白血病各亚型的免疫学鉴别

免疫学指标	M0	M1	M2	M3	M4	M5	M6	M7
CD13	+	+	+	+	+	+	−	−
CD33	±	+	+	+	+	+	−	−
CD14	−	−	±	−	+	+	−	−
CD41	−	−	−	−	−	−	−	+
TdT	±	±	−	−	−	−	−	−
HLA-DR	+	+	+	−	+	+	±	+

亚型	CD2	CD7	CD19	HLA-DR	CD33
T-ALL	+	+	−	−	−
B-ALL	−	−	+	+	−

注：TdT，末端脱氧核苷酸转移酶；HLA-DR，人白细胞抗原 DR。

（五）染色体和基因改变

白血病常伴有特异的染色体和基因改变。例如，M3 型 AML 出现的 t（15；17）（q22；q21）系 15 号染色体上的 PML（早幼粒白血病基因）与 17 号染色体上 $RAR\alpha$（维甲酸受体基因）形成 $PML/RAR\alpha$ 融合基因。这是 M3 发病及用维甲酸治疗有效的分子基础。其他常见的异常见表 8-6-5。90% 以上的 CML 患者的血细胞中出现 Ph 染色体即 t（9；22）（q34；q11），形成 BCR/ABL 融合基因。

表 8-6-5　白血病部分亚型的染色体和基因改变

类型	染色体改变	基因改变
M2	t（8；21）（q22；q22）	*AML1/ETO*
M3	t（15；17）（q22；q21）	*PML/RARα*
M4E0	inv/del（16）（q22）	*CBFB/MYH11*
M5	t/del（11）（q23）	*MLL/ENL*
L3（B-ALL）	t（8；14）（q24；q32）	*MYC/IgH*
CML	t（9；22）（q34；q11）	*BCR/ABL*

（六）血液生化改变

特别在化疗期间，患者的血清尿酸浓度容易增高。患者发生 DIC 时可出现凝血机制障碍。出现中枢神经白血病时，脑脊液压力增高，白细胞数和蛋白质增多，而糖定量减少，脑脊液涂片中可找到白血病细胞。

【诊断】

由于白血病亚型不同，诊断标准也有不同，治疗方案及预后亦不尽相同。因此需要根据白血病细胞的形态学、免疫学和细胞遗传学特点进一步作出分型诊断和亚型诊断。根据病史、症状、体征以及血常规、骨髓象等特点，可明确急性白血病诊断，任何患者如外周血或骨髓涂片中原始＋幼稚细胞（幼稚淋巴细胞或幼稚单核细胞）≥30%（WHO 分型为≥20% 或只要有 t（15；17）、t（8；21）、inv（16）或 11q23 等特异性染色体异常时则不论原始细胞比例多少）即可诊断为急性白血病。明确诊断后，需进一步明确是 ANLL 或 ALL 及其亚型。对于符合 CML 典型的临床表现如巨脾等，合并 Ph 染色体和（或）BCR/ABL 融合基因阳性即可确定诊断 CML。达到以下 3 项标准可以诊断为 CLL：①外周血单克隆 B 细胞计数≥$5×10^9$/L；如外周血单克隆 B 细胞计数＜$5×10^9$/L，且存在骨髓浸润导致的血细胞减少与髓外病变，也应诊断 CLL；②外周血涂片中特征性的表现为小的、形态成熟的淋巴细胞显著增多，并易见涂抹细胞。外周血淋巴细胞中不典型淋巴细胞及幼稚淋巴细胞≤55%；③典型的流式细胞学免疫表型：$CD19^+$、$CD5^+$、$CD23^+$、$CD200^+$、$CD10^-$、$FMC7^-$、$CD43^{+/-}$；表面免疫球蛋白（sIg）、CD20 及 CD79b 弱表达（dim）。流式细胞学确认 B 细胞的克隆性。

【鉴别诊断】

（一）骨髓增生异常综合征

主要需与 RAEB、RAEB-t 相鉴别，二者可具备白血病的症状及体征，外周血和（或）骨髓中可出现原始、幼稚细胞，但比例小于 30%[WHO 分型建议取消 RAEB-t，即原始＋幼稚细胞（幼稚淋巴细胞、幼稚单核细胞）≥20% 诊断为急性白血病]。如有 t（15；17）、t（8；21）或 inv（16）/t（16；16）染色体异常，即使原幼细胞未达 30% 或 20% 也诊断为 AML。

（二）类白血病反应

需与慢性粒细胞白血病相鉴别。某些病毒或细菌感染时白细胞总数增高，外周血中性粒细胞核左移出现幼稚细胞（主要为中、晚幼粒细胞）及异型淋巴细胞，易误诊为白血病，但中性粒细胞碱性磷酸酶活性常明显增高。原发病去除，血常规和骨髓象恢复正常。

（三）急性粒细胞缺乏症恢复期

病前有感染史及药物史。此时骨髓中原始和早幼粒细胞增高，但红系、巨核细胞、血小板等无特殊改变，染色体核型正常，无白血病细胞浸润症状，随访观察，定期复查骨髓，最终可排除白血病。

（四）巨幼细胞贫血

巨幼细胞贫血可有外周血全血细胞减少，骨髓中红系增生明显至极度活跃伴巨幼样变，原始红细胞比例也相对增高，需与 M6 相鉴别，但后者糖原染色强阳性，并可出现染色体异常。血清叶酸或（和）维生素 B_{12} 降低。

【治疗】

根据患者的 MICM 分型及临床特点，进行预后危险分层，按照患方意愿、经济能力，选择并设计最佳完整、系统的方案治疗。考虑治疗需要及减少患者反复穿刺的痛苦，建议留置深静脉导管。适合行异基因造血干细胞移植的患者应抽血做 HLA 配型。

（一）一般治疗

1. 紧急处理高白细胞血症　当循环血液中白细胞数＞$200×10^9$/L，患者可表现为呼吸困难、低氧血症、呼吸窘迫、反应迟钝、言语不清、颅内出血等白细胞淤滞症。因此当血中白细胞＞$100×10^9$/L 时，就应紧急使用血细胞分离机进行单采，以清除过高的白细胞（M3 型不首选），同时给予碱化和水化。ALL 选用地塞米松，AML 选用羟基脲预处理以减轻肿瘤负荷。需预防白血病细胞溶解诱发的高尿酸血症、酸中毒、电解质紊乱、凝血异常等并发症。

2. 防治感染　白血病患者常伴有粒细胞减少，特别在化疗、放疗后粒细胞缺乏将持续相当长时间。粒细胞缺乏期间，患者宜住层流病房或消毒隔离病房。G-CSF 可缩短粒细胞缺乏期，利于提升粒细胞水平。发热应做细菌培养和药敏试验，并迅速进行经验性抗菌药物治疗，对于粒细胞缺乏症患者应予以强有力抗感染治疗。

3. 成分输血支持　严重贫血者可予以吸氧，输浓缩红细胞维持 Hb > 80g/L。如果因血小板计数过低而引起出血，最好输注单采血小板悬液。拟行异基因造血干细胞移植者及为预防输血相关移植物抗宿主病，输注前应将含细胞成分血液辐照，以灭活其中的淋巴细胞。

4. 防治高尿酸血症肾病　由于白血病细胞大量破坏，血清和尿中尿酸浓度增高，积聚在肾小管，引起阻塞而发生高尿酸血症肾病。因此应鼓励患者多饮水，在化疗同时给予别嘌醇以抑制尿酸合成，注意有无过敏反应。

5. 营养支持　特别是化疗、放疗的副作用引起患者消化道黏膜炎及功能紊乱。应注意补充营养，维持水、电解质平衡，给予患者高蛋白、高热量、易消化食物，必要时经静脉补充营养。

（二）化学治疗

1. 诱导缓解治疗　目标是使患者迅速获得完全缓解（complete remission，CR），即白血病的症状和体征消失，外周血中性粒细胞绝对值 $\geq 1.5 \times 10^9$/L，血小板 $\geq 100 \times 10^9$/L，白细胞分类中无白血病细胞；骨髓中原始粒 I 型 + II 型（原单 + 幼单或原淋 + 幼淋）$\leq 5\%$，M3 型原粒 + 早幼粒 $\leq 5\%$，无 Auer 小体，红细胞及巨核细胞系列正常，无髓外白血病。理想的 CR 为初诊时免疫学、细胞遗传学和分子生物学异常标志消失。不适合标准剂量化疗的患者可选用低强度化疗和支持治疗。

2. 缓解后治疗　包括巩固化疗和造血干细胞移植（HSCT）。诱导缓解获 CR 后，体内仍有残留的白血病细胞，称为微小残留病变（minimal residual disease，MRD）。为争取患者长期无病生存和痊愈，必须对 MRD 进行 CR 后巩固治疗，以清除这些复发和难治的根源，然后进入维持阶段。儿童非高危组 ALL、M3 型 AML 和指南中其他分层为预后良好分型的 AML 治疗效果较好，不必在第一次缓解后进行 HSCT 治疗，其他 < 60 周岁的急性白血病患者都应在第一次缓解期内进行异基因 HSCT。下面对各个白血病的治疗进行分述。

（1）非 M3 型急性髓细胞白血病的治疗

1）非 M3 型 AML 的诱导缓解治疗：蒽环类药物柔红霉素，又称道诺霉素（daunorubicin，DNR）联合 + 阿糖胞苷（cytosine arabinoside，Ara-C）是成人 AML 诱导缓解治疗的基石，是世界上最广泛使用的诱导缓解方案。其他蒽环类药物如去甲氧柔红霉素（IDR）或米托蒽醌（mitoxantrone，MTZ）等可替代 DNR。

2）非 M3 型 AML 的缓解后治疗

常规巩固化疗：与常规诱导治疗方案相同或不同的方案交替治疗，但强度相当。

大剂量阿糖胞苷（HDAC）为主方案：常规剂量 Ara-C 是细胞周期特异性药物，主要作用于 S 期，为抗代谢药。HDAC 3g/m^2（静脉滴注 3 小时，12 小时 1 次，第 1、3、5 天）缓解后治疗的结果示，HDAC 组的 4 年无病生存率（disease free survival，DFS）为 44%、治疗相关病死率为 5%、严重神经毒性为 12%；进一步分析显示，预后好、预后中等、预后差染色体异常患者的 DFS 分别为 60%、30% 和 12%。自此，多疗程（3 ~ 4）HDAC 已成为 60 岁以下预后好及预后中等染色体异常患者的标准缓解后治疗。使用 HDAC 时，应每天使用含地塞米松的滴眼液，直至用药结束 24h。对肾功能损害或 60 岁以上的患者，应注意小脑毒性，密切观察是否有眼球震颤、发音模糊不清等，出现上述症状应及时停药或调整方案。

造血干细胞移植治疗：< 60 岁的预后不良组的患者及部分预后中等 AML 患者可在缓解后行异基因 HSCT 治疗，对于年龄 < 70 岁，一般状况良好、重要脏器功能基本正常、伴有预后不良因素、有合适供者的患者，可进行非清髓预处理的异基因 HSCT。

（2）急性早幼粒细胞白血病的治疗：APL 需根据预后分层选择治疗，低（中）危 APL 患者的诱导治疗首选全反式维甲酸（ATRA）+ 砷剂治疗方案，巩固治疗和维持治疗（可用或不用）选用 ATRA 和砷剂交替的方案，高危患者选择 ATRA+ 砷剂 + 化疗诱导、化疗巩固、ATRA/ 砷剂交替维持治疗。

（3）急性淋巴细胞白血病的治疗

1）ALL 的诱导缓解治疗：常用泼尼松（prednisone，Pred），剂量 30～40mg/（m²·d），单用激素儿童 ALL 的 CR 率为 50%、成人 ALL 的 CR 率为 15%，地塞米松具有更强的组织渗透能力，常用剂量 6～10mg/（m²·d）。长春新碱（vincristine，VCR）及 Pred 组成的 VP 方案是治疗 ALL 的最基本方案。VP 加左旋门冬酰胺酶（L-Asparaginase，L-Asp）不能提高 CR 率，但能改善缓解质量、提高 DFS。对成人 ALL，目前诱导缓解治疗的国内外标准方案为 DVLP 方案（DNR+VCR+L-Asp+Pred），CR 率显著高于 L-Asp+VCR+Pred，分别为 79% 和 47%，提示 DNR 能提高 CR 率。DVLP 方案具体为：即 DNR 40mg/（m²·d），静脉滴注，第 1～3 天；VCR 2mg，静脉注射，第 1、15、22 天；L-Asp 6000U/（m²·d），肌内注射，第 17～28 天；Pred 60mg/（m²·d），口服，第 1～28 天（第 15 天开始减量）。第 14 天做骨髓穿刺，如仍有较多的白血病细胞，骨髓增生活跃，则加 DNR 40mg/（m²·d），静脉滴注，第 15～16 天，28 天为 1 个疗程。

2）ALL 的缓解后治疗：成人 ALL 缓解后的巩固治疗是标准治疗，完全缓解后巩固强化 6 个疗程：第 1、4 个疗程用原诱导方案；第 2、5 疗程用 VP-16（75mg/m² 静注，第 1～3 天）及阿糖胞苷（100～150mg/m² 静注，第 1～7 天）；第 3、6 疗程用大剂量甲氨蝶呤（methotrexate，MTX），1～1.5g/m² 第 1 天静脉滴注，维持 24 小时，停药后 12 小时以四氢叶酸钙解救（6～9mg/m²，肌内注射每 6 小时 1 次，共 8 次）。但常规巩固治疗者的中位生存期短，此类患者一旦缓解应尽快行异基因造血干细胞移植。

3）ALL 的维持治疗：常用药物有 MTX 20mg/m²，口服，每周 1 次，联合 6-MP 75mg/（m²·d），每晚口服，或 CTX 50mg/（m²·d），口服，维持 2～3 年。每月用 VP 方案冲击可减少儿童 ALL 复发。成人 ALL 的维持治疗参照儿童。

（4）急性白血病髓外白血病的防治

1）放疗：头颅照射 18Gy 或 24Gy，考虑继发脑肿瘤和神经系统后遗症，以 18Gy 为佳。

2）鞘内注射药物：鞘内注射 MTX 8～12mg/m²+地塞米松 2～5mg，或 MTX、Ara-C 30mg/m²，或地塞米松 2～5mg；每周 1～2 次，连用 4～6 次，此后每 6～8 周 1 次，维持 1～3 年。

3）全身用药：中、大剂量 MTX 或 Ara-C，CNSL 发生率降至 14%（10%～16%）。大剂量化疗联合鞘注药物，CNSL 发生率降至 7%（2%～16%）。

（5）慢性粒细胞白血病的治疗

1）甲磺酸伊马替尼（IM）：是一种酪氨酸激酶抑制剂（tyrosine kinase inhibitor，TKI），特异性地抑制 P210 和 P190。IM 对 CML 的慢性期、加速期、急变期均可作为一线用药。但根据不同分期，用药剂量不同。IM 治疗慢性期剂量为 400mg/d，加速期为 600mg/d，急变期可至 800mg/d。最常见报道的关于药物相关不良反应主要包括轻微恶心（56%），呕吐（33%），腹泻（24%），肌痛（11%），肌肉抽筋（33%）及皮疹（25%）。二代 TKI 有达沙替尼和尼洛替尼。

2）化疗：羟基脲为 S 期特异性抑制 DNA 合成的药物，起效快，但持续时间较短。常用剂量为 3g/d，分两次口服，待白细胞减至 20×10⁹/L 左右，剂量减半。降至 10×10⁹/L 时，改为小剂量（0.5～1g/d）维持治疗。需经常检查血常规，以便调节药物剂量。副作用较少，与烷化剂无交叉耐药性。小剂量 Ara-C 15～30mg/（m²·d）静脉滴注或皮下注射，不仅可控制病情发展，且可使 Ph 细胞减少甚或转阴。α 干扰素（3～9）×10⁶U/d，皮下或肌内注射，每周 3～7 次。持续用数月至 2 年不等。

3）异基因造血干细胞移植：因为酪氨酸激酶抑制剂有很好的疗效，异基因移植的治疗价值逐步被取代。

4）白细胞单采：采用血细胞分离机可除去大量白细胞，减少体内白细胞数量。主要用于白细胞淤滞症，以缓解危险状况。也可用于急需治疗的孕妇。

（6）CLL 的治疗：无论是初治 CLL 还是复发/难治 CLL，在选择治疗方案前需明确患者是否具备下列至少一项治疗指征：进行性淋巴细胞增多，2个月内淋巴细胞增多＞50%或淋巴细胞倍增时间＜6个月，单纯淋巴细胞增高（未达倍增）不作为治疗指征；进行性骨髓衰竭：主要表现为贫血和（或）血小板进行性减少；巨脾：（左侧肋缘下＞6cm），或存在进行性或有症状的脾大（如脾区胀痛）；巨块性淋巴结肿大，指体格检查或影像学检查提示存在最长直径＞10cm的肿大淋巴结，或存在进行性有症状的淋巴结肿大；自身免疫性溶血性贫血（autoimmune hemolytic anemia，AIHA）和（或）免疫性血小板减少症（immune thrombocytopenia，ITP）对皮质类固醇治疗反应不佳；有症状性或功能性结外区域受累（如皮肤、肾、肺、脊柱等）；至少存在下列一种疾病相关症状：在近6个月内无明显原因的体重下降≥10%、严重疲乏、无感染证据但体温≥38.0℃且持续≥2周、无感染证据但存在夜间湿透衣物的盗汗持续≥1个月。目前选用的治疗需根据患者有无17p-或TP53突变、患者年龄和体能状态等选择，可选用方案包括FCR方案、伊布替尼、苯丁酸氮芥＋利妥昔单抗、苯达莫司汀＋利妥昔单抗、HDMP+R方案等。对于复发且有治疗指征者优先考虑新药临床试验。如CLL转变为弥漫大B细胞淋巴瘤（DLBCL），则称为Richter综合征，治疗上则需根据转化的组织学类型以及是否为克隆相关决定。

【白血病应掌握的内容】

（一）问诊

发病情况和症状：是否有乏力、胸闷、心悸等症状及发病持续时间及进展情况；是否有发热及发热的程度；是否有咽痛、咳嗽、咳痰、腹泻等感染情况；是否有出血症状，出血程度、部位及范围；饮食情况，大、小便情况。此次发病以来是否诊疗过，做了哪些辅助检查，结果如何，用药情况，效果如何。其他病史：①其他恶性肿瘤放化疗史，包括药物名称、用药剂量、时间等。②有无再生障碍性贫血、阵发性睡眠性血红蛋白尿症、骨髓增殖性肿瘤等其他血液病史。③既往血细胞是否减少、持续时间及动态变化等。既往是否有肝炎结核病史，有无药物过敏史，有无输血史，有无酗酒史（其他常规问诊自行完善）。

（二）查体

体温、脉搏、血压、呼吸；神志情况，面容（贫血貌），皮肤黏膜是否有瘀点、瘀斑和黏膜出血；眼底有无出血；睑结膜、口唇及甲床是否苍白；口腔黏膜有无白斑；胸骨有无压痛；心、肺情况，肺部听诊是否有啰音，心率是否增快；腹部情况，肝脾肋下是否可触及，是否有触痛，质地情况；肛周情况。

医嘱：一般医嘱，内科护理常规、饮食、卧床休息。对症支持治疗医嘱：红细胞、血小板等血制品；止血药（血小板减少者）；感染发热的患者给予抗菌药物治疗。化疗方案及异基因造血干细胞移植。临时医嘱须开血常规、网织红细胞、红细胞沉降率、尿常规、粪常规及隐血试验、肝功能、肾功能、电解质、血糖、血脂、CEA系列、凝血象、血型、输血系列、全X线胸片、心电图、腹部B超、心脏彩超、骨髓涂片、骨髓免疫分型、染色体核型分析及荧光原位杂交检查，经外周静脉穿刺的中心静脉置管（peripherally inserted central venous catheters，PICC）。

（三）住院期间观察病情

患者的主诉，生命体征是否平稳，血常规变化及血生化变化。患者需入住无菌层流床或层流舱。注意口腔护理及肛周清洁。

（四）治疗

1. 支持治疗　对于严重贫血和有出血症状者可输注红细胞和血小板。粒细胞减少和缺乏者应注意防治感染。加强水化碱化，防治肿瘤溶解综合征。

2. 诱导缓解化疗　对于AML患者选择DA诱导方案；对于ALL患者选择DVLP诱导方案；APL患者根据危险度分层选用全反式维甲酸、砷剂和化学治疗。

3. 巩固化疗　对于AML患者选择中、大剂量阿糖胞苷巩固方案化疗；成人ALL缓解后的巩固治疗是标准治疗，常使用非交叉耐药的药物以清除残存白血病、防止复发。

4. 维持化疗　ALL 常选用甲氨蝶呤联合 6- 巯基嘌呤作为维持治疗。APL 患选择全反式维甲酸、砷剂和 6- 巯基嘌呤、MTX 序贯治疗。

5. CML 患者的治疗　首选酪氨酸激酶抑制剂，而有治疗指征的 CLL 患者则可根据具体情况选择联合化疗或靶向治疗。

6. 造血干细胞移植　异基因造血干细胞移植仍是目前唯一能治愈大部分白血病患者的治疗方法。

7. 白血病具有高度异质性，不同亚型、不同年龄阶段、不同的体能状态、不同遗传特征的患者对于治疗的选择和疗效有很大差异。需要综合评估患者的病情甚至经济情况，以选择合适的治疗方案。

（张亚平　林赠华）

第七章 淋 巴 瘤

淋巴瘤是一组原发于淋巴结或其他器官淋巴造血组织的恶性肿瘤，临床以无痛性、进行性淋巴结肿大最为典型，发热、肝脾大也常见，晚期有恶病质及贫血。根据组织学特点，将淋巴瘤分为霍奇金淋巴瘤（Hodgkin lymphoma，HL）和非霍奇金淋巴瘤（non-Hodgkin lymphoma，NHL）两大类。

【病因和发病机制】

淋巴瘤的病因和发病机制不完全清楚。

（一）病毒学说

EB 病毒与 HL 关系极为密切，Burkitt 淋巴瘤患者 80% 以上的血清中 EB 病毒抗体滴定度明显增高，EB 病毒也可能是移植后淋巴瘤和 AIDS 相关淋巴瘤的病因。人类嗜 T 细胞病毒 1（human T-lymphotropic virus type-1，HTLV1）被证明是这类 T 细胞淋巴瘤的病因。卡波西肉瘤（Kaposi sarcoma）病毒也被认为是原发于体腔的淋巴瘤的病因。

（二）细菌感染

胃黏膜低度恶性淋巴瘤是一种 B 细胞黏膜相关的淋巴样组织淋巴瘤，幽门螺杆菌的存在与其发病有密切的关系，现考虑幽门螺杆菌可能是该淋巴瘤的病因。

（三）宿主免疫功能

患者的免疫功能也与淋巴瘤的发病有关。

【分型】

（一）霍奇金淋巴瘤

在炎症浸润性背景上找到里 - 施（Reed-Sternberg，RS）细胞，才能做出 HL 的组织学诊断。其典型的形态为巨大双核和多核细胞，直径为 25 ～ 30μm，核仁巨大而明显。可伴毛细血管增生和不同程度纤维化。目前采用 2016 年 WHO 的淋巴造血系统肿瘤分类，分为结节性淋巴细胞为主型 HL（NLPHL）和经典 HL（CHL）两大类。NLPHL 占 HL 的 5%，CHL 占 HL 的 95%。HL 的分型见表 8-7-1。国内以混合细胞型最为常见，结节硬化型次之，其他各型均较少见。各型并非固定不变，尤以淋巴细胞为主型，2/3 可向其他各型转化。仅结节硬化型较为固定。

表 8-7-1　HL 分型

分型	病理组织学特点	临床特点
淋巴细胞为主型	结节性浸润，主要为中小淋巴细胞，RS 细胞少见	病变局限，预后较好
结节硬化型	交织的胶原纤维，将浸润细胞分隔成明显结节，RS 细胞较大，呈腔隙型。淋巴细胞、浆细胞、中性粒细胞及嗜酸性粒细胞多见	年轻患者多，诊断时多为 I、II 期，预后尚可
混合细胞型	纤维化伴局限坏死，浸润细胞显多形性，伴血管增生和纤维化。淋巴细胞、浆细胞、中性粒细胞及嗜酸性粒细胞与较多的 RS 细胞混同存在	有播散倾向，预后相对较差
淋巴细胞减少型	主要为组织细胞浸润，弥漫性纤维化及坏死，RS 细胞数量不等，多形性	老年患者多，诊断时多III、IV期，预后极差

（二）非霍奇金淋巴瘤

受侵犯的淋巴结其切面外观呈鱼肉样，镜下示正常的淋巴结构被破坏，淋巴滤泡和淋巴窦消失。增生或浸润的淋巴瘤细胞排列紧密，细胞成分单一，与 HL 不同。其病理分型尚在发展中，以下为当前的主要分型概况。目前采用 2016 年 WHO 的淋巴造血系统肿瘤分类，常见的包括弥漫大 B 细胞淋巴瘤（diffuse large B cell lymphoma，DLBCL），滤泡性淋巴瘤（follicular lymphoma，FL），边缘区淋巴瘤（marginal zone lymphoma，MZL），套细胞淋巴瘤（mantle cell lymphoma，MCL），外周 T 细胞淋巴瘤（peripheral T-cell lymphoma，PTCL），间变性大细胞淋巴瘤（anaplastic large cell lymphoma，ALCL）等。

1. 弥漫大 B 细胞淋巴瘤　是最常见的侵袭性 NHL，包括纵隔（胸腺）大 B 细胞淋巴瘤，血管内大 B 细胞淋巴瘤等。个体差异较大，高危患者 5 年生存率在 25% 左右，而低危者可达 70% 左右。

2. 滤泡性淋巴瘤　系生发中心的淋巴瘤，为 B 细胞来源，CD10$^+$，Bcl-2$^+$，伴 t（14；18）。多见老年发病，常有脾和骨髓的累及，也是惰性淋巴瘤，化疗反应好，但不能治愈，病程长，反复复发或转成侵袭性。

3. 边缘区淋巴瘤　边缘带系指淋巴滤泡及滤泡外套之间的地带，从此部位发生的边缘带淋巴瘤系 B 细胞来源，CD5$^+$，表达 Bcl-2，在工作分类中往往被列入小淋巴细胞型或小裂细胞型，临床经过较缓慢，属于惰性淋巴瘤的范畴。结外淋巴组织发生的边缘带淋巴瘤，亦被称为黏膜相关性淋巴样组织淋巴瘤（MALT 淋巴瘤）。

4. 皮肤 T 细胞淋巴瘤　常见者为蕈样肉芽肿病（mycosis fungoides，MF），侵及末梢血液者称为塞扎里（Sézary）综合征，临床经过缓慢，属惰性淋巴瘤类型。增生的细胞为成熟的辅助性 T 细胞，呈 CD3$^+$、CD4$^+$、CD8$^-$。

5. 套细胞淋巴瘤　系来自滤泡外套的 B 细胞（CD5$^+$），常有 t（11；14）。临床上，本型发展稍迅速，中位存活期 2～3 年，应属于侵袭性淋巴瘤范畴，化疗完全缓解率较低。

6. 外周 T 细胞淋巴瘤　指 T 细胞已向辅助 T 细胞或抑制 T 细胞分化，故表现为 CD4$^+$，或表现为 CD8$^+$，而未分化的胸腺 T 细胞 CD4、CD8 均呈阳性。本型为侵袭性淋巴瘤的一种，化疗效果可能比 B 细胞淋巴瘤较差。

7. 血管免疫母细胞性 T 细胞淋巴瘤　为侵袭性 T 细胞型淋巴瘤的一种，为中高度恶性。

8. 间变性大细胞型淋巴瘤　细胞形态特殊，类似 RS 细胞，有时可与霍奇金病混淆。细胞呈 CD30$^+$，常有 t（2；5）染色体异常，临床常有皮肤侵犯，伴或不伴淋巴结及其他结外部位病变。

由此可以看出，NHL 的分类还不一致，尽管分类中运用了形态学、免疫学、细胞学、组织化学的方法，但目前的分类方案可能还不完全。

【临床表现】

由于病变部位和范围不相同，临床表现很不一致。原发部位如在淋巴结，以相应局部肿块及器官压迫症状为主。病变如在结外的淋巴组织，如扁桃体、鼻咽部、胃肠道、脾、骨髓或皮肤等，则以相应组织受损的症状为主。

（一）霍奇金淋巴瘤

多见于青年，儿童少见。首见症状常是无痛性的颈部或锁骨上的淋巴结进行性肿大（占 60%～80%），其次为腋下淋巴结肿大。如果淋巴结压迫神经，可引起疼痛。深部淋巴结肿大可压迫邻近器官，如纵隔淋巴结肿大，可致咳嗽、胸闷、气促、肺不张及上腔静脉压迫症等；腹膜后淋巴结肿大可压迫输尿管，引起肾盂积水；硬膜外肿块导致脊髓压迫症等。部分 HL 患者（30%～50%）以原因不明的持续或周期性发热为主要起病症状。这类患者一般年龄稍大，男性较多，病变较为弥散，常已有腹膜后淋巴结累及。部分患者还有盗汗、疲乏及消瘦等全身症状。周期性发热 [佩尔 - 埃布斯坦（Pel-Ebstein）热] 约见于 1/6 的患者。部分患者可有局部及全身皮肤瘙痒，多为年轻患者，特别是女性。全身瘙痒可为 HL 的唯一全身症状。饮酒后引起淋巴结疼痛这是 HL 特有的，但并不是每一个 HL 患者都是如此。

（二）非霍奇金淋巴瘤

可见于各年龄组，但随年龄增长而发病增多。男较女为多。大多也以无痛性颈和锁骨上淋巴结进行性肿大为首见表现，但较 HL 为少。易侵犯纵隔。肿大的淋巴结也可引起相应压迫症状。发热、消瘦、盗汗等全身症状仅见于晚期或病变较弥散者，全身瘙痒很少见。除淋巴细胞分化良好型外，NHL 一般发展迅速，易发生远处扩散。咽淋巴环病变通常占 NHL 的 10% ～ 15%，发生部位最多在软腭、扁桃体，其次为鼻腔及鼻窦。胸部以肺门及纵隔受累最多，半数有肺部浸润或（和）胸腔积液。NHL 较 HL 更有结外侵犯倾向，结外累及以胃肠道、骨髓及中枢神经系统为多。NHL 累及胃肠道部位以小肠为多，其中半数以上为回肠，其次为胃，结肠很少受累。临床表现有腹痛、腹泻和腹块，症状可类似消化性溃疡、肠结核或脂肪泻等，因肠梗阻或大量出血施行手术而确诊。骨髓累及者占 1/3 ～ 2/3。骨骼损害以胸椎及腰椎最常见，股骨、肋骨、骨盆及头颅骨次之。皮肤表现较 HL 为常见，多为特异性损害，如肿块、皮下结节、浸润性斑块、溃疡等。

【辅助检查】

（一）血液和骨髓

HL 常有轻或中等贫血，少数白细胞轻度或明显增加，伴中性粒细胞增多。约 1/5 患者嗜酸性粒细胞升高。骨髓涂片找到 RS 细胞对诊断 HL 骨髓浸润有帮助。NHL 白细胞数多正常，伴有淋巴细胞绝对和相对增多。

（二）其他化验

疾病活动期有红细胞沉降率增速，血清乳酸脱氢酶活力增高。乳酸脱氢酶升高提示预后不良。当血清碱性磷酸酶活力或血钙增加，提示骨骼累及。可并发抗人球蛋白试验阳性或阴性的溶血性贫血。NHL 可有多克隆球蛋白增多，少数可出现单克隆 IgG 或 IgM，以后者为多见。必要时进行脑脊液的检查。染色体易位的检查有助分型诊断。t（14；18）是滤泡性细胞淋巴瘤的标记，t（8；14）是 Burkitt 淋巴瘤的标记，t（11；14）是套细胞淋巴瘤的标记，t（2；5）是 ALK 阳性间变性大细胞淋巴瘤的标记，3q27 异常是弥漫性大细胞淋巴瘤的染色体标志。可应用聚合酶链式反应（polymerase chain reaction，PCR）技术检测 Bcl-2 基因或 T 细胞受体（T cell receptor，TCR）基因重排和 B 细胞 H 链的基因重排。

（三）影像学检查

①浅表淋巴结 B 超检查和淋巴结核素显像可以发现体检时触诊的遗漏。②胸部摄片可了解纵隔增宽、肺门增大及肺部病灶情况，胸部 CT 可确定纵隔与肺门淋巴结肿大。③ CT 不仅能显示腹主动脉旁淋巴结，而且还能显示淋巴管造影所不能检查到的脾门、肝门和肠系膜淋巴结等受累情况，同时还显示肝、脾、肾受累的情况，所以 CT 是腹部检查首选的方法。④ PET 可以显示淋巴瘤或淋巴瘤残留病灶，是一种根据系列化影像来进行肿瘤定性诊断的方法。

（四）病理检查

选取较大的淋巴结，在玻片上作淋巴结印片，然后迅速置固定液中送检。固定的淋巴结经切片苏木精 - 伊红染色（hematoxylin and eosin staining，HE staining）后作组织病理学检查。深部淋巴结可在 B 超或 CT 引导下细针穿刺，如病理组织太少，形态学检查有困难，可用免疫组化和分子生物学方法进行诊断。

【诊断】

（一）诊断

慢性、进行性、无痛性淋巴结肿大要考虑本病，病理组织学检查是最重要的诊断依据。

（二）分期

目前常用的分期系统是 1989 年英国科茨沃尔德（Costwold）会议对安娜堡（Ann Arbor）分期的修改而形成新的国际分期方法（表 8-7-2）。

表 8-7-2　Ann Arbor 分期 Cotswold 改良法

Ⅰ期：单个淋巴结区域受犯（Ⅰ期），或单个结外器官局限部位受犯（Ⅰ$_E$期）。

Ⅱ期：在膈肌同侧两组或多组淋巴结受犯（Ⅱ期），或膈同侧的一组或多组淋巴结受犯，伴有邻近器官的局限部位受犯（Ⅱ$_E$期）。

Ⅲ期：膈上、下淋巴结同时受犯（Ⅲ期），或同时伴有局限性结外器官部位受犯（Ⅲ$_E$期），或伴有脾受犯（Ⅲ$_S$），或伴局限性结外器官及脾均受犯（Ⅲ$_{SE}$期）

Ⅳ期：在淋巴结、脾脏和咽淋巴环之外，一个或多个结外器官或组织受广泛侵犯，伴或不伴淋巴结肿大。需注意肝和（或）骨髓受犯病例，不论是局限性或广泛性均属Ⅳ期

注：E，结外；S，脾脏。

受犯部位可用符号表明：H$^+$= 肝受犯；L$^+$= 肺受犯；M$^+$= 骨髓受犯；D$^+$= 皮肤受犯；P$^+$= 胸膜受犯；O$^+$= 骨受犯。

各期根据有无以下特定全身症状分为 A 组和 B 组（无症状者为 A，有症状为 B：指原因不明连续 3 天以上发热 > 38℃、盗汗或 6 个月内无原因体重减轻 10% 以上）。各期伴有巨大病灶者用 X 表示，巨大病灶的标准：纵隔肿块横径超过胸廓最大横径的 1/3，或任何部位肿块直径 > 10cm。

【鉴别诊断】

淋巴瘤需与其他淋巴结肿大疾病相区别。结核性淋巴结炎多局限于颈两侧，可彼此融合，与周围组织粘连，晚期由于软化、溃破而形成窦道。以发热为主要表现的淋巴瘤，需和结核病、败血症、结缔组织病和恶性组织细胞病等相鉴别。结外淋巴瘤需和相应器官的其他恶性肿瘤相鉴别。

【治疗】

（一）霍奇金淋巴瘤

病变在膈上采用斗篷式，照射部位包括两侧从乳突端至锁骨上下，腋下、肺门、纵隔至横膈的淋巴结。要保护肱骨头、喉部及肺部免受照射。膈下倒"Y"形照射，包括从膈下淋巴结到腹主动脉旁、盆腔及腹股沟淋巴结，同时照射脾区。剂量为 30 ～ 40Gy，3 ～ 4 周为 1 个疗程。淋巴结扩大照射法现在仅治疗 HL 的ⅠA 及ⅡA 期。如 HD 有 B 组症状，Ⅲ～Ⅳ期，纵隔大肿块或属淋巴细胞消减型者均应以化疗为主，必要时局部放疗。

HL 是第一种化疗可以治愈的肿瘤。MOPP 方案见表 8-7-3，至少用 6 个疗程，或一直用至完全缓解，再额外给 2 个疗程。MOPP 主要副作用是对生育功能的影响及引起继发性肿瘤。治疗延续 3 个月以上者第二种肿瘤发生率为 3% ～ 5%，不孕率为 50%。20 世纪 70 年代提出了 ABVD 方案（表 8-7-3），对比研究表明其缓解率和 5 年无病生存率均优于 MOPP 方案。ABVD 方案对生育功能影响小，不引起继发性肿瘤。现在，ABVD 是 HL 首选方案。由于维持治疗不延长生存期，而且增加化疗毒性并抑制免疫功能，故主张 ABVD 方案缓解后巩固 2 疗程（不少于 6 个疗程），即结束治疗。巨大肿块可加用局部放疗。如 ABVD 方案失败，可考虑大剂量化疗或自体造血干细胞移植。

表 8-7-3　霍奇金淋巴瘤的主要化疗方案

方案	药物	用法	备注
MOPP	（M）氮芥	4mg/m^2 静脉注射第 1 天及第 8 天	如氮芥改用环磷酰胺 600mg/m^2 静脉注射，即为 COPP 方案。两疗程间可间歇 2 周
	（O）长春新碱	1 ～ 2mg 静脉注射第 1 天及第 8 天	
	（P）丙卡巴肼	70mg/（m^2·d）口服第 1 ～ 14 天	
	（P）泼尼松	40mg/d 口服第 1 ～ 14 天	
ABVD	（A）阿霉素	25mg/m^2	
	（B）博莱霉素	10mg/m^2	
	（V）长春花碱	6mg/m^2	
	（D）达卡巴嗪	375mg/m^2	均在第 1 天及第 15 天静脉注射 1 次，两疗程间休息 2 周

（二）非霍奇金淋巴瘤

因为 NHL 不是沿淋巴结区依次转移，而是跳跃性播散并有较多结外侵犯，所以临床分期的价值不如 HL，扩大照射的治疗作用也不如 HL。NHL 的多中心发生的倾向决定其治疗策略应以化疗为主。化疗的疗效取决于 NHL 病理组织类型。CD20 阳性的 B 细胞淋巴瘤可用 CD20 单抗（利妥昔单抗）治疗。胃黏膜相关淋巴样组织淋巴瘤可使用抗菌药物杀灭幽门螺杆菌，经抗菌治疗后部分病人症状改善，淋巴瘤消失。CHOP 方案（表 8-7-4）的疗效与其他治疗 NHL 的化疗方案相比，疗效类似而毒性较低；如为 B 细胞淋巴瘤，建议联合利妥昔单抗。因此，该方案为多数中、高度恶性 NHL 的标准治疗方案。化疗一般为 6 个疗程。

表 8-7-4　CHOP 化疗方案

方案及药物	剂量和用法
环磷酰胺	$750mg/m^2$，静脉注射，第 1 天
阿霉素	$50mg/m^2$，静脉注射，第 1 天
长春新碱	$1.4mg/m^2$，静脉注射，第 1 天（最大剂量为 2mg）
泼尼松	100mg，每日口服，第 1～5 天（每 3 周为一个周期）

（三）骨髓或造血干细胞移植

60 岁以下，重要脏器功能正常的患者，如属难治易复发的淋巴瘤，可考虑大剂量联合化疗后进行异基因或自身骨髓（或外周造血干细胞）移植，以期最大限度杀灭肿瘤细胞，取得较长期缓解和无病存活。

（四）手术治疗

合并脾功能亢进者如有切脾指征，可行切脾术以提高血常规指标，为以后化疗创造有利条件。

【淋巴瘤应掌握的内容】

（一）问诊

发病情况和症状：是否有发热、盗汗、消瘦等症状及持续时间；是否有咽痛、咳嗽、咳痰、腹痛等感染情况；是否有出血症状；是否自行发现肿块；饮食情况，大小便情况。此次发病以来是否诊疗过，做了哪些辅助检查，结果是什么，用了哪些药物，效果如何。其他病史：①其他恶性肿瘤放化疗史，包括药物名称、用药剂量、时间等；②其他细菌、病毒感染史；③既往是否有肝炎结核病史，有无药物过敏史，有无输血史，有无酗酒史（其他常规问诊自行完善）。

（二）查体

体温、脉搏、血压、呼吸；神志情况，面容（贫血貌），皮肤黏膜是否有瘀点、瘀斑和黏膜出血；能否扪及浅表肿大淋巴结，质地、大小、位置、活动度，有无压痛；眼底有无出血；睑结膜、口唇及甲床是否苍白；口腔黏膜有无白斑；胸骨有无压痛；心肺情况，肺部听诊是否有啰音，心率是否增快；腹部情况，肝、脾肋下是否可触及，是否有包块，质地情况；肛周情况。注意皮疹、皮下结节，特别是务必系统全面行淋巴结检查，包括韦氏咽环、颌下、颈部、锁骨上窝、腋窝、滑车上、腹股沟等，胸骨是否压痛，腹部包块及肝脾大等。

一般医嘱：内科护理常规、饮食、卧床休息。对症支持治疗医嘱：感染发热的患者给予抗菌药物治疗。化疗方案及异基因造血干细胞移植。临时医嘱：须开血常规、网织红细胞、红细胞沉降率、尿常规、粪常规及隐血试验、肝功能、肾功能、电解质、血糖、血脂、CEA 系列、凝血功能、血型、输血系列、全 X 线胸片、心电图、腹部 B 超、心脏彩超、骨髓涂片、骨髓免疫分型、染色体核型分析及荧光原位杂交、PICC 置管术、CT、PET 等检查。

（三）住院期间观察病情

患者的主诉，生命体征是否平稳，血常规变化及血生化变化。患者需入住无菌层流床或层流舱。注意口腔护理及肛周清洁。

（四）治疗

1. 霍奇金淋巴瘤　病变在膈上采用斗篷式，照射部位包括两侧从乳突端至锁骨上下，腋下、肺门、纵隔至横膈的淋巴结。要保护肱骨头、喉部及肺部免受照射。膈下倒"Y"形照射，包括从膈下淋巴结到腹主动脉旁、盆腔及腹股沟淋巴结，同时照射脾区。剂量为 30 ～ 40Gy，3 ～ 4 周为 1 个疗程。ABVD 是 HL 首选方案。巨大肿块可加用局部放疗。如 ABVD 方案失败，可考虑大剂量化疗或自体造血干细胞移植。

2. 非霍奇金淋巴瘤　多中心发生的倾向决定其治疗策略应以化疗为主。化疗的疗效取决于 NHL 病理组织类型。CD20$^+$ 的 B 细胞淋巴瘤可用 CD20 单抗治疗。胃黏膜相关淋巴样组织淋巴瘤可使用抗菌药物杀灭幽门螺杆菌，经抗菌治疗后部分患者症状改善，淋巴瘤消失。R-CHOP 方案的疗效与其他治疗 NHL 的化疗方案相比，疗效类似而毒性较低。因此，该方案为中、高度恶性 NHL 的标准治疗方案。

3. 骨髓或造血干细胞移植　60 岁以下，重要脏器功能正常的患者，如属难治易复发的淋巴瘤，可考虑大剂量联合化疗后进行异基因或自身骨髓（或外周造血干细胞）移植，以期最大限度杀灭肿瘤细胞，取得较长期缓解和无病存活。

（张亚平）

第八章 多发性骨髓瘤

多发性骨髓瘤（multiple myeloma，MM）是一种浆细胞克隆性增生的恶性肿瘤。骨髓内有恶性浆细胞（骨髓瘤细胞）的增殖与聚集，破坏了骨髓造血功能，导致贫血、出血；同时引起骨骼破坏、骨折和高钙血症；血中出现单克隆免疫球蛋白（M蛋白），正常的多克隆免疫球蛋白合成受抑，尿内出现单克隆免疫球蛋白轻链（本周蛋白），引起免疫功能低下、高黏滞综合征，最后导致肾功能损害。

【病因和发病机制】

病因尚不明确。遗传因素、环境因素、化学物质、电离辐射、病毒感染、慢性炎症和抗原刺激都可能与骨髓瘤发病有关。

【临床表现】

（一）骨骼破坏

大多数患者存在骨质疏松和溶骨性破坏，因而骨痛多为早期的主要症状，以腰骶部疼痛多见，其次是胸廓和肢体疼痛，疼痛部位与病灶部位相一致。可出现自发性骨折，椎体压缩性骨质可使身高降低、脊髓受压。

（二）贫血

90%以上患者在病程中出现程度不一的贫血，临床表现为头昏、疲乏无力、心悸、气短。

（三）出血倾向

主要为鼻出血、牙龈出血和皮肤紫癜。出血可能与血小板减少、凝血障碍和血管壁损伤有关。

（四）感染

反复感染是最常见临床表现之一，也是最主要的致死原因之一。细菌感染多见，也可见病毒感染和真菌感染。感染部位以呼吸道和尿路多见，严重者引起败血症。病毒感染以带状疱疹最为多见。

（五）高黏滞综合征

血清中异常M蛋白增多，导致血液黏滞度增高，血流缓慢，组织淤血和缺氧。

（六）肾功能损害

肾功能损害为本病的重要表现之一。临床以蛋白尿、管型尿多见，甚至发生急慢性肾衰竭。肾衰竭是本病的主要死亡原因。部分患者常因肾功能不全而去肾科就诊。引起肾功能损害的原因主要为：游离轻链引起的肾损害；高钙血症引起的多尿或少尿；高尿酸血症。

（七）高钙血症

高钙血症主要是多种细胞因子引起广泛的溶骨性破坏，导致大量钙进入血液循环所致。1/3患者可因高钙血症主要表现为全身不适、疲乏、恶心、呕吐、食欲缺乏、便秘、多饮、多尿、头痛、嗜睡等症状，严重者可致心律失常、谵妄、昏迷，甚至死亡。

（八）神经病变

早期常表现为神经根痛，疼痛部位以胸、腰椎多见。随病情进展逐渐出现感觉和运动障碍，最终导致括约肌功能丧失或截瘫。周围神经病变主要表现为双侧对称性、进行性四肢远端感觉与运动障碍，脑神经受损害比较少见。

（九）髓外浸润

约半数患者有肝脾大，淋巴结肿大较少见，均为轻度肿大。偶尔也见于肾和脑膜。

（十）淀粉样变性

主要见于舌、心脏、骨骼肌、胃肠道、皮肤、外周神经以及其他内脏，临床表现取决于淀粉样物质沉积的部位，主要有巨舌、心肌病、肾病综合征和腕管综合征等。

【辅助检查】

（一）血常规

贫血最常见，为正细胞正色素性。红细胞在血涂片上呈缗钱串状排列。红细胞沉降率显著增快。晚期有全血细胞减少，血中骨髓瘤细胞超过 $2.0×10^9/L$ 者，称为浆细胞白血病。

（二）骨髓象

骨髓瘤细胞大小形态不一，成堆出现。细胞质呈灰蓝色，有时可见多核（2～3 个核），核内有核仁 1～4 个，核旁淡染区消失，胞质内可有少数嗜苯胺蓝颗粒，核染色质稍疏松，有时凝集成大块，但不成车轮状排列。

（三）血液生化检查

1. 异常球蛋白血症　血清异常球蛋白增多，正常免疫球蛋白减少。约 75% 患者血清电泳可见一染色浓而密集，单峰突起的 M 蛋白。按 M 蛋白性质不同，可把骨髓瘤分为不同类型：IgG 型约占 52%；IgA 型占 21%；极个别为 IgD 型；IgE 及 IgM 均极罕见；轻链型约占 11%；极少数为不分泌型。如有 2 种单株球蛋白则称为双克隆骨髓瘤。

2. 血钙、磷测定　因骨质广泛破坏，出现高钙血症。晚期肾功能减退，血磷也增高。由于本病主要为溶骨性改变而无新骨形成，所以血碱性磷酸酶一般正常或轻度增加。

3. 血清 $β_2$ 微球蛋白及血清乳酸脱氢酶活力高于正常　$β_2$ 微球蛋白是由浆细胞分泌的；与全身瘤细胞总数呈正相关性。血乳酸脱氢酶也可反映肿瘤负荷，所以都可用以提示预后和预测治疗效果。

4. 尿和肾功能检查　90% 以上患者有蛋白尿。血尿素氮和肌酐可增高。约半数患者尿中出现本周蛋白。本周蛋白系多余轻链所构成，分子量小，可在尿中大量排出，故血清中常不能发现。

5. 白细胞介素 6（IL-6）和 C 反应蛋白（C reactive protein，CRP）　骨髓瘤患者的血清 IL-6 和 CRP 呈正相关。血清 IL-6 和血清可溶性 IL-6 受体（sIL-6R）反映疾病的严重程度。

（四）X 线检查

本病骨骼病变可有以下 3 种 X 线发现：①早期为骨质疏松，多在脊柱、肋骨和盆骨；②典型病变为圆形、边缘清楚如凿孔样的多个、大小不等溶骨性损害，常见于颅骨、盆骨、脊柱、股骨、肱骨等处；③病理性骨折，常发生于肋骨、脊柱、胸骨。

【诊断】

多发性骨髓瘤诊断标准：①骨髓中浆细胞 > 15%，且有形态异常；②血清有大量的 M 蛋白（IgG > 35g/L，IgA > 20g/L，IgM > 15g/L，IgD > 2g/L，IgE > 2g/L）或尿中本周蛋白 > 1g/24h；③溶骨病变或广泛的骨质疏松。诊断 IgM 型时一定要具备 3 项。仅有 1、3 二项者属不分泌型。如仅有 1、2 项者须除外反应性浆细胞增多及意义未明单克隆球蛋白血症。

【临床分期】

（一）迪里 - 萨蒙（Durie-Salmon）分期

Ⅰ期：符合下列 4 项条件，Hb > 100g/L；血清钙正常；骨骼 X 线正常或只有孤立性溶骨病变；M 蛋白合成率低（IgG < 50g/L；IgA < 30g/L；尿中本周蛋白 < 4g/24h）。

Ⅱ期：介于Ⅰ期和Ⅲ期之间。

Ⅲ期：符合下列至少任何一项，Hb < 85g/L；血清钙 > 2.98mmol/L；骨骼 X 线多处进展性溶骨损害；M 蛋白合成率高（IgG > 70g/L、IgA > 50g/L、尿中本周蛋白 > 12g/24h）。

此外，每期又根据血清肌酐水平分为 A 组（肌酐 < 176.8μmol/L）与 B 组（肌酐 > 176.8μmol/L）。

（二）国际分期体系（ISS）分期

以血清 β_2 微球蛋白和白蛋白为基础，根据预后将患者分为 3 组：Ⅰ期，血清 β_2 微球蛋白 < 3.5mg/L，血清白蛋白 ≥ 35g/L；Ⅱ期，非Ⅰ、非Ⅲ；Ⅲ期，血清 β_2 微球蛋白 ≥ 5.5mg/L。

【鉴别诊断】

1. 浆细胞增多应与反应性浆细胞增多相鉴别，该症可由慢性炎症、伤寒、系统性红斑狼疮、肝硬化等引起。反应性浆细胞的免疫表型为 $CD38^+$、$CD56^-$，与骨髓瘤细胞 $CD38^+$、$CD56^+$ 不同，IgH 基因克隆性重排阴性且不伴有 M 蛋白。

2. 出现 M 蛋白应与意义未明单克隆球蛋白血症鉴别，该症无骨骼病变，骨髓中浆细胞增多不明显，单克隆免疫球蛋白一般少于 10g/L，且历数年而无变化，β_2 微球蛋白水平正常；本病还应与其他产生 M 蛋白的疾病相鉴别，如原发性巨球蛋白血症、重链病、慢性 B 淋巴细胞白血病、B 细胞淋巴瘤、原发性淀粉样变和反应性单克隆球蛋白，后者偶见于慢性肝炎、胶原病等。

3. 本病的骨病变须与骨转移癌、老年性骨质疏松、肾小管酸中毒及甲状旁腺功能亢进相鉴别。

【治疗】

（一）一般治疗

预防感染；感染时积极行抗菌药物治疗，可静脉滴注丙种球蛋白等支持治疗。贫血采用重组人促红细胞生成素治疗，重度贫血时输红细胞悬液纠正。防治病理性骨折；防治高尿酸血症，水化碱化尿液，降低高钙血症，纠正电解质紊乱，维持足量尿量，防治肾功能不全，高黏滞血症时可做治疗性血浆置换。

（二）化学治疗

1. 初治病例首选硼替佐米为基础的治疗方案（VRD 方案、VCD 方案和 PAD 方案）。硼替佐米为蛋白酶体抑制剂，常规用法 $1.3mg/m^2$，第 1、4、8、11 天，每 21 天为 1 个疗程。主要的副作用有恶心、呕吐、腹泻、疲劳、周围神经病变及血细胞减少。来那度胺为免疫调节剂，25mg/d× 21 天，每 28 天为 1 个疗程，可根据患者内生肌酐清除率及血细胞情况调整剂量。

2. 骨质破坏的治疗　双膦酸盐有抑制破骨细胞的作用，如唑来膦酸钠每月 4mg 静脉滴注，可减少疼痛，部分患者出现骨质修复。

3. 自体造血干细胞移植　化疗诱导缓解后进行移植，效果较好。预处理一般多采用大剂量左旋苯丙氨酸氮芥（140 ~ 200mg/m^2）治疗。年轻的患者可考虑同种异基因造血干细胞移植。为控制移植物抗宿主病的发生率，可对移植物做去 T 细胞处理。

4. 复发难治患者可选用针对 B 细胞成熟抗原（BCMA）等靶点的嵌合抗原受体 T 细胞（CAR-T 细胞）治疗技术和抗 CD38 单克隆抗体等。

【多发性骨髓瘤应掌握的内容】

（一）问诊

发病情况和症状：是否有骨痛，部位及持续时间，有无骨折史；是否有乏力、胸闷、心悸等贫血症状及发病持续时间；是否有发热、咳嗽、腹泻等感染情况；是否有出血症状；饮食情况，大、小便情况，包括颜色；是否有头晕、四肢皮肤麻木等高黏滞和神经病变症状；是否有尿液泡沫增多、少尿、无尿等肾功能损害；有无器官肿大及髓外浸润症状。此次发病以来有无诊疗措施，做了哪些辅助检查，结果如何，用药情况，效果如何。既往是否有肝炎结核病史，有无高血压、糖尿病病史，有无药物过敏史，有无输血史，有无吸烟酗酒史（其他常规问诊自行完善）。

（二）查体

体温、脉搏、血压、呼吸；神志情况，面容（贫血貌），皮肤黏膜是否有瘀点、瘀斑和黏膜出血；睑结膜、口唇及甲床是否苍白；心肺情况，肺部听诊是否有啰音，心率是否增快；腹部情况，肝、脾肋下是否可触及，是否有触痛，质地情况。

一般医嘱：内科护理常规、饮食、卧床休息。对症支持治疗医嘱：红细胞输注及应用促红细胞生成素以改善贫血症状；感染发热的患者给予抗菌药物治疗；水化碱化，单克隆球蛋白明显增高伴有高黏滞综合征患者，可予以血浆置换；维持水、电解质平衡；唑来膦酸盐减少骨痛，促进骨质修复。高强度治疗医嘱，化疗方案如蛋白酶体抑制药硼替佐米联合地塞米松（VD 方案）；自体造血干细胞移植。临时医嘱须开血常规、红细胞沉降率、尿常规、粪常规及隐血试验、肝功能、肾功能、电解质、血糖、血脂、β_2 微球蛋白、C 反应蛋白、免疫球蛋白、血尿轻链、免疫固定电泳、血清蛋白电泳、血清游离轻链、CEA 系列、凝血功能、血型、输血系列、全 X 线胸片、CT、全身扁平骨或椎体骨正侧位平片、心电图、腹部 B 超、心脏彩超、骨髓涂片、骨髓免疫分型、染色体核型分析及荧光原位杂交检查。

（三）住院期间观察病情

患者的主诉，生命体征是否平稳，血常规变化及血生化变化，密切监测血糖、血压、电解质。

（四）治疗

1. 一般治疗 预防感染；感染时积极给予抗菌药物治疗，贫血采用重组人促红细胞生成素治疗，重度贫血时输红细胞悬液纠正。防治病理性骨折；防治高尿酸血症，水化碱化尿液，降低高钙血症，纠正电解质紊乱，维持足量尿量，防治肾功能不全，禁用损害肾功能的药物。高黏滞血症时可做治疗性血浆置换。

2. 化学治疗 初治病例可选用 VD 方案、免疫调节剂来那度胺联合地塞米松方案（RD 方案）。此外可联合环磷酰胺、多柔比星等药物以提高疗效。

3. 骨质破坏的治疗 双膦酸盐有抑制破骨细胞的作用，如唑来膦酸钠每月 4mg 静脉滴注，可减少疼痛，部分患者出现骨质修复。

4. 自体造血干细胞移植 化疗诱导缓解后进行移植，效果较好。年轻患者可考虑同种异基因造血干细胞移植。

5. 其他如 CAR-T 细胞治疗技术和抗 CD38 单克隆抗体。

（张亚平）

第九章 过敏性紫癜

过敏性紫癜（hypersensitive purpura）又称出血性毛细血管中毒症或亨诺克-舍恩莱因（Henoch-Schonlein）综合征，是一种较为常见的血管变态反应性出血疾病，因机体对某些致敏物质产生变态反应，导致毛细血管脆性及通透性增加，共同特点是过敏性血管炎，血液外渗，产生皮肤、黏膜及某些器官出血。本病包括许多以过敏性脉管炎为基础的综合征，临床表现除非血小板减少性紫癜外，常有过敏性皮疹，伴有腹痛、胃肠道出血、关节炎或关节痛及肾脏病变等。本病可发病于各年龄组，主要以 2～20 岁为多见，男性发病略多于女性，春秋季发病较多。本病大多预后良好。

【病理】

广泛的毛细血管及小动脉炎症为本病的基本病变，引起皮下、黏膜及浆膜下组织的血管周围浸润及血浆血样渗出。主要累及皮肤、肾、浆膜、滑膜等。肾脏可呈弥漫性或局灶性肾小球肾炎改变，电镜检查肾小球血管系膜有免疫复合物沉着，故过敏性紫癜肾脏损害与免疫复合物有关。

【发病机制】

1. 蛋白质及其他大分子致敏原作为抗原 刺激人体产生抗体（主要为 IgG），后者与抗原结合成抗原-抗体复合物，沉积于小血管内膜激活补体，导致中性粒细胞游走、趋化及一系列炎症介质的释放，引起血管炎症反应。

2. 小分子致敏原作为半抗原 与人体内某些蛋白结合构成抗原，刺激机体产生抗体，此类抗体吸附于血管及其周围的肥大细胞，当致敏原再度进入体内时，即与肥大细胞上的抗体产生免疫反应，致肥大细胞释放一系列炎症介质，引起血管炎症反应。

【病因】

致敏因素甚多，与本病发生密切相关的主要有以下几种。

（一）感染

1. 细菌 主要为 β 溶血性链球菌，以呼吸道感染最为多见。

2. 病毒 多见于发疹性病毒感染，如麻疹、水痘、风疹等。

3. 其他 如某些寄生虫感染等。

（二）食物

主要见于动物性食物，是人体对异性蛋白过敏所致。

（三）药物

1. 抗生素类 青霉素（包括半合成青霉素如氨苄西林等）及头孢类抗生素等。

2. 解热镇痛药 水杨酸类、保泰松、吲哚美辛及奎宁类等。

3. 其他药物 磺胺类、阿托品、异烟肼及噻嗪类利尿药等。

（四）其他

花粉、尘埃、菌苗或疫苗接种、虫咬及寒冷刺激等。

【临床表现】

多数患者发病前 1～3 周有全身不适、低热、乏力及上呼吸道感染等前驱症状，随之出现典型临床表现。依其症状、体征的不同，可分为如下几种类型。

（一）单纯型（紫癜型）

单纯型（紫癜型）为最常见的类型。主要表现为皮肤紫癜，多在前驱症状 2～3 天后出现，主要分布在负重部位，多见于四肢，尤其是下肢伸侧及臀部，躯干很少受累及。紫癜常成批反复出现，对称性分布。紫癜大小不等，初呈深红色，按之不褪色，略高出皮肤，可互相融合成片形成瘀斑，严重的紫癜可融合成大疱，发生中心出血性坏死。一般 1～2 周消退，不留痕迹，也可迁延数周或数月。

（二）腹型（Henoch 型）

除皮肤紫癜外，因消化道黏膜及腹膜脏层毛细血管受累而产生一系列消化道症状及体征，如恶心、呕吐、呕血、腹泻及黏液便、便血等。其中以腹痛最常见（约 50%），多位于脐周、下腹或全腹，呈阵发性绞痛。在幼儿可因肠壁水肿、蠕动增强等而至肠套叠。腹部症状、体征多与皮肤紫癜同时出现，偶可发生于紫癜之前。

（三）关节型（Schonlein 型）

除皮肤紫癜外，因关节部位血管受累出现关节肿胀、疼痛、压痛及功能障碍等表现。多发生于膝、踝、肘、腕等大关节，呈游走性、反复性发作，经数日而愈，不遗留关节畸形，易误诊为风湿性关节炎。

（四）肾型

病情最为严重，发生率可达 12%～40%。在皮肤紫癜的基础上，因肾小球毛细血管袢炎症反应而出现血尿、蛋白尿及管型尿，偶见水肿、高血压及肾衰竭等表现，个别严重病例死于尿毒症。肾损害一般于紫癜出现后 1～8 周发生，多在 3～4 周内恢复，也可持续数月或数年。

（五）混合型

皮肤紫癜合并上述两种以上临床表现。

（六）其他

少数本病患者还可因病变累及眼部、脑及脑膜血管而出现视神经萎缩、虹膜炎、视网膜出血及水肿，以及中枢神经系统相关症状、体征。

【辅助检查】

（一）毛细血管脆性试验

半数患者毛细血管脆性试验阳性。

（二）尿常规检查

肾型或混合型者可有血尿、蛋白尿、管型尿。

（三）血常规、血小板功能及凝血相关检查

白细胞数轻度至中度增加，伴嗜酸性粒细胞增多，血小板正常或升高，除出血时间（bleeding time，BT）可能延长外，各种止血、凝血试验的结果均正常。

（四）肾功能检查

肾型及合并肾型表现的混合型者，可有程度不等的肾功能受损。

（五）毛细血管镜检查

可见毛细血管扩张、扭曲及渗出性炎症反应。

（六）其他

50% 病例血清 IgA 增高。红细胞沉降率可增快，C 反应蛋白及抗链球菌溶血素 "O" 试验可呈阳性，咽培养可见 β 溶血链球菌。骨髓检查正常。

【诊断】

本病尚没有统一的诊断标准。

（一）国内诊断标准

1. 临床表现

（1）发病前 1～3 周常有低热、咽痛、全身乏力或上呼吸道感染病史。

（2）以下肢大关节附近及臀部分批出现对称分布、大小相等的斑丘疹样紫癜为主，可伴有荨麻疹或水肿、多形性红斑。

（3）病程中可有出血性肠炎或关节痛，少数患者腹痛或关节痛可在紫癜出现前 2 周发生。常

有紫癜肾炎。

2. 实验室检查　血小板计数正常或升高、血小板功能和凝血时间正常。

3. 组织学检查　受累部位皮肤真皮层的小血管周围中性粒细胞聚集，血管壁可有灶性纤维样坏死，上皮细胞增生和红细胞渗出血管外，免疫荧光检查显示血管炎病灶有 IgA 和 C3 在真皮层血管壁沉着。

4. 除外其他疾病引起的血管炎　如冷球蛋白综合征、良性高球蛋白性紫癜、环形毛细血管扩张性紫癜、色素沉着性紫癜性苔藓样皮炎等。

临床表现符合，特别是非血小板减少性紫癜，有可扪及的典型皮疹，能除外其他类型紫癜者，可以确定诊断。

（二）过敏性紫癜的 EULAR/PReS criteria-2006 诊断标准

必备条件为可触及的紫癜性损害，同时具备以下任何一项：弥漫性腹痛；任何部位活检 IgA 沉淀；关节炎或关节痛；肾脏累及 [血尿和（或）蛋白尿]。

（三）国外诊断标准

①皮肤紫癜：高于皮面，不伴有血小板减少；②初发年龄 ≤ 20 岁；③下消化道出血，肠绞痛，呈弥漫性；④组织活检：小动脉和小静脉壁有中性粒细胞浸润。符合上述 4 条中至少 2 条可诊断为本病。

【鉴别诊断】

（一）特发性血小板减少性紫癜（idiopathic thrombocytopenic purpura，ITP）

个别过敏性紫癜患者血小板计数轻度下降，需要与 ITP 相鉴别。ITP 外周血显示血小板计数下降明显，骨髓显示巨核细胞成熟障碍。而血管性紫癜其典型的紫癜分布、触诊结果高出皮面可与 ITP 相鉴别。

（二）外科急腹症

如在皮疹出现前出现急性腹痛者，需与急性阑尾炎、坏死性小肠炎、肠套叠等相鉴别。过敏性紫癜腹痛虽较剧烈，但位置不固定，压痛轻，无肌紧张及反跳痛，有助于鉴别。

（三）风湿性关节炎

风湿性关节炎的关节表现主要为小关节，且呈对称性、游走性关节肿痛。血管性紫癜主要累及大关节。

（四）急性肾小球肾炎

紫癜不典型的紫癜性肾炎需要和急性肾小球肾炎相鉴别，一般需要通过肾脏活检方能鉴别。

（五）其他疾病引起的血管炎。

【治疗】

治疗原则：去除病因，对症治疗。

1. 病因治疗　消除致病因素，去除可能的致敏原。避免食用各种可能致敏的食物和药物，避免接触花粉，治疗上呼吸道感染等。

2. 一般治疗　卧床休息有助于紫癜的消失。需要注意出入液量、营养及保持电解质平衡。有消化道出血者，如腹痛不适，仅大便隐血试验阳性者，可用流食。如有明显感染，应给予有效抗菌药物。

3. 药物治疗

（1）肾上腺皮质激素：能够抑制抗原 - 抗体反应、改善毛细血管通透性、减轻炎症渗出。胃肠症状较重者不能口服患儿（持续腹痛、肠出血、肠系膜血管炎、胰腺炎等）、关节炎、血管神经性水肿及其他器官的急性血管炎病情较重者推荐静脉使用糖皮质激素：推荐使用短效糖皮质激素氢化可的松琥珀酸钠 5～10mg/（kg·次），根据病情可间断 4～8 小时重复使用，也可使用中长效糖皮质激素，甲泼尼龙 5～10mg/（kg·d）[急性器官血管炎病情严重者冲击治疗剂量可达 15～30mg/（kg·d），最大剂量 < 1000mg/d，连用 3 天，必要时 1～2 周后重复冲击 3 天] 或地塞

米松 0.3mg/（kg·d），严重症状控制后应改口服糖皮质激素，并逐渐减量，总疗程推荐 2～4 周，注意疗程不宜过长。

（2）抗组胺类药物：可选用 H_1 受体拮抗剂口服，亦可用钙剂、维生素 C 辅助治疗。

（3）免疫抑制剂：一般适用于糖皮质激素治疗无效或肾型紫癜。如硫唑嘌呤、环孢素 A、环磷酰胺等。

（4）抗凝治疗：适用于肾型患者，初以肝素钠 100～200U/（kg·d）静脉滴注或低分子量肝素皮下注射，4 周后改用华法林 4～15mg/d，2 周后改用维持剂量 2～5mg/d，维持 2～3 个月。

（5）对症治疗：关节症状明显者，可酌情应用水杨酸类如阿司匹林，但需注意其抑制血小板功能的副作用。腹痛明显者，可给予山莨菪碱。消化道出血应给予止血治疗，必要时输血。紫癜性肾炎治疗根据肾脏受累程度不同而异，建议行肾内科诊治。

（6）其他：对严重病例可用大剂量丙种球蛋白冲击治疗，推荐剂量 1g/（kg·d），连用 2 天，或 2g/（kg·d）用 1 天，或 400mg/（kg·d），连用 4 天。对急进性肾炎或有肾衰竭表现的患者可进行血浆置换及透析治疗。中医中药：以凉血、活血化瘀为主，适用于慢性反复发作肾型患者。

【预后】

本病一般预后良好，急性期度过后，一般不会有后遗症。病程一般在 2 周左右。多数预后良好，少数肾型患者可转为慢性肾炎或肾病综合征。少数患者可死于肾衰竭。

【过敏性紫癜应掌握的内容】

（一）问诊

1. 现病史 可能的病因或诱因；紫癜出现的时间及加重情况；自觉症状；饮食、精神及睡眠情况等；诊疗经过、疗效及不良反应。

2. 既往史 既往有无类似皮肤病史、出血史及药物过敏史。

3. 家族史 有无家族史。

（二）体格检查

皮肤紫癜分布于四肢，尤其是下肢伸侧及臀部，躯干很少受累及。紫癜常成片反复出现，对称性分布，紫癜大小不等，初呈深红色，按之不褪色，略高出皮肤，可互相融合成片形成瘀斑。腹部查体可伴脐周、下腹或全腹压痛，腹肌紧张及明显肠鸣音亢进。其他包括是否存在关节肿胀、压痛及全身水肿。

（三）入院检查

1. 必要检查 常规检查包括血常规（包括外周血涂片）、尿常规、粪常规＋大便隐血；免疫学相关检查、病毒全项；一般检查包括肝肾心功能、电解质、凝血功能、血小板功能、毛细血管脆性试验；特殊检查：B 超（消化系统）、心电图，必要时做腹部、关节、肾脏的 X 线检查和 B 超。

2. 初诊时（可选项目） 病变部位组织病理学；过敏原检测。

（四）过敏性紫癜的治疗方案

1. 治疗原则 去除病因，对症治疗。

2. 一般治疗 去除病因；卧床休息；维持水、电解质、酸碱平衡。

3. 对症治疗 肾上腺皮质激素；抗组胺类药物；免疫抑制剂；抗凝治疗；其他对症治疗。

（五）过敏性紫癜疗效判断及出院标准

1. 临床治愈 症状及皮疹消失，实验室检查正常。

2. 好转 病情明显好转、稳定，皮疹基本消失，实验室检查基本正常。

3. 未愈 症状、皮疹及实验室检查均未改善。

凡达到临床治愈或病情好转者可出院。

（王信峰）

第十章 原发免疫性血小板减少症

原发免疫性血小板减少症（primary immune thrombocytopenia）既往亦称特发性血小板减少性紫癜ITP，是一种获得性自身免疫性出血性疾病，约占出血性疾病总数的1/3，成人的年发病率为（5～10）/10万，育龄期女性发病率高于同年龄组男性，60岁以上老年人是该病的高发群体。主要原因是自身抗体与血小板结合，引起血小板生存期的缩短。

【病因和发病机制】

该病主要发病机制是患者对自身抗原的免疫失耐受，导致免疫介导的血小板破坏增多和巨核细胞产生血小板不足。

（一）血小板抗体

ITP的发病机制与血小板特异性自体抗体有关。在ITP患者，约75%可检测出血小板相关性自体抗体，自体抗体的免疫球蛋白类型多为IgG或IgA型抗体。这类抗体通过其Fab片段与血小板膜糖蛋白（GP IIb/IIIa和GP Ib/IX）结合，少数情况下，也可与GP IV和Ia/IIb结合。结合了自体抗体的血小板通过与单核巨噬细胞表面的Fc受体结合，而易被吞噬破坏，主要的破坏场所位于脾脏。在一些难治性ITP，抗血小板抗体对巨核细胞分化抑制作用可影响血小板的生成导致血小板减少。

（二）血小板生存期缩短

ITP患者体内血小板生存期明显缩短，为2～3天甚或数分钟，且静脉血血小板计数与其生存期呈密切相关性。脾脏在ITP的发病机制中有两个方面的作用：脾产生抗血小板抗体；巨噬细胞介导的血小板破坏。由于绝大部分接受脾切除的ITP患者，血小板计数在切脾后会快速上升，因此认为血小板在脾脏破坏增加是ITP血小板数量减少的主要原因。

【临床表现】

临床表现以皮肤黏膜出血为主，主要见于血小板重度减低的患者，严重者可发生内脏出血，甚至颅内出血，出血风险随年龄增长而增加。

（一）起病情况

急性型ITP多见于儿童，起病突然，大多在出血症状发作前1～3周有感染病史。也可见于接种疫苗后。常常起病急，可有畏寒、发热等前驱症状。慢性ITP起病隐袭，以中青年女性多见。

（二）出血症状

ITP的出血常是紫癜性，表现为皮肤黏膜瘀点、瘀斑。紫癜通常分布不均。出血多位于血管淤滞部位或负重区域的皮肤。黏膜出血包括鼻出血、牙龈出血、口腔黏膜出血以及血尿。女性患者可以月经增多为唯一表现。严重的血小板减少，可导致颅内出血，但发生率<1%。新诊断ITP病情可有部分患者4～6周自行缓解，为自限性。慢性ITP患者多呈反复发作过程，自发性缓解少见，即使缓解也不完全，每次发作可持续数周或数月，甚至迁延数年。

（三）其他表现

ITP患者多无脾大，脾大则常常提示另一类疾病或继发性免疫性血小板减少症。

【辅助检查】

（一）血常规

外周血血小板数目明显减少，因出血表现就诊者血小板计数常<20×10⁹/L，甚至<10×10⁹/L；血小板>30×10⁹/L一般无出血表现。患者血小板体积常增大；血小板分布宽度增加，反映了血小板生成加速和血小板大小不均的异常程度。无贫血的患者红细胞计数一般正常。长期慢性失血者有小细胞低色素性贫血。白细胞计数与分类通常正常。

（二）止血和血液凝固试验

出血时间延长，血块退缩不良，束臂试验阳性见于ITP；而凝血机制及纤溶机制方面的检查正常。

（三）骨髓

骨髓巨核细胞数目增多或正常；形态上表现为体积增大，可呈单核，胞质量少，缺乏颗粒等成熟障碍改变。红系和粒系通常正常。

（四）抗血小板抗体

在大部分ITP患者的血小板或血浆，可检测出抗血小板糖蛋白（GP）复合物的抗体 [IgG 和（或）IgM 型]，包括抗 GP Ⅱb/Ⅲa、Ⅰb/Ⅸ、Ⅰa/Ⅱa、Ⅴ和Ⅳ抗体。但有 20% 的典型 ITP 仍无法检出抗血小板抗体。而且在继发于其他免疫性疾病引起的血小板减少，如系统性红斑狼疮患者的抗血小板抗体也可阳性。此外，抗体分析技术复杂、烦琐，临床应用不广泛，故 ITP 的诊断仍应以临床排除诊断为主。

【诊断和分期】

（一）诊断

ITP 的诊断是临床排除性诊断，其诊断要点如下。①至少 2 次血常规检查示血小板计数减少，血细胞形态无异常；②脾脏一般不增大；③骨髓检查：巨核细胞数增多或正常、有成熟障碍；④须排除其他继发性血小板减少症；⑤诊断 ITP 的特殊实验室检查：血小板抗体的检测；血小板生成素（thrombopoietin，TPO）检测。但不作为 ITP 的常规检测。

（二）疾病的分期

1. 新诊断的 ITP　确诊后 3 个月以内的 ITP 患者。

2. 持续性 ITP　确诊后 3 ～ 12 个月血小板持续减少的 ITP 患者，包括没有自发缓解和停止治疗后不能维持完全缓解的患者。

3. 慢性 ITP　指血小板持续减少超过 12 个月的 ITP 患者。

4. 重症 ITP　血小板 < 10×10^9/L 且就诊时存在需要治疗的出血症状或常规治疗中发生新的出血而需要加用其他升血小板药物治疗或增加现有治疗药物剂量。

5. 难治性 ITP　指满足以下所有条件的患者：进行诊断再次评估仍确诊为 ITP；脾切除无效或术后复发。

【鉴别诊断】

ITP 的诊断除了结合该病的自身特点外，需要以排除诊断法为主。

诊断 ITP 必须强调排除继发性血小板减少的可能性，应仔细询问有无感染史、服药史、毒物接触史，家庭成员中有无出血患者、系统性红斑狼疮（SLE）患者及乙型肝炎患者。患者若脾明显肿大、肝大、淋巴结肿大和黄疸常提示为继发性血小板减少。ITP 患者有明显失血可导致缺铁性贫血，如有贫血和（或）白细胞减少，必须做骨髓检查以确诊。当有血小板减少、溶血、发热、肾功能异常及神经系统障碍时应考虑血栓性血小板减少性紫癜（TTP）。另外，还需排除肝病、脾功能亢进、药物所致、病毒感染所致以及感染并发 DIC 所致血小板减少。

ITP 属自身免疫性疾病，在其他自身免疫性疾病存在时亦可出现免疫性血小板减少，需细心鉴别。大约有 1/3 的 SLE 患者发生 ITP 类似病症，故对年轻女性 ITP 应密切随访，警惕 SLE 的存在。ITP 可与其他免疫性疾病、血液系统的淋巴细胞增殖性疾病（慢性淋巴细胞白血病、恶性淋巴瘤等）同时发生。

【治疗】

（一）治疗原则

1. 血小板 ≥ 30×10^9/L，无出血表现且不从事增加出血危险工作或活动的成人 ITP 患者以观察和随访为主。

2. 以下因素会增加出血风险：出血风险随患者年龄增长和患病时间延长而增高；血小板功能缺陷；凝血因子缺陷；未被控制的高血压；外科手术或外伤；感染；服用阿司匹林、非甾体抗炎药、华法林等抗凝血药物。

3. 若患者有出血症状，无论血小板减少程度如何，都应积极治疗。在下列临床过程中，血小板计数的参考值分别为，口腔科检查：血小板 ≥ 20×10^9/L；拔牙或补牙：血小板 ≥ 30×10^9/L；小手术：血小板 ≥ 50×10^9/L；大手术：血小板 ≥ 80×10^9/L；自然分娩：血小板 ≥ 50×10^9/L；剖宫产：血小板 ≥ 80×10^9/L。

（二）紧急治疗

重症 ITP 患者（血小板 < 10×10^9/L）发生重要脏器活动性出血或需要急诊手术时，应迅速提高血小板计数至 50×10^9/L 以上。对于病情十分危急，需要立即提升血小板水平的患者应给予随机供者的血小板输注，还可选用静脉输注丙种球蛋白和（或）甲泼尼龙和（或）促血小板生成药物。

（三）初诊 ITP 的一线治疗

1. 糖皮质激素　大剂量地塞米松（HD-DXM）：建议口服用药，无效患者可在半个月后重复 1 个疗程。治疗过程中应注意监测血压、血糖的变化，预防感染，保护胃黏膜。醋酸泼尼松：病情稳定后快速减至最小维持量，不能维持者应考虑二线治疗，治疗 4 周仍无反应者，说明泼尼松治疗无效，应迅速减量至停用。

2. 静脉输注丙种球蛋白　主要用于：ITP 的紧急治疗；不能耐受肾上腺糖皮质激素的患者；脾切除术前准备；妊娠或分娩前；部分慢作用药物发挥疗效之前。

（四）成人 ITP 的二线治疗

1. 脾切除　指征：①糖皮质激素正规治疗无效，病程迁延 6 个月以上；②泼尼松治疗有效，但维持量 > 30mg/d；③有使用糖皮质激素的禁忌证。对于切脾治疗无效或最初有效随后复发的患者应进一步检查是否还存在副脾。

2. 药物治疗

（1）抗 CD20 单克隆抗体（利妥昔单抗）：一般在首次注射 4 ~ 8 周起效。

（2）促血小板生成药物：包括重组人血小板生成素（rhTPO）、艾曲波帕和罗米司亭。此类药物起效快，一般 1 ~ 2 周，但停药后部分患者不能维持疗效，需要进行个体化的维持治疗。

（3）其他药物：如硫唑嘌呤、环孢素 A、达那唑、长春碱类等。

【原发免疫性血小板减少症应掌握的内容】

（一）问诊

起始发病缓急与持续时间，有无乏力、头痛、呕吐，以及便血，皮肤瘀点、瘀斑、紫癜等。此外是否在发病前 1 ~ 3 周有感染病病史，育龄女性是否有月经过多史，有没有关节疼痛、皮疹、口干、眼干等情况。既往是否有类似发作史或是否存在家族中类似病史（其他常规问诊自行完善）。

（二）查体

体温、脉搏、血压、呼吸，神志情况，面容，皮肤黏膜是否苍白及苍白程度，有无散在瘀点、紫癜和瘀斑（注意皮肤出血的分布和有无高出皮面），皮肤有无黄染。浅表淋巴结是否肿大，是否有肝脾大。

（三）诊断标准及鉴别诊断

临床症状和体征结合实验室检查血小板、骨髓象、外周血涂片等。本病系排他性诊断，确诊需要排除继发性血小板减少症。

（四）治疗原则

治疗上应结合患者的年龄，血小板减少程度、出血程度及预期的自然病情予以综合考虑。对于出血严重，血小板计数 $> 30 \times 10^9/L$ 无出血者或不需要有提升血小板计数的情况存在者无须处理，对于危及生命的严重出血，如颅内出血，应迅速予以糖皮质激素、静脉用人免疫球蛋白、血小板作为一线治疗，甚至紧急脾切除也可作为一线治疗措施。

（林赠华）

第十一章　弥散性血管内凝血

弥散性血管内凝血（disseminated intravascular coagulation，DIC）是指不同病因导致局部损害而出现以血管内凝血为特征的一种继发性综合征，它既可由微血管体系受损所致，又可导致微血管体系损伤，严重损伤可导致多器官功能衰竭。需要强调的是，DIC 是一种病理过程，本身并不是一个独立的疾病，只是众多疾病复杂的病理过程中的中间环节。其往往继发于严重感染、恶性肿瘤、外伤、心血管疾病、肝脏疾病、产科并发症、严重输血反应和中毒等，这些致病因素激活机体凝血系统，从而引发凝血因子的消耗及纤溶系统活化，最终表现为出血、栓塞、微循环障碍、微血管病性溶血及多器官功能衰竭。

【发病机制】

生理状态下，血液凝固和纤溶是处于平衡状态的一对矛盾体，无论何种因素导致的 DIC，其发病的关键环节是凝血酶生成的失调和过量，并引起进行性地继发性纤溶亢进。凝血酶的过度生成不仅可大量消耗凝血因子 Ⅰ、Ⅴ、Ⅷ，而且可结合到血小板和内皮细胞表面的凝血酶受体，一方面诱导血小板活化聚集；另一方面促使血管内皮细胞释放组织纤溶酶原激活物（tissue-type plasminogen activator，t-PA）。在存在新形成的纤维蛋白单体条件下，纤溶酶形成。多数情况下，DIC 的促凝刺激由组织因子（tissue factor，TF）介导。组织损伤可产生过量的 TF 进入血液，恶性肿瘤细胞分泌 TF；炎症介质作用下的血管内皮细胞和单核细胞表面 TF 表达上调等，均可使 TF 含量增高。然后，TF 触发凝血酶的形成，进而导致血小板活化和纤维蛋白形成。在急性失代偿的 DIC，凝血因子消耗的速率超过了肝脏合成的速率，血小板的过度消耗超出了骨髓巨核细胞生成和释放血小板的代偿能力，其效应反映在实验室检查方面则包括凝血酶原时间（prothrombin time，PT）延长、活化部分凝血活酶时间（activated partial thromboplastin time，APTT）延长和血小板计数降低。DIC 形成的过量纤维蛋白可刺激继发性纤溶的代偿过程，结果导致纤维蛋白降解产物（fibrin degradation product，FDP）增多。由于 FDP 是一种强力的抗凝物，可加重 DIC 的出血病症状。血管内纤维蛋白沉积可引起红细胞破碎，因此在血涂片上出现破碎红细胞。然而，DIC 出现明显的溶血性贫血表现并不常见。DIC 时微血管内血栓形成可引起组织坏死和终末器官损伤。有关 DIC 的出血、血栓形成及缺血表现的病理生理机制见图 8-11-1。

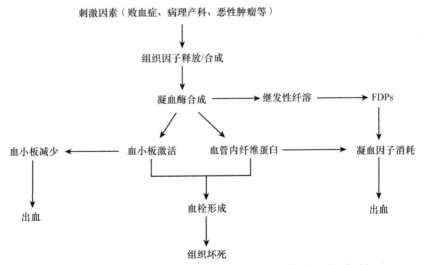

图 8-11-1　DIC 的出血、血栓形成及缺血表现的病理生理机制

【病理和病理生理】

（一）微血栓形成

微血栓形成是 DIC 的基本和特异性病理变化。其发生部位广泛，多见于肺、肾、脑、肝、心、肾上腺、胃肠道及皮肤、黏膜等部位。主要为纤维蛋白血栓及纤维蛋白 - 血小板血栓。

（二）凝血功能异常

1. 高凝状态　为 DIC 的早期改变。

2. 消耗性低凝状态　出血倾向，PT 显著延长，血小板及多种凝血因子水平低下。此期持续时间较长，常构成 DIC 的主要临床特点及实验室检测异常。

3. 继发纤溶亢进状态　多出现在 DIC 后期，但亦可在凝血酶激活的同时，甚至成为某些 DIC 的主要病理过程。

（三）微循环障碍

毛细血管微血栓形成、血容量减少、血管舒缩功能失调、心功能受损等因素造成微循环障碍。

【病因】

DIC 的发生与许多疾病状态有关。急性和亚急性 DIC 最常见的原因如下：感染；产科并发症；恶性肿瘤；肝衰竭；急性胰腺炎；输血反应；呼吸窘迫综合征；蛇毒；创伤、休克；血管疾病如巨大血管瘤、血管肿瘤。

【临床表现】

DIC 不是一个独立的疾病，而是众多疾病复杂病理过程中的中间环节，除原发疾病临床表现外，尚有 DIC 各期的临床特点，故临床表现复杂且差异很大。

DIC 早期为高凝状态期，可能无临床症状或轻微症状，也可表现为血栓栓塞、休克；消耗性低凝期以广泛多部位出血为主要临床表现；继发性纤溶亢进期：出血更加广泛且严重，难以控制的内脏出血；脏器衰竭期可表现肝、肾衰竭，呼吸循环衰竭是导致患者死亡的常见原因。DIC 典型的临床表现：①出血：自发性、多部位（皮肤、黏膜、伤口及穿刺部位）出血，严重者可危及生命；②休克或微循环衰竭：休克不能用原发病解释，顽固不易纠正，早期即出现肾、肺、脑等器官功能不全；③微血管栓塞：累及浅层皮肤、消化道黏膜微血管，根据受累器官差异可表现为顽固性休克、呼吸衰竭、意识障碍、颅内高压、多器官功能衰竭；④微血管病性溶血：较少发生，表现为进行性贫血、贫血程度与出血量不成比例，偶见皮肤、巩膜黄染。

【辅助检查】

（一）血液学检查

血常规检查可以提供急性出血、红细胞破坏加速、潜在的疾病（如白血病）的部分依据。血涂片检查可发现畸形红细胞或红细胞碎片；血乳酸脱氢酶（lactate dehydrogenase，LDH）增高，结合珠蛋白降低常提示血管内溶血。血小板计数减低通常是急性 DIC 早期且恒定的特点；在感染所致 DIC 中，血小板计数降低程度较为明显。

（二）凝血和纤溶机制检查

可反映 DIC 凝血和纤溶机制异常的基本指标包括：血浆纤维蛋白原浓度降低；PT、APTT、凝血酶时间（thrombin time，TT）延长；FDP 和 D- 二聚体浓度增高；血小板计数减低，血浆硫酸鱼精蛋白副凝试验（plasma protamine sulfate paracoagulation test，3P test）阳性。

【诊断】

根据存在引起 DIC 的基础疾病，相应症状并结合 FDP 浓度增高，纤维蛋白原浓度降低，血小板计数降低，PT、APTT 延长等实验室改变，DIC 的诊断不难作出。若患者 FDP 正常，不能诊断

DIC。目前国内的诊断标准为中国弥散性血管内凝血诊断积分系统（CDSS）。

【鉴别诊断】

DIC 鉴别诊断的重点是原发性纤溶亢进、血栓性血小板减少性紫癜、严重肝病、原发性抗磷脂综合征、溶血性尿毒症综合征等。鉴别诊断有赖于病史、临床症状和实验室依据的综合判断。

（一）原发性纤溶亢进

由于并无血管内凝血，故不存在血小板活化，血小板计数通常正常，也缺乏微血管溶血性贫血表现。D- 二聚体水平正常，3P 试验阴性。

（二）血栓性血小板减少性紫癜

以血小板减少和微血管病性溶血为突出表现，但缺乏凝血因子消耗性降低及纤溶亢进等依据。典型的患者还伴有发热、肾功能不全、神经系统症状和体征。

（三）严重肝病

严重肝病者多有肝病病史，黄疸、肝功能损害症状较为突出，血小板减少程度较轻、较少，FⅧ：C 活性正常或升高，纤溶亢进与微血管病性溶血表现较少等可作为鉴别诊断参考。但需注意严重肝病合并 DIC 的情况。

（四）慢性 DIC 与抗磷脂抗体综合征

慢性 DIC 与抗磷脂抗体综合征（antiphospholipid antibody syndrome，APS）的临床表现有血栓形成、习惯性流产、神经症状、肺高压症状、皮肤表现等；实验室检查可见抗磷脂抗体（antiphospholipid antibodies，APA）阳性、抗心磷脂抗体（anticardiolipin antibody，ACA）阳性、狼疮抗凝物质（lupus anticoagulant，LA）阳性、梅毒血清假阳性试验（BFP-STS）相关抗体假阳性、Coombs 试验阳性、血小板数减少及凝血时间延长。

【治疗】

（一）去除病因，积极治疗原发病

处理任何种类的 DIC 患者，对原发病的治疗非常重要，如感染引起的 DIC，应该给予合适足量的抗菌药物，尽快明确感染的部位及判断细菌种类。

（二）肝素的应用

DIC 的治疗目的在于最大限度地减少或预防由于过度血液凝固和纤溶亢进导致的血栓形成和出血。当临床上出现血栓形成的表现时，可用肝素处理。使用肝素时应注意补充凝血因子。临床上肝素使用的原则如下：① DIC 早期血液处于高凝血状态，采血极易凝固的情况时，凝血时间（clotting time，CT）、PT、APTT 缩短；②明显多发性栓塞现象（皮肤、黏膜栓塞性坏死，急性肾功能和呼吸衰竭等）；③顽固性休克伴其他循环衰竭的症状和体征，常规抗休克治疗效果不明显；④有明显的活动性出血是单独使用肝素的禁忌证；⑤ DIC 晚期以纤溶亢进为主时，不宜使用肝素。

（三）补充血小板和凝血因子

DIC 患者血小板和凝血因子的补充，应在充分抗凝治疗基础上进行。如果凝血因子及抑制物过度消耗，PT 延长超过正常对照的 1.3 ~ 1.5 倍，应输入新鲜血浆，新鲜冷冻血浆或冷沉淀物。当纤维蛋白原浓度低于 1g/L，应输入冷沉淀物以补充足量纤维蛋白原。当患者血小板计数 < 30×10^9/L；或血小板计数 < 50×10^9/L，有明显出血症状者，可输入血小板悬液。

（四）抗纤溶药物

禁用于 DIC 过程尚在进展的患者，可选择用于纤溶后期存在纤维蛋白溶解亢进患者。

【DIC 应掌握的内容】

（一）病因

DIC 本身并不是一个独立的疾病，熟悉并掌握 DIC 的常见原因有助于临床上快速准确地诊断DIC。

（二）问诊及查体要点

是否有血压下降；是否有皮肤瘀点、瘀斑及其他出血表现；是否有肺血栓栓塞引起的呼吸窘迫、肾血栓形成导致的肾衰竭以及指（趾）端坏疽等；是否有黄疸、贫血、血红蛋白尿、少尿甚至无尿等血管内溶血症状。

（三）诊断

血小板计数下降；血浆凝血酶原时间延长＞3秒；D-二聚体阳性和3P试验阳性；血涂片可有破碎红细胞＞2%；血浆纤维蛋白原＜1.5g/L等。

（四）分期及治疗

病因去除的同时给予相应治疗。

1. 高凝期　以全身弥漫的微血栓形成为主。此期治疗目的在于抑制广泛性微血栓形成，防止血小板及各种凝血因子进一步消耗，治疗以抗凝为主。

2. 消耗性低凝期　微血栓形成仍在进行，凝血因子进行性消耗，临床中常常出现严重或多发性出血倾向。实验室检查提示PT、APTT明显延长，血小板计数和纤维蛋白原进行性下降，可伴有纤维蛋白降解产物（如FDP、D-二聚体）轻度升高。此期的治疗原则是在充分抗凝基础上进行血小板和凝血因子的替代治疗。

3. 继发性纤溶亢进期　纤维蛋白网被大量溶解，抗凝物质纤维蛋白降解产物形成（D-二聚体升高）。治疗：使用抗纤溶药物如氨基乙酸，禁用肝素。

（王信峰）

第十二章　造血干细胞移植

人类的造血细胞（hematopoietic cell，HC）包括造血干细胞（HSC）和造血祖细胞即多能干细胞（committed stem cell，CSC），CD34$^+$是造血细胞的一种重要标志。HSC是一种成体干细胞，具有高度的自我复制能力和多向分化潜能，一定数量的HSC经过分化形成具有进一步分化方向的HSC，可在短期内重建造血和免疫系统。而造血干细胞移植（hemopoietic stem cell transplantation，HSCT）则是通过化、放疗或其他免疫抑制剂等预处理，清除患者体内的异常造血系统和免疫系统，然后将供者的造血细胞或预先采集的自体造血细胞回输到患者体内，使患者建立新的造血和免疫系统，从而达到治疗某种疾病的目的一种治疗手段。

HSCT在临床上主要用于治疗与造血细胞有关的血液系统疾病，并逐渐扩展至实体瘤及自身免疫性等疾病的治疗，HSCT已成为现代医学领域一个不可缺少的分支。

【HSCT的分类】

HSCT的分类方式具有多种，不同分类方式之间相互交错，主要可通过造血细胞的供体来源、造血细胞采集部位、供受者关系、移植物处理方案、预处理方案及人白细胞抗原（human leukocyte antigen，HLA）配型相合的程度等进行分类。

（一）按照供受体基因型分类

HSCT可分为自体HSCT（auto-HSCT）和异体HSCT（allo-HSCT）。

（二）按造血细胞采集部位来自骨髓、外周血或脐带血分类

HSCT可分为骨髓移植（bone marrow transplantation，BMT）、外周血造血干细胞移植（peripheral blood stem cell transplantation，PBSCT）和脐带血移植（cord blood transplantation，CBT）。BMT可以同时提供造血细胞造血过程需要的间充质细胞，有利于造血细胞的植活。PBSCT由于其造血细胞的采集简单方便、患者易接受、造血恢复快等特征，近年来已广泛应用，但其巨细胞病毒（cytomegalovirus，CMV）感染和移植物抗宿主病（graft versus-host disease，GVHD）的发生率高。CBT已临床应用30余年，有利于缓解移植供者不足的状况，具有移植后GVHD发生率低、程度轻且移植后复发率低等特点，但也存在造血功能恢复时间长、单份胎儿脐血量少及具有潜在遗传性疾病的可能的弊端。

（三）按供、受者有无血缘关系分类

HSCT可分为血缘移植和非血缘移植。目前非血缘移植的比例日益增多。

（四）按照是否对移植物进行处理分类

HSCT分为一般HSCT、去除T淋巴细胞HSCT及纯化CD34$^+$细胞的HSCT等。

（五）按照预处理方案的强度分类

HSCT又分为传统的清髓性HSCT（myeloablative HSCT）和非清髓性HSCT（nonmyeloablative HSCT，NST）。

（六）按HLA配型相合的程度分类

HSCT分为HLA相合移植、HLA不全相合移植和单倍体相合移植（也称为单倍体移植）。

【HLA配型与HSCT】

HLA是由一组定位于人6号染色体短臂（6p21）上一系列紧密相连的基因复合体编码的抗原，HLA复合体又称主要组织相容性复合体，决定供者与受者之间细胞或组织的相容程度，其在基因数量和结构上具有高度多样性。与HSCT密切相关的是HLA-I类抗原的HLA-A、B、C和HLA-Ⅱ类抗原的DR、DQ、DP，Ⅰ类抗原不合容易导致植入失败，而Ⅱ类抗原不合则与GVHD的发生有关，故HLA配型是关系HSCT成败的关键问题之一。遗传过程中，两条6号染色体分别来自父母，HLA 单体型作为一个遗传单位直接传给子代，因此理论上每位非同卵双生的同胞与患者的 HLA 全相合概率为 25%，完全不相合的概率也是 25%，而半相合的概率为 50%，子女和父母之间的 HLA 遗传型呈半相合或称为 HLA 单倍体相合。目前 HLA 分型多采用 DNA 基因学分型，而无血缘关系间的配型，必须用高分辨分子生物学方法。无血缘关系 HSCT 供受者之间 HLA 配型相合程度要求很高，需要全相合或几乎全相合的供者才能移植，否则可能会发生严重的排异反应而引起生活质量严重下降或死亡。CBT 一般 4/6 相合即可移植。

【HSCT 供者的选择】

Auto-HSCT 的供体是患者本人，患者通过干细胞动员方案的处理后应能采集到足量的未被肿瘤细胞污染的造血细胞，并能承受预处理方案中的大剂量化、放疗。

HLA 相合的同胞（包括同卵孪生的同胞）是异体 HSCT 的首选供者，次选供者为 HLA 相合的无血缘供体、单倍体亲属和脐带血，目前禁止应用 HLA 完全不相合者作为 HSCT 供者。

脐带血中的 HC 和免疫细胞均相对不成熟，对 HLA 配型要求较低，术后 GVHD 发生概率和严重程度也较低，但因细胞总数有限，造血重建速度较慢，植活失败者相对多，对大体重儿童和成人进行 CBT 尚有问题。HLA 部分相合的亲缘移植几乎为每一位需要 allo-HSCT 的患者均提供了造血细胞来源，在一定程度上解决了 HLA 屏障对供体的限制，并有利于及时行移植和移植后供者淋巴细胞的细胞输注，但相对而言此类移植并发症仍较多，主要适用于中高危患者。

【HSCT 的适应证】

选择 auto-HSCT 的患者年龄一般以 70 岁以内为宜，异体 HSCT 则一般不宜超过 65 岁，患者应无严重的脏器功能障碍、严重的精神病和活动性感染病灶及其他需要预先处理的病灶或疾病。auto-HSCT 和异体 HSCT 的适应证范围有所不同。

（一）目前 auto-HSCT 的主要适应证

auto-HSCT 的适应证相对较广，目前主要适用于对化疗和放疗敏感的各种恶性血液病，现今已广泛应用于多种恶性疾病和非恶性疾病的治疗。目前的主要适应证：①血液系统肿瘤，急性白血病完全缓解期、淋巴瘤和多发性骨髓瘤完全缓解/部分缓解期等；②恶性实体瘤，乳腺癌、小细胞肺癌、睾丸癌、卵巢癌、骨肉瘤、神经母细胞瘤等；③自身免疫性疾病，系统性红斑狼疮、类风湿关节炎、多发性硬化/系统性硬化等。

（二）目前异体 HSCT 的主要适应证

异体 HSCT 目前的主要适应证限定于血液系统疾病和某些先天性疾病。

1. 非恶性疾病

（1）重型再生障碍性贫血（SAA）：①新诊断的 SAA 患者：对年龄 < 50 岁的 SAA 有 HLA 相合同胞者；对于儿童 SAA 患者，有非血缘 ≥ 9/10 相合的供者时 HSCT 也可作为一线选择；②难治、复发 SAA：经免疫抑制治疗失败或复发，< 50 岁的 SAA 患者，有非血缘供者、单倍体相合供者时；③输血依赖的非 SAA 患者移植适应证同 SAA。

（2）阵发性睡眠性血红蛋白尿症（PNH）：适应证参考 SAA。

（3）地中海贫血：适用于依赖输血的重型珠蛋白生成障碍性贫血。

（4）范科尼（Fanconi）贫血：在输血不多且未转化为骨髓增生异常综合征（MDS）或白血病前进行 HSCT。

（5）其他：重型联合免疫缺陷综合征等先天缺陷、先天性骨骼异常、微粒体病、糖胺聚糖累积症等先天遗传代谢病。

2. 恶性血液病

（1）急性髓系白血病（AML）：首次复发经再诱导治疗 *PML/RARα* 仍阳性的或初始诱导治疗失败的急性早幼粒细胞白血病（APL）患者；按照 WHO 分层标准处于预后中、高危组的患者；经过 2 个以上疗程达到第一次完全缓解（CR1）的患者；由 MDS 转化的 AML 或治疗相关的 AML；诱导治疗或挽救性治疗达到 CR2 后的首次血液学复发的 AML 患者以及 ≥ CR3 期的任何类型 AML 患者；未获得 CR 的 AML 可以进行挽救性 allo-HSCT。

（2）急性淋巴细胞白血病（ALL）：≥ CR2 期的患者；难治、复发后不能缓解的患者；推荐 14 ～ 60 岁所有 ALL 患者在 CR1 期进行异体 HSCT，年龄 ≤ 14 岁有高危因素的 CR1 期患者。

（3）慢性髓性白血病（CML）：适用于对 TKI 耐药以及进展期患者。

（4）MDS 患者：适用于年龄 < 65 岁的较高危组 MDS 患者，或伴有严重血细胞减少、经其他治疗无效或伴有不良预后遗传学异常（如 -7、3q26 重排、*TP53* 基因突变、复杂核型、单体核型）的较低危组患者。

（5）多发性骨髓瘤（MM）：适用于具有根治愿望的尤其是具有高危遗传学核型的年轻患者，或初次 auto-HSCT 后疾病进展需要挽救性治疗的患者。

（6）霍奇金淋巴瘤（HL）：难治或 auto-HSCT 后复发患者。

（7）非霍奇金淋巴瘤（NHL）：①年轻的慢性淋巴细胞白血病 / 小淋巴细胞淋巴瘤（CLL/SLL）患者存在高危因素或疾病进展；②在复发、难治或 ≥ CR2 期的滤泡淋巴瘤、弥漫大 B 细胞淋巴瘤（DLBCL）、套细胞淋巴瘤、淋巴母细胞淋巴瘤和 Burkitt 淋巴瘤、外周 T 细胞淋巴瘤、NK/T 细胞淋巴瘤，其中部分在 CR1 期如有配型相合的供者也可进行异体 HSCT。

（8）其他：如骨髓纤维化（MF）等恶性血液病患者。

【造血细胞的采集】

auto-HSCT 患者本人及异体 HSCT 的供体均需检查除外感染性、慢性系统性疾病等不适于采集造血干细胞的情况，并签署知情同意书。造血细胞采集过程需进行密切的医学观察，采集管道、穿刺针等医疗材料均为一次性，不会传播疾病。

（一）骨髓造血细胞的采集

采集部位常为双髂后上棘，次选双侧髂前上棘，极少数选用胸骨。一般按受者体重计算至少 $3×10^8$/kg 数量的单个核细胞（mononuclear cell，MNC）为采集的目标值。少数情况下供者需输异基因血液时，则须将血液辐照 25 ～ 30Cy，灭活淋巴细胞后输注。术中应严密监测供者的生命体征，输液量为采集量的 2.5 ～ 3 倍。在采髓前后的 2 ～ 3 周给予口服铁剂有助于补充红细胞的丢失。

对自体 BMT 者，骨髓采集物需加入冷冻保护剂，程序降温后在液氮中保存或 -80℃深低温冰箱中保存，前者是长期保存造血细胞经典有效的方法，待移植时快速复温后迅速回输，采集物也可经过免疫磁珠分选等体外净化技术的处理筛选造血细胞和（或）去除采集物中的肿瘤细胞。

异体 BMT 供者的骨髓采集物也可以进行去 T 细胞等系列处理，如供、受者红细胞血型不一致时，可先去除骨髓采集物中的红细胞和（或）血浆以防范移植时的急性溶血反应。此外还可按上述方法冻存一定数量的细胞为后续的供者淋巴细胞输注（donor lymphocytes infusion，DLI）做准备。

（二）外周血造血细胞的动员和采集

自体与异体移植的外周血的动员方案不同。异体 PBSCT 采集外周血造血细胞前需用 G-CSF 对健康供者进行动员，使血中 $CD34^+$ 的造血细胞升高，采集 $CD34^+$ 细胞 ≥ $2×10^6$/kg（受者体重）以保证快速而稳定的造血重建，一般采集 1 ～ 2 次即可。对于自体 PBSCT，目前一般建议使用化疗 + 造血生长因子（hematopoietic growth factor，HGF）的方案进行动员（表 8-12-1），目前最佳 $CD34^+$ 细胞采集量尚不确定，多项研究表明，$CD34^+$ 细胞 ≥ $5×10^6$/kg 为最佳采集量，一般认为采集物中 $CD34^+$ 细胞至少需 ≥ $2×10^6$/kg。通常将 $CD34^+$ 细胞未达最低采集水平（$2×10^6$/kg）称为动员不佳。

自体或异体 PBSCT 采集物的处理可参照骨髓造血细胞的采集。

表 8-12-1　常用恶性血液病自体 PBSCT 动员的化疗方案

疾病	方案	药物	每天剂量	应用时间（天）
非霍奇淋巴瘤和急性淋巴细胞白血病	大剂量依托泊苷	依托泊苷	$1.6g/m^2$	1
	大剂量环磷酰胺	环磷酰胺	$2 \sim 4g/m^2$	1
	大剂量阿糖胞苷	阿糖胞苷	$2 \sim 3g/m^2$	2
	CHOPE	环磷酰胺	$750mg/m^2$	1
		吡柔比星	$50mg/m^2$	1
		长春新碱	2mg	1
		泼尼松	60mg	5
		依托泊苷	100mg	$5 \sim 7$
急性髓细胞白血病	中剂量阿糖胞苷 + 米托蒽醌	阿糖胞苷	$1.0g/m^2$	2
		米托蒽醌	$7mg/m^2$	3
	中剂量阿糖胞苷 + 依托泊苷	阿糖胞苷	$1.0g/m^2$	6
		依托泊苷	$100mg/m^2$	5
	大剂量阿糖胞苷	阿糖胞苷	$6.0g/m^2$	2
多发性骨髓瘤	大剂量环磷酰胺	环磷酰胺	2.0g	2

（三）脐带血的采集

脐带血由特定的脐血库负责采集和保存。采集前需确定新生儿无遗传性疾病，在结扎脐带移去胎儿后无菌条件下留存。同时留取标本进行血型、HLA 配型，有核细胞和 CD34$^+$ 细胞计数及各类病原体检测等检查，以确保质量。

【HSCT 的预处理方案】

由于大多数预处理方案为致死剂量的放、化疗，故 HSCT 前应严格根据适应证和禁忌证对患者进行排查，签署知情同意书并进行全身无菌和肠道除菌准备。患者经过预处理后，采集物一般在移植的当天通过静脉输注给患者，异体 HSCT 所输注的造血细胞应在采集后的 24 小时内进行。

预处理的目的是最大限度清除基础疾病，为移植后归巢的造血细胞提供植入空间，同时可抑制受体免疫排斥，保证植活。预处理主要采用全身照射（total-body irradiation，TBI）、细胞毒药物和免疫抑制剂。预处理方案的选择受患者疾病种类、疾病状态、身体状况、移植供者来源等因素影响。55 岁以下患者一般选用常规剂量的预处理方案，55 岁以下但重要脏器功能受损或年龄大于 55 岁者可考虑选用减低剂量预处理方案，而在复发难治的年轻恶性血液病患者可接受增加强度的预处理方案。而在清髓移植中，预处理对肿瘤细胞的直接杀伤作用减弱，主要依靠免疫抑制诱导受者对供者的免疫耐受，使供者细胞能顺利植入，形成稳定嵌合体，继而通过移植物中输入的或由造血细胞的增殖分化而来的免疫活性细胞，以及以后 DLI 来发挥移植物抗白血病（graft versus leukemia，GVL）作用，从而达到治愈肿瘤的目的。NST 主要适用于疾病进展缓慢、肿瘤负荷相对小，且对 GVL 较敏感、不适合常规移植、年龄较大（> 55 岁）的患者。增加强度的预处理方案一定程度上可降低复发率，但移植相关的病死率可能会增加。常用的预处理方案等见表 8-12-2、表 8-12-3。

表 8-12-2　常用的自体外周血干细胞移植预处理方案

方案	药物	总剂量	应用时间（天，回输当天为第 0 天）	建议适用的疾病
BEAM	BCNU	$150mg/m^2$	−7，−6	白血病、淋巴瘤
	VP-16	$(50 \sim 100) mg/m^2$ q12h	$−6 \sim −3$	
	Ara-C	$100mg/m^2$ q12h	$−6 \sim −3$	
	Mel	$140mg/m^2$	−2	

续表

方案	药物	总剂量	应用时间（天，回输当天为第 0 天）	建议适用的疾病
Bu/Cy	Bu	4mg/kg	−7 ～ −4	白血病、多发性骨髓瘤
	Cy	60mg/kg	−3，−2	
Cy/Vp-16/TBI	Cy	60mg/kg	−4，−3	淋巴瘤、急性淋巴细胞白血病
	VP-16	50 ～ 100mg/m² q12h	−6 ～ −3	
		或 125mg/m² q12h	−6 ～ −4	
	TBI	800 ～ 900cGy（可分次）	−1	
CBV	Cy	1.5g/m²	−6 ～ −3	淋巴瘤、多发性骨髓瘤
	BCNU	450mg/m²	−6	
	VP-16	（125 ～ 150）mg/m² q12h	−6 ～ −4	
HDM	Mel	200mg/m²	−2	多发性骨髓瘤

注：BCNU，卡莫司汀；Bu，白消安；VP-16，依托泊苷；Ara-C，阿糖胞苷；Mel，左旋苯丙氨酸氮芥；Cy，环磷酰胺；TBI，全身照射。

表 8-12-3　经典和改良的异体 HSCT 清髓预处理方案

方案	药物	总剂量	应用时间（天，回输当天为第 0 天）	移植类型
Cy/TBI	Cy	120mg/kg	−6，−5	白血病 / 骨髓增生异常综合征异体 HSCT
	TBI	12 ～ 14Gy（分次）	−3 ～ −1	
Bu/Cy	Bu	16mg/kg 口服或 12.8mg/kg 静脉注射	−7 ～ −4	
	Cy	120mg/kg	−3，−2	
BEAM	BCNU	300mg/m²	−6	白血病 / 非霍奇金淋巴瘤异体 HSCT
	VP-16	800mg/m²	−5 ～ −2	
	Ara-C	800mg/kg	−5 ～ −2	
	Mel	140mg/m²	−1	
Flu/Mel	Flu	150mg/m²	−7 ～ −3	多发性骨髓瘤异体 HSCT
	Mel	140mg/m²	−2，−1	
Flu/Bu	Flu	150mg/m²	−9 ～ −5	
	Bu	6.4 ～ 9.6mg/kg（静脉滴注）	−6 ～ −5/-4	
Cy-ATG	Cy	120mg/kg	−5 ～ −2	重型再生障碍性贫血同胞相合 HSCT
	ATG	11.25 ～ 15.00mg/kg	−5 ～ −3，−2	
FluCy-ATG	Flu	120mg/m²	−5 ～ −2	重型再生障碍性贫血非同胞相合 HSCT
	Cy	120mg/kg	−5 ～ −2	
	ATG	11.25 ～ 15.00mg/kg	−5 ～ −3，−2	

注：BCNU，卡莫司汀；Bu，白消安；VP-16，依托泊苷；Ara-C，阿糖胞苷；Mel，左旋苯丙氨酸氮芥；Cy，环磷酰胺；Flu，氟达拉滨；ATG，兔抗人胸腺细胞免疫球蛋白，即复宁；HSCT，造血干细胞移植。

【HSCT 造血细胞植活证据和成分输血】

BMT 的中性粒细胞多在 4 周内回升至 > $0.5×10^9$/L，而血小板回升至 ≥ $50×10^9$/L 的时间多长于 4 周。PBSCT 造血重建快，中性粒细胞和血小板恢复的时间分别为移植后 8 ～ 10 天和 10 ～ 12 天。其中自体 PBSCT 后，其外周血移植后中性粒细胞上升常出现两个峰值。第一个峰值在中性粒细胞恢复到 > $0.5×10^9$/L，平均出现在移植后 11 天，随后呈一度下降趋势，然后在第 3 ～ 4 周时再次出现第 2 次峰值，之后白细胞恢复正常。CBT 造血恢复慢，中性粒细胞恢复时间多大于 1 个月，血小板重建需时更长，约有 10% 的 CBT 不能植活。而 HLA 相合的 BMT 或 PBSCT，植活率高达 97% ～ 99%。allo-HSCT 后在患者的骨髓或外周血中仍可检出其原来的造血细胞，此时称为混合嵌合状态，如果已不能检出患者其自身的干细胞，称为完全植入，也称完全嵌合状态。造血干细胞移植的最终目的是使供体正常造血细胞在受体内植活，自体移植可以根据血细胞恢复情况判断，而异基因移植其植活状态的检测是通过识别供、受者之间遗传学标记差异而得以实现，临床上 GVHD 的出现是 allo-HSCT 临床植活证据，实验室可根据供、受者的性染色体、红细胞血型和 HLA 等的不同进行鉴定。

异体移植在造血重建前，患者需输成分血支持。血细胞比容 ≤ 0.30 或 Hb ≤ 70g/L 时需输红细胞；有出血且血小板小于正常或无出血但血小板 ≤（10 ～ 20）× 10^9/L 时需输血小板。为预防输血相关性 GVHD，所有含细胞成分的血制品均须照射 25 ～ 30Cy，以灭活淋巴细胞。自体移植的输血原则可参照上述进行。

【HSCT 的并发症及防治】

HSCT 的并发症及其防治是关系到移植成败的关键之一。并发症的发生与大剂量放、化疗的毒副作用及移植后患者免疫功能抑制、紊乱有关。虽然多数并发症病因明确，但在某些并发症，多种因素均参与疾病发病过程。此外，患者可同时存在多种并发症表现。allo-HSCT 的并发症发生概率和严重程度显著高于 auto-HSCT。

（一）预处理过程及自体移植动员过程放、化疗毒性防治

不同的预处理和自体移植动员方案会产生不同的毒副作用。移植过程要重视营养支持及治疗毒副作用的预防。早期毒副作用通常有恶心、呕吐、黏膜炎等消化道反应，急性肝肾功能受损、心血管系统毒性作用也不少见。糖皮质激素可减轻放射性胃肠道损伤。口腔黏膜炎常出现在移植后 5 ～ 7 天，严重者需阿片类药物镇痛，继发疱疹感染者应用阿昔洛韦治疗。氯硝西泮或苯妥英钠能有效预防白消安所致的药物性惊厥。美司钠、充分水化、碱化尿液、膀胱冲洗和输血支持可以防治高剂量环磷酰胺导致的出血性膀胱炎。

移植后长期存活的患者也可因预处理发生晚期并发症，主要包括：白内障，主要与 TBI 有关，糖皮质激素也可促进其发生；白质脑病，主要见于合并中枢神经系统白血病而又接受反复鞘内化疗和全身高剂量放、化疗者；内分泌紊乱，甲状腺和性腺功能降低、不孕不育和儿童生长延迟；继发肿瘤，少数患者数年后继发淋巴瘤或其他实体瘤，也可继发白血病或 MDS。

（二）感染

放、化疗后由于血细胞减少、留置导管、黏膜屏障受损及免疫功能低下，感染相当常见。常采取以下措施预防感染：保护性隔离，住层流净化室；无菌饮食；胃肠道除菌；免疫球蛋白输注支持；患者、家属及医护人员注意勤洗手、戴口罩等个人卫生。

感染最为常见，单纯疱疹病毒感染采用阿昔洛韦静脉滴注治疗，为预防晚期带状疱疹病毒激活（激活率为 40% ～ 60%），阿昔洛韦可延长使用至术后 1 年。移植后最严重的病毒性感染并发症是 CMV 感染，多发生于移植后中晚期，表现为间质性肺炎、CMV 肠炎、CMV 肝炎和 CMV 视网膜炎等。CMV 感染的原因是患者体内病毒的激活或是输入了 CMV 阳性的血液制品，对供受体 CMV 均阴性的患者，必须只输 CMV 阴性的血液。对 CMV 感染的治疗除支持治疗外，还需选更昔洛韦和膦甲酸钠行抗病毒治疗。目前氟康唑预防用药大大降低了白念珠菌的感染，但侵袭性真菌感染有明显增多趋势，尤其是曲霉菌、毛霉菌感染的治疗仍相当有挑战性，根据诊断结果可选择两性霉素 B、伏立康唑、伊曲康唑、卡泊芬净、米卡芬净等药物治疗。移植前一周起即预防性服用复方磺胺甲噁唑，可显著减少肺孢子菌肺炎的发生。

（三）肝静脉闭塞病

肝静脉闭塞病（hepatic venous occlusive disease，HVOD）是造血干细胞移植后一种非常严重的肝脏并发症。由于大剂量放、化疗等原因引起肝小叶中央静脉和小叶下静脉、血窦内皮细胞损伤，导致肝内小静脉和血窦的非血栓性狭窄闭塞，同时伴有小叶中心肝细胞的不同程度的坏死，在临床上表现为疼痛性肝大、腹水和黄疸的一种综合征。异体移植 HVOD 的发病率约 10%，主要为肝血管和窦状隙内皮细胞的毒性损伤并在局部呈现高凝状态所致。高峰发病时间为移植后 2 周，一般都在 1 个月内发病。HVOD 的确诊需肝活检，目前诊断主要根据临床表现。诊断标准为以下

3 个条件中具备两项（西雅图移植中心）：①黄疸（血胆红素＞ 34.2μmol/L）。②肝大或肝区疼痛。③体重在短期内迅速增加，与基础体重相比＞ 2%，需排除其他原因。高强度预处理、移植时肝功能异常，接受了 HBV 或 HCV 阳性供体的干细胞是 HVOD 的危险因素。低剂量的肝素和前列腺素 E_2、熊去氧胆酸对 HVOD 有预防作用，HVOD 的治疗以支持为主。

（四）GVHD

GVHD 是异体 HSCT 后特有的并发症，由供体 T 细胞攻击受者同种异型抗原所致，移植物中的免疫活性细胞识别宿主抗原而产生的免疫反应，这种反应能引起宿主皮肤、肝脏及胃肠道的病理变化产生一系列的临床症状，是移植治疗相关死亡主要原因之一。产生 GVHD 需 3 个要素：移植物中含免疫活性细胞；受体表达供体没有的组织抗原；受体处于免疫抑制状态，不能将移植物排斥掉。即使供、受者间 HLA 完全相合，还存在次要组织相容性抗原不相合的情况，仍有 30% 的机会发生严重 GVHD。产生 GVHD 的危险因素包括：供、受体间 HLA 相合程度，有无血缘关系、性别差异、年龄、基础疾病及其所处状态、预处理方式、GVHD 预防方案、移植物特性、感染、组织损伤等。

GVHD 可分为急性 GVHD（aGVHD）和慢性 GVHD（cGVHD）两类，aGVHD 为接受 allo-HSCT 后 100 天内出现的皮炎、肝炎、肠炎等一组临床征象，其分度、治疗反应和起病早晚与预后密切相关；而 cGVHD 指移植 100 天后发生的更为复杂的综合征，它是一种全身性、累及多器官的综合征，30% ～ 50% 的 allo-HSCT 患者会出现 cGVHD。但单纯的以时间区分对 NST 和 DLI 后发生的 GVHD 并不适用。aGVHD 主要累及皮肤、消化道和肝脏，表现为皮肤红斑和斑丘疹、持续性厌食和（或）腹泻、肝功能异常（胆红素、ALT、AST、ALP 和 GGT 升高）等。组织活检虽有助于确诊，但临床诊断更为重要，不能因等待辅助检查而延迟治疗。

aGVHD 的临床分期与分度可参照表 8-12-4。一般而言，Ⅰ度 GVHD 预后较良好，不需全身治疗，Ⅱ～Ⅳ度影响生存及预后，需迅速积极干预，多器官的 GVHD 和Ⅳ度 GVHD 常危及生命。严重的 aGVHD 的治疗效果不理想，因此，aGVHD 的预防就显得更为重要，主要方法有两种：免疫抑制剂和 T 细胞去除。常用的药物预防方案为环孢素联合甲氨蝶呤。此外，他克莫司、糖皮质激素、吗替麦考酚酯、ATG 等也可作为预防用药。此外，从移植物中直接去除 T 细胞也是有效预防 GVHD 的方法。通常 aGVHD 的治疗首先仍用预防 GVHD 的药物，包括肾上腺糖皮质激素、ATG（或抗淋巴细胞球蛋白）及环孢素等。cGVHD 好发于年龄较大、HLA 不全合、无血缘移植、PBSCT 和有 aGVHD 者。cGVHD 可累及全身所有器官和组织，临床表现类似于自身免疫病，轻度局限性的 cGVHD 无须系统性免疫治疗，或只予以肾上腺糖皮质激素治疗，而严重的、广泛的 cGVHD 需进行系统性免疫抑制治疗，且需预防感染。

表 8-12-4　Glucksberg 急性 GVHD 的临床分期与分度

分期与分度	皮肤损伤	肝脏损伤（胆红素含量）	肠道损伤，腹泻量（天）
分期			
1	皮疹面积＜ 25%	34 ～ 51μmol/L	＞ 500ml 或持续恶心
2	皮疹面积 25% ～ 50%	51 ～ 102μmol/L	＞ 1000ml
3	皮疹面积＞ 50%	103 ～ 225μmol/L	＞ 1500ml
4	普遍红斑伴疱疹	＞ 225μmol/L	严重腹痛或伴绞痛
分度			
Ⅰ	1 ～ 2 期	无	无
Ⅱ	1 ～ 3 期	1 期	或 1 期
Ⅲ	2 ～ 3 期	2 ～ 3 期	或 2 ～ 4 期
Ⅳ	类似 3 期且有 2 ～ 4 个器官和临床症状明显		

【移植后复发】

迄今为止，各种形式的移植都避免不了疾病的复发。复发概率与疾病类型、危险度分层、移植时本病状态和移植类型等因素密切相关。对于异体移植而言，早期复发多指移植后 100 天内，常是缓解不全或已处复发时进行的移植，或者是预处理强度不够和输入细胞数少。晚期复发是指形成稳定的嵌合体后，在 cGVHD 中抗白血病的过继免疫发挥不强，或因宿主免疫系统未受到足够抑制，或供者细胞受到受体造血微环境影响而发生供者源性白血病的复发。复发者治疗困难，预后较差。移植后监测患者微小残留病水平，对持续较高水平或有增高的高危患者及时调整免疫治疗强度、联合 DLI 等治疗有可能降低复发率。二次移植对少数复发病例适合。DLI 对 CML 等复发有效。

【造血干细胞移植应掌握的内容】

应了解并熟悉造血干细胞移植的分类，对于拟行造血干细胞移植患者需询问患者既往患病类型、时间，治疗经过，有无缓解，并根据造血干细胞移植的适应证和禁忌证进行排查。对于移植治疗后的患者应熟悉移植治疗的过程、预处理方案及常见的并发症处理。

（一）问诊

有无头晕、乏力、耳鸣、心悸、眼花、胸闷、气急等不适。此外，是否伴吞咽困难，是否有腹痛，是否有呕血、黑便，是否有腹泻（频率和持续时间）、脓血便，是否有皮疹，外院辅助检查及用药（其他常规问诊自行完善）。

（二）查体

体温、脉搏、血压、呼吸（有无气促），神志情况，面容，皮肤、黏膜是否苍白及苍白程度，有无瘀点、瘀斑，有无黄染和皮疹，注意皮疹的范围和性质。浅表淋巴结是否肿大，有无心率增快，有无肝脾大和腹水；有无腹部压痛等阳性指征；有无全身水肿。

（三）诊断标准及鉴别诊断

主要掌握 GVHD 的诊断标准。

（四）相关并发症治疗原则（见上述）

注意嘱咐患者定期随访，复查血常规、网织红细胞、肝功能、粪常规和嵌合状态等指标。

（林赠华）

第九篇　其他（儿科学）

第一章　新生儿疾病

第一节　新生儿肺透明膜病

新生儿肺透明膜病又称呼吸窘迫综合征（respiratory distress syndrome，RDS），是由肺表面活性物质（pulmonary surfactant，PS）缺乏而导致，于出生后 4～12 小时出现进行性呼吸困难、呻吟、发绀、吸气"三凹征"的综合征，严重者可发生呼吸衰竭。多见于早产儿，发病率与胎龄有关，胎龄越小，发病率越高，体重越轻，病死率越高。

【生理功能】

PS 是由 II 型肺泡上皮细胞合成并分泌的一种磷脂蛋白复合物，磷脂约占 80%，其中磷脂酰胆碱（phosphatidylcholine，PC）即卵磷脂是起表面活性作用的重要物质。妊娠 18～20 周开始产生，继之缓慢上升，妊娠 35～36 周迅速增加达肺成熟水平。其次是磷脂酰甘油（phosphatidylglycerol，PG），妊娠 26～30 周前浓度很低，而后与 PC 平行升高，妊娠 36 周达高峰，随之下降，足月时约为高峰值的 1/2。此外尚有其他磷脂，其中鞘磷脂的含量较恒定，只在妊娠 28～30 周时出现小高峰，故羊水或气管吸引物中卵磷脂/鞘磷脂（lecithin/sphingomyelin，L/S）值可作为评价胎儿或新生儿肺成熟度的重要指标。PS 中蛋白质约占 13%，其中能与 PS 结合的蛋白质称为表面活性物质蛋白（surfactant protein，SP），包括 SP-A、SP-B、SP-C、SP-D 等，与磷脂结合，增加其表面活性作用。PS 覆盖在肺泡表面，降低其表面张力，防止呼气末肺泡萎陷，以保持功能残气量（functional residual capacity，FRC），稳定肺泡内压和减少液体自毛细血管向肺泡渗出。

【病因】

早产儿胎龄越小，功能肺泡越少，气体交换功能越差；呼吸膜越厚，气体弥散功能越差；气管软骨少，气道阻力大；胸廓支撑力差，肺泡不易张开。因此，对于肺解剖结构尚未完善的早产儿，其胎龄越小，PS 的量也越低，肺泡表面张力增加，呼气末功能残余气量降低，肺泡趋于萎陷。故其肺功能异常主要表现为肺顺应性下降，气道阻力增加，通气/血流值降低，气体弥散障碍及呼吸功增加，从而导致缺氧和因其所致的代谢性酸中毒及通气功能障碍所致的呼吸性酸中毒。由于缺氧及酸中毒使肺毛细血管通透性增高，液体漏出，肺间质水肿和纤维蛋白沉着于肺泡表面形成嗜伊红透明膜，进一步加重气体弥散障碍，加重缺氧和酸中毒，并抑制 PS 合成，形成恶性循环。此外，严重缺氧及混合性酸中毒也可导致持续肺动脉高压的发生。

糖尿病母亲所娩的婴儿（infant of diabetic mother，IDM）也易发生此病，是由于其血中高浓度胰岛素能拮抗肾上腺皮质激素对 PS 合成的促进作用，故 IDM 的 RDS 发生率比正常增加 5～6 倍。PS 的合成还受体液 pH、体温和肺血流量的影响，因此，围生期窒息、低体温、前置胎盘、胎盘早剥和母亲低血压等所致的胎儿血容量减少，均可诱发 RDS。此外，剖宫产儿、双胎的第二婴和男婴，RDS 的发生率也较高。

【临床表现】

患婴多为早产儿，出生后 2～6 小时出现呼吸困难，逐渐加重，伴呻吟，呼吸不规则，间有呼吸暂停；面色因缺氧变得灰白或青灰，发生右向左分流后青紫明显，供氧不能使之减轻。缺氧重者四肢肌张力低下。体征有鼻翼扇动，胸廓开始时隆起，以后肺不张加重，胸廓随之下陷，以腋下较明显；吸气时胸廓软组织凹陷，以肋缘下、胸骨下端最明显。肺呼吸音减低，吸气时可听到细湿啰音。本症为自限性疾病，能生存 3 天以上者肺成熟度增加，恢复希望较大。但不少婴儿并发肺炎，使病情继续加重，至感染控制后方好转。约有 30% 的患儿于恢复期出现动脉导管重新开放，故恢复期的 RDS 患儿，其原发病已明显好转，突然出现对氧气的需求量增加、难以矫正和解释的代谢性酸中毒、喂养困难、呼吸暂停、周身发凉发花及肝脏在短时间内进行性增大，应注意本病。若同时具备脉压增大，水冲脉，心率增快或减慢，胸骨左缘第 2 肋间听到收缩期或连续性杂音，则应确诊动脉导管开放。病情严重的 RDS 婴儿死亡大多在出生后 3 天以内，以出生后第 2 天病死率最高。若出生 12 小时后出现呼吸窘迫，一般不考虑本病。

【辅助检查】

（一）泡沫试验（foam test）

取患儿胃液 1ml 加 95% 乙醇 1ml，振荡 15 秒，静置 15 分钟后沿管壁有多层泡沫形成则可除外 RDS。若无泡沫可考虑为 RDS，两者之间为可疑。其机制是由于 PS 利于泡沫的形成和稳定，而乙醇则起抑制作用。

（二）肺成熟度的判定

测定羊水或患儿气管吸引物中 L/S，若 ≥ 2 提示 "肺成熟"，1.5～2 为 "可疑"、< 1.5 提示 "肺未成熟"；PS 中其他磷脂成分的测定也有助于诊断。

（三）血气分析

pH 和动脉血氧分压（PaO_2）降低，动脉二氧化碳分压（$PaCO_2$）增高，碳酸氢根减低是 RDS 常见改变。

（四）X 线检查

X 线检查是目前确诊 RDS 的最佳手段。①磨玻璃样改变：两肺呈普遍性的透过度降低，可见弥漫性均匀一致的细颗粒网状影；②支气管充气征：在弥漫性不张肺泡的背景下，可见清晰充气的树枝状支气管影；③白肺：严重时双肺野均呈白色，肺肝界及肺心界均消失；④肺容量减少（非持续正压通气或机械通气条件下）。尽管典型病例的胸片有其特异性表现，但动态拍摄 X 线胸片更有助于鉴别诊断、病情判定、呼吸机参数调整及治疗效果（如应用 PS）的评价。

（五）超声波检查

彩色多普勒超声有助于动脉导管开放确定和新生儿持续性肺动脉高压（persistent pulmonary hypertension of the newborn，PPHN）的诊断。

【诊断】

根据患儿早产，妊娠糖尿病母亲所生新生儿或存在窒息史，出生后 12 小时内出现进行性呼吸困难、气促、呻吟、发绀及吸气 "三凹征" 等临床表现，结合 X 线胸片典型改变及血气分析等可确诊。

【鉴别诊断】

（一）湿肺

湿肺又称新生儿暂时性呼吸增快（transient tachypnea of newborn，TTN）。多见于足月儿，为自限性疾病。系肺淋巴和（或）静脉吸收肺液功能暂时低下，使其积留于淋巴管、静脉、间质、叶间胸膜和肺泡等处，影响气体交换。出生后数小时内新生儿出现呼吸增快（> 60～80 次 / 分），但吃奶佳、哭声响亮及反应好，重者也可有发绀及呻吟等。听诊呼吸音减低，可闻及湿啰音。X 线胸片显示肺气肿、肺门纹理增粗和斑点状云雾影，常见毛发线（叶间积液）。对症治疗即可。一般 2～3 天症状可缓解、消失。

（二）B 组链球菌肺炎

B 组链球菌肺炎是由 B 组链球菌败血症所致的宫内感染性肺炎。其临床及 X 线所见有时与

RDS 难以鉴别。但前者母亲妊娠晚期多有感染、胎膜早破或羊水有臭味史；母血或子宫颈拭子培养有 B 组链球菌生长；机械通气时所需参数较低；病程与 RDS 不同。

（三）膈疝

表现为阵发性呼吸急促及发绀。腹部凹陷，患侧胸部呼吸音减弱甚至消失，可闻及肠鸣音；X 线胸片可见患侧胸部有充气的肠曲或胃泡影及肺不张，纵隔向对侧移位。

【治疗】

目的是保证通换气功能正常，待自身 PS 产生增加，RDS 得以恢复。机械通气和 PS 是治疗的重要手段。

（一）一般治疗

注意保温，保持皮肤温度在 36.5℃ 以上；监测体温、呼吸、心率、血压和血气；保证液体和营养供应，纠正酸中毒并适当补充电解质。病情好转后改为经口喂养，热能不足时辅以部分静脉营养；原则上不主张用抗菌药物，但若合并感染，应依据细菌培养和药敏试验结果选择相应抗菌药物。

（二）氧疗和辅助通气

目前经鼻持续气道正压通气（nasal continuous positive airway pressure，nCPAP）作为首选，初始压力参数 6cmH$_2$O，若其经皮血氧饱和度（TcSO$_2$）或动脉血氧分压（PaO$_2$）已符合上呼吸机指征者，还应尽早给予机械通气治疗。机械通气方式有常频机械通气和高频通气方式。首选无创，必要时有创通气。

（三）PS 替代疗法

可明显降低 RDS 病死率及气胸发生率，同时改善肺顺应性和通换气功能，降低呼吸机参数。对已确诊的 RDS 或产房内防止 RDS，进行预防性应用。临床常用的为从猪肺及牛肺中提取的 PS，少部分地区采用人工合成的 PS。一旦确诊，力争出生后 24 小时内经气管插管注入肺内。根据所用 PS 的不同，其剂量及重复给药的间隔时间（6 小时或 12 小时）亦不相同。视病情轻重，可给予 2～4 次。注意在使用 PS 后及时调整辅助通气参数，防止气胸发生。

（四）关闭动脉导管

如出现动脉导管开放表现，应采取以下措施：①限制入液量，并给予利尿剂，以减少肺内液体的积聚及减轻心脏的前负荷。②药物治疗，如前列腺素合成酶抑制剂——吲哚美辛静脉使用，非选择性环氧化酶抑制剂——布洛芬口服使用，有助于动脉导管的关闭。③若动脉导管开放明显影响血流动力学，必要时可手术关闭。

【预防】

（一）预防早产

加强高危妊娠和分娩的监护及治疗。

（二）促进胎儿肺成熟

可肌内注射地塞米松或倍他米松。

【新生儿肺透明膜病应掌握的内容】

（一）问诊

问诊时重点询问患儿的起病时间，疾病的发展，患儿胎龄，出生体重，有无窒息等出生史以及母亲妊娠疾病史、产检史等，这些问诊对明确诊断很有价值，同时利于与其他呼吸困难发绀型疾病相鉴别，需仔细询问，认真记录。

（二）查体

新生儿肺透明膜病的体格检查主要在于心肺体征、腹部有无空虚感、神经系统体征，对于判断疾病严重程度及有无并发症十分重要。

（三）辅助检查

动态检查 X 线胸片对诊断疾病意义重大，故 RDS 的典型 X 线改变需重点掌握，能判断病情的轻重及利于鉴别诊断；血气分析及心超能帮助了解病情的严重程度及有无并发症。

（四）治疗

氧疗、机械通气及 PS 替代治疗是本病的重点，需根据患儿病情程度决定普通氧疗、无创还是有创机械通气，并选择合适的治疗手段；存在影响血流动力学的动脉导管未闭者，必要时药物或手术关闭。

（李海英）

第二节　新生儿肺炎

新生儿肺炎根据病因不同可分为新生儿吸入性肺炎和新生儿感染性肺炎。新生儿由于吸入羊水、胎粪或乳汁后引起的肺部化学性炎症反应 / 继发感染，统称为新生儿吸入肺炎。新生儿感染性肺炎可发生在子宫内、分娩过程中或出生后，由细菌、病毒、衣原体、真菌等不同的病原体引起。

【病因】

（一）新生儿吸入性肺炎

1. 羊水吸入性肺炎　在明显宫内缺氧所引起的胎儿窘迫出现喘气时，由于羊水内的脱落上皮细胞阻塞末端气道而引起呼吸困难，继之出现肺部化学性炎症改变或继发感染。

2. 胎粪吸入性肺炎　多见于胎龄＞ 42 周过期分娩者，存在宫内缺氧所引起的胎儿窘迫，出现喘气时，可使胎粪进入小气道或肺泡，胎粪首先引起小气道机械性梗阻，当完全梗阻时可出现肺不张；当胎粪部分阻塞呼吸道时，可出现肺气肿，进一步可发展为纵隔气肿或气胸等气漏；后期引起化学性炎症和肺间质水肿、肺表面活性物质的继发性灭活甚至新生儿持续肺动脉高压。

3. 乳汁吸入性肺炎　早产儿或患支气管肺发育不良者最易发生胃内容的反流吸入；在吞咽障碍、食管闭锁或气管食管瘘、严重腭裂或兔唇者每次喂养的量过多等也易发生乳汁吸入。吸入前由于局部刺激，引起会厌的保护性关闭，患儿出现呼吸暂停，临床表现为呼吸道梗阻症状；吸入后出现呼吸窘迫和相应的 X 线表现，如肺部浸润灶，临床表现与感染性肺炎常难以鉴别。由于肺水肿、出血等使肺顺应性降低，也可继发细菌感染在乳汁吸入性肺炎，气管吸出物可见乳汁或带脂质的巨噬细胞。

（二）新生儿感染性肺炎

1. 宫内感染性肺炎（又称先天性肺炎）　主要病原体为病毒，如风疹病毒、巨细胞病毒、单纯疱疹病毒等，病原体经血行通过胎盘感染胎儿；孕母阴道内的细菌（大肠埃希菌、克雷伯菌、李斯特菌）、支原体等感染也可经胎盘感染胎儿，但较少见；胎儿吸入污染的羊水可产生肺炎。

2. 分娩过程中感染性肺炎　①胎膜早破 24 小时以上或孕母产道内病原体上行感染羊膜，引起羊膜绒毛膜炎，胎儿吸入污染的羊水，发生感染性肺炎；②胎儿分娩时通过产道吸入污染的羊水或母亲的宫颈分泌物。常见病原体为大肠埃希菌、肺炎链球菌、克雷伯菌、李斯特菌和 B 组溶血性链球菌等，也有病毒、支原体。早产、滞产、产道检查过多，更易诱发感染。

3. 出生后感染性肺炎

（1）呼吸道途径：与呼吸道感染患者接触。

（2）血行感染：常为败血症的一部分。

（3）医源性途径：由于医用器械如吸痰器、雾化器、供氧面罩、气管插管等消毒不严，或呼吸机使用时间过长，或通过医务人员手传播等引起感染性肺炎。医源性感染的高危因素有：①出生体重＜ 1500g；②长期住院；③病房过于拥挤、消毒制度不严；④护士过少；⑤医护人员无菌观念差；⑥滥用抗菌药物；⑦使用呼吸机交叉感染；⑧多种侵入性操作，气管插管72小时以上或多次插管。病原体以金黄色葡萄球菌、大肠埃希菌多见。近年来机会致病菌如克雷伯菌、假单胞菌、表皮葡萄球菌、枸橼酸杆菌等感染增多。病毒则以呼吸道合胞病毒、腺病毒、巨细胞病毒多见；其他病原菌如沙眼衣原体、解脲支原体等亦应引起重视。广谱抗菌药物使用过久易发生念珠菌肺炎。

【临床表现】

（一）羊水吸入性肺炎

复苏后即出现呼吸困难、发绀，可从口腔中流出液体或泡沫，肺部听诊有湿啰音，一般症状和体征持续时间超过72小时。

（二）胎粪吸入性肺炎

症状的轻重与吸入的羊水性质（稀薄或黏稠）和量的多少有关。临床可从轻微呼吸困难到严重的呼吸窘迫。新生儿复苏后即出现呼吸浅快（＞60次/分）、鼻翼扇动、"三凹征"、呻吟和发绀，严重者可出现呼吸衰竭。胸廓隆起呈桶状，早期两肺有粗湿啰音，以后出现细湿啰音。上述症状和体征于出生后12～24小时更为明显。并发气胸或纵隔气肿时呼吸困难突然加重，呼吸音明显减低；并发持续肺动脉高压时表现为持续严重发绀，对一般氧疗无反应；并发心功能不全时，心率增快，肝大。临床呼吸困难常持续至出生后数天至数周。

（三）乳汁吸入性肺炎

哺乳后突然出现呼吸停止、发绀或呛咳，气道内有乳汁吸出；临床突然出现呼吸窘迫、"三凹征"、肺部湿啰音增多，且症状和体征持续时间超过72小时；有引起吸入的原发病表现。注意并发症的临床表现，如继发感染、心功能不全等。

（四）宫内感染性肺炎

临床表现差异很大。多在出生后24小时内发病，出生时常有窒息史，复苏后可有气促、呻吟、呼吸困难，体温不稳定，反应差。肺部听诊呼吸音可为粗糙、减低或闻及湿啰音。严重者可出现呼吸衰竭、心力衰竭、弥散性血管内凝血（disseminated intravascular coagulation，DIC）、休克或持续肺动脉高压。血行感染者常缺乏肺部体征，而表现为黄疸、肝脾大和脑膜炎等多系统受累。也有出生后数月进展为慢性肺炎。

（五）分娩过程中感染性肺炎

发病时间因不同病原体而异，一般在出生数日至数周后发病，细菌性感染在出生后3～5天发病，Ⅱ型疱疹病毒感染多在出生后5～10天发病，而衣原体感染潜伏期则长达3～12周。

（六）产后感染性肺炎

表现为发热或体温不升、气促、鼻翼扇动、发绀、吐沫、"三凹征"等。肺部体征早期常不明显，病程中可出现双肺细湿啰音。呼吸道合胞病毒肺炎可表现为喘息，肺部听诊可闻及哮鸣音。

【辅助检查】

（一）羊水吸入性肺炎

X线检查可为密度较淡的斑片状阴影，可伴轻或中度肺气肿。

（二）胎粪吸入性肺炎

1. X线检查　X线改变在出生后12～24小时更为明显。典型表现为两肺散在密度增高的粗颗粒或片状、云絮状阴影，或伴节段性肺不张及肺气肿，可并发气胸和（或）纵隔积气；合并PPHN时支气管影减少，肺透亮度增加。X线胸片和临床表现的轻重程度可不成正比。

2. 血气分析　动脉血气显示有低氧血症、高碳酸血症和代谢性或混合性酸中毒。如低氧血症很明显，与肺部的病变或呼吸困难的程度不成比例时，注意有无并发持续性肺动脉高压。

（三）乳汁吸入性肺炎

X 线检查可为肺门阴影增宽，肺纹理增粗或出现斑片影，可伴肺气肿或肺不张。反复吸入者可发生间质性肺炎，甚至纤维化。

（四）宫内感染性肺炎

周围血象白细胞大多正常，也可减少或增加。脐血 IgM > 200mg/L 或特异性 IgM 增高对产前感染有诊断意义。X 线胸片常显示为间质性肺炎改变，细菌性肺炎则为支气管肺炎表现。

（五）分娩过程中感染性肺炎

出生后立即进行胃液涂片找白细胞和病原体，或取血标本、气管分泌物等进行涂片、培养和对流免疫电泳等检测有助于病原学诊断。

（六）产后感染性肺炎

鼻咽部分泌物细菌培养、病毒分离和荧光抗体、血清特异性抗体检查有助于病原学诊断。金黄色葡萄球菌肺炎易合并脓气胸，X 线检查可见肺大疱。

【诊断】

（一）新生儿吸入性肺炎

1. 羊水吸入性肺炎　①病史：有胎儿窘迫史或出生后窒息史；②临床表现；③ X 线检查。

2. 胎粪吸入性肺炎　①病史：常有明确的缺氧病史，如胎儿窘迫 [胎动和（或）胎心异常]、产时窒息或慢性宫内缺氧病史；有羊水胎粪污染的证据，如羊水中混有胎粪、胎盘及患儿指（趾）甲、皮肤、脐带粪染以及口、鼻腔吸引物中含有胎粪；气管插管时声门处或气管内吸引物可见胎粪。②临床表现。③相关检查。

3. 乳汁吸入性肺炎　①病史：常有诱因。早产儿多见，尤其合并支气管肺发育不良者有吞咽协调功能障碍，胃食管反流；食管闭锁或气管食管瘘；严重唇、腭裂者。②临床表现。③ X 线表现。

（二）新生儿感染性肺炎

1. 病史　注意询问高危因素。①宫内：孕妇妊娠期感染史（早期以病毒为主，晚期以细菌为主）、羊水穿刺操作、绒毛膜羊膜炎及胎膜早破等；②产时：胎儿窘迫、产程延长、羊水有臭味或胎盘糟粕等；③出生后：呼吸道感染患者接触史、脐炎、皮肤感染以及有院内感染的高危因素如出生体重＜ 1500g、长期住院、机械通气超过 72 小时、侵入性操作、长期静脉营养等。

2. 临床表现　宫内感染多于出生后 3 天内出现症状，产时或出生后感染多在出生 3 天后发病。临床轻重不一。轻症仅呼吸增快，重症呼吸困难明显，伴呻吟、吐沫、呼吸节律不整或呼吸暂停等。可伴发热或低体温、反应差、吃奶差等感染中毒症状。肺部可闻及湿啰音。重症常并发心力衰竭、DIC、休克、PPHN、肺出血等。

3. X 线检查　是重要的诊断依据。X 线特点因病原体不同而异，病毒感染时仅示两肺纹理粗或散在片状阴影；细菌感染时两肺野有斑片状密度增高阴影，可伴肺大疱、脓气胸。早发型 B 组溶血性链球菌感染肺炎的 X 线胸片改变与 RDS 不易区别。

4. 血液检查　细菌感染时中性粒细胞增加，核左移，血小板可降低。脐血 IgM 可升高。细菌感染时 C 反应蛋白多升高。

5. 病原学检测　气管分泌物涂片及培养，必要时做血培养。出生后 1 小时内胃液及出生后 8 小时内气管分泌物涂片和培养均可提示宫内感染的致病菌。血清特异性 IgM 及病原聚合酶链式反应（polymerase chain reaction，PCR）检测。

6. 血气分析　判断呼吸衰竭及类型。

【鉴别诊断】

主要与新生儿呼吸窘迫综合征、先天性心脏病、膈疝及新生儿缺氧缺血性脑病相鉴别。

（一）新生儿呼吸窘迫综合征

多见于早产儿，出生后不久出现呻吟、气促、呼吸困难、吸气"三凹征"，呈进行性加剧。X

线可见肺透亮度降低、磨玻璃样改变、支气管充气征及白肺等表现。

（二）先天性心脏病

表现为气促或发绀，有时心前区可闻及杂音；心脏彩超可明确类型。

（三）膈疝

表现为阵发性呼吸急促及发绀，腹部凹陷，患侧胸部呼吸音减弱甚至消失，可闻及肠鸣音；X线胸片可见患侧胸部有充气的肠曲或胃泡影及肺不张，纵隔向对侧移位。

（四）新生儿缺氧缺血性脑病

一般存在宫内窘迫史或出生时窒息史，出生后除有呻吟、气促外还有反应低下、激惹或昏迷等神经系统症状，查体可存在肌张力和原始反射改变，头颅B超及MRI有助于诊断。

【治疗】

（一）新生儿吸入性肺炎

1. 羊水吸入性肺炎 ①对症治疗：根据缺氧程度选择头罩吸氧，无创或有创机械通气；②预防和控制感染：选用针对革兰氏阴性菌的广谱抗菌药物。

2. 胎粪吸入性肺炎 关键是改善通气和氧疗支持。①清理呼吸道：对有羊水胎粪污染且宫内窘迫的新生儿，必要时立即行气管插管吸引。②监测和观察项目：监测体温、呼吸、心率、血压、尿量、氧饱和度。密切观察呼吸窘迫症状和体征，减少不必要的刺激。X线胸片监测肺部病变，注意有无并发气胸或纵隔气肿。③氧疗：轻者选择鼻导管、头罩给氧。必要时给予nCPAP、常频呼吸机、高频振荡通气等治疗。合并PPHN时，通过碱化血液可降低肺动脉压，此外一氧化氮（nitric oxide，NO）吸入、高频振荡通气和体外膜肺氧合（extracorporeal membrane oxygenation，ECMO）也取得了一定的疗效。④对症支持治疗：注意保暖、镇静、热卡供应，维持血压、血糖、血钙正常，纠正酸中毒等。保证入量，适当限制液体。注意胸部物理治疗，定时翻身、拍背、吸痰，尤其对机械辅助呼吸者。⑤肺表面活性物质的使用。⑥抗菌药物的应用：常需要选择广谱抗菌药物进行治疗，积极寻找细菌感染的证据（如血培养、气管分泌物培养等），以确定抗菌药物治疗的疗程。

3. 乳汁吸入性肺炎 ①清理呼吸道：立即用吸管或气管插管吸引，保持呼吸道通畅。②改善通气和供氧：根据缺氧程度选择吸氧方式。X线胸片监测肺部病变，注意有无并发气胸或纵隔气肿。③预防和控制感染：选用广谱抗菌药物，可取气管分泌物做细菌培养和药敏试验。④对症治疗：保证营养。轻症者可少量多次喂奶，重症不能喂哺者需静脉输液，必要时给予肠外营养。及时治疗各种并发症。

（二）新生儿感染性肺炎

1. 呼吸道管理 雾化吸入，体位引流，定期翻身、拍背，及时吸净口鼻分泌物，伴严重肺不张者行气管冲洗。

2. 供氧 有低氧血症时可用鼻导管、面罩、头罩或nCPAP给氧，呼吸衰竭时可行机械通气，使动脉血PaO_2维持在50～80mmHg。

3. 控制感染 考虑细菌感染而病原未明时，首选第三代头孢菌素，必要时联合应用。B组溶血性链球菌感染或李斯特菌感染的肺炎可用氨苄西林。沙眼衣原体和解脲脲原体肺炎首选红霉素。巨细胞病毒肺炎首选更昔洛韦。

4. 积极治疗各种并发症。

5. 保证充足的能量和营养供给，酌情静脉输注血浆、白蛋白和免疫球蛋白，以提高机体的免疫功能。

【新生儿肺炎应掌握的内容】

（一）问诊

因为患儿的年龄、出生史、喂养史及母亲疾病史对于诊断十分重要，故详尽询问这些病史对明确诊断很有价值。

（二）查体

新生儿肺炎的体格检查主要在于心肺体征、消化系统及神经系统体征等，对于判断疾病严重程度及有无并发症十分重要。

（三）辅助检查

X 线胸片对诊断疾病意义重大，血常规、炎症指标、生化、血气分析及心脏超声能帮助了解病情的严重程度及有无并发症。

（四）治疗

适当的氧疗或机械通气、控制液体及必要的针对不同感染源的抗感染治疗是本病的治疗重点。

（李海英）

第三节　新生儿硬肿症

新生儿硬肿症又称新生儿寒冷损伤综合征，是寒冷或（和）多种疾病所致，以低体温和皮肤硬肿为主要临床表现，重症可并发多器官功能衰竭。

【病因】

（一）寒冷保温不足

新生儿，尤其是早产儿，体温调节中枢不成熟；体表面积相对较大，皮下脂肪少，皮肤薄，血管丰富，易于失热；寒冷时缺乏寒战反应，棕色脂肪少，白色脂肪中饱和脂肪酸含量高，故易发生低体温和皮肤硬肿。

（二）某些疾病

严重感染、缺氧、心力衰竭和休克等使能源物质消耗增加、热卡摄入不足，加之缺氧又使能源物质的氧化产能发生障碍，故产热能力不足，即使在正常散热条件下，也可出现低体温和皮肤硬肿。严重的颅脑疾病也可抑制尚未成熟的体温调节中枢，使其调节功能进一步降低，散热大于产热，出现低体温，甚至皮肤硬肿。

（三）多器官损害

低体温及皮肤硬肿可使局部血液循环淤滞，引起缺氧和代谢性酸中毒，导致皮肤毛细血管壁通透性增加，出现水肿。如低体温持续存在和（或）硬肿面积扩大，缺氧和代谢性酸中毒进一步加重，可引起多器官功能损害。

【临床表现】

主要发生在寒冷季节或重症感染时。多于出生后 1 周内发病，早产儿多见。低体温和皮肤硬肿是本病的主要特点。

（一）一般表现

反应低下，吮乳差或拒乳、哭声低弱或不哭，活动减少，也可出现呼吸暂停等。

（二）低体温

新生儿低体温是指体温 < 35℃。轻症体温为 30 ～ 35℃；重度体温 < 30℃，可出现四肢甚至全身冰冷。

（三）皮肤硬肿

皮肤硬肿即皮肤紧贴皮下组织，不能移动，按之似橡皮样感，呈暗红色或青紫色，伴水肿者有指压凹陷。硬肿常呈对称性，其发生顺序依次为：下肢→臀部→面颊→上肢→全身。硬肿的面积可按头颈部 20%、双上肢 18%、前胸及腹部 14%、背部及腰骶部 14%、臀部 8% 及双下肢 26% 进行计算。严重硬肿可妨碍关节活动，胸部受累时可致呼吸困难。

（四）多器官功能损害

重症可出现休克、DIC、急性肾衰竭和肺出血等多器官功能衰竭。

【辅助检查】

（一）血常规

末梢血白细胞总数无明显变化，合并感染时白细胞总数及中性粒细胞可有不同程度的增高或降低。若中性粒细胞明显增高或减少，提示预后不良。

（二）DIC 筛选试验

对危重硬肿症拟诊 DIC 者应做以下 6 项检查。①血小板计数：常呈进行性下降，部分患儿血小板计数 $< 100 \times 10^9/L$。②凝血酶原时间：重症者凝血酶原时间延长，出生后日龄在 4 天内者 $\geqslant 20$ 秒，日龄在第 5 天及以上者 $\geqslant 15$ 秒。③白陶土部分凝血活酶时间 > 45 秒。④血浆凝血酶时间：新生儿正常值 $19 \sim 44$ 秒。⑤纤维蛋白原 $< 1.17g/L$ 有参考价值。⑥ 3P 试验（血浆硫酸鱼精蛋白副凝试验）：出生后 1 天正常新生儿的 65% 纤溶活力增强，可有纤维蛋白降解产物（FDP）增多，故 3P 试验可以呈阳性，24 小时后仍阳性者则不正常，但 DIC 晚期 P 试验可转为阴性。

（三）血气分析

由于缺氧和酸中毒，血 pH 下降。PaO_2 降低，$PaCO_2$ 增高。

（四）生化检查

血糖常降低，可有肌酐、非蛋白氮增高。

（五）超微量红细胞电泳时间测定

由于血液黏稠度增加，红细胞电泳时间延长。

（六）心电图改变

部分病例可有心电图改变，表现为 Q—T 间期延长、低血压、T 波低平或 ST 段下降。

【诊断】

在寒冷季节，存在温度低和保温不足，或患有可诱发本病的疾病；有体温降低，皮肤硬肿，即可诊断。临床依据体温及皮肤硬肿范围可分为：轻度，体温 $\geqslant 35℃$、皮肤硬肿范围 $< 20\%$；中度，体温 $< 35℃$，皮肤硬肿范围 $20\% \sim 50\%$；重度，体温 $< 30℃$，皮肤硬肿范围 $> 50\%$，常伴有器官功能障碍。

【鉴别诊断】

（一）新生儿水肿

1. 局限性水肿　常发生于女婴会阴部，数日内可自愈。

2. 早产儿水肿　下肢常见凹陷性水肿，有时延及手背、眼睑或头皮，大多数可自行消退。

3. 新生儿 Rh 溶血病或先天性肾病水肿　较严重，并有其各自的临床特点。

（二）新生儿皮下坏疽

常由金黄色葡萄球菌感染所致。多见于寒冷季节。有难产或产钳分娩史。常发生于身体受压部位（如枕、背、臀部等）或受损（如产钳）部位。表现为局部皮肤变硬、略肿、发红、边界不清楚并迅速蔓延，病变中央初期较硬，以后软化，先呈暗红色，逐渐变为黑色，重者可伴有出血和溃疡，亦可融合成大片坏疽。

【治疗】

（一）复温

复温（rewarming）的目的是在体内产热不足的情况下，通过提高环境温度（减少失热或外加热），以恢复和保持正常体温。新生儿由于腋窝部皮下含有较多棕色脂肪，寒冷时氧化产热，使局部温度升高，此时腋温高于或等于肛温（核心温度）。正常状态下，棕色脂肪不产热，腋温 - 肛温差（axillary temperature minus rectal temperature，T_{A-R}）$< 0℃$；重症新生儿冷伤，因棕色脂肪耗尽，故 TA-R 也 $< 0℃$；新生儿冷伤初期，棕色脂肪代偿产热增加，则 $T_{A-R} \geqslant 0℃$。因此，腋温 - 肛温

差（T_{A-R}）可作为判断棕色脂肪产热状态的指标。

1. 若肛温 > 30℃，T_{A-R} ≥ 0，提示体温虽低，但棕色脂肪产热较好，此时可通过减少散热，使体温回升。将患儿置于已预热至中性温度的暖箱中，一般在 6 ~ 12 小时内可恢复正常体温。

2. 当肛温 < 30℃时，多数患儿 T_{A-R} < 0，提示体温很低，棕色脂肪被耗尽，虽少数患儿 T_{A-R} ≥ 0，但体温过低，靠棕色脂肪自身产热难以恢复正常体温，且易造成多器官功能损害，故若肛温 < 30℃，一般均应将患儿置于箱温比肛温高 1 ~ 2℃的暖箱中进行外加温。每小时提高箱温 0.5 ~ 1℃（箱温不超过 34℃），在 12 ~ 24 小时内可恢复正常体温。然后根据患儿体温调整暖箱温度。在肛温 > 30℃，T_{A-R} < 0 时，仍提示棕色脂肪不产热，故此时也应采用外加温使体温回升。

若无上述条件，也可采用温水浴、热水袋、火炕、电热毯或母亲将患儿抱在怀中等方法升温。

（二）热量和液体补充

供给充足的热量有助于复温和维持正常体温。热量供给从每日 210kJ/kg 开始，逐渐增加至每日 419 ~ 502kJ/kg。喂养困难者可给予部分或完全静脉营养。液体量按 0.24ml/kJ 计算，有明显心、肾功能损害者，应严格控制输液速度及液体入量。

（三）控制感染

根据血培养和药敏试验结果应用抗菌药物。

（四）纠正器官功能紊乱

对并发心力衰竭、休克、凝血机制障碍、弥散性血管内凝血、肾衰竭和肺出血等，应给予相应治疗。

【预防】

1. 做好围生期保健工作，宣传预防新生儿冷伤的知识。

2. 避免早产、产伤和窒息等，及时治疗诱发冷伤的各种疾病。

3. 尽早开始喂养，保证充足的热量供应。

4. 注意保暖，产房温度不宜低于 24℃，若室温低于 24℃，应增加包被。早产儿出生后不擦干皮肤，直接用食品级塑料薄膜覆盖保暖保湿，放入暖箱中保温，箱温设为中性温度，待体重 > 1800g 或室温下体温稳定时，方可放置于婴儿床中。转院过程中应注意保暖。

【新生儿硬肿症应掌握的内容】

（一）问诊

注意发病季节，问诊时对于早产儿注意询问患儿胎龄及保暖方式，有无窒息、感染等病史也十分重要，但对于足月儿首先询问有无感染、缺氧、心力衰竭和休克等病史，这与两者发病病因不完全一样有关。

（二）查体

新生儿硬肿症的体格检查主要在于检查体温、皮肤硬肿，准确鉴别局部的水肿和红肿相；体温降低程度及皮肤硬肿范围对于明确疾病的严重程度十分重要，其他系统阳性体征有助于判断有无并发症。

（三）辅助检查

根据病情需要，检测血常规、动脉血气和血电解质、血糖、尿素氮、肌酐、弥散性血管内凝血筛查试验等，以帮助了解病情的严重程度以及有无并发症，并且有助于与其他疾病相鉴别。

（四）治疗

合理的复温，热量及液体的保证，根据血培养和药敏试验结果应用抗菌药物控制感染以及纠正器官功能紊乱是本病的治疗重点。

（李海英）

第四节　新生儿缺氧缺血性脑病

新生儿缺氧缺血性脑病（hypoxic-ischemic encephalopathy，HIE）是指各种围生期窒息引起的部分或完全缺氧、脑血流减少或暂停而导致胎儿或新生儿脑损伤。早产儿发生率明显高于足月儿，但由于足月儿在活产新生儿中占绝大多数，故以足月儿多见。HIE 是引起新生儿急性死亡和慢性神经系统损伤的主要原因之一。

【病理生理】

（一）脑血流改变

当缺氧缺血为部分性或慢性时，体内血液出现代偿性重新分配，以保证小脑的血液供应。随着缺氧时间的延长，这种代偿机制丧失，脑血流最终因心功能受损、全身血压下降而锐减，遂出现第 2 次血流重新分配，大脑半球血流减少，以保证代谢最旺盛部位，如基底节、脑干、丘脑及小脑的血液供应。而大脑皮质矢状旁区及其下部的白质（大脑前、中、后动脉的边缘带）最易受损。如窒息为急性完全性，则上述代偿机制不会发生，脑损伤可发生在基底节等代谢最旺盛的部位，而大脑皮质不受影响，甚至其他器官也不会发生缺血损伤。这种由于脑组织内在特性不同而具有的对损害特有的高危性称为选择性易损区，足月儿的易损区在大脑矢状旁区的脑组织；早产儿的易损区则位于脑室周围的白质区。缺氧和高碳酸血症还可导致脑血管自主调节功能障碍，形成"压力被动性脑血流"，即脑血流灌注完全随全身血压的变化而波动。当血压高时，脑血流过度灌注可致颅内血管破裂出血；当血压下降、脑血流减少，则引起缺血性脑损伤。

（二）脑组织代谢改变

葡萄糖是人类脑组织能量的最主要来源。但脑组织储存糖原很少。在正常情况下，85% ～ 95% 的脑组织能量由葡萄糖氧化而来，仅 5% ～ 15% 的葡萄糖通过无氧酵解转化为乳酸。有氧代谢时每分子葡萄糖产能是无氧酵解时的 19 倍。缺氧时，由于脑组织无氧酵解增加，组织中乳酸堆积、能量产生急剧减少，最终因能量衰竭，出现一系列使损害进一步恶化而导致脑细胞死亡的瀑布样反应：①细胞膜上钠 - 钾泵、钙泵功能不足，使 Na^+、水进入细胞内，造成细胞毒性脑水肿；②钙通道开启异常，大量 Ca^{2+} 进入细胞内导致脑细胞不可逆性损害，同时还可激活某些受其调节的酶，引起胞质膜磷脂成分分解，从而进一步破坏脑细胞膜的完整性及通透性；③当脑组织缺血时，ATP 降解，腺苷转变为次黄嘌呤，当脑血流再灌注期重新供氧，次黄嘌呤在次黄嘌呤氧化酶的作用下产生氧自由基；④能量持续衰竭时，兴奋性氨基酸尤其是谷氨酸在细胞外聚积产生毒性作用，进一步诱发上述生化反应，引起细胞内 Ca^{2+} 超载，自由基生成增多，以及脑血流调节障碍等陆续发生，最终导致细胞水肿、凋亡和坏死。

（三）病理

病变的范围和分布主要取决于损伤时脑成熟度、严重程度及持续时间。①脑水肿：为其早期主要的病理改变；②选择性神经元死亡（包括凋亡和坏死）及梗死：足月儿主要病变在脑灰质，包括脑皮质（呈层状坏死）、海马、基底节、丘脑、脑干和小脑半球，后期表现为软化、多囊性变或瘢痕形成；③出血：包括脑室、原发性蛛网膜下腔、脑实质出血；④早产儿主要表现为脑室周围白质软化和脑室周围室管膜下 - 脑室内出血。

【病因】

缺氧是发病的核心，其中围生期窒息是最主要的病因。另外，出生后肺部疾病、心脏病变及严重失血或贫血也可引起脑损伤。

【临床表现】

根据意识、肌张力、原始反射改变、有无惊厥、病程及预后等，临床上分为轻、中、重度。

轻度 HIE 往往兴奋，肌张力正常，拥抱反射活跃，无惊厥、呼吸衰竭及瞳孔改变等，症状在 72 小时内消失，预后好；中度 HIE 可存在嗜睡，肌张力降低，拥抱反射不完全，出现惊厥、呼吸衰竭及瞳孔改变，症状在 14 天内消失，可能有后遗症状；重度 HIE 可出现昏迷，全身松软，原始反射消失，频繁惊厥、前囟张力及严重呼吸衰竭等，症状可持续数周，病死率高。

急性损伤、病变在两侧大脑半球者，症状常发生在出生后 24 小时内，其中 50%～70% 可发生惊厥，特别是足月儿。惊厥最常见的表现形式为轻微发作型或多灶性阵挛型，严重者为强直型，同时有前囟隆起等脑水肿症状和体征。病变在脑干、丘脑者，可出现中枢性呼吸衰竭、瞳孔缩小或扩大、顽固性惊厥等脑干症状，常在 24～72 小时内病情恶化或死亡。少数患儿在宫内已发生缺氧缺血性脑损伤，出生时 Apgar 评分可正常，多脏器受损不明显，但出生后数周或数月逐渐出现神经系统受损症状。

【辅助检查】

（一）血清学检验

1. 血清肌酸激酶同工酶（creatine kinase，CK-BB） 正常值 < 10U/L，脑组织受损时升高。

2. 神经元特异性烯醇化酶（neuron-specific enolase，NSE） 正常值 < 6 μg/L，神经元受损时血浆中此酶活性升高。

（二）腰椎穿刺

无围生期窒息史，排除其他疾病引起的脑病时可行腰椎穿刺，应行脑脊液常规、生化及脑特异性肌酸激酶检测。

（三）B 超

具有无创、价廉、可在床旁操作和进行动态随访等优点，对基底节、脑室及其周围出血具有较高的特异性，但对皮质损伤不敏感。

（四）CT 扫描

有助于了解颅内出血范围和类型，但对于 HIE 的诊断仅作为参考，尤其是颅后窝病变。最适宜检查时间为出生后 2～5 天。

（五）磁共振成像（MRI）

对脑灰、白质的分辨率异常清晰，且轴位、矢状位及冠状位三维成像，能清晰显示 B 超或 CT 不易探及的部位，对于足月儿和早产儿脑损伤的判断均有较强的敏感性。弥散加权磁共振（diffusion weighted imaging，DWI）对显示脑梗死则具有较高的敏感性和特异性。

（六）^{1}H- 磁共振波谱成像（^{1}H-MRS）

可在活体上直接检测脑内代谢产物的变化，有助于早产儿和足月儿脑损伤的早期诊断。

（七）脑电生理检查

脑电图可客观反映脑损害程度、判断预后，以及有助于惊厥的诊断。在出生后 1 周内检查，表现为脑电活动延迟、异常放电、背景活动异常（以低电压和暴发抑制为主）等，目前振幅整合脑电图（amplitude-integrated electroencephalography，aEEG）的临床应用越来越多。

【诊断】

由中华医学会儿科学会新生儿学组制定的足月儿 HIE 诊断标准如下：①有明确的可导致胎儿窘迫的异常产科病史，以及严重的胎儿窘迫表现 [胎心率 < 100 次 / 分，持续 5 分钟以上和（或）羊水Ⅲ度污染]，或在分娩过程中有明显窒息史；②出生时有重度窒息，指阿普加（Apgar）评分 1 分钟 ≤ 3 分，并延续至 5 分钟时仍 ≤ 5 分；或出生时脐动脉血气 pH ≤ 7；③出生后不久出现神经系统症状，并持续 24 小时以上；④排除电解质紊乱、颅内出血和产伤等原因引起的抽搐，以及宫内感染、遗传代谢性疾病和其他先天性疾病所引起的脑损伤。同时具备以上 4 条者可确诊，第 4 条暂时不能确定者可作为拟诊病例。目前尚无早产儿 HIE 诊断标准。

【治疗】

（一）三支持疗法

1. 维持良好的通气功能是支持疗法的核心，保持 $PaO_2 > 60 \sim 80mmHg$、$PaCO_2$ 和 pH 在正常范围。可酌情予以不同方式的氧疗，严重者可用机械通气、NO 吸入，但应避免 PaO_2 过高或 $PaCO_2$ 过低。

2. 维持脑和全身良好的血液灌注是支持疗法的关键措施，避免脑灌注过低或过高。低血压可用多巴胺，也可同时加用多巴酚丁胺。

3. 维持血糖在正常高值（$4.16 \sim 5.55mmol/L$），以提供神经细胞代谢所需能源。

（二）三对症治疗

1. 控制惊厥　首选苯巴比妥，肝功能不良者改用苯妥英钠；顽固性抽搐者加用地西泮，或加用水合氯醛。

2. 治疗脑水肿　适当控制液体入量，预防和治疗脑水肿，每日液体总量不超过 $60 \sim 80ml/kg$。颅内压增高时，可选用利尿剂呋塞米静脉注射，严重者可用 20% 甘露醇，一般不主张使用糖皮质激素。

3. 促进脑组织修复　如亚低温及神经生长因子等，神经间充质干细胞治疗目前研究颇多，可能存在较大的应用前景。

（三）新生儿期后治疗

病情稳定后尽早进行合理的康复训练，有利于促进脑功能恢复，减少后遗症。

【预后和预防】

本病预后与病情严重程度、抢救是否及时正确有关。病情严重，惊厥、意识障碍、脑干症状持续时间超过 1 周，血清肌酸肌酶脑型（CK-BB）和脑电图持续异常者预后差。幸存者常留有不同程度的运动和智力障碍、癫痫等后遗症。积极推广新法复苏，防止围生期窒息是预防本病的主要方法。

【新生儿缺氧缺血性脑病应掌握的内容】

（一）问诊

由于缺氧是发病的核心，故围生期可引起窒息缺氧的任何高危因素及出生后有无肺部疾病、心脏病变及严重失血或贫血等均为问诊重点，还需询问有无遗传代谢性疾病史等，不仅可以帮助明确病因，还有助于鉴别诊断。

（二）查体

新生儿缺氧缺血性脑病的体格检查主要在于检查意识、肌张力、原始反射改变、有无惊厥等，这些可帮助临床诊断及分度，且对判断预后十分重要。

（三）实验室检查、影像学检查及脑电生理检查

床旁 B 超无创，可用于动态随访颅内病变情况，对颅内出血敏感性高，但不易发现皮质损伤；颅脑 CT、MRI 及 ^{1}H-MRS 等有助于明确颅内病变的范围，但 CT 存在辐射大的缺点，MRI 存在价格昂贵、操作所需时间长、对于镇静要求高的缺点，临床根据需要酌情选择；血液相关脑损伤生化指标等有助于明确诊断并排除电解质紊乱、代谢性疾病等；脑电生理 aEEG 临床应用越来越多。

（四）治疗

三对症、三支持是本病的治疗重点，后期的康复治疗有助于改善患儿的生活质量。

（李海英）

第五节　新生儿颅内出血

新生儿颅内出血（intracranial hemorrhage of the newborn，ICH）是新生儿期最严重的脑损伤，

早产儿多见，病死率高，存活者常留有神经系统后遗症。主要表现为硬脑膜下出血、脑室周围 - 脑室内出血、脑实质出血、原发性蛛网膜下腔出血、小脑出血及混合性出血。

【病因】

（一）早产

胎龄 32 周以下的早产儿，在脑室周围的室管膜下及小脑软脑膜下的颗粒层均留存胚胎发生基质（germinal matrix，GM）。该组织是一未成熟的毛细血管网，其血管壁仅有一层内皮细胞、缺少胶原和弹性纤维支撑。当动脉压突然升高时可导致毛细血管破裂引起室管膜下出血；出血向内可穿破室管膜进入脑室内引起脑室内出血；血液外渗可扩散至脑室周围的白质。GM 层血管壁内皮细胞富含线粒体，耗氧量大，对缺氧十分敏感，易引起血管壁破坏出血。此处小静脉系统呈"U"形走向汇于盖伦（Galen）静脉，由于这种特殊走向，易发生血流动力学的变化而致出血及出血性脑梗死。胎龄 32 周以后 GM 层逐步退化形成神经胶质细胞，构成生后脑白质的基础。

（二）缺氧缺血

窒息时低氧血症、高碳酸血症可损害脑血流的自主调节功能，形成压力被动性脑血流。当动脉压力升高时，脑血流量增加，可引起毛细血管破裂出血；当动脉压力降低时，脑血流量减少，引起毛细血管缺血性损伤而出血；低氧、高碳酸血症还可引起脑血管扩张，血管内压增加，毛细血管破裂出血；或静脉淤滞、血栓形成，脑静脉血管破裂出血。

（三）外伤

主要为产伤所致。如胎位不正、胎儿过大、产程延长等使胎儿头部过分受压，或使用高位产钳、胎头吸引器、急产、臀牵引等机械性损伤均可使天幕、大脑镰撕裂和脑表浅静脉破裂而导致硬膜下出血。其他如头皮静脉穿刺、吸痰、搬动、气管插管等频繁操作或机械通气时呼吸机参数设置不当等可造成头部过分受压、脑血流动力学突然改变和脑血流自主调节受损，引起毛细血管破裂而出血。

（四）其他

新生儿肝功能不成熟，凝血因子不足或患其他出血性疾病，如母亲患原发性血小板减少性紫癜或孕期使用苯妥英钠、苯巴比妥、利福平等药物可引起新生儿血小板或凝血因子减少；不适当地输入碳酸氢钠、葡萄糖酸钙、甘露醇等高渗溶液，可导致毛细血管破裂。

【临床表现】

主要与出血部位和出血量有关，轻者可无症状，大量出血者可在短期内死亡。常见的症状与体征有：神志改变：激惹、嗜睡或昏迷；呼吸改变：增快或减慢，不规则或暂停；颅内压增高：前囟隆起，血压增高，抽搐，角弓反张，脑性尖叫；眼征：凝视、斜视、眼球上转困难、眼球震颤等；瞳孔对光反射消失；肌张力：增高、减弱或消失；其他：不明原因的苍白、贫血和黄疸。

根据出血部位不同，临床上分为以下几型。

（一）脑室周围 - 脑室内出血

脑室周围 - 脑室内出血（periventricular-intraventricular hemorrhage，PVH-IVH）是新生儿颅内出血中常见的一种类型。主要见于胎龄 < 32 周、体重 < 1500g 的早产儿，胎龄越小，发病率越高，是引起早产儿死亡的主要原因之一。

（二）原发性蛛网膜下腔出血

原发性蛛网膜下腔出血（subarachnoid hemorrhage，SAH），出血原发部位在蛛网膜下腔内，不包括硬膜下、脑室内或小脑等部位出血后向蛛网膜下腔扩展的情况。此种出血类型在新生儿十分常见，尤其是早产儿。SAH 与缺氧、酸中毒、产伤有关。大多数出血量少，无临床症状，预后良好。部分典型病例表现为生后第 2 天抽搐，但发作间歇表现正常；极少数病例大量出血常于短期内死亡。主要的后遗症为交通性或阻塞性脑积水。

（三）脑实质出血

脑实质出血（intraparenchymal hemorrhage，IPH）多因小静脉栓塞后使毛细血管压力增高、破裂而出血。由于出血部位和量不同，临床症状有很大差异。如出血部位在脑干，早期可发生瞳孔变化、呼吸不规则和心动过缓等，前囟张力可不高。主要后遗症为脑性瘫痪、癫痫和精神发育迟缓。下肢运动障碍较多见。出血部位可液化形成囊肿，如囊肿与脑室相通称为脑穿通性囊肿。

（四）硬膜下出血

硬膜下出血（subdural hemorrhage，SDH）是产伤性颅内出血最常见的类型，多见于足月巨大儿。出血量少者可无症状；出血明显者一般在出生 24 小时后出现惊厥、偏瘫和斜视等神经系统症状。严重的天幕、大脑镰撕裂和大脑表浅静脉破裂可在出生后数小时内死亡。也有在新生儿期症状不明显，而至出生数月后发生慢性硬脑膜下积液。

（五）小脑出血

小脑出血（cerebellar hemorrhage，CH）包括原发性小脑出血、脑室内或蛛网膜下腔出血扩散至小脑、静脉出血性梗死及产伤引起小脑撕裂 4 种类型。多见于胎龄 < 32 周、体重 < 1500g 的早产儿，或有产伤史的足月儿。严重者除一般神经系统症状外主要表现为脑干症状，如频繁呼吸暂停、心动过缓等，可在短时间内死亡。预后较差，尤其是早产儿。

【辅助检查】

血红蛋白、血小板、血细胞比容可下降。凝血酶原时间延长，间接胆红素增高，血气分析呈代谢性及呼吸性酸中毒，低氧血症。蛛网膜下腔及脑室内出血脑脊液呈血性，镜检可见皱缩红细胞。

如动态观察前囟及头围的变化，颅透照射、头颅 B 超及 CT 检查等均可根据需要检测。CT 可精确了解病变类型、部位、出血程度，对预后做出评估，可将 PVH-IVH 分为 4 度：Ⅰ度，脑室管膜下出血；Ⅱ度，脑室出血不伴脑室扩张，90% 以上存活；Ⅲ度，脑室出血伴脑室扩张；Ⅳ度，脑室出血伴脑实质出血，其病死率为 50%。

【诊断】

病史、症状体征可提供诊断线索，但确诊需靠头颅影像学检查。头颅 B 超对颅脑中心部位病变分辨率高，成为 PVH-IVH 的特异性诊断手段，应为首选，并在出生后 3～7 天进行，1 周后动态监测。但蛛网膜下腔、颅后窝和硬膜外等部位出血 B 超不易发现，需行 CT、MRI 检查确诊。脑脊液检查可与其他引起中枢神经系统症状的疾病鉴别。颅内出血时显微镜下可见皱缩红细胞，蛋白质含量明显升高，严重者在出血后 24 小时内脑脊液糖含量降低，5～10 天最明显，同时乳酸含量低。

【治疗】

（一）支持疗法

保持患儿安静，尽可能避免搬动、刺激性操作，维持正常的 PaO_2、$PaCO_2$、pH、渗透压及灌注压。

（二）止血

可选择使用维生素 K_1、酚磺乙胺、巴曲酶等。

（三）控制惊厥

与缺氧缺血性脑病相同。

（四）降低颅内压

有颅内压增高症状者可用呋塞米。对中枢性呼吸衰竭者可用小剂量甘露醇静脉注射。

（五）脑积水

乙酰唑胺可减少脑脊液的产生；对脑室内或蛛网膜下腔出血可于病情稳定后（出生后 2 周左右）连续腰椎穿刺，每日或隔日 1 次，防止粘连和脑积水，但对此法尚存在争议。梗阻性脑积水上述治疗多无效，可行脑室 - 腹腔分流术。

【预后】

主要与出血部位、出血量、胎龄及其他围生期因素有关。早产儿、Ⅲ～Ⅳ级 PVH-IVH、慢性缺氧、顶枕部脑实质出血预后差，幸存者常留有神经系统后遗症。

【预防】

1. 做好孕妇保健工作，避免早产；提高产科技术，减少新生儿窒息和产伤；对患有出血性疾病的孕妇及时给予治疗。

2. 提高医护质量，避免各种可能导致医源性颅内出血因素的发生。

【新生儿颅内出血应掌握的内容】

（一）问诊

病史的采集对于明确病因十分重要，故问诊有无早产、缺氧和外伤史以及母亲有无特殊用药史、不恰当治疗史等是重点。

（二）查体

新生儿颅内出血的体格检查与 HIE 相似，主要在于检查意识、呼吸改变、肌张力、眼征、瞳孔对光反射、原始反射改变、有无惊厥、动态观察前囟及头围的变化，这些可帮助临床诊断且对判断预后十分重要。

（三）辅助检查

颅透照射、头颅 B 超能初步了解出血量，CT 可精确了解病变类型、部位、出血程度，对预后做出评估，故根据需要检测；脑脊液检查不作为常规，但其对诊断蛛网膜下腔及脑室内出血有帮助，且有助于与其他引起中枢神经系统症状的疾病相鉴别；其他血液指标如血常规、凝血象、血气分析等有助于明确病因及进展情况。

（四）治疗

与 HIE 相似，需维持血压、血氧及血糖的稳定，尽量减少搬动及操作刺激；止血、降颅内压及控制惊厥是本病急性期的对症处理；出现脑积水症状时可进行适当的药物治疗，连续腰椎穿刺尚存在争议，出现梗阻性脑积水时，上述治疗多无效，可行脑室 - 腹腔分流术；某些患儿后期可能也需康复治疗，有助于改善患儿的生活质量。

（李海英）

第六节　新生儿黄疸

新生儿黄疸（neonatal jaundice）是因胆红素在体内积聚引起的皮肤或其他器官黄染。新生儿血中胆红素超过 5mg/dl，即可出现肉眼可见的黄疸。非结合胆红素增高是新生儿黄疸最常见的表现形式，重者可引起胆红素脑病（核黄疸），多留有不同程度的神经系统后遗症，甚至发生死亡。

【病因】

病理性黄疸根据其发病原因分为以下 3 类。

（一）胆红素生成过多

因过多红细胞的破坏及肠肝循环增加，使血清未结合胆红素升高。

1. 红细胞增多症　即静脉血红细胞 $> 6 \times 10^{12}$/L，血红蛋白 > 220g/L，血细胞比容 $> 65\%$。

2. 血管外溶血　如较大的头颅血肿、皮下血肿、颅内出血、肺出血和其他部位出血。

3. 同族免疫性溶血　见于血型不合如 ABO 或 Rh 血型不合等，我国以 ABO 溶血病较为多见。

4. 细菌、病毒、螺旋体、衣原体、支原体和原虫等引起的重症感染　皆可导致溶血，以金黄色葡萄球菌及大肠埃希菌引起的败血症多见。

5. 肠肝循环增加　先天性肠道闭锁、先天性幽门肥厚、巨结肠、饥饿和喂养延迟等均可使胎粪排泄延迟，使胆红素吸收增加；母乳中的 β 葡糖醛酸糖苷酶使肠道内未结合胆红素生成增加，促进了肠肝循环，可能与母乳性黄疸有关。

6. 红细胞酶缺陷　葡萄糖 -6- 磷酸脱氢酶（glucose-6-phosphate dehydrogenase，G-6-PD）、丙酮酸激酶和己糖激酶缺陷均可影响红细胞正常代谢，使红细胞膜僵硬，变形能力减弱，滞留和被单核巨噬细胞系统破坏。

7. 红细胞形态异常　遗传性球形红细胞增多症、遗传性椭圆形红细胞增多症、遗传性口形红细胞增多症、婴儿固缩红细胞增多症等均由于红细胞膜结构异常使红细胞在脾脏破坏增加。

8. 血红蛋白病　α 珠蛋白生成障碍性贫血，血红蛋白 F-Poole 和血红蛋白 Hasharon 等，由于血红蛋白肽链数量和质量缺陷而引起溶血。

9. 其他　维生素 E 缺乏和低锌血症等，使红细胞膜结构改变导致溶血。

（二）肝脏胆红素代谢障碍

由于肝细胞摄取和结合胆红素的功能低下，使血清未结合胆红素升高。

1. 缺氧和感染　如窒息和心力衰竭等，均可抑制肝脏尿苷二磷酸葡萄糖醛酸转移酶（uridyldiphosphoglucuronyl transferase，UDPGT）的活性。

2. 克纳（Crigler-Najjar）综合征　即先天性 UDPGT 缺乏。Ⅰ 型属常染色体隐性遗传，酶完全缺乏，酶诱导剂治疗无效，很难存活；Ⅱ 型属常染色体显性遗传，酶活性低下，酶诱导剂治疗有效。

3. 吉尔伯特（Gilbert）综合征　即先天性非溶血性未结合胆红素增高症，属常染色体显性遗传，是由于肝细胞摄取胆红素功能障碍，黄疸较轻。也可同时伴有 UDPGT 活性降低，此时黄疸较重，酶诱导剂治疗有效。预后良好。

4. 卢西 - 德里斯科尔（Lucey-Driscoll）综合征　即家族性暂时性新生儿黄疸，由于妊娠后期孕妇血清中存在一种孕激素，抑制 UDPGT 活性所致。本病有家族史，新生儿早期黄疸重，2～3 周自然消退。

5. 药物　某些药物如磺胺、水杨酸盐、维生素 K_3、吲哚美辛、毛花苷 C 等，可与胆红素竞争 Y、Z 蛋白的结合位点。

6. 其他　先天性甲状腺功能减退、垂体功能低下和唐氏综合征等常伴有血胆红素升高或黄疸消退延迟。

（三）胆汁排泄障碍

肝细胞排泄结合胆红素障碍或胆管受阻，可致高结合胆红素血症，但如同时伴有肝细胞功能受损，也可有未结合胆红素增高。

1. 新生儿肝炎　多由病毒引起的宫内感染所致。常见有乙型肝炎病毒、巨细胞病毒、风疹病毒、单纯疱疹病毒、肠道病毒及 EB 病毒等。

2. 先天性代谢缺陷病　α_1- 抗胰蛋白酶缺乏症、半乳糖血症、果糖不耐受症、酪氨酸血症、糖原贮积病Ⅳ型及脂质贮积病（尼曼 - 皮克病、戈谢病）等可有肝细胞损害。

3. 迪宾 - 约翰逊（Dubin-Johnson）综合征　即先天性非溶血性结合胆红素增高症，是由肝细胞分泌和排泄结合胆红素障碍所致。

4. 胆管阻塞　先天性胆道闭锁和先天性胆总管囊肿，使肝内或肝外胆管阻塞，结合胆红素排泄障碍，是新生儿期阻塞性黄疸的常见原因；胆汁黏稠综合征是由于胆汁淤积在小胆管中，使结合胆红素排泄障碍，见于严重的新生儿溶血病；肝和胆道的肿瘤也可压迫胆管造成阻塞。

【临床表现】

（一）生理性黄疸

50%～60% 的足月儿和 80% 的早产儿出现生理性黄疸，其特点为：①一般情况良好；②足月儿出生后 2～3 天出现黄疸，4～5 天达高峰，5～7 天消退，但最迟不超过 2 周，早产儿黄疸多于出生后 3～5 天出现，5～7 天达高峰，7～9 天消退，最长可延迟到 3～4 周；③每日血清胆红素升高 < 85μmol/L（5mg/dl）；④血清胆红素足月儿 < 221μmol/L（12.9mg/dl）和早产儿 < 257μmol/L（15mg/dl）定为生理性黄疸的界限。需注意，生理性黄疸始终是一除外性诊断，必须排除引起病理性黄疸的各种原因后方可确定。

（二）病理性黄疸

病理性黄疸特点为：①出生后 24 小时内出现黄疸；②血清胆红素足月儿 > 221μmol/L（12.9mg/dl）、早产儿 > 257μmol/L（15mg/dl），或每日上升 > 85μmol/L（5mg/dl）；③黄疸持续时间足月儿 > 2 周，早产儿 > 4 周；④黄疸退而复现；⑤血清结合胆红素 > 34μmol/L（2mg/dl）。若具备上述任何一项，均可诊断为病理性黄疸。

【辅助检查】

（一）非结合胆红素增高为主

查血红蛋白、血细胞比容、网织红细胞、血型、外周血涂片、Coombs 试验、抗体释放试验等了解有无溶血；非免疫性溶血需考虑红细胞酶缺陷、红细胞膜缺陷、血红蛋白病、药物性溶血，可行外周血红细胞形态、G-6-PD 等检查，必要时行肝脏活检、基因检测；必要时完善 C 反应蛋白、降钙素原（procalcitonin，PCT）、血培养、TORCH、梅毒检测等了解有无感染因素；行甲状腺功能检测了解有无甲状腺功能减低等。

（二）结合胆红素增高为主

结合胆红素 > 1.5mg/dl，或超过总胆红素的 20%。多见于新生儿肝炎、先天性代谢缺陷病、Dubin-Johnson 综合征、先天性胆道闭锁和先天性胆总管囊肿等，可行乙型肝炎病毒、巨细胞病毒、TORCH、肠道病毒及 EB 病毒等检测指标，必要时可行肝脏活检、基因检测。

（三）影像学检查

可行肝胆 B 超、腹部 CT、放射性核素肝扫描、磁共振胰胆管造影等检查，了解有无先天性胆道闭锁和先天性胆总管囊肿。

【新生儿黄疸应掌握的内容】

（一）问诊

黄疸出现时间（极为重要）；大便是否发白，呈白陶土样；是否合并发热、呕吐、腹胀、反应差、纳乳差、酱油样小便、皮疹等情况；患儿是否为早产儿、低出生体重儿或糖尿病母亲的婴儿；仔细询问母亲妊娠史（胎次，有无流产、死胎和输血史，妊娠并发症，产前有无感染和胎膜早破史）；同胞兄妹有无黄疸史或家族史；父母的血型；分娩过程（分娩方式，有无难产史，是否用过催产素、镇静剂、麻醉剂等）；用药史（母婴双方有无用过特殊药物）；喂养情况（母乳喂养或人工喂养）；是否有明确的胆囊或胆道疾病史，是否有肝炎、巨细胞病毒感染病史；此次发病以来是否诊疗过，查了哪些辅助检查，结果是什么，用了哪些药物，效果如何（其他常规问诊自行完善）。

（二）查体

评估黄疸必须在光线明亮的环境下进行，观察巩膜、皮肤、黏膜黄染程度，首先观察黄疸的色泽（如色泽鲜艳并有光泽，呈橘黄色或金黄色，应考虑为高未结合胆红素血症，若黄疸色泽呈灰黄色或黄绿色则为高结合胆红素血症），其次观察黄疸分布情况，可粗略估计血胆红素水平。同时检查患儿一般情况，如体温、呼吸、心率、经皮氧饱和度、血压、毛细血管充盈时间，有无出血点、脓疱疹等皮疹，观察有无神经系统症状如神志情况、精神萎靡、激惹、前囟紧张、肌力肌张力情况及生理病理反射等；腹部体检有无囊性包块，肝脾肋下是否肿大，肠鸣音是否正常等。

（蔡　群）

第七节　新生儿溶血病

新生儿溶血病（hemolytic disease of newborn，HDN）系母、子血型不合引起的同族免疫性溶血。在已发现的人类 26 个血型系统中，以 ABO 血型不合最常见，其次是 Rh 血型不合。

【病理生理】

ABO 溶血除引起黄疸外，其他变化不明显。Rh 溶血可引起胎儿重度贫血、心力衰竭及胎儿水肿，严重者可致死胎。贫血时髓外造血增强，可出现肝脾大。胎儿娩出时黄疸往往不明显。出生后，由于处理新生儿胆红素的能力较差，因而出现黄疸。若血清未结合胆红素过高，则可透过血脑屏障，使基底节等处的神经细胞黄染、坏死，发生胆红素脑病。

【病因】

（一）ABO 溶血

主要发生在母亲 O 型而胎儿 A 型或 B 型，如母亲 AB 型或婴儿 O 型，则不发生 ABO 溶血病。

（二）Rh 溶血

Rh 血型系统有 6 种抗原，即 D、E、C、c、d、e，其抗原性强弱依次为 D＞E＞C＞c＞e，故 Rh 溶血病中以 RhD 溶血病最常见。

1. Rh 溶血病一般不发生在第一胎。Rh 阴性母亲首次妊娠，于妊娠末期或胎盘剥离（包括流产及刮宫）时，Rh 阳性的胎儿血进入母血中，经过 8～9 周产生 IgM 抗体（初发免疫反应），此抗体不能通过胎盘，以后虽可产生少量 IgG 抗体，但胎儿已经娩出。如母亲再次妊娠（与第一胎 Rh 血型相同），妊娠期间可有少量胎儿血进入母体循环，于几天内便可产生大量 IgG 抗体（次发免疫反应），该抗体通过胎盘引起胎儿溶血。

2. 既往输过 Rh 阳性血的 Rh 阴性母亲，其第一胎可发病。极少数 Rh 阴性母亲虽未接触过 Rh 阳性血，但其第一胎也发生 Rh 溶血病，这可能是因为 Rh 阴性孕妇的母亲为 Rh 阳性，其母怀孕时已致敏，故其第一胎发病（外祖母学说）。

3. 抗原性最强的 RhD 血型不合者，也仅有 1/20 发病，主要由于母亲对胎儿红细胞 Rh 抗原的敏感性不同。

【临床表现】

症状轻重与溶血程度基本一致。多数 ABO 溶血病患儿除黄疸外，无其他明显异常。Rh 溶血病症状较重，严重者可致死胎。

（一）黄疸

大多数 Rh 溶血病患儿出生后 24 小时内出现黄疸并迅速加重，而多数 ABO 溶血病在出生后第 2～3 天出现。血清胆红素以未结合型为主，但如溶血严重，造成胆汁淤积，结合胆红素也可升高。

（二）贫血

程度不一。重症 Rh 溶血，出生后即可有严重贫血、胎儿水肿或伴有心力衰竭。部分患儿因其抗体持续存在，也可于出生后 3～6 周发生晚期贫血。

（三）肝脾大

Rh 溶血病患儿多有不同程度的肝脾大，ABO 溶血病患儿则不明显。

【辅助检查】

（一）检查母子血型

检查母子 ABO 和 Rh 血型，证实有血型不合存在。

（二）确定有无溶血

溶血时红细胞和血红蛋白减少，早期新生儿血红蛋白＜ 145g/L 可诊断为贫血；网织红细胞增高（＞ 6%）；血涂片有核红细胞增多、破裂红细胞；血清总胆红素和未结合胆红素明显增加。

（三）致敏红细胞和血型抗体测定

1. 改良直接抗人球蛋白试验　即改良 Coombs 试验。Rh 溶血病阳性率高而 ABO 溶血病阳性率低。该项为该新生儿溶血病的确诊试验。

2. 抗体释放试验　Rh 溶血病和 ABO 溶血病一般均为阳性。该项为新生儿溶血病的确诊试验。

3. 游离抗体试验　该试验表明血清中存在游离的 ABO 或 Rh 血型抗体，并可能与红细胞结合引起溶血。不是新生儿溶血病的确诊试验，但有助于判断是否继续溶血或换血后的效果评价。

（四）影像学检查、脑干听觉诱发电位

1. 头颅 MRI　对胆红素脑病的早期诊断有重要价值，双侧苍白球的对称性 T_1 加权高信号是急性期胆红素脑病的特异性改变，此改变与长期预后无关。数周或数月后相应部位呈现 T_2 加权高信号，为慢性期胆红素脑病的 MRI 改变，提示预后不良。

2. 脑干听觉诱发电位　指起源于耳蜗听神经和脑干听觉结构的生物电反应，对早期预测胆红素脑病及筛选感音性神经听力丧失非常有益。

【诊断】

（一）产前诊断

凡既往有不明原因的死胎、流产、新生儿重度黄疸史的孕妇及其丈夫均应进行 ABO、Rh 血型检查，不合者进行孕妇血清中抗体检测。孕妇血清中 IgG 抗 A 或抗 B ＞ 1 ∶ 64，提示有可能发生 ABO 溶血病。Rh 阴性孕妇在妊娠 16 周时应检测血中 Rh 血型抗体作为基础值，以后每 2 ～ 4 周检测 1 次，当抗体效价上升，则提示可能发生 Rh 溶血病。

（二）出生后诊断

新生儿娩出后黄疸出现早且进行性加重，有母子血型不合，改良 Coombs 试验或抗体释放试验中有一项阳性者即可确诊。

【鉴别诊断】

1. 先天性肾病　全身水肿明显者需与先天性肾病相鉴别，先天性肾病可分为原发性和继发性，主要临床特点除严重水肿外，还合并大量蛋白尿、低蛋白血症和高脂血症，可与新生儿溶血病相鉴别。

2. 贫血者需与双胞胎的胎儿 - 胎儿输血或胎儿 - 母体输血引起的新生儿贫血鉴别。胎儿 - 胎儿输血综合征、胎儿 - 母体输血是严重的妊娠并发症，围产儿病死率极高，胎儿水肿明显，主要为失血性贫血。胎儿 - 胎儿输血综合征两胎之间体重相差＞ 20%，受血儿和供血儿的血红蛋白相差在 50g/L 以上。

【并发症】

胆红素脑病为新生儿溶血病的最严重并发症，早产儿更易发生。多于出生后 4 ～ 7 天出现症状，临床将其分为 4 期。

（一）警告期

表现为嗜睡、反应低下、吮吸无力、拥抱反射减弱、肌张力减低等，偶有尖叫和呕吐。持续 12 ～ 24 小时。

（二）痉挛期

出现抽搐、角弓反张和发热。轻者仅有双眼凝视，重者出现肌张力增高、呼吸暂停、双手紧握、双臂伸直内旋，甚至角弓反张。此期持续 12～48 小时。

（三）恢复期

吃奶及反应好转，抽搐次数减少，角弓反张逐渐消失，肌张力逐渐恢复，此期约持续 2 周。

（四）后遗症期

胆红素脑病四联症：①手足徐动，经常出现不自主、无目的和不协调的动作。②眼球运动障碍，眼球向上转动障碍，形成落日眼。③听觉障碍，耳聋，对高频音失听。④牙釉质发育不良，牙呈绿色或深褐色。此外，也可留有脑瘫、智力落后、抽搐、抬头无力和流涎等后遗症。

【治疗】

（一）产前治疗

1. 提前分娩　既往有输血、死胎、流产和分娩史的 Rh 阴性孕妇，本次妊娠 Rh 抗体效价逐渐升至 1∶32 或 1∶64 及以上，用分光光度计测定羊水胆红素增高，且羊水 L/S > 2 者，提示胎儿肺已发育成熟，应考虑提前分娩。

2. 血浆置换　对血 Rh 抗体效价明显增高，但又不宜提前分娩的孕妇，进行血浆置换，以换出抗体，减少胎儿溶血。

3. 宫内输血　对胎儿水肿或胎儿 Hb < 80g/L，而肺尚未成熟者，可直接将与孕妇血清不凝集的浓缩红细胞在 B 超下注入脐血管或胎儿腹腔内，以纠正贫血。

4. 苯巴比妥　孕妇于预产期前 1～2 周口服苯巴比妥，可诱导胎儿 UDPGT 产生增加，以减轻新生儿黄疸。

（二）新生儿治疗

1. 光照疗法　简称光疗，是降低血清未结合胆红素简单而有效的方法。光疗主要作用于皮肤浅层组织，因此皮肤黄疸消退并不一定表明血清未结合胆红素已降至正常。

（1）指征：①血清总胆红素 > 221μmol/L（12.9mg/dl）；②已诊断新生儿溶血病，若出生后血清胆红素 > 85μmol/L（5mg/dl）便可光疗；③超低出生体重儿（ELBW）的血清胆红素 > 85μmol/L（5mg/dl），极低出生体重儿（VLBW）的血清胆红素 > 103μmol/L（6mg/dl）（因小早产儿易发生胆红素脑病）。光疗标准很难用单一的数值来界定，不同胎龄、日龄的病机有不同的光疗标准，另外还需考虑是否存在发生胆红素脑病的高危因素。可参考 2014 年《新生儿高胆红素血症诊断和治疗专家共识》。

（2）注意事项：①光照时，婴儿双眼用黑色眼罩保护，以免损伤视网膜，除会阴、肛门部用尿布遮盖外，其余均裸露。照射时间以不超过 4 天为宜。②副作用，可出现发热、腹泻和皮疹，但多不严重，可继续光疗；蓝光可分解体内核黄素，光疗超过 24 小时可引起核黄素减少，并进而降低红细胞谷胱甘肽还原酶活性而加重溶血，故光疗时应补充核黄素。③当血清结合胆红素 > 68μmol/L（4mg/dl），并且血清谷丙转氨酶和碱性磷酸酶增高时，光疗可使皮肤呈青铜色即青铜症，此时应停止光疗，青铜症可自行消退。

2. 药物治疗　①供给白蛋白：输血浆每次 10～20ml/kg 或白蛋白 1g/kg，以增加其与未结合胆红素的联结，减少胆红素脑病的发生。②纠正代谢性酸中毒：应用 5% 碳酸氢钠静脉滴注，以利于未结合胆红素与白蛋白联结。③肝酶诱导剂：能增加 UDPGT 的生成和肝脏摄取未结合胆红素能力。常用苯巴比妥每日 5mg/kg，分 2～3 次口服，共 4～5 天。④静脉用免疫球蛋白：可阻断单核巨噬细胞系统 Fc 受体，抑制吞噬细胞破坏致敏红细胞，用法为 1g/kg，于 6～8 小时静脉滴注，早期应用临床效果较好。⑤益生菌补充疗法是治疗新生儿病理性黄疸安全有效的方法。

3. 换血疗法

（1）作用：①换出部分血中游离抗体和致敏红细胞，减轻溶血；②换出血中大量胆红素，防止发生胆红素脑病；③纠正贫血，改善携氧，防止心力衰竭。

（2）指征：大部分 Rh 溶血病和个别严重 ABO 溶血病。符合下列条件之一者即应换血：①产前已明确诊断，出生时脐血总胆红素 > 68μmol/L（4mg/dl），血红蛋白 < 120g/L，伴水肿、肝脾大和心力衰竭者；②出生后 12 小时内胆红素每小时上升 > 12μmol/L（0.7mg/dl）者；③光疗失败，经光疗 4 ～ 6 小时后胆红素仍上升 8.5μmol/（L·h）[0.5mg/（dl·h）]；④已有胆红素脑病的早期表现者。

（3）方法：①血源。Rh 溶血病应选用 Rh 系统与母亲同型，ABO 系统与患儿同型的血液，紧急或找不到血源时也可选用 O 型血；母 O 型、子 A 或 B 型的 ABO 溶血病，最好用 AB 型血浆和 O 型红细胞的混合血，也可用抗 A 或抗 B 效价不高的 O 型血或患儿同型血；有明显贫血和心力衰竭者，可用血浆减半的浓缩血。②换血量：一般为患儿血量的 2 倍（150 ～ 180ml/kg），大约可换出 85% 的致敏红细胞和 60% 的胆红素及抗体。③途径：一般选用脐静脉或其他较大静脉进行换血，也可选用动、静脉或外周动、静脉进行同步换血。

4. 其他治疗 防止低血糖、低血钙、低体温，纠正缺氧、贫血、水肿、电解质紊乱和心力衰竭等。

【预防】

Rh 阴性妇女在流产或分娩 Rh 阳性胎儿后，应尽早注射相应的抗 Rh 免疫球蛋白，以中和进入母血的 Rh 抗原。目前临床常用的预防方法，是对 RhD 阴性妇女在流产或分娩 RhD 阳性胎儿 72 小时内肌内注射抗 D 球蛋白 300μg，已起到了较满意的预防效果。

【新生儿溶血病应掌握的内容】

（一）问诊

新生儿溶血病与患儿血型、父母的血型、母亲既往孕产史（胎次、有无流产、死胎和输血史）、本次孕期身体情况、个人史、同胞兄妹有无黄疸史、家族史、黄疸发病时间、黄疸程度、进展速度及伴随症状等密切相关，所以完善准确的病史采集至关重要。

（二）查体

观察巩膜、皮肤、黏膜黄染程度，观察黄疸分布情况，可粗略估计血胆红素水平。检查患儿一般情况如体温、呼吸、心率、经皮氧饱和度、血压、毛细血管充盈时间，有无出血点、脓疱疹等皮疹，观察神经系统症状，如有无精神萎靡、激惹、肌力肌张力低下或增高、生理反射增强或减弱等情况；腹部体检肝脾是否肿大等。

（三）辅助检查

1. 检查母子 ABO 和 Rh 血型，证实有血型不合存在。

2. 溶血时红细胞和血红蛋白减少，早期新生儿血红蛋白 < 145g/L 可诊断为贫血；网织红细胞增高（> 6%）；血涂片示有核红细胞增多、有破裂红细胞；血清总胆红素和未结合胆红素明显增加。

3. 致敏红细胞和血型抗体测定 ①改良 Coombs 试验阳性为确诊试验。Rh 溶血病阳性率高而 ABO 溶血病阳性率低。②抗体释放试验：Rh 和 ABO 溶血病一般均为阳性。该项是检测致敏红细胞的敏感试验，故也为新生儿溶血病的确诊试验。③游离抗体试验：该试验表明血清中存在游离的 ABO 或 Rh 血型抗体，并可能与红细胞结合引起溶血。有助于估计是否继续溶血或换血后的效果评价，但不是新生儿溶血病的确诊试验。

4. 头颅 MRI 对胆红素脑病的早期诊断有重要价值，双侧苍白球的对称性 T_1 加权高信号是急性期胆红素脑病的特异性改变，此改变与长期预后无关。数周或数月后相应部位呈现 T_2 加权高信号，为慢性期胆红素脑病的 MRI 改变，提示预后不良。

5. 脑干听觉诱发电位 对早期预测核黄疸及筛选感音性神经听力丧失非常有益。

（四）治疗

1. 一般治疗　包括产前治疗（见"新生儿溶血"治疗部分）、抗感染，防止低血糖、低血钙、低体温，纠正缺氧、贫血、水肿、电解质紊乱和心力衰竭等。

2. 光照疗法　是降低血清未结合胆红素简单而有效的方法。

3. 药物治疗　可使用白蛋白、血浆、碳酸氢钠、肝酶诱导剂、静脉用免疫球蛋白、益生菌补充疗法等。

4. 换血疗法　目的是换出血中部分游离抗体和致敏红细胞，换出血中大量胆红素，纠正贫血。根据换血指征进行换血。

（蔡　群）

第八节　新生儿坏死性小肠结肠炎

新生儿坏死性小肠结肠炎（neonatal necrotizing enterocolitis，NEC）是由围生期多种致病因素导致的以腹胀、呕吐、便血为主要症状，以肠壁囊样积气和门静脉充气征为 X 线特征的急性坏死性肠道病变。90% 发生于早产儿，病情严重，其病死率高达 50% 左右。

【病理】

好发部位为回肠远端及近端升结肠。肠道病变范围轻重悬殊。肠腔充气，黏膜呈斑片状或大片坏死，肠壁有不同程度的积气、出血及坏死。严重时整个肠壁全层坏死并伴发穿孔。

【病因】

目前有关其确切机制尚不清楚，多认为与下列因素有关。

（一）早产儿胃肠道功能不成熟

胃酸分泌少，胃肠动力差，消化酶活力不足，消化道黏膜通透性高，消化吸收能力及局部免疫反应低下。

（二）肠黏膜缺氧缺血

如围生期窒息、严重呼吸暂停、严重心肺疾病、休克、脐动脉插管、低体温、红细胞增多症等，可导致肠黏膜缺血，若缺血持续存在或缺血后再灌注发生，均可导致肠黏膜损伤而发生 NEC。

（三）感染

败血症或肠道感染时，细菌及其毒素可直接损伤肠道黏膜，或通过激活免疫细胞产生多种细胞因子，从而介导肠黏膜的损伤。

（四）其他

摄入配方乳的渗透压高（> 400mmol/L）、奶量过多、增加速度过快，摄入渗透压较高的药物，肠道菌群异常等，与 NEC 的发生有关。

【临床表现】

（一）发生时间

与胎龄、出生体重相关，胎龄越小，起病越晚。90% 的 NEC 发生在早产儿，95% 发生在经口喂养时，大多数在喂养开始后 5 ～ 7 天出现症状，多在生后 2 周内（2 ～ 12 天）发病，极低出生体重儿可延迟至 2 个月，足月儿多在出生后 1 周内发病。

（二）异常的全身症状

体温不升、嗜睡、肌张力低下、皮肤灰白、反复发作的呼吸暂停和心率减慢、反复缺氧发作、呼吸窘迫、代谢性酸中毒、少尿、低血压、灌注不良、出血倾向、持续青紫；异常的胃肠道症状：不同程度的胃潴留、腹胀、呕吐（伴或不伴胆汁样、血液）、腹泻、血便等。体格检查可见腹壁红肿、肠型、肌卫、腹部包块（右下腹部居多）、肠鸣音减弱或消失。重者并发败血症、肠穿孔和腹膜炎等。最后发展为呼吸衰竭、休克、弥散性血管内凝血而死亡。

【辅助检查】

外周血白细胞 $> 25 \times 10^9/L$ 或 $< 5 \times 10^9/L$，核左移，血小板减少，C 反应蛋白进行性升高，代谢性酸中毒，血糖异常（高血糖或低血糖），凝血功能异常等，故血气分析、血常规、C 反应蛋白、血培养、大便隐血试验及培养、弥散性血管内凝血的监测对判定病情尤为重要。合并败血症时，NEC 往往症状更重，时间更长。

腹部 X 线摄片对诊断本病有重要意义（包括正侧位片）。主要表现为非对称性的肠袢扩张、麻痹性肠梗阻、肠壁间隔增宽、肠壁积气、门静脉充气征，重者有肠袢固定（肠坏死）、腹水（腹膜炎）和气腹（肠穿孔）。肠壁积气和门静脉充气征为本病的特征性表现。根据腹部 X 线结果确定疾病严重程度。Ⅰ级：非对称性的肠道扩张，无肠壁积气；Ⅱ级：肠壁积气，门静脉积气；Ⅲ级：气腹和（或）腹水。肝门静脉积气有时在腹部平片上看不到，可以通过腹部 B 超来发现。

【诊断】

若同时具备以下三项者，即可确诊：①全身感染中毒表现：体温不升、面色苍白、呼吸不规则及心动过缓等；②胃肠道表现：胃潴留、呕吐、肉眼血便、腹胀及肠鸣音消失；③腹部 X 线摄片表现：肠梗阻和肠壁积气。NEC 采用 X 线分级表现分为 3 期（Ⅰ期：疑似；Ⅱ期：确诊；Ⅲ期：晚期），因为特异性的临床表现和 X 线间的关系很难预测。典型病例诊断不难，但对于起病隐匿、临床表现出非特异性体征者，需密切动态观察，并注意鉴别诊断。

【鉴别诊断】

主要与以下疾病相鉴别：喂养不耐受、脓毒血症、肺炎、特发性肠穿孔、肠扭转、肠套叠、肠重复畸形、气腹（气漏综合征）、肠系膜动脉血栓形成、新生儿阑尾炎等。

（一）肠扭转

常见于足月儿，可伴有各种畸形，剧烈呕吐胆汁，X 线检查可发现近端十二指肠梗阻征象，中段肠扭转很少有肠壁积气征，以上特点可与 NEC 相鉴别。

（二）特发性肠穿孔

可引起气腹症，常发生于早产儿，穿孔部位局限，很少有类似 NEC 的严重临床表现。

【治疗】

（一）禁食

需绝对禁食，Ⅰ期禁食 72 小时，Ⅱ期禁食 7～10 天，Ⅲ期禁食 14 天或更长。待其临床表现好转，腹胀消失，大便隐血转阴，X 线片异常征象消失后可逐渐恢复经口喂养。禁食期间需进行胃肠减压。

（二）抗感染

依据细菌培养及药敏试验结果选择敏感抗菌药物。若细菌不明时可用氨苄西林、哌拉西林钠或第三代头孢菌素，如为厌氧菌首选甲硝唑，肠球菌考虑选用万古霉素。疗程 7～10 天，重症 14 天或更长。

（三）支持疗法

予以静脉营养，维持水、电解质平衡及能量需求，液体量 120～150ml/（kg·d），热能 378～462kJ/（kg·d）。并注意补充必需氨基酸、必需脂肪酸、维生素和微量元素。维持呼吸功能，必要时机械通气。有凝血功能障碍时可输新鲜冷冻血浆或冷沉淀，严重血小板减少可输注血小板。出现休克时给予抗休克治疗。

（四）外科治疗

气腹或腹膜炎是外科治疗的指征。

【预后】

Ⅰ和Ⅱ期 NEC 患儿的远期预后良好，经手术治疗的患儿 25% 留有胃肠道的远期后遗症，如短肠综合征、肠狭窄，另有部分患儿可发生吸收不良、胆汁淤积、慢性腹泻、电解质紊乱等远期并发症。另有报道存活 NEC 发生远期神经发育障碍的比例也比较高。

【新生儿坏死性小肠结肠炎应掌握的内容】

（一）问诊

NEC 通常为早产儿。大多数于经口喂养开始后 7～14 天出现症状。足月儿多在出生后 1 周内发病，且多数合并肠道畸形。需仔细询问病史：患儿是否为早产儿、低出生体重儿，喂养史（母乳或配方奶，鼻饲或经口喂养，加奶速度，喂养量等），有无异常的症状如体温不升、嗜睡、呼吸暂停、少尿、腹胀、呕吐、腹泻、血便等。

（二）查体

检查患儿一般情况如体温、呼吸、心率、经皮氧饱和度、血压、毛细血管充盈时间，有无出血点、皮疹等，观察有无呕吐、腹胀、精神萎靡、激惹、前囟紧张、肌力肌张力改变等；腹部体检有无腹胀、腹壁静脉显露、腹壁红肿、肠型、肌卫、腹部包块、肠鸣音减弱或消失等。

（三）辅助检查

需检测血气分析、血常规、C 反应蛋白、血培养、大便隐血试验及培养、凝血功能等；腹部 X 线摄片对诊断本病有重要意义（包括正侧位片），肠壁积气和门静脉充气征为本病的特征性表现。肝门静脉积气有时在腹部平片上看不到，可以通过腹部 B 超来发现。

（四）治疗

需绝对禁食，Ⅰ期禁食 72 小时，Ⅱ期禁食 7～10 天，Ⅲ期禁食 14 天或更长，禁食期间需进行胃肠减压；加强抗感染，足疗程；必要的对症支持治疗：予以合适的静脉营养、维持呼吸功能，有凝血功能障碍时可输新鲜冷冻血浆或冷沉淀，严重血小板减少可输注血小板，出现休克时给予抗休克治疗等。气腹或腹膜炎是外科治疗的指征。

（蔡　群）

第九节　新生儿败血症

新生儿败血症（neonatal septicemia）是指病原体侵入新生儿血液循环，并在其中生长、繁殖、产生毒素且发生全身性炎症反应。常见的病原体为细菌，也可为真菌、病毒或原虫等。

【病因】

（一）病原菌

我国以葡萄球菌最多见，其次为大肠埃希菌等革兰氏阴性杆菌。近年来随着 NICU 的发展，表皮葡萄球菌、铜绿假单胞菌、克雷伯菌等机会致病菌，产气荚膜梭菌、厌氧菌及耐药菌株所致的感染有增加趋势。B 组溶血性链球菌和李斯特菌为欧美等发达国家新生儿感染常见的致病菌。

（二）非特异性免疫功能

①屏障功能差；②淋巴结发育不全，缺乏吞噬细菌的过滤作用；③经典及替代补体途径的部分成分（C3、C5、调理素等）含量低，机体对某些细菌抗原的调理作用差；④中性粒细胞产生及储备均少，趋化性及黏附性低下，备解素、纤维结合蛋白、溶菌酶含量低，吞噬和杀菌能力不足；⑤单核细胞产生粒细胞集落刺激因子（granulocyte colony-stimulating factor，G-CSF）、IL-8 等细胞因子的能力低下。

（三）特异性免疫功能

①新生儿体内 IgG 主要来自母体，且与胎龄相关，胎龄越小，IgG 含量越低；②IgM 和 IgA

不能通过胎盘,新生儿体内含量很低,因此对革兰氏阴性杆菌易感;③由于未曾接触特异性抗原,T 细胞处于初始状态,产生细胞因子低下,对外来特异性抗原应答差;④巨噬细胞、自然杀伤细胞活性低。

(四)感染途径

1.母 - 胎传播　阴道或子宫颈的定植菌上行进入羊膜腔导致胎儿感染是最常见的母 - 胎传播途径;高危因素包括胎膜早破、产程延长、母亲产道存在活动性感染灶、细菌毒力高、宿主抵抗力差等。胎儿进入产道时可通过吸入或吞入在羊膜腔增殖的细菌导致新生儿感染。母胎垂直传播导致的新生儿细菌感染多数在出生后 72 小时以内出现临床症状,早产儿的症状出现更早。

2.晚发型细菌感染　由水平传播引起,多为医源性院内感染或受环境因素影响。院内感染所占比例逐渐增加,最常见的传播途径是通过医务人员的手进行传播,故应严格执行手卫生;侵入性操作也是重要的感染途径。院内感染耐药菌株的出现与抗菌药物滥用显著相关,因此应严格掌握抗菌药物的适应证。

【临床表现】

(一)根据发病时间分类

1.早发型　①出生后 7 天内起病;②感染发生在出生前或出生时,与围生期因素有关,常由母亲垂直传播引起,病原菌以大肠埃希菌等革兰氏阴性杆菌为主;③常呈暴发性多器官受累,尤以呼吸系统的症状最明显,病死率高。

2.晚发型　①出生 7 天后起病;②感染发生在出生时或出生后,由水平传播引起,病原菌以葡萄球菌、机会致病菌为主;③常有脐炎、肺炎或脑膜炎等局灶性感染,病死率较早发型低。

(二)早期症状、体征

早期症状、体征常不典型,一般表现为反应差、嗜睡、发热或体温不升、不吃、不哭、体重不增等症状。出现以下表现时应高度怀疑败血症。①黄疸:有时是败血症的唯一表现,表现为黄疸迅速加重、消退延迟或退而复现;②肝脾大:出现较晚,一般为轻至中度大;③出血倾向:皮肤黏膜瘀点、瘀斑、针眼处渗血不止,消化道出血、肺出血等,严重时发生弥散性血管内凝血;④休克:面色苍灰,皮肤呈大理石样花纹,血压下降,尿少或无尿,硬肿症出现常提示预后不良;⑤其他:呕吐、腹胀、中毒性肠麻痹、呼吸窘迫或暂停、青紫;⑥可合并肺炎、脑膜炎、坏死性小肠结肠炎、中耳炎、化脓性关节炎和骨髓炎等。

【辅助检查】

(一)病原学检查

1.细菌培养　①血培养:应在使用抗菌药物之前进行,抽血时必须严格消毒;同时作 L 型细菌和厌氧菌培养可提高阳性率。②脑脊液、尿培养:脑脊液除培养外,还应涂片找细菌;尿培养最好从耻骨上膀胱穿刺取尿液,以免污染,尿培养阳性有助于诊断。

2.病原菌抗原检测　采用对流免疫电泳、酶联免疫吸附试验等方法用于血、脑脊液和尿中致病菌抗原检测;基因诊断方法:采用质粒分析、限制性内切酶分析、聚合酶链式反应、DNA 探针等分子生物学技术协助诊断。

(二)其他非特异性检查

1.血常规　白细胞总数 $< 5 \times 10^9/L$ 或 $> 20 \times 10^9/L$、中性粒细胞杆状核细胞所占比例 $\geqslant 0.20$、出现中毒颗粒或空泡、血小板计数 $< 100 \times 10^9/L$ 有诊断价值。

2.C 反应蛋白　反应最灵敏,在感染 6～8 小时后即上升,8～60 小时达高峰,可超过正常值的数百倍,感染控制后可迅速下降。

3.血清降钙素原(PCT)　细菌感染后 PCT 出现较 C 反应蛋白早,有效抗菌药物治疗后 PCT

水平迅速降低，因此具有更高的敏感性和特异性，一般 PCT＞2.0μg/L 为临界值。

4. IL-6 敏感度为 90%，阴性预测值＞95%，炎症反应发生后较 C 反应蛋白出现早，炎症控制后 24 小时内恢复至正常。

【诊断】

根据病史中有高危因素、临床症状体征、外周血常规改变、C 反应蛋白增高等可考虑本病诊断，确诊有赖于病原菌或病原菌抗原的检出。

（一）确诊败血症

具有临床表现并符合下列任意一条：①血培养或无菌体腔内培养出致病菌；②如果血培养培养出机会致病菌，则必须于另次（份）血，或无菌体腔内，或导管内培养出同种细菌。

（二）临床败血症

具有临床表现并符合下列任意一条：①非特异性检查≥2 条；②血标本病原菌抗原或 DNA 检测阳性。

【鉴别诊断】

（一）先天性结核

母亲必须有结核病，病情凶险，发展迅猛，多有发热，但常缺乏特异性表现，原发病大多在肝脏，多有肝大、黄疸，呼吸道症状重，有气促、咳嗽、肺部湿啰音，淋巴结肿大，常合并全身症状，脑脊液、支气管灌洗液中可分离出结核分枝杆菌。

（二）先天性梅毒

根据母亲有梅毒病史，出生时胎盘大、苍白，新生儿可有肝脾大、黄疸、典型皮肤损害、血小板减少等症状和体征，X 线检查可早期发现长骨骨软骨膜炎，婴儿血清 RPR 或 TPPA 阳性有确诊价值。

【治疗】

（一）抗菌药物治疗

用药原则：①早用药：对于临床上怀疑败血症的新生儿，不必等待血培养结果即应使用抗菌药物。②静脉、联合给药：病原菌未明确前可结合当地菌种流行病学特点和耐药菌株情况选择两种抗菌药物联合使用；病原菌明确后可根据药敏试验选择用药；药物不敏感但临床有效者可暂不换药。③疗程足：血培养阴性，经抗菌药物治疗后病情好转时应继续治疗 5～7 天；血培养阳性，疗程至少需 10～14 天；有并发症者应治疗 3 周以上。④注意药物毒副作用：1 周以内的新生儿，尤其是早产儿肝肾功能不成熟，给药次数宜减少，每 12～24 小时给药 1 次，1 周后每 8～12 小时给药 1 次。氨基糖苷类抗生素因可能产生耳毒性目前已不主张在新生儿期使用。

（二）处理严重并发症

①休克时输新鲜血浆或全血，每次 10ml/kg，或白蛋白（1g/kg）；应用多巴胺或多巴酚丁胺。②纠正酸中毒和低氧血症。③减轻脑水肿。④清除局部感染灶。

（三）支持疗法

注意保温，供给足够热能和液体，维持血糖和血电解质在正常水平。

（四）免疫疗法

①静脉注射免疫球蛋白，每日 200～600mg/kg，连用 3～5 天。②重症患儿可行交换输血，换血量 100～150ml/kg。③中性粒细胞明显减少者可输粒细胞（$1×10^9$/kg）。④血小板减低者输血小板（0.1～0.2U/kg）。

【新生儿败血症应掌握的内容】

（一）问诊

早发性败血症与围生期因素相关性较大，需详细询问患儿是否早产、低出生体重儿，患儿母亲有无产前、产时感染、绒毛膜羊膜炎，母亲产道是否存在活动性感染灶，有无胎膜早破、产程延长等病史；晚发性败血症可能与围生期因素相关，但更多为医源性院内感染或受环境因素影响，应详细询问有无长期动静脉置管、气管插管、外科手术、挤乳头、挑马牙、新生儿皮肤感染等病史。另外需询问患儿有无反应差、嗜睡、发热或体温不升、不吃、不哭、体重不增等症状。有无黄疸迅速加重、消退延迟或退而复现、出血倾向、呕吐、腹胀、呼吸暂停、呼吸困难、青紫、嗜睡、惊厥等临床表现。

（二）查体

检查患儿一般情况如体温、呼吸、心率、经皮氧饱和度、血压、毛细血管充盈时间，有无出血点、皮疹等，观察有无发热或体温不升、黄疸、拒乳、呕吐、腹胀、精神萎靡、激惹、前囟紧张、肌力肌张力改变等；体检有无神志改变、气促、呻吟、吸气"三凹征"、肺部啰音、腹胀、肌卫、肠鸣音减弱或消失等表现。

（三）辅助检查

病原学检查：需检测血培养、脑脊液培养、尿培养。病原菌抗原检测：采用对流免疫电泳、酶联免疫吸附试验（ELISA）法检测血、脑脊液和尿中致病菌抗原；PCR、DNA 探针等分子生物学技术协助诊断。非特异性检查：完善血常规、C 反应蛋白、PCT、IL-6 等炎症指标检测。

（四）治疗

抗菌药物治疗原则：早用药，静脉联合给药，足疗程。氨基糖苷类抗生素因可能产生耳毒性目前已不主张在新生儿期使用。对症支持治疗：①休克时输新鲜血浆或全血，或白蛋白；应用多巴胺或多巴酚丁胺。②纠正酸中毒和低氧血症。③减轻脑水肿。④清除局部感染灶。⑤注意保温，供给足够热能和液体，维持血糖和血电解质在正常水平。⑥免疫疗法。

（蔡　群）

第十节　新生儿破伤风

新生儿破伤风（neonatal tetanus）是指破伤风梭状杆菌侵入脐部，并产生痉挛毒素而引起以牙关紧闭和全身肌肉强直性痉挛为特征的急性感染性疾病。

【病因】

破伤风梭状杆菌为革兰氏阳性厌氧菌，其芽孢抵抗力强，普通消毒剂无效。当用该菌污染的器械断脐或包扎时破伤风梭状杆菌即进入脐部，包扎引起的缺氧环境更有利于破伤风梭状杆菌繁殖。其产生的痉挛毒素沿神经干、淋巴液等传至脊髓和脑干运动神经核，与中枢神经组织中神经节苷脂结合，使后者不能释放抑制性神经介质，引起全身肌肉强烈持续收缩。此毒素也可兴奋交感神经，引起心动过速、血压升高、多汗等。

【临床表现】

潜伏期 3～14 天，常于出生后 4～7 天发病，故本病又有"七日风"的俗称。早期症状为哭闹、口张不大、吃奶困难，如用压舌板压舌时，用力越大、张口越困难，有助于早期诊断。随后发展为牙关紧闭、面肌紧张、口角上牵，呈苦笑面容，伴有阵发性双拳紧握，上肢过度屈曲，下肢伸直，呈角弓反张状。呼吸肌和喉肌痉挛可引起青紫、窒息。痉挛发作时患儿神志清楚为本病的特点，任何轻微刺激即可诱发痉挛发作。病程中常并发肺炎和败血症。

【辅助检查】

破伤风患儿的实验室检查一般无特异性发现，当有肺部继发感染时，白细胞计数可明显增高，痰培养可发现相应的病原菌，伤口分泌物常分离到需氧性化脓性细菌，约 30% 患儿脐部的分泌物经厌氧菌培养可分离出破伤风梭状杆菌。

【诊断】

根据消毒不严接生史,出生后 4～7 天发病,牙关紧闭,苦笑面容,痉挛发作时患儿神志清楚,任何轻微刺激即可诱发痉挛发作等特点,一般容易诊断。早期尚未典型表现时,可用压舌板检查患儿咽部,越用力下压,压舌板反被咬得越紧,称压舌板试验阳性,即可确诊。

【鉴别诊断】

(一)低钙惊厥

无不洁断脐或护理不当史,无苦笑面容、牙关紧闭,两次惊厥间歇肌张力正常,血钙降低至 2mmol/L 以下。

(二)新生儿缺氧缺血性脑病

患儿可有宫内窘迫史,出生时可有难产史、窒息等情况,出生后常有激惹、烦哭、惊厥、神志改变、肌张力异常等,可合并颅内出血,但无牙关紧闭、苦笑面容等临床表现。

【治疗】

(一)护理

将患儿置于安静、避光的环境,尽量减少刺激。痉挛期应暂禁食,禁食期间可通过静脉供给营养,症状减轻后试用胃管喂养。脐部用 3% 过氧化氢清洗,涂抹碘酒、70% 乙醇溶液。

(二)抗毒素

抗毒素只能中和游离破伤风毒素,对已与神经节苷脂结合的毒素无效,因此越早用越好。破伤风抗毒素(tetanus antitoxin,TAT)1 万～2 万 U 肌内注射或静脉滴注,3000U 脐周注射,用前须做皮肤过敏试验;或破伤风免疫球蛋白(tetanus immunoglobulin,TIG)500U 肌内注射,TIG 血浓度高,半衰期长达 30 天,且不会发生过敏反应,但价格较昂贵。

(三)止痉药

控制痉挛是治疗成功的关键。

1.地西泮 首选,每次 0.3～0.5mg/kg,缓慢静脉注射,5 分钟内即可达有效浓度,但半衰期短,不适合作维持治疗,间隔 4～8 小时 1 次。

2.苯巴比妥钠 首次负荷量为 15～20mg/kg,缓慢静脉注射;维持量为每日 5mg/kg,间隔 4～8 小时 1 次,静脉注射。可与地西泮交替使用。

3.10% 水合氯醛 剂量为每次 0.5ml/kg,胃管注入或灌肠,常作为发作时临时用药。

(四)抗菌药物

青霉素每日 20 万 U/kg,每 12 小时 1 次,静脉滴注,7～10 天;或甲硝唑,首剂 15mg/kg,以后每次 7.5mg/kg,每 12 小时 1 次,静脉滴注,7～10 天。可杀灭破伤风梭状杆菌。

【预防及预后】

严格执行新法接生完全可预防本病。一旦接生时未严格消毒,须在 24 小时内将患儿脐带远端剪去一段,并重新结扎、消毒脐蒂处,同时肌内注射 TAT 1500～3000U,或注射 TIG 75～250U。经合理治疗 1～4 周后痉挛逐渐减轻,发作间隔时间延长,能吮乳,完全恢复需 2～3 个月。

【新生儿破伤风应掌握的内容】

(一)问诊

详细询问患儿有无宫内窘迫史,母亲有无产前、产时感染、绒毛膜羊膜炎,母亲产道是否存在活动性感染灶,有无胎膜早破、产程延长、出生窒息等病史;出生断脐或包扎的方式方法(用未消毒的剪刀、线绳断脐和结扎脐带;接生者的手或包盖脐残端的纱布未严格消毒)等。仔细询问有无苦笑面容、发绀、窒息、多汗，任何轻微刺激是否会诱发痉挛发作，痉挛发作时患儿神志是否清楚。

（二）查体

检查患儿一般情况如体温、呼吸、心率、经皮氧饱和度、血压、毛细血管充盈时间等，观察有无发热、拒乳、前囟紧张、肌力肌张力改变等；体检有无神志改变、气促、吸气"三凹征"、肺部啰音、腹胀、脐部红肿或渗出等表现。

（三）辅助检查

一般无特异性发现，当有肺部继发感染时，白细胞计数可明显增高，约 30% 患儿脐部的分泌物经厌氧菌培养可分离出破伤风梭状杆菌。

（四）治疗

1. 护理环境 需安静、避光，尽量减少刺激。脐部用 3% 过氧化氢清洗，涂抹碘酒、乙醇。

2. 抗毒素 越早用越好，TAT 1 万～ 2 万 U 肌内注射或静脉滴注，3000U 脐周注射，用前须做皮肤过敏试验；或 TIG 500U 肌内注射。

3. 控制痉挛 是治疗成功的关键，可选用地西泮（首选）、苯巴比妥钠、咪达唑仑、10% 水合氯醛等。

4. 抗菌药物 青霉素每日 20 万 U/kg，每 12 小时 1 次，静脉滴注，7 ～ 10 天；或甲硝唑，首剂 15mg/kg，以后每次 7.5mg/kg，每 12 小时 1 次，静脉滴注，7 ～ 10 天。

5. 对症支持治疗 痉挛期间禁食、静脉营养，维持水、电解质、血糖平衡等。

（蔡　群）

第二章　小儿呼吸系统疾病

第一节　急性上呼吸道感染

急性上呼吸道感染（acute upper respiratory infection，AURI），是小儿最常见的疾病，主要侵犯鼻、鼻咽和咽部，导致急性鼻炎、急性咽炎、急性扁桃体炎等，常统称上呼吸道感染。

【病因】

（一）病原体

90% 以上由病毒感染引起，最常见的是鼻病毒，其次是呼吸道合胞病毒、流感病毒、副流感病毒等。病毒感染后上呼吸道黏膜失去抵抗力，细菌可乘虚而入，并发混合感染。

（二）易感因素

婴幼儿呼吸道解剖、生理及其免疫功能特点是小儿易患上呼吸道感染的因素。疾病因素、气候变化、护理不当等往往是诱发因素。

【临床表现】

轻重不一，与年龄、病原和机体抵抗力不同有关。

（一）一般类型上呼吸道感染

婴幼儿局部症状不显著而全身症状重，多骤然起病，高热、咳嗽、食欲差，可伴呕吐、腹泻，甚至热性惊厥。年长儿症状较轻，常于受凉后 1～3 天出现鼻塞、喷嚏、流涕、干咳、咽痒、发热等；有些患儿在发病早期可有阵发性脐周疼痛，与发热所致阵发性肠痉挛或肠系膜淋巴结炎有关。体检可见咽部充血，扁桃体肿大，颌下淋巴结肿大触痛等。肺部呼吸音正常。肠道病毒感染可有不同形态的皮疹。病程 3～5 天，若体温持续不退或病情加重，应考虑感染可能侵袭其他部位。

（二）特殊类型上呼吸道感染

1. 疱疹性咽峡炎（herpetic angina）　主要有柯萨奇 A 组病毒所致，好发于夏秋季。起病急，表现为高热、咽痛、流涎、厌食、呕吐等。咽部充血，咽腭弓、悬雍垂、软腭处有直径 2～4mm 的疱疹，周围有红晕，破溃后形成小溃疡。病程 1 周左右。

2. 咽眼结合膜热（pharyngoconjunctival fever）　由腺病毒 3、7 型所致，常发生于春夏季，可在儿童集体机构中流行。以发热、咽炎、结合膜炎为特征。多呈高热、咽痛、眼部刺痛、咽部充血、一侧或两侧滤泡性眼结合膜炎，颈部、耳后淋巴结肿大，有时伴胃肠道症状。病程 1～2 周。

【辅助检查】

（一）血常规

病毒感染时血白细胞数正常或偏低，细菌感染白细胞增高，以中性粒细胞增高为主。

（二）病原学检查

病毒血清学特异性抗体检查、病毒抗原快速诊断、病毒分离，有利于病毒感染的诊断；咽拭子培养可了解细菌感染。

【诊断】

根据临床表现及体征，本病相对较易诊断。

【鉴别诊断】

（一）流行性感冒

流行性感冒系流感病毒、副流感病毒所致，有明显的流行病史，全身症状重而呼吸道卡他症状不明显。

（二）急性传染病早期

上呼吸道感染为各种传染病的前驱表现，如麻疹、流行性脑脊髓膜炎、百日咳、猩红热、脊髓灰质炎等，应结合流行病史，动态观察临床表现加以鉴别。

（三）急性阑尾炎

上呼吸道感染出现腹痛应与本病相鉴别。急性阑尾炎表现为持续性右下腹疼痛，伴腹肌紧张和固定压痛，白细胞增高及中性粒细胞增高。

【治疗】

普通感冒具有一定自限性，症状较轻无须药物治疗，症状明显影响日常生活则需服药，以对症治疗为主。

（一）一般治疗

一般治疗包括休息、多饮水，注意呼吸道隔离，预防并发症发生。

（二）病因治疗

尚无专门针对普通感冒的特异性抗病毒药物。流行性感冒可在病初应用磷酸奥司他韦口服，疗程 5 天。年龄小、病情重、有继发细菌感染或并发症者可选用抗生素，常用青霉素类、头孢菌素类、大环内酯类，疗程 3～5 天。

（三）对症处理

高热可服解热镇痛剂，亦可用冷敷、温湿敷降温。热性惊厥可予镇静、止惊等处理。咽痛可含服咽喉片。

【预防】

加强体格锻炼，增强身体抵抗力；保持居住条件清洁卫生，经常消毒、通风，防止病原体入侵；按时添加辅食，加强营养，防治佝偻病、缺铁性贫血等疾病；注意预防隔离，勿与其他患者密切接触，避免交叉感染。

【急性上呼吸道感染应掌握的内容】

（一）问诊

询问病史时应注意有无冷暖失宜、过度疲劳、居住拥挤、小儿被动吸烟、接触病原体等诱发因素。年长儿局部症状明显，婴幼儿多有高热甚至因高热引起的惊厥，小婴儿常出现呕吐、腹泻，新生儿及乳儿可因鼻塞影响吮奶。询问患儿既往是否为过敏体质，有无反复上呼吸道感染、过敏性鼻炎及哮喘病发作史，有无热性惊厥家族史。询问既往传染病史和预防接种史，近期有无急性传染病接触史，当地有无流行性感冒流行。

（二）查体

观察患儿的全身症状，注意精神及食欲情况，若精神萎靡、不愿玩耍、面色苍白、进食少，多为重症上呼吸道感染病例。注意有无前囟饱满和脑膜刺激征，以警惕神经系统疾病的发生。小婴儿鼻塞可表现为拒乳、气促。病毒感染时咽部淋巴滤泡肿大充血，细菌感染时咽部充血肿胀明显，扁桃体红肿，表面可有脓性分泌物。部分患儿可有口腔黏膜溃疡。患儿出现腹痛症状时，应确定部位和疼痛性质，有无固定压痛或肌紧张。部分肠道病毒感染者可出现不同形态的皮疹，应与出疹性急性传染病及药疹相鉴别。

（三）辅助检查

1. 血常规　病毒性感染时白细胞计数大多正常或轻度降低，分类以淋巴细胞为主。细菌感染时白细胞计数及中性粒细胞比例明显升高。

2. 病原学检查　病毒因类型繁多，且明确类型对治疗无明显帮助，一般无须明确病原学检查。

（四）治疗

以对症治疗为主。多饮水，清淡饮食，保持室内空气清新，注意呼吸道隔离，防治并发症。有发热者可予物理降温或口服对乙酰氨基酚、布洛芬等退热，发生惊厥者可予地西泮、苯巴比妥、水合氯醛等镇静，既往有热性惊厥史的患儿可给予苯巴比妥的镇静剂量预防，有鼻塞流涕者可予抗组胺药应用。病毒感染者不需要使用抗菌药物，当高度怀疑细菌、支原体感染或继发细菌感染时才考虑使用青霉素、头孢菌素、大环内酯类等抗菌药物治疗。

第二节 急性支气管炎

急性支气管炎（acute bronchitis）是主要由病毒等多种病原体及环境刺激物等非生物因素所致的支气管炎黏膜的急性炎症。气管常同时受累，也称急性气管支气管炎（acute tracheobronchitis）。常伴随在病毒性上呼吸道感染之后，冬季高发，婴幼儿多见，也是急性传染病的表现之一。

【病因】

病原为各种病毒、细菌、支原体或混合感染，能引起上呼吸道感染的病原体都可引起支气管炎，而以病毒为主要原因。非微生物致病因素包括臭氧、二氧化硫、烟雾、主动和被动吸烟，以及空气中细颗粒物等环境污染，吸入有毒气体如氨气、氯气、溴化物、硫化氢及挥发性气体等。免疫功能低下、特应性体质，如营养不良、佝偻病、过敏反应、慢性鼻炎、咽炎是本病的诱因。

【临床表现】

通常首先表现为非特异性的上呼吸道感染症状，3～4天后，鼻咽部症状减轻，开始有频繁的刺激性干咳，咳嗽可为持续性或阵发性，遇冷空气、刺激性气味如烟草烟雾等刺激加剧。婴幼儿症状较重，常有发热，以及伴随咳嗽后的呕吐、腹泻，呕吐物中常有黏液。在较大儿童，剧烈咳嗽可导致胸痛。

体格检查：早期可有咽部充血、结膜充血等，肺部听诊正常。病程进展、咳嗽加剧后，肺部听诊可有呼吸音粗糙，不固定的、散在干湿啰音。在肺的同一部位湿啰音常随咳嗽、体位变动等消失，肺部不固定的湿啰音是急性支气管炎的特征表现。

【辅助检查】

胸部 X 线检查：双肺纹理增多、增粗或无异常。

【诊断】

根据前期有非特异性的上呼吸道感染症状，临床主要表现为早期频繁的刺激性干咳，后转为有痰的咳嗽，无发热或低热，肺部听诊呼吸音粗糙，干啰音或不固定的湿啰音，而胸部 X 线检查仅表现为双肺纹理增多、增粗或无异常可以诊断。

【鉴别诊断】

（一）肺炎

支气管肺炎肺部听诊为固定的细湿啰音，咳后啰音无减少，胸部 X 线呈点片状阴影。

（二）气管、支气管异物

与支气管炎相同，咳嗽较重，但其有异物吸入史，胸部 X 线片可有肺不张和肺气肿，必要时行支气管镜检查。

（三）以咳嗽为主的其他疾病

如哮喘，慢性肺疾病如支气管肺发育不良、支气管扩张、气管或支气管软化等，其他慢性病或先天性疾病如吞咽障碍、胃食管反流、先天性心脏病等，感染性或免疫性疾病如免疫缺陷、结核病、过敏性疾病等。

【治疗】

（一）一般治疗

同上呼吸道感染，宜经常变换体位，多饮水，适当的气道湿化，以使呼吸道分泌物易于咳出。

（二）控制感染

由于病原体多为病毒，一般不用抗生素；婴幼儿有发热、黄痰、白细胞增多时，须考虑细菌感染，可适当选用抗生素。

（三）对症治疗

一般不用镇咳剂或镇静剂，以免抑制咳嗽反射，影响痰液咳出。刺激性咳嗽可用复方甘草合剂等，痰稠时可用氨溴索。喘憋严重可使用支气管舒张剂，如沙丁胺醇雾化吸入或糖皮质激素如布地奈德雾化吸入，喘息严重时可加用泼尼松口服，1mg/（kg·d），1～3天。

【预防】

加强体育锻炼和耐寒训练，增强体质，对预防本病有一定帮助。对免疫功能低下或有过敏性疾病患儿应积极治疗原发病。应遵循计划免疫程序接种疫苗。

【急性支气管炎应掌握的内容】

（一）问诊

是否有急性上呼吸道感染的症状：鼻塞、不适、寒战、低热、咽喉痛。有无咳嗽逐步加重，有无咳痰，痰的颜色。咳嗽症状持续时间。

（二）查体

在胸背中下部可闻及干啰音或粗湿啰音，且随体位变动或咳嗽而改变。持续存在的胸部体征则提示支气管肺炎的发生。

（三）辅助检查

胸部 X 线检查：肺纹理增粗，偶有肺门阴影增浓。

（四）治疗

注意休息，经常变换体位。对明确病原为细菌、肺炎支原体、衣原体者，持续高热或出现脓痰者，病情较重或伴有免疫缺陷等基础疾病者，有经验性使用抗菌药物指征。可酌情使用解热镇痛剂和祛痰剂，应尽可能避免使用中枢性镇咳药或镇静剂，以免影响分泌物的排出。

第三节　支气管哮喘

支气管哮喘（bronchial asthma）是儿童期最常见的呼吸道慢性病之一，是由多种细胞及细胞组分共同参与的气道慢性炎症性疾病。这种慢性炎症导致气道高反应性，当接触多种刺激因素时，气道发生阻塞和气流受限，出现反复发作的喘息、气促、胸闷、咳嗽等症状，常在夜间和（或）清晨发作或加剧，多数患儿可经治疗缓解或自行缓解。

【病理生理】

主要为慢性气道炎症、气流受限及气道高反应性。以肥大细胞的激活、嗜酸性粒细胞与活化T细胞浸润、许多炎症介质产生为特点。

【病因】

遗传过敏体质（特应性体质）对本病的形成有很大影响，约 20% 的患者有家族史，遗传与环境因素共同作用导致发病。

【临床表现】

典型症状为咳嗽、胸闷、喘息及呼吸困难，特别是上述症状反复出现并常于夜间或清晨加重，在除外其他病因后要高度怀疑支气管哮喘。儿童慢性或反复咳嗽有时可能是支气管哮喘的唯一症状，即咳嗽变异性哮喘。喘息急性发作时可见吸气时出现"三凹征"，呼气相延长，同时颈静脉显著怒张。叩诊两肺呈鼓音，并有膈肌下移，心浊音界缩小。呼吸音减弱，全肺可闻及喘鸣音及干啰音。严重病例可见患儿烦躁不安，呼吸困难，以呼气困难为主，往往不能平卧，呈端坐样呼吸。面色苍白甚至冷汗淋漓，鼻翼扇动，口唇及指甲发绀。哮喘重度发作，由于肺通气量减少，两肺几乎听不到呼吸音，称"沉默肺"，是支气管哮喘最危险的体征。发作间歇期多数患儿症状可全部消失，肺部听不到哮鸣音。

【辅助检查】

（一）过敏状态的评估

如皮肤点刺试验或特异性 IgE 测定。

（二）肺功能检查

可确定是否有气流受限或气流受限的可逆性。

（三）气道高反应性

肺功能在正常范围时，可用激发试验（醋甲胆碱、组胺或运动试验）观察气道高反应性。

（四）影像学检查

哮喘急性发作时 X 线胸片可正常或有肺气肿、支气管周围间质浸润及肺不张，偶见气胸、纵隔气肿。

【诊断】

（一）儿童哮喘诊断标准

1. 反复发作喘息、咳嗽、气促、胸闷，多与接触变应原、冷空气、物理 / 化学性刺激、呼吸道感染以及运动，过度通气等有关，常在夜间和（或）凌晨发作或加剧。

2. 发作时双肺可闻及散在或弥漫性、以呼气相为主的哮鸣音，呼气相延长。

3. 上述症状和体征经抗哮喘治疗有效或自行缓解。

4. 除外其他疾病所引起的喘息、咳嗽、气促和胸闷。

5. 临床表现不典型者（如无明显喘息或哮鸣音），应至少具备以下 1 项。

（1）证实存在可逆性气流受限：①支气管舒张试验阳性：吸入速效型 β_2 受体激动剂（如沙丁胺醇）后 15 分钟第一秒用力呼气量（FEV_1）增加≥ 12%；②抗炎治疗后肺通气功能改善：给予吸入糖皮质激素和（或）抗白三烯药物治疗 4～8 周，（FEV_1）增加≥ 12%。

（2）支气管激发试验阳性；

（3）最大呼气峰流量（PEF）日间变异率（连续监测 2 周）≥ 13%。

符合第 1～4 条或第 4、5 条者，可以诊断为哮喘。

（二）咳嗽变异性哮喘诊断标准

1. 咳嗽持续＞ 4 周，常在运动、夜间和（或）凌晨发作或加重，以干咳为主，不伴有喘息。

2. 临床上无感染征象，或经较长时间抗生素治疗无效。

3. 抗哮喘药物诊断性治疗有效。

4. 排出其他原因引起的慢性咳嗽。

5. 支气管激发试验阳性和（或）PEF 日间变异率（连续监测 2 周）≥ 13%。

6. 个人或一级、二级亲属有过敏性疾病史，或变应原检测阳性。

以上 1～4 项为诊断基本条件。

（三）哮喘的分期

1. 急性发作期 指患者出现以喘息为主的各种症状，其发作持续的时间和程度不尽相同。

2. 慢性持续期 指许多患者即使没有急性发作，但在 3 个月内总是不同频度和（或）不同程度地出现症状（喘息、咳嗽和胸闷）。

3. 临床缓解期 指经过治疗或未经治疗，症状、体征消失，肺功能恢复到急性发作前水平，并维持 3 个月以上。

【鉴别诊断】

（一）毛细支气管炎

此病多见于婴儿，冬春季发病较多，也有呼吸困难和喘鸣音，但起病较缓，支气管舒张剂无显著疗效。

（二）气管、支气管异物

有突然剧烈呛咳史，可出现持久或间断的哮喘样呼吸困难，并随体位变换加重或减轻。一般异物多阻塞在气管或较大支气管，以吸气困难为主要表现，异物若在一侧气管内，哮鸣音及其他体征仅限于患侧，既往无喘息反复发作病史。支气管镜检查不但可明确诊断，还可取出异物。

【治疗】

（一）治疗原则

坚持长期、持续、规范、个体化的治疗原则。①发作期：快速缓解症状、抗炎、平喘；②缓解期：长期控制症状、抗炎、降低气道高反应性、避免触发因素、自我保健。

（二）治疗目标

治疗目标：①尽可能控制消除哮喘症状（包括夜间症状）；②使哮喘发作次数减少，甚至不发作；③肺功能正常或接近正常；④能参加正常活动，包括体育锻炼；⑤β 受体激动剂用量最少，乃至不用；⑥所用药物副作用减至最少，乃至没有；⑦预防发展为不可逆性气道阻塞。

（三）哮喘常用药物

糖皮质激素，肥大细胞膜稳定剂，白三烯受体拮抗剂，支气管舒张剂，茶碱，抗胆碱药等。

【支气管哮喘应掌握的内容】

（一）问诊

是否有诱因，如吸入变应原（尘螨、花粉等）、食入变应原（牛奶、鱼虾、鸡蛋等）、呼吸道感染、强烈的情绪变化或运动等；咳嗽和喘息的发作情况，是否在夜间和清晨加重；既往是否有反复喘息发作史，是否为过敏体质，有无湿疹史，有无过敏性鼻炎史，有无食物、药物过敏史；家族中有无哮喘史，有无过敏性鼻炎史。

（二）查体

注意有无桶状胸、"三凹征"，肺部是否有哮鸣音，有无鼻炎、鼻窦炎和湿疹。

（三）辅助检查

①肺功能检查：有助于确诊哮喘，也是评估哮喘病情严重程度和控制水平的重要依据之一，一般适用于 5 岁以上患儿；②胸部 X 线检查：急性期 X 线胸片正常或呈间质性改变，可有肺气肿或肺不张；③变应原测试；④外周血检查。

（四）治疗

治疗目标：①尽可能控制消除哮喘症状（包括夜间症状）；②使哮喘发作次数减少，甚至不发作；③肺功能正常或接近正常；④能参加正常活动，包括体育锻炼；⑤β 受体激动剂用量最少，乃至不用；⑥所用药物副作用减至最少，乃至没有；⑦预防发展为不可逆性气道阻塞。

第四节　支气管肺炎

支气管肺炎（bronchopneumonia）为小儿最常见的肺炎，全年均可发病，以冬春寒冷季节较多。

【病理生理】

肺组织充血、水肿、炎性浸润。不同病原体引起的肺炎病理改变亦有不同：细菌性肺炎以肺实质受累为主；而病毒性肺炎则以间质受累为主，亦可累及肺泡。临床上支气管肺炎与间质性肺炎常同时并存。当炎症蔓延到支气管、细支气管和肺泡时，导致通气与换气功能障碍。通气不足，则引起 PaO_2 降低（低氧血症）及 $PaCO_2$ 增高（高碳酸血症）；换气功能障碍，则主要引起低氧血症，PaO_2 和 SaO_2 降低，严重时出现发绀。为代偿缺氧，患儿呼吸和心率加快，以增加每分通气量。为增加呼吸深度，呼吸辅助肌亦参与活动，出现鼻翼扇动和"三凹征"，进而发展为呼吸衰竭。

【病因】

多为细菌和病毒。国内肺炎链球菌、金黄色葡萄球菌和流感嗜血杆菌是重症细菌性肺炎的重要病因。前三种病毒依次为呼吸道合胞病毒、人鼻病毒和副流感病毒。病原体常由呼吸道侵入，少数经血行入肺。

【临床表现】

（一）呼吸系统

发热、咳嗽、气急，体征为肺内可闻及固定的中细湿啰音。

（二）循环系统

心肌炎或心力衰竭表现。

（三）神经系统

烦躁或淡漠、昏迷、惊厥等脑水肿表现。

（四）消化系统

纳差，呕吐，腹胀，中毒性肠麻痹。

【辅助检查】

（一）血常规

病毒性感染时，白细胞计数正常或轻度降低，分类中以淋巴细胞为主；细菌性感染时，白细胞计数、中性粒细胞比例及 C 反应蛋白明显升高。

（二）病原学检查

拟诊断细菌性肺炎、病情严重或有并发症的患儿应常规进行血培养；有痰者应行痰涂片染色与细菌培养；有胸腔积液者应尽可能行胸腔积液涂片染色与细菌培养。重症肺炎病原不明、经验治疗无效者可行支气管镜下毛刷涂片、肺泡灌洗液培养检查。拟诊断病毒性肺炎者可行病毒抗原、特异性抗体测定。临床怀疑支原体感染者应进行支原体检测。

（三）影像学检查

主要表现为双下肺内带斑片状阴影，可伴肺气肿或肺不张，若伴有脓胸，可见肋膈角变钝或患侧片状致密阴影。

【诊断】

根据有发热、咳嗽、气促或呼吸困难等症状，双肺有固定的细湿啰音或 X 线检查有斑片状阴影即可诊断。

【鉴别诊断】

（一）急性支气管炎

以咳嗽为主，少有发热，双肺仅有呼吸音粗糙或不固定啰音。

（二）肺结核

可根据结核接触史、结核菌素试验、X线检查予以区分。

（三）支气管异物

异物吸入史，突然呛咳以及胸部X线予以鉴别，必要时做支气管镜检查。

（四）发生呼吸困难的其他病症

喉梗阻，酸中毒，心源性心力衰竭，急性肾小球肾炎循环充血等。

【并发症】

脓胸、脓气胸、肺大疱，还可引起肺脓肿、化脓性心包炎、败血症等。

【治疗】

1. 一般治疗 注意环境适宜，给予营养丰富的食物。

2. 病原治疗 根据不同病原体选择药物，对细菌性肺炎或病毒性肺炎合并细菌感染者应采用抗生素治疗，选用敏感药物，早期治疗，足量、足疗程、联合用药。对于病毒性肺炎，可进行抗病毒治疗。

3. 对症治疗 吸氧，保持呼吸道通畅，使用解痉、祛痰药，吸痰，纠正液体失衡。

4. 肾上腺皮质激素使用指征 ①中毒症状明显；②严重喘憋；③脑水肿、中毒性脑病、感染性休克、呼吸衰竭等；④胸膜大量渗出的病例。

5. 治疗各种并发症。

【支气管肺炎应掌握的内容】

（一）问诊

有无受凉、淋雨、疲劳、上呼吸道感染病史，发热、咳嗽具体情况，有无呻吟、屏气、肌肉酸痛、头痛或腹痛等症状。精神、纳食情况。

（二）查体

有无鼻翼扇动、"三凹征"、呼吸频次、口周或甲床发绀，肺部听诊有无固定的中细湿啰音。重症肺炎征象为激惹或嗜睡、拒食、胸壁吸气性凹陷及发绀。

（三）辅助检查

胸部X线检查表现为双下肺内带斑片状阴影，可伴肺气肿或肺不张，若伴有脓胸，可见肋膈角变钝或患侧片状致密阴影。气道分泌物细菌培养、咽拭子病毒分离有助于病原学诊断。

（四）治疗

注意环境适宜，给予营养丰富的食物。对症处理，包括吸氧、吸痰，酌情使用解痉、祛痰药，纠正液体失衡。根据不同病原体选择药物，必要时可予肾上腺皮质激素应用。治疗各种并发症。

第五节　小儿肺结核

结核病（tuberculosis）是由结核分枝杆菌引起的慢性感染性疾病。全身各个脏器均可受累，但以肺结核最常见。

【病理生理】

感染结核分枝杆菌后机体免疫系统被激活，杀灭入侵的结核分枝杆菌，并将之清除从而获得免疫力。因免疫力低下时即发病，为原发性肺结核；部分感染者在感染部位周围形成防御的阻隔，结核分枝杆菌不能被杀灭，进入休眠状态，称为潜伏结核感染，潜伏结核感染者没有疾病状态，也没有传染性；在某些情况下，感染初期结核分枝杆菌就进入了血流中，并随血流进入身体的其他部位，如骨骼、淋巴结或脑。如果免疫系统不能建立防御的阻隔或防御失效，潜伏结核感染将在肺内扩散（形成肺结核）；或进入胸内淋巴系统，或播散到身体其他部位，进展为相应部位的肺外结核病。

【病因】

结核分枝杆菌具有抗酸性，为需氧菌，革兰氏染色阳性，抗酸染色呈红色，对人类致病的结核分枝杆菌主要为人型和牛型两种，前者是人类结核病的主要病原体。呼吸道为主要传播途径。

【临床表现】

（一）症状

轻者可无症状，往往因结核菌素试验阳性或经胸部 X 线检查发现。有症状者，主要表现为发热、咳嗽和结核中毒症状。

（二）体格检查

肺部体征多不明显，与肺内病变不成比例。病灶范围广泛或有空洞时，可有相应的体征，浅表淋巴结可轻度或中等度肿大，肝脾可轻度肿大。

【辅助检查】

（一）结核菌素试验

小儿受结核分枝杆菌感染 4 ～ 8 周后，做结核菌素试验可呈阳性反应。结核菌素反应属于迟发型变态反应。

（二）结核分枝杆菌检查

从痰、肺泡灌洗液、胃液、脑脊液、浆膜腔液中找到结核分枝杆菌是重要的确诊依据。

（三）免疫学诊断及分子生物学诊断

如结核分枝杆菌 T 细胞斑点试验、DNA 探针等。

（四）红细胞沉降率

多增快。

（五）X 线检查

可检出结核病灶的范围、性质、类型、活动或进展情况。

（六）胸部 CT

有利于发现隐藏区病灶，特别是高分辨薄层 CT。

（七）其他检查

纤维支气管镜；周围淋巴结穿刺涂片检查；肺穿刺活检或胸腔镜取肺活检行病理和病原学检查。

【诊断】

1.临床表现 发热、咳嗽持续 1 周以上，或喘息等。

2.胸部 X 线检查 有各型肺结核的征象。

3.活动性结核病接触史。

4.结核菌素试验阳性。

5.痰液、胃液或支气管肺泡灌洗液结核分枝杆菌涂片或培养阳性。

6.抗结核治疗有效。

7. 除外肺部其他疾病，如各种原因的肺炎、肺肿瘤、肺囊肿、间质性肺疾病等。

8. 肺组织病理检查符合肺结核特征。

具有第 1 项和第 2 项，以及第 3、4、6、7 项的任何两项，属于临床诊断病例。具有第 1 项和第 2 项，以及第 5 项或第 8 项者，属于确诊病例。

【治疗】

（一）治疗原则

①早期治疗；②联合用药；③适宜剂量；④规律用药；⑤坚持全程；⑥分段治疗的原则。

（二）治疗目的

①杀灭病灶中的结核分枝杆菌；②防止血行播散；③防止耐药菌株的产生。

（三）常用抗结核药物

1. 杀菌药物　如异烟肼、利福平、吡嗪酰胺、链霉素。

2. 抑菌药物　如乙胺丁醇、乙硫异烟肼。

抗结核治疗两个阶段：①强化治疗阶段：联用 3 ～ 4 种抗结核药物，目的为迅速杀灭敏感菌及生长繁殖活跃的细菌与代谢低下的细菌，防止或减少耐药菌株的产生，为治疗的关键阶段。在标准疗程中，此阶段一般需 2 ～ 3 个月。短程疗法时一般为 2 个月。②巩固维持治疗阶段：联用 2 种抗结核药物，目的在于杀灭持续存在的细菌以巩固疗效，防止复发，在标准疗程时，此阶段为 5 ～ 9 个月，短程疗法时，一般为 4 个月。

【预防】

控制传染源，普及卡介苗接种。

【小儿肺结核应掌握的内容】

（一）问诊

注意有无低热、盗汗、乏力、消瘦等结核中毒症状，仔细询问家族史及预防接种史、传染病史。

（二）查体

注意有无卡介苗接种后瘢痕，有无结节性红斑、疱疹性结膜炎，肺部听诊情况。

（三）辅助检查

①结核菌素试验；②结核分枝杆菌检查；③结核分枝杆菌 T 细胞斑点试验；④胸部 X 线检查或胸部 CT。

（四）治疗

1. 治疗原则　①早期治疗；②联合用药；③适宜剂量；④规律用药；⑤坚持全程；⑥分段治疗。

2. 治疗目的　①杀灭病灶中的结核分枝杆菌；②防止血行播散；③防止耐药菌株的产生。

3. 常用的抗结核药物　①杀菌药物：如异烟肼、利福平、吡嗪酰胺、链霉素；②抑菌药物：如乙胺丁醇、乙硫异烟肼。

第六节　急性呼吸衰竭

急性呼吸衰竭（acute respiratory failure）是由于呼吸系统原发或继发病变引起通气或换气功能障碍，使机体在正常大气压下不能维持足够的气体交换，导致较严重的缺氧或合并有二氧化碳潴留，而产生一系列生理功能紊乱的临床综合征。

【病因】

（一）气道阻塞性疾病

如急性喉炎、气管内异物、气管软化、气管狭窄等。

（二）肺实质病变

如肺部感染、间质性肺疾病、肺水肿、新生儿肺透明膜病、ARDS 等。

（三）呼吸泵遗传

呼吸泵遗传包括呼吸中枢、脊髓到呼吸肌和胸廓各部位的病变，如脑炎、脑膜炎、颅内出血等。

【临床表现】

（一）原发病的临床表现

如肺炎、脑炎等症状和体征。

（二）呼吸系统临床表现

周围性急性呼吸衰竭表现为呼吸困难，早期呼吸多浅速，但节律齐，之后出现呼吸无力及缓慢。中枢性急性呼吸衰竭表现为呼吸节律不齐，早期多为潮式呼吸，晚期出现抽泣样呼吸、叹息样呼吸、呼吸暂停及下颌呼吸等。

（三）低氧血症临床表现

如发绀、烦躁、意识模糊甚至昏迷、惊厥，可有消化道出血、肝损害、少尿或无尿等表现。

（四）高碳酸血症临床表现

早期可有头痛、烦躁、多汗、肌震颤等。神经精神异常，心率、血压异常等。

（五）水、电解质紊乱

血钾多偏高，酸中毒等。

【辅助检查】

（一）血气分析

$PaO_2 < 60mmHg$，血气分析还能提示是否合并酸碱平衡紊乱。

（二）血电解质检查

呼吸衰竭时常合并电解质紊乱如低钠血症、高钠血症、低钾血症、高钾血症、低钙血症等。

（三）痰液检查

痰涂片与细菌培养等检查结果，有利于指导用药。

【诊断】

（一）Ⅰ型呼吸衰竭

Ⅰ型呼吸衰竭即低氧血症型呼吸衰竭。$PaO_2 < 60mmHg$，$PaCO_2$ 正常或降低，多因肺实质病变引起，主要为换气功能不足。

（二）Ⅱ型呼吸衰竭

Ⅱ型呼吸衰竭即高碳酸低氧血症型呼吸衰竭。$PaCO_2 > 50mmHg$，同时有不同程度的低氧血症。多因呼吸泵功能异常及气道梗阻所致，主要为肺泡通气功能不足。在小儿，许多急性呼吸衰竭常是两种类型混合存在。

【鉴别诊断】

主要是病因的鉴别。

1. 气道阻塞性病变　气管、支气管的炎症痉挛、异物、肿瘤等。

2. 肺组织病变　肺泡和肺间质的各种病变。如肺炎、肺间质疾病等。

3. 肺血管病变　先天性肺血管畸形、肺栓塞等。

4. 胸廓及胸膜病变　胸部外伤、严重的脊柱畸形。各种原因所致的胸膜肥厚等。

5. 神经肌肉疾病　脑血管病变、颅脑外伤、脑炎及镇静催眠药中毒。

【并发症】

急性呼吸衰竭常见并发症有：肺部感染或败血症为急性呼吸衰竭最常见的并发症；循环系统可见心律失常、心力衰竭；胃肠道出血；肾衰竭和酸碱平衡紊乱；弥散性血管内凝血。

【治疗】

治疗关键在于呼吸支持，以改善呼吸功能，维持血气接近正常，争取时间度过危机以利治疗原发病。基本原则是改善肺部氧合及促进二氧化碳排出。早期及轻症用一般内科疗法即可，晚期或危重病例，则需气管插管或气管切开、进行机械通气等治疗。

（一）一般内科治疗

1.气道管理和通畅气道　如加强湿化、雾化、排痰，解除支气管痉挛和水肿。

2.保障呼吸和大脑功能　给氧，改善通气，降颅内压、控制脑水肿。

3.维持心血管功能　强心剂、利尿剂、血管活性药。

4.其他药物治疗　针对病因对症用药。

5.病因治疗　选用适当抗生素、抗病毒药。

6.液体治疗　控制液体入量，保持水、电解质和酸碱平衡。

（二）机械通气

1.无创通气。

2.常规有创通气。

3.高频振荡通气。

【急性呼吸衰竭应掌握的内容】

（一）问诊

注意有无感染或大手术；有无肺、心、神经系统疾病，有无代谢性疾病如尿毒症或糖尿病；有无呕吐误吸或异物吸入；有无外伤如颅脑或胸部外伤；既往有无哮喘或呼吸道过敏等导致呼吸困难史；新生儿注意有无窒息、先天畸形等。

（二）查体

细致查体，全身各系统评估。注意有无呼吸频率增加、鼻翼扇动等，有无吸气性凹陷，有无呻吟。神经精神系统表现，肺部听诊情况。有无发绀，心率、心律、心音情况，有无肝脾大，有无水肿或尿少等。

（三）辅助检查

血气分析；电解质检查；病原学检查；病因相关的检查，如胸部影像学、心电图、心彩超、脑脊液检查等。

（四）治疗

1.一般治疗，将患儿置于舒适体位，翻身、拍背、吸痰等保持气道通畅，注意营养和液体平衡。

2.原发病的治疗。

3.氧疗与呼吸支持。

第七节　毛细支气管炎

毛细支气管炎（bronchiolitis）是 2 岁以下婴幼儿特有的呼吸道感染性疾病，多见于 1 ～ 6 个月的小婴儿，80% 以上病例在 1 岁以内。

【病理生理】

病变主要侵及 75 ～ 300μm 的毛细支气管，早期即出现纤毛上皮坏死、黏膜下水肿、管壁淋巴细胞浸润。细胞碎片及纤维素阻塞毛细支气管，并有支气管平滑肌痉挛，使管腔明显狭窄。毛细支气管邻近的肺泡出现广泛肺气肿及斑点状肺不张。以上病理变化导致低氧血症、高碳酸血症、呼吸性酸碱中毒、代谢性酸中毒。

【病因】

主要为病毒感染，50% 以上为呼吸道合胞病毒感染，此外还有副流感病毒、腺病毒、流感病毒、肠道病毒感染等。

【临床表现】

常于上呼吸道感染后 2 ～ 3 天出现持续性干咳和发作性喘憋。咳嗽与喘憋同时发生为本病特点。肺部听诊可闻及大量哮鸣音、呼气性喘鸣、细湿啰音。喘憋严重时合并心力衰竭、呼吸衰竭、缺氧性脑病以及水和电解质紊乱。

【辅助检查】

白细胞总数及分类多在正常范围，病情较重的小婴儿血气分析多有代谢性酸中毒，约 10% 的病例可有呼吸性酸中毒。用免疫荧光技术、ELISA 等方法可进行病毒快速诊断。

常有阻塞性肺气肿和支气管周围炎，有时可见小点片状阴影或肺不张。

【诊断】

2 岁以内发病，多发生于 6 个月以下的婴儿。急性起病，突然发作性喘憋，发病常先有上呼吸道感染表现。发作时烦躁不安，呼吸、心率增快，有鼻翼扇动、吸气"三凹征"、发绀明显；可有发热，但多在 38℃ 以下；两肺听诊有广泛哮鸣音，不喘时可听到中、细湿啰音或捻发音。

【鉴别诊断】

（一）支气管哮喘

患儿的第一次感染性喘息发作，多为毛细支气管炎，若反复多次发作，亲属有哮喘等变应性疾病史，有支气管哮喘的可能。

（二）其他疾病

如百日咳、粟粒性肺结核、充血性心力衰竭、心内膜弹性纤维增生症、吸入异物，也可发生喘憋，需予以鉴别。

【治疗】

（一）保护气道通畅

加强湿化，保持室内温湿度、通风，吸痰、吸氧，翻身拍背，加强超声雾化吸入。

（二）补液

补液量根据脱水程度而定，有水、电解质紊乱时应及时纠正。

（三）镇静、祛痰、止咳

对喘憋者可短期应用激素治疗或雾化吸入异丙托溴铵，有合并症时也应及时处理，如出现心力衰竭时积极控制心力衰竭。

（四）病因治疗

抗病毒药物，在合并细菌感染时或 X 线胸片提示有大片状阴影时，可以考虑应用抗菌药物。

【预后】

近期预后多数良好。婴儿毛细支气管炎者易于病后半年内反复咳喘。部分患儿肺功能异常持续数月至数年。

【毛细支气管炎应掌握的内容】

（一）问诊

有无上呼吸道感染病原接触史或当地有无呼吸道病毒感染的流行。早期有无上呼吸道感染症状，症状加重出现时间，有无发热或纳差，发作性喘憋是本病特点。既往有无类似发作史。

（二）查体

体格检查的突出特点是呼吸浅快，有明显的鼻翼扇动、"三凹征"。肺部听诊可闻及大量哮鸣音。桶状胸、肋间隙增宽，叩诊过清音。此外应注意有无脱水、心力衰竭表现。

（三）影像学检查

全肺有不同程度的梗阻性肺气肿和支气管周围炎，有时可见小点片状阴影或肺不张。

（四）治疗

以支持治疗为主，保证呼吸道通常，吸氧，注意液体摄入，保证足够热卡供应，加强气道护理，细致观察，及时评估病情变化。可雾化吸入激素、肾上腺素、沙丁胺醇或异丙托溴铵治疗。适当应用抗病毒药物和抗菌药物，防治并发症。

（李鹏程）

第三章　小儿消化系统疾病

第一节　婴儿腹泻

腹泻病是一组由多病原、多因素引起的以大便次数增多和大便形状改变为特点的消化道综合征。未明确病因之前，可统称为腹泻病；明确病因以后，则应作出病因学诊断。腹泻病为我国婴幼儿最常见的疾病之一，以6个月～2岁的婴幼儿多见，尤其以1岁以下婴儿发病率和病死率最高。世界胃肠组织估计，发展中国家3岁以下儿童每年发生3次以上腹泻。腹泻病是儿童营养不良、生长迟缓、认知发育障碍的主要原因之一。腹泻病是一种容易预防和可以治愈的疾病，但仍然是仅次于肺炎、引起5岁以下儿童死亡的第二位原因，每年大约150万名5岁以下儿童死于急性腹泻病。

【病因】

按其病因可分为感染性和非感染性两类。前者多与病毒、细菌、真菌、寄生虫感染有关；后者多由饮食因素和气候因素引起；痢疾、霍乱和食物中毒等以腹泻为主要表现的法定传染病不包括在婴幼儿腹泻之内。

（一）感染因素

1.肠道内感染　可由病毒、细菌、真菌、寄生虫引起，以前两者多见，尤其是病毒。

（1）病毒感染：寒冷季节的小儿腹泻80%由病毒感染引起。病毒性肠炎的主要病原为轮状病毒，其次有诺如病毒、星状病毒、柯萨奇病毒、埃可病毒、冠状病毒等。

（2）细菌感染：常见的有致腹泻大肠埃希菌，弯曲菌，其他包括耶尔森菌、沙门菌（主要为鼠伤寒和其他非伤寒、副伤寒沙门菌）、嗜水气单胞菌、难辨梭状芽孢杆菌、金黄色葡萄球菌、铜绿假单胞菌、变形杆菌等。

（3）真菌：致腹泻的真菌有念珠菌、曲菌、毛霉菌等。婴儿以白念珠菌多见。

（4）寄生虫：常见为蓝氏贾第鞭毛虫、阿米巴原虫和隐孢子虫等。

2.肠道外感染　有时引起消化功能紊乱，亦可产生腹泻症状，即症状性腹泻。年龄越小越多见。腹泻不严重，大便性状改变轻微，为稀糊便，含少许黏液，无大量水分及脓血，大便次数略增多，常见于上呼吸道感染、支气管肺炎、中耳炎等，随着原发病的好转腹泻症状逐渐消失。

使用抗生素引起的腹泻：常表现为慢性、迁延性腹泻。由于长期使用广谱抗生素，一方面使肠道有害菌、耐药金黄色葡萄球菌、难辨梭状芽孢杆菌、铜绿假单胞菌等大量繁殖，另一方面使双歧杆菌等有益菌减少，微生态失衡而出现腹泻，大便的性状与细菌侵袭的部位有关，病情可轻可重。

（二）非感染因素

1.饮食护理不当　多见于人工喂养儿。

2.过敏性腹泻　如对牛奶或大豆制品过敏而引起的腹泻。

3.原发性或继发性双糖酶（主要是乳糖酶）缺乏或活性降低　肠道对糖的吸收不良引起腹泻。

4.气候因素　气候突然变化、腹部受凉使肠蠕动增加；天气过热、消化液分泌减少或由于口渴饮奶过多等都可以诱发消化功能紊乱而导致腹泻。

【临床表现】

（一）根据病程分类

1.急性腹泻病　病程在2周以内。

2.迁延性腹泻病　病程在2周～2个月。

3.慢性腹泻病　病程在2个月以上。

（二）根据病情分型

1. 轻型病例　患儿无脱水，无中毒症状。大便次数增多，每日数次到 10 次左右，稀便或带少量水分，淡黄色或绿色，稍有酸味，有时有少量黏液；食欲减退，溢奶，偶有低热恶心、呕吐，精神尚好，无中毒症状。

2. 重型病例　多由肠道内感染引起。除较重的胃肠道症状外，有较明显的脱水，电解质紊乱和全身感染中毒症状。多数起病急，水样便，量多，次数频繁，每日十余次至数十次；常有呕吐每日 1 ～ 2 次至十数次，个别严重者可吐咖啡样物，烦躁、口渴、少尿、精神萎靡及发热等中毒症状，甚至昏迷、休克。

【诊断】

根据发病季节、病史、临床表现和大便性状易于做出临床诊断。必须判定有无脱水（性质和程度）、电解质紊乱和酸碱失衡；注意寻找病因，肠道内感染的病原学诊断比较困难，从临床诊断和治疗需要考虑，可先根据粪常规有无白细胞将腹泻分组，在未明确病因之前，统称腹泻病。诊断依据有大便性状有改变，呈水样稀便、黏液便或脓血便（必备条件）；大便次数比平时增多。

【鉴别诊断】

（一）大便有较多的白细胞者

为侵袭性细菌感染所致（大肠埃希菌肠炎、空肠弯曲菌肠炎或沙门菌肠炎等），要与以下疾病相鉴别：细菌性痢疾；坏死性小肠结肠炎等。

（二）大便无或偶见少量白细胞者

为侵袭性细菌以外的病因引起的腹泻（如轮状病毒、非侵袭性细菌、寄生虫）要与以下的疾病鉴别：生理性腹泻；小肠吸收功能所致疾病：乳糖酶缺乏、过敏性腹泻等。

【治疗】

治疗原则：合理饮食，维持营养；预防和纠正脱水，合理用药，加强护理，预防并发症。避免滥用抗生素。

（一）急性腹泻病的治疗

1. 饮食疗法　急性腹泻病患者应给足够的食物以预防营养不良，即使在霍乱、痢疾及轮状病毒性肠炎患者肠道仍分别保持吸收能力在 60% ～ 80%，如果禁止饮食，40% 患儿发生生长停顿。继续饮食很重要。

2. 液体治疗

（1）预防脱水：从患儿腹泻开始就口服足够的液体以预防脱水。母乳喂养儿应继续母乳喂养，并且增加喂养的频次及延长单次喂养的时间；混合喂养的婴儿，应在母乳喂养基础上给予口服补盐液（ORS）或其他清洁饮用水；人工喂养儿选择 ORS 或食物基础的补液如汤汁、米汤水和酸乳饮品或清洁饮用水。建议在每次稀便后补充一定量的液体（< 6 个月者，50ml；6 个月～ 2 岁者，100ml；2 ～ 10 岁者，150ml；10 岁以上的患儿能喝多少给多少）直到腹泻停止。

（2）轻中度脱水：可给予 ORS，用量（ml）= 体重（kg）×（50 ～ 75）。4 小时内服完；密切观察患儿病情，并辅导母亲给患儿服用 ORS。

以下情况提示口服补液可能失败：①持续、频繁、大量腹泻 [> 10 ～ 20ml/（kg·h）]，②ORS 服用量不足，③频繁、严重呕吐；如果临近 4 小时，患儿仍有脱水表现，要调整补液方案。4 小时后重新评估患儿的脱水状况，然后选择适当的方案。

（3）中重度脱水：需要住院给予静脉补液。前 24 小时补液总量包括累积损失量、继续损失量、生理维持量 3 个部分。

1）补充累积损失量：①液体量。根据脱水的程度补充，轻度补 30 ～ 50ml/kg；中度补 50 ～

100ml/kg；重度补 100 ～ 120ml/kg。②液体种类。根据脱水的性质补充，等渗性补 1/3 ～ 1/2 张，低渗性补 2/3 张，高渗性补 1/3 ～ 1/5 张。③轻度脱水和中度脱水不伴循环障碍者如吐泻严重则必须静脉补液，输液速度应于 8 ～ 12 小时补入。中度脱水伴循环障碍和重度脱水者应分两个步骤：a. 扩容阶段给予 2 ：1 等张液，按 20ml/kg 于 30 ～ 60 分钟快速滴入，适用于任何脱水性质的患儿。b. 补充累积损失量，扩容后根据脱水的性质选用不同的液体，并扣除扩容量后静脉滴注，7 ～ 11 小时补入。

　　2）补充继续损失量：根据腹泻或呕吐中丢失水分的量补充，原则是丢多少补多少，一般是每日 10 ～ 40ml/kg。给予 1/3 ～ 1/2 张液体，在 12 ～ 16 小时补入。

　　3）补充生理维持量：每日 60 ～ 80ml/kg。尽量口服，如不够，则给予 1/5 张生理维持液静脉输入。在 12 ～ 16 小时补入。

　　（4）纠正酸中毒：轻、中度酸中毒无须另行纠正。重度酸中毒或酸中毒程度重于脱水程度可按血气 BE 值或 CO_2CP 纠正，计算公式：所需 5% 碳酸氢钠的 mmol 数 =（BE-3）× 0.3× 体重（kg）或（22-CO_2CP）× 0.5× 体重（kg）。5% 碳酸氢钠 1ml=0.6mmol。稀释 3.5 倍成等张液后静脉滴注；如无条件查血气或 CO_2CP，可按 5% 碳酸氢钠 5ml/kg 提高 CO_2CP 5mmol 给予。

　　（5）补钾：每日需要量 3 ～ 5mmol/kg。应见尿补钾，静脉滴注浓度 < 0.3%，24 小时均匀输入，营养不良儿、长期腹泻儿及重度脱水儿尤其应注意补钾。

　　（6）低钙和低镁的纠正：一般无须常规补充，但合并营养不良及佝偻病时应给予，注意补液中如出现抽搐可给予 10% 葡萄糖酸钙，每次 5 ～ 10ml 加等量葡萄糖静脉缓慢注射，每日 2 ～ 3 次，如无效应考虑低镁的可能，可给予 25% 硫酸镁每次 0.1ml/kg，深部肌内注射，每日 3 ～ 4 次。症状缓解后停用。

　　（7）第 2 天的补液：主要补充继续损失量、生理维持量、补钾和供给热量，尽量口服，不足者可静脉补液。

3. 药物治疗

　　（1）控制肠道感染：病毒性肠炎不需用抗生素。细菌性肠炎根据病原选择抗生素，或根据药敏试验结果调整。真菌性肠炎停用抗生素，口服制霉菌素。

　　（2）微生态疗法：目的在于恢复肠道正常菌群的生态平衡，抵御病原菌定殖侵袭，有利于控制腹泻。

　　（3）肠黏膜保护剂：能吸附病原体和毒素，维持肠细胞的吸收和分泌功能，增强肠道的屏障功能，阻止病原微生物的攻击。

　　（4）补充微量元素与维生素：锌、铁、维生素 PP、维生素 A、维生素 B_{12} 和叶酸，有助于肠黏膜的修复。

　　（二）迁延性腹泻和慢性腹泻的治疗

　　积极寻找病因，针对性治疗，切忌滥用抗生素，抗生素仅适用于分离出特异病原的病例，并要根据药物敏感试验结果选择药物，可采取综合治疗措施。

【婴儿腹泻应掌握的内容】

（一）问诊

　　问诊时重点询问腹泻的发病时间、大便性状、大便次数、伴随症状、有无诱因等，这些问诊对明确病因诊断很有价值，需仔细询问、认真记录。同时注意询问有无脱水症状，如口渴明显、尿量减少、烦躁不安等，还应询问病前和病期中的喂养情况、喂水量和是否含盐，小便量、最后一次排尿时间等，这部分问诊对治疗有指导意义，不能遗漏。

（二）查体

　　婴儿腹泻病的体格检查除常规体检外需特别注意有无脱水症状，是否存在前囟凹陷、精神萎靡、皮肤黏膜干燥、皮肤弹性下降、呼吸急促、心跳加快、血压下降、周围血管收缩、体重下降、毛细血管再充盈时间延长、眼窝凹陷、无泪、无尿等症状，并以此判断脱水程度，制订治疗方案。轻度脱水：失水占体重 5%，尿量稍微减少、精神状态稍差、唇舌黏膜稍干燥；中度缺水：失水占体重 5% ～ 10%、精神萎靡或烦躁不安、唇舌黏膜干燥、前囟眼窝凹陷、皮肤温度稍凉、尿量明显减少、四肢凉；重度脱水：失水占体重的 10% 以上，精神极度萎靡、唇舌黏膜干裂、前囟眼窝明显凹陷、皮肤凉伴花纹、皮肤弹性极差、极少或无尿、血压低或者休克。

（三）辅助检查

应测血清钠、钾、氯化物和血气分析。出现惊厥时可测血清钙。注意必须根据病史和临床表现对水、电解质紊乱进行分析，不可单纯根据化验结果进行补液。以便做出正确判断。

（四）治疗

掌握小儿急性腹泻的治疗原则，水、电解质、酸碱平衡紊乱的治疗方法。熟悉迁延性腹泻和慢性腹泻的治疗。

第二节　蛔　虫　病

【病因】

人蛔虫亦称似蛔线虫，简称蛔虫。蛔虫病是儿童最常见的寄生虫病之一。成虫寄生于人体小肠，可引起蛔虫病，幼虫能在人体内移行引起内脏移行症。儿童由于食入感染期虫卵而被感染，轻者多无明显症状，常可影响孩子的食欲和肠道的消化、吸收功能，妨碍孩子的生长发育，异位寄生虫可导致胆道蛔虫病、肠梗阻等严重并发症，严重者可危及生命。

1. 传染源　蛔虫病患者。

2. 传播途径　生食未洗净的瓜果蔬菜。

3. 人群易感性　3 ～ 10 岁的儿童。

【临床表现】

（一）幼虫期致病

可出现发热、咳嗽、哮喘、血痰及血中嗜酸性粒细胞比例增高等临床征象。

（二）成虫期致病

患者常有食欲缺乏、恶心、呕吐及间歇性脐周疼痛等表现。可出现荨麻疹、皮肤瘙痒、血管神经性水肿及结膜炎等症状。突发性右上腹绞痛，并向右肩、背部及下腹部放射。疼痛呈间歇性加剧，伴有恶心、呕吐等。

【辅助检查】

病原检查：大便直接涂片方法简单，蛔虫虫卵检出率高，是目前诊断肠道蛔虫病的主要方法。

【诊断】

根据临床症状和体征、有排蛔虫或呕吐蛔虫史、粪便涂片查到蛔虫虫卵即可确诊。血中嗜酸性粒细胞增高，有助于诊断。若出现上述并发症时，需与其他外科急腹症相鉴别。

【鉴别诊断】

1. 胆道蛔虫病需与急性胆囊炎和急性胰腺炎相鉴别。

2. 蛔虫性肠梗阻时须与肠套叠等急腹症相鉴别。

自患者粪便中检查出虫卵，即可确诊。对粪便中查不到虫卵，而临床表现疑似蛔虫病者，可用驱虫治疗性诊断，根据患者排出虫体的形态进行鉴别。疑为肺蛔症或蛔虫幼虫引起的过敏性肺炎患者，可检查痰中蛔蚴确诊。

【并发症】

（一）胆道蛔虫病（biliary ascariasis）

肠道内环境或宿主全身状况变化时，蛔虫受到刺激可钻入胆道而引起胆道蛔虫病。典型表现为阵发性右上腹剧烈绞痛、屈体弯腰、恶心呕吐，可吐出胆汁或蛔虫。腹部检查无明显阳性体征或仅有右上腹压痛。当发生胆道感染时，患儿可出现发热、黄疸、外周血白细胞数增高。个别患儿，蛔虫可直接窜入肝脏引起出血、脓肿或虫体钙化。其他包括胆道大出血、胆结石、胆囊破裂、胆汁性腹膜炎、急性出血性坏死性胰腺炎、肠穿孔等。

（二）蛔虫性肠梗阻（ascaris intestinal obstruction）

肠内蛔虫超过 10 条即可在小肠内缠结成团而引起机械性肠梗阻。多见于 10 岁以下的儿童，又以 2 岁以下的儿童发病率最高。起病急骤，脐周或右下腹阵发性剧痛、呕吐、腹胀、肠鸣音亢进，可见肠型和蠕动波，可扪及条索状包块。腹部 X 线检查可见肠充气和液平面。

【治疗】

（一）驱虫治疗

1. 甲苯咪唑　是治疗蛔虫病的首选药物之一，为广谱驱虫药，能杀灭蛔虫、蛲虫、钩虫、鞭虫等。副作用小，偶见胃肠不适、腹泻、呕吐、头痛、头晕、皮疹、发热等。亦可用复方甲苯咪唑。

2. 枸橼酸哌嗪　为安全有效的抗蛔虫和蛲虫药物，阻断虫体神经肌肉接头冲动传递，使虫体不能吸附在肠壁而随粪便排出体外，麻痹前不兴奋虫体，适用于有并发症的患儿。毒性低，剂量大时偶有恶心、呕吐、腹痛、荨麻疹、震颤、共济失调等，肝、肾功能不良及癫痫患儿禁用。在肠梗阻时，最好不用，以免引起虫体骚动。

3. 左旋咪唑　为广谱驱肠虫药。口服吸收快，由肠道排泄，无蓄积中毒。对钩虫、蛲虫也有效。副作用有头痛、恶心呕吐、腹痛，偶有白细胞计数减少、肝功损害、皮疹等，肝、肾功能不良者慎用。

4. 阿苯达唑　广谱杀虫剂。＜2 岁儿童禁用。

（二）并发症的治疗

1. 胆道蛔虫病　治疗原则为解痉止痛、驱虫、控制感染及纠正脱水、酸中毒和电解质紊乱。驱虫最好选用虫体肌肉麻痹驱虫药。内科治疗持久不缓解者，必要时可手术治疗。

2. 蛔虫性肠梗阻　不完全性肠梗阻可采用禁食、胃肠减压、输液、解痉、止痛等处理，疼痛缓解后可予驱虫治疗。完全性肠梗阻时应即时手术治疗。

【蛔虫病应掌握的内容】

（一）问诊

蛔虫病患者是主要的传染源，由于雌虫产卵量极大和虫卵对外界理化因素抵抗力强，虫卵可在泥土中生存数月，在 5～10℃下生存 2 年仍具感染力。感染性虫卵污染食物或手经口吞入是主要的传染途径，虫卵亦可随飞扬的尘土被吸入咽下。问诊时应特别注意流行病学资料，同时进行卫生宣教，注意个人卫生，养成良好的个人卫生习惯，饭前便后洗手；不饮生水，不食不清洁的瓜果；勤剪指甲；不随地大便等。

（二）辅助检查

幼虫移行至肺引起蛔幼性肺炎或蛔虫性嗜酸性粒细胞性肺炎，表现为咳嗽、胸闷、血丝痰或哮喘样症状，血嗜酸性粒细胞增多，肺部体征不明显，X 线胸片可见肺部点状、片状或絮状阴影，病灶易变或很快消失。症状 1～2 周消失。故除了粪便检查外，X 线检查也不能遗漏。

（三）治疗

内科以驱虫治疗为主，当出现并发症、内科治疗持久不缓解时，应考虑外科手术治疗。完全性肠梗阻，蛔虫性阑尾炎或腹膜炎一旦诊断明确，应及早手术治疗。

第三节　急性坏死性肠炎

急性坏死性肠炎又称急性出血性坏死性肠炎，是一种以小肠的广泛出血、坏死为特征的肠道急性蜂窝织炎，病变主要累及空肠和回肠，还可侵犯十二指肠和结肠，是一种危及生命的暴发性疾病，病因不明，其发病与肠道缺血、感染等因素有关，全年均可发病，以夏秋季高发，儿童和青少年居多，男性多于女性，农村多于城市。病死率可达 20% ~ 27%（国内报道），国外的文献为 20% ~ 40%。

【病理生理】

1. 肠壁小动脉内类纤维蛋白沉着、栓塞而致小肠出血和坏死。

2. 以空回肠为主，也可累及十二指肠、结肠和胃。

3. 病变呈节段性，病变与正常黏膜分界清楚。

4. 病变尚可累及肝、肺、脾、肠系膜淋巴结等。

【病因】

1. 感染，与 C 型产气荚膜杆菌有关。

2. 饮食习惯改变，素食者进食较多的荤菜。

3. 钩蛔虫感染。

4. 肠道供血不足。

5. 诱因，如受冷、劳累，进食未煮熟的食物。

【临床表现】

腹痛、腹泻、便血、呕吐、腹胀、发热及全身中毒症状为主要表现。病情严重者可出现腹膜炎、麻痹性肠梗阻、脓毒症休克。

1. 腹痛　既是首发症状又是主要症状。起病急，多数脐周或中上腹阵发性绞痛，逐渐进展为全腹部持续性疼痛，阵发性加剧。

2. 腹泻、便血　最具特征，开始为稀便或水样便，数日内转为血便，可为鲜血、红豆汤样、果酱样或黑便，有腥臭味。

3. 临床分型

（1）急性胃肠炎型：腹痛、水样便、低热，恶心呕吐。

（2）脓毒症休克：高热、寒战、神志淡漠、嗜睡、谵语、休克等表现，常在发病 1 ~ 5 天发生。

（3）腹膜炎型：腹痛、腹胀、急性腹膜炎征象，受累肠壁坏死或穿孔，腹腔内有血性渗出液。

（4）肠梗阻型：腹胀、腹痛、呕吐频繁，排便排气停止，肠鸣音消失。

（5）肠出血型：以血水样或暗红色血便为主，量可多达 1 ~ 2L，有明显的贫血和脱水。

【辅助检查】

（一）血常规

周围血白细胞计数增高，甚至高达 $40×10^9/L$ 以上，以中性粒细胞增多为主，常有核左移。红细胞及血红蛋白常降低。

（二）粪便检查

外观呈暗红色或鲜红色，大便隐血试验强阳性，镜下见大量红细胞，偶见脱落的肠系膜。可有少量或中等量脓细胞。

（三）影像学检查

腹部平片可显示肠麻痹或轻、中度肠扩张。在部分病例尚可见到肠壁间有气体，此征象为部分肠壁坏死、结肠细菌侵入所引起；或可见到溃疡或息肉样病变和僵直。部分病例尚可出现肠痉挛、狭窄和肠壁囊样积气。

【诊断】

本病缺乏特异性诊断特征，而且病情轻重不同，特别是在非多发地区，更易误诊，误诊率为50%～60%。临床诊断主要依据如下。

1. 有饮食不洁史，在夏秋季发病，突发剧烈腹痛、腹泻和腥臭便血、恶心呕吐以及明显中毒症状者，均应考虑到本病的可能。

2. 根据病程阶段和患者的表现，区分不同的临床类型。腹泻血便型，以腹泻便血为主要表现；腹膜炎型，主要表现为肠系膜炎征象；中毒型，以休克为突出表现或伴弥散性血管内凝血；肠梗阻型，以急性肠梗阻的特点为主要表现。

3. 结合实验室检查，尤其是 X 线检查可协助诊断。

【鉴别诊断】

（一）肠套叠

儿童期发病易误诊为肠套叠，但一般肠套叠表现为阵发性腹绞痛，间断发作，每次持续数分钟，缓解期患者嬉戏如常，于腹痛发作时常于右下腹可扪及肠壁肿块，肛门指诊可见指套染有的血液无特殊腥臭味。对于回结肠套叠的病例常在早期出现果酱样大便，但小肠型套叠发生便血较晚。

（二）过敏性紫癜

过敏性紫癜系变态反应性疾病，主要累及毛细血管壁而发生出血症状。对于肠道反应多由肠黏膜水肿、出血引起，临床上多表现为突然发作腹绞痛，多位于脐周及下腹部，有时甚为剧烈，但多可伴有皮肤紫癜、关节肿胀及疼痛，尿检查可发现蛋白尿、血尿或管型尿。

（三）其他

尚需与急性阑尾炎、急性肠炎、菌痢、梅克尔（Meckel）憩室炎、克罗恩（Crohn）病、肠系膜血管栓塞、肠蛔虫病、胆道蛔虫病、绞窄性肠梗阻等相鉴别。

【治疗】

（一）非手术治疗

1. 一般治疗 注意休息、禁食。腹痛、便血和发热期应完全卧床休息和禁食，直至呕吐停止，便血减少、腹痛减轻时方可进流质饮食，以后逐渐加量。禁食期间应静脉输入高营养液，如10%葡萄糖、复方氨基酸和水解蛋白等。过早摄食可能导致疾病复发，但过迟恢复进食又可能影响营养状况，延迟康复。腹胀和呕吐严重者可做胃肠减压。腹痛可给予解痉剂。

2. 纠正水、电解质紊乱 本病失水、失钠和失钾者较多见。可根据病情确定输液总量和成分。

3. 抗休克 迅速补充有效循环血容量。除补充晶体溶液外，应适当输血浆、新鲜全血或人体血清白蛋白等胶体液。血压不升者可配合血管活性药物治疗，如 α 受体阻滞剂、β 受体激动剂或山莨菪碱等均可酌情选用。

4. 抗生素 控制肠道内感染可减轻临床症状，常用的抗生素包括氨苄西林、氯霉素、庆大霉素、卡那霉素、舒氨西林、头孢他啶或多黏菌素和头孢菌素等，一般选两种联合应用。

5. 肾上腺皮质激素 可减轻中毒症状，抑制过敏反应，对纠正休克也有帮助，但有加重肠出血和促发肠穿孔的危险。

6. 对症疗法 严重腹痛者可予哌替啶；高热、烦躁者可给予吸氧、解热药、镇静药或予物理降温。

（二）手术治疗

1. 肠管内无坏死或穿孔者，可予普鲁卡因肠系膜封闭，以改善病变段的血液循环。

2. 病变严重而局限者可做肠段切除并吻合。

3. 肠坏死或肠穿孔者，可做肠段切除、穿孔修补或肠外置术。

【急性坏死性肠炎应掌握的内容】

（一）问诊

本病起病急，发病前多有诱因，询问病史时应注意有无不洁饮食史，有无受冷、劳累，肠道蛔虫感染及营养不良等诱发因素。腹痛为本病的特征性表现，腹痛发生后即可有腹泻。粪便初为糊状而带粪质，其后渐为黄水样，继之即呈白水状或呈赤豆汤和果酱样，甚至可呈鲜血状或暗红色血块，粪便少而且恶臭。无里急后重。出血量多少不定，轻者可仅有腹泻，或仅为大便隐血试验阳性而无便血；严重者一天出血量可达数百毫升。腹泻和便血时间短者仅 1 ～ 2 天，长者可达 1 月余，且可呈间歇发作，或反复多次发作。腹泻严重者可出现脱水和代谢性酸中毒等。应把这部分问诊作为重点，详细记录。

（二）查体

体征相对较少。有时可有腹部饱胀、肠型。脐周和上腹部可有明显压痛。早期肠鸣音可亢进，而后可减弱或消失。婴幼儿症状尤其不典型，多在出生后 3 ～ 10 天发病。由于早产或低体重而收治于监护病房，在人工喂养期间或对未成熟儿因吞咽反射建立不完全而放置胃管鼻饲期间可发现胃内有潴留，继有腹胀、呕吐、便血发热或体温不升，心率过速或缓慢，腹肌紧张、腹部胀气、腹壁红斑等体征。

（三）辅助检查

腹部 X 线的表现与本病的严重程度有关，早期多数可有不同程度的肠腔充气扩张，肠间隙轻度增宽。由于肠壁水肿黏膜炎性渗出而造成肠壁内缘模糊，随着病情进展可发现肠壁积气的影像学表现，一般认为系由肠腔内气体通过受损黏膜进入黏膜下或浆膜下所致，由于渗出增多肠间隙随之加宽。晚期多表现有固定而扩张的肠袢、门静脉积气、腹水、气腹等。动态观察腹部肠袢 X 线变化往往对判断肠管的预后有所帮助。钡剂灌肠 X 线检查因在急性期会加重出血或引起穿孔，应尽量避免。纤维肠镜检查可早期发现肠道炎症和出血情况。B 超检查对胃肠道影像学检查经验的不断积累，与 X 线检查有相互补充的趋势，采用这一检查手段会更方便、快捷。

（四）治疗

对急性坏死性肠炎的治疗需要内外科医师的密切配合，在采取内科治疗期间应认真、仔细观察病情的进展，加强各有关指标的检测。外科手术仅为治疗方法之一，术后的管理更为重要。

第四节　胃食管反流病

胃食管反流是指胃内容物，包括从十二指肠流入胃的胆盐和胰酶反流入食管。由于小婴儿食管下端括约肌发育不成熟或神经肌肉协调功能差而出现的反流称为生理性反流，往往出现于日间餐时或餐后，又称溢乳；而由于食管下端括约肌功能障碍和（或）与其功能有关的组织结构异常，以致压制食管下端括约肌肌力低下而出现的反流称为病理性反流，常发生于睡眠、仰卧位及空腹时，引起一系列临床症状和并发症，即胃食管反流病。随着直立体位时间和固体饮食的增多，60%患儿到 2 岁时症状可自行缓解，部分患儿症状可持续到 4 岁以后。脑瘫、唐氏综合征以及其他原因所致的发育迟缓患儿，有较高的胃食管反流发生率。

【病因】

（一）抗反流屏障功能低下

食管下端括约肌压力降低是引起胃食管反流的主要原因。食管下端括约肌周围组织薄弱或缺陷也会导致抗反流屏障功能低下。

（二）食管廓清能力降低

当食管蠕动减弱或消失，或出现病理性蠕动时，食管清除反流物的能力下降，延长了有害的反流物质在食管内停留时间，增加了对黏膜的损伤。

（三）食管黏膜的屏障功能破坏

反流物中的某些物质，如胃酸、胃蛋白酶，以及从十二指肠反流入胃的胆盐和胰酶使食管黏膜的屏障功能受损，引起食管黏膜炎症。

（四）胃、十二指肠功能失常

胃排空能力低下，十二指肠病变时，均可导致十二指肠胃反流。

【临床表现】

食管上皮细胞暴露于反流的胃内容物是产生症状和体征的主要原因。

（一）呕吐

新生儿和婴幼儿最常见的症状是反复呕吐。85%于出生后第1周即出现呕吐，另有10%于出生后6周内出现。呕吐程度轻重不一，多数发生在进食后，有时在夜间或空腹时，可表现为溢乳、反刍或吐泡沫，严重者呈喷射状呕吐。呕吐物为胃内容物，有时含少量胆汁。年长儿以反胃、反酸、嗳气等症状多见。

（二）反流性食管炎

常见症状：①胃灼热。见于有表达能力的年长儿，位于胸骨下端，饮用酸性饮料可加重，服用抗酸剂症状减轻。②咽下疼痛。婴幼儿表现为喂奶困难、烦躁、拒食。年长儿诉咽下疼痛，如并发食管狭窄则出现严重呕吐和持续性咽下困难。③呕血和便血。食管炎严重者可发生糜烂或溃疡，出现呕血或黑便症状。严重的反流性食管炎可发生缺血性贫血。

（三）Barrett 食管

由于慢性胃食管反流，食管下端的鳞状上皮被增生的柱状上皮所替代，抗酸能力增强，但更易发生食管溃疡、狭窄和腺癌。溃疡较深者可发生食管气管瘘。

（四）其他全身症状

1. 呼吸系统表现　反流物可直接成间接引发反复呼吸道感染、吸入性肺炎、难治性哮喘、早产儿窒息或呼吸暂停及婴儿猝死综合征等。

2. 营养不良　主要表现为体重不增和生长发育迟缓、贫血。

3. 其他表现　如声音嘶哑、中耳炎、鼻窦炎、反复口腔溃疡、龋齿等。部分患儿可出现精神、神经症状，包括桑迪弗（Sandifer）综合征，为病理性胃食管反流的一种保护性机制，患儿呈现类似斜颈样的一种特殊"公鸡头样"姿势，以期保持气道通畅或减轻胃酸反流所致的疼痛，同时伴有杵状指、蛋白丢失性肠病及贫血；婴儿哭吵综合征，表现为易激惹、夜惊、进食时哭闹等。

【辅助检查】

胃食管反流临床表现复杂且缺乏特异性，仅凭临床症状有时难以与其他引起呕吐的疾病如贲门失弛缓症相鉴别，也难以区分是生理性或病理性胃食管反流，必须选择必要的辅助检查以明确诊断。

（一）食管钡剂造影

可判断食管的形态、运动情况、钡剂的反流和食管与胃连接部的组织结构、食管裂孔疝等先天性疾病以及严重病例的食管黏膜炎症改变。

（二）食管 pH 动态监测

将微电极放置在食管括约肌的上方，24小时连续监测食管下端 pH 并通过计算机软件分析，可反映胃食管反流的发生频率、时间，反流物在食管内停留的状况，以及反流与起居活动、临床症状之间的关系，根据评分标准，区分生理性和病理性反流，是目前最可靠的诊断方法，特别用于诊断症状不典型的患儿以及区分碱性胃食管反流和十二指肠胃食管反流。

另外，可做食管动力功能检查、食管内镜检查及黏膜活检、胃食管同位素闪烁扫描以及超声学检查。

【诊断】

因胃食管反流临床表现复杂且缺乏特异性，仅凭临床症状有时难以与其他引起呕吐的疾病相鉴别，即使是胃食管反流也难以区分是生理性或病理性。凡临床发现不明原因反复呕吐、咽下困难、反复发作的慢性呼吸道感染、难治性哮喘、生长发育迟缓、营养不良、贫血、反复出现窒息、呼吸暂停等症状时都应考虑到胃食管反流的可能，针对不同情况，选择必要的辅助检查以明确诊断。

【鉴别诊断】

（一）贲门失弛缓症

贲门失弛缓症又称贲门痉挛，是指食管下括约肌松弛障碍导致的食管功能性梗阻。婴幼儿表现为喂养困难、呕吐，重症可伴有营养不良、生长发育迟缓。年长儿诉胸痛和烧灼感、反胃。通过 X 线钡剂造影、内镜和食管测压等可确诊。

（二）以呕吐为主要表现的新生儿、小婴儿

应排除消化道器质性病变，如先天性幽门肥厚性狭窄、胃扭转、肠旋转不良、环状胰腺、胎粪性腹膜炎等。

（三）对反流性食管炎伴并发症的患儿

必须排除由于物理性、化学性、生物性等致病因素所引起组织损伤而出现的类似症状。

【治疗】

凡诊断为胃食管反流的患儿，特别是有合并症或影响生长发育者必须及时进行治疗，包括体位、饮食、药物和手术治疗。

（一）体位治疗

将床头抬高 30°，小婴儿的最佳体位为前倾俯卧位，但为防止婴儿猝死综合征的发生，睡眠时应采取仰卧位及左侧卧位。儿童在清醒状态下最佳体位为直立位和坐位，睡眠时保持左侧卧位及上体抬高，减少反流频率及反流物误吸。

（二）饮食疗法

以稠厚饮食为主，少食多餐，婴儿增加喂奶次数，缩短喂奶间隔时间，人工喂养儿可在牛奶中加入淀粉类或进食谷类食品。年长儿亦应少食多餐，以高蛋白低脂饮食为主，睡前 2 小时不予进食，保持胃处于非充盈状态，避免食用降低食管下括约肌张力和增加胃酸分泌的食物，如酸性饮料、碳酸及咖啡因饮料、高脂饮食、巧克力和辛辣食品。此外，应控制肥胖，避免被动吸烟。

（三）药物治疗

主要为降低胃内容物酸度和促进上消化道动力，包括促胃肠动力药、抗酸或抑酸药、黏膜保护剂等，但使用时应注意药物的适用年龄及不良反应。

（四）外科治疗

及时采用体位、饮食、药物等治疗方法后，大多数患儿症状能明显改善和痊愈。具有下列指征可考虑外科手术：①内科治疗 6～8 周无效，有严重并发症（消化道出血、营养不良、生长发育迟缓）；②严重食管炎伴溃疡、狭窄或发现有解剖异常如食管裂孔疝等；③有严重的呼吸道并发症，如呼吸道梗阻、反复发作吸入性肺炎或窒息伴支气管肺发育不良者；④合并严重神经系统疾病。

【胃食管反流病应掌握的内容】

（一）问诊

正常情况下出现胃食管反流，但不会造成临床症状或病理损害的，称为生理性反流，往往在进餐后出现短暂反流发作。如果反流发生频繁，或者反流的时间延长，甚至夜间出现反流，则可

造成胃食管反流病，此时出现的反流称为病理性反流。问诊时应注意区分。国内外资料显示，胃食管反流发病的危险因素包括年龄、性别、吸烟、体重指数增加、过度饮酒、服用阿司匹林及非类固醇类抗炎药和抗胆碱能药物、体力劳动、社会因素、心身疾病及家族史等。因此，询问病史时不能遗漏这些危险因素，应仔细询问、详细记录。

少部分患者以咳嗽与哮喘为首发或主要表现。反流引起的哮喘无季节性，常有阵发性、夜间咳嗽与气喘的特点。个别患者可发生吸入性肺炎，甚至出现肺间质纤维化。这是由于反流物吸入气道、刺激支气管黏膜引起炎症和痉挛所致。反流物刺激咽喉部可引起咽喉炎，出现声音嘶哑。也有一些患者诉咽部不适，有异物感、棉团感或堵塞感，但无真正吞咽困难，其中部分患者可能与酸反流引起的食管上段括约肌压力升高有关。

（二）辅助检查

由于部分胃食管反流病患者反流症状明显，但 X 线检查、内镜检查食管无异常发现，或者内镜检查显示有食管炎，但不一定是反流引起。有的临床表现酷似心绞痛，或以哮喘、咽喉炎为主要表现，造成诊断上的困难。因此，胃食管反流病的诊断主要基于下列几个条件：①有明显的反流症状；②内镜下可能有反流性食管炎的表现；③食管过度酸反流的客观证据；④质子泵抑制剂做试验性治疗有明显效果。

（三）治疗

大多数胃食管反流病患者的症状和食管黏膜损伤可以通过药物治疗得到控制。当患者对药物治疗无效时，应当重新考虑诊断是否正确。适时调整药物及剂量是提高疗效的重要措施之一。手术治疗和内镜下治疗应综合考虑后再慎重做出决定。

第五节 伤 寒

伤寒是由伤寒杆菌引起的急性肠道传染病，是我国法定的乙类传染病。临床特征：持续发热、表情淡漠、相对缓脉、玫瑰疹、肝脾大与白细胞减少等。主要的严重并发症：肠出血、肠穿孔。其基本的病理变化是全身单核巨噬细胞系统的增生性反应，尤其以回肠下段淋巴组织变化最为明显。

【病理生理】

病理表现为全身单核巨噬细胞系统的增生性反应。以回肠末端集合淋巴结和孤立淋巴结最为显著。伤寒的病程约分为 4 周，病理变化为髓样肿胀、坏死、溃疡、愈合。肠道病变与临床症状的严重程度不成正比。第 1 周：（肉眼）可见淋巴组织增生肿胀——伤寒结节，（镜下）可见淋巴结内有大量巨噬细胞增生，胞质内可见被吞噬的淋巴细胞、红细胞、伤寒杆菌及坏死组织——伤寒细胞。第 2 周：肿大的淋巴结坏死。第 3 周：坏死组织脱落，形成溃疡，波及血管造成肠出血，侵入肌层和浆膜层导致肠穿孔。第 4 周：溃疡愈合，不留瘢痕。

【病因】

由伤寒沙门菌引起。伤寒杆菌在自然界中抵抗力很强，耐低温，在水面中可存活 2～3 周，在粪便中可存活 1～2 个月，在牛奶、肉类、蛋类中可生存数月，对阳光、热、干燥及酸敏感，阳光直射数小时死亡，60℃水中 10 余分钟或煮沸可灭菌。5% 苯酚溶液 5 分钟可灭菌。

传染源主要是患者和带菌者，传播途径为粪—口传播。患者从潜伏期起即可由粪便排菌，起病后 2～4 周排菌量最多，传染性最大。恢复期或病愈后排菌减少。带菌者分暂时性带菌者（排菌 3 个月以内）和慢性带菌者（3 个月以上）。慢性带菌者是本病传播和流行的主要传染源。

【临床表现】

潜伏期 10 天左右，其长短与感染菌量有关，食物型暴发流行可短至 48 小时，而水源性暴发流行时间可长达 30 天。典型的伤寒自然病程为时约 4 周，可分为以下 4 期。

（一）初期

相当于病程第 1 周，起病大多缓慢，发热是最早出现的症状，常伴有全身不适、乏力、食欲减退、咽痛与咳嗽等。病情逐渐加重，体温呈阶梯形上升，于 5～7 天达 39～40℃，发热前可有畏寒而少寒战，退热时出汗不显著。

（二）极期

相当于病程第 2～3 周，常有伤寒的典型表现，如高热（稽留热）、神经系统症状（无欲貌）、消化道症状、循环系统症状（相对缓脉）、皮疹（玫瑰疹）、肝脾大（中毒性肝炎），有助于诊断。

（三）缓解期

相当于病程第 3～4 周，人体对伤寒杆菌的抵抗力逐渐增强，体温出现波动并开始下降，食欲逐渐好转，腹胀逐渐消失，脾大开始回缩。但本期内有发生肠出血或肠穿孔的危险，需特别提高警惕。

（四）恢复期

病程第 4 周末开始，体温恢复正常，食欲好转，一般在 1 个月左右完全恢复健康。

【诊断】

伤寒可依据流行病学资料、临床表现及免疫学检查结果作出临床诊断，但确诊伤寒则以检出致病菌为依据。

1. 临床诊断标准　在伤寒流行季节和地区有持续性高热（40～41℃），为时 1～2 周或以上，并出现特殊中毒面容，相对缓脉，皮肤玫瑰疹，肝脾大，外周血白细胞总数低下，嗜酸性粒细胞消失，骨髓检查有伤寒细胞（戒指细胞），可临床诊断为伤寒。

2. 从血、骨髓、尿、粪便、玫瑰疹刮取物中，任一种标本分离到伤寒杆菌。

3. 特异性抗体阳性　肥达反应"O"抗体凝集效价≥1∶80，"H"抗体凝集效价≥1∶160，恢复期效价增高 4 倍以上者。

【鉴别诊断】

（一）慢性肠炎

临床上表现为发热、黏液便，类似痢疾，此病多见于幼儿和老年人。

（二）败血症

多由猪霍乱沙门菌引起，患者有高热、寒战、厌食和贫血等症状，常伴有局部病灶（如胆囊炎等），一般可从血液中分离出病原菌。

【治疗】

一般治疗与对症治疗，患者入院后，即按消化道传染病隔离，临床症状消失后每隔 5～7 天送检粪便培养，连续 2 次阴性可解除隔离。发热期患者必须卧床休息，退热后 2～3 天可在床上稍坐，退热后 2 周可轻度活动。应给予高热量、高营养、易消化的饮食，包括足量碳水化合物、蛋白质及各种维生素，以补充发热期的消耗，促进恢复，发热期间宜用流食或细软无渣饮食，少食多餐。退热后，食欲增加，可逐渐进稀饭、软饭，忌吃坚硬多渣食物，以免诱发肠出血和肠穿孔，一般退热后 2 周才恢复正常饮食。应鼓励患者多进水分，每日 2000～3000ml（包括饮食在内），以利于毒素排泄。如因病重不能进食者可用 5% 葡萄糖生理盐水静脉滴注。如合并肠出血、肠穿孔等，需进行外科治疗。

【伤寒应掌握的内容】

（一）问诊

伤寒病在世界各地均有发病，温带和热带多发，全年可以发病，夏秋季是流行高峰，符合消化道传染病发病的流行特点。发病年龄以儿童和青壮年为主，卫生条件较差的地区尤为多见。因此，流行病学的问诊非常重要，因仔细询问、认真记录。

（二）查体

儿童临床症状不典型，起病较急，发热以弛张热为多，胃肠道症状明显，肝脾大常见，易并发支气管肺炎。玫瑰疹少见，外周血白细胞增高，肠出血、肠穿孔少见，病情轻，病死率较低，随年龄增长，逐渐近似成人伤寒。体检时需注意这些儿童伤寒的特点。

（三）辅助检查

血常规示白细胞减少，中性粒细胞减少，嗜酸性粒细胞减少或消失，嗜酸性粒细胞计数随病情好转而恢复正常，复发者再度减少或消失。嗜酸性粒细胞对诊断和病情评估有价值。血培养：病程第 1 ～ 2 周阳性率最高（80% ～ 90%），第 3 周为 50%，第 4 周后不易检出。骨髓培养：骨髓中巨噬细胞丰富，含菌多，较少受抗菌药物的影响，阳性率高于血培养，持续时间长，对已应用抗菌药物治疗、血培养阴性者适用。肥达反应应用伤寒杆菌"O"与"H"抗原通过凝集反应检测患者血清中相应的抗体，对伤寒有辅助诊断的价值。一般 1 周左右出现抗体，第 2 周开始阳性率逐渐增加，第 4 周可高达 70% 以上。病愈后可维持数月。若只有"O"抗体上升，而"H"抗体不上升，可能是疾病的早期；若相反，只有"H"抗体上升而"O"抗体不上升可能是不久前患过伤寒或接受过伤寒菌苗预防接种，或因发热性疾病所致的非特异性回忆反应。因"O"抗体出现早、消失快，半年左右阴转；"H"抗体出现迟，但可持续阳性达数年之久。

（四）治疗

除了针对病原的治疗和对症治疗外，要特别注意消化道隔离，彻底消毒粪便，症状消失后每隔 5 ～ 7 天行粪便培养，连续 2 次阴性可解除隔离。发热期绝对卧床休息，以免诱发肠出血、肠穿孔。便秘时用生理盐水低压灌肠或给予开塞露，禁用泻药。有严重毒血症症状者可在足量有效抗菌治疗配合下使用地塞米松。

第六节　细菌性痢疾

细菌性痢疾（bacillary dysentery）简称菌痢，是痢疾杆菌引起的肠道传染病。志贺菌经消化道感染人体后，引起结肠黏膜的炎症和溃疡，并释放毒素入血。临床表现主要有发热、腹痛、腹泻、里急后重、黏液脓血便，同时伴有全身毒血症症状，严重者可引发感染性休克和（或）中毒性脑病。菌痢常年散发，夏秋多见，是我国的常见病、多发病。儿童和青壮年是高发人群。本病抗菌药治疗有效，治愈率高。疗效欠佳或转为慢性者，可能是未经及时正规治疗、使用药物不当或为耐药菌株感染。

【病因】

本病在我国各地均有发生，可出现暴发或流行；农村多于城市；全年均可发生，夏秋季多见；儿童发病率最高。传染源为患者及带菌者，通过粪—口传播途径进行传播（经消化道传播），人群普通易感。

【临床表现】

潜伏期一般为 1 ～ 3 天，短者数小时，长者可达 7 天。痢疾志贺菌感染临床表现较重，宋内氏志贺菌感染多较轻，福氏志贺菌感染病情程度介于两者之间，但易转为慢性。

（一）急性菌痢

主要有全身中毒症状与消化道症状，可分成普通型（典型）、轻型（非典型）、重型、中毒型四型。

（二）慢性菌痢

菌痢患者可反复发作或迁延不愈达 2 个月以上，可能与急性期治疗不当或致病菌种类（福氏志贺菌感染易转为慢性）有关，也可能与全身情况差或胃肠道局部有慢性疾病有关。主要病理变化为结肠溃疡性病变，溃疡边缘可有息肉形成，溃疡愈合后留有瘢痕，导致肠道狭窄，分为慢性隐匿型、慢性迁延型、慢性型急性发作 3 型。

【辅助检查】

（一）血常规

急性期血中白细胞总数增高，中性粒细胞比值增高。慢性期可有贫血。

（二）粪便检查

1. 粪常规检查　外观为黏液脓血便，镜检可见大量脓细胞、白细胞及红细胞，如发现巨噬细胞更有助于诊断。

2. 粪便培养　粪便培养阳性为确诊依据，为提高阳性率，应在使用抗菌药物前采新鲜粪便的脓血部分，勿与尿液相混，立即送检。连续多次培养可提高阳性率。

【诊断】

根据流行病史、症状、体征及实验室检查结果，可初步作出诊断，病原学检查可确诊。

【鉴别诊断】

鉴别病例有疑似病例、临床诊断病例、确诊病例 3 类。

1. 疑似病例　具有腹泻、脓血便，或黏液便、水样便、稀便，伴有里急后重症状，难以确定其他原因腹泻者。

2. 临床诊断病例　有不洁饮食或与菌痢患者接触史，出现腹泻、腹痛、里急后重、发热、脓血便等临床症状，粪常规检查示白细胞或脓细胞 ≥ 15/HP（400 倍），并除外其他原因引起的腹泻。

3. 确诊病例　临床诊断病例的粪便培养示志贺菌属阳性。

【治疗】

（一）急性菌痢的治疗

急性菌痢的治疗包括一般治疗、抗菌治疗、对症治疗。

（二）中毒性菌痢的治疗

中毒性菌痢的治疗包括抗感染、控制高热与惊厥，循环衰竭的治疗，防治脑水肿与呼吸衰竭。

（三）慢性菌痢的治疗

寻找诱因，对症处理并及时进行病原治疗。

【细菌性痢疾应掌握的内容】

（一）问诊

细菌性痢疾是由痢疾杆菌引起的常见急性肠道传染病，我国多数地区流行群以 B 群福氏为主，痢疾杆菌各群、型均可产生内毒素，是引起全身毒血症的主要因素。A 群痢疾志贺菌还产生外毒素（志贺毒素）具有神经毒、细胞毒和肠毒素作用，可引起严重的临床表现。病原菌污染水、食物、生活用品或手，经口感染；亦可通过苍蝇污染食物而传播。在流行季节可进食被污染食物或饮用污染的水，引起食物型或水型的暴发流行。问诊时特别要注意流行病学的情况，详细询问、认真记录。

（二）查体

体格检查时要特别注意一些重型病例的发现，如急性菌痢中毒型，起病急骤，全身中毒症状明显，高热达 40℃ 以上，患者精神萎靡、面色青灰、四肢厥冷、呼吸微弱、皮肤花纹、反复惊厥、嗜睡，甚至昏迷，而肠道炎症反应极轻。按临床表现可分为休克型（以感染性休克为主要表现）、脑型（以中枢神经系统症状为主要表现）和混合型（兼具以上两型的表现，最为凶险）。这是痢疾杆菌内毒素的作用，并且可能与某些儿童的特异性体质有关。

（三）治疗

患者按消化道隔离至临床症状消失、粪便培养连续 2 次呈阴性。毒血症症状重者须卧床休息。饮食以少渣易消化的流食或半流食为宜。注意水、电解质及酸碱平衡，脱水轻且不呕吐者，可口服补液。不能进食者则须静脉补液。因志贺菌对抗生素的耐药性逐年增长，并呈多重耐药性，故应根据当地流行菌株的药敏试验或患者大便培养的药敏结果选择敏感抗生素。

（倪凯华）

第四章 小儿营养代谢性疾病

第一节 蛋白质-能量营养不良

世界卫生组织（World Health Organization，WHO）将营养不良定义为细胞在供给机体用于确保生长、维持特定功能过程中所需营养与能量的失衡。最近有学者提出一种儿童营养不良的综合定义，包括其长期性、病因学和严重性，营养失调的致病机制、与炎症状态的关系，以及对生长、发育、神经认知、消瘦、肌力、免疫功能等功能性结果的影响。这个新定义认为能量、蛋白质、微量营养素失衡的病因要么是"疾病相关的营养不良"（继发于疾病或损伤），要么是"非疾病相关的营养不良"（继发于环境或行为因素）。营养不良也可分为急性（持续时间＜3个月）和慢性（持续时间＞3个月）。营养不良在全球儿童病死率中占到55%。

蛋白质-能量营养不良（protein-energy malnutrition，PEM）是由于缺乏能量和（或）蛋白质所致的一种营养缺乏症，主要见于3岁以下婴幼儿。临床上以体重明显减轻、皮下脂肪减少和皮下水肿为特征，常伴有各器官系统的功能紊乱。急性发病者常伴有水、电解质紊乱，慢性者常有多种营养素缺乏。临床常见3种类型：以能量供应不足为主的消瘦型；以蛋白质供应不足为主的水肿型以及介于两者之间的消瘦-水肿型。PEM常伴多种微量营养素缺乏，可能导致儿童生长发育障碍、抵抗力下降、智力发育迟缓、学习能力下降等后果，是发展中国家首要营养缺乏病。

【病理生理】

（一）各系统器官组织和功能改变

1. 生长发育迟缓 体格矮小，肌力差，活动少。

2. 消化吸收功能下降 易发生高张性腹泻。

3. 循环系统 心脏收缩力减弱，心排血量减少，血压偏低，脉细弱。

4. 中枢神经系统 不可逆的脑组织改变，导致永久性智力发育障碍。

5. 免疫功能 免疫功能低下，易并发各种感染。

（二）代谢障碍和水、电解质紊乱

1. 蛋白质代谢异常 可发生低蛋白水肿。

2. 脂肪代谢改变 能量摄入不足时，体内脂肪大量消耗以维持生命活动的需要，当体内脂肪消耗过多，超过肝脏的代谢能力时可造成肝脏脂肪浸润及变性。

3. 糖代谢异常 易出现糖原不足和血糖偏低，轻度时症状并不明显，重者可引起低血糖昏迷甚至猝死。

4. 水、电解质紊乱 易出现低渗性脱水、酸中毒、低血钾、低血钠、低血钙等。

【病因】

（一）长期喂养不当造成热量摄入不足

喂养不当是导致营养不良的重要原因：婴儿出生即无母乳或母乳不足，又未能合理采用人工喂养，如奶粉配制过稀。此外偏食、挑食等不良的饮食习惯也可引起。

（二）消化吸收不良

消化吸收障碍，如消化系统解剖或功能上的异常（包括腭裂、幽门梗阻等）、迁延性腹泻、肠吸收不良综合征等均可影响食物的消化和吸收。

（三）需要量增加

急慢性传染病（如麻疹、肝炎、结核）的恢复期、生长发育快速阶段等均可因需要量增多而造成营养相对缺乏；糖尿病、大量蛋白尿、发热性疾病、恶性肿瘤等均可使营养素的消耗量增多导致营养不足。此外早产、双胎因追赶生长而需要量增加也可引起营养不良。

【临床表现】

体重不增是营养不良的早期表现。随营养失调日久加重，体重逐渐下降，患儿主要表现为消瘦，皮下脂肪逐渐减少以致消失，皮肤干燥、苍白、渐失去弹性，额部出现皱纹如老人状，肌张力渐降低、肌肉松弛、肌萎缩呈"皮包骨"时，四肢可有挛缩。皮下脂肪层消耗的顺序首先是腹部，其次为躯干、臀部、四肢，最后为面颊。皮下脂肪层厚度是判断营养不良程度的重要指标之一。

营养不良初期，身高并无影响，但随着病情加重，骨骼生长减慢，身高亦低于正常。轻度营养不良，精神状态正常，但重度可有精神萎靡，反应差，体温偏低，脉细无力，无食欲，腹泻、便秘交替。合并血浆白蛋白明显下降时出现凹陷性水肿，严重时可破溃、感染形成慢性溃疡。重度营养不良可有重要脏器功能损害，如心功能下降，表现为心音低钝、血压偏低、脉搏变缓、呼吸浅表等。

【辅助检查】

营养不良的早期往往缺乏特异、敏感的指标。血清白蛋白浓度降低是最重要的特征性改变，但其半衰期较长（19～21天），故不够灵敏。视黄醇结合蛋白（半衰期10小时）、前白蛋白（半衰期1.9天）、甲状腺结合前白蛋白（半衰期2天）和转铁蛋白（半衰期3天）等代谢周期较短的血浆蛋白质具有早期诊断价值。胰岛素样生长因子1不仅反应灵敏且受其他因素影响较小，是诊断蛋白质营养不良的较好指标。营养不良小儿牛磺酸和必需氨基酸浓度降低，而非必需氨基酸变化不大；血清淀粉酶、脂肪酶、胆碱酯酶、转氨酶、碱性磷酸酶、胰酶和黄嘌呤氧化酶等活力均下降，经治疗后可迅速恢复正常；胆固醇，各种电解质及微量元素浓度皆可下降；生长激素水平升高。

【诊断】

根据小儿年龄及喂养史，有体重下降、皮下脂肪减少、全身各系统功能紊乱及其他营养素缺乏的临床症状和体征，典型病例的诊断并不困难。轻度患儿易被忽略，需通过定期生长监测、随访才能发现。确诊后还需详细询问病史和进一步检查，以确定病因。诊断营养不良的基本测量指标为身长和体重。5岁以下儿童营养不良的体格测量指标的分型和分度如下。

（一）体重低下

体重低于同年龄、同性别参照人群值的均值减2SD以下为体重低下。如低于同年龄、同性别参照人群值的均值减2～3SD为中度；在均值减3SD为重度。该项指标主要反映慢性或急性营养不良。

（二）生长迟缓

身长低于同年龄、同性别参照人群值的均值减2SD为生长迟缓。如低于同年龄、同性别参照人群值的均值减2～3SD为中度；低于均值减3SD为重度。此指标主要反映慢性长期营养不良。

（三）消瘦

体重低于同性别、同身高参照人群值的均值减2SD为消瘦。如低于同性别、同身高参照人群值的均值减2～3SD为中度；低于均值减3SD为重度。此项指标主要反映近期、急性营养不良。

【并发症】

常见并发症有营养性贫血，以小细胞低色素性贫血最为常见，贫血与缺乏铁、叶酸、维生素B_{12}、蛋白质等造血原料有关。营养不良可有多种维生素缺乏，尤以脂溶性维生素A、维生素D缺乏常见。在营养不良时，维生素D缺乏的症状不明显，在恢复期生长发育加快时症状比较突出。约有75%的患儿伴有锌缺乏，由于免疫功能低下，故易患各种感染，如反复呼吸道感染、鹅口疮、肺炎、结核病、中耳炎、尿路感染等；婴儿腹泻常迁延不愈而加重营养不良，形成恶性循环。营养不良可并发自发性低血糖，患儿可突然表现为面色灰白、神志不清、脉搏减慢、呼吸暂停、体温不升，但一般无抽搐，若不及时诊治，可致死亡。

【治疗】

营养不良的治疗原则是积极处理各种危及生命的合并症、去除病因、调整饮食、改善消化功能。

（一）处理危及生命的并发症

严重营养不良常发生危及生命的并发症，如腹泻时的严重脱水和电解质紊乱、酸中毒、休克、肾衰竭、自发性低血糖、继发感染及维生素 A 缺乏所致的眼部损害等。有真菌感染的患儿，除积极给予支持治疗外，要及时进行抗真菌治疗及其他相应的处理。

（二）去除病因

在查明病因的基础上，积极治疗原发病，如纠正消化道畸形，控制感染性疾病、根治各种消耗性疾病、改进喂养方法等。

（三）调整饮食

营养不良患儿的消化道因长期摄入过少，已适应低营养的摄入，过快增加摄食量易出现消化不良、腹泻，故饮食调整的量和内容应根据实际的消化能力和病情逐步完成，不能操之过急。轻度营养不良可从每日 250～330kJ/kg 开始，中、重度可参考原来的饮食情况，从每日 165～230kJ/kg 开始，逐步少量增加；若消化吸收能力较好，可逐渐加到每日 500～727kJ/kg，并按实际体重计算热能需要。母乳喂养儿可根据患儿的食欲哺乳，即按需哺喂；人工喂养儿从给予稀释奶开始，适应后逐渐增加奶量和浓度。除乳制品外，可给予蛋类、肝泥、肉末、鱼粉等高蛋白食物，必要时也可添加酪蛋白水解物、氨基酸混合液或要素饮食。蛋白质摄入量从每日 1.5～2.0g/kg 开始，逐步增加到 3.0～4.5g/kg，过早给予高蛋白食物可引起腹胀和肝大。食物中应含有丰富的维生素和微量元素。

（四）改善消化功能

1.药物 可给予 B 族维生素和胃蛋白酶、胰酶等以助消化。蛋白质同化类固醇制剂如苯丙酸诺龙能促进蛋白质合成，并能增加食欲，每次肌内注射 10～25mg，每周 1～2 次，连续 2～3 周，用药期间应供给充足的热量和蛋白质。对食欲差的患儿可给予胰岛素注射，降低血糖，增加饥饿感以提高食欲，通常每日 1 次皮下注射正规胰岛素 2～3U，注射前先服葡萄糖 20～30g，每 1～2 周为 1 个疗程。锌制剂可提高味觉敏感度，有增加食欲的作用，每日可口服元素锌 0.5～1mg/kg。

2.中医治疗 中药参苓白术散能调整脾胃功能，改善食欲；针灸、推拿、抚触、捏脊等也有一定疗效。

（五）其他

病情严重、伴明显低蛋白血症或严重贫血者，可考虑成分输血。静脉滴注高能量脂肪乳剂、多种氨基酸、葡萄糖等也可酌情选用。此外，充足的睡眠、适当的户外活动、纠正不良的饮食习惯和良好的护理亦极为重要。还可为患儿提供感官刺激和情绪上的支持：如温柔地呵护；一个快乐、有刺激的环境；母亲的参与。出院后应定期儿童保健门诊随访；确保疫苗的接种；确保每 6 个月给予 1 次维生素 A。

【预防】

（一）合理喂养

大力提倡母乳喂养，对母乳不足或不宜母乳喂养者应及时给予指导，采用混合喂养或人工喂养并及时添加辅助食品；纠正偏食、挑食、吃零食的不良习惯，小学生早餐要吃饱，午餐应保证供给足够的能量和蛋白质。

（二）合理安排生活作息制度

坚持户外活动，保证充足睡眠，纠正不良的卫生习惯。

（三）防治传染病和先天畸形

按时进行预防接种；对患有唇裂、腭裂及幽门狭窄等先天畸形者应及时手术治疗。

（四）推广应用生长发育监测图

定期测量体重，并将体重值标在生长发育监测图上，如发现体重增长缓慢或不增，应尽快查明原因，及时予以纠正。

【蛋白质 - 能量营养不良应掌握的内容】

（一）问诊

确诊 PEM 应详细追问病史，主要包括以下方面。

1. 饮食史

（1）现有疾病发病前的饮食。

（2）过去几天摄入的饮食。

（3）评估蛋白质和总热量是否足够。

（4）评估父母及孩子是否坚持特殊饮食，或者摄入可保健牛奶替代食品。

2. 确定呕吐或腹泻的持续时间和频率。

3. 稀便伴吸收不良的证据是非常常见的，可有水样便或血便。

4. 兄弟姐妹的死亡。

5. 与婴幼儿及儿童喂养有关的文化信仰和习惯。

6. 成长记录，与蛋白质摄入不足平行的生长速率下降。

（二）查体

PEM 的体格检查重点是体重和身长、身高，伴有一定范围的生长障碍；消瘦通常很典型，尽管可能被水肿的存在掩盖。还应监测上臂肌围，其既可作为机体消瘦的一个指标，也是体重调整中一个有效筛查工具。患儿总体外观通常冷淡、易激，或严肃、不爱动，伴有低体温。且在所有恶性营养不良病例中有不同程度的水肿，如足踝上皮肤的凹陷有诊断意义；外周性水肿通常起于足部并上升至腿部；脸部水肿呈现典型的"满月脸"。PEM 还可出现其他临床体征：B 族维生素缺乏体征，如口周病变；维生素 A 缺乏体征，如干燥病和（或）眼干燥症；低蛋白血症引起的低血容量，如苍白、发冷或肢端发绀。

（三）辅助检查

PEM 应监测血清蛋白、前白蛋白和血清转铁蛋白，以判断恶性营养不良的程度；视网膜结合蛋白可下降；血红素和血细胞比容通常下降。同时需注意粪便检查以排除慢性腹泻的感染性因素，以及 X 线胸片和 PPD 试验以排除结核病。

（四）治疗

重点掌握 PEM 的治疗原则，初始稳定治疗以下情况：低血糖、低体温、脱水、电解质紊乱、感染及微量元素缺乏；处于追赶生长中，给予关爱和刺激。

严重营养不良常发生危及生命的并发症，如腹泻时的严重脱水和电解质紊乱、酸中毒、休克、肾衰竭、自发性低血糖、继发感染及维生素 A 缺乏所致的眼部损害等。有真菌感染的患儿，除积极给予支持治疗外，要及时进行抗真菌治疗及其他相应的处理。在查明病因的基础上，积极治疗原发病，如纠正消化道畸形，控制感染性疾病、根治各种消耗性疾病、改进喂养方法等。

营养不良患儿的消化道因长期摄入过少，已适应低营养的摄入，过快增加摄食量易出现消化不良、腹泻，故饮食调整的量和内容应根据实际的消化能力和病情逐步完成，不能操之过急。母乳喂养儿可根据患儿的食欲哺乳，即按需哺喂；人工喂养儿从给予稀释奶开始，适应后逐渐增加奶量和浓度。除乳制品外，可给予蛋类、肝泥、肉末、鱼粉等高蛋白食物，必要时也可添加酪蛋白水解物、氨基酸混合液或要素饮食。蛋白质摄入量从每日 1.5 ～ 2.0g/kg 开始，逐步增加到 3.0 ～ 4.5g/kg，过早给予高蛋白食物可引起腹胀和肝大。食物中应含有丰富的维生素和微量元素。

其次改善消化功能。可给予 B 族维生素和胃蛋白酶、胰酶等以助消化。蛋白质同化类固醇制剂如苯丙酸诺龙能促进蛋白质合成，并能增加食欲。对食欲差的患儿可给予胰岛素注射，降低血糖，增加饥饿感以提高食欲。锌制剂可提高味觉敏感度，有增加食欲的作用。还可以中药治疗，中药参苓白术散能调整脾胃功能，改善食欲；针灸、推拿、抚触、捏脊等也有一定疗效。

病情严重、伴明显低蛋白血症或严重贫血者，可考虑成分输血。静脉滴注高能量脂肪乳剂、多种氨基酸、葡萄糖等也可酌情选用。此外，充足的睡眠、适当的户外活动、纠正不良的饮食习惯和良好的护理亦极为重要，还可给患儿提供感官刺激和情绪上的支持。

第二节　营养性维生素 D 缺乏性佝偻病

营养性维生素 D 缺乏性佝偻病（vitamin D deficiency rickets）是由于儿童体内维生素 D 不足使钙、磷代谢紊乱，产生的一种以骨骼病变为特征的全身慢性营养性疾病。典型表现是生长着的长骨干骺端和骨组织矿化不全，维生素 D 不足使成熟骨矿化不全，表现为骨软化症（osteomalacia）。

婴幼儿特别是小婴儿是高危人群，北方佝偻病患病率高于南方。近年来，随着社会经济文化水平的提高，我国营养性维生素 D 缺乏性佝偻病发病率逐年降低，病情也趋于轻度。

【病理生理】

婴幼儿体内维生素 D 的来源有 3 个途径。

（一）内源性

即皮肤光照合成，是人类维生素 D 的主要来源。由日光中波长 290 ～ 320nm 的紫外线，照射皮肤基底层内储存的 7- 脱氢胆骨化醇并使其转化为胆骨化醇，即内源性维生素 D_3。

（二）外源性

即摄入的食物中含维生素 D，如肝类、牛奶、蛋黄。植物中的麦角固醇经紫外线照射后可形成维生素 D_2。维生素 D_2 与维生素 D_3 皆可人工合成，对人的作用相同。

（三）母体 - 胎儿的转运

即胎儿可通过胎盘从母体获得维生素 D，胎儿体内 25（OH）D_3 的储存可满足生后一段时间的生长需要。早期新生儿体内维生素 D 的量与母体的维生素 D 营养状况及胎龄有关。

【病因】

（一）维生素 D 摄入不足

母亲妊娠期，特别是妊娠后期维生素 D 摄取不足，如户外活动少、严重营养不良、肝肾疾病、慢性腹泻，以及早产、双胎均可使胎儿体内储存不足。

（二）紫外线照射不足

1. 日照时间不足，如北方日照时间短，佝偻病发病率较高。

2. 户外活动缺乏，因紫外线不能通过玻璃窗，婴幼儿被长期过多地留在室内活动，使内源性维生素 D 生成不足。

3. 日光中紫外线被遮挡或吸收，大城市高大建筑可阻挡日光照射，大气污染如烟雾、尘埃可吸收部分紫外线，均能影响日光紫外线的照射。

（三）其他因素

1. 生长速度快，需要增加　如早产及双胎婴儿出生后生长发育快，需要维生素 D 多，且体内储存的维生素 D 不足。婴儿早期生长速度较快，也易发生佝偻病。

2. 食物中钙、磷含量不足或比例不适宜　人乳中钙、磷比例适宜（2 ∶ 1），易于吸收；而牛奶含钙、磷虽多，但磷过高，吸收较差，故牛奶喂养儿的佝偻病发病率较母乳喂养儿高。

3. 钙、磷吸收减少　过多的谷类食物含有大量植酸，可与小肠中的钙、磷结合形成不溶性植素钙，不易吸收。

4. 疾病影响　　胃肠道或肝胆疾病影响维生素 D 吸收，如婴儿肝炎综合征、慢性腹泻等，肝、肾严重损害可致维生素 D 羟化障碍，1，25-（OH）$_2$D$_3$ 生成不足而引起佝偻病。

5. 长期服用抗惊厥药物　　可使体内维生素 D 不足，如苯妥英钠、苯巴比妥，可使肝细胞微粒体的氧化酶系统活性增加，使维生素 D 和 25-（OH）D$_3$ 加速分解为无活性的代谢产物。糖皮质激素有对抗维生素 D 促进钙转运的作用。

【临床表现】

多见于婴幼儿，特别是小婴儿。主要表现为生长最快部位的骨骼改变，并可影响肌肉发育及神经兴奋性的改变。因此年龄不同，临床表现不同。佝偻病的骨骼改变常在维生素 D 缺乏数月后出现，围生期维生素 D 不足的婴儿佝偻病出现较早。儿童期发生的佝偻病较少。重症佝偻病患儿还可有消化和心肺功能障碍，并可影响行为发育和免疫功能。本病在临床上可分期如下。

（一）初期（早期）

多见 6 个月以内，特别是 3 个月以内小婴儿。多为神经兴奋性增高的表现，如多汗（与季节无关）、易激惹、夜惊、夜啼等。这些并非佝偻病的特异症状，结合病史，可以作为临床早期诊断的参考依据。此期骨骼症状不明显，骨骼 X 线可正常，或钙化带稍模糊；血清 25（OH）D$_3$ 下降，PTH 升高，血钙下降，血磷降低，碱性磷酸酶正常或稍高。

（二）活动期（激期）

主要为骨骼改变。

1. 头部　　早期可见囟门增大，或闭合月龄延迟，出牙迟。颅缝加宽，边缘软，重者可呈现乒乓球样颅骨软化。7～8 个月时可出现方颅（以额骨和顶骨为中心向外隆起，如隆起加重可出现鞍形颅等。

2. 胸部　　骨骺端因骨样组织堆积而膨大，沿肋骨方向于肋骨与肋软骨交界处可扪及圆形隆起，从上至下如串珠样突起，以第 7～10 肋骨最明显，称肋骨串珠即佝偻病串珠（rachitic rosary）；1 岁左右的小儿可见到胸骨和邻近的软骨向前突起，形成"鸡胸样"畸形；严重佝偻病小儿胸廓的下缘形成一水平凹陷，即肋膈沟或哈里森沟（Harrison groove）。

3. 脊柱　　久坐后可引起脊柱后弯，偶有侧弯者。

4. 四肢　　7～8 龄月时手腕、足踝部亦可形成钝圆形环状隆起，称手、足镯。由于骨质软化与肌肉关节松弛，小儿开始站立与行走后双下肢负重，可出现股骨、胫骨、腓骨弯曲，形成严重膝内翻（"O"形）或膝外翻（"X"形），有时有"K"形样下肢畸形。重症下肢骨畸变时，常引起步态异常，行走时左右摇摆呈肌病步态。

此期血生化除血清钙稍低外，其余指标改变更加显著。

X 线显示长骨钙化带消失，干骺端呈毛刷样、杯口状改变；骨骺软骨盘增宽（＞2mm）；骨质稀疏，骨皮质变薄；可有骨干弯曲畸形或青枝骨折，骨折可无临床症状。

（三）恢复期

上述神经精神症状和体征经治疗和日光照射后均明显好转。血钙、磷逐渐恢复正常，碱性磷酸酶需 1～2 个月降至正常水平。治疗 2～3 周后骨骼 X 线改变有所改善，出现不规则的钙化线，以后钙化带致密增厚，骨骺软骨盘＜2mm，逐渐恢复正常。

（四）后遗症期

多见于 2 岁以后的儿童。此期无上述症状及活动性骨骼改变，仅遗留不同程度的骨骼畸形。血生化正常，X 线检查恢复正常。

【诊断】

要解决是否有佝偻病，如有属于哪个期，是否需要治疗。正确的诊断必须依据维生素 D 缺乏的病因、临床表现、血生化及骨骼 X 线检查。应注意早期的神经兴奋性增高的症状无特异性，如多汗、烦闹等，仅依据临床表现的诊断准确率较低；骨骼的改变可行；血清 25（OH）D$_3$ 水平为最可靠的诊断标准，但很多单位不能检测。血生化与骨骼 X 线的检查为诊断的"金标准"。

【鉴别诊断】

（一）与佝偻病的体征鉴别

1. 乒乓颅　刚出生时，可出现非佝偻病性乒乓颅，但是在佝偻病所致的颅骨软化变得很明显（2～4 月龄）之前就会消失。脑积水与成骨发育不全时，亦可出现乒乓颅，但脑积水通常伴有前囟饱满紧张，严重时双眼呈落日状，头颅 B 超或 CT 检查可作出诊断；成骨发育不全还可出现四肢短、腰椎前凸、臀部后凸，根据特殊的体态（短肢型矮小）及骨骼 X 线可作出诊断。

2. 黏多糖贮积症　多器官受累，可出现多发性骨发育不全，如头大、舟行头、身材矮小等体征，伴有智力落后。此病除临床表现外，主要依据骨骼的 X 线变化及尿中黏多糖（糖胺聚糖）的测定作出诊断。

3. 软骨营养不良　是一遗传性软骨发育障碍，出生时即可见四肢短、头大、前额突出、腰椎前凸、臀部后凸，依据其短肢型矮小的特殊体态及骨骼 X 线表现易于诊断。

（二）临床表现类似佝偻病的骨代谢障碍性疾病的鉴别

1. 肾性佝偻病　由于先天或后天原因所致的慢性肾功能障碍，导致钙磷代谢紊乱，血钙低，血磷高，慢性代谢性酸中毒。多于幼儿后期症状逐渐明显，形成侏儒状态。

2. 肝性佝偻病　由于肝功能不良可能使 25（OH）D$_3$ 生成障碍。若伴有急性肝炎、胆道阻塞，循环中 25（OH）D$_3$ 可明显降低，出现抽搐、惊厥和佝偻病的体征。

3. 维生素 D 依赖性佝偻病　又名低钙低血磷性伴氨基酸尿症，为常染色体隐性遗传，可分为 2 型：Ⅰ型为肾脏 1- 羟化酶缺陷，Ⅱ型为靶器官 1，25-（OH）$_2$D$_3$ 受体缺陷，血中 1，25-（OH）$_2$D$_3$ 浓度增高。常在 2 岁以前出现症状，表现为肌无力、衰弱、手足抽搐，可有智力低下等。两型临床均有严重的佝偻病体征，低钙血症、低磷血症，碱性磷酸酶明显升高及继发性甲状旁腺功能亢进。

4. 低血磷抗维生素 D 佝偻病　本病多为性连锁遗传，亦可为常染色体显性或隐性遗传，也有散发病例，为肾小管重吸收磷及肠道吸收磷的原发性缺陷所致。佝偻病的症状多发生于 1 岁以后，如骨骼生长缓慢，身材矮小，下肢进行性弯曲，膝内翻或膝外翻。血钙多正常，血磷明显降低，尿磷增加。对用一般治疗剂量维生素 D 治疗佝偻病无效时应与本病鉴别。

5. 远端肾小管性酸中毒　为常染色体显性遗传，女性多发，远曲小管泌氢不足。表现为代谢性酸中毒，多尿，碱性尿，骨骼畸形显著，身材矮小，肾结石和肾钙质沉着。

【治疗】

目的在于控制活动期，防止骨骼畸形和复发。所以早期发现、早期治疗、综合治疗是重要的。治疗的原则应以口服为主，一般剂量为每日 50～125μg（2000～5000U），持续 4～6 周；之后小于 1 岁婴儿改为 400U/d，大于 1 岁婴儿改为 600U/d，同时给予多种维生素。治疗 1 个月后应复查，如临床表现、血生化与骨骼 X 线改变无恢复征象，应与抗维生素 D 佝偻病相鉴别。

主张从膳食的牛奶、配方奶和豆制品补充钙和磷，只要牛奶足够（每天 500ml），不需要补充钙剂，仅在有低血钙表现、严重佝偻病和营养不足时需要补充钙剂。

除采用维生素 D 治疗外，应注意加强营养，保证足够奶量，及时添加转乳期食品，坚持每日户外活动。

【预防】

营养性维生素 D 缺乏性佝偻病是自限性疾病，一旦婴幼儿有足够时间户外活动，可以自愈。有研究证实日光照射和生理剂量的维生素 D（40U）可治疗佝偻病。因此，现认为确保儿童每日获得维生素 D 400U 是预防和治疗的关键。

（一）围生期

孕母应多进行户外活动，食用富含钙、磷、维生素 D 以及其他营养素的食物。妊娠后期适量补充维生素 D（800U/d）有益于胎儿储存充足维生素 D，以满足生后一段时间生长发育的需要。

（二）婴幼儿期

预防的关键在于日光浴与适量维生素 D 的补充。出生 1 个月后可让婴儿逐渐坚持户外活动，冬季也要注意保证每日 1～2 小时户外活动时间。有研究显示，每周让母乳喂养的婴儿户外活动 2 小时，仅暴露面部和手部，可维持婴儿血 25（OH）D_3 浓度在正常范围的低值（＞11ng/dl）。

早产儿、低出生体重儿、双胎儿出生后 1 周开始补充维生素 D 800U/d，3 个月后改预防量；足月儿出生后 2 周开始补充维生素 D 400U/d，均补充至 2 岁。夏季阳光充足，可在上午和傍晚户外活动，暂停或减量服用维生素 D。

一般可不加服钙剂，但乳类摄入不足和营养欠佳时可适当补充微量营养素和钙剂。

多晒太阳是防治佝偻病的简便有效的措施，应广泛宣传，大力推广。尽量暴露皮肤并逐渐增加日晒时间。每日户外活动时间应在 1 小时以上。

【营养性维生素 D 缺乏性佝偻病应掌握的内容】

（一）问诊

是否存在以下病史：长期母乳喂养且未补充维生素 D，钙摄入不足，食用未强化配方奶，肠外高营养，低日晒水平，吸收障碍的症状：脂肪泻、腹痛、体重下降，肾结石、多尿症，骨痛，大运动发育迟缓，易激惹，微小创伤引起的骨折，应用抗惊厥药物，佝偻病家族史。

（二）查体

生长减速，腕部、膝部和（或）踝部增宽，四肢弯曲（内翻或外翻畸形），前囟扩大和（或）闭合延迟、前额突出、颅骨软化，肋软骨连接凸起（"串珠肋"）、鸡胸、沿下肋骨的水平凹陷（郝氏沟），脊柱侧凸，肌张力减低，摇摆步态。

（三）辅助检查

诊断营养性维生素 D 缺乏性佝偻病的最佳方法是实验室检查和影像学 X 线检查。初始实验室检查：25（OH）D_3，是维生素 D 的主要循环形式，也是检测维生素 D 储备最敏感的指标。此外还应监测血清钙、磷和碱性磷酸酶；甲状旁腺素；尿钙、尿肌酐和尿常规。如果考虑佝偻病的罕见类型：查 1,25（OH）$_2D_3$、尿磷。影像学 X 线检查：骺板增宽、呈"杯口状"和（或）"毛刷状"；前肋在肋软骨连接处膨胀；长骨弯曲；骨质疏松。膝部和腕部影像可用于诊断和监控治疗反应。

（四）治疗

营养性维生素 D 缺乏性佝偻病治疗的目的在于控制活动期，防止骨骼畸形。治疗原则应以口服为主，一般剂量为每日 50～125μg（2000～5000U），持续 4～6 周；之后改为预防量，同时给予多种维生素。治疗期间应每 2～4 周监测血清钙、磷、碱性磷酸酶、PTH 和尿钙/肌酐。同时需注意碱性磷酸酶在治疗初期可能升高，随后逐渐下降。高剂量维生素 D 补充完成后可复查影像学检查。持续服用高剂量维生素 D 超过规定时间的患者可能有高钙血症。营养性维生素 D 缺乏性佝偻病经过适当的治疗通常可消退。

主张从膳食的牛奶、配方奶和豆制品补充钙和磷，只要牛奶足够（每天 500ml），不需要补充钙剂，仅在有低血钙表现、严重佝偻病和营养不足时需要补充钙剂。除采用维生素 D 治疗外，应注意加强营养，保证足够奶量，及时添加转乳期食品，坚持每日户外活动。

第三节　维生素 D 缺乏性手足搐搦症

维生素 D 缺乏性手足搐搦症（tetany of vitamin D deficiency）是维生素 D 缺乏性佝偻病的伴发症状之一，多见 6 个月以内的小婴儿。因维生素 D 缺乏，甲状旁腺代偿功能不足，导致血清钙离子降低，神经肌肉兴奋性增高，出现惊厥等。目前因预防维生素 D 缺乏工作的普遍开展，维生素 D 缺乏性手足搐搦症已较少发生。

【病因】

血清钙离子浓度降低是本病的直接原因。正常小儿血清总钙浓度稳定在 2.25 ～ 2.75mmol/L（9 ～ 11mg/dl），主要靠维生素 D、甲状旁腺素及降钙素的调节作用予以维持。当维生素 D 缺乏时，血钙下降而甲状旁腺不能代偿性分泌物增加；血钙继续降低，当总血钙低于 1.75 ～ 1.8mmol/L（＜ 7 ～ 7.5mg/dl），或离子钙低于 1.0mmol/L（4mg/dl）时可引起神经肌肉兴奋性增高，出现抽搐。

【临床表现】

主要为惊厥、喉痉挛和手足搐搦，并有程度不等的活动期佝偻病的表现。

（一）典型发作

血清钙低于 1.75mmol/L 时可出现惊厥、喉痉挛和手足搐搦。

1. 惊厥　一般为无热惊厥，突然发作，表现为肢体抽动，双眼上翻，面肌痉挛，神志不清，大小便失禁，发作时间长者可伴口周发绀。发作停止后入睡，醒后活泼如常。每日发作次数不定，发作时间可短至数秒，或长达数分钟以上。发作轻时仅有短暂的眼球上窜和面肌抽动，神志清楚。

2. 手足搐搦　以较大婴儿、幼儿多见，表现为双手呈腕部屈曲状，手指伸直，拇指内收掌心，强直痉挛；足部踝关节伸直，足底呈弓状。

3. 喉痉挛　主要见于婴儿，表现为喉部肌肉及声门突发痉挛，呼吸困难，严重时可突然发生窒息缺氧甚至死亡。

3 种症状以无热惊厥为最常见。

（二）隐匿型

血清钙多在 1.75 ～ 1.88mmol/L，没有典型发作的症状，但可通过刺激神经肌肉而引出下列体征。

1. 低钙击面征（Chvostek sign）　用指尖或叩诊锤叩击患儿颧弓与口角间的面颊部（第Ⅶ对脑神经孔处），出现眼睑和口角抽动为面神经征阳性。正常新生儿期可呈假阳性。

2. 腓反射（peroneal reflex）　以叩诊锤叩击膝下外侧腓骨小头上腓神经处，阳性者足向外侧收缩。

3. 低钙束臂征（Trousseau sign）　用血压计袖带包裹上臂，使血压维持在收缩压与舒张压之间，阳性者于 5 分钟之内被测得手出现痉挛症状。

【诊断】

存在维生素 D 缺乏史，或已有佝偻病症状或体征，突发无热惊厥，且反复发作，发作后神志清醒，无神经系统阳性体征，同时总血钙＜ 1.75mmol/L，离子钙＜ 1.0mmol/L。

【鉴别诊断】

（一）其他无热性惊厥性疾病

1. 低血糖症　多发生于清晨空腹时，常有进食少或腹泻史，可出现惊厥、昏迷，血糖常＜ 2.2mmol/L，一般口服或静脉注射葡萄液后立即恢复。

2. 低镁血症　常见于新生儿或婴儿，多为人工喂养，表现为知觉过敏，触觉及听觉刺激引起肌肉颤动，甚至惊厥、手足搐搦，血镁常＜ 0.58mmol/L（1.4mg/dl），用硫酸镁治疗有效。

3. 婴儿痉挛症　于婴儿期发病，为癫痫的一种表现。表现为突然发作，头及躯干、上肢均屈曲，上肢前屈内收握拳，下肢弯曲至腹部，呈点头哈腰状，伴意识障碍，发作数秒至数十秒自停，往往反复连串发作，智力迅速减退。脑电图呈有特征性的高辐节律紊乱。

4. 原发性甲状旁腺功能减退　多见于较大儿童，表现为间歇性惊厥或手足搐搦，间隔几天或数周发作 1 次。主要特点是高血磷、低血钙，碱性磷酸酶正常或稍低，颅骨 X 线可见基底节钙化灶。

（二）中枢神经系统感染

如脑膜炎、脑炎、脑脓肿等，大多表现为精神萎靡，食欲差，伴有发热和感染中毒症状等。有颅内压增高体征及脑脊液改变。

（三）急性喉炎

大多因病毒感染引起炎症，表现为声音嘶哑伴犬吠样咳嗽，吸气性呼吸困难，常夜间发作，无低血钙症状和体征，血钙正常，钙剂治疗无效。

【治疗】

（一）控制惊厥或喉痉挛

控制惊厥或喉痉挛为急救处理，包括立即吸氧，防止舌头致窒息，必要时做气管插管以保证呼吸道通畅，以及抗惊厥治疗，可用 10% 水合氯醛，每次 40 ～ 50mg/kg，保留灌肠；或地西泮每次 0.1 ～ 0.3mg/kg 肌内或静脉注射。

（二）钙剂治疗

积极提高血钙水平，如尽快给予 10% 葡萄糖酸钙 5 ～ 10ml 加入 10% 葡萄糖溶液 5 ～ 20ml，缓慢静脉注射（＞ 10 分钟）或静脉滴注。惊厥反复发作时，可每日静脉注射 2 ～ 3 次，惊厥停止后口服钙剂。不可皮下或肌内注射钙剂以免造成局部坏死。

（三）维生素 D 治疗

急诊情况控制后，按维生素 D 缺乏性佝偻病治疗方法采用维生素 D 治疗补充。

【维生素 D 缺乏性手足搐搦症应掌握的内容】

（一）问诊

维生素 D 缺乏性手足搐搦症应详细追问是否存在维生素 D 缺乏史以及是否存在佝偻病症状或体征，冬末春初婴幼儿是否有反复发作的无热惊厥，间隙期是否意识清晰。

（二）查体

重点掌握本病的临床表现，包括典型发作：惊厥、手足搐搦及喉痉挛的临床症状；以及隐性症状：面神经征、腓反射、陶瑟征。

（三）辅助检查

血清钙离子浓度降低是本病的直接原因。维生素 D 缺乏性手足搐搦症检查血钙及血镁、血糖等有助于鉴别诊断。

（四）治疗

维生素 D 缺乏性手足搐搦症的治疗原则是立即控制惊厥，包括氧气吸入、水合氯醛或者地西泮止惊；口服或者静脉输入钙剂迅速补钙，同时按维生素 D 缺乏性佝偻病治疗方法给予维生素 D 治疗。

（柏丹丹）

第五章　小儿心血管系统疾病

第一节　风　湿　热

风湿热（rheumatic fever）是继发于 A 族链球菌（group A streptococcus，GAS）咽部感染后非化脓性自身免疫结缔组织性疾病，其遗留的心脏损害是危害青少年身体健康的重要后天性心脏病之一。主要表现为心脏病变、游走性关节炎、舞蹈症、环形红斑和皮下小结，病情可反复发作。其中心脏炎是最严重的表现，急性期可危及患儿生命，反复发作可致永久性心脏瓣膜病变，影响日后活动能力。

【病因】

风湿热的病因和发病机制迄今尚未完全阐明，但目前公认风湿热是 A 族乙型链球菌咽部感染后，产生的自身免疫性疾病。近年来有关学者对病毒感染学说较为关注，认为风湿热可能与柯萨奇 B3、B4 病毒感染有关。HLA-B35、HLA-DR2、HLA-DR4 和淋巴细胞表面标记 D8/17[+] 等也可能与发病有关。免疫功能状态的变化也可能参与风湿热的发生。

【临床表现】

风湿热临床表现轻重不一，取决于疾病侵犯部位和程度。风湿热常发生上呼吸道链球菌感染后，潜伏期 1 周至数周。风湿热多呈急性起病，亦可为隐匿性进程，风湿热临床表现主要为心脏病变、关节炎、舞蹈症、皮下小结和环形红斑，发热和关节炎是最常见的主诉。

（一）一般表现

发热、不适、疲倦、胃纳不佳、面色苍白、多汗和腹痛等，个别有胸膜炎和肺炎。

（二）心脏病变

急性风湿热最特征的表现是心脏病变，是唯一持续性器官损害，初次发作时，心肌、心内膜和心包膜均可累及，以心肌炎和心内膜炎最多见，亦可发生全心炎，发生率为 40%～50%，一般起病 1～2 周出现症状。

1. 心肌炎　轻者可无症状，重者可伴不同程度的心力衰竭；安静时心动过速，与体温升高不成比例；心脏扩大，心尖冲动弥散；心音低钝，可闻及奔马律；心尖部可闻及轻度收缩期杂音，主动脉瓣区可闻及舒张中期杂音。

2. 心内膜炎　主要侵犯二尖瓣和（或）主动脉瓣，造成关闭不全；二尖瓣关闭不全表现为心尖部 2/6 级～3/6 级吹风样全收缩期杂音，向腋下传导，有时可闻及二尖瓣相对狭窄所致舒张中期杂音；主动脉瓣关闭不全时胸骨左缘第 3 肋间可闻及舒张期叹气样杂音；急性期瓣膜损害多为充血性水肿，恢复期可渐消失；多次复发可造成心瓣膜永久性瘢痕形成，导致风湿性心脏瓣膜病。

3. 心包炎　积液量很少时，临床上难以发现；典型症状为心前区疼痛，心底部听到心包摩擦音；积液量多时心前区搏动消失，心音遥远，有颈静脉怒张、肝大等心脏压塞表现，临床上有心包炎表现者，提示心脏病变严重。

风湿性心脏病初次发作有 5%～10% 患儿发生充血性心力衰竭，再发时发生率更高。近期发生风湿热的病例如果伴有心力衰竭，提示有活动性心脏病变存在。

（三）关节炎

见于 75% 初次发作患儿，侵犯大关节，以膝、踝、肘、腕多见，表现为关节红肿热痛，活动受限，可同时侵犯数个关节，或一个关节到另一个关节游走；关节炎最终消退不留畸形。

（四）小舞蹈症

小舞蹈症也称西德纳姆（Sydenham）舞蹈症，表现为全身或部分肌肉无目的不自主的快速运动，如伸舌歪嘴，挤眉弄眼，耸肩缩颈，言语障碍，书写困难，细微动作不协调，在兴奋或注意力集中时加剧，入睡后即可消失，伴肌无力，情绪不稳定；占风湿热患儿10%，常在其他症状后数月出现，如风湿热发作较轻，舞蹈症可能为首发症状。病程3个月左右。

（五）皮肤症状

1. 环形红斑　较少见，环形或半环形边界明显的粉红色红斑，大小变化很大，中心苍白，出现在躯干和四肢近端，呈一过性，或时隐时现呈迁延性，可持续数周。

2. 皮下结节　少见，常伴有严重心脏病变，呈坚硬无痛结节，与皮肤不粘连，直径 $0.1 \sim 1.0$ cm，出现于肘、膝、腕、踝等关节伸面，或枕部、前额头皮以及胸、腰椎脊突起的部位。

【实验室检查】

反映近期内链球菌感染及相关免疫的试验有：

（一）抗链球菌溶血素 O 试验（antistreptolysin O test，ASO test）

一般认为 ASO 滴度 ＞ 500U 才有价值，一次试验结果对诊断意义不大，若多次试验（最好每2周一次）结果逐渐增高，则对风湿热和风湿活动诊断价值较大。如抗体长期恒定在高单位，多为非活动期；若由高单位逐渐下降，则为疾病缓解期。发病早期用过抗生素或激素者，ASO 可不增高。此外，患某些肝炎、肾炎、肾病综合征及多发性骨髓炎时，ASO 也可非特异性增高。

（二）抗链球菌胞壁多糖抗体（ASP）测定

根据链球菌胞壁多糖与人心瓣膜糖蛋白有共同抗原性的特性，应用酶联免疫吸附试验（ELISA）测定 ASP-IgM、IgG，风湿性心瓣膜病的阳性率高达80%以上；相反，非风湿性心瓣膜病、链球菌感染后状态、急性肾炎、病毒性心肌炎等阳性率仅 $10\% \sim 13\%$。本试验在反映风湿热活动方面优于红细胞沉降率，在反映链球菌感染后的免疫反应优于 ASO，有较高的敏感性和特异性。

（三）抗链球菌激酶（antistreptokinase，ASK）测定

风湿热时 ASK 滴度增高，常 ＞ 800U。

【诊断】

风湿热的诊断有赖于临床表现和实验室检查的综合分析。1992 年修改的琼斯（Jones）诊断标准包括3个部分：主要指标；次要指标；链球菌感染的证据。在确定链球菌感染证据的前提下，有两项主要表现或一项主要表现伴两项次要表现即可作出诊断（表 9-5-1），由于近年风湿热不典型和轻症病例增多，硬性按照 Jones 标准，易造成诊断失误。因此，应进行综合判断，必要时需追踪观察，方能提高确诊率。

表 9-5-1　Jones 诊断标准（1992）

主要表现	次要表现	链球菌感染证据
心脏病变	发热	近期有猩红热的病史
多关节炎	关节痛	咽拭子培养阳性或快速链球菌抗原试验阳性
环形红斑	红细胞沉降率增高	抗链球菌抗体滴度升高
舞蹈症	C 反应蛋白阳性	
皮下结节	P—R 间期延长	

注：主要表现为关节炎者，关节痛不再作为次要表现；主要表现为心脏炎者，P—R 间期延长不再作为次要表现。在有链球菌感染证据的前提下，存在以下 3 项之一者亦应考虑风湿热：排除其他原因的舞蹈症；无其他原因可解释的隐匿性心脏炎；以往已确诊为风湿热，存在一项主要表现，或有发热和关节痛，或急性期反应物质增高，提示风湿热复发。

确诊风湿热后，应尽可能明确发病类型，特别应了解是否存在心脏损害。以往有风湿热病史者，应明确是否有风湿热活动。

【鉴别诊断】

（一）与风湿性关节炎的鉴别

1. 幼年型类风湿关节炎　多于 3 岁以下起病，常侵犯指（趾）小关节，关节炎无游走性特点。反复发作后遗留关节畸形，X 线骨关节摄片可见关节面破坏、关节间隙变窄和邻近骨骼骨质疏松。

2. 急性化脓性关节炎　为全身脓毒血症的局部表现，中毒症状重，易累及大关节，血培养阳性，常为金黄色葡萄球菌。

3. 急性白血病　除发热、骨关节疼痛外，有贫血、出血倾向、肝脾及淋巴结肿大。周围血片可见幼稚白细胞，骨髓检查可予鉴别。

（二）与风湿性心脏病的鉴别诊断

1. 感染性心内膜炎　先天性心脏病或风湿性心脏病合并感染性心内膜炎时，易与风湿性心脏病伴风湿活动相混淆，贫血、脾大、皮肤瘀斑或其他栓塞症状有助诊断，血培养可获阳性结果，超声心动图可看到心脏瓣膜或心内膜有赘生物。

2. 病毒性心肌炎　近年单纯风湿性心肌炎病例日渐增多，与病毒性心肌炎难以区别。一般而言，病毒性心肌炎杂音不明显，较少发生心内膜炎，较多出现过早搏动等心律失常，实验室检查可发现病毒感染证据。

【治疗】

（一）休息

卧床休息的期限取决于心脏受累程度和心功能状态；急性期无心脏病变患儿卧床休息 2 周，随后逐渐恢复活动，于 2 周后达正常活动水平；心脏炎无心力衰竭患儿则卧床休息 4 周，随后于 4 周内逐渐恢复活动。心脏病变伴充血性心力衰竭患儿则卧床休息至少 8 周，在以后 2 ～ 3 个月逐渐增加活动量。

（二）控制链球菌感染

应用大剂量青霉素静脉滴注 2 ～ 4 周，以彻底清除链球菌感染。青霉素过敏可改用其他有效抗生素如红霉素等。

（三）抗风湿治疗

心脏病变时宜早期使用肾上腺皮质激素，泼尼松 2mg/（kg·d），最大量≤ 60mg/d，分次口服，2 ～ 4 周后减量，总疗程 8 ～ 12 周；无心脏病变患儿可用阿司匹林 100mg/（kg·d），最大量≤ 3g/d，分次服用，2 周后逐渐减量，疗程 4 ～ 8 周。

（四）对症治疗

有充血性心力衰竭时除低盐饮食、氧气吸入外，可给予利尿剂、洋地黄制剂和血管扩张剂，并注意限制液体入量，纠正电解质紊乱；舞蹈症时可用苯巴比妥、地西泮等镇静剂。关节肿痛时应予以制动。

【预防和预后】

1. 风湿热预后主要取决于心脏病变的严重程度、首次发作是否得到正确抗风湿热治疗以及是否行正规抗链球菌治疗。心脏病变者易复发，预后较差，尤以严重心脏病变伴充血性心力衰竭的患儿为甚。

2. 每 3 ～ 4 周肌内注射苄星青霉素（长效青霉素）120 万 U，预防注射期限至少 5 年，最好持续至 25 岁。有风湿性心脏病者，宜作终身药物预防。对青霉素过敏者可改用红霉素类药物口服，每月口服 6 ～ 7 天，持续时间同前。

3. 风湿热或风湿性心脏病患儿，当拔牙或行其他手术时，术前、术后应用抗生素以预防感染性心内膜炎。

【风湿热应掌握的内容】

（一）问诊

发病时间，发病年龄，起病的过程，发病前有无前驱感染病史，有无乏力、关节疼痛，活动受限、猩红热样皮疹等症状，此次发病以来是否诊疗过，查了哪些辅助检查，结果怎样，用了哪些药物，效果如何。既往是否有类似发作史，因为本病的预后取决于诊断的及时与否，部分患者起病隐匿，易漏诊，有少数重症患者合并心脏病变，可发生心力衰竭。

（二）查体

体温、脉搏、血压、呼吸，神志情况，面容，巩膜、皮肤黏膜情况，专科情况包括心脏听诊，心律、心率、心音，有无肝大，有无颈静脉的怒张、关节疼痛等。

（三）辅助检查

明确抗链球菌溶血素"O"测定，抗链球菌胞壁多糖抗体测定对诊断的意义。

（四）治疗

1. 治疗原则　①一旦确诊，必须休息，严格按照休息标准决定休息时间的长短；②完善相关检查，明确找到链球菌感染证据的重要性；③抗风湿治疗，阿司匹林的疗程。

2. 治疗期间观察病情　生命体征是否平稳，相关症状是否逐渐减轻，心脏体征变化，抗链球菌溶血素"O"变化及红细胞沉降率动态变化。

（五）随访复查

风湿热的患儿需长期随访，一级预防和二级预防的重要随访内容包括心脏彩超检查、心电图的随访，风湿热抗链球菌溶血素"O"活动的相关指标，随访期限：每3～4周肌内注射苄星青霉素（长效青霉素）120万U，预防注射期限至少5年，最好持续至25岁；有风湿性心脏病者，宜作终身药物预防。对青霉素过敏者可改用红霉素类药物口服，每月口服6～7天，持续时间同前。

第二节　风湿性心脏病

风湿性心脏病是指由于风湿热活动，累及心脏瓣膜而造成的心脏瓣膜病变。表现为二尖瓣、三尖瓣、主动脉瓣中有一个或几个瓣膜狭窄和（或）关闭不全。临床上狭窄或关闭不全常同时存在，但常以一种为主。患病初期常无明显症状，后期则表现为心慌气短、乏力、咳嗽、下肢水肿、咳粉红色泡沫痰等心功能失代偿的表现。

【病因】

风湿性心脏病是A组乙型溶血性链球菌感染引起的变态反应的部分表现，属于自身免疫性疾病。心脏部位的病理变化主要发生在心脏瓣膜部位。二尖瓣为最常见受累部位。

【临床表现】

由于心脏瓣膜的病变，使得心脏在运送血液的过程中出现问题，如瓣膜狭窄，使得血流阻力加大，为了射出足够的血液，心脏则更加费力地舒张和收缩，这样使心脏工作强度加大，效率降低，心脏易疲劳，久而久之造成心脏肥大。如二尖瓣狭窄到一定程度时由于左心房压力的增高，导致肺静脉和肺毛细血管压力增高，形成肺淤血，肺淤血后容易引起以下症状：呼吸困难；咳嗽；咯血，有的还会出现声音嘶哑和吞咽困难。临床上常见心脏瓣膜病变，具体如下。

（一）二尖瓣关闭不全

风湿性二尖瓣关闭不全患儿，常仅有轻度症状，当有风湿活动、感染性心内膜炎或腱索断裂时症状加重，75%的二尖瓣关闭不全可出现心律失常，其中房颤为常见，房颤可增加左心房的压力。左心室容量过大是引起二尖瓣关闭不全、心悸的另一重要原因。病变的后期可有肺水肿、咯血和右心衰竭。

（二）主动脉瓣狭窄

主动脉瓣狭窄患儿在代偿期可无症状，瓣口重度狭窄的大多有乏力、呼吸困难、眩晕或晕厥，甚至突然死亡。

1. 眩晕或晕厥　患儿有时会有眩晕或晕厥发生，其持续时间可短至 1 分钟或长达半小时以上。部分患者伴有阿 - 斯综合征或心律失常。眩晕或晕厥常发生于体育活动后。

2. 呼吸困难　主要是心功能不全的表现，常伴有疲乏无力与静脉压阵发性升高。随着心力衰竭的加重，可出现夜间阵发性呼吸困难、端坐呼吸、咳粉红色泡沫痰。

3. 猝死　部分患儿可发生猝死，多数病例猝死前可有晕厥发作，但亦可为首发症状。其发生的原因可能与严重的、致命的心律失常，如心室颤动等有关。

4. 多汗和心悸　此类患者出汗特别多，由于心肌收缩增强和心律失常，患者常感到心悸，多汗常在心悸后出现，可能与自主神经功能紊乱、交感神经张力增高有关。

（三）三尖瓣狭窄

三尖瓣狭窄的临床表现可因同时存在的二尖瓣狭窄而不甚显著或与二尖瓣狭窄的症状混淆。患者较易疲乏，常诉右上腹不适或胀痛及周身水肿。颈静脉明显搏动常使患者颈部有一种扑动性不适感。此外，由于胃肠道的淤血，患者常诉食欲缺乏、恶心、呕吐或嗳气等。少数患者还可发生晕厥。

（四）联合瓣膜病变

联合瓣膜病变有以下几种组合形式：同一病因累及 2 个或 2 个以上瓣膜，最常见为风湿引起的二尖瓣和主动脉瓣或其他瓣的多个瓣膜病比单个瓣膜病预后更差。手术治疗效果往往较单纯性瓣膜病差。

【辅助检查】

1. 多普勒超声心动图　作为一种无创方法，已经是评价各瓣膜病变的主要手段之一，不仅可以测定心腔大小、心室功能，也可测定跨瓣膜压差、瓣膜开口面积、肺动脉压力等指标。

2. X 线检查　可以了解心脏大小和肺部的改变。

3. 心血管造影　心电图提示有心肌缺血改变者，心血管造影检查者可以明确有无合并冠状动脉病变。

此外，心电图可明确患儿的心律，有无心肌缺血改变，是否合并有心房颤动等。

【诊断】

根据患儿链球菌感染的病史，相关的临床表现，结合患儿心脏彩超检查及影像学检查风湿性心脏病即可作出明确诊断。

【治疗】

瓣膜病变不论是狭窄、关闭不全或者同时存在，出现明显临床症状时都需要手术治疗，对病变瓣膜进行修复或者置换。

（一）无症状期的风湿性心脏病的治疗

治疗原则：主要是保持和增强心脏的代偿功能，一方面应避免心脏过度负荷，如剧烈运动等，另一方面亦需动静结合，适当锻炼，增强体质，提高心脏的储备能力。适当的体力活动与休息，限制钠盐的摄入量及呼吸道感染的预防和治疗。注意预防风湿热与感染性心内膜炎。合并心力衰竭时，使用洋地黄制剂、利尿剂和血管扩张剂。

（二）风湿性心脏病的手术治疗

对慢性风湿性心瓣膜病而无症状者，一般不需要手术；有症状且符合手术适应证者，可选择作二尖瓣闭式扩张术或人工瓣膜置换术。

手术适应证：无明显症状的心功能Ⅰ级患者不需手术治疗。心功能Ⅱ、Ⅲ级患者应行手术治疗。心功能Ⅳ级患者应先行强心、利尿等治疗，待心功能改善后再行手术。伴肺动脉高压、体循环栓塞及功能性三尖瓣关闭不全者亦应手术，但手术危险性增大。有风湿活动或细菌性心内膜炎者应在风湿活动及心内膜炎完全控制后6个月再行手术。

【风湿性心脏病应掌握的内容】

（一）问诊

发病时间，发病年龄，起病的过程，链球菌感染的过程，有无正规治疗和风湿热1级、2级预防的情况，效果如何，此次发病前有无前驱感染病史，有无乏力、发绀、活动受限、心悸、胸痛等症状，此次发病以来是否诊疗过，查了哪些辅助检查，结果如何，用了哪些药物，效果如何。

（二）查体

脉搏、血压、呼吸，神志情况，面容，巩膜、皮肤黏膜是否发绀、苍白及程度，心脏专科情况包括心脏听诊，心律、心率、心音，有无水冲脉、有无肝大、有无颈静脉怒张等，判断有无左心衰竭或右心衰竭的表现，心功能不全的程度。选择合适的治疗方案。

（三）诊断

入院后完善心脏检查，包括心脏彩超、CT或MRI，判断瓣膜损害的部位和程度，完善心功能的判断；完善有无现阶段风湿活动指标的相关检查。

（四）治疗

依据患儿检查确定手术方案，或者随访观察治疗的日期。治疗期间观察生命体征是否平稳，相关症状是否逐渐减轻，心脏体征变化，心功能变化及瓣膜损害动态变化。

（五）随访复查

风湿性心脏病的患儿需长期随访，随访内容包括心脏彩超检查、心电图的随访，随访期限：1个月、3个月、6个月、12个月，病情稳定可适当延长随访时间，但每半年要完成1次心脏彩超检查。

第三节　先天性心脏病

先天性心脏病（congenital heart disease，CHD）是胎儿期心脏及大血管发育异常而致的先天畸形，是小儿最常见的心脏病。流行病学调查资料提示，先天性心脏病的发病率在活产婴儿中为4.05%～12.3%，各类先天性心脏病的发病情况以室间隔缺损最多，其次为房间隔缺损、动脉导管未闭和肺动脉瓣狭窄。法洛四联症则是存活的紫绀型先天性心脏病中最常见者。

近年来随着科学技术的不断发展，先天性心脏病介入技术等的发展为先天性心脏病的治疗开辟了崭新的途径。心脏外科手术方面，体外循环、深低温麻醉下心脏直视手术的发展以及带瓣管道的使用不仅使大多数常见先天性心脏病根治手术效果大为提高，也使先天性心脏病的预后大为改观。

【病因】

在胎儿心脏发育阶段，若有任何因素影响了心脏胚胎发育，使心脏某一部分发育停顿或异常，即可造成先天性心脏畸形。这类相关因素很多，可分为内因和外因两类，以后者为多见。

（一）内在因素

主要与遗传有关，可为染色体异常或多基因突变引起。如房室间隔缺损和动脉干畸形等与第21号染色体长臂某些区带的过度复制和22对染色体部分片段缺失有关。

（二）外在因素

较重要的为宫内感染，特别是母孕早期患病毒感染如风疹、流行性感冒和柯萨奇病毒感染等，其他如孕母缺乏叶酸、接触放射线、服用药物（抗癌药、抗癫痫药等）、代谢性疾病、宫内缺氧等均可能与发病有关。

先天性心脏病的种类很多，且可有两种以上畸形并存，可根据左、右两侧及大血管之间有无分流分为三大类。

（一）左向右分流型（潜伏发绀型）

正常情况下由于体循环压力高于肺循环，故平时血液从左向右分流而不出现青紫。当剧哭、屏气或任何病理情况下致使肺动脉或右心室压力增高并超过左心压力时，则可使血液自右向左分流而出现暂时性发绀，如室间隔缺损、动脉导管未闭和房间隔缺损等。

（二）右向左分流型（发绀型）

某些原因（如右心室流出道狭窄）致使右心压力增高并超过左心，使血流经常从右向左分流，或因大动脉起源异常，使大量静脉血流入体循环，均可出现持续性发绀，如法洛四联症和大动脉转位等。

（三）无分流型（无发绀型）

即心脏左、右两侧或动、静脉之间无异常通路或分流，如肺动脉狭窄和主动脉缩窄等。

一、房间隔缺损

房间隔缺损（atrial septal defect）是小儿时期常见的先天性心脏病，该病的发病率约为活产婴儿的 1/1500，占先天性心脏病发病总数的 5% ～ 10%，是房间隔在胚胎发育过程中发育不良所致。

【解剖和病理生理】

根据胚胎发生，房间隔缺损可分为以下 4 个类型。

（一）原发孔型房间隔缺损

原发孔型房间隔缺损也称为Ⅰ孔型房间隔缺损，约占 15%，缺损位于心内膜垫与房间隔交接处。常合并二尖瓣或三尖瓣隔瓣裂，此时称为部分型房室间隔缺损。

（二）继发孔型房间隔缺损

最为常见，约占 75%。缺损位于房间隔中心卵圆窝部位，亦称为中央型。

（三）静脉窦型房间隔缺损

约占 5%，分上腔型和下腔型。上腔静脉窦型的缺损位于上腔静脉入口处，右上肺静脉常经此缺损异位引流入右心房。下腔静脉型缺损位于下腔静脉入口处，常合并右下肺静脉异位引流入右心房，此种情况常见于弯刀综合征（scimitar syndrome）。

（四）冠状静脉窦型房间隔缺损

约占 2%，缺损位于冠状静脉窦上端与左心房间，造成左心房血流经冠状静脉窦缺口分流入右心房。此型缺损常合并左侧上腔静脉残存、左右侧房室瓣狭窄或闭锁、完全性房室间隔缺损、无脾综合征、多脾综合征等。部分性冠状静脉窦隔缺损，可单发或多发。

出生后左心房压高于右心房，房间隔缺损时则出现左向右分流，分流量与缺损大小、两侧心房压力差及心室的顺应性有关。出生后初期左、右心室壁厚度相似，顺应性也相近，故分流量不多。随年龄增长，肺血管阻力及右心室压力下降，右心室壁较左心室壁薄，右心室充盈阻力也较左心室低，故分流量增加。由于右心血流量增加，舒张期负荷加重，故右心房、右心室增大，肺循环血量增加，压力增高，晚期可导致肺小动脉肌层及内膜增厚、管腔狭窄，引起肺动脉高压，使左向右分流减少，甚至出现右向左分流，临床表现为发绀。

【临床表现】

房间隔缺损的症状随缺损大小而有所不同，缺损小的可无症状，仅在体格检查时发现胸骨左缘第 2 ～ 3 肋间有收缩期杂音。缺损较大时分流量也大，导致肺充血、体循环血流量不足，表现为体型瘦长、面色苍白、乏力、多汗、活动后气促和生长发育迟缓。由于肺循环血流增多而易反复出现呼吸道感染，严重者早期发生心力衰竭。

多数患儿在婴幼儿期无明显体征，2～3岁后心脏增大，前胸隆起，触诊心前区有抬举冲动感，一般无震颤，少数大缺损、分流量大者可出现震颤。听诊有以下4个特点：①第一心音亢进，肺动脉第二心音增强。②由于右心室容量增加，收缩时喷射血流时间延长，肺动脉瓣关闭更落后于主动脉瓣，出现不受呼吸影响的第二心音固定分裂。③由于右心室增大，大量的血流通过正常肺动脉瓣时（形成相对狭窄）在左第2肋间近胸骨旁可闻及2～3级喷射性收缩期杂音。④当肺循环血流量超过体循环达1倍时，则在胸骨左下第4～5肋间隙处可出现三尖瓣相对狭窄的短促与低频的舒张早中期杂音，吸气时更响，呼气时减弱。随着肺动脉高压的进展，左向右分流逐渐减少，第二心音增强，固定性分裂消失，收缩期杂音缩短，舒张期杂音消失，但可出现肺动脉瓣及三尖瓣关闭不全的杂音。

【辅助检查】

（一）X线检查

对分流较大的房间隔缺损具有诊断价值。心脏外形轻至中度增大，以右心房及右心室为主，心胸比＞0.5。肺动脉段突出，肺叶充血明显，主动脉影缩小。透视下可见肺动脉总干及分支随心脏搏动而表现出的一明一暗的肺门舞蹈症，原发孔型房间隔缺损伴二尖瓣裂缺者，左心房及左心室增大。

（二）超声心动图

M型超声心动图可以显示右心房、右心室增大及室间隔的矛盾运动。二维超声可以显示房间隔缺损的位置及大小，结合彩色多普勒超声可以提高诊断的可靠性并能判断分流的方向，应用多普勒超声可以估测分流量的大小，估测右心室收缩压及肺动脉压力，年龄较大的肥胖患者经胸超声透声较差者，可选用经食管超声心动图进行诊断。

（三）磁共振

年龄较大患者，剑突下超声透声窗受限，图像不够清晰。磁共振可以清晰地显示缺损的位置、大小及其肺静脉回流情况而建立诊断。

（四）心导管检查

一般不需要做心导管检查，当合并肺动脉高压、肺动脉瓣狭窄或肺静脉异位引流时可行右心导管检查。右心导管检查时导管易通过缺损由右心房进入左心房，右心房血氧含量高于腔静脉血氧含量，右心室和肺动脉压力正常或轻度增高，并按所得数据可计算出肺动脉阻力和分流量大小。合并肺静脉异位引流者应探查异位引流的肺静脉。

（五）心血管造影

一般不做心血管造影。造影剂注入右上肺静脉，可见其通过房间隔缺损迅速由左心房进入右心房。

【诊断】

根据病史、相关临床表现，结合患儿心脏彩超检查及影像学检查，房间隔缺损可作出明确诊断。

【治疗】

小于3mm的房间隔缺损多在3个月内自然闭合，大于8mm的房间隔缺损一般不会自然闭合。房间隔缺损分流量较大时一般可在3～5岁时选择体外循环下手术治疗。反复呼吸道感染、发生心力衰竭或合并肺动脉高压者应尽早手术治疗。房间隔缺损也可通过介入性心导管术，应用双面蘑菇伞装置关闭缺损，适应证：继发孔型房缺；缺损直径＜30mm；房间隔缺损边缘距肺静脉、腔静脉、二尖瓣口及冠状静脉窦口的距离＞5mm；房间隔的伸展径要大于房间隔缺损直径14mm以上等。

二、室间隔缺损

室间隔缺损（ventricular septal defect）由胚胎期室间隔（流入道、小梁部和流出道）发育不全所致，是最常见的先天性心脏病，约占我国先天性心脏病的 50%。单独存在者约占 25%，室间隔缺损分类的种类很多，但趋向于与外科手术切口结合起来，更具实用性及直观性。最多见为膜周部缺损，占 60%～70%，位于主动脉下，由膜部向与之接触的 3 个区域（流入道、流出道或小梁肌部）延伸而成。

【解剖和病理生理】

（一）小型室间隔缺损 [罗杰（Roger）病]

缺损直径 < 5mm 或缺损面积 < $0.5cm^2/m^2$ 体表面积。缺损小，心室水平左向右，分流量少，血流动力学变化不大，可无症状。

（二）中型室间隔缺损

缺损直径 5～15mm 或缺损面积 0.5～$1.0cm^2/m^2$ 体表面积。缺损较大，分流量较多，肺循环血流量可达体循环的 1.5～3.0 倍及以上，但因肺血管床有很丰富的后备容受量，肺动脉收缩压和肺血管阻力可在较长时期不增高。

（三）大型室间隔缺损

缺损直径 > 15mm 或缺损面积 > $1.0cm^2/m^2$ 体表面积。缺损巨大，缺损口本身对左向右分流量不构成阻力，血液在两心室自由交通，即非限制性室间隔缺损。大量左向右分流量使肺循环血流量增加，当超过肺血管床的容量限度时，出现容量性肺动脉高压，肺小动脉痉挛，肺小动脉中层和内膜层渐增厚，管腔变小、梗阻。随着肺血管病变进行性发展则渐变为不可逆的阻力性肺动脉高压。当右心室收缩压超过左心室收缩压时，左向右分流逆转为双向分流或右向左分流，出现发绀，即艾森门格（Eisenmenger）综合征。

【临床表现】

临床表现决定于缺损大小和心室间压差，小型缺损可无症状，一般活动不受限制，生长发育不受影响。仅体格检查时听到胸骨左缘第 3、4 肋间响亮的全收缩期杂音，常伴震颤，肺动脉瓣第二音正常或稍增强。缺损较大时左向右分流量多，体循环血流量相应减少，患儿多生长迟缓，体重不增，有消瘦、喂养困难、活动后乏力、气短、多汗，易反复出现呼吸道感染，易导致充血性心力衰竭等。有时因扩张的肺动脉压迫喉返神经，引起声音嘶哑。体格检查发现心界扩大，搏动活跃，胸骨左缘第 3、4 肋间可闻及 2～4 级粗糙的全收缩期杂音，向四周广泛传导，可扪及收缩期震颤。分流量大时在心尖区可闻及二尖瓣相对狭窄的较柔和舒张中期杂音。大型缺损伴有明显肺动脉高压时（多见于儿童或青少年期），右心室压力显著升高，逆转为右向左分流，出现发绀，并逐渐加重，此时心脏杂音较轻而肺动脉瓣第二音显著亢进。继发漏斗部肥厚时，则肺动脉瓣第二音降低。

室间隔缺损易并发支气管炎、充血性心力衰竭、肺水肿及感染性心内膜炎。20%～50% 的膜周部和肌部小梁部缺损在 5 岁以内有自然闭合的可能，但大多发生于 1 岁内。肺动脉下或双动脉下的漏斗隔肌肉缺损很少能闭合，且易发生主动脉脱垂致主动脉瓣关闭不全时，应早期处理。

【辅助检查】

（一）X 线检查

小型室间隔缺损心肺 X 线检查无明显改变，或肺动脉段延长或轻微突出，肺野轻度充血。中型缺损心影轻度到中度增大，左、右心室增大，以左心室增大为主，主动脉弓影较小，肺动脉段扩张，肺野充血，大型缺损心影中度以上增大，呈二尖瓣型，左、右心室增大，多以右心室增大为主，肺动脉段明显突出，肺野明显充血。当肺动脉高压转为双向或右向左分流时，出现艾森门格综合征，主要特点为肺动脉主支增粗，而肺外周血管影很少，宛如枯萎的秃枝，心影可基本正常或轻度增大。

（二）超声心动图

可解剖定位和测量大小，但＜2mm 的缺损可能不被发现。二维超声可从多个切面显示缺损直接征象——回声中断的部位、时相、数目与大小等。彩色多普勒超声可显示分流束的起源、部位、数目、大小及方向。频谱多普勒超声可测量分流速度，计算跨隔压差和右心室收缩压，估测肺动脉压。还可通过测定肺动脉瓣口和二尖瓣口血流量计算肺循环血流量（Q_p）；测定主动脉瓣口和三尖瓣口血流量计算体循环血流量（Q_s），正常时 $Q_p/Q_s \approx 1$，此值增高 ≥ 1.5 提示为中等量左向右分流，≥ 2.0 为大量左向右分流。

（三）心导管检查

进一步证实诊断及进行血流动力学检查，评价肺动脉高压程度、计算肺血管阻力及体肺分流量等。造影可显示心腔形态、大小及心室水平分流束的起源、部位、时相、数目与大小，除外其他并发畸形等。

【诊断】

根据病史、相关的临床表现，结合患儿心脏彩超检查及影像学检查，室间隔缺损可做出明确诊断。

【治疗】

室间隔缺损有自然闭合可能，中小型缺损可先在门诊随访至学龄前期，有临床症状如反复呼吸道感染和充血性心力衰竭时进行抗感染、强心、利尿、扩血管等内科处理。大中型缺损有难以控制的充血性心力衰竭者，肺动脉压力持续升高超过体循环压的 1/2 或肺循环 / 体循环量之比＞2∶1 时，应及时处理。室间隔缺损治疗，过去只能依靠外科体外循环下直视手术修补，随着介入医学的发展，应用可自动张开和自动置入的双面蘑菇伞装置经心导管堵塞进行非开胸的介入治疗，初步应用表明该方法对关闭肌部、部分膜部室间隔缺损是安全有效的，但远期疗效有待进一步的临床实践和研究证实。

三、动脉导管未闭

动脉导管未闭（patent ductus arteriosus）为小儿先天性心脏病常见类型之一，占先天性心脏病发病总数的 15%。胎儿期动脉导管被动开放是血液循环的重要通道，出生后约 15 小时即发生功能性关闭，80% 在出生后 3 个月解剖性关闭。到出生后 1 年，在解剖学上应完全关闭。若持续开放，并产生病理、生理改变，即称动脉导管未闭。

【解剖和病理生理】

（一）解剖分型

未闭的动脉导管的大小、长短和形态不一，一般分为 3 型：管型，导管长度多在 1cm 左右，直径粗细不等；漏斗型，长度与管型相似，但其近主动脉端粗大，向肺动脉端逐渐变窄；窗型，肺动脉与主动脉紧贴，两者之间为一孔道，直径往往较大。

（二）病理生理

1. 出生后动脉导管关闭的机制包括多种因素。在组织结构方面，动脉导管的肌层丰富，含有大量凹凸不平的螺旋状弹性纤维组织，易于收缩闭塞。而出生后体循环中氧分压的增高，强烈刺激动脉导管平滑肌收缩。此外，自主神经系统的化学介质（如激肽类）的释放也能使动脉导管收缩。

2. 未成熟儿动脉导管平滑肌发育不良，更由于其平滑肌对氧分压的反应低于成熟儿，故早产儿动脉导管未闭发病率高，占早产儿的 20%，且伴呼吸窘迫综合征发病率很高。

3. 动脉导管未闭引起的病理生理学改变主要是通过导管引起的分流。分流量的大小与导管的粗细及主、肺动脉的压差有关。

4. 由于主动脉在收缩期和舒张期的压力均超过肺动脉，因而通过未闭动脉导管的左向右分流的血液连续不断，使肺循环及左心房、左心室、升主动脉的血流量明显增加，左心负荷加重，其排血量达正常时的 2～4 倍。

5. 70% 可通过大型动脉导管进入肺动脉，导致左心房扩大，左心室肥厚扩大，甚至发生充血性心力衰竭。长期大量血流向肺循环的冲击，肺小动脉可有反应性痉挛，形成动力性肺动脉高压；继之管壁增厚硬化导致梗阻性肺动脉高压，此时右心室收缩期负荷过重，右心室肥厚甚至衰竭。当肺动脉压力超过主动脉压时，左向右分流明显减少或停止，产生肺动脉血流逆向分流入主动脉，患儿呈现差异性发绀（differential cyanosis），下半身发绀，左上肢轻度发绀，右上肢正常。

【临床表现】

（一）症状

动脉导管细小者临床上可无症状。导管粗大者可有咳嗽、气急、喂养困难及生长发育落后等。

（二）体征

胸骨左缘上方有一连续性"机器"样杂音，占整个收缩期与舒张期，于收缩末期最响，杂音向左锁骨下、颈部和背部传导，当肺血管阻力增高时，杂音的舒张期成分可能减弱或消失。分流量大者因相对性二尖瓣狭窄而在心尖部可闻及较短的舒张期杂音。肺动脉瓣第二音增强，婴幼儿期因肺动脉压力较高，主、肺动脉压力差在舒张期不显著，因而往往仅听到收缩期杂音，当合并肺动脉高压或心力衰竭时，多仅有收缩期杂音。由于舒张压降低，脉压增大，并可出现周围血管体征，如水冲脉、指甲床毛细血管搏动等。

早产儿动脉导管未闭时，出现周围动脉搏动宏大，锁骨下或肩胛间闻及收缩期杂音（偶闻及连续性杂音），心前区搏动明显，肝大，气促，并易发生呼吸衰竭而依赖机械辅助通气。

【辅助检查】

（一）X 线检查

动脉导管细者心血管影可正常。大分流量者心胸比率增大，左心室增大，心尖向下扩张，左心房亦轻度增大。肺血增多，肺动脉段突出，肺门血管影增粗。当婴儿有心力衰竭时，可见肺淤血表现，透视下左心室和主动脉搏动增强。肺动脉高压时，肺门处肺动脉总干及其分支扩大，而远端肺野肺小动脉狭小，左心室有扩大肥厚征象。主动脉结正常或凸出。

（二）超声心动图

对诊断极有帮助。二维超声心动图可以直接探查到未闭合的动脉导管，常选用胸骨旁肺动脉长轴观或胸骨上主动脉长轴观。脉冲多普勒在动脉导管开口处可探测到典型的收缩期与舒张期连续性湍流频谱。

（三）心导管检查

动脉导管未闭 X 线表现有其他合并畸形时有必要施行心导管检查，它可发现肺动脉血氧含量较右心室为高。有时心导管可以从肺动脉通过未闭导管插入降主动脉。

（四）心血管造影

逆行主动脉造影对复杂病例的诊断有重要价值，在主动脉根部注入造影剂可见主动脉与肺动脉同时显影，未闭动脉导管也能显影。

【诊断】

根据病史、相关临床表现，结合患儿心脏彩超检查及影像学检查，动脉导管未闭可作出明确诊断。

【治疗】

为防止心内膜炎，有效治疗和控制心功能不全和肺动脉高压，不同年龄、不同大小的动脉导管均应手术或经介入方法予以关闭。早产儿动脉导管未闭的处理视分流大小、呼吸窘迫综合征情况而定。症状明显者，需抗心力衰竭治疗，出生后1周内使用吲哚美辛治疗，但仍有10%的患者需手术治疗。采用介入疗法，选择弹簧圈、蘑菇伞等装置关闭动脉导管。

但在有些病例中，如完全性大血管转位、肺动脉闭锁、三尖瓣闭锁、严重的肺动脉狭窄中，动脉导管为依赖性者，对维持患婴生命至关重要，此时应该应用前列腺素 E_2 以维持动脉导管开放。

四、法洛四联症

法洛四联症（tetralogy of Fallot，TOF）是最常见的紫绀型先天性心脏病，其主要病理改变有4种：主动脉根部增宽，右移骑跨、肺动脉狭窄、室间隔缺损（前连续中断）与右心室肥厚。前三项为原发病变，具有重要意义；而右心室肥厚则为继发性改变，为上述畸形所导致的后果。超声心动图检查本病有非常特异的表现，可作为本病的诊断依据。

【解剖和病理生理】

主动脉根部增宽，右移骑跨、肺动脉狭窄、室间隔缺损与右心室肥厚是其主要解剖病变。

由于肺动脉狭窄，右心室排血受阻，压力增高，故右心室肥厚。因有狭窄，血流很难进入肺动脉，肺循环量明显减少，回流至左心房亦少，故后者容积显著变小。在极度狭窄甚而肺动脉闭锁者，其血流动力学改变与Ⅳ型永存动脉干相似。因肺动脉狭窄，血流不易通过，右心室压力升高，与左心室压力接近或者相等，故与一般的室间隔缺损不同，由左向右的分流不占优势地位。在收缩期，右心室一部分血液与左心室血液同时向增宽的主动脉根部喷射，而后进入体循环。此时因主动脉的血液内混有未经氧合的右心室血液，血氧饱和度降低，故出现发绀。有重症发绀的病例，多数于出生后不久死亡。而狭窄较轻者，由右向左分流量较小，并可能同时由左向右分流，因此患者可无明显发绀，临床上称为无发绀型法洛四联症或室间隔缺损伴轻度肺动脉口狭窄。

【临床表现】

（一）发绀

发绀为其主要表现，程度和出现的早晚与肺动脉狭窄程度有关。多见于毛细血管丰富的浅表部位，如唇、指（趾）甲床、球结合膜等。因血氧含量下降，活动耐力差，稍一活动如啼哭、情绪激动、体力劳动、寒冷等，即可出现气急及发绀加重。

（二）蹲踞

患儿多有蹲踞症状，每于行走、游戏时，常主动下蹲片刻。蹲踞时下肢屈曲，使静脉回心血量减少，减轻了心脏负荷，同时下肢动脉受压，体循环阻力增加，使右向左分流量减少，从而缺氧症状暂时得以缓解。不会行走的小婴儿，常喜欢大人抱起，双下肢呈屈曲状。

（三）杵状指（趾）

患儿长期处于缺氧环境中，可使指（趾）端毛细血管扩张增生，局部软组织和骨组织也增生肥大，表现为指（趾）端膨大如鼓槌状。

（四）阵发性缺氧发作

多见于婴儿，发生的诱因为吃奶、哭闹、情绪激动、贫血、感染等。表现为阵发性呼吸困难，严重者可引起突然昏厥、抽搐，甚至死亡。其原因是在肺动脉漏斗部狭窄的基础上，突然发生该处肌部痉挛，引起一时性肺动脉梗阻，使脑缺氧加重所致。年长儿常诉头痛、头晕。

（五）体格检查

患儿生长发育一般均较迟缓，智力发育亦可能稍落后于正常儿。心前区略隆起，胸骨左缘第2～4肋间可闻及2～3级粗糙喷射性收缩期杂音，此为肺动脉狭窄所致，一般无收缩期震颤。

肺动脉瓣第二音减弱。部分患儿可听到亢进的第二音，乃由右胯之主动脉传来。狭窄极严重者或在阵发性呼吸困难发作时，可听不到杂音。有时可听到侧支循环的连续性杂音。发绀持续 6 个月以上，出现杵状指（趾）。

【辅助检查】

（一）X 线检查

心脏大小一般正常或稍增大，典型者前后位心影呈"靴状"，即心尖圆钝上翘，肺动脉段凹陷，上纵隔较宽，肺门血管影缩小，两侧肺纹理减少，透亮度增加，年长儿可因侧支循环形成肺野呈网状纹理，25% 的患儿可见到右位主动脉弓阴影。

（二）超声心动图

二维超声左心室长轴切面可见到主动脉内径增宽，骑跨于室间隔之上，室间隔中断，并可判断主动脉骑跨的程度；大动脉短轴切面可见到右心室流出道与肺动脉狭窄。此外，右心室、右心房内径增大，左心室内径缩小，彩色多普勒血流显像可见右心室直接将血液注入骑跨的主动脉内。

（三）心导管检查

右心室压力明显增高，可与体循环压力相等，而肺动脉压力明显降低，心导管从肺动脉向右心室退出时的连续曲线显示明显的压力阶差，可根据连续曲线的形态来判断狭窄的类型，心导管较容易从右心室进入主动脉或左心室，说明主动脉右胯与室间隔缺损的存在。导管不易进入肺动脉，说明肺动脉狭窄较重，股动脉血氧饱和度降低，常 < 89%，说明有右向左分流的存在。

（四）CT 和 MRI

CT 和 MRI 检查对法洛四联症诊断有一定的帮助。CT 和 MRI 检查可通过观察室间隔连续性是否中断来判断室间隔缺损的大小和部位。

（五）心血管造影

法洛四联症心血管造影检查最好既做右心室造影，又做左心室造影。典型表现是造影剂注入右心室后可见到主动脉与肺动脉几乎同时显影。通过造影剂能见到室间隔缺损的位置，增粗的主动脉阴影，且位置偏前，稍偏右；了解肺动脉狭窄的部位和程度以及肺动脉分支的形态。选择性左心室及主动脉造影可进一步了解左心室发育的情况及冠状动脉的走向。此外，通过造影可发现伴随的畸形，这对制订手术方案和估测预后至关重要。

另外典型病例心电图示电轴右偏，右心室肥大，狭窄严重者往往出现心肌劳损，可见右心房肥大。

【诊断】

根据临床表现和辅助检查等可作出诊断。典型病例的诊断不难。出生后数月出现青紫，伴阵发性呼吸困难和缺氧发作，活动后喜蹲踞，极少有心力衰竭。在胸骨左缘第 3、4 肋间闻及喷射性收缩期杂音伴肺动脉瓣第二音减弱。再结合实验室检查以及 X 线、心电图、超声心动图检查，可做出初步诊断。确诊需行心导管检查和心血管造影。

【治疗】

（一）一般护理

平时应经常饮水，预防感染，及时补液，防治脱水和并发症。婴幼儿则需特别注意护理，以免引起阵发性缺氧发作。

（二）缺氧发作的治疗

发作轻者使其取胸膝位即可缓解，重者应立即吸氧，给予普萘洛尔，每次 0.1mg/kg 静脉注射，或去氧肾上腺素（新福林）每次 0.05mg/kg。必要时也可皮下注射吗啡，每次 0.1～0.2mg/kg。纠正酸中毒，给予 5% 碳酸氢钠溶液 1.5～5.0ml/kg 静脉注射，以往常有缺氧发作者，可口服普萘洛尔 1～3mg/（kg·d）。平时应去除引起缺氧发作的诱因如贫血、感染，尽量保持患儿安静，经上述处理后仍不能有效控制发作者，应考虑急症外科手术修补。

（三）外科治疗

近年来随着外科手术不断地进展，本病根治术的病死率在不断下降。轻症患者可考虑于 5 ～ 9 岁行一期根治手术，但稍重的患儿应尽早行根治术。年龄过小的婴幼儿可先行姑息分流手术，对重症的患儿也宜先行姑息手术，待年长后一般情况改善，肺血管发育好转后，再做根治术。目前常用的姑息手术有锁骨下动脉 - 肺动脉吻合术［布莱洛克 - 陶西格（Blalock-Taussig）分流术］、上腔静脉 - 右肺动脉吻合术（Glenn 手术）等。

【先天性心脏病应掌握的内容】

（一）问诊

小儿时期，尤其是 3 岁以内婴幼儿的心血管疾病以先天性心脏病（先心病）最常见。心脏杂音、发绀及心功能不全是先天性心脏病患者最常见的就诊原因，其出现时间及演变对疾病的诊断、治疗决策、预后判断有重要意义。反复的肺炎、心功能不全、生长发育迟缓是大量左向右分流的证据；左心房或肺动脉扩张压迫喉返神经可引起声音嘶哑。婴幼儿的心功能不全以呼吸浅促、喂养困难、易出汗更突出。有发绀者应注意排除呼吸系统疾病，还要询问有无蹲踞、缺氧发作。对胸闷、心悸、心前区疼痛者应注意心律失常、心肌疾病。病史询问中还要注意母孕早期有无病毒感染、放射线接触、有害药物应用史及有无家族遗传病史。许多先天性心脏病与遗传性疾病有关，肥厚型心肌病常有阳性家族史。

（二）查体

1. 全身检查　评价生长发育，注意特殊面容及全身合并畸形、精神状态、体位和呼吸频率。检查口唇、鼻尖、指（趾）端等毛细血管丰富部位有无发绀，发绀 6 个月～ 1 年后，可出现杵状指（趾）。皮肤黏膜瘀点是感染性心内膜炎血管栓塞的表现；皮下小结、环形红斑是风湿热的主要表现之一。注意颈动脉搏动，肝颈静脉回流征，肝脾大小、质地及有无触痛，下肢有无水肿。

2. 心脏检查　①视诊：心前区有无隆起，心尖冲动的位置、强弱及范围。心前区隆起者多示有心脏扩大，应注意与佝偻病引起的鸡胸相鉴别。正常的心尖冲动范围不超过 2 ～ 3cm，若心尖冲动强烈、范围扩大提示心室肥大。左心室肥大时，心尖冲动最强点向左下偏移；右心室肥大时，心尖冲动弥散，有时扩散至剑突下。心尖冲动减弱见于心包积液和心肌收缩力减弱。②触诊：进一步确定心尖冲动的位置、强弱及范围，心前区有无抬举冲动感及震颤。震颤的位置有助于判断杂音的来源。③叩诊：可粗略估计心脏的位置及大小。④听诊：注意心率的快慢、节律是否整齐，第一、二心音的强弱，是亢进、减弱还是消失，有无分裂，特别是肺动脉瓣第二音（P2）意义更大。P2 亢进提示肺动脉高压，而减弱则支持肺动脉狭窄的诊断；正常儿童在吸气时可有生理性 P2 分裂，P2 固定性分裂是房间隔缺损的独特体征。杂音对鉴别先天性心脏病的类型有重要意义，需注意其位置、性质、响度、时相及传导方向。

3. 周围血管征　比较四肢脉搏及血压，如股动脉搏动减弱或消失，下肢血压低于上肢，提示主动脉缩窄。脉压增宽，伴有毛细血管搏动和股动脉枪击音，提示动脉导管未闭或主动脉瓣关闭不全等。

（三）辅助检查

1. 普通 X 线检查　包括透视和摄片，透视可动态观察心脏和大血管的搏动、位置、形态以及肺血管的粗细、分布，但不能观察细微病变。摄片可弥补这一缺点，并留下永久记录，常规拍摄正位片，必要时辅以心脏三位片。

2. 心电图　对心脏病的诊断有一定的帮助，特别对各种心律失常，心电图是确诊的手段。对心室肥厚、心房扩大、心脏位置及心肌病变有重要参考价值，24 小时动态心电图及各种负荷心电图可提供更多的信息。有些先天性心脏病有特征性的心电图，如房间隔缺损的 V_1 导联常呈不完全性右束支传导阻滞。在分析小儿心电图时应注意年龄的影响。

3. 超声心动图　是一种无创检查技术，不仅可以提供详细的心脏解剖结构信息，还能提供心脏功能及部分血流动力学信息，已经能为绝大多数的先天性心脏病作出准确的诊断并为外科手术提供足够的信息，已部分取代了心脏导管及造影术，而且能在胎儿期作出部分先天性心脏病的诊断。

4. 心导管检查　是先天性心脏病进一步明确诊断和决定术前的一项重要检查方法之一，根据检查部位不同分为右心导管、左心导管检查两种。

5. 心血管造影　心导管检查时，根据诊断需要将导管顶端送到选择的心腔或大血管，并根据观察不同部位病损的要求，采用轴向（成角）造影，同时进行快速摄片或电影摄影，以明确心血管的解剖畸形，尤其对复杂性先天性心脏病及血管畸形，心血管造影仍是主要检查手段。数字减影造影技术的发展及新一代造影剂的出现降低了心血管造影对人体的伤害，使诊断更精确。

（四）治疗

1. 应掌握不同先天性心脏病如房间隔缺损、室间隔缺损、动脉导管未闭杂音产生的机制、血流动力学。

2. 近年来随着科学技术的不断发展，介入技术的出现及发展为先天性心脏病的治疗开辟了崭新的途径。心脏外科手术方面，体外循环、深低温麻醉下心脏直视手术的发展以及带瓣管道的使用不仅使大多数常见先天性心脏病根治手术效果大为提高，也使先天性心脏病的预后大为改观。但由于介入技术随访时间短，介入技术有其自身的局限性。

第四节　心力衰竭

充血性心力衰竭（congestive heart failure）是指心脏工作能力（心肌收缩或缩张功能）下降，即心排血量绝对或相对不足，不能满足全身组织代谢需要的病理状态。心力衰竭是儿童时期危重症之一。

【解剖和病理生理】

1. 心脏功能从正常发展到心力衰竭，经过一段代偿过程，心脏出现心肌肥厚，心脏扩大和心率增快。由于心肌纤维伸长和增厚使收缩力增强，心排血量增多。如基本病因持续存在，则代偿性改变相应发展，心肌能量消耗增多，冠状动脉血供相对不足，心肌收缩速度减慢和收缩力减弱。心率增快超过一定限度时，舒张期缩短，心排血量反而减少。心排血量通过代偿不能满足身体代谢需要时，即出现心力衰竭。

2. 心力衰竭时心排血量一般均减少到低于正常休息时的心排血量，故称为低输血量心力衰竭。但由甲状腺功能亢进、组织缺氧、严重贫血、动静脉瘘等引进的心力衰竭，体循环量增多，静脉回流量和心排血量高于正常；心力衰竭发生后，心排血量减少，但仍可超过正常休息时的心排血量，故称为高输出血量心力衰竭。

3. 心力衰竭时由于心室收缩期排血量减少，心室内残余血量增多。舒张期充盈压力增高，可同时出现组织缺氧以及心房和静脉淤血。组织缺氧通过交感神经活性增加，引起皮肤内脏血管收缩，血液重新分布，以保证重要器官的血供。肾血管收缩后肾血流量减少，肾小球滤过率降低，肾素分泌增加，继而醛固酮分泌增多，使近端和远端肾曲小管对钠的再吸收增多，体内水钠潴留，引起血容量增多，组织间隙等处体液淤积。近年来对神经内分泌在心力衰竭发生发展中的调节作用有了新的认识。心力衰竭时心排血量减少，可通过交感神经激活肾素 - 血管紧张素 - 醛固酮系统，从而引起 β 受体 - 腺苷酸环化酶系统调节紊乱。使外周血管收缩，水钠潴留。以致加剧心室重塑，促进心力衰竭恶化。

4. 心室负荷过重可分为容量负荷过重和压力负荷过重。前者在轻度或中度时心肌代偿能力较后者好些，如房间隔缺损虽然有时分流量很大，但属舒张期负荷过重，在儿童期很少发生心力衰竭，肺动脉瓣狭窄属收缩期负荷过重，心力衰竭出现更早些；主动脉瓣缩窄伴动脉导管未闭则兼有收缩和舒张期负荷过重，故在新生儿时期可致死。

【病因】

小儿时期心力衰竭以 1 岁以内发病率最高，其中尤以先天性心脏病引起者最多见。先天性心脏病中，流出道狭窄即可导致后负荷即压力负荷增加，某些流入道狭窄也引起相同作用。而左向右分流和瓣膜反流则导致前负荷（容量负荷）的增加。心力衰竭也可继发于病毒性心肌炎、川崎病、心肌病、心内膜弹性纤维增生症等。儿童时期以风湿性心脏病和急性肾炎所致的心力衰竭最为多见。另外，贫血、营养不良、电解质紊乱、严重感染、心律不齐和心脏负荷过重等都是儿童心力衰竭发生的诱因。

【临床表现】

年长儿心力衰竭的症状与成人相似，主要表现为乏力、活动后气急、食欲减退、腹痛和咳嗽。安静时心率增快，呼吸浅表、增速，颈静脉怒张，肝增大、有压痛，肝颈反流试验阳性。病情较重者尚有端坐呼吸、肺底部可听到湿啰音，并出现水肿，尿量明显减少。心脏听诊除原有疾病产生的心脏杂音和异常心音外，常可听到心尖区第一心音减低和奔马律。

婴幼儿心力衰竭的临床表现有一定特点。常见症状为呼吸快速、表浅、频率可达 50 ～ 100 次 / 分，喂养困难，体重增长缓慢，烦躁多汗，哭声低弱，肺部可闻及干啰音或哮鸣音。水肿首先见于颜面、眼睑等部位，严重时鼻唇三角区呈现发绀。

【诊断】

（一）临床诊断依据

1. 安静时心率增快，婴儿＞ 180 次 / 分，幼儿＞ 160 次 / 分，不能用发热或缺氧解释者。

2. 呼吸困难，发绀突然加重，安静时呼吸达 60 次 / 分以上。

3. 肝大达肋下 3cm 以上，或在密切观察下短时间内较前增大，而不能以横膈下移等原因解释者。

4. 心音明显低钝，或出现奔马律。

5. 突然烦躁不安，面色苍白或发灰，而不能用原有疾病解释。

6. 尿少、下肢水肿，已除外营养不良、肾炎、维生素 B_1 缺乏等原因所造成者。

（二）辅助检查

上述前四项为临床诊断的主要依据。尚可结合其他几项以及下列 1 ～ 2 项检查进行综合分析。

1. 胸部 X 线检查　心影多呈普遍性扩大，搏动减弱，肺纹理增多，肺门或肺门附近阴影增加，肺部淤血。

2. 心电图检查　不能表明有无心力衰竭，但有助于病因诊断及指导洋地黄的应用。

3. 超声心动图检查　可见心室和心房腔扩大，M 型超声心动图显示心室收缩时间期延长，喷血分数降低。心脏舒张功能不全时，二维超声心动图对诊断和引起心力衰竭的病因判断有帮助。

【治疗】

应重视病因治疗，先天性心脏病患者的内科治疗往往是术前的准备，而且术后亦需继续治疗一个时期；心肌病患者，内科治疗可使患者症状获得暂时缓解；如心力衰竭由甲状腺功能亢进、重度贫血或维生素 B_1 缺乏、病毒性或中毒性心肌炎等引起者需及时治疗原发疾病。心力衰竭的内科治疗有下列几个方面。

（一）一般治疗

充分的休息和睡眠可减轻心脏负担，平卧或取半卧位，尽力避免患儿烦躁、哭闹，必要时可适当应用镇静剂，苯巴比妥、吗啡（0.05mg/kg）皮下或肌内注射常能取得满意效果，但需警惕抑制呼吸。供氧往往是需要的。心力衰竭时，患者易发生酸中毒、低血糖和低血钙，新生儿时期更是如此。因此一旦发生以上情况，应予及时纠正。应给予容易消化及富有营养的食品，一般饮食中钠盐应减少，很少需要严格的极度低钠饮食。

（二）洋地黄类药物

迄今为止洋地黄仍是儿科临床上广泛使用的强心药物之一。洋地黄作用于心肌细胞上的 Na^+/K^+-ATP 酶，抑制其活性，使细胞内 Na^+ 浓度升高，通过 Na-Ca^{2+} 交换使细胞内 Ca^{2+} 升高，从而加强心肌收缩力，使心室排空完全，心室舒张终末期压力明显下降，从而静脉淤血症状减轻。近年，更认识到它对神经内分泌和压力感受器的影响。洋地黄能直接抑制过度的神经内分泌活性（主要抑制交感神经活性）。除正性肌力作用外，洋地黄还具有负性传导、负性心率等作用。洋地黄对左心瓣膜反流、心内膜弹性纤维增生症、扩张型心肌病和某些先天性心脏病等所致的充血性心力衰竭均有效。尤其是合并心率增快、房扑、房颤者更有效。而对贫血、心肌炎引起者疗效较差。

小儿时期常用的洋地黄制剂为地高辛，可口服和静脉注射，作用时间较快，排泄亦较迅速，因此剂量容易调节，药物中毒时处理也比较容易。地高辛酏剂口服吸收率更高。早产儿对洋地黄比足月儿敏感，后者又比婴儿敏感。婴儿的有效浓度为 $2 \sim 4ng/ml$，大龄儿童为 $1 \sim 2ng/ml$。由于洋地黄剂量和疗效的关系受到多种因素的影响，所以洋地黄的剂量要个体化。洋地黄药物临床应用的注意事项如下。①洋地黄化法：如为病情较重或不能口服者，可选用毛花苷丙或地高辛静脉注射，首次给洋地黄化总量的 1/2，余量分 2 次，每隔 $4 \sim 6$ 小时给予，多数患儿可于 $8 \sim 12$ 小时内达到洋地黄化；能口服的患者开始给予口服地高辛，首次给洋地黄化总量的 1/3 或 1/2，余量分 2 次，每隔 $6 \sim 8$ 小时给予。②维持量：洋地黄化后 12 小时可开始给予维持量。维持量的疗程视病情而定：急性肾炎合并心力衰竭者往往不需用维持量或仅需短期应用；短期难以去除病因者如心内膜弹力纤维增生症或风湿性心脏瓣膜病等，则应注意随患儿体重增长及时调整剂量，以维持小儿血清地高辛的有效浓度。③使用要点：用药前应了解患儿在 $2 \sim 3$ 周的洋地黄使用情况，以防药物过量引起中毒。各种病因引起的心肌炎患儿对洋地黄耐受性差，一般按常规剂量减去 1/3，且饱和时间不宜过快。未成熟儿和 < 2 周的新生儿因肝肾功能尚不完善，易引起中毒，洋地黄化剂量应偏小，可按婴儿剂量减少 $1/3 \sim 1/2$。钙剂对洋地黄有协同作用，故用洋地黄类药物时应避免用钙剂。此外，低血钾可促使洋地黄中毒，应予注意。④洋地黄毒性反应：心力衰竭越重、心功能越差者，其治疗量和中毒量越接近，故易发生中毒。肝肾功能障碍、电解质紊乱、低钾、高钙、心肌炎和大剂量利尿之后的患儿均易发生洋地黄中毒。小儿洋地黄中毒最常见的表现为心律失常，如房室传导阻滞、室性期前收缩和阵发性心动过速等；其次为恶心、呕吐等胃肠道症状；神经系统症状，如嗜睡、头晕、色视等较少见。洋地黄中毒时应立即停用洋地黄和利尿剂，同时补充钾盐。小剂量钾盐能控制洋地黄引起的室性期前收缩和阵发性心动过速。轻者每日用氯化钾 $0.075 \sim 0.1g/kg$，分次口服；严重者每小时 $0.03 \sim 0.04g/kg$ 静脉滴注，总量不超过 $0.15g/kg$，滴注时用 10% 葡萄糖溶液稀释成 0.3% 浓度。肾功能不全和合并房室传导阻滞时忌用静脉给钾。

（三）利尿剂

水钠潴留为心力衰竭的一个重要病理生理改变，故合理应用利尿剂为治疗心力衰竭的一项重要措施。当使用洋地黄类药物而心力衰竭仍未完全控制，或伴有显著水肿者，宜加用利尿剂。对急性心衰或肺水肿者可选用快速强效利尿剂如呋塞米或依他尼酸，其作用快而强，可排除较多的 Na^+，而 K^+ 的损失相对较少。慢性心力衰竭一般联合使用噻嗪类与保钾利尿剂，并采用间歇疗法维持治疗，防止电解质紊乱。

（四）血管扩张剂

近年来应用血管扩张剂治疗顽固性心力衰竭取得一定疗效。小动脉的扩张使心脏后负荷降低，从而可能增加心搏出量，同时静脉的扩张使前负荷降低，心室充盈压下降，肺充血的症状亦可能得到缓解，对左心室舒张压增高的患者更为适用。

1. 血管紧张素转换酶抑制剂　通过血管紧张素转换酶的抑制，减少循环中血管紧张素 Ⅱ 的浓度发挥效应。通过国际大规模多中心随机对照的临床试验证明该药能有效缓解心力衰竭的临床症状，改善左心室的收缩功能，防止心肌的重构，逆转心室肥厚，降低心力衰竭患者的病死率。儿科临床的中、长期疗效还有待观察。卡托普利（巯甲丙脯酸）初始剂量为每日 0.5mg/kg，以后根据病情逐渐加量，每周递增 1 次，每次增加 0.3mg/（kg·d），最大耐受量为 5mg/（kg·d），分 3 ～ 4 次口服。依那普利（苯脂丙脯酸）剂量为每日 0.05 ～ 0.1mg/kg，一次口服。

2. 硝普钠　能释放 NO，使 cGMP 升高而松弛血管的平滑肌，扩张小动脉、小静脉的血管平滑肌，作用强，生效快和持续时间短。硝普钠对急性心力衰竭（尤其是急性左心衰、肺水肿）伴周围血管阻力明显增加者效果显著。在治疗体外循环心脏术后的低心排综合征时联合多巴胺效果更佳。应在动脉压力监护下进行。剂量为每分钟 0.2μg/kg，以 5% 葡萄糖溶液稀释后静脉滴注，以后每隔 5 分钟，可每分钟增加 0.1 ～ 0.2μg/kg，直到获得疗效或血压有所降低。最大剂量不超过每分钟 3 ～ 5μg/kg。

3. 酚妥拉明（苄胺唑啉）　α 受体阻滞剂，以扩张小动脉为主，兼有扩张静脉的作用。剂量为每分钟 2 ～ 6μg/kg，以 5% 葡萄糖溶液稀释后静脉滴注。

（五）其他药物治疗

心力衰竭伴有血压下降时可应用多巴胺，每分钟 5 ～ 10μg/kg。必要时剂量可适量增加，一般不超过每分钟 30μg/kg。如血压显著下降，以给予肾上腺素每分钟 0.1 ～ 1.0μg/kg 持续静脉滴注，这有助于增加心搏出量、提高血压而心率不一定明显增快。

【心力衰竭应掌握的内容】

（一）问诊

发病时间，发病年龄，起病的过程，发病前有无前驱感染病史，有无乏力、发绀、活动受限、心悸、胸痛、心律失常等症状，此次发病以来是否诊疗过，查了哪些辅助检查，结果是什么，用了哪些药物，效果如何。既往是否有类似发作史，因为本病的预后取决于年龄和感染的急或慢性过程，预后大多良好，部分患者起病隐匿，有少数重症患者可发生心力衰竭并发严重心律不齐、心源性休克，甚至猝死。部分患者呈慢性进程，演变为扩张型心肌病。新生儿患病时病情进展快，常见高热、反应低下、呼吸困难和发绀，常有神经、肝和肺的并发症。

（二）查体

体温、脉搏、血压、呼吸，神志情况，面容，巩膜、皮肤黏膜是否发绀、苍白及程度，心脏专科情况包括心脏听诊，心律、心率、心音，有无肝大，有无颈静脉怒张等，判断有无左心衰竭或右心衰竭的表现，心功能不全的程度。

（三）诊断

需掌握心力衰竭的诊断标准，注意不同年龄的心率诊断标准不同，入院后需完善相关检查、胸片影像学检查、心脏彩超检查、心肌标志物检查，综合评价。

（四）治疗

1. 治疗原则　①必须休息，减轻心脏负荷，减轻心肌耗氧量；②营养心肌：原则是在不增加心肌耗氧量的前提下，给予大剂量维生素 C、1，6- 二磷酸果糖，有益改善心肌能量代谢；③抗病毒治疗：给予利巴韦林，大剂量丙种球蛋白治疗 1 ～ 2g/kg；④心律失常的处理：原则是积极处理原发病，加强监护，防止恶性心律失常。

2. 治疗期间观察病情　生命体征是否平稳，相关症状是否逐渐减轻，心脏体征变化，心肌标志物变化及动态变化。

（五）随访复查

心肌炎的患儿需长期随访，随访内容包括心脏彩超检查、心电图的随访，随访期限：1、3、6、12 个月，防止引起扩张型心肌病及其他并发症的可能。

第五节　休　克

休克（shock）是机体遭受强烈的致病因素侵袭后，由于有效循环血量锐减，组织血流灌注广泛、持续、显著减少，致全身微循环功能不良，生命重要器官严重障碍的症候群。此时机体功能失去代偿，组织缺血缺氧，神经 - 体液因子失调。其主要特点是：重要脏器组织中的微循环灌流不足，代谢紊乱和全身各系统的功能障碍。简言之，休克就是机体对有效循环血量减少的反应，是组织灌流不足引起的代谢和细胞受损的病理过程。多种神经 - 体液因子参与休克的发生和发展。所谓有效循环血量，是指单位时间内通过心血管系统进行循环的血量。有效循环血量依赖于：充足的血容量、有效的心搏出量和完善的周围血管张力 3 个因素。当其中任何一个因素的改变超出了人体的代偿限度时，即可导致有效循环血量的急剧下降，造成全身组织、器官氧合血液灌流不足和细胞缺氧而发生休克。在休克的发生和发展中，上述三个因素常都累及，且相互影响。

【病因】

（一）低血容量性休克

低血容量性休克为血管内容量不足，引起心室充盈不足和心搏出量减少，如果增加心率仍不能代偿，可导致心排血量降低。

1. 失血性休克　是指因大量失血，迅速导致有效循环血量锐减而引起周围循环衰竭的一种综合征。一般 15 分钟内失血少于全血量的 10% 时，机体可代偿。若快速失血量超过全血量的 20% 左右，即可引起休克。

2. 烧伤性休克　大面积烧伤，伴有血浆大量丢失，可引起烧伤性休克。休克早期与疼痛及低血容量有关，晚期可继发感染，发展为感染性休克。

3. 创伤性休克　这种休克的发生与疼痛和失血有关。

（二）血管扩张性休克

血管扩张性休克通常是由于血管扩张所致的血管内容量不足，其循环血容量正常或增加，但心脏充盈和组织灌注不足。

1. 感染性休克　是临床上最常见的休克类型之一，临床上以革兰氏阴性杆菌感染最常见。根据血流动力学的特点又分为低动力型休克（冷休克）和高动力型休克（暖休克）两型。

2. 过敏性休克　已致敏的机体再次接触到抗原物质时，可发生强烈的变态反应，使容量血管扩张，毛细血管通透性增加并出现弥散性非纤维蛋白血栓，血压下降、组织灌注不良可使多脏器受累。

3. 神经源性休克　交感神经系统急性损伤或被药物阻滞可引起神经所支配的小动脉扩张，血容量增加，出现相对血容量不足和血压下降。这类休克预后好，常可自愈。

（三）心源性休克

心源性休克是指心脏泵功能受损或心脏血流排出道受损引起的心排血量快速下降而代偿性血管快速收缩不足所致的有效循环血量不足、低灌注和低血压状态。心源性休克包括心脏本身病变、心脏压迫或梗阻引起的休克。

【临床表现】

（一）休克早期

在原发症状体征为主的情况下出现轻度兴奋征象，如意识尚清，但烦躁焦虑，精神紧张，面色、皮肤苍白，口唇甲床轻度发绀，心率加快，呼吸频率增加，出冷汗，脉搏细速，血压可骤降，也可略降，甚至正常或稍高，脉压缩小，尿量减少。

（二）休克中期

患者烦躁，意识不清，呼吸表浅，四肢温度下降，心音低钝，脉细数而弱，血压进行性降低，可低于 50mmHg 或测不到，脉压小于 20mmHg，皮肤湿冷发花，尿少或无尿。

（三）休克晚期

表现为 DIC 和多器官功能衰竭。

1. DIC 表现　顽固性低血压，皮肤发绀或广泛出血，甲床微循环淤血，血管活性药物疗效不佳，常与器官衰竭并存。

2. 急性呼吸衰竭表现　吸氧难以纠正的进行性呼吸困难，进行性低氧血症，呼吸急促，发绀，肺水肿和肺顺应性降低等表现。

3. 急性心力衰竭表现　呼吸急促，发绀，心率加快，心音低钝，可有奔马律、心律不齐。如出现心律缓慢，面色灰暗，肢端发凉，也属心力衰竭征象，中心静脉压及肺动脉楔压升高，严重者可有肺水肿表现。

4. 急性肾衰竭表现　少尿或无尿、氮质血症、高血钾等水电解质和酸碱平衡紊乱。

5. 其他表现　意识障碍程度反映脑供血情况。肝衰竭可出现黄疸，血胆红素增加，由于肝脏具有强大的代偿功能，肝性脑病发病率并不高。胃肠道功能紊乱常表现为腹痛、消化不良、呕血和黑便等。

【辅助检查】

1. 应当尽快进行休克的实验室检查并且注意检查内容的广泛性。一般注意的项目包括：血常规；血生化；肾功能检查以及尿常规及比重测定；出、凝血指标检查；血清酶学检查和肌钙蛋白、肌红蛋白、D- 二聚体等；各种体液、排泄物等的培养、病原体检查和药敏测定等。

2. 血流动力学监测　主要包括中心静脉压（CVP）、肺毛细血管楔压（PWAP）、心排血量（CO）和心脏指数（CI）等。使用漂浮导管进行有创监测时，还可以抽取混合静脉血标本进行测定，并通过计算了解氧代谢指标。

3. 胃黏膜内 pH 测定　这项无创检测技术有助于判断内脏供血状况、及时发现早期内脏缺血表现为主的"隐性代偿性休克"，也可通过准确反映胃肠黏膜缺血缺氧改善情况，指导休克复苏治疗的彻底性。

4. 血清乳酸浓度　正常值为 0.4 ～ 1.9mmol/L，血清乳酸浓度与休克预后相关。

5. 感染和炎症因子的血清学检查　通过血清免疫学检测手段，检查血中降钙素原（PCT）、C 反应蛋白、念珠菌或曲霉菌特殊抗原标志物或抗体以及内毒素（LPS）、TNF、血小板活化因子（PAF）、IL-1 等因子，有助于快速判断休克是否存在感染因素、可能的感染类型以及体内炎症反应紊乱状况。

【诊断】

有典型临床表现时，休克的诊断并不难，重要的是能早期识别、及时发现并处理。

（一）早期诊断

当有交感神经 - 肾上腺功能亢进征象时，即应考虑休克的可能。早期症状诊断包括：①血压升高而脉压减少；②心率增快；③口渴；④皮肤潮湿、黏膜发白、肢端发凉；⑤皮肤静脉萎陷；⑥尿量减少（25 ～ 30ml/L）。

（二）诊断标准

临床上休克诊断标准：①有诱发休克的原因。②有意识障碍。③脉搏细速，超过 100 次 / 分或不能触知。④四肢湿冷，胸骨部位皮肤指压阳性（压迫后再充盈时间超过 2 秒），皮肤有花纹，黏膜苍白或发绀，尿量＜ 30ml/h 或尿闭。⑤收缩压＜ 080mmHg。⑥脉压＜ 20mmHg。⑦原有高血压者，收缩压较原水平下降 30% 以上。凡符合上述第 1 项以及第 2、3、4 项中的两项和第 5、6、7 项中的一项者，可诊断为休克。

【治疗】

休克是临床上常见的紧急情况，应该抓紧时间进行救治，在休克早期进行有效的干预，控制引起休克的原发病因，遏止病情发展，有助于改善患者的预后。

（一）一般紧急治疗

通常取平卧位，必要时采取头和躯干抬高 20° ～ 30°、下肢抬高 15° ～ 20°，以利于呼吸和下肢静脉回流，同时保证脑灌注压力；保持呼吸道通畅，并可用鼻导管法或面罩法吸氧，必要时建立人工气道，呼吸机辅助通气；维持比较正常的体温，低体温时注意保温，高温时尽量降温；及早建立静脉通路，并用药物维持血压。尽量保持患者安静，避免人为搬动，可用小剂量镇痛、镇静药，但要防止呼吸和循环抑制。

（二）病因治疗

休克几乎与所有临床科室都有关联，各型休克的临床表现及中后期的病理过程也基本相似，但引起休克的原因各异，根除或控制导致休克的原因对阻止休克的进一步发展十分重要，尤其某些外科疾病引起的休克，原发病灶大多需手术处理。治疗原则：尽快恢复有效循环血量，对原发病灶作手术处理。即使有时病情尚未稳定，为避免延误抢救的时机，仍应在积极抗休克的同时进行针对病因的手术。

（三）扩充血容量

1. 血容量补充原则及种类 大部分休克治疗的共同目标是恢复组织灌注，其中早期最有效的办法是补充足够的血容量，不仅要补充已失去的血容量，还要补充因毛细血管床扩大引起的血容量相对不足，因此往往需要过量补充，以确保心排血量。即使是心源性休克有时也不能过于严格地控制入量，可在连续监测动脉血压、尿量和中心静脉压的基础上，结合患者皮肤温度、末梢循环、脉率及毛细血管充盈时间等情况，判断所需补充的液体量，动态观察十分重要。当然最好在漂浮导管监测肺动脉楔压的指导下输液。

目前补充血容量的液体种类很多，休克治疗的早期，输入何种液体当属次要，即使大量失血引起的休克也不一定需要全血补充，只要能维持血细胞比容大于 30%，大量输入晶体液、血浆代用品以维持适当的血液稀释，对改善组织灌注更有利。随着休克的逐渐控制，输入液体的种类即需要细心选择，主要目的是防止水电解质和酸碱平衡紊乱，防止系统和脏器并发症，维持能量代谢、组织氧合和胶体渗透压。

2. 扩容剂选择原则 如何正确选择扩容剂，应遵循的原则：首先时刻考虑使用液体的目的，"缺什么补什么"，按需补充。其次，还要同时兼顾晶体液及胶体液的需求及比例。羟乙基淀粉作为临床常用的胶体之一，虽早期剂型存在对凝血及肾功能的影响，但随着新产品如 HES130/0.4 等出现，提高其在容量复苏中的使用价值。白蛋白在复苏中的作用，并没有随着研究的深入而发生根本的改变。血浆绝不能作为容量复苏的胶体选择，其适应证应为补充凝血因子。

3. 纠正酸中毒 患者在休克状态下，由于组织灌注不足和细胞缺氧常存在不同程度的代谢性酸中毒。这种酸性环境对心肌、血管平滑肌和肾功能都有抑制作用，应予纠正。但在机体代偿机制的作用下，患者产生过度换气，呼出大量 CO_2，可使患者的动脉血 pH 仍然在正常范围内。由此可见，对于休克患者盲目地输注碱性药物不妥。因为按照血红蛋白氧离曲线的规律，碱中毒环境不利于氧从血红蛋白中释出，会使组织缺氧加重。另外，不很严重的酸性环境对氧从血红蛋白解离是有利的，并不需要去积极纠正。而且机体在获得充足血容量和微循环得到改善之后，轻度酸中毒常可缓解而不需再用碱性药物。但重度休克经扩容治疗后仍有严重的代谢性酸中毒时，仍需使用碱性药物，用药后 30 ～ 60 分钟应复查动脉血气，了解治疗效果并据此决定下一步治疗措施。乳酸钠需要在肝脏代谢才能发挥作用，休克时不应作为首选，因为休克可导致肝功能下降；5% 碳酸氢钠可以直接中和血液中的氢离子，但要依靠肺肾的功能最终纠正酸中毒，可以静脉滴注 200ml 左右；三羟甲基氨基甲烷（THAM）不仅直接中和血液中的氢离子，而且不增加血钠，一次可以静脉滴注 7.28%THAM 40 ～ 80ml（加 5% 葡萄糖溶液稀释），但要注意呼吸抑制、低血糖、恶心、呕吐等副作用，还要防止外漏出血管，导致组织坏死。

（四）血管活性药物的应用

通过液体输注达到最佳心脏容量负荷，应用正性肌力药以增强心肌收缩力，或应用血管舒缩药物以调节适宜的心脏压力负荷，最终达到改善循环和维持足够的氧输送。

血管活性药物主要包括两大类，即缩血管药物和扩血管药物。

1. 缩血管药物 目前主要用于部分早期休克患者，以短期维持重要脏器灌注为目的，也可作为休克治疗的早期应急措施，不宜长久使用，用量也应尽量减小。常用的药物有间羟胺（阿拉明）、多巴胺、多巴酚丁胺、去氧肾上腺素、去甲肾上腺素等，使用时应从最小剂量和最低浓度开始。

2. 扩血管药物 主要扩张毛细血管前括约肌，以利于组织灌流，适用于扩容后中心静脉压明显升高而临床征象无好转者，临床上有交感神经活动亢进征象，心排血量明显下降，有心力衰竭表现及有肺动脉高压者。常用的药物有异丙肾上腺素、酚妥拉明、妥拉苏林、阿托品、山莨菪碱、东莨菪碱、硝普钠、硝酸甘油、异山梨酯、氯丙嗪等。在使用扩血管药物时，必须充分扩容，否则将导致血压明显下降，用量和使用浓度也应从最小开始。

【休克应掌握的内容】

（一）问诊

发病时间，发病年龄，起病的过程，发病前有无前驱感染病史，有无乏力、发绀、活动受限、心律失常等症状，此次发病以来是否诊疗过，查了哪些辅助检查，结果是什么，用了哪些药物，效果如何。既往是否有类似发作史，因为本病的预后取决于早期诊断，部分患者起病隐匿，有少数重症患者早期症状不明显，但可发生心力衰竭、心源性休克，甚至猝死。

（二）查体

体温、脉搏、血压、呼吸，神志情况，皮肤黏膜是否发绀、苍白及程度，专科情况包括心脏听诊，心律、心率、心音，有无肝大，有无颈静脉怒张、毛细血管充盈等情况，判断心功能不全的程度。

（三）诊断

强调需及早发现休克的早期诊断的重要性。当患儿出现血压升高而脉压减少，不明原因的心率增快，皮肤潮湿、黏膜发白、肢端发凉，皮肤静脉萎陷，尿量减少（25～30ml/L）时，及时采取相应的措施阻断其进程。

（四）治疗

1. 治疗原则 ①急救特殊体位，通常取平卧位，必要时采取头和躯干抬高20°～30°、下肢抬高15°～20°；②扩充血容量，注意液体种类、量及补液速度；③完善相关检查，如凝血功能、血培养等相关指标；④血管活性药物的使用及注意事项；⑤原发疾病的治疗，去除诱因。

2. 治疗期间 生命体征是否平稳，相关症状是否逐渐减轻，重要脏器功能相关血清学及动态变化。

（五）随访复查

休克的患儿需长期随访，随访内容包括原发病的相关检查，重要脏器功能的后期监测，随访期限：2周、1个月、3个月。

第六节 病毒性心肌炎

心肌炎（myocarditis）是由各种病因引起的弥漫性或局灶性心肌间质的炎症细胞浸润和邻近的心肌纤维坏死或退行性病变，导致不同程度的心肌功能障碍和其他系统损坏的疾病。其病原体可为细菌、病毒、原虫、真菌、衣原体等，其中最常见的是病毒，由病毒引起的心肌炎，称为病毒性心肌炎（viral myocarditis），其主要病理特征为心肌细胞的坏死或变性，依据病变累及范围，可累及心包或心内膜。

【病因】

很多病毒都可以引起人心肌炎（其中肠道病毒是最常见的病毒，尤其以柯萨奇病毒B1～6

型（CVB1～6型）多见，最近研究资料表明，腺病毒是病毒性心肌炎的主要病因之一。值得注意的是新生儿期柯萨奇病毒B组感染可导致群体流行，其病死率可高达50%以上。

病毒性心肌炎的发病机制尚不完全清楚。但随着分子病毒学、分子免疫学的发展，揭示出病毒性心肌炎发病机制主要涉及两个方面：①病毒对被感染的心肌细胞直接损害。②免疫损伤：心肌损伤主要是T细胞介导的自体免疫机制，病毒感染是作为免疫反应的启动者，病毒触发人体自身免疫反应而引起心肌损害，病毒性心肌炎急性期，柯萨奇病毒和腺病毒通过心肌细胞的相关受体侵入心肌细胞，在细胞内复制，并直接损害心肌细胞，导致变性、坏死和溶解。机体受病毒的刺激，激活细胞和体液免疫反应，产生抗心肌抗体、IL-1α、TNFα和IFN-γ等诱导产生细胞黏附因子，促使细胞毒性T细胞（CD8）有选择地向损害心肌组织黏附、浸润和攻击。

【临床表现】

（一）症状

表现轻重不一，患儿病情的轻重与发病年龄和感染的急性或慢性过程相关，轻者预后大多良好，但往往部分患者起病隐匿，前驱感染明显，症状表现不典型，仅有乏力、活动能力受限、心悸、胸痛症状，极少数重症患者可发生心力衰竭并发严重心律失常、休克表现，甚至猝死。部分患者呈慢性进程，演变为扩张型心肌病。新生儿患病时病情进展快，常见高热、反应低下、呼吸困难和发绀，常有其他系统累及神经、肝脏和肺的并发症。

（二）体征

心脏有轻度扩大，伴心动过速、心音低钝及奔马律，可导致心力衰竭及晕厥等。反复心力衰竭者，心脏明显扩大，肺部出现湿啰音及肝脾大，呼吸急促和发绀，重症患者可突然发生心源性休克，脉搏细弱，血压下降。

【辅助检查】

（一）心肌损害血生化指标

1. 肌酸激酶（CK） 在电泳上主要有三种同工酶（MM、BB、MB），早期多有增高，以来自心肌的同工酶（CK-MB）为主。血清乳酸脱氢酶（SLDH）增高在心肌炎早期诊断有提示意义，但假阳性约为15%。

2. 肌钙蛋白 近年来通过随访观察发现心肌肌钙蛋白（cTnI或cTnT）的变化对心肌炎诊断的特异性更强，有着较高的特异性，但敏感度仅34%。

3. 病毒学诊断 疾病早期可从咽拭子、咽冲洗液、粪便、血液中分离出病毒，但需结合血清抗体测定才更有意义。恢复期血清抗体滴度比急性期有4倍以上增高，病程早期血中特异性IgM抗体滴度在1：128以上，利用聚合酶链式反应或病毒核酸探针原位杂交自血液或心肌组织中查到病毒核酸可作为某一型病毒存在的依据。

4. 心肌活体组织检查 目前仍被认为是诊断的金标准，但由于取材部位的困难和局限性，限制了其在临床方面的应用，阳性率仍然不高。

（二）心电图

可见严重心律失常，包括各种期前收缩，室上性和室性心动过速，房颤和室颤，二度或三度房室传导阻滞。心肌受累明显时可见T波降低、ST-T段的改变，但是心电图缺乏特异性，强调动态观察的重要性。

【辅助检查】

（一）超声心动图检查

可显示心房、心室的扩大，心室收缩功能受损程度，探查有无心包积液及瓣膜功能。

（二）MRI

心脏 MRI 可显示心肌水肿等心肌炎症及损伤等征象，尚可提供心脏结构及功能方面的信息。

【诊断】

（一）临床诊断依据

1. 心功能不全、心源性休克或心脑综合征。

2. 心脏扩大（X 线、超声心动图检查具有表现之一）。

3. 心电图改变　以 R 波为主的 2 个或 2 个以上主要导联（Ⅰ，ll，aVF，V_5）的 ST-T 改变持续 4 天以上伴动态变化、窦房、房室传导阻滞，完全右或左束支传导阻滞，成联律、多型、多源、成对或并行期前收缩，非房室结及房室折返引起的异位性心动过速，低电压（新生儿除外）及异常 Q 波。

4. CK-MB 升高或心肌肌钙蛋白（cTnI 或 cTnT）阳性。

（二）病原学诊断依据

1. 准确指标　自心内膜、心肌、心包活体组织检查、病理或心包穿刺液检查发现以下之一者可确诊：①分离到病毒；②用病毒核酸探针查到病毒核酸；③特异性病毒抗体阳性。

2. 参考依据　有以下之一者结合临床表现可考虑心肌炎由病毒引起：①自粪便、咽拭子或血液中分离到病毒，且恢复期血清同型抗体滴度较第一份血清升高或降低 4 倍以上；②病程早期血中特异性 IgM 抗体阳性；③用病毒核酸探针自患儿血中查到病毒核酸。

3. 确诊依据　具备临床诊断依据两项，可临床诊断。发病同时或发病前 1～3 周有病毒感染的证据支持诊断者：①同时具备病原学确诊依据之一者，可确诊为病毒性心肌炎；②具备病原学参考依据之一者，可临床诊断为病毒性心肌炎；③凡不具备确诊依据，应给予必要的治疗或随诊，根据病情变化，确诊或除外心肌炎。应除外风湿性心肌炎、中毒性心肌炎、先天性心脏病、由风湿性疾病以及代谢性疾病（如甲状腺功能亢进症）引起的心肌损害、原发性心肌病、原发性心内膜弹力纤维增生症、先天性房室传导阻滞、心脏自主神经功能异常、β 受体功能亢进及药物引起的心电图改变。

【并发症】

各种心律失常，以期前收缩多见，心动过缓（房室传导阻滞），心动过速（室性心动过速、房性心动过速）亦可有房颤、房扑，并发心力衰竭、心源性休克、多器官功能衰竭、阿-斯综合征。新生儿心肌炎常并发黄疸、多器官功能损害、DIC，甚至出现心-脑-肝综合征等。

【治疗】

（一）休息

急性期均需卧床休息，减轻心脏负荷。

（二）药物治疗

1. 对于仍处于病毒血症阶段的早期患者，可选用抗病毒治疗，但疗效不确定。

2. 改善心肌营养　1,6 二磷酸果糖有益改善心肌能量代谢，促进受损细胞的修复，常用剂量为 100～150mg/kg，静脉滴注，疗程 10～14 天。同时可选用大剂量维生素 C、辅酶 Q10。

3. 大剂量丙种球蛋白　通过免疫调节作用减轻心肌细胞损害，剂量 2g/kg，2～3 天分次静脉滴注。

4. 皮质激素　存在争议，目前主流的观点是对重型患者合并心源性休克、致死性心律失常（三度房室传导阻滞、室性心动过速）、心肌活体组织检查证实慢性自身免疫性心肌炎症反应者应足量、早期应用。

5. 心律失常治疗　必须针对基本病因治疗原发病。一般认为若期前收缩次数不多，无自觉症状，或期前收缩虽频发呈联律性，但形态一致，活动后减少或消失则无需用药治疗。有些患者期前收缩可持续多年，但不少患者最终自行消退。对在器质性心脏病基础上出现的期前收缩或有自觉症状、心电图上呈多源性者，则应予以抗心律失常药物治疗。根据期前收缩的不同类型选用药物。可服用普罗帕酮或普萘洛尔等 β 受体阻滞剂。房性期前收缩若用之无效可改用洋地黄类。室性期前收缩必要时可选用利多卡因、美西律和莫雷西嗪等。

6. 其他治疗　可根据病情联合应用利尿剂、洋地黄和血管活性药物，应特别注意用洋地黄时饱和量应较常规剂量减少，并注意补充氯化钾，以避免洋地黄中毒。

【病毒性心肌炎应掌握的内容】

（一）问诊

发病时间，发病年龄，起病的过程，发病前有无前驱感染病史，有无乏力、发绀、活动受限、心悸、胸痛、心律失常等症状，此次发病以来是否诊疗过，查了哪些辅助检查，结果是什么，用了哪些药物，效果如何。既往是否有类似发作史，因为本病的预后取决于年龄和感染的急性或慢性过程，预后大多良好，部分患者起病隐匿，有少数重症患者可发生心力衰竭并发严重心律失常、心源性休克，甚至猝死。部分患者呈慢性进程，演变为扩张型心肌病。

（二）查体

体温、脉搏、血压、呼吸，神志情况，面容，巩膜、皮肤黏膜是否发绀、苍白及程度，心脏专科情况包括心脏听诊、心律、心率、心音，有无肝大，有无颈静脉怒张等情况，判断有无左心衰竭或右心衰竭的表现，心功能不全的程度。

（三）治疗

1. 治疗原则　①必须休息，减轻心脏负荷，减轻心肌耗氧量；②营养心肌：原则是在不增加心肌耗氧量的前提下，给予大剂量维生素 C、1，6 二磷酸果糖，有益改善心肌能量代谢；③抗病毒治疗：给予利巴韦林，大剂量丙种球蛋白治疗 2g/kg；④心律失常的处理：原则是积极处理原发病，加强监护，防止恶性心律失常。

2. 治疗期间观察病情　生命体征是否平稳，相关症状是否逐渐减轻，心脏体征变化，心肌标志物变化及动态变化。

3. 严重心律失常的处理　针对不同的心律失常类型采取不同的应对措施。快速性心律失常：可采取抗心律失常药物，需注意心功能和相关药物的副作用及禁忌证，有目的性的选择，必要时进行电复律。慢性心律失常：主要表现为不同类型的房室传导阻滞：一度、二度Ⅰ型房室传导阻滞，以观察和治疗原发病为主，二度Ⅱ型和高度房室传导阻滞、三度房室传导阻滞：有心功能不全症状或阿 - 斯综合征表现者需积极治疗。纠正缺氧与酸中毒可改善心脏传导功能。由心肌炎或手术暂时性损伤引起者，肾上腺皮质激素可消除局部水肿。可口服阿托品，或异丙肾上腺素舌下含服，重症者应用阿托品皮下或静脉注射，或异丙肾上腺素 1mg 溶于 5% ～ 10% 葡萄糖溶液 250ml 中，持续静脉滴注，速度为 0.05 ～ 2μg/（kg·min），然后根据心率调整速度。

4. 安装起搏器的指征　反复发生阿 - 斯综合征，药物治疗无效或伴心力衰竭者。一般先安装临时起搏器，经临床治疗可望恢复正常，若观察 4 周左右仍未恢复者，考虑安置永久起搏器。

（四）随访复查

心肌炎的患儿需长期随访，随访内容包括心脏彩超检查、心电图的随访，随访期限：1、3、6个月，防止引起扩张型心肌病及其他并发症的可能。

（陈尚明）

第六章 小儿血液系统疾病

第一节 营养性贫血

营养性贫血是一组由于各种病因导致造血原料不足，表现为红细胞及血红蛋白低于正常的血液系统疾病。

一、缺铁性贫血

缺铁性贫血（iron deficiency anemia，IDA）是由于体内储铁缺乏，导致血红蛋白合成减少而发生的一种小细胞低色素性贫血。本病易发生在婴幼儿。缺铁产生贫血的过程一般分为 3 期，铁缺少期（ID）：储存铁减少，血清铁蛋白降低，骨髓细胞外铁减少；红细胞生成缺铁期（IDE）：储存铁耗竭，血清铁、骨髓铁减少，血清铁蛋白降低，红细胞游离原卟啉增高，Hb 不降低；缺铁性贫血期（IDA）：除上述改变外，Hb 降低，出现不同程度的小细胞低色素性贫血。

【病因】

（一）先天性储铁不足

胎儿从母体获取储存铁以妊娠最后 3 个月最多，故早产、双胎或多胎、胎儿失血和孕母严重缺铁以及异常的胎儿 - 母体输血和胎儿 - 胎儿输血等均可使胎儿储铁减少。

（二）后天补铁不足

后天补铁不足是缺铁性贫血的主要原因。人乳、牛乳、谷物中含铁量均低，如不及时添加含铁较多的辅食，容易发生 IDA。

（三）生长发育速度快

婴儿期生长发育较快，随着体重的增加，血容量也增加较快。未成熟儿的体重及需要合成的血红蛋白增加倍数更高，如不及时添加含铁丰富的食物，易导致缺铁。

（四）铁吸收障碍

食物搭配不合理可影响铁的吸收。慢性腹泻者不仅铁的吸收不良，铁的排泄也增加。

（五）铁的丢失过多

长期慢性失血可致缺铁，如肠息肉、梅克尔憩室、膈疝、钩虫病、鼻出血、牛奶过敏等可致慢性失血。

【临床表现】

发病缓慢，一般表现为皮肤黏膜逐渐苍白，以唇、口腔黏膜及甲床较明显，易疲乏，不爱活动，年长儿可诉头晕、眼前发黑及耳鸣等。髓外造血反应表现如肝脾可轻度肿大，年龄越小，病程越久，贫血越重者肝脾大越明显。消化系统可出现食欲减退，少数有异食癖（如嗜食泥土、墙皮及煤渣等），呕吐、腹泻、口腔炎、舌炎或舌乳头萎缩，严重者可出现萎缩性胃炎或吸收不良综合征。神经系统可出现烦躁不安或萎靡不振，易激惹，精神不集中、记忆力减退、多动、智力发育迟滞及感觉异常。心血管系统在严重贫血时可出现心率增快，心脏扩大甚至发生心功能不全。其他症状可有易感染及皮肤干燥、毛发易脱落和反甲。

【辅助检查】

（一）血常规

呈小细胞低色素性贫血。平均红细胞容积（MCV）＜ 80fl，平均红细胞血红蛋白量（MCH）＜ 27pg，平均红细胞血红蛋白浓度（MCHC）＜ 0.31。血涂片可见红细胞大小不等，以小细胞为多，中央淡染区扩大。网织红细胞数正常或轻度减少。白细胞、血小板计数正常。

（二）骨髓象

显示增生活跃，以中、晚幼红细胞增生为主。各期红细胞均较小，胞质少，边缘不规则，染色偏蓝，显示胞质成熟度落后于胞核。粒系和巨核细胞系一般无明显异常。骨髓铁染色检查细胞外铁减少或消失（0 ~ +），铁幼粒细胞数 < 15%。

（三）血液生化

1. 血清铁（SI）、总铁结合力（TIBC）和转铁蛋白饱和度（TS）　这三项反映血浆铁含量。SI < 10.7μmol/L，TS < 15%，TIBC > 62.7μmol/L 可诊断 IDA。

2. 血清铁蛋白（SF）　是体内储铁的敏感指标，ID 期即已降低，在 IDE 期和 IDA 期降低更明显。< 15μg/L 提示缺铁。由于感染、肿瘤、肝病和心脏病时 SF 明显升高，合并缺铁时 SF 可不降低。

3. 红细胞游离原卟啉（FEP）　红细胞内缺铁时 FEP 升高，FEP > 0.9μmol/L 提示细胞内缺铁。如 SF 降低、FEP 升高而未出现贫血，是 IDE 期的典型表现。

【诊断】

中华医学会儿科学分会血液学组 2008 年建议：

1. Hb 降低，符合 WHO 儿童贫血诊断标准，即 6 个月至 6 岁 < 110g/L；6 ~ 14 岁 < 120g/L。由于海拔对 Hb 的影响，海拔每升高 1000m，Hb 上升约 4%。

2. 外周血红细胞呈小细胞低色素性改变，MCV < 80fl，MCH < 27pg，MCHC < 310g/L。

3. 具有明确的缺铁原因　如铁供给不足、吸收障碍、需求增多或慢性失血等。

4. 铁剂治疗有效　铁剂治疗 4 周后 Hb 应上升 20g/L 以上。

5. IDA 诊断标准　① SF 降低（< 15μg/L），建议最好同时检测血清 CRP，尽可能排除感染和炎症对 SF 水平的影响；② SI < 10.7μmol/L（60μg/dl）；③ TIBC > 62.7μmol/L（350μg/dl）；④ TS < 15%。上述 4 项中至少满足 2 项，但应注意 SF 和 TS 易受感染和进食等因素影响，并存在一定程度的昼夜变化。

6. 骨髓穿刺涂片和铁染色　骨髓可染铁显著减少甚至消失、骨髓细胞外铁明显减少（0 ~ ±），（正常值：+ ~ +++）、铁粒幼细胞比例 < 15% 仍被认为是诊断 IDA 的"金标准"；但由于为侵入性检查，一般情况下不需要进行该项检查。对于诊断困难，或诊断后铁剂治疗效果不理想的患儿可以考虑进行，以明确或排除诊断。

7. 排除其他小细胞低色素性贫血　尤其应与轻型地中海贫血鉴别，注意鉴别慢性病贫血、肺含铁血黄素沉着症等。

凡符合上述诊断标准中的第 1 和第 2 项，即存在小细胞低色素性贫血，结合病史和相关检查排除其他小细胞低色素性贫血，可拟诊为 IDA。如铁代谢检查指标同时符合 IDA 诊断标准，则可确诊 IDA。

【鉴别诊断】

（一）珠蛋白生成障碍性贫血

主要与轻至中型珠蛋白生成障碍性贫血相鉴别。珠蛋白生成障碍性贫血可有：家族史；轻度的肝脾大；Hb 电泳异常；FEP 正常；血清铁及骨髓可染铁增多；可检出珠蛋白生成障碍性贫血基因。

（二）慢性感染或结缔组织病性贫血

可呈小细胞正色素性贫血，血清铁和铁结合力可降低，但 Hb 降低不明显，总铁结合力可正常或降低，骨髓中铁幼粒细胞增多，对铁治疗无反应。

（三）特发性肺含铁血黄素沉着症

铁动力学改变与 IDA 相同，但临床表现为发作性苍白、咳痰及咯血，痰和胃液中可找到含铁血黄素细胞，网织红细胞增高，X 线胸片示肺野中可见斑点状、粟粒状或网点状阴影。

【治疗】

（一）查明和去除病因

如有慢性失血性疾病，如钩虫病、肠息肉或肠道畸形等，应及时给予相应治疗。

（二）饮食疗法

喂养不当者应改善膳食、合理喂养，增加含铁丰富的食物及富含维生素 C 的食物，以增加铁的吸收。

（三）药物疗法

1. 铁剂治疗　尽量给予铁剂口服治疗。常用的口服铁剂有硫酸亚铁、富马酸亚铁、葡萄糖酸亚铁、枸橼酸铁等。口服铁剂的剂量为元素铁 2～6mg/（kg·d），分 3 次餐间口服，可同时服用维生素 C 增加铁的吸收。牛奶、咖啡、茶及抗酸药等与铁剂同服均会影响铁的吸收。

2. 注射铁剂　较容易引起不良反应，甚至可发生过敏反应致死，故应慎用。有以下情况可考虑选用：口服铁剂治疗发生严重副作用，经调整剂量和对症处理仍不能坚持口服者；因长期腹泻、呕吐或胃肠手术等严重影响胃肠对铁的吸收者。可供肌内注射的制剂：右旋糖酐铁和山梨醇枸橼酸铁复合物，专供静脉注射的有含糖氧化铁和葡聚糖铁等。能用肌内注射者尽量不用静脉注射。

3. 铁剂治疗反应　治疗后如有效，一般在 3～4 天后网织红细胞开始升高，7～10 天达高峰，2～3 周后降至正常。Hb 于治疗 2 周后开始上升，4 周后上升 20g/L 以上。治疗疗程应在 Hb 达正常水平后继续补铁 2 个月，恢复机体储存铁。

（四）输注红细胞

红细胞输注的适应证：贫血严重，尤其是发生心力衰竭者；合并感染者；急需外科手术者。贫血越严重，每次输注量应越少。

【缺铁性贫血应掌握的内容】

（一）问诊

母乳喂养还是人工喂养或混合喂养，添加辅食的时间、品种及数量，是否及时和正确地添加含铁丰富的辅食，有无挑食、偏食的不良饮食习惯以致摄入铁不足。胎龄、是否双胎或多胎、是否存在母孕期缺铁引起的胎儿先天性储铁不足。有无引起铁吸收障碍或铁丢失过多的疾病如慢性腹泻、肠息肉、梅克尔憩室、膈疝、钩虫病等。

（二）查体

皮肤黏膜苍白程度，以唇、口腔黏膜及甲床为主。有无肝脾大及肿大程度，神经系统及心血管系统体征改变，有无烦躁不安、萎靡不振、易激惹、精神不集中、记忆力减退、智力发育迟滞及感觉障碍，有无心率增快、心脏扩大等提示严重贫血的体征。

（三）辅助检查

外周血常规提示贫血程度、红细胞形态为小细胞低色素性贫血，网织红细胞正常或轻度减少，SI、SF、TIBC 和 TS 值符合 ID 及 IDA 诊断标准，在 IDA 诊断困难或需要做排他诊断时，可行骨髓穿刺涂片及铁染色检查。

（四）治疗

口服铁剂治疗，观察治疗后不同时间段的外周血常规中网织红细胞和 Hb 的变化，以此来判断铁剂治疗是否有效并进一步明确 IDA 诊断，治疗无效应考虑原因，如诊断有无错误、患儿是否按医嘱服药、缺铁病因未去除、影响铁吸收的因素存在等。

二、营养性巨幼细胞贫血

营养性巨幼细胞贫血（nutritional megaloblastic anemia）是由于营养性维生素 B_{12} 和（或）叶酸缺乏所致的一种大细胞性贫血。本病常见于 6～18 个月婴儿，2 岁以上少见。主要临床特点是贫血、神经精神症状、红细胞胞体变大、骨髓中出现巨幼红细胞、用维生素 B_{12} 和（或）叶酸治疗有效。

【病因】

（一）摄入不足

叶酸广泛存在于植物和动物性食物中，特别富含于新鲜的水果、蔬菜及肉类食物中。母乳喂养未及时添加辅食、人工喂养不当及严重偏食的婴幼儿，可致维生素 B_{12} 和叶酸缺乏。单纯羊乳喂养儿会引起叶酸缺乏。

（二）吸收或代谢障碍

先天性 R 蛋白缺乏、先天性恶性贫血内因子缺乏或结构异常、胃酸和胃蛋白酶缺乏、胰蛋白酶缺乏、肠内感染寄生虫或过度繁殖的细菌等影响维生素 B_{12} 转运或吸收。慢性腹泻影响叶酸吸收，先天性叶酸代谢障碍也可引起叶酸缺乏。

（三）其他

生长发育迅速，需要量增加，或严重感染者维生素 B_{12} 消耗量增加。

【临床表现】

（一）一般表现

多呈虚胖或颜面轻度水肿，毛发稀黄。

（二）贫血表现

皮肤常呈蜡黄色，睑结膜、口唇、甲床苍白，肝脾轻度肿大，贫血严重者心脏扩大及心功能不全。

（三）神经精神症状

与贫血程度无相关性，可在贫血前出现，也可与之并存。周围末梢神经变性和脊髓亚急性联合性变性是典型的神经病变，表现有手足对称性麻木、感觉障碍、下肢步态不稳及行走困难。智力及动作发育落后，出现头部、肢体及全身颤抖、肌张力增加、少数病例腱反射亢进、浅反射消失并出现踝阵挛，表情呆滞、嗜睡、少哭不笑、哭无泪无汗。叶酸缺乏者不发生神经系统症状，而表现为精神症状如易怒不安，甚至狂躁、善忘及精神不振。

（四）消化系统症状

常出现较早，如厌食、恶心、呕吐、腹泻、口腔及舌尖下溃疡、舌炎。

（五）其他

免疫功能受影响，易发生感染。

【辅助检查】

（一）血常规

多为中重度贫血，红细胞比血红蛋白降低更明显，$MCV > 94fl$，$MCH > 32pg$，MCHC 正常。血涂片见红细胞大小不等，以大细胞为多，可见巨幼变的有核红细胞，中性粒细胞呈分叶过多现象。网织红细胞、白细胞、血小板计数常减少。

（二）骨髓象

增生明显活跃，以红系增生为主，常有粒：红比例倒置。各期幼红细胞均出现巨幼变，贫血越重，巨幼红细胞越多，正常幼红细胞越少。粒系可见巨中、晚幼和巨杆状核粒细胞，分叶核粒细胞有分叶过多现象。巨核细胞核分叶过多（> 10 个）。

（三）血清叶酸和维生素 B_{12} 测定

血清叶酸 < 3ng/ml，维生素 B_{12} < 100ng/ml，因这两种维生素的作用均在细胞内，血清浓度仅作为初筛试验；红细胞叶酸 < 100ng/ml 可以肯定诊断叶酸缺乏；维生素 B_{12} 缺乏时半胱氨酸和甲基丙二酸转化障碍，半胱氨酸和甲基丙二酸在血液聚集，测量其浓度对诊断维生素 B_{12} 缺乏有较高敏感性和特异性。

【诊断】

诊断标准：发病年龄及有维生素 B_{12} 或叶酸缺乏的病因证据；巨幼细胞贫血或伴有神经精神症状；中性粒细胞核右移，5 叶以上＞3% 或 4 叶占 15% ～ 25% 高度提示维生素 B_{12} 或叶酸缺乏；治疗前骨髓象呈巨幼样变，凡原红细胞＞2%，早幼红细胞＞5% 或两者＞10% 即应考虑本病，三者分别为 5%、10% 及 15% 以上可肯定诊断；经维生素 B_{12} 和（或）叶酸治疗，血常规恢复正常 1 年以上无复发。

【鉴别诊断】

（一）营养性混合性贫血

血常规中红细胞呈大细胞低色素性，骨髓象既有巨幼红细胞又有血红蛋白化不良现象。

（二）红白血病

若巨幼细胞贫血末梢血出现有核红细胞、骨髓红系极度增生伴巨幼样变等极似红白血病，但巨幼细胞贫血有神经系统表现，骨髓粒系比例正常伴巨幼变，维生素 B_{12} 和叶酸治疗有效等可与红白血病鉴别。

（三）黄疸性肝炎

少数患儿出现黄疸、消化道症状、肝大、尿胆原阳性及血胆红素升高，易误诊为黄疸性肝炎，但巨幼细胞贫血患儿有中重度贫血，肝大而无叩击痛，骨髓象改变及维生素 B_{12} 或叶酸治疗后黄疸消退，网织红细胞上升可与肝炎相鉴别。

（四）骨髓增生异常综合征

巨幼细胞贫血常伴随两系、三系减少，与骨髓增生异常综合征 - 难治性贫血（myelodysplastic syndrome-refractory anemia，MDS-RA）临床特点相似。但 MDS 骨髓除有巨幼样变外，还有淋巴样小巨核、奇数核及巨大红细胞等病态造血现象，发育不平衡的双核和奇数核最具特征；叶酸和维生素 B_{12} 治疗无效。

【治疗】

1. 注意营养，及时添加辅食；加强护理，防止感染。

2. 去除引起维生素 B_{12} 和叶酸缺乏的原因。

3. 维生素 B_{12} 和叶酸治疗

（1）有神经精神症状者，应以维生素 B_{12} 治疗为主，如单用叶酸反而有加重症状可能。维生素 B_{12}：500 ～ 1000μg 一次肌内注射；或每次肌内注射 100μg，每周 2 ～ 3 次，连用数周，直至临床症状好转、血常规恢复；当有神经系统受累表现时，可予每日 1mg，连续肌内注射 2 周以上；由于维生素 B_{12} 吸收缺陷所致的患儿，每月肌内注射 1mg，长期使用。用维生素 B_{12} 治疗 6 ～ 7 小时骨髓内巨幼红细胞可转为正常幼红细胞；一般精神症状 2 ～ 4 天后好转；网织红细胞 2 ～ 4 天开始增加，6 ～ 7 天达高峰，2 周后降至正常；神经精神症状恢复较慢。

（2）叶酸口服剂量为 5mg，每日 3 次，连续数周至临床症状好转、血常规恢复正常。同时口服维生素 C 有助于叶酸吸收。服叶酸 1 ～ 2 天后食欲好转，骨髓中巨幼红细胞转为正常；2 ～ 4 天网织红细胞增加，4 ～ 7 天达高峰；2 ～ 6 周红细胞和血红蛋白恢复正常。因使用抗叶酸代谢药物而致病者，可用亚叶酸钙治疗。先天性叶酸吸收障碍者，口服叶酸剂量应增至每日 15 ～ 50mg 才有效。

【营养性巨幼细胞贫血应掌握的内容】

（一）问诊

有无神经精神症状以区别是单纯的叶酸缺乏还是合并维生素 B_{12} 缺乏；纯母乳喂养儿有无及时添加辅食、人工喂养儿喂养方式是否适当（包括配方奶种类的选择、根据配方奶成分及时并正确添加辅食），有无严重偏食；有无引起维生素 B_{12} 和叶酸吸收障碍的疾病如慢性腹泻、服用抗叶酸代谢药物、先天性疾病。

（二）查体

贫血征，根据贫血征初步判断贫血程度，有无黄疸、水肿、出血点、瘀斑，神经系统体征有无智力和动作发育落后、感觉障碍、步态异常、腱反射亢进、浅反射消失等，有无髓外造血引起肝脾大，有无重度贫血引起心脏扩大和心功能不全。

（三）辅助检查

血常规、骨髓象、血清叶酸和维生素 B_{12} 测定，营养性巨幼细胞贫血有该病特征性的血常规和骨髓象改变。

（四）治疗

维生素 B_{12} 和叶酸治疗，以及治疗后血常规和骨髓象恢复情况以判断治疗效果。

第二节　免疫性血小板减少症

免疫性血小板减少症（immune thrombocytopenia，ITP）是儿童最常见的出血性疾病。儿童 ITP 是一种良性自限性疾病，常见于感染或疫苗接种后数天或数周内起病，80% 病例在诊断 12 个月内血小板可恢复正常。其主要临床特点是皮肤、黏膜自发性出血和束臂试验阳性，血小板减少、出血时间延长和血块收缩不良。

【病因】

儿童 ITP 存在两种免疫状态：

（一）急性 ITP

从正常免疫监视逃逸后产生过多的抗血小板抗体，造成血小板破坏，随着病原菌清除而恢复，为急性、自限过程，不需治疗可恢复。

（二）慢性 ITP

免疫失调和异常，研究证实，辅助性 T 细胞（Th）和细胞毒性 T 细胞（CTL）的活化及相关因子紊乱是导致本病慢性化过程的重要原因。

【临床表现】

本病见于各年龄小儿，以 1 ～ 5 岁多见，冬春季好发。发病前 1 ～ 3 周常有急性病毒感染史，如上呼吸道感染、流行性腮腺炎、水痘、风疹、麻疹、传染性单核细胞增多症等。以自发性皮肤黏膜出血为突出表现，多为针尖大小皮内或皮下出血点，或为瘀斑和紫癜。分布不均匀，通常以四肢为多，在易于碰撞的部位更多见。常伴有鼻出血或齿龈出血，胃肠道大出血少见，偶见肉眼血尿。青春期女性患者可有月经过多。颅内出血发生率极低，为 1% ～ 5%，血小板减少程度以是否发生出血不完全相关，但颅内出血多发生于血小板 $< 10×10^9/L$ 时，一旦发生，则预后不良。

80% ～ 90% 的患儿在 12 个月内恢复正常，10% ～ 20% 发展为慢性 ITP，其中约 30% 的慢性 ITP 患儿仍可在确诊数月或数年后自行恢复，尽管大多数患儿在病程中出现血小板明显降低，但发生严重出血的比例很低。病死率为 0.5% ～ 1%，主要致死原因为颅内出血。

ITP 可分为 3 型，新诊断 ITP：病程 < 3 个月；持续性 ITP：病程 3 ～ 12 个月；慢性 ITP：病程 > 12 个月。

【辅助检查】

（一）外周血常规

血小板计数 $< 100×10^9/L$，出血轻重与血小板数多少有关，血小板 $< 50×10^9/L$ 时可见自发性出血，$< 20×10^9/L$ 时出血明显，$< 10×10^9/L$ 时出血严重。血涂片可见血小板形态大而松散，染色较浅。红细胞和白细胞正常，当出血明显时可伴有贫血。出血时间延长，血块收缩不良，凝血时间正常，凝血酶原消耗不良。

（二）骨髓象

新诊断ITP和持续性ITP巨核细胞增多或正常，慢性ITP巨核细胞显著增多，核质发育不平衡，血小板生成型巨核细胞极少，胞质呈空泡变性。骨髓红系及髓系正常。出血严重可见反应性造血旺盛。

（三）血小板抗体测定

主要是PAIgG增高，但PAIgG增高并非ITP的特异性改变，其他免疫性疾病亦可增高。如同时检测PAIgM和PAIgA，以及结合血小板表面的糖蛋白、血小板内的抗GP IIb/IIIa自身抗体和GP Ib/IX自身抗体等可提高临床诊断的敏感性和特异性。

（四）其他检查

束臂试验阳性，慢性ITP患者血小板黏附和聚集功能可以异常。

【诊断】

ITP为排他性诊断，诊断需要根据临床表现及实验室检查，参考以下标准，且在治疗的过程中，若疗效不佳，需对疾病进行重新评估。

诊断标准：至少两次血常规检测仅血小板 $< 100 \times 10^9/L$，血细胞形态无异常；皮肤出血点、瘀斑和（或）黏膜、脏器出血等临床表现；一般无脾大；须排除其他继发性血小板减少症，如低增生性白血病、以血小板减少为首发血液学异常的再生障碍性贫血、遗传性血小板减少症、继发于其他免疫性疾病，以及感染和药物因素等。

【鉴别诊断】

（一）急性白血病

外周血白细胞不增高的急性白血病易与ITP相混淆，通过血涂片和骨髓涂片检查见到白血病细胞即可确诊。

（二）再生障碍性贫血

患者表现为发热、贫血和出血，肝脾和淋巴结不肿大，与ITP出血严重合并贫血者相似，但再生障碍性贫血较重，外周血白细胞和中性粒细胞减少，骨髓造血功能减低，巨核细胞减少有助于鉴别。

（三）过敏性紫癜

出血对称分布，成批出现，多见于下肢和臀部，血小板正常。

（四）继发性血小板减少性紫癜

严重细菌感染和病毒血症均可引起血小板减少。化学药物、脾功能亢进、部分自身免疫性疾病如SLE等、恶性肿瘤侵犯骨髓和某些溶血性贫血均可导致血小板减少，需注意鉴别。

【治疗】

儿童ITP多为自限性，治疗措施更多取决于出血的症状，而非血小板。当血小板 $> 20 \times 10^9/L$，无活动性出血表现，可先观察随访，不予治疗。在此期间，必须动态观察血小板的变化，如有感染，需行抗感染治疗。

（一）一般疗法

适当限制活动，避免外伤；有或疑有细菌感染者酌情使用抗感染治疗；避免应用影响血小板功能的药物，如阿司匹林等；慎重预防接种。

（二）ITP一线治疗

血小板 $< 20 \times 10^9/L$ 和（或）伴活动性出血，建议使用以下治疗，一般无须血小板输注。

1. 肾上腺皮质激素　常用泼尼松剂量从 $1.5 \sim 2mg/$（kg·d）开始（最大不超过60mg/d），分次口服，血小板 $\geqslant 100 \times 10^9/L$ 后稳定 $1 \sim 2$ 周，逐渐减量直至停药，一般疗程 $4 \sim 6$ 周。也可用等效剂量的其他糖皮质激素制剂代替。若糖皮质激素治疗 4 周，仍无反应，说明治疗无效，应迅速减量至停用。应用时注意监测血压、血糖的变化及胃肠道反应，防治感染。

2. 静脉输注免疫球蛋白治疗　常用剂量 400mg/（kg·d）×（3～5）天；或 0.8g～1.0g/（kg·d）用 1 天或连用 2 天，必要时可以重复。

（三）ITP 二线治疗

对一线治疗无效病例需对诊断再评估，进一步除外其他疾病。然后根据病情酌情应用以下二线治疗。

1. 药物治疗　①大剂量地塞米松；②抗 CD20 单克隆抗体（利妥昔单抗）；③促血小板生成剂：重组人血小板生成素（TPO），血小板生成素受体激动剂罗米司亭、艾曲波帕；④免疫抑制剂及其他治疗：常用的药物包括硫唑嘌呤、长春新碱、环孢素 A 及干扰素等，可酌情选择。免疫抑制剂治疗儿童 ITP 的疗效不肯定，毒副作用较多，应慎重选择且密切观察。

2. 脾切除术　鉴于儿童患者的特殊性，应严格掌握适应证，尽可能推迟切脾时间。在脾切除前，必须对 ITP 的诊断重新评价，骨髓巨核细胞数量增多者方可考虑脾切除术。

（四）ITP 紧急治疗

若发生危及生命的出血，应输注浓缩血小板制剂以达到迅速止血目的。同时选用甲泼尼龙冲击治疗 10～30mg/（kg·d），共用 3 天，和（或）静脉输注丙种球蛋白 1g/（kg·d）连用 2 天，以保证输注的血小板不被过早破坏。

（五）ITP 治疗疗效判断

1. 完全反应　治疗后血小板 ≥ $100×10^9$/L，且没有出血的表现。

2. 有效　治疗后血小板 ≥ $30×10^9$/L，而且至少比基础血小板数增加 2 倍，且没有出血表现。

3. 激素依赖　需要持续使用糖皮质激素，使血小板 ≥ $30×10^9$/L 或避免出血。

4. 无效　治疗后血小板 < $30×10^9$/L 或者血小板数增加不到基础值的 2 倍或者有出血表现。

对 ITP 进行疗效判断时，应至少检测两次血小板，两次检测间隔 7 天以上。

【免疫性血小板减少症应掌握的内容】

（一）问诊

出疹前有无急性病毒感染史或预防接种史，除了皮肤黏膜出血情况外，有无其他部位出血，如胃肠道及泌尿道出血，病程持续时间、已经做过的检查、有无药物治疗史，包括药名、剂量、给药方法、时间及治疗效果，以便分型并指导进一步诊疗。

（二）查体

皮肤黏膜出血症状，不要遗漏鼻黏膜和牙龈，ITP 出血多为针尖大小出血点，部分患儿可有瘀斑或紫癜，分布不均匀，该病根据出血特点可初步与过敏性紫癜相鉴别。出血严重患儿可有贫血貌。

（三）辅助检查

外周血常规、骨髓象、血小板抗体测定等，对于 ITP 的诊断、分型、鉴别诊断、疗效判断有重要作用，故应严格掌握，但应注意治疗措施更多取决于出血的症状，而非血小板计数。

（四）治疗

掌握 ITP 一线治疗、紧急治疗，了解二线药物治疗，严格掌握脾切除适应证，掌握疗效判断。

第三节　再生障碍性贫血

再生障碍性贫血（aplastic anemia，AA）是一组以骨髓有核细胞增生减低和外周全血细胞减少为特征的骨髓衰竭性疾病。AA 分为先天性和获得性两大类。先天性 AA 主要包括 Fanconi 贫血、先天性角化不良、Shwachman-Diamond 综合征、戴-布（Diamond-Blackfan）综合征和先天性无巨核细胞性血小板减少症等。有明确病因（如药物、放射损伤、病毒感染等）所致的获得性 AA 称为继发性获得性 AA；无明确致病因素所致的获得性 AA 称为特发性获得性 AA。

特发性获得性 AA（idiopathic aplastic anemia，IAA）是指一种获得性骨髓造血功能衰竭，以骨髓脂肪化、造血增生不良（或低下）和外周血全血细胞减少，导致贫血、出血和严重感染为特征的综合征。其实质是一种 T 细胞免疫异常介导的以骨髓造血组织为靶器官引起的造血组织免疫损伤的自身免疫性疾病。IAA 以儿童及青少年多见，仅次于小儿白血病。

【病理生理】

（一）骨髓造血功能低下或无效

骨髓涂片及病理活检显示 IAA 患儿骨髓或增生减低（甚至重度减低）或增生活跃（甚至明显活跃）。增生活跃患儿存在骨髓无效造血。

（二）T 细胞介导的破坏或抑制造血细胞导致骨髓造血功能衰竭

1. Th1/Th2、Tc1/Tc2 细胞极化平衡失调　IAA 患儿 Th1/Th2 平衡向 Th1 漂移，Th1 和 Tc1 细胞占优势，效应细胞是激活的细胞毒性 T 细胞，包括细胞内表达 INF-γ 的 $CD8^+$ 或 $CD4^+$ 细胞。

2. 特异性激活的 T 淋巴细胞克隆优势增殖。

3. 各类免疫效应细胞及相关因子作用机制。

（三）病毒感染与造血功能衰竭

病毒感染与 IAA 发病可能相关，病毒感染可能通过下列 3 种途径导致 AA：感染造血干细胞、感染骨髓基质细胞和干扰免疫系统导致免疫负调控。

（四）遗传学异常与 IAA 易感

亚洲人种 IAA 发病率显著高于白色人种。HLA 表型与自身免疫性疾病发病有一定关联。端粒缩短及端粒酶基因突变是 AA 发病机制的另一方面。

【临床表现】

IAA 的临床以贫血、出血和感染三大症状为特征。可同时或 1～2 种症状先后出现。临床大多数起病隐匿，进展缓慢，直至症状明显时才发现，此时常难以肯定确切的起病时间，偶有轻型病例于体格检查时发现。而急性 AA 起病急骤，进展迅速，病情呈进行性加重。患者可急剧或进行性面色苍白，呈轻至重度贫血，伴有相关症状：头晕、心悸、多汗、疲乏无力及食欲缺乏。

粒细胞下降导致感染倾向，极易合并细菌、真菌或病毒感染，且一旦发生感染则往往较难控制。

血小板减少导致皮肤紫癜、出血倾向、鼻出血以及消化道和泌尿道出血。出血程度与血小板减少程度相关。出血可为首发症状，颅内出血是主要致死原因之一。无肝脾和淋巴结肿大是 AA 较为特征性表现之一。

【辅助检查】

（一）血常规

血常规检查呈现全血细胞减少，红细胞和血红蛋白一般成比例减少，为正细胞正色素性贫血，少数患者可出现大细胞。网织红细胞绝对值减少，重症和急性患者血片中甚至找不到网织红细胞。白细胞总数明显减少，主要是粒细胞减少。血小板计数减少，血小板体积正常。血涂片：常见红细胞大小不均，中性粒细胞中可存在中毒颗粒，血小板分布稀疏。

（二）骨髓检查

应进行骨髓涂片和骨髓活检。骨髓涂片易见骨髓小粒（以非造血细胞为主），否则诊断并非 AA。骨髓涂片尾部可见增生低下，脂肪组织显著增多，残留数量不一的造血细胞。骨髓活检对判断骨髓增生情况、了解残余造血细胞形态和排除骨髓异常浸润极为重要。

（三）肝功能和病毒检查

应常规检查肝功能、肝炎病毒抗原抗体和 EB 病毒的血清学筛查。如患儿需行骨髓移植，还要检查巨细胞病毒和其他病毒的血清学检查。

（四）细胞免疫功能检测

IAA 多数为 Tc1 细胞或 Th1 细胞升高。

（五）PNH 克隆细胞检测

流式细胞术检测磷脂酰肌醇聚糖锚定蛋白（如 CD55 和 CD59）的灵敏性更高。儿童 IAA 40%～70% 存在不同程度（3%～30%）的 CD55$^-$ 和 CD59$^-$ 细胞（PNH 克隆细胞）增加。

（六）细胞遗传学检查

骨髓增生极为低下者可作荧光原位杂交，IAA 细胞遗传学异常的比例高达 11%。常见 8 三体、6 三体、5q- 及 7 号和 13 号染色体异常，异常细胞克隆比例小，可自发消失或免疫抑制治疗缓解后消失。

（七）铁代谢测定

血清铁增高，转铁蛋白饱和度增高，与贫血的程度不成比例。

（八）抗碱血红蛋白（HbF）

在急性期正常或轻度减低，慢性期明显增高。

（九）影像学检查

1. ^{52}Fe 和 ^{59}Fe 标记骨髓造血组织或用 ^{99m}Tc、^{113}In 或 ^{198}An 标记骨髓间质，可全面估计造血组织分布和骨髓受累程度。

2. 胸部 X 线检查、腹部 B 超或胸腹 CT 可排除肺部感染或发现淋巴结肿大（可能恶性淋巴瘤）及肾脏畸形或异位（可能 Fanconi 贫血）等。

【诊断】

（一）诊断标准

1. 临床表现　主要表现为贫血、出血、感染等血细胞减少的相应临床表现。一般无肝脾和淋巴结肿大。

2. 辅助检查

（1）血常规检查：红细胞、粒细胞和血小板减少，校正后的网织红细胞 < 1%。至少符合以下 3 项中的 2 项：①血红蛋白 < 100g/L；②血小板 < $100×10^9$/L；③中性粒细胞绝对值 < $1.5×10^9$/L（如为两系减少则必须包含血小板减少）。

（2）骨髓穿刺检查：骨髓有核细胞增生程度活跃或减低，骨髓小粒造血细胞减少，非造血细胞（淋巴细胞、网状细胞、浆细胞、肥大细胞等）比例增高；巨核细胞明显减少或缺如，红系、粒系可明显减少。由于儿童不同部位造血程度存在较大差异，骨髓穿刺部位推荐首选髂骨或胫骨（年龄 < 1 岁者）。

（3）骨髓活检：骨髓有核细胞增生减低，巨核细胞减少或缺如，造血组织减少，脂肪和（或）非造血细胞增多，无纤维组织增生，网状纤维染色阴性，无异常细胞浸润。如骨髓活检困难可行骨髓凝块病理检查。

3. 除外可致血细胞减少的其他疾病。

（二）分型诊断标准

符合以上 AA 诊断标准者，根据骨髓病理及外周血细胞计数分型。

1. 重型 AA（SAA）　骨髓有核细胞增生程度为 25%～50%，残余造血细胞 < 30% 或有核细胞增生程度 < 25%。外周血象至少符合以下 3 项中的 2 项：①中性粒细胞绝对值 < $0.5×10^9$/L；②血小板计数 < $20×10^9$/L；③网织红细胞绝对值 < $20×10^9$/L，或校正后的网织红细胞 < 1%。

2. 极重型 AA（VSAA）　除满足 SAA 条件外，中性粒细胞绝对值 < $0.2×10^9$/L。

3. 非重型 AA（non-severe aplastic anemia，NSAA）　未达到 SAA 和 VSAA 诊断标准。

【鉴别诊断】

（一）急性白血病

特别是白细胞减少和低增生性急性白血病可呈慢性过程，隐匿起病，病情轻，病程较长，且外周血若无幼稚细胞易与 AA 混淆，主要靠骨髓细胞形态学检查和骨髓病理活检鉴别。

（二）阵发性睡眠性血红蛋白尿（PNH）

PNH 与 AA 密切相关或重叠，约 50% PNH 在病程中呈现 AA，少数以 AA 为首发症状，视为 AA-PNH 综合征。不典型病例无血红蛋白尿发作，临床主要为慢性贫血，外周血三系血细胞减少，骨髓也可增生减低，易被误诊为 AA。但 PNH 患者出血及感染均较轻，网织红细胞绝对值大于正常，有直接或间接溶血证据，一般糖水试验或酸化血清溶血试验［哈姆（Ham）试验］和蛇毒因子溶血试验多呈阳性。

（三）骨髓增生异常综合征（MDS）

非重型 AA 与 MDS 的难治性贫血（RA）鉴别较困难，但 RA 以病态造血为特征，外周血显示红细胞大小不均、异形，偶见巨大红细胞和有核红细胞，单核细胞增多，可见幼稚粒细胞和巨大血小板。骨髓增生多活跃，偶有核质发育不平衡，可见核异常和分叶过多。巨核细胞不少或增多，偶见淋巴细胞样小巨核细胞。骨髓活检可发现不成熟早期细胞异位（ALIP）。染色体核型可异常。

（四）急性造血功能停滞

有明确的原发病或诱因，多见于感染过程中，特别是常发生在溶血性贫血等疾病的基础上，某些诱因如感染使外周血一系以上血细胞尤其是红细胞骤然下降，网织红细胞可降至 0，骨髓红系减少，与 AA 有相似之处。但病程早期骨髓出现巨大原始红细胞，本病症是一种自限性疾病，经 7 ～ 10 天可自然恢复。

（五）骨髓转移瘤

骨髓中有转移瘤细胞也可导致造血功能减低，血常规可显示全血细胞减少，与 AA 相似。仔细检查骨髓涂片可发现成簇的转移瘤细胞，有时还伴有骨髓坏死，部分患者可显示原发病的症状和体征。

【治疗】

（一）对症支持治疗

1. 一般措施　避免剧烈活动，防止外伤及出血，尽量避免接触对骨骼有损伤作用的药物；注意饮食和口腔卫生，定期应用消毒剂（如西吡氯铵漱口水、盐水等）清洁口腔。

2. 感染防治　出现发热时，应按中性粒细胞减少伴发热的治疗处理。

3. 成分输血　红细胞输注指征为血红蛋白 60g/L，但需氧量增加（如感染、发热、疼痛等）时可放宽红细胞输注指征。预防性血小板输注指征为血小板持续减少 $< 10 \times 10^9$/L，存在血小板消耗危险因素者可放宽输注指征。

4. 造血生长因子的应用　对于粒细胞缺乏伴严重感染者可应用粒细胞集落刺激因子。

（二）造血干细胞移植治疗

造血干细胞移植是治疗 AA 的有效方法，具有起效快、疗效彻底、远期复发和克隆性疾病转化风险小等特点。移植时机与疾病严重程度、供体来源、HLA 相合密切相关，应严格掌握指征。

1. 适应证　SAA、VSAA 或免疫抑制治疗（IST）无效的输血依赖性非重型 AA。

2. 移植时机和供体选择　SAA、VSAA 患儿如有同胞相合供者，应尽快进行造血干细胞移植治疗；预计在短期（1 ～ 2 个月）内能找到 9-10/10 位点相合的非血缘相关供者并完成供者体检的 SAA、VSAA 患儿，可在接受不包括 ATG 的 IST 后直接进行造血干细胞移植；其余患儿则在接受了包括 ATG 在内的 IST 3 ～ 6 个月无效后再接受造血干细胞移植治疗，应尽可能选择相合度高的血缘或亲缘相关供者进行移植。

3. 造血干细胞的来源　骨髓是最理想的造血干细胞来源，外周血干细胞次之，脐血移植治疗 AA 的失败率较高，应慎重选择。

（三）IST

IST 是无适合供者获得性 AA 的有效治疗方法。目前常用方案包括抗胸腺 / 淋巴细胞球蛋白（antithymocyte/lymphocyte globulin，ATG/ALG）和环孢素 A。

1. ATG/ALG　适用于无 HLA 相合同胞供者的 SAA 和 VSAA；血常规指标中有一项达 SAA 标准的非重型 AA 和输血依赖的非重型 AA，且无 HLA 相合同胞供者；第一次 ATG/ALG 治疗后 3 ～ 6 个月无效，且无合适供者行造血干细胞移植的患儿。ATG/ALG 治疗应在无感染或感染控制后、血红蛋白 80g/L 以上和血小板 20×10^9/L 以上时进行。

2. 环孢素 A　适用于 TG/ALG 治疗的 SAA/VSAA 患儿；非重型 AA 患儿。

3. 其他 IST　大剂量环磷酰胺（HD-CTX），他克莫司（FK506），抗 CD52 单抗。

（四）其他药物治疗

雄激素有促造血作用，主要副作用为男性化。如能被患儿和家长接受则推荐全程应用。

（五）疗效标准

1. 完全缓解（CR）　中性粒细胞绝对值＞ 1.5×10^9/L，血红蛋白＞ 110g/L，血小板＞ 100×10^9/L，脱离红细胞及血小板输注，并维持 3 个月以上。

2. 部分缓解（PR）　中性粒细胞绝对值＞ 0.5×10^9/L，血红蛋白＞ 80g/L，血小板＞ 20×10^9/L，脱离红细胞及血小板输注，并维持 3 个月以上。

3. 未缓解（NR）　未达到 PR 或 CR 标准。

（六）随访

建议随访观察点为：IST 开始治疗后 3、6、9 个月，1、1.5、2、3、4、5、10 年。治疗后 6 个月内血常规至少每 1 ～ 2 周检查 1 次，治疗 6 个月后血常规至少每月检查 1 次，肝、肾功能至少每月检查 1 次。血红蛋白＞ 120g/L 后转入维持治疗。建议患儿每年进行 PNH 克隆复查。

【再生障碍性贫血应掌握的内容】

（一）问诊

头晕、心悸、多汗、乏力、食欲下降等贫血表现；发热、皮疹、咳嗽、呕吐、腹痛、腹泻等各个系统感染症状，皮肤出血、鼻出血、牙龈出血、口腔黏膜出血、便血、血尿等出血表现；做过的检查，特别是血常规、血涂片、骨髓涂片和骨髓活检；治疗及疗效。

（二）查体

神志、精神状态；皮肤黏膜苍白及程度，皮肤黏膜出血灶可表现为出血点、瘀斑、紫癜、鼻出血；口腔溃疡、口腔黏膜出血、牙龈出血；各个系统感染体征，如体温升高、肺部啰音等；肝、脾、淋巴结无肿大，为 AA 较为特征的表现。

（三）辅助检查

血常规、血涂片、骨髓涂片、骨髓活检、骨髓细胞遗传学检查、PNH 克隆检查、病毒检测、细胞免疫功能检测、抗碱血红蛋白、胸部 X 线、心脏及腹部 B 超等对诊断 AA、鉴别先天性 AA、继发性 AA 有重要作用。骨髓活检是重要的，但并非"金标准"，活检部位的局限性和同一部位先取骨髓涂片后取活检会影响活检组织对全身骨髓造血状态的"代表性"。目前认为判断全身造血功能降低或衰竭与否，一要多部位（特别包括胸骨）骨髓穿刺以保证骨髓抽样的"代表性"；二要骨髓涂片与活检相结合。

（四）治疗

目前国际上公认 IAA 的标准疗法是 IST 和骨髓移植，要确定一个患者更适合于骨髓移植还是 IST，需要考虑 AA 的分型、有无适合的同胞移植供体以及经济承受能力，还要考虑如病程、输血史及活动性感染等危险因素。治疗前，患儿的临床状况必须稳定，出血和感染已被控制。在感染或出血未控制前开始 IST 很危险。但真菌感染时可进行骨髓移植，移植成功，中性粒细胞恢复，有利于控制真菌感染，而延迟移植则可能会增加真菌感染扩散的危险。糖皮质激素治疗 AA 无效，且增加细菌和真菌感染的机会，当血小板显著减少时可诱发严重胃肠道出血。

第四节　白　血　病

儿童白血病（leukemia）是造血干细胞增殖分化异常而引起的恶性疾病，是儿童最常见的恶性肿瘤，其中急性白血病占 90%～95%，类型以急性淋巴细胞白血病（acute lymphoblastic leukemia，ALL）为主，占小儿白血病的 70%～85%。

【病因】

目前儿童白血病的具体病因尚不明确，普遍认为儿童白血病的发生是生物、环境及遗传等多因素共同作用的结果。

（一）感染

以病毒感染多见。已知属于 RNA 病毒的反转录病毒（又称人类 T 细胞白血病病毒，HTLV）可引起人类 T 细胞白血病。

（二）环境因素

环境因素包括空气污染、电离辐射、电磁场及家用化学品在内的多种室内、外环境因素。电离辐射是诱发儿童白血病的确定病因。

（三）药物

与原发疾病的治疗有关的白血病称为治疗相关性白血病（therapy-related leukemia，TRL），占白血病的 10%～30%。细胞毒药物等抗肿瘤药可诱发白血病，可致 TRL 的化疗药物主要有烷化剂及拓扑异构酶Ⅱ（Topo Ⅱ）抑制剂。

（四）遗传因素

白血病虽然不是遗传病，但却常有遗传背景。经研究证实，遗传因素、染色体以及基因异常之间具有密切联系。

（五）免疫缺陷

约 10% 的免疫缺陷可并发肿瘤，当机体免疫功能低下或受抑制时会使癌变的细胞逃脱免疫监视，引起正常生理活动发生改变，容易引发肿瘤。

（六）生活方式

不良的生活方式会增加疾病的患病风险。

【分型】

（一）白血病分类

白血病分类的依据是白血病细胞恶性变发生的细胞系列及其成熟阶段。

1. 根据白血病细胞成熟程度分类　分为急性白血病和慢性白血病，前者占儿童白血病的 90%～95%。

2. 根据白血病细胞恶变的细胞系列分类　将白血病分为淋巴细胞与非淋巴细胞白血病。前者包括 T、B 细胞白血病，后者包括急性粒细胞白血病微分化型（M0）、粒细胞白血病未分化型（M1）、粒细胞白血病部分分化型（M2）、颗粒增多的早幼粒细胞白血病（M3）、粒 - 单核细胞白血病（M4）、单核细胞白血病（M5）、红白血病（M6）、巨核细胞白血病（M7）。

（二）儿童 ALL 的分型

1. 形态学 - 免疫学 - 细胞遗传学 - 分子生物学（MICM）分型　准确的 MICM 分型是 ALL 临床分型和治疗方案正确实施的基础和前提。

（1）细胞形态学分型：骨髓形态学改变是确诊本病的主要依据。骨髓涂片中有核细胞大多呈明显增生或极度增生，仅少数呈增生低下，均以淋巴细胞增生为主，原始 + 幼稚淋巴细胞 ≥ 25% 诊断为 ALL。按原始幼稚淋巴细胞形态学特点可分为 L1、L2 和 L3 型（FAB 分型）。ALL 的组织化学特征为：过氧化酶染色和苏丹黑染色阴性；糖原染色（± ～ +++）；酸性磷酸酶染色（- ～ ±），T 细胞胞质呈块状或颗粒状弱阳性，其他亚型为阴性；非特异性酯酶染色阴性。

（2）免疫学分型：根据 WHO 2008 分型标准，可将 ALL 分为前体 B-ALL 和前体 T-ALL 两型，将 FAB 分型中的 L3 型（Burkitt 型）归入成熟 B 细胞肿瘤。

（3）细胞遗传学及分子生物学分型：①染色体数量改变。常见 $2n < 45$ 的低二倍体和 $2n > 50$ 的高超二倍体；②染色体结构改变。4 种常见的与预后相关的染色体易位及其形成的融合基因有 t（12；21）（p13；q22）/TEL-AML1（ETV6-RUNX1）、t（1；19）（q23；p13）/E2A-PBX1（TCF3-PBX1）、t（9；22）（q34；q11.2）/BCR-ABL1 以及 MLL 基因重排，其中 t（4；11）（q21；q23）/MLL-AF4 最常见。

2. 早期治疗反应评估　内容包括第 8 天泼尼松试验反应、第 15 天和第 33 天骨髓缓解状态、治疗早期的微小残留病（minimal residual disease，MRD）水平。前两者采用细胞形态学方法评估，MRD 水平采用免疫学和（或）分子生物学技术检测。

早期治疗反应具有重要的预后价值，有助于识别出那些具有高度复发风险的患儿，重新评估危险度，调整治疗强度，从而改善预后。

3. 临床危险度分型　在 MICM 分型、MRD 水平和其他临床生物学特点中，与儿童 ALL 预后确切相关的危险因素包括：①初诊时年龄 < 1 岁或 ≥ 10 岁。②诊断时外周血 WBC > 50×10^9/L。③诊断时已发生中枢神经系统白血病（CNSL）或睾丸白血病（TL）。④免疫表型为 T-ALL。成熟 B-ALL 建议按Ⅳ期 B 细胞系非霍奇金淋巴瘤方案治疗。⑤细胞及分子遗传学特征：染色体数目 < 45 的低二倍体、t（9；22）（q34；q11.2）/BCR-ABL1、t（4；11）（q21；q23）/MLL-AF4 或其他 MLL 基因重排、t（1；19）（q23；p13）/E2A-PBX1。⑥泼尼松反应不良。⑦诱导缓解治疗第 15 天骨髓原始及幼稚淋巴细胞 ≥ 25%。⑧诱导缓解治疗结束（化疗第 33 天）骨髓未获得完全缓解，原始及幼稚淋巴细胞 > 5%。⑨ MRD 水平：在具备技术条件的中心可以检测 MRD。一般认为，诱导缓解治疗结束（化疗第 33 天）MRD ≥ 1×10^{-4}，或巩固治疗开始（第 12 周）MRD ≥ 1×10^{-3} 的患儿预后差。

在上述危险因素的基础上进行儿童 ALL 的临床危险度分型，一般分为 3 型。

（1）低危：不具备上述任何一项危险因素者。

（2）中危：具备以下任何 1 项或多项者，①诊断时年龄 ≥ 10 岁或 < 1 岁；②诊断时外周血 WBC > 50×10^9/L；③诊断时已发生 CNSL 和（或）TL；④免疫表型为 T-ALL；⑤ t（1；19）（q23；p13）/E2A-PBX1 阳性；⑥初诊危险度为低危，在诱导缓解治疗第 15 天骨髓原始及幼稚淋巴细胞 ≥ 25%；⑦诱导缓解治疗末（第 33 天）MRD ≥ 1×10^{-4}，且 < 1×10^{-2}。

（3）高危：具备以下任何 1 项或多项者，① t（9；22）（q34；q11.2）/BCR-ABL1 阳性；② t（4；11）（q21；q23）/MLL-AF4 或其他 MLL 基因重排阳性；③泼尼松反应不良；④初诊危险度为中危经诱导缓解治疗第 15 天骨髓原始及幼稚淋巴细胞 ≥ 25%；⑤诱导缓解治疗末（化疗第 33 天）骨髓未获得完全缓解，原始及幼稚淋巴细胞 > 5%；⑥诱导缓解治疗结束（化疗第 33 天）MRD ≥ 1×10^{-2}，或巩固治疗开始前（第 12 周）MRD ≥ 1×10^{-3}。

【临床表现】

由于正常造血细胞减少而导致的反复发热、感染、贫血及出血等；同时有白血病细胞浸润导致的肝、脾、淋巴结肿大、骨痛以及其他器官的病变。半数以上患儿急性起病，少数缓慢。早期症状有面色苍白、精神不振、食欲缺乏、鼻出血或牙龈出血等；少数患儿以发热和类似风湿热的骨关节痛为首发症状。

【辅助检查】

（一）外周血常规

白细胞数增高者占 50% 以上，外周血分类示原始和幼稚细胞百分比显著增多，但白细胞不增多性白血病外周血中可仅有极少数甚至没有原始和幼稚细胞出现，而正常白细胞所占比例明显减少。整个病程中白细胞数可有增减变化。红细胞及血红蛋白均减少，大多为正细胞正色素性贫血。网织红细胞大多较低，少数正常，偶在外周血中见到有核红细胞。血小板减少。

（二）骨髓象

骨髓象为确立诊断和评定疗效的重要证据。急性白血病患儿初诊时骨髓象增生度大多数为极度活跃或明显活跃，典型的骨髓象为该类型白细胞的原始和幼稚细胞极度增生。红系及巨核系受抑制而减少。

【诊断】

典型病例根据临床表现、血常规和骨髓象的改变即可作出诊断。

【鉴别诊断】

发病早期症状不典型，特别是白细胞数正常或减少者，其血涂片不易找到幼稚细胞时，可使诊断发生困难。需注意排除下述疾病：出血倾向明显者，需与血小板减少性紫癜和再生障碍性贫血相鉴别；以发热及骨关节痛为首发症状者，应与类风湿及风湿热相鉴别；此外尚需与传染性单核细胞增多症、类白血病反应、恶性组织细胞增生症、骨髓增生异常综合征、神经母细胞瘤、非霍奇金淋巴瘤、视网膜母细胞瘤、中枢神经系统感染及脑部肿瘤的骨髓浸润相鉴别。

【治疗】

联合化疗是目前根治大多数 ALL 的首选方法。儿童 ALL 的治疗根据危险程度实施化疗，CR 率可达 95% 以上，5 年以上无事件生存率（event free survival，EFS）可达 80% ～ 90%，是当今疗效最好、治愈率最高的恶性肿瘤性疾病之一。

（一）化疗原则

根据不同危险度分型治疗，采用早期强化疗、后期弱化疗、分阶段、长期规范治疗的方针。治疗程序依次是：诱导缓解治疗、早期强化治疗、巩固治疗、延迟强化治疗和维持治疗，总疗程 2 ～ 2.5 年。

（二）化疗方案组成

ALL 治疗方案日趋成熟，治疗策略、原则大致相同，在此推荐中国儿童白血病协作组（Chinese Children's Leukemia Group，CCLG）-ALL 2008 方案（表 9-6-1）。

表 9-6-1　CCLG-ALL 2008 方案的构成

治疗方案	低度危险	中度危险	高度危险
诱导缓解治疗	VDLD（DNR×2）	VDLD（DNR×4）	VDLD（DNR×4）
早期强化治疗	CAM	CAM×2	CAM×2
巩固治疗	HD-MTX 2g/m²×4	HD-MTX 5g/m²×4	（HR-1'、HR-2'、HR-3'）×2 次
延迟强化治疗 Ⅰ	VDLD'+CAM	VDLD'+CAM	VDLD'+CAM
中间维持治疗	—	6-MP+MTX	—
延迟强化治疗 Ⅱ	—	VDLD+CAM	—
维持治疗	6-MP+MTX/VD+ 鞘注	6-MP+MTX/VD+ 三联鞘注	6-MP+MTX/CA/VD+ 三联鞘注（表 9-3）

注：VDLD，长春新碱 - 柔红霉素 - 左旋门冬酰胺酶 - 地塞米松；DNR，柔红霉素；CAM，环磷酰胺 - 阿糖胞苷 -6- 巯基嘌呤；HD-MTX，大剂量甲氨蝶呤；HR-1'、HR-2'、HR-3'，BFM 协作组高危模块方案 1'、2'、3'；VDLD'（延迟强化 Ⅰ）：长春新碱 - 阿霉素 - 左旋门冬酰胺酶 - 地塞米松；6-MP，6- 巯基嘌呤；MTX/VD：甲氨蝶呤 / 长春新碱 - 地塞米松；MTX/CA/VD，甲氨蝶呤 / 环磷酰胺 - 阿糖胞苷 / 长春新碱 - 地塞米松；一为无方案。

（三）CNSL 和 TL 的治疗

初诊时合并 CNSL 的患儿在诱导治疗中每周 1 次三联鞘注治疗，直至脑脊液转阴至少 5 次。在完成延迟强化治疗后接受颅脑放疗，但＜1 岁患儿不放疗；1～2 岁者剂量为 12Gy；年龄≥2 岁者剂量为 18Gy。复发的 CNSL 隔天 1 次三联鞘注治疗，直至脑脊液转阴，颅脑放疗同上。同时根据复发的阶段，重新调整全身化疗方案。初诊时合并 TL 的患儿在巩固治疗结束后进行楔形活检，确定是否睾丸放疗。TL 复发的患儿，一般做双侧睾丸放疗（即使为单侧复发），剂量 20～26Gy，对年龄较小的幼儿采用 12～15Gy 可保护正常的性腺功能。在做 TL 治疗的同时根据治疗的阶段，重新调整全身化疗方案。按年龄鞘注的药物剂量见表 9-6-2。

表 9-6-2　按年龄鞘注的药物剂量（mg）

年龄（岁）	甲氨蝶呤	阿糖胞苷	地塞米松
＜1	6	18	2.0
1～2	8	24	2.5
2～3	10	30	3.0
≥3	12	36	4.0

引自：CCLG-ALL 2008 方案。

（四）化疗说明

1. 泼尼松试验第 1～7 天，从足量的 25% 用起，根据临床反应逐渐加至足量，7 天内累积剂量＞210mg/m^2，对于肿瘤负荷大的患者可减低起始剂量 0.2～0.5mg/（m^2·d），以免发生肿瘤溶解综合征。第 8 天评估泼尼松反应，如在使用泼尼松过程中白细胞计数升高，表现泼尼松反应不良而被评估为高危患者，应转用 HR-ALL 方案。

2. 在诱导缓解治疗的第 15 天、第 33 天行骨髓形态学检查，LR 患者第 15 天骨髓原始及幼稚淋巴细胞≥25% 应转用 IR-ALL 方案；IR 患者第 15 天骨髓原始及幼稚淋巴细胞≥25% 应转用 HR-ALL 方案。

3. MTX 鞘注治疗应在泼尼松试验治疗第 1 天内就进行（WBC＞100×10^9/L 可延迟至第 2～3 天进行），尽量避免穿刺损伤性出血，第 1 次腰椎穿刺应由有经验的医师来操作，操作前应注意血小板计数及出血情况。

4. 每个疗程化疗完成后，一旦血常规指标恢复（外周血白细胞计数≥2.0×10^9/L，中性粒细胞计数绝对值≥0.5×10^9/L，血小板≥50×10^9/L），肝、肾功能无异常，须及时做下一阶段化疗，尽量缩短 2 个疗程之间的间隙时间（一般为 2 周）。

5. 在每个化疗疗程中，一旦疗程未完成时出现白细胞水平低下，尤其是诱导过程中出现骨髓抑制时，不能轻易终止，应该做积极支持治疗的同时，继续完成化疗。

6. 严重出血时，应及时大力止血，注意防治 DIC，血小板降低（＜20×10^9/L）时，及时输注足量单采血小板悬液，以免发生致死性颅内出血。初诊患儿血小板低，为保证鞘注不出血，也建议输注血小板。

7. 每个疗程前后必须检查肝肾功能，尤其是用大剂量甲氨蝶呤和阿糖胞苷治疗前后。肝肾功能异常时，须及时积极治疗，以期尽早恢复。

（五）支持治疗及积极防治感染的要点

1. 尽可能清除急、慢性感染灶。对疑似结核者需用抗结核等保护性治疗。

2. 加强营养，不能进食或进食极少者可用静脉营养；加强口腔、皮肤和肛周的清洁护理；加强保护隔离；预防和避免院内交叉感染。

3. 强烈化疗期间可酌情用成分输血，用少浆红细胞悬液或单采血小板悬液；还可酌情应用粒细胞集落刺激因子等。

4. 建议在诱导缓解治疗后长期服用复方新诺明 25mg/（kg·d），每周连用 3 天，预防卡氏囊虫肺炎，积极预防和治疗细菌、病毒、真菌等感染。

5. 预防高尿酸血症，在诱导化疗期间充分水化和碱化尿液，白细胞水平＞ 100×10^9/L 时必须同时服用别嘌醇 200 ～ 300mg/（m^2·d），连服 4 ～ 7 天。

（六）造血干细胞移植

对诱导缓解治疗失败（诱导治疗第 33 天骨髓未达完全缓解）、t（4；11）（q21；q23）/MLL-AF4 阳性、t（9；22）（q34；q11.2）/BCR-ABL1 阳性，特别是 MRD 持续高水平，以及骨髓复发的患儿建议行造血干细胞移植。

【白血病应掌握的内容】

（一）问诊

发热热度、热型、持续时间，是否伴畏寒和寒战；有无苍白、乏力、活动后气促甚至水肿；有无皮肤出血、鼻出血、齿龈出血、便血、血尿；有无腹胀，有无呛咳、呼吸困难；骨痛部位、性质；有无头痛、呕吐、嗜睡、肢体活动障碍；有无睾丸肿大、阴囊皮肤改变等。已经做过的检查和结果，尤其是外周血常规、骨髓象，做过什么治疗，需要询问药物的名称、剂量、给药方式、时间、治疗效果。注意询问同胞及亲属有无血液系统疾病病史。

（二）查体

精神、神志、面色，有无气促、呼吸困难；皮肤黏膜出血灶、皮疹、肿块；颈部、下颌下、腋窝、腹股沟淋巴结有无肿大；有无心脏扩大、心包积液和心力衰竭的相应体征；腹胀情况，肝脾大程度；骨关节有无压痛，以四肢长骨和大关节为主；睾丸有无肿大、疼痛；有无脑膜刺激征、脑神经麻痹和脊髓浸润引起的感觉、运动障碍。

（三）辅助检查

外周血常规、骨髓象、染色体检查、免疫表型、组织化学染色检查、MRD 水平是白血病 MICM 和临床分型的基础，须掌握。

（四）治疗

急性白血病的治疗采用以化疗为主的综合疗法，其原则是早期诊断、早期治疗，应严格区分白血病的类型，按照类型选用不同的化疗方案和相应的药物剂量，采用早期连续适度化疗和分阶段长期规范治疗的方针。同时要早期防治 CNSL 和 TL，注意支持治疗。

（周妮娜）

第七章　小儿泌尿系统疾病

第一节　急性肾炎

急性肾炎是急性肾小球肾炎的简称，是以急性肾炎综合征为主要临床表现的一组原发性肾小球疾病，多有链球菌前驱感染的病史，临床急性起病，主要表现为血尿、蛋白尿、水肿、高血压等，严重者可出现急性循环充血、高血压脑病、急性肾功能不全等。急性肾炎可分为急性链球菌感染后肾小球肾炎和急性非链球菌感染后肾小球肾炎，本节急性肾炎主要是指急性链球菌感染后急性肾小球肾炎。本病预后良好，但如处理不当亦可死于高血压脑病、肺水肿或急性肾功能不全。

【病因】

本病常因 A 组 β 溶血性链球菌感染所致，常见于上呼吸道感染、扁桃体炎、皮肤感染等链球菌感染后。除 A 组 β 溶血性链球菌之外，其他病原体如草绿色链球菌、病毒、支原体、弓形虫、疟原虫、梅毒螺旋体、钩端螺旋体等也可致病。目前认为急性肾炎主要与 A 组 β 溶血性链球菌中的致肾炎菌株感染有关，主要发病机制为抗原 - 抗体免疫复合物引起肾小球毛细血管炎症病变。

【临床表现】

急性肾炎多见于儿童及青少年，多见于 5 ～ 14 岁，男性多见，病情轻重不一，轻者呈亚临床型（仅有尿常规异常），典型者呈急性肾炎综合征表现，重症者可发生急性肾衰竭。典型的病理表现是弥漫性、渗出性和增生性肾小球肾炎，光镜下主要表现为内皮细胞和系膜细胞增生，炎症细胞浸润，毛细血管管腔狭窄等，电镜下在基底膜上皮侧可见"驼峰状"沉积，是本病的特征性改变。

（一）前驱感染

前驱感染后 1 ～ 3 周急性起病，以呼吸道及皮肤感染为主。呼吸道感染的潜伏期（平均 10 天）较皮肤感染者（平均 20 天）短。

（二）典型表现

急性期常有发热、头痛、头晕、呕吐、咳嗽、气急、乏力等表现。

1. 血尿　50% ～ 70% 患者有肉眼血尿，尿液可呈茶褐色或洗肉水样，常为起病首发症状和患者就诊原因。

2. 蛋白尿　可伴有轻、中度蛋白尿，约 20% 的患者呈肾病综合征范围的蛋白尿。

3. 水肿　绝大多数患儿可出现水肿，水肿常为最早出现和最常见的症状，典型表现为晨起眼睑或颜面部水肿，逐渐发展至下肢或遍及全身，水肿呈非凹陷性。

4. 高血压　多数患者出现一过性轻、中度高血压，出现剧烈头痛呕吐者不多见，一般在 1 ～ 2 周随尿量增多而恢复正常。

5. 尿量减少、肾功能异常　可出现少尿、一过性氮质血症，少数发展为无尿。1 ～ 2 周后随尿量增加，肾功能恢复正常，只少数发展为急性肾衰竭。

（三）严重表现

少数患儿在疾病早期（2 周之内）可出现下列严重症状。

1. 严重循环充血　水钠潴留使血容量增多而出现循环充血，患儿可表现为呼吸气促或者听诊肺部有湿啰音，严重者可出现类似心力衰竭的表现，如端坐呼吸、颈静脉怒张、咳粉红色泡沫痰、心脏扩大，甚至出现奔马律、肝大而硬等，病情急剧恶化，需紧急处理。

2. 高血压脑病　血压骤升，超过脑血管代偿能力，使脑组织血液灌注急剧增多而致脑水肿，临床上可出现剧烈头痛、烦躁不安、恶心呕吐、视力障碍，甚至出现惊厥、昏迷等症状。

3. 急性肾功能不全　急性肾炎患儿在尿量减少同时可出现短暂氮质血症，在严重病例可出现急性肾衰竭，出现尿量减少、高钾血症、低钠血症、代谢性酸中毒、尿毒症症状等。

（四）非典型表现

1. 无症状性急性肾炎　患儿仅有显微镜下血尿或仅有血清 C3 降低而无临床症状。

2. 肾外症状性急性肾炎　以水肿和（或）高血压起病，严重者甚至以严重循环充血或高血压脑病起病，而尿改变轻微或无。

3. 以肾病综合征表现的急性肾炎　患儿起病或在病程中出现大量蛋白尿、低白蛋白血症和高胆固醇血症，水肿严重并部分转变为凹陷性，肾活检为急性肾炎病理改变。

【辅助检查】

（一）尿液检查

蛋白尿、血尿，早期可见白细胞和上皮细胞增多，管型尿（透明、颗粒或红细胞管型）。

（二）血常规

外周血白细胞一般轻度升高或正常，常有轻中度贫血。

（三）血清学及肾功能检查

红细胞沉降率加快。咽炎病例抗链球菌溶血素 O（ASO）往往增加，10～14 天开始升高，3～5 周达高峰，3～6 个月恢复正常。80%～90% 的患者血清 C3 下降，94% 的病例至第 8 周恢复正常。血尿素氮和肌酐可升高，内生肌酐清除率降低，随尿量增加均恢复正常。

【诊断】

往往有前期链球菌感染史，急性肾炎综合征表现（血尿、蛋白尿、水肿、高血压、肾功能异常），急性期血清 ASO 滴度升高，C3 浓度降低，均可临床诊断急性肾炎。

【鉴别诊断】

急性肾炎必须注意和以下疾病相鉴别。

（一）非链球菌感染后急性肾炎

多种细菌和病毒感染后均可发病。应特别注意与病毒性肾炎鉴别。此型肾炎常于急性病毒性上呼吸道感染早期（1～5 天内）发病，临床以血尿为主，其他肾炎症状轻微或无，ASO 不升高，补体不降低，肾功能多正常，预后良好。

（二）IgA 肾病

以血尿为主要症状，表现为反复发作性肉眼或镜下血尿，伴或不伴蛋白尿，多在上呼吸道感染后 24～48 小时出现血尿，多无水肿、高血压，血补体 C3 正常。确诊需依据肾活检免疫病理结果。

（三）慢性肾炎急性发作

儿童较成人少见，感染后潜伏期极短或无潜伏期即出现肾炎症状，除有肾炎症状外，常有贫血、生长发育落后、肾功能异常、低比重尿或固定低比重尿。

（四）膜增生性肾炎

如急性肾炎无链球菌感染证据而血清 C3 降低超过 8 周或随访中反复降低，应考虑膜增生性肾炎可能，确诊需依据肾活检。

（五）其他

还应与其他系统性疾病引起的肾炎，如紫癜性肾炎、狼疮性肾炎、乙型肝炎病毒相关性肾炎等相鉴别。

【治疗】

本病无特异治疗。

（一）休息

病初的 2～3 周应卧床休息，待肉眼血尿消失、水肿减退、血压正常可下床做轻微活动。红细胞沉降率正常可正常生活学习，但应避免重体力活动。尿沉渣细胞绝对计数正常后方可恢复体力活动。

（二）饮食

对有水肿高血压患儿应限制水、盐的摄入，有氮质血症者应限制蛋白质摄入，可给予优质动物蛋白，供给易消化的高糖饮食，以满足热能需要。尿量增多，氮质血症消除后应尽早恢复蛋白质供应，以保证小儿生长发育的需要。

（三）抗感染

有感染时用青霉素 10～14 天。

（四）利尿、降压对症治疗

可用氢氯噻嗪，每日 1～2mg/kg，分 2～3 次口服，无效时需用呋塞米，口服或静脉注射，每日 1～2 次。

（五）严重循环充血的治疗

1. 严格限制水钠摄入，静脉注射呋塞米利尿。

2. 加用硝普钠静脉滴注，用药时严密监测血压，随时调节药液滴注速度，以防发生低血压。

3. 适当使用快速强心药，如毛花苷 C。

4. 经上述处理无效者尽早行腹膜透析或血液滤过治疗。

（六）高血压脑病的治疗

1. 选用降压效力强而迅速的药物，首选硝普钠。

2. 给予镇静剂如地西泮、苯巴比妥等止痉。

3. 吸氧，保持呼吸道通畅。

4. 限制水盐的摄入，选用有效的利尿剂。

（七）急性肾衰竭的治疗

积极控制原发病因、去除加重急性肾损伤的可逆因素。维持机体的水、电解质和酸碱平衡，必要时采用透析治疗。

【预后和预防】

急性肾炎急性期预后好。95% 急性链球菌感染后肾小球肾炎病例能完全恢复，病死率＜1%。预防急性肾炎的根本在于防治感染。A 组溶血性链球菌感染后 1～3 周应定期复查尿常规，尽早发现和治疗本病。

【急性肾炎应掌握的内容】

（一）问诊

问诊时详细询问患儿血尿或水肿开始出现的时间、程度等；询问患儿近期饮食史及用药史；详细询问患儿每日尿量、少尿或无尿持续的时间；询问有无呼吸困难、咳粉红色泡沫痰等循环充血的临床表现；询问有无头痛、恶心、呕吐、复视或一过性失明、惊厥等高血压脑病的临床表现；询问血尿或水肿症状出现前有无前驱感染病史，前驱感染的部位，前驱感染与本次起病间隔时间，有无相关病原学检查；追问既往有无发作性肉眼血尿病史，既往有无肾脏病病史，患儿有无视力异常、听力减退病史，询问家庭成员中有无血尿或肾脏病病史；起病前有无皮疹、腹痛、关节痛、关节炎、口腔溃疡等病史。

（二）查体

重点关注水肿的部位、程度、性质（凹陷性还是非凹陷性），视诊有无呼吸急促、端坐呼吸、颈静脉怒张，听诊肺部有无湿啰音，触诊腹部有无肝脾大等，协助判断患儿有无严重循环充血的表现；测量血压，观察患儿神志意识、病理反射、四肢肌张力等，了解有无高血压脑病的表现；同时观察患儿生长发育情况，有无贫血貌及慢性面容，协助鉴别是否为慢性肾炎急性发作。

（三）辅助检查

应及时进行尿常规、尿培养、血常规、CRP、肝功能、肾功能、电解质、血脂、血气分析、

ASO、红细胞沉降率、血清补体、免疫球蛋白、24 小时尿蛋白、体液细胞学检查与诊断、肾小球系列、肾小管系列、乙肝两对半、ENA 系列、凝血功能、24 小时尿钙、尿钙 / 肌酐、泌尿系 B 超、彩色多普勒超声（胡桃夹现象）等辅助检查。

（四）治疗

积极进行利尿、降压等对症治疗，同时注意控制水盐摄入，维持水、电解质和酸碱平衡，严重水钠潴留或急性肾衰竭患儿可行血液透析治疗。

第二节　肾病综合征

肾病综合征（nephrotic syndrome，NS）是一组由于肾小球滤过膜对血浆蛋白通透性增高，出现以大量蛋白尿、低蛋白血症、高度水肿、高脂血症为特征的临床综合征。肾病综合征在儿童肾脏疾病中的发病率仅次于急性肾炎，男性多见，学龄前 3 ～ 5 岁为发病高峰。按病因可分为原发性、继发性和先天性肾病综合征三大类，以原发性肾病综合征最常见。

【病理生理】

（一）大量蛋白尿

大量蛋白尿是肾病综合征重要的病理生理改变。血清 IgG 和补体从尿中大量丢失导致患儿体液免疫功能降低；抗凝血酶Ⅲ丢失，凝血因子增多，导致患儿处于高凝状态；血清钙可降低；转铁蛋白降低可发生小细胞低色素性贫血。

（二）低蛋白血症

主要原因是尿中大量丢失蛋白和从肾小球滤出后被肾小管重吸收分解，其他原因如肝脏合成白蛋白的代偿能力不足，蛋白质摄入不足、吸收不良或丢失等也是加重低白蛋白血症的原因。

（三）高脂血症

患儿血清总胆固醇、甘油三酯和低密度、极低密度脂蛋白增高，主要是由于低蛋白血症促进肝脏合成脂蛋白，其中的大分子脂蛋白难以从肾排出而蓄积于体内导致高脂血症。

（四）水肿

肾病综合征时低白蛋白血症、血浆胶体渗透压下降，使水分从血管腔内进入组织间隙，是造成水肿的基本原因。

【病因】

目前尚不明确。可能与免疫、遗传、人种及环境等因素有关。研究表明，肾小球毛细血管壁结构或电荷的变化可导致蛋白尿，非微小病变型局部免疫病理过程可损伤滤过膜正常屏障作用而发生蛋白尿，微小病变型细胞免疫失调可导致滤过膜静电屏障损伤。国内报道，糖皮质激素敏感肾病综合征患儿 HLA-DR7 抗原频率高达 38%，另外，肾病综合征还有家族性表现，包括同胞患病现象。流行病学调查发现，黑色人种患儿肾病综合征的临床症状表现重，对糖皮质激素治疗反应差，提示肾病综合征发病与人种及环境有关。

【临床表现】

水肿最常见，呈凹陷性，病初见于眼睑，后逐渐遍及全身，严重患儿可出现胸腔积液或腹水。肾炎型肾病综合征可出现血尿、高血压、肾功能异常等。肾病综合征有多种病理类型构成，最常见的是微小病变型。

【辅助检查】

尿常规定性多在（+++），24 小时尿蛋白定量＞ 50mg/（kg·d），晨尿蛋白 / 尿肌酐≥ 2.0，血清白蛋白＜ 30g/L（或≤ 25g/L），IgG 降低，IgM、IgE 可增加，胆固醇＞ 5.7mmol/L，甘油三酯升高，肾炎型肾病综合征患儿尿素氮、肌酐可升高，补体可下降。其他需行 ENA 系列、乙肝两对半、凝血常规等检查。肾活检的指征：对糖皮质激素治疗耐药或频繁复发者；对临床或实验室证据支持肾炎型肾病或继发性肾病综合征者。

【诊断】

肾病综合征诊断标准：大量蛋白尿；血浆白蛋白 < 30g/L；水肿；血浆胆固醇 > 5.7mmol/L。其中大量蛋白尿、低蛋白血症两项为诊断所必需。

依据临床表现分为：单纯型肾病和肾炎型肾病。肾炎型肾病的临床特征：① 2 周内 3 次以上离心尿检查红细胞 ≥ 10/HP，并证实为肾小球源性血尿者；②反复或持续性高血压，并除外糖皮质激素等原因所致；③肾功能不全，除外血容量不足所致；④持续低补体血症。

【鉴别诊断】

原发性肾病综合征还需与继发于全身性疾病的肾病综合征相鉴别，如系统性红斑狼疮性肾炎、过敏性紫癜性肾炎、乙型肝炎病毒相关性肾炎等均可有肾病综合征样表现，临床上需排除继发性肾病综合征后方可诊断原发性肾病综合征。

【并发症】

（一）感染

最常见，也是导致本病死亡的主要原因，以上呼吸道感染最多见，其中病毒感染常见，细菌感染中以肺炎链球菌为主，院内感染以呼吸道感染和泌尿系统感染最多见。一旦发现感染，应及时选用对致病菌敏感、强效且无肾毒性的抗生素积极治疗，有明确感染灶者应尽快去除。严重感染难控制时应考虑减少或停用激素，但需视患者具体情况决定。

（二）电解质紊乱和低血容量

常见的电解质紊乱包括低钠、低钾及低钙血症。临床表现包括乏力、厌食、嗜睡、血压下降甚至出现休克等，低钠血症可导致低血容量性休克。

（三）血栓形成

肾病综合征患儿体内处于高凝状态，易导致各种动静脉血栓形成，以肾静脉血栓最常见，当患儿出现突发腰痛、血尿或者血尿加重、少尿甚至肾衰竭时，需警惕肾静脉血栓的形成，其他还可有肺栓塞、脑栓塞和深静脉穿刺部位的栓塞。

（四）急性肾衰竭

多种原因均可导致，包括低血容量导致的肾前性肾衰竭、肾小球严重增生性病变导致的肾小球滤过率降低或严重的肾小管间质损害等。

（五）肾小管功能障碍

可出现肾性糖尿或氨基酸尿。

【治疗】

（一）一般治疗

凡有严重水肿、严重高血压或并发感染者需卧床休息。水肿消失、一般情况好转后，可起床活动。水肿时应低盐饮食。为减轻高脂血症，应少进富含饱和脂肪酸（动物油脂）的饮食，而多吃富含多聚不饱和脂肪酸（如植物油、鱼油）及富含可溶性纤维（如豆类）的饮食。

（二）对症治疗

1. 利尿消肿 对糖皮质激素耐药或未使用糖皮质激素，水肿较重伴尿少者，可配合使用利尿剂，常用的包括氢氯噻嗪、呋塞米等。

2. 减少尿蛋白 血管紧张素转换酶抑制剂除可有效控制高血压外，均可通过降低肾小球内压和直接影响肾小球基底膜对大分子的通透性，具有不依赖于降低全身血压来减少尿蛋白的作用。尤其适用于伴有高血压的肾病综合征。常用制剂有卡托普利等。

（三）主要治疗

1. 糖皮质激素治疗 糖皮质激素用于肾脏疾病，主要是其抗炎作用。糖皮质激素对疾病的疗效反应在很大程度上取决于其病理类型，微小病变的疗效最为迅速和肯定。

（1）糖皮质激素使用的原则：①药物选择，中效（如泼尼松）。②给药剂量：足量。③给药疗程：足疗程（中长程＋拖尾）。④给药频率：分次服用—晨一次性服药—隔日晨一次性服药。⑤给药时间：分次服用（上午 8 时、下午 4 时）—晨一次性服药（上午 8 时）—隔日晨一次性服药（上午 8 时）。⑥撤药指征：病情是否稳定与是否出现撤药综合征。

（2）初发肾病综合征的激素治疗分为两个阶段：①诱导缓解阶段，足量（2mg/（kg·d），最大 60mg/d）泼尼松，分次口服，尿蛋白转阴后改为每晨顿服，疗程 4～6 周；②巩固维持阶段，隔日晨顿服，2mg/kg，维持 4～6 周，然后逐渐减量，总疗程 9～12 个月。

（3）根据患者对糖皮质激素的治疗反应，可将其分为激素敏感型、激素耐药型、激素依赖型、激素复发与频复发。长期应用糖皮质激素的患者可出现库欣面容、高血糖、高血压、消化性溃疡、感染等副作用，少数病例还可能发生骨质疏松、身材矮小、药物性白内障等，需加强监测，及时处理。

2. 免疫抑制剂 主要用于肾病综合征频繁复发，糖皮质激素依赖、耐药或出现严重副作用者，主要有环磷酰胺、环孢素等。

3. 抗凝及纤溶药物疗法 肝素钠静脉滴注或低分子量肝素皮下注射，口服双嘧达莫等。

4. 免疫调节剂 一般作为糖皮质激素的辅助治疗，包括左旋咪唑等。

【预后】

肾病综合征预后的个体差异很大。预后与其病理类型密切相关，微小病变型肾病绝大多数对激素敏感，虽然易于复发，但仍预后良好，局灶节段性肾小球硬化预后最差。此外，并发症亦影响预后，部分患儿可死于感染或栓塞合并症。

【肾病综合征应掌握的内容】

（一）问诊

1. 应询问患儿的尿量、尿色，尿中有无泡沫，有无水肿，何时出现水肿，水肿的部位及进展情况，如有尿色异常（酱油色尿、洗肉水样等），提示患儿可能为肾炎型肾病综合征，需尽早行肾活检明确病理诊断。

2. 详细询问有无关节痛、腹痛、呕吐、皮疹、口腔溃疡、光过敏等伴随症状，以鉴别系统性红斑狼疮性肾炎、过敏性紫癜性肾炎。

3. 询问患儿发病前有无感染病史，有无发热、咳嗽、呕吐、腹泻等感染表现，如有感染需积极治疗。

4. 询问既往有无过敏性疾病病史，如过敏性鼻炎、湿疹、哮喘等，过敏可能是肾病综合征发病和复发的诱因之一。

5. 询问预防接种史、传染病接触史，如母亲为乙型肝炎患者，提示乙型肝炎病毒相关性肾炎的可能；如未接种卡介苗或有结核接触史，可能存在结核感染，需加用抗结核治疗。

（二）查体

1. 水肿的部位、性质、程度，有无胸腔积液、腹水等。

2. 监测生命体征，特别是血压、24 小时尿量。

3. 寻找有无皮肤黏膜、呼吸系统、消化系统等感染灶。

4. 注意有无卡疤，反映既往卡介苗接种情况。

5. 评估生长发育状况，注意有无生长发育落后、先天发育异常／畸形，如有，提示可能为遗传性肾病综合征，需进一步行基因检测。

（三）辅助检查

血常规、CRP、红细胞沉降率、尿常规、尿培养、24 小时尿蛋白定量、肝肾功能、电解质、血脂、补体、免疫球蛋白、凝血功能、ASO、腹部 B 超、泌尿系 B 超、X 线胸片、结核分枝杆菌抗体、PPD 试验、乙肝两对半等。

（四）治疗

原发性单纯型肾病综合征的一线治疗药物为糖皮质激素，观察激素治疗反应并进行分型，治疗过程中需重视有无并发症的发生并积极处理，必要时进行肾脏活检，根据病理结果制订治疗方案。

第三节　泌尿系统感染

泌尿系统感染是指病原体直接侵入泌尿道，在黏膜和组织中生长繁殖所导致的炎性损伤，是小儿时期常见的感染性疾病之一。婴幼儿泌尿道感染常合并膀胱输尿管反流等先天性尿路畸形，反复泌尿道感染和膀胱输尿管反流可引起持续性的肾脏损害和瘢痕化，可导致高血压和慢性肾脏疾病，因此早期发现、诊断和治疗婴幼儿泌尿道感染尤为重要。按病原体侵袭的部位不同，分为上尿路感染（肾盂肾炎）、下尿路感染（膀胱炎、尿道炎）。根据有无临床症状，分为症状性泌尿道感染和无症状性菌尿。

【病因】

任何致病菌均可引起泌尿系统感染，最常见的是大肠埃希菌，其他病原菌如副大肠埃希菌、变形杆菌、克雷伯菌、铜绿假单胞菌、肠球菌和葡萄球菌均可导致泌尿道感染。泌尿道感染是宿主内在因素与细菌致病菌相互作用的结果。

（一）感染途径

1. 上行性感染　是泌尿系统感染最主要的感染途径。引起上行性感染的致病菌主要是大肠埃希菌，膀胱输尿管反流常是细菌上行性感染的直接通道。

2. 血源性感染　经血源途径侵袭的致病菌主要为金黄色葡萄球菌。

3. 淋巴感染和直接蔓延　结肠内的细菌和盆腔感染可通过淋巴管感染肾脏，肾脏周围邻近器官和组织的感染也可直接蔓延。

（二）宿主内在因素

先天性或获得性尿路畸形，新生儿和小婴儿抗感染能力差，糖尿病、高血压、慢性肾脏疾病，长期适用糖皮质激素或免疫抑制剂的患儿更易患泌尿系统感染。

（三）细菌毒力

宿主无特殊易感染的内在因素，则微生物的毒力是决定细菌能否引起上行性感染的主要因素。

【临床表现】

（一）急性感染

1. 新生儿　以全身症状为主，多由血行感染引起。临床表现包括发热、喂养困难、体重不增、哭吵、黄疸、呕吐、嗜睡和惊厥等。

2. 婴幼儿期　主要表现为全身症状，包括发热、食欲缺乏、腹痛、腹泻、呕吐等，局部排尿刺激症状不明显。

3. 年长儿　下尿路感染以膀胱刺激症状为主，上尿路感染以发热、寒战、腰痛、肾区叩击痛、肋脊角压痛等为主。

（二）慢性感染

病程 6 个月以上，病情迁延或反复发作，伴有消瘦、贫血、生长迟缓等。

（三）无症状性菌尿

尿常规异常，但无临床症状。

【辅助检查】

（一）尿常规检查

如清洁中段尿离心沉渣中白细胞≥5个/HP，即可怀疑为尿路感染，血尿也很常见。肾盂肾炎患儿还可出现中等蛋白尿、白细胞管型等。

（二）尿培养细菌学检查

尿细菌培养及菌落计数是诊断尿路感染的主要依据。通常认为清洁中段尿培养菌落数 $> 10^5$/ml 可确诊，$10^4 \sim 10^5$/ml 为可疑，$< 10^4$/ml 系污染，但结果分析还应结合患儿性别、细菌种类及繁殖力、尿液收集方法综合评价其临床意义。膀胱穿刺细菌阳性即可确诊。临床高度怀疑泌尿系统感染而尿普通细菌培养阴性的，应做 L 型细菌和厌氧菌培养。尿培养同时应做药物敏感试验。

（三）影像学检查

常用的影像学检查有泌尿系超声、排泄性膀胱尿路造影、核素肾静态扫描等。

【诊断】

根据相应的临床表现和实验室检查可确立诊断。泌尿系统感染的完整诊断包括是否存在泌尿系统感染及感染的病原，泌尿系统感染的定位，有无泌尿道解剖结构的异常等。

【鉴别诊断】

泌尿道感染需与肾小球肾炎、肾结核及急性尿道综合征等相鉴别。

（一）肾小球肾炎

急性肾小球肾炎有前期链球菌感染史，急性起病，临床表现包括血尿、蛋白尿、水肿及高血压等，急性期血清 ASO 升高，C3 浓度降低。

（二）肾结核

本病由结核分枝杆菌引起尿路感染，多有肾外结核及结核中毒症状，有明显而持久的尿路刺激症状，尿沉渣可找到抗酸杆菌，尿培养结核分枝杆菌阳性可鉴别，静脉肾盂造影见虫蚀样缺损。

（三）急性尿道综合征

急性尿道综合征的临床表现包括尿频、尿急、尿痛及排尿困难等，但清洁中段尿培养无细菌生长或未无意义性菌尿。

【治疗】

治疗目的是根除病原体、控制症状、去除诱发因素和预防再发。

（一）一般处理

多休息，注意外阴清洁，多饮水，及时排尿。

（二）抗菌药物治疗

抗生素治疗原则：上尿路感染选择血液浓度高的药物，下尿路感染选择尿液浓度高的药物；尽量选用对肾损害小的药物；选用抗菌能力强、抗菌谱广的药物，最好能用强效杀菌剂，且不易使细菌产生耐药菌株；治疗前应留取清洁中段尿送检尿常规和尿培养；若没有药敏试验结果，对上尿路感染推荐使用第二代以上头孢菌素；抗菌药物治疗 48 小时后需评估治疗效果，包括临床症状、尿检指标等，若未达到预期的治疗效果，需重新留取尿液进行尿培养细菌学检查，按药敏试验结果调整用药。

1. 症状性泌尿道感染的治疗　婴幼儿难以区分感染部位，且有全身症状者均按上尿路感染用药；年长儿若能区分感染部位可按以下用药计划治疗。

（1）上尿路感染的治疗：患儿年龄≤3个月，全程静脉敏感抗生素治疗 10～14 天；患儿年龄>3个月；若存在中毒、脱水等症状或不能用口服抗生素治疗时，可先静脉注射抗生素（如头孢噻肟、头孢曲松），2～4 天后改用口服敏感抗生素治疗，也可直接口服抗生素（如头孢菌素、

阿莫西林 / 克拉维酸钾），总疗程 10 ～ 14 天；如影像学检查尚未完成，在足量抗生素治疗疗程结束后仍需继续予以小剂量（1/4 ～ 1/3 治疗量）的抗生素口服治疗，直至影像学检查显示无尿路畸形。

（2）下尿路感染的治疗：口服抗生素治疗 7 ～ 14 天（标准疗程），也可选用短疗程（2 ～ 4 天）口服抗生素治疗，可选择头孢菌素或阿莫西林等。

2. 无症状性菌尿的治疗　单纯无症状性菌尿一般不须治疗。

3. 再发泌尿系统感染　在进行尿细菌培养后选用两种抗菌药物，疗程 10 ～ 14 天，然后以小剂量药物维持，以防复发。

（三）积极矫治尿路畸形

小儿泌尿系统感染约半数可伴有各种诱因，特别是在慢性或反复复发的患者，多同时伴有尿路畸形，其中以膀胱输尿管反流最常见，其次是尿路梗阻和膀胱憩室。一经证实，应及时予以矫治。否则，泌尿系统感染难被控制。

（四）局部治疗

常采用膀胱内药液灌注治疗，主要治疗顽固性慢性膀胱炎经全身给药治疗无效者。灌注药液可根据致病菌特点或药敏试验结果选择。

【预后及预防】

多数预后良好，泌尿系统感染的预防包括：注意个人卫生，勤洗外阴，及时更换尿布；及时发现和处理男孩包茎、女孩处女膜伞等；及时发现和治疗尿路畸形，防止尿路梗阻和肾瘢痕形成。

【泌尿系统感染应掌握的内容】

（一）问诊

详细询问患儿有无尿频、尿急、尿痛等尿路刺激症状，尿液性状，有无发热、咳嗽、呕吐、腹泻等伴随症状，既往有无尿失禁、排尿困难、便秘等，询问有无传染病接触史，既往有无反复发热、泌尿系统感染或腰骶部手术病史，询问患儿精神状态、意识反应、进食情况。

（二）查体

查体时关注双肾区叩击痛，尿道口和外生殖器情况；注意有无腰骶部病变，如有无毛发和色素沉着，局部皮肤有无隆起或凹陷等；注意生命体征、精神状态和意识反应，初步评估生长发育情况。

（三）辅助检查

尿常规、尿培养；泌尿系 B 超、排泄性膀胱尿路造影等。

（四）治疗

泌尿道感染抗生素治疗原则。

第四节　急性肾衰竭

急性肾衰竭是由于肾脏自身和（或）肾外因素在短时间内引起肾脏生理功能急剧下降，导致无法排出体内的代谢废物，从而使毒素、废物、水分在体内堆积，引起体内水、电解质和酸碱平衡紊乱，继而引起多系统损伤的一种非常严重的临床综合征。患儿通常表现为氮质血症、水及电解质紊乱和代谢性酸中毒等。

【病因】

病因多种多样，可分为肾前性、肾性和肾后性三类。发病机制包括肾小管损伤、肾血流动力学改变、缺血 - 再灌注损伤等，非少尿型急性肾衰竭的发生主要是由于肾单位受损轻重不一所致。

（一）肾前性

肾前性指由各种因素导致有效循环血容量减少，造成肾脏灌注下降、肾小球滤过率下降而出现的急性肾衰竭，包括呕吐、腹泻、烧伤、手术、休克、心力衰竭等。

（二）肾性

肾性指各种肾实质病变所致的肾衰竭，包括急性肾小管坏死、溶血性尿毒综合征、肾血管病变等。

（三）肾后性

各种原因所致的泌尿道梗阻引起的急性肾衰竭，包括肾结石、肿瘤压迫、输尿管肾盂连接处狭窄等。

【临床表现】

根据尿量是否减少，分为少尿型和非少尿型，以少尿型多见。临床分为 3 期。

（一）少尿期

可表现为水肿、高血压、电解质紊乱、代谢性酸中毒等。当发生急性肾衰竭时，除肾功能出现问题外，肾排泄障碍使各种毒性物质在体内积聚，从而出现全身各系统的中毒症状，引起一系列并发症，包括消化道出血、充血性心力衰竭、心律失常、嗜睡、抽搐、昏迷、贫血、出血、感染等。

（二）利尿期

一般持续 1～2 周，全身水肿减轻，可出现脱水、电解质紊乱等。

（三）恢复期

利尿期后，尿量恢复正常，血尿素氮和肌酐逐渐恢复正常，患儿可表现为消瘦、营养不良、贫血等。

【辅助检查】

实验室检查包括尿常规、血常规、血生化、影像学检查、肾活检等。血常规可有贫血、白细胞减少（狼疮肾）、血小板减少（狼疮肾、溶血性尿毒综合征）；血生化可表现为低钠血症、高钾血症、酸中毒、血清尿素氮、肌酐、尿酸及磷增高及血钙低。血清 C3 水平可降低或 ASO 升高（链球菌感染后肾小球肾炎）。必要时须做肾活检以判断肾衰竭的原因。

急性肾衰竭患儿须考虑有无尿路梗阻，如摄腹部平片、泌尿系 B 超、肾核素扫描等检查，必要时做逆行肾盂造影，如查出有梗阻须紧急做经皮肾造瘘术。

【诊断】

诊断依据：尿量显著减少，少尿 [每日尿量 $< 250ml/m^2$ 或 $< 1.0ml/（kg·h）$] 超过 24 小时或无尿 [每日尿量 $< 50ml/m^2$ 或 $< 0.5ml/（kg·h）$] 超过 12 小时；氮质血症，血肌酐 $\geqslant 176\mu mol/L$，血尿素氮 $\geqslant 15mmol/L$，或每日血肌酐增加 $\geqslant 44\mu mol/L$，或血尿素氮增加 $\geqslant 3.57mmol/L$，有条件者测肾小球滤过率（如内生肌酐清除率），常 $\leqslant 30ml/（1.73m^2 · min）$；有酸中毒、水电解质紊乱等表现，无尿量减少为非少尿型急性肾衰竭。

【鉴别诊断】

急性肾衰竭诊断一旦确立，需进一步鉴别是肾前性、肾性还是肾后性急性肾衰竭，根据详细病史、体征、补液或利尿试验、影像学检查等有助于鉴别。

【治疗】

急性肾衰竭总的治疗原则是去除病因，维持水、电解质及酸碱平衡，减轻症状，改善肾功能，防止并发症发生。

（一）少尿期的治疗

包括去除病因和治疗原发病，控制水钠的摄入，纠正电解质紊乱，纠正代谢性酸中毒，透析治疗等。

（二）利尿期的治疗

监测尿量、电解质、血压的变化，及时纠正水电解质紊乱。

（三）恢复期的治疗

注意休息，加强营养，防治感染。

【预后】

与原发病性质、肾损害程度、少尿持续时间、早期诊断和治疗与否、透析与否和有无并发症等密切相关。

【急性肾衰竭应掌握的内容】

（一）问诊

尿量多少、颜色、尿中是否有泡沫等，是否早期出现少尿，有无夜尿增多；有无水肿、高血压；有无呕吐、腹泻、发热、咳嗽等感染症状；有无嗜睡、烦躁、多汗、感觉障碍等神经系统表现；有无尿频、尿急、尿痛等，有无关节痛、皮疹、腹痛、口腔溃疡、光过敏等；既往有无肾脏病病史及治疗情况；有无手术外伤病史；有无服用损害肾功能的药物及毒物接触史；询问预防接种史和传染病接触史；询问家庭成员中有无肾脏病病史。

（二）查体

检查生命体征，精神意识状态，有无贫血貌，有无脱水征，有无休克表现，皮肤黏膜有无出血点，有无水肿，有无呼吸困难，听诊肺部有无啰音，心律是否齐，心脏有无杂音，腹部叩诊有无移动性浊音，有无肾区叩击痛等。

（三）辅助检查

实验室及影像学检查包括尿常规、血常规、肝肾功能、电解质、血糖、血气分析、肾活检；腹部平片、泌尿系B超、肾核素扫描等，必要时做逆行肾盂造影，如查出有梗阻须紧急做经皮肾造瘘术。

（四）治疗

急性肾衰竭的治疗原则：去除病因，积极治疗原发病，减轻症状，改善肾功能，维持水和电解质的平衡，防治并发症的发生。

（张晓群）

第八章　小儿神经系统疾病

第一节　化脓性脑膜炎

化脓性脑膜炎（purulent meningitis）是小儿，尤其婴幼儿时期常见的中枢神经系统感染性疾病。临床以急性发热、惊厥、意识障碍、颅内压增高和脑膜刺激征及脑脊液脓性改变为特征。

【病理】

在细菌毒素和多种炎症相关细胞因子作用下，形成以软脑膜、蛛网膜和表层脑组织为主的炎症反应，表现为广泛性血管充血、大量中性粒细胞浸润和纤维蛋白渗出，伴有弥漫性血管源性和细胞毒性脑水肿。在早期或轻型病例，炎性渗出物主要在大脑顶部表面，逐渐蔓延至大脑基底部和脊髓表面。严重者可有血管壁坏死和灶性出血，或发生闭塞性小血管炎而致灶性脑梗死。

【病因】

许多化脓菌都能引起本病。但 2/3 以上患儿是由脑膜炎球菌、肺炎链球菌和流感嗜血杆菌 3 种细菌引起。2 个月以下幼婴儿和新生儿以及原发或继发性免疫缺陷病者，易发生肠道革兰氏阴性杆菌和金黄色葡萄球菌脑膜炎，前者以大肠埃希菌最多见，其次如变形杆菌、铜绿假单胞菌或产气杆菌等。然而与国外不同，我国很少发生 B 组 β 溶血性链球菌颅内感染。由脑膜炎球菌引起的脑膜炎呈流行性。

【临床表现】

（一）感染中毒及急性脑功能障碍症状

感染中毒及急性脑功能障碍症状包括发热、烦躁不安和进行性加重的意识障碍。随病情加重，患儿逐渐从精神萎靡、嗜睡、昏睡、昏迷到深度昏迷。30% 以上患儿有反复的全身或局限性惊厥发作。脑膜炎双球菌感染易有瘀点、瘀斑和休克。

（二）颅内压增高表现

颅内压增高表现包括头痛、呕吐，婴儿则有前囟饱满与张力增高、头围增大等。合并脑疝时，则有呼吸不规则、突然意识障碍加重及瞳孔不等大等体征。

（三）脑膜刺激征

脑膜刺激征以颈强直最常见，其他如 Kernig 征和 Brudzinski 征阳性。

【辅助检查】

脑脊液检查：典型病例表现为压力增高，外观浑浊似米汤样。白细胞总数显著增多，$\geqslant 1000 \times 10^6/L$，但有 20% 的病例可能在 $250 \times 10^6/L$ 以下，以中性粒细胞为主。糖含量常有明显降低，蛋白质含量显著增高。

头颅 MRI 较 CT 更能清晰地反映脑实质病变，在病程中重复检查能发现并发症并指导干预措施的实施。增强显影虽非常规检查，但能显示脑膜强化等炎症改变。

【诊断】

凡急性发热起病，并伴有反复惊厥、意识障碍或颅内压增高表现的婴幼儿，均应注意本病可能性，应进一步依靠脑脊液检测确立诊断。

【鉴别诊断】

（一）病毒性脑膜炎

脑脊液白细胞计数通常 < 1000×10^6/L，糖及氯化物一般正常或稍低，细菌涂片或细菌培养结果呈阴性。

（二）结核性脑膜炎

通常亚急性起病，脑神经损伤常见，脑脊液检查白细胞计数升高往往不如化脓性脑膜炎明显，有结核接触史、PPD 试验阳性或肺部等其他部位结核病灶者有助于结核性脑膜炎诊断。

（三）隐球菌性脑膜炎

通常隐匿起病，病程迁延，脑神经尤其是视神经受累常见，脑脊液白细胞通常 < 500×10^6/L，以淋巴细胞为主，墨汁染色可见新型隐球菌，乳胶凝集试验可检测出隐球菌抗原。

【并发症】

（一）硬脑膜下积液

30% ～ 60% 的化脓性脑膜炎并发硬脑膜下积液，加上无症状者，其发生率可高达 80%。本症主要发生在 1 岁以下的婴儿。凡经化脓性脑膜炎有效治疗 48 ～ 72 小时后脑脊液有好转，但体温不退或体温下降后再升高；或一般症状好转后又出现意识障碍、惊厥、前囟隆起或颅内压增高等症状，首先应怀疑本症的可能性。头颅透光检查和 CT 扫描可协助诊断，但最后确诊仍有赖于硬膜下穿刺放出积液，同时也达到治疗目的。积液应送常规和细菌学检查，与硬膜下积脓相鉴别。正常婴儿硬脑膜下积液不超过 2ml，蛋白质定量 < 0.4g/L。

（二）脑室管膜炎

主要发生在治疗被延误的婴儿。患儿在有效抗生素治疗下发热不退、惊厥、意识障碍不改善、进行性加重的颈强直甚至角弓反张，脑脊液始终无法正常化，以及 CT 见脑室扩大时，需考虑本症，确诊依赖侧脑室穿刺，取脑室内脑脊液显示异常。治疗大多困难，病死率和致残率高。

（三）抗利尿激素异常分泌综合征

炎症刺激神经垂体至抗利尿激素过量分泌，引起低钠血症和血浆低渗透压，可能加剧脑水肿，致惊厥和意识障碍加重，或直接因低钠血症引起惊厥发作。

（四）脑积水

炎症渗出物粘连堵塞脑室内脑脊液流出通道，如导水管、第四脑室侧孔或正中孔等狭窄处，引起非交通性脑积水；也可因炎症破坏蛛网膜颗粒，或颅内静脉窦栓塞致脑脊液重吸收障碍，造成交通性脑积水。发生脑积水后，患儿出现烦躁不安、嗜睡、呕吐、惊厥发作，头颅进行性增大，颅缝分离，前囟扩大饱满、头颅破壶音和头皮静脉扩张。至疾病晚期，持续的颅内高压使大脑皮质退行性萎缩，患儿出现进行性智力减退和其他神经功能减退。

（五）各种神经功能障碍

由于炎症波及耳蜗迷路，10% ～ 30% 的患儿并发神经性耳聋，其他如智力障碍、脑性瘫痪、癫痫、视力障碍和行为异常等。

【治疗】

（一）抗生素治疗

化脓性脑膜炎预后严重，应力求用药 24 小时内杀灭脑脊液中的致病菌，故应选择对病原菌敏感，且能较高浓度透过血脑屏障的药物。急性期要静脉用药，做到用药早、剂量足、疗程够。

（二）肾上腺皮质激素的应用

地塞米松：0.2 ～ 0.6mg/（kg·d），分 4 次静脉注射，一般连续用 2 ～ 3 天，在首剂抗生素应用的同时使用地塞米松。

（三）并发症的治疗

（1）硬脑膜下积液：少量积液无须处理。积液量较大则行硬膜下穿刺放出积液，每次、每侧不超过 15ml，个别迁延不愈者需外科手术引流。

（2）脑室管膜炎：行侧脑室穿刺引流，同时，针对病原菌选择适宜抗生素注入。

（3）脑积水：手术治疗，包括正中孔粘连松解、导水管扩张和脑脊液分流术。

【化脓性脑膜炎应掌握的内容】

（一）问诊

问诊时重点询问发热的时间、精神状态，伴随症状（如惊厥、呕吐的次数等），有无诱因等，这些问诊对明确病因诊断很有价值，需仔细询问、认真记录。同时还应询问病前和病期中的喂养情况、尿量等，这部分问诊对治疗有指导意义，不能遗漏。

（二）查体

主要注意前囟张力。颈强直：颈部肌肉强硬对被动运动有抵抗，如被动屈颈则有肌痉挛及疼痛。Kernig 征：下肢髋、膝关节屈曲成直角，然后使小腿伸直，正常可伸直达 135°以上，如遇抵抗，< 135°并觉疼痛时为阳性。Brudzinski 征：患者仰卧，被动向前屈颈时，两下肢自动屈曲为阳性，为小脑脑膜刺激征。

（三）辅助检查

脑脊液压力升高，外观浑浊或呈脓性，白细胞数明显增多，以中性粒细胞为主；蛋白质含量升高，糖和氯化物下降。涂片革兰氏染色可找到病原菌。脑脊液细菌培养阳性。脑脊液检测出细菌抗原。

（四）治疗

小儿化脓性脑膜炎的治疗原则。惊厥、颅内高压的治疗方法。

第二节　病毒性脑炎

病毒性脑炎（viral encephalitis）是指由多种病毒引起的颅内急性炎症。由于病原体致病性能和宿主反应过程的差异，形成不同类型疾病。若病变主要累及脑膜，临床表现为病毒性脑膜炎；由于解剖上两者相邻近，若脑膜和脑实质同时受累，此时称为病毒性脑膜脑炎。大多数患者病程呈自限性。

【病理】

脑膜和（或）脑实质广泛性充血、水肿，伴淋巴细胞和浆细胞浸润。可见炎症细胞在小血管周围呈袖套样分布，血管周围组织神经细胞变性、坏死和髓鞘崩解。病理改变大多弥漫分布，但也可在某些脑叶突出，呈相对局限倾向。单纯疱疹病毒常引起颞叶为主的脑部病变。

【病因】

小儿病毒性脑炎多由肠道病毒、虫媒病毒、常见传染病病毒以及单纯疱疹病毒所致，不同病毒导致的脑膜炎有不同发病季节、地区、动物接触史等特点。如肠道病毒感染多发生在夏季，在人与人之间传播，人类虫媒病毒是通过携带病毒的蚊、虱等叮咬而致病，常有季节流行性。

【临床表现】

病情轻重差异很大，取决于脑膜或脑实质受累的相对程度。一般说来，病毒性脑炎的临床经过较脑膜炎严重，重症脑炎更易发生急性期死亡或后遗症。

（一）病毒性脑膜炎

急性起病，或先有上呼吸道感染或前驱传染性疾病。主要表现为发热恶心、呕吐、软弱、嗜睡。年长儿会诉头痛，婴儿则烦躁不安，易激惹。一般很少有严重意识障碍和惊厥。可有颈强直等脑膜刺激征。但无局限性神经系统体征。病程大多在 1～2 周。

（二）病毒性脑炎

起病急，但其临床表现因脑实质部位的病理改变、范围和严重程度而有不同。

【辅助检查】

脑脊液检查外观清亮，压力正常或增加。白细胞数正常或轻度增多，分类计数以淋巴细胞为主，蛋白质大多正常或轻度增高，糖含量正常。涂片和培养无细菌发现。

MRI 对显示病变比 CT 更有优势。可发现弥漫性脑水肿，皮质、基底节、脑桥、小脑的局灶性异常。病变部位 T_2 信号延长，DWI 弥散加权时可显示高信号的水分子弥散受限等改变。

【诊断】

根据病史、体征、脑电图及头颅影像学诊断。

【鉴别诊断】

（一）颅内其他病原感染

主要根据脑脊液外观、常规、生化和病原学检查，与化脓性、结核性、隐球菌性脑膜炎相鉴别。此外，合并硬脑膜下积液者支持婴儿化脓性脑膜炎。发现颅外结核病灶和皮肤 PPD 试验阳性有助于结核性脑膜炎诊断。

（二）瑞氏（Reye）综合征

因急性脑病表现和脑脊液无明显异常使两病易相混淆，但依据 Reye 综合征无黄疸而肝功能明显异常、起病后 3～5 天病情不再进展、有的患者血糖降低等特点，可鉴别。

【并发症】

病程呈良性，大多 2～3 周，呈自限性，预后较好，多无并发症。

【治疗】

本病缺乏特异性治疗。但由于病程自限性，急性期正确的支持与对症治疗，是保证病情顺利恢复、降低病死率和致残率的关键。主要治疗原则如下。

1. 维持水、电解质平衡与合理营养供给　对营养状况不良者给予静脉营养剂或白蛋白。

2. 控制脑水肿和颅内高压。

3. 控制惊厥发作　可给予止惊剂如地西泮、苯妥英钠等。如止惊无效，可在控制性机械通气下给予肌肉松弛剂。

4. 抗病毒药物　阿昔洛韦，每次 5～10mg/kg，每 8 小时 1 次。

【病毒性脑炎应掌握的内容】

（一）问诊

问诊时重点询问惊厥的发病时间、次数，伴随症状（如呕吐），有无诱因等，这些问诊对明确病因诊断很有价值，需仔细询问、认真记录。同时注意询问有无前驱感染，有无昏迷、烦躁不安等，还应询问病前和病期中的喂养情况，这部分问诊对治疗有指导意义，不能遗漏。

（二）查体

1. Babinski 征　被检查者取仰卧位，下肢伸直，医师手持被检查踝部，用钝头竹签划足底外侧缘，由后向前至小趾跟部并转向内侧，正常反应呈跖屈曲，阳性反应为蹈趾背伸，余趾呈扇形展开。

2. Oppenheim 征　医生用拇指及示指沿被检查胫骨前缘用力由上向下滑压，阳性表现同 Babinski 征。

3. Gordon 征　检查时用手以一定力量捏压腓肠肌，阳性表现同 Babinski 征。

4. Chaddock 征　属于病理反射。Chaddock 征阳性是锥体束损害时最重要的体征。阳性表现为踇趾背屈，其余四趾呈扇形散开。

（三）辅助检查

1. 脑电图　以弥漫性或局限性异常慢波背景活动为特征。

2. 脑脊液检查　白细胞数正常或轻度增多，分类计数以淋巴为主。涂片和培养无细菌发现。

3. 病毒学检查　部分患儿脑脊液病毒培养及特异性抗体测试阳性。

（四）治疗

小儿病毒性脑炎的治疗原则。惊厥、颅内高压的治疗方法。

第三节　急性中毒性脑病

急性中毒性脑病是婴幼儿时期比较常见的一种中枢神经系统病变，其主要临床表现是在原发病为中枢神经系统以外的疾病的过程中，突然出现中枢神经系统症状，临床表现类似脑炎，如出现意识障碍、昏睡或昏迷、抽搐和病理反射等，但脑脊液检查除压力增高外，常无其他的异常发现。本病多见于婴幼儿。

【病因】

在小儿时期，很多感染性疾病都可能伴有与脑炎相似的症状，其中以肺炎、痢疾、脓毒症、败血症较为多见，其他如猩红热、白喉、百日咳、伤寒、霍乱、肾盂肾炎、流感、肝炎（暴发性）、疟疾等亦可伴有显著的脑症状。此外一些药物和毒物如铅、砷、一氧化碳、汞、锰、苯、乙醇及霉变甘蔗等也能引起类似症状。

【临床表现】

大多侵犯 0～3 岁小儿，而且病情较严重。大脑损害症状多在原发病后几天或 1～2 周出现，一般在原发病最严重时出现，并多数病例神经系统症状在 24 小时内消失，不留后遗症，但有的病例昏迷可持续数天或数周，昏迷时间越长留下后遗症的可能性越大，后遗症如智力低下、失明、瘫痪、反复惊厥发作等。临床表现为在原发病的基础上出现高热、头痛、呕吐、惊厥和昏迷，亦可见脑膜刺激征，但并不明显。腱反射可增强、减弱或消失。

【辅助检查】

脑脊液检查透明，压力明显增高，细胞一般不增高，蛋白质仅偶见轻度增加。头颅 CT 早期表现为脑水肿，后期表现为脑萎缩、脑沟增宽与脑室扩大。

【诊断】

在有原发病的基础上，突然出现高热、头痛、呕吐、烦躁不安、谵妄、惊厥及昏迷等症状，以及脑脊液压力明显增高而不伴有其他变化，即可诊断急性中毒性脑病。

【鉴别诊断】

（一）颅内其他病原感染

主要根据脑脊液外观、常规、生化和病原学检查，与化脓性、结核性、隐球菌性脑膜炎相鉴别。此外，合并硬脑膜下积液者支持婴儿化脓性脑膜炎。发现颅外结核病灶和皮肤 PPD 试验阳性有助于结核性脑膜炎诊断。

（二）Reye 综合征

因急性脑病表现和脑脊液无明显异常使两病易混淆，但依据 Reye 综合征无黄疸而肝功能明显异常、起病后 3～5 天病情不再进展、有的患者血糖降低等特点，可鉴别。

【并发症】

缺血、缺氧可至脑水肿、脑出血等改变发生惊厥和昏迷，肢体瘫痪，重者发生脑疝、肾功能损害、多器官功能损害等。后遗症包括智力不全、失明耳聋、肢体强直、瘫痪、癫痫、呼吸衰竭等。

【治疗】

应积极治疗原发病。对高热、惊厥、脱水、缺氧及血生化学改变（如低血糖、低钠血症、酸血症）及呼吸衰竭，进行适当处理，对昏迷患儿应吸出痰液，保持呼吸道通畅，及时、长期供氧，促使脑水肿减轻。必要时进行气管切开和人工呼吸。

（一）抗惊厥药

如静脉注射苯二氮䓬类药物（地西泮、咪唑西泮）、苯巴比妥类药物（不作为一线用药）等。尤其是癫痫持续状态时必须及时控制发作，病情稳定后此类药物应逐渐减量，以免引起不良反应。

（二）抗高热药

如口服布洛芬或对乙酰氨基酚类等均可，可同时应用物理降温。

（三）抗脑水肿药物

宜反复应用于颅内压增高患者，以防止脑疝，同时还可加用快速利尿药以增强脱水剂作用。但已有脱水症状的患者则忌用。

（四）肾上腺皮质激素

可酌情使用，如氢化可的松、地塞米松、甲泼尼龙等，均有减轻炎症反应及降低颅内压的作用，宜短期使用，一般不超过 1 周。

（五）抗氧化剂

如维生素 E、维生素 C 及叶酸等，对本病代谢障碍有好处，宜加重视。

（六）恢复脑细胞及脑功能

使用单唾液四己糖神经节苷脂、胞磷胆碱、鼠神经生长因子等。

【中毒性脑病应掌握的内容】

（一）问诊

见"病毒性脑炎"。

（二）查体

见"病毒性脑炎"。

（三）辅助检查

1. 脑电图　常显示弥漫性病变，α 波减少，代之以 θ 波或 σ 波等慢波。

2. 头颅 CT　早期表现脑水肿，后期表现脑萎缩、脑沟增宽与脑室扩大。

（四）治疗

急性中毒性脑病的治疗原则。惊厥、颅内高压的治疗方法。

第四节　结核性脑膜炎

结核性脑膜炎，是结核分枝杆菌经血液循环侵入脑内或经其他途径播散至脑内而引起的中枢神经系统结核病。最常侵犯的是脑膜，同时亦可侵犯脑实质、脑动脉、脑神经和脊髓等。

【病理】

软脑膜弥漫充血、水肿、炎性渗出，并形成许多结核结节。蛛网膜下腔大量炎性渗出物积聚，因重力关系、脑底池腔大、脑底血管神经周围的毛细血管吸附作用等，使炎性渗出物易在脑底诸池聚集。渗出物中可见上皮样细胞、朗格汉斯细胞及干酪坏死。

【病因】

结核分枝杆菌经血液循环侵入脑内或经其他途径播散至脑内而致病。

【临床表现】

（一）早期表现

一般起病多缓慢，多数患者表现间断头痛，但可忍受，往往未就诊或就诊时误诊为其他原因的头痛等未予重视。同时可伴有不规则低热（体温 37 ～ 38℃）、盗汗等。此期可持续 1 个月左右。

（二）中期表现

逐渐出现头痛加剧，伴呕吐，但无恶心，重者为喷射状呕吐。同时体温明显升高，可达38.5℃以上，热退时仍头痛。出现病理反射、脑神经障碍症状，最常见动眼神经障碍，复视、瞳孔散大等，甚至失明。此期一般持续 2 周不等。

（三）晚期表现

随着病情进展，患者出现意识障碍，从嗜睡发展到昏迷。深浅反射消失或形成脑疝终至死亡。部分患者可发生肢体瘫痪，根据病变侵犯中枢神经系统部位的不同，可出现单侧肢体瘫痪或截瘫、大小便失禁、癫痫发作等。

（四）慢性期表现

治疗不顺利或非系统治疗使病情迁延不愈，持续颅高压，头痛、发热或伴随长期的癫痫、大小便失禁等。

（五）其他

个别患者无上述分期表现，可仅以癫痫发作、单瘫或斜视或嗅觉异常等脑内局限性结核病灶表现为主。

【辅助检查】

脑脊液压力增高，外观无色透明或呈磨玻璃样，蛛网膜下腔阻塞时，可呈黄色，静置12 ～ 24 小时后，脑脊液中可有蜘蛛网状薄膜形成，取之涂片作抗酸染色，结核分枝杆菌检出率较高。白细胞数多为（50 ～ 500）×10^6/L，分类以淋巴细胞为主，但急性进展期脑膜新病灶或结核瘤破溃时，白细胞数可 > 1000×10^6/L，其中 1/3 病例分类以中性粒细胞为主。糖和氯化物均降低为结核性脑膜炎的典型改变。蛋白质含量增高，一般多为 1.0 ～ 3.0g/L，椎管阻塞时可高达40 ～ 50g/L。

CT 可显示颅内渗出性病变，且以颅底病变为明显，能显示出脑结核瘤和结核性脑脓肿，粟粒结节，脑水肿和扩大的脑室、脑梗死和钙化灶。MRI 在诊断结核性脑膜炎上可以很好地显示出颅内渗出性病变，结核性脑脓肿和粟粒结节，脑水肿和扩大的脑室以及脑梗死，能早期发现脑干和周围组织的病变病灶。

【诊断】

根据病史，特别是既往有抗结核病史或有结核接触史的患儿，均应注意本病可能性，应进一步依靠脑脊液检测确立诊断。

【鉴别诊断】

（一）隐球菌脑膜炎

亚急性或慢性脑膜炎，与结核性脑膜炎病程和脑脊液改变相似，结核性脑膜炎早期临床表现不典型时不易与隐球菌性脑膜炎相鉴别，应尽量寻找结核分枝杆菌和新型隐球菌感染的实验室证据。

（二）脑囊虫病

脑膜脑炎型脑囊虫病亦可表现为头痛、呕吐、脑膜刺激征，通常有精神障碍、瘫痪、失语、癫痫发作、共济失调和脑神经麻痹。脑脊液检查示白细胞数明显增加，且以嗜酸性粒细胞升高为主。

（三）病毒性脑膜炎

轻型或早期结核性脑膜炎脑脊液改变和病毒性脑炎相似，可同时行抗结核与抗病毒治疗，边观察、边寻找诊断证据。病毒感染通常有自限性，4 周左右明显好转或痊愈，而结核性脑膜炎病程迁延，不能短期治愈。

（四）脑肿瘤

脑肿瘤可表现为连续数周或数月逐渐加重的头痛，伴有癫痫发作及急性局灶性脑损伤，CT 可显示其病灶，脑脊液检查通常多为正常。

【并发症】

全身结核表现；脑部病变导致的全脑或局灶性体征；肢体运动、感觉障碍；继发性癫痫；意识障碍；脑干的各种综合征；脑积水、脑实质损害、脑出血及脑神经障碍等。严重后遗症包括脑积水、肢体瘫痪、失明、智力低下、尿崩症及癫痫等。

【治疗】

（一）一般治疗

1. 护理 根据病情，应卧床 6 个月左右，神志清醒者在床上平卧时可适当活动双下肢，防止血栓形成。昏迷、大小便失禁患者可导尿，鼻饲，定时翻身，防止压疮。

2. 支持疗法 给予高营养、易消化饮食，纠正水电解质失衡、代谢紊乱等。每日输液量不宜过多，出入量保持基本平衡。

3. 症状治疗 颅高压者（颅内压 > 200mmH₂O）可给予 20% 甘露醇，每 6 或 8 小时快速静脉滴注，必要时可配合使用甘油果糖降颅内压治疗。可同时给予乙酰唑胺，3 次 / 日，以减少脑脊液的生成。持续颅高压不能缓解者，除口服泼尼松外，可静脉注射地塞米松，1 次 / 日，5 ～ 7 天，和（或）每周 2 ～ 3 次椎管注药治疗（缓慢放脑脊液，并于椎管内缓慢注入异烟肼、地塞米松）。

（二）全身治疗

1. 初治者 给予强化期 3 个月异烟肼（H）+ 利福平（R）+ 乙胺丁醇（E）+ 吡嗪酰胺（Z）+ 链霉素（S），继续期 9 个月以上 HREZ 化疗，异烟肼可增加剂量，1 次 / 日，泼尼松，1 次 / 日（病情稳定后可减量，总疗程以 3 个月为宜）。抗结核治疗总疗程为 12 ～ 18 个月。

2. 复治、复发患者 根据既往用药史和药敏试验，选择敏感药物。估计一线药物耐药者，一般可选异烟肼、丙硫异烟胺、左氧氟沙星、对氨基水杨酸钠或吡嗪酰胺、阿卡米星（静脉滴注 3 个月）方案，必要时加鞘内注药。总疗程在 18 个月以上。

以上方案应注意监测肝肾功能，血尿酸，血、尿常规等。

（三）鞘内注药

1. 指征 ①顽固性颅高压者；②脑脊液蛋白质定量明显增高者；③脑脊髓膜炎，有早期椎管阻塞者；④较重病例，伴昏迷者；⑤肝功能异常，致使部分抗结核药物停用者；⑥慢性、复发或有耐药者。

2. 药物及疗程 一般椎管注入异烟肼加地塞米松混合鞘内缓慢注入（注射过程中，患者有不良反应时停止注射），每周 2 ～ 3 次。总疗程根据患者病情，好转后逐渐减少每周给药次数，直至逐渐减完。

（四）脑积水治疗

1. 侧脑室穿刺置管引流术 颅内压很高时，早期可行侧脑室穿刺置管引流术。

2. 侧脑室分流术 慢性脑积水经长期治疗无效者，可考虑行侧脑室分流术。

【结核性脑膜炎应掌握的内容】

（一）问诊

问诊时重点询问发热的时间、热峰，伴随症状（如盗汗、呕吐）等，这些问诊对明确病因诊断很有价值，需仔细询问、认真记录。同时注意询问有无结核病史，这部分问诊对治疗有指导意义，不能遗漏。

（二）查体

见"病毒性脑炎"。

（三）辅助检查

1. PPD 皮试　可呈强阳性或一般阳性，重者多呈假阴性反应。

2. 腰椎穿刺术　测颅内压多增高 [侧卧位达 200mmH$_2$O 以上]。

3. 脑脊液检查　①常规：脑脊液外观可微浑，为毛玻璃样或无色透明，病情严重者为黄色。白细胞数达 10/mm^3 以上即为异常。一般多达数十至数百，少有超过 1000 者。在早期以多核细胞占多数，以后以单核细胞为主。②生化：脑脊液蛋白质含量增高 > 45mg/dl 为不正常，一般多为 100 ～ 200mg/dl，个别椎管阻塞者，蛋白质含量高达 1000mg/dl 以上。葡萄糖含量往往减低，< 45mg/dl 即为异常（有时要同时参考血糖情况）。氯化物可降低，为 700mg/dl 以下。③其他：脑脊液结核分枝杆菌培养和集菌涂片可呈阳性（阳性率很低），PCR 和抗结核抗体可呈阳性，ADA 升高可协助诊断。在怀疑其他感染或脑肿瘤时可送检墨子染色查隐球菌、CEA 和细胞学及细菌学等检查以除外隐球菌性脑膜炎、病毒性脑膜炎、化脓性脑膜炎、肿瘤及脑囊虫等。

4. 头颅 CT 或 MRI 检查　可发现脑水肿、脑室扩张、脑梗死或脑基底池渗出物或脑实质结核灶。在无禁忌证时，应行增强扫描，有助于发现脑实质结核灶。

5. X 线胸片　可伴有血行播散性肺结核，肺门淋巴结肿大或胸膜炎等改变。部分患者 X 线胸片亦可正常。

（四）治疗

结核性脑膜炎的脑脊液特点。结核性脑膜炎的治疗原则。

第五节　脑性瘫痪

脑性瘫痪（简称脑瘫）为婴儿出生前到出生后 1 个月内发育期非进行性脑损害综合征，主要表现为中枢性运动障碍及姿势异常。其他原因导致的短暂性运动障碍、脑进行性疾病及脊髓病变等，不属于本病的范围。

【病因】

多年来，许多围生期危险因素被认为与脑瘫的发生有关，主要包括早产与低出生体重、脑缺氧缺血性脑病、产伤、先天性脑发育异常、胆红素脑病和先天性感染等；然而，对很多患儿却无法明确其具体原因。

【临床表现】

脑瘫以出生后非进行性运动发育异常为特征，一般都有以下 4 种表现。

（一）运动发育落后和瘫痪肢体主动运动减少

患儿不能完成相同年龄正常小儿应有的运动发育进程，包括抬头、坐、站立、独走等大运动以及手指的精细动作。

（二）肌张力异常

因不同临床类型而异，痉挛型表现为肌张力增高；肌张力低下型则表现为瘫痪肢体松软，但仍可引出腱反射；而手足徐动型表现为变异性肌张力不全。

（三）姿势异常

受异常肌张力和原始反射延迟消失不同情况影响，患儿可出现多种肢体异常姿势，并因此影响其正常运动功能的发挥。体格检查中将患儿分别置于俯卧位、仰卧位、直立位及由仰卧牵拉成坐位时，即可发现瘫痪肢体的异常姿势和非正常体位。

（四）反射异常

多种原始反射消失延迟。痉挛型脑瘫患儿腱反射活跃，可引出踝阵挛和阳性 Babinski 征。

【辅助检查】

影像学检查可发现脑损伤及其性质，了解颅脑结构有无异常。1/2 ～ 2/3 的患儿可有头颅 CT、MRI 异常（如脑室周围白质软化等），但正常者不能否定本病的诊断。

【诊断】

根据病史、体征、脑电图及头颅影像学可以诊断。

【鉴别诊断】

（一）进行性脊髓肌萎缩症

本病多于婴儿期起病，多于 3 ～ 6 个月后出现症状，少数患者出生后即有异常，表现为上下肢呈对称性无力，肌无力呈进行性加重，肌萎缩明显，腱反射减退或消失，常因呼吸肌功能不全而反复患呼吸道感染，患儿哭声低微，咳嗽无力，肌肉活组织检查可助确诊，本病不合并智力低下，面部表情机敏，眼球运动灵活。

（二）运动发育迟缓

有些小儿的运动发育稍比正常同龄儿落后，特别是早产儿，但其不伴异常的肌张力和姿势反射，无异常的运动模式，无其他神经系统异常反射。运动发育落后的症状随小儿年龄增长和着重运动训练后，症状可在短期内消失。

（三）智力低下

本病常有运动发育落后，动作不协调，原始反射、沃伊塔（Vojta）姿势反射、调整反应和平衡反应异常，在婴幼儿早期易被误诊为脑瘫，但其智力落后的症状较为突出，肌张力基本正常，无姿势异常。

【治疗】

1. 早期发现和早期治疗。婴儿运动系统正处发育阶段，早期治疗容易取得较好疗效。

2. 促进正常运动发育，抑制异常运动和姿势。

3. 采取综合治疗手段。除针对运动障碍外，应同时控制其癫痫发作，以阻止脑损伤的加重。对同时存在的语言障碍、关节脱位、听力障碍等也需同时治疗。

4. 医师指导和家庭训练相结合，以保证患儿得到持之以恒的正确治疗。

【脑性瘫痪应掌握的内容】

（一）问诊

问诊时重点询问母亲孕期有无感染、出生情况、黄疸情况，这些问诊对明确病因诊断很有价值，需仔细询问、认真记录。同时注意询问有无颅脑病变等，还应询问病前和病期中的喂养情况，这部分问诊对治疗有指导意义，不能遗漏。

（二）查体

1. Babinski 征　被检查者取仰卧位，下肢伸直，医师手持被检查踝部，用钝头竹签划足底外侧缘，由后向前至小趾跟部并转向内侧，正常反应呈跖屈曲，阳性反应为蹰趾背伸，余趾呈扇形展开。

2.痉挛肢态　最常见，占全部病例的 50% ～ 60%。主要因锥体系受累，表现为上肢肘、腕关节屈曲，拇指内收，手紧握拳状。下肢内收交叉呈剪刀腿和尖足。

（三）辅助检查

1.脑电图　有近 50% 的脑瘫患儿有脑电波异常，其中偏瘫的脑电图异常率高。也有可能正常，也可表现异常背景活动，伴有癫痫样放电波者应注意合并癫痫的可能性。

2.头颅 CT、MRI　很少一部分患儿可有异常，但正常者不能否定本病的诊断。大多数脑瘫患儿可发现脑萎缩、外部性脑积水、脑软化或脑穿通畸形。

（四）治疗

脑性瘫痪的诊断原则。脑性瘫痪的治疗方法。

（李　斌）

第九章　小儿传染病

第一节　麻　疹

麻疹（measles）是由麻疹病毒引起的一种具有高度传染性的疾病。临床上以发热、上呼吸道炎、结膜炎、口腔麻疹黏膜斑［科氏（Koplik）斑］、全身斑丘疹及疹退后遗留色素沉着伴糠麸样脱屑为特征。

【病原和流行病学】

麻疹病毒属副黏病毒科，仅存在一种血清型，抗原性稳定，病后可产生持久的免疫力。病毒在外界生存力弱，不耐热，对紫外线和消毒剂均敏感。麻疹患者是唯一的传染源。主要通过呼吸道传播，密切接触者亦可经污染病毒的手传播。以冬春季发病为多。

【临床表现】

（一）典型麻疹

1. 潜伏期　大多为 6～18 天（平均为 10 天），可有低热、全身不适。

2. 前驱期　也称出疹前期，常持续 3～4 天。主要表现为：①发热，多为中度以上，热型不一；②在发热同时出现上呼吸道感染症状，特别是流涕、结膜充血、眼睑水肿、畏光、流泪等明显的眼、鼻卡他症状是本病特点；③麻疹黏膜斑（Koplik 斑），是麻疹早期具有特征性的体征，一般在出疹前 1～2 天出现。初见于下磨牙相对的颊黏膜上，为直径 0.5～1.0 mm 的灰白色小点，周围有红晕，常在 1～2 天迅速增多，可累及整个颊黏膜并蔓延至唇部黏膜，出疹后逐渐消失。

3. 出疹期　多在发热 3～4 天后出皮疹（热高疹出），皮疹先出现于耳后、发际，渐及额、面、颈部，自上而下蔓延至躯干、四肢，最后达手掌与足底。此时全身中毒症状加重，肺部可闻及干、湿啰音，X 线检查可见肺纹理增多或轻重不等的弥漫性肺部浸润。

4. 恢复期　若无并发症发生，出疹 3～4 天后发热开始减退，皮疹按出疹的先后顺序开始消退，疹退后皮肤有色素沉着伴糠麸样脱屑，一般 7～10 天痊愈。

（二）非典型麻疹

1. 轻型麻疹　多见于有部分免疫者，如潜伏期内接受过丙种球蛋白或 8 个月以下有母亲被动抗体的婴儿。主要临床特点为一过性低热，轻度眼、鼻卡他症状，皮疹稀疏、色淡，消失快，疹退后无色素沉着或脱屑，无并发症。常需要靠流行病学资料和麻疹病毒血清学检查确诊。

2. 重型麻疹　主要见于营养不良，免疫力低下继发严重感染者。体温持续 40℃以上，中毒症状重，伴惊厥、昏迷。皮疹密集融合，呈出血性，常伴有黏膜和消化道出血。部分患儿疹出不透、色暗淡；或皮疹骤退、四肢冰冷、血压下降，出现循环衰竭表现。此型病死率高。

3. 异型麻疹　主要见于接种过麻疹灭活疫苗而再次感染麻疹野病毒毒株者。表现为持续高热、乏力、肌痛、头痛或伴四肢水肿，皮疹不典型，出疹顺序可从四肢远端开始延及躯干、面部。临床诊断较困难，麻疹病毒血清学检查有助于诊断。

【辅助检查】

（一）血常规

血白细胞总数减少，淋巴细胞相对增多。

（二）多核巨细胞检查

于出疹前 2 天至出疹后 1 天取患者鼻咽部分泌物或口腔黏膜斑涂片，瑞氏染色后镜检找多核巨细胞。多核巨细胞具有早期诊断价值。

（三）病原学检查

1. 病毒分离　前驱期或出疹初期取血、尿或鼻咽分泌物进行麻疹病毒分离。

2. 病毒抗原检测　用免疫荧光法检测鼻咽部分泌物或尿脱落细胞中病毒抗原。

3. 特异性抗体检查　特异性 IgM 抗体可作为近期感染的主要依据，出疹早期即可出现阳性。

【诊断】

根据流行病学资料、麻疹接触史以及临床上出现急性发热、畏光、眼鼻卡他等症状，应怀疑麻疹可能；皮疹出现前，依靠 Koplik 斑可确诊；疹退后皮肤有脱屑及色素沉着等特点，可帮助回顾性诊断；麻疹病毒血清 IgM 抗体阳性或分离到麻疹病毒可确诊。

【鉴别诊断】

鉴别诊断包括各种发热、出疹性疾病，见表 9-9-1。

表 9-9-1　各种发热、出疹性疾病的鉴别诊断

疾病	病原	全身症状及其他特征	皮疹特点	发热与皮疹关系
麻疹	麻疹病毒	发热、咳嗽、畏光、鼻部卡他症状、结膜炎、Koplik 斑	红色斑丘疹，自头面部→躯干→四肢，疹退后有色素沉着及细小脱屑	发热 3～4 天后出疹，出疹期为发热的高峰期
风疹	风疹病毒	全身症状轻，耳后、枕部淋巴结肿大伴触痛	面颈部→躯干→四肢，斑丘疹，疹间有正常皮肤，疹退无色素沉着及脱屑	症状出现后 1～2 天出疹
幼儿急疹	人疱疹病毒 6 型	婴幼儿一般情况好，耳后、枕部淋巴结可肿大，常伴轻度腹泻	红色细小密集斑丘疹，头面部及躯干多见，一天出齐，次日开始消退	高热 3～5 天，热退疹出
猩红热	乙型溶血性链球菌	发热、咽痛、头痛、呕吐、杨梅舌、环口苍白圈、颈部淋巴结肿大	皮肤弥漫性充血，上有密集针尖大小丘疹，全身皮肤均可受累，疹退后伴脱皮	发热 1～2 天出疹，出疹时高热
药物疹	原发病症状，有近期服药史		皮疹多变，斑丘疹、疱疹、猩红热样皮疹、荨麻疹等。痒感，摩擦及受压部位多	发热多为原发病所致

【并发症】

（一）肺炎

肺炎是麻疹最常见的并发症，占麻疹患儿死因的 90% 以上。继发性肺炎病原体多为细菌性，多发于出疹期。继发性肺炎主要见于重度营养不良或免疫功能低下的小儿，临床症状较重，预后较差。

（二）喉炎

麻疹病毒本身可导致整个呼吸道炎症，故麻疹患儿常有轻度喉炎表现。如并发细菌感染喉部组织水肿，分泌物增多，临床出现声音嘶哑、犬吠样咳嗽、吸气性呼吸困难及"三凹征"。

（三）神经系统

1. 麻疹脑炎　大多发生在出疹后 2～6 天，临床表现和脑脊液改变与病毒性脑炎相似。脑炎的轻重与麻疹轻重无关。病死率约为 15%，存活者有智能障碍、瘫痪、癫痫等后遗症可能。

2. 亚急性硬化性全脑炎　是少见的麻疹远期并发症。病理变化主要为脑组织慢性退行性病变。大多在患麻疹 2～17 年后发病，开始仅为行为和情绪的改变，以后出现进行性智能减退、共济失调、视听障碍等表现。患者血清或脑脊液中麻疹病毒 IgG 抗体持续强阳性。

（四）心肌炎

心肌炎常见于营养不良和并发肺炎的小儿。轻者仅有心音低钝、心率增快和一过性心电图改变，重者可出现心力衰竭、心源性休克。

（五）结核病恶化

麻疹患儿因免疫反应受到暂时抑制，可使体内原有潜伏的结核病灶重趋活动恶化，甚至播散而致血行播散型肺结核或结核性脑膜炎。

（六）营养不良与维生素 A 缺乏症

由于麻疹病程中持续高热、食欲缺乏或护理不当，可致营养不良和维生素缺乏，常见维生素 A 缺乏，可引起眼干燥症，重者出现视力障碍，甚至角膜穿孔、失明。

【治疗】

目前还没有特效的药物治疗麻疹，主要为对症治疗（酌情使用退热剂、镇静剂，补充维生素 A，继发细菌感染可给予抗生素）、加强护理（休息，鼓励多饮水，注意皮肤、眼、口腔清洁）和预防并发症。

【预防】

提高人群免疫力，减少麻疹易感人群是消除麻疹的关键。

（一）主动免疫

采用麻疹减毒活疫苗预防接种。出生 8 个月完成首次接种，7 岁时复种。

（二）被动免疫

接触麻疹后 5 天内立即给予免疫血清球蛋白 0.25ml/kg 可预防发病。被动免疫只能维持 3 ～ 8 周，以后应采取主动免疫。

（三）控制传染源

麻疹患者一般隔离至出疹后 5 天，合并肺炎者延长至出疹后 10 天。对有麻疹接触史的易感儿应隔离检疫 3 周，并给予被动免疫。

（四）切断传播途径

流行期间易感儿童避免到人群密集的场所去。患者停留过的房间应通风并用紫外线照射消毒。轻症患儿可在家中隔离，以减少传播和继发院内感染。

（五）其他

加强麻疹的监测管理。

【麻疹应掌握的内容】

（一）问诊

1.流行病学资料　详细询问有无麻疹预防接种史、近 3 周有无麻疹密切接触史及既往有无麻疹病史。

2.临床表现　前驱期有无发热、咳嗽、流涕、结膜充血、流泪、畏光等上呼吸道感染症状；出疹期询问出疹时间、顺序、分布及皮疹形态，发热与皮疹关系，出疹后呼吸道症状有无加重，有无并发症如喉炎（声音嘶哑、犬吠样咳嗽）、肺炎（剧烈咳嗽、气急、呼吸困难、肺部啰音）及脑炎（昏迷、惊厥、脑膜刺激征）等；恢复期重点了解有无脱屑及色素沉着。

（二）查体

1.前驱期　重点观察体温，双侧颊黏膜、唇黏膜有无 Koplik 斑，球结膜有无充血、分泌物。

2.出疹期　重点观察皮疹的颜色、形态、大小、分布，疹间有无正常皮肤，皮疹有无融合及出血。观察有无气急、发绀、呼吸困难及肺部啰音等。

3.恢复期　重点观察皮疹消退后有无脱屑及色素沉着。

（三）诊断

典型麻疹可根据流行病学及临床表现如前驱期 Koplik 斑，出疹前出疹时间、皮疹形态、出疹顺序及分布，恢复期皮疹消退后脱屑及色素沉着等情况进行临床诊断。必要时辅以血清特异性 IgM 及病毒分离检查进一步明确诊断。

（四）治疗与预防

治疗主要为对症处理、加强护理、预防并发症。轻症麻疹提倡家庭隔离，注意皮肤黏膜清洁，供应充足的水分及易消化、富营养的食物。抗生素无预防并发症作用，故不宜滥用。麻疹患者一般隔离至出疹后 5 天，合并肺炎者延长至出疹后 10 天。通过主动免疫、被动免疫提高人群免疫力，减少麻疹易感人群是消除麻疹的关键。

第二节　流行性腮腺炎

流行性腮腺炎（epidemic parotitis，mumps）是由腮腺炎病毒引起的以腮腺肿痛为临床特征的急性呼吸道传染病，常在幼儿园和学校中感染流行。以 5～15 岁患者较为多见。一次感染后可获得终身免疫。

【病原和流行病学】

腮腺炎病毒属于副黏病毒科的单股 RNA 病毒，对物理和化学因素敏感，来苏、甲醛等均能在 2～5 分钟将其灭活。腮腺炎患者和健康带病毒者是本病的传染源，患者在腮腺肿大前 6 天到发病后 9 天均可排出病毒。主要通过呼吸道飞沫传播，亦可通过直接接触而感染。全年均可发生感染流行，但以冬春季发病较多。

【临床表现】

潜伏期 14～25 天，平均 18 天。常以腮腺肿大为首发体征，先见一侧肿大，然后另一侧相继肿大，肿大的腮腺以耳垂为中心，边缘不清，表面发热但多不红，肿块有触痛及弹性。邻近的下颌下腺和舌下腺亦可明显肿胀。腮腺管口（位于上颌第二磨牙对面颊黏膜上）早期可见红肿。病程中可伴不同程度的发热、头痛、乏力等不适。

【辅助检查】

（一）血常规和生化检查

外周血白细胞大多正常或稍高，分类以淋巴细胞为主。约 90% 患者发病早期血、尿淀粉酶有轻至中度增高，2 周左右恢复正常。血脂肪酶增高有助于胰腺炎的诊断。

（二）病原学检查

1. 特异性抗体检测　血清特异性 IgM 抗体阳性提示近期感染，双份血清特异性 IgG 抗体效价有 4 倍或 4 倍以上增高也可诊断。

2. 病毒分离　对无腮腺肿大，同时累及其他腺体及脏器者，可通过唾液、脑脊液进行病毒分离协助诊断。

【诊断】

根据流行病学史、接触史以及发热、腮腺和邻近腺体肿大疼痛等症状，临床诊断较容易。对可疑病例可进行血清学检查及病毒分离以确诊。

【鉴别诊断】

（一）化脓性腮腺炎

腮腺红、肿、热、痛明显，挤压后有脓液自腮腺导管流出。外周血白细胞总数和中性粒细胞比例增高。

（二）急性淋巴结炎

肿大淋巴结边界清楚，压痛明显。腮腺管口红肿不明显。外周血白细胞总数和中性粒细胞比例增高。

（三）其他

病毒性腮腺炎以及其他原因引起的腮腺肿大如白血病、淋巴瘤、干燥综合征或罕见的腮腺肿瘤等。

【并发症】

由于腮腺炎病毒有嗜腺体和嗜神经性，常侵入中枢神经系统和其他腺体、器官而出现以下并发症。

（一）脑膜脑炎

脑膜脑炎较常见，常在腮腺炎发病高峰时出现，表现为发热、头痛、呕吐、颈项强直、克氏征阳性等，脑脊液的改变与其他病毒性脑炎相似。脑电图可有改变，以脑膜受累为主，预后大多良好。

（二）睾丸炎

睾丸炎常发生在腮腺炎起病后的 4～5 天。多为单侧，开始为睾丸疼痛，随之肿胀伴剧烈触痛，可并发附睾、鞘膜积液和阴囊水肿。大多数患者有严重的全身反应，突发高热、寒战等。一般 10 天左右消退，1/3～1/2 的病例可发生不同程度的睾丸萎缩。

（三）卵巢炎

卵巢炎症状多较轻，可出现下腹痛及压痛、月经失调等，不影响受孕。

（四）胰腺炎

胰腺炎表现为上腹部剧痛和触痛，伴发热、寒战、反复呕吐等。由于单纯腮腺炎即可引起血、尿淀粉酶增高，因此淀粉酶升高不能作为诊断胰腺炎的证据，需作脂肪酶检查，有助于诊断。

（五）其他并发症

心肌炎较常见，而肾炎、乳腺炎、胸腺炎、甲状腺炎等偶可发生。

【治疗】

无特殊治疗，以对症处理为主。保持口腔清洁，忌酸性食物，多饮水。对高热、头痛和并发睾丸炎者给予解热镇痛药物。发病早期可使用利巴韦林 15mg/（kg·d）静脉滴注，疗程 5～7 天。对重症患者可短期使用肾上腺皮质激素治疗，疗程 3～5 天。并发脑膜脑炎应降颅内压、止惊；并发胰腺炎应禁食，静脉补充热量、水及电解质等。

【预防】

及早隔离患者直至腮腺肿胀完全消退为止。集体机构的接触儿童应检疫 3 周。接种腮腺炎减毒活疫苗可保护易感儿。麻疹 - 腮腺炎 - 风疹三联疫苗抗体阳转率可达 95% 以上。

【流行性腮腺炎应掌握的内容】

（一）问诊

1. 流行病学资料　询问有无腮腺炎疫苗接种史。患者周围有无腮腺炎流行及接触史。既往有无腮腺炎病史。

2. 临床表现　询问腮腺肿大时间（数小时至 1～2 天），波及范围（单侧或双侧腮腺，有无下颌下腺、舌下腺肿大），腮腺肿大是否以耳垂为中心，是否进食酸性食物疼痛加剧。是否伴有发热、寒战、头痛、呕吐、腹痛、睾丸肿痛等并发症表现。

（二）查体

1. 重点观察腮腺是单侧或双侧肿大，腮腺是否以耳垂为中心呈马鞍形肿大，肿块有无触痛及弹性，边缘是否清楚，皮肤表面有无发红，是否伴下颌下腺、舌下腺肿大。腮腺管口有无红肿及排脓现象。

2. 如并发脑膜脑炎有无意识障碍、脑膜刺激征及病理征阳性；并发胰腺炎有无上腹部压痛、反跳痛；并发睾丸炎有无睾丸红肿热痛表现。

（三）诊断

根据流行性腮腺炎接触史，无疫苗接种史，既往无流行性腮腺炎病史，肿大腮腺以耳垂为中心，肿块有触痛及弹性，边缘不清，皮肤表面不红，可伴下颌下腺、舌下腺肿大，腮腺管口红肿，即可临床诊断。不典型者，可以辅以淀粉酶及特异性抗体等检查协诊。

（四）治疗与预防

治疗以对症处理为主，保持口腔清洁，忌酸性食物，多饮水。对高热、头痛和并发睾丸炎者给予解热镇痛药物。重症患者可短期使用肾上腺皮质激素。

推荐 1 岁以上小儿无自然感染史者普遍接种腮腺炎减毒活疫苗。及早隔离患者直至腮腺肿胀完全消退。集体机构的接触儿童应检疫 3 周。

第三节　猩　红　热

猩红热（scarlet fever）是 A 组乙型溶血性链球菌感染所致的急性呼吸道传染病。其临床特征为发热、咽峡炎、全身弥漫性鲜红色皮疹和疹退后明显的脱屑或片状脱皮。少数患儿在病后 2～3 周可发生急性风湿热、肾小球肾炎等并发症。

【病原和流行病学】

A 组乙型溶血性链球菌菌体成分及其产生的毒素和蛋白酶均参与了致病过程，引起一系列化脓性、中毒性和变态反应性病变。本病一年四季都有发生，以冬春季多见。患者和带菌者是主要传染源，经由空气飞沫传播，也可经由皮肤伤口或产道感染。人群普遍易感，5～15 岁儿童发病率最高。目前，由于广谱抗生素，尤其是青霉素的应用，重型病例比较少，轻型病例增多。

【临床表现】

（一）分期

1. 潜伏期　平均 2～5 天。

2. 前驱期　大多骤起畏寒、发热，重者体温可升到 39～40℃，伴头痛、咽痛、杨梅舌、食欲减退，全身不适。咽红肿，扁桃体上可见点状或片状分泌物。软腭充血水肿，并可有米粒大的红色斑疹或出血点，即黏膜内疹，一般先于皮疹而出现。

3. 出疹期　皮疹多于发热第 1～2 天出现，自耳后、颈底及上胸部开始，1 天内即蔓延及胸、背、上肢，最后至下肢，2～4 天后完全消失。典型的皮疹为全身皮肤弥漫性充血发红，其上有密集粟粒疹，手压全部消退，去压后复现。皮肤皱褶处如腋窝、肘窝、腹股沟部可见皮疹密集呈线状，称"帕氏线"。面部充血潮红，口鼻周围相比之下显得苍白，称"口周苍白圈"。舌面光滑呈肉红色，舌乳头突起，称"杨梅舌"。出疹时体温更高，皮疹遍布全身时，体温逐渐下降，中毒症状消失，皮疹隐退。

4. 恢复期　退疹后 1 周内开始脱皮，脱皮顺序与出疹顺序一致。躯干多为糠状脱皮，手掌足底皮厚处多见大片膜状脱皮，无色素沉着。

（二）分型

1. 普通型　在流行期间 95% 以上属于此型。有咽峡炎和典型的皮疹及一般中毒症状，颌下淋巴结肿大，病程 1 周左右。

2. 轻型　表现为低热或不发热，全身症状轻，咽部轻度充血，皮疹少、色淡、不典型，可有少量片状脱皮，整个病程 2～3 天，易被漏诊，近年来多见。

3. 中毒型 全身中毒症状明显，高热、剧吐、头痛、皮疹可呈片状或出血性瘀斑，甚至神志不清，可有中毒性心肌炎及周围循环衰竭、化脓性脑膜炎、脓毒症休克、败血症等。此型病死率高，目前很少见。

4. 脓毒型 咽颊局部黏膜坏死形成溃疡，有脓性假膜。可引起各种化脓性并发症和败血症，如化脓性中耳炎、鼻窦炎、乳突炎、颈淋巴结炎等已罕见。

5. 外科型或产科型 病原菌由创口或产道侵入，局部先出现皮疹，由此延及全身，但无咽炎，全身症状大多较轻。

【辅助检查】

（一）血常规

白细胞总数和中性粒细胞比例增高，胞质中可见中毒颗粒。

（二）病原学检查

咽拭子或其他病灶分泌物培养可有 A 组乙型溶血性链球菌生长。

【诊断】

临床有发热，咽痛，扁桃体充血、肿大，发热 24 小时内出疹，皮疹 1 天出齐，皮肤弥漫性发红，其上有粟粒疹，可有帕氏线、口周苍白圈、杨梅舌等特殊体征，疹退后有糠状脱皮或皮状脱皮；血常规白细胞计数及中性粒细胞比例明显增高；咽拭子、脓液培养可有 A 组乙型溶血性链球菌生长；有与猩红热或咽峡炎患者接触史等，依据以上可诊断。

【鉴别诊断】

（一）川崎病

川崎病多见于＜ 3 岁婴幼儿；发热 5 天以上，抗生素治疗无效；临床可见球结膜充血，口唇潮红、皲裂，口腔黏膜充血，手足硬肿，指（趾）末端及肛周可见脱皮。

（二）药疹

有使用药物史；皮疹为多形性（可为猩红热样皮疹）；感染中毒症状轻；无咽峡炎及杨梅舌表现；停药后症状减轻，抗生素治疗无效。

（三）金黄色葡萄球菌感染

大多有原发感染病灶；中毒症状更重；发热与皮疹关系不密切，疹退后全身症状不减轻，也无脱屑或脱皮；血培养或局部脓液培养可见金黄色葡萄球菌；一般用青霉素治疗无效。

【治疗】

（一）抗菌治疗

抗菌治疗是最主要的治疗，首选青霉素，早期应用可缩短病程、减少并发症。青霉素 10 万 U/(kg·d)，分 2 次肌内注射或静脉滴注，疗程 7 ～ 10 天。对青霉素过敏者可用红霉素或头孢菌素。

（二）对症治疗

高热可用物理降温或热退剂。若发生感染性休克，应积极补充血容量，纠正酸中毒。对中耳炎、肾炎、心肌炎等并发症给予积极治疗。

【预防】

及早隔离治疗患者。隔离至治疗后 1 周，咽拭子培养阴性为止。对密切接触者，应严密观察，检疫 7 ～ 12 天，应用药物预防（口服红霉素、磺胺类药物或肌内注射青霉素）。疾病流行期间，易感儿童应避免到拥挤的公共场所去。

【猩红热应掌握的内容】

（一）问诊

1. 有无猩红热接触史，既往有无猩红热病史。

2. 近期用药史，有无外伤、皮肤感染史。

3. 全身中毒症状　发热的热程、热型，有无寒战、头痛、咽痛等伴随症状。

4. 皮疹发生、发展过程，发热与皮疹的关系，出疹顺序，皮疹形态、分布等。

（二）查体

1. 咽峡炎表现　咽和扁桃体充血、肿大情况，有无脓性分泌物。

2. 皮疹特点（皮肤弥漫性发红，其上有粟粒疹，疹间无正常皮肤）、分布，有无帕氏线、口周苍白圈、杨梅舌等特殊体征。恢复期有脱屑或脱皮。

3. 注意并发症的体征。

（三）诊断

具有猩红热特征性临床表现；外周血常规示白细胞计数增高，中性粒细胞占 80% 以上；咽拭子、脓液培养可获得 A 组乙型溶血性链球菌；有与猩红热或咽峡炎患者接触史等，即可诊断。

（四）治疗与预防

及早隔离治疗猩红热患者，治疗首选青霉素。青霉素 10 万 U/（kg·d），分 2 次肌内注射或静脉滴注，疗程 7～10 天。治疗后 1 周，咽拭子培养阴性可解除隔离。密切接触者应严密观察 7～12日，可应用药物预防（口服红霉素、磺胺类药物或肌内注射青霉素）。疾病流行期间，易感儿童应避免到拥挤的公共场所去。

第四节　百　日　咳

百日咳是由百日咳杆菌引起的小儿急性呼吸道传染病，临床特征为阵发性、痉挛性咳嗽，咳嗽终末出现深长的鸡鸣样吼声，本病因病程长（2～3 个月）、咳嗽突出而得名。并发症多，可并发肺炎、百日咳脑病、结核病恶化等。由于百日咳疫苗的广泛应用，本病的发生率已明显下降。

【病原和流行病学】

百日咳杆菌是革兰氏阴性杆菌，可产生百日咳毒素、气管细胞毒素、腺苷酸环化酶毒素、不耐热毒素及内毒素等。本病全年散发，以冬春季多见。传染性很强，传染源主要为患者。经呼吸道飞沫传播，5 岁以下小儿易感性最高。

【临床表现】

（一）潜伏期

潜伏期 5～21 天，一般 7～14 天。

（二）分期

典型百日咳全病程 6～8 周，临床可分为 3 期。

1. 卡他期　一般 1～2 周。初始症状类似上呼吸道感染，除咳嗽外，可有流涕、打喷嚏、低热。当其他症状逐渐消失时，咳嗽反而加重，日轻夜重，渐呈痉咳状。

2. 痉咳期　一般为 2～4 周或更久（数天至 2 个多月）。阵发性、痉挛性咳嗽为本期特点。发作时咳嗽成串出现，直到咳出痰液或吐出胃内容物，紧跟着深长吸气，发出鸡鸣样吸气吼声。咳嗽剧烈时，双手握拳屈肘、双眼圆睁、面红耳赤、张口伸舌、唇色发绀等，表情极其痛苦。轻者一日数次，重者一日数十次，以夜间为多。

3. 恢复期　一般 1～2 周，咳嗽发作次数减少，程度减轻，不再出现阵发性痉咳。但若遇到浓烟等刺激，或有呼吸道感染时，可以重复出现阵发性痉咳。

（三）新生儿和婴幼儿百日咳

新生儿和幼婴儿常无典型痉咳，往往咳嗽数声后即出现屏气发绀，易致窒息、惊厥。呼吸动作可停止在呼气期，心率先增快，继而减慢乃至停止。若不及时抢救，可窒息死亡。

（四）成人百日咳

近年来青少年和成人百日咳有增多趋势。有典型症状与痉咳后呕吐，但也可仅有数周干咳，罕有并发症。多数患者仍可坚持工作，可作为传染源，尤其威胁小儿，应予重视。

【辅助检查】

（一）血常规

白细胞计数明显增高，可达（20～50）×10⁹/L，淋巴细胞为主。有继发感染时，淋巴细胞即相对减少。

（二）细菌培养

卡他期及痉咳早期行鼻咽拭子或咳碟法可培养出百日咳杆菌。

（三）血清学检查

做双份血清凝集试验及补体结合试验，如抗体效价递升可确诊。也有用单份恢复期血清凝集抗体 1：320 效价作为阳性诊断值者。

【诊断】

典型的阵发性痉挛性咳嗽，阵咳末有高调鸡鸣样吼声，昼轻夜重，婴儿以阵发性发绀窒息、屏气为主要表现；百日咳接触史；白细胞明显升高，淋巴细胞为主。依据以上可作出临床诊断，血清学阳性可确诊。

【鉴别诊断】

（一）支气管异物

起病突然，发生阵发性痉挛性咳嗽，有异物吸入史，X 线胸透可见纵隔摆动，纤维支气管镜可确诊。

（二）肺门淋巴结结核

肿大的淋巴结压迫气管时也可引起阵咳，但无鸡鸣样吸气声，可根据结核接触史，结核菌素试验及影像学检查相鉴别。

【治疗】

（一）一般疗法

保持居室通风，避免诱发痉咳的因素（寒冷、情绪激动、煤烟吸入）。加强护理，注意营养，预防并发症。婴幼儿注意防止窒息、缺氧，必要时吸痰、给氧。酌情使用异丙秦、地西泮镇静以保证夜间睡眠。

（二）抗生素治疗

应用于卡他期或痉咳期早期，可降低传染性，减轻症状并缩短病程。首选红霉素 50mg/（kg·d），疗程 10～14 天。痉咳 1 个月以上抗生素无效，如无并发感染可不使用。

【预防】

隔离患者至病后 40 天，对密切接触的易感者医学观察 21 天。接种百白破三联疫苗是有效的预防措施。密切接触者可注射百日咳高效价免疫血清或免疫球蛋白以减轻症状或者避免发病，但效果不肯定。

【百日咳应掌握的内容】

（一）问诊

1. 百日咳接触史，百白破疫苗接种史，有无异物吸入史。

2. 阵发性痉挛性咳嗽出现时间、发作次数、程度、诱发因素及伴随症状（如咳吐、鸡鸣样回声），有无昼轻夜重表现。

3. 询问有无发热、气急、缺氧表现，2 岁以下患儿注意有无神志改变、惊厥等脑病症状。

（二）查体

1. 有无眼睑、面部水肿，眼结膜充血、出血，舌系带溃疡。

2. 注意有无痉咳引起的窒息、缺氧表现及肺部体征；有无意识改变及神经系统阳性体征。

（三）诊断

1. 百日咳接触史，百白破疫苗接种史。

2. 典型的阵发性痉挛性咳嗽，阵咳末有高调鸡鸣样吼声，昼轻夜重，婴儿以阵发性发绀窒息、屏气为主要表现，一般无发热，可见舌系带溃疡。

3. 白细胞明显升高，淋巴细胞为主。

4. 排除引起百日咳样痉挛性咳嗽的呼吸道疾病。

（四）治疗与预防

抗生素首选红霉素 50mg/（kg·d），疗程 10 ～ 14 天。加强护理，避免诱发痉咳的因素，对症处理，预防并发症。隔离患者至病后 40 天，对密切接触的易感者医学观察 21 天。接种百白破三联疫苗是有效的预防措施。

（王晓华）

第十篇　其他（感染）

第一章　病毒性肝炎

病毒性肝炎是由多种肝炎病毒引起的，以肝损害为主的一组全身性传染病。

【肝脏的解剖和生理功能】

（一）解剖

肝脏位于人体腹腔内的上部右侧。肝脏具有肝动脉和门静脉双重血液供应：肝动脉是来自心脏的动脉血，主要供给氧气；门静脉收集来自消化道的静脉血，其含有大量自消化道吸收的物质需经肝脏转化合成后供机体之需或被代谢清除。

（二）功能

肝脏是人体内最大的代谢器官，具有多种重要功能。

1. 代谢功能

（1）糖代谢：饮食中的淀粉和糖类消化后变成葡萄糖经肠道吸收，肝脏将它合成肝糖原贮存起来；当机体需要时，肝细胞又能把肝糖原分解为葡萄糖供机体利用。

（2）蛋白质代谢：肝脏是人体白蛋白唯一的合成器官；γ球蛋白以外的球蛋白、酶蛋白及血浆蛋白的生成、维持及调节都要肝脏参与；氨基酸代谢如脱氨基反应、尿素合成及氨的处理均在肝脏内进行。

（3）脂肪代谢：脂肪的合成和释放、脂肪酸分解、酮体生成与氧化、胆固醇与磷脂的合成、脂蛋白合成和运输等均在肝脏内进行。

（4）维生素代谢：许多维生素如维生素 A、维生素 B、维生素 C、维生素 D 和维生素 K 的合成与储存均与肝脏密切相关。肝脏明显受损时会出现维生素代谢异常。

（5）激素代谢：肝脏参与多种激素的灭活，当肝功能长期损害时可出现性激素失调。

2. 胆汁的生成和排泄　成人每日胆汁分泌量 500 ～ 1000ml，其中，约 75% 由肝细胞生成，25% 由胆管细胞生成。胆汁的成分除水（约 95%）和电解质（约 1%）外，主要为胆汁酸（3 ～ 45mmol/L）和胆红素（1 ～ 2mmol/L），其余为少量胆固醇、磷脂酰胆碱、氨基酸、维生素和药物或其代谢产物等（≤ 1%）。

（1）胆红素的转化与排泄：肝细胞摄取血液中游离的间接胆红素进入细胞内，在内质网的微粒体中葡糖醛酸转移酶催化下转化成葡糖醛酸胆红素（直接胆红素），后者为水溶性、不易透过生物膜、由肝细胞排泌入胆小管。

（2）胆汁酸代谢：血液中的胆固醇被肝细胞摄取，在细胞内被代谢为初级胆汁酸（包括胆酸和鹅去氧胆酸等）；后者被排泌入胆小管。

由肝细胞制造、分泌的胆汁，经胆管输送到胆囊，胆囊浓缩后排放入小肠，帮助脂肪的消化和吸收。

3. 解毒作用　人体代谢过程中所产生的一些有害废物及外来的毒物、毒素、药物的代谢和分解产物，均在肝脏解毒。

（1）清除肠源性有害物质

1）内毒素：由肠道内革兰氏阴性菌产生，被吸收入血后随门静脉血流进入肝脏，被肝脏内的 Kupffer 细胞清除。

2）氨、芳香族氨基酸、含硫氨基酸代谢产物（硫醇及二甲硫化物）。

（2）药物代谢：大多数进入体内的药物和毒物需经肝脏的生物转化作用而清除。此过程分两个阶段。

1）第一相反应——氧化、还原和水解反应：在肝细胞内的微粒体处进行，由一组药酶（混合功能氧化酶系）催化。

2）第二相反应——结合反应：药物经过第一相反应后，常通过结合反应，与一些基团（葡糖醛酸、硫酸、甲基、巯基、甘氨酸等）结合。通过结合，不仅可封闭药物分子上的某些功能基团，而且可改变其理化性质，增加水溶性，使其可随胆汁或尿液排出体外。

4. 凝血功能　肝脏合成除Ⅷ因子之外的所有凝血因子，以及抗凝物质 AT-Ⅲ、蛋白 C 和蛋白 S，因此在人体凝血和抗凝两个系统的动态平衡中起着重要的调节作用。肝功能破坏的严重程度常与凝血障碍的程度相平行，临床上常见重症肝病患者因肝衰竭而致出血甚至死亡。

5. 免疫功能　肝脏组织具有丰富的单核 - 巨噬细胞，它能吞噬、隔离和清除入侵和内生的各种异物。

【病原】

引起病毒性肝炎（viral hepatitis）的病原体是肝炎病毒（hepatitis virus），目前已证实的肝炎病毒有甲、乙、丙、丁、戊 5 型（HAV，HBV，HCV，HDV，HEV）。

病毒性肝炎根据其病原可分为甲型肝炎、乙型肝炎、丙型肝炎、丁型肝炎和戊型肝炎病原学分型。

其他病毒如 EB 病毒、巨细胞病毒、单纯疱疹病毒、风疹病毒等，均可引起肝脏炎症，可诊断为非甲 - 戊型病毒性肝炎。

【流行病学】

（一）甲型肝炎

1. 传染源　急性患者和隐性感染者。

2. 传播途径　粪 - 口途径。

3. 易感人群　血清中抗 -HAV 抗体阴性者。

（二）乙型肝炎

1. 传染源　急、慢性乙型肝炎患者和 HBV 携带者。

2. 传播途径　易感者因含有 HBV 的体液或血液经破损的皮肤或黏膜进入体内而获得感染。主要途径：母婴传播；血液、体液传播（输血或血制品、注射针刺、密切的生活接触及性接触）。

3. 易感人群　抗 -HBs 及抗 -HBc 阴性者。

（三）丙型肝炎

1. 传染源　急、慢性丙型肝炎患者和 HCV 携带者。

2. 传播途径　输血及血制品传播；经破损的皮肤和黏膜传播（使用非一次性注射器和针头、未经严格消毒的牙科器械、内镜、共用剃须刀等）；性接触传播；母婴传播。

3. 易感人群　人类对 HCV 普遍易感。

（四）丁型肝炎

与乙型肝炎相似。

（五）戊型肝炎

与甲型肝炎相似。

【临床表现】

1. 消化道症状　轻症患者可仅表现为食欲欠佳或无明显消化道症状；典型患者不仅食欲下降、进食量减少，还会出现厌油腻食物，并可有恶心 / 呕吐；重症患者食欲极差、厌食，时有恶心、呕吐。部分患者可便溏甚至腹泻。

2. 体力改变 轻症患者可无明显体力改变，或仅较以往易感疲乏但稍事休息后即可恢复；典型患者自觉肢体乏力、倦怠；重症患者可出现极度乏力。

3. 黄疸 隐性黄疸者皮肤巩膜无明显黄染，但尿色可有加深。显性黄疸者不仅尿色明显加深，而且出现巩膜、皮肤黄染，以巩膜黄染出现早而明显。重症患者巩膜皮肤深度黄染，尿色可深如隔夜浓茶水。

4. 肝大 患者可以有不同程度的肝大。急性患者肿大的肝脏质地较软，慢性患者的肝脏质地较韧；急性肝炎及慢性肝炎急性发作时，肝脏可有叩击痛。

5. 慢性肝病体征 面部毛细血管扩张、肝掌、蜘蛛痣。

6. 出血表现 轻症患者无出血表现。重症患者可出现皮肤/黏膜出血点、瘀斑。

7. 神志意识改变 重症患者可出现肝性脑病，可表现为计算能力下降、定向力下降、睡眠倒错、谵妄、躁狂、昏迷等。

【辅助检查】

（一）肝功能检查

1. 血清酶测定

（1）丙氨酸转氨酶（ALT）和天冬氨酸转氨酶（AST）：升高，提示有肝细胞损伤。

（2）胆碱酯酶：降低，提示肝功能储备受损。

（3）γ- 谷氨酰转肽酶（γ-GTA/GGT）：升高，提示有肝细胞和（或）胆管细胞损伤。

（4）碱性磷酸酶（ALP）：升高，见于胆管细胞损伤、胆道梗阻或骨骼疾病。

2. 血清胆红素

血清总胆红素（TBil）= 直接胆红素（DBil）+ 间接胆红素（IBil）

胆红素升高主要原因为肝细胞损害、肝内外胆道阻塞和溶血。肝脏病变时，肝损程度常与 TBil 升高程度呈正相关；DBil /TBil 值 > 60%，提示存在胆汁排泄障碍（肝内 / 肝外）。

3. 血清蛋白

（1）白蛋白：肝脏病变严重时可明显降低。

（2）球蛋白：包括 α1、α2β 和 γ 球蛋白，主要是 γ 球蛋白。在慢性肝炎、肝硬化时，γ 球蛋白可升高，其升高程度与肝纤维化的程度呈正相关。

（3）白、球比例（A/G）：慢性肝病、肝硬化时可出现 A/G 值的下降甚至倒置。

4. 血浆凝血酶原时间（PT）和凝血酶原活动度（PTA） PT 和 PTA 均是反映肝损伤严重程度较灵敏的指标。

当肝损伤明显时，PT 延长、PTA 下降；PT > 22 秒或 PTA ≤ 40%，是诊断肝衰竭（重型肝炎）的依据之一，或提示患者肝损严重且预后不佳（PTA：根据 PT 值通过公式计算而得）。

（二）病原学检查

1. 甲型肝炎 甲型肝炎病毒 IgM 型抗体（抗 -HAV IgM）发病数天后即可阳性，持续 3 ～ 6 个月转阴，是诊断甲型肝炎的标志物。

2. 乙型肝炎

（1）乙型肝炎病毒血清学标志物（HBV-M）

1）HBsAg：阳性，表示患者为 HBV 现症感染。

2）抗 -HBs：阳性，表示被检对 HBV 有免疫力，见于乙型肝炎恢复期、过去感染和接种乙肝疫苗后。

3）HBeAg：阳性，表示患者体内 HBV 复制活跃且有较强的传染性。

4）抗 -HBe：阳性，多提示机体较大程度清除了 HBV。但 HBsAg 阳性者出现抗 -HBe，并不表示病毒彻底清除或无传染性；且此类人群中 20% ～ 50% 仍可检测到 HBV DNA，可能系前 C 区变异导致不能形成 HBeAg。

5）抗 -HBc：阳性，表示被检测者受到过 HBV 的感染。

（2）乙型肝炎病毒核酸（HBV DNA）定量测定：血清中 HBV DNA 阳性即表明患者为 HBV 现症感染；HBV DNA 定量值与体内 HBV 复制程度呈正相关。

3. 丙型肝炎

（1）丙型肝炎病毒抗体（抗 -HCV）：阳性，提示被检测者为 HCV 现症感染或既往感染。对抗 -HCV 抗体阳性者应作血清中丙型肝炎病毒核酸检测。

（2）丙型肝炎病毒核酸（HCV RNA）定量测定：血清中 HCV RNA 阳性即表明患者为 HCV 现症感染；HCV RNA 定量值与体内 HCV 复制程度呈正相关。

4. 丁型肝炎

（1）丁型肝炎病毒抗体（抗 -HDV）：阳性，提示患者为 HDV 现症感染或既往感染。检测抗 -HDV 抗体时，必须同时作 HBV-M 检测，如抗 -HDV 阳性而 HBsAg 阴性，则被检测者非 HDV 现症感染者。

（2）丁型肝炎病毒核酸（HDV RNA）定量测定：血清中 HDV RNA 阳性，提示患者为 HDV 现症感染；HDV RNA 定量值与体内 HDV 复制程度呈正相关。

5. 戊型肝炎　戊型肝炎病毒抗体：IgM 型（抗 -HEV IgM）和 IgG 型（抗 -HEV IgG）。

抗 -HEV IgM 是近期感染 HEV 的标志。

如果抗 -HEV IgG 滴度较高，或由阴性转阳性，或由低滴度升为高滴度，或由高滴度降至低滴度或阴性，均可诊断为 HEV 感染。

抗 -HEV 阴性者不能完全排除戊型肝炎。

（三）影像学检查

B 超 /CT/MRI：有助于鉴别阻塞性黄疸，明确有无慢性肝病、肝硬化、门静脉高压及肝内占位性病变，可观察有无腹水。动态观察肝脏大小的变化，有助于肝衰竭的诊断。

（四）瞬时弹性成像

瞬时弹性成像（transient elastography，TE）检查是采用瞬时弹性成像技术及相关仪器，无创性检测肝脏的纤维化程度，以肝脏硬度值（LSM）表示。

LSM ≥ 17.5kPa，诊断肝硬化；LSM ≥ 12.4kPa（ALT ＜ 2×ULN[①] 时为 10.6kPa）可诊断为进展性肝纤维化；LSM ＜ 10.6kPa 可排除肝硬化的可能；LSM ≥ 9.4kPa 可诊断显著肝纤维化；LSM ＜ 7.4kPa 可排除进展性肝纤维化；LSM 7.4 ～ 9.4kPa，可以考虑肝组织活检。转氨酶及胆红素均正常者：LSM ≥ 12.0kPa 诊断肝硬化，LSM ≥ 9.0kPa 诊断进展性肝纤维化，LSM ＜ 9.0kPa 排除肝硬化，LSM ＜ 6.0kPa 排除进展性肝纤维化，LSM 6.0 ～ 9.0kPa 如难以临床决策，考虑肝组织活检。

由于胆红素异常对 TE 诊断效能的显著影响，故应在胆红素正常情况下进行 TE 检查，测定肝脏硬度值。

（五）肝组织病理检查

肝组织病理检查有助于判断肝病的病变程度（炎症活动度及纤维化程度）、鉴别诊断、评估预后和治疗效果。

【诊断】

依据患者的现病史、相关流行病学资料及既往病史、体征、实验室检查结果进行诊断，必要时辅以相关影像学检查。

临床分型：

1. 急性病毒性肝炎　急性起病，有肝炎相关临床表现，肝功能异常，且既往无病毒性肝炎史。

（1）急性黄疸型肝炎：血清总胆红素＞ 1×ULN。

---

① ULN，正常值上限。

（2）急性无黄疸型肝炎：血清总胆红素 ≤ 1×ULN。

2. 慢性病毒性肝炎　肝功能异常，且符合下列一项者：急性肝炎病程超过 6 个月者（甲、戊型肝炎病程迁延超过半年者除外）；原有乙、丙、丁型肝炎病史或 HBsAg 阳性史而因同一病原再次出现肝炎症状、体征及肝功能异常者；发病日期不明确或虽无肝炎史，但病理学或临床表现及辅助检查符合慢性病毒性肝炎者。

慢性病毒性肝炎依据病情轻重可分为轻、中、重 3 度。

慢性肝炎患者具有下列实验室检查指标中的任一项，即可诊断为重度慢性肝炎：①白蛋白 < 32g/L；②总胆红素 > 5×ULN；③凝血酶原活动度 40% ~ 60%；④胆碱酯酶 < 2500U/L。

3. 重型肝炎（肝衰竭）

（1）肝衰竭综合征：①极度乏力；②严重消化道症状（厌食、恶心、呕吐）；③肝性脑病表现，精神、神经症状（嗜睡、性格改变、烦躁不安、昏迷等），可有扑翼样震颤或病理反射；④黄疸进行性加深，TBil 每天上升 ≥ 17.1μmol/L 或超过正常值上限的 10 倍；⑤血浆 PT 显著延长（> 22 秒）或 PTA < 40%；有明显的出血倾向；⑥肝浊音界进行性缩小或影像学证实肝脏缩小；⑦其他，腹水、肝肾综合征、中毒性鼓肠等。

（2）分类：根据病史、临床表现及肝功能改变，和（或）肝组织病理学表现，重型肝炎（肝衰竭）可分为 4 类。

1）急性重型肝炎（急性肝衰竭）：急性起病（既往无肝病史），发病 2 周之内出现以 II 度肝性脑病为特征的肝衰竭症候群表现。

2）亚急性重型肝炎（亚急性肝衰竭）：急性起病（既往无肝病史），发病 15 ~ 26 天出现肝衰竭症候群表现。首先出现肝性脑病表现者，可称为"脑病型"；首先出现腹水者，可称为"腹水型"。

3）慢加急性 / 慢加亚急性重型肝炎（慢加急性 / 慢加亚急性肝衰竭）：有慢性肝病史或慢性肝病体征和（或）影像学特征，此次发病的临床表现类似急性或亚急性重型肝炎（肝衰竭）。

4）慢性重型肝炎（慢性肝衰竭）：有肝硬化病史，肝功能进行性减退，逐渐出现肝衰竭症候群表现。

4. 淤胆型肝炎　是以肝内淤胆为主要表现的临床类型。患者有不同程度梗阻性黄疸的表现：黄疸常较重、且持续难退或消退缓慢，重者可出现皮肤瘙痒、大便灰白；血清胆红素明显升高，DBil/TBil > 60%，且常伴有 γ-谷氨酰转肽酶（GGT）及碱性磷酸酶（ALP）升高；影像学检查无胆管梗阻表现。

急性淤胆型肝炎患者起病类似急性黄疸型病毒性肝炎；慢性淤胆型肝炎则见于慢性肝炎或肝硬化患者肝炎发作时出现上述表现。

5. 肝炎肝硬化　患者有慢性肝病体征（蜘蛛痣、肝掌、肝质地变硬、脾大、腹壁静脉曲张等），影像学检查提示肝硬化、可伴有门静脉高压表现如门静脉增宽和（或）脾大、食管 - 胃底静脉曲张。

（1）根据患者是否具有肝炎表现，可分为活动性和静止性两型。

1）活动性肝硬化：患者有肝硬化体征和（或）影像学改变，且持续或反复出现肝炎活动表现：乏力易倦，食欲不佳，肝功能 ALT、AST 等指标持续异常或反复升高。

2）静止性肝硬化：患者有肝硬化体征和（或）影像学改变，但无肝炎活动表现。

（2）根据患者的肝组织病理及临床表现，可分为代偿性和失代偿性两型。

1）代偿性肝硬化：为早期肝硬化，蔡尔德 - 皮尤（Child-Pugh）评分为 A 级，可有门静脉高压症，但无腹水、肝性脑病或上消化道大出血。

2）失代偿性肝硬化：为中晚期肝硬化，有肝功能失代偿表现，Child-Pugh 评分为 B 级或 C 级（表 10-1-1）。

表 10-1-1　**Child-Pugh 分级标准**

指标	评分		
	1	2	3
肝性脑病	无	Ⅰ～Ⅱ期	Ⅲ～Ⅳ期
腹水	无	轻度	中、重度
总胆红素（μmol/L）	<34	34～51	>51
白蛋白（g/L）	>35	28～35	<35
凝血酶原时间延长（秒）	<4	4～6	>6

注：如果是原发性胆汁性肝硬化（PBC）或原发性硬化性胆管炎（PSC），血清总胆红素（μmol/L）17～68 计 1 分、69～170 计 2 分、>170 计 3 分。

分级：

A 级：5～6 分。手术危险度小，预后较好，1～2 年存活率 100%～85%。

B 级：7～9 分。手术危险度中等，1～2 年存活率 85%～60%。

C 级：≥10 分。手术危险度较大，1～2 年存活率 45%～35%。

☆☆☆☆☆☆☆☆☆☆

【鉴别诊断】

（一）急性肝功能损伤

1. 其他病毒引起的肝炎　多种非肝炎病毒如巨细胞病毒、EB 病毒、柯萨奇病毒、埃可（ECHO）病毒等也可引起急性肝损伤，其临床表现类似于前述急性肝炎。可根据相应病原的血清学检测和（或）病毒核酸检测结果诊断。

2. 急性药物性肝损伤　发病前有损肝药物服用史，肝炎病毒相关检查（血清学和分子生物学方法）均阴性；无其他引起肝功能急性损伤的病因。

3. 感染中毒性肝炎　有原发的感染性疾病（包括传染病如伤寒、恙虫病等），肝炎病毒的相关检查均阴性。

4. 妊娠急性脂肪肝　多发生于妊娠 28 周以后，以妊娠 35 周左右的初产妇多见。患者常有比较明显的消化道症状和乏力，但无皮肤瘙痒，血清胆红素进行性升高，但尿胆红素常为阴性，B 超提示脂肪肝。

（二）慢性肝功能损伤

1. 非酒精性脂肪性肝病　无慢性病毒性肝炎史，肝炎病原学检查阴性，体重超重或肥胖，影像学检查提示脂肪肝，常伴有高血脂和（或）高血糖。患者无长期酗酒史。

2. 酒精性肝病　有长期过量饮酒史（一般超过 5 年，折合乙醇量男性 ≥40 g/d、女性 ≥20 g/d；或 2 周内有大量饮酒史，折合乙醇量 >80 g/d），肝炎病原学检查阴性。

3. 慢性药物性肝损伤　有长期损肝药物服用史，肝炎病原学检查阴性。

4. 自身免疫性肝病　包括自身免疫性肝炎、原发性胆汁性肝硬化（现称：原发性胆汁性胆管炎）和原发性硬化性胆管炎。肝炎病原学检查阴性，但抗核抗体阳性、自身免疫性肝病抗体检测阳性，必要时可行肝组织病理检查以明确诊断。

5. 肝豆状核变性　患者除有肝硬化的临床表现及肝脏影像学改变外，角膜色素环（K-F 环）是重要的体征（可见于 95% 以上患者，宜在裂隙灯下观察），血清铜蓝蛋白降低（<200mg/L），尿铜增高（>100μg/24h）。

（三）黄疸

根据 DBil/TBil 值，可初步将胆红素升高的病因分为溶血性黄疸（DBil/TBil <20%）、肝细胞性黄疸（DBil/TBil 20%～60%）、胆汁淤积性黄疸（DBil/TBil >60%）。

溶血性黄疸：患者除胆红素升高外，可有贫血、网织红细胞增多、尿胆红素阴性。对急性起病的患者，应注意有无服药史或是否合并其他感染性疾病。对反复出现的患者，应注意排除血液系统疾病如自身免疫性溶血性贫血、球形红细胞增多症、珠蛋白生成障碍性贫血等。

胆汁淤积性黄疸：患者肝功能指标除胆红素、转氨酶升高外，γ-谷氨酰转肽酶（γ-GT/GGT）和碱性磷酸酶（ALP）明显升高。对此类患者，应行消化系统影像学检查如 B 超、CT 或磁共振胰胆管成像（MRCP）等检查，以明确胆道有无梗阻及梗阻的部位、程度。胆汁淤积性黄疸可进一步分为肝外梗阻性黄疸和肝内胆汁淤积：前者的常见病因为胆石症、胆管癌、胰头癌、肝癌、原发性硬化性胆管炎等，影像学检查常可发现肝内外胆管扩张；后者则可见于急性或慢性淤胆型病毒性肝炎、酒精性或非酒精性脂肪性肝病、原发性胆汁性胆管炎、原发性硬化性胆管炎、药物性胆管炎、妊娠肝内胆汁淤积综合征、妊娠急性脂肪肝等，影像学检查无胆道梗阻表现。

【并发症】

各种肝炎病毒引起的肝炎，当疾病进展至肝衰竭阶段均可出现并发症，主要有以下并发症。

1. 肝性脑病（HE）

（1）诱因：高蛋白饮食、上消化道出血、感染、大量排钾利尿、大量放腹水、使用镇静剂或麻醉剂、手术创伤等。

（2）根据患者的症状、体征及脑电波改变，将肝性脑病分为 4 期：Ⅰ期（轻型肝性脑病），以精神神经症状为主，有性格、行为改变，定时、定向及计算力下降。Ⅱ期（中型肝性脑病），嗜睡、性格行为异常、扑翼样震颤可引出、肌张力增高、腱反射亢进，脑电图有异常 θ 波；属昏迷前期。Ⅲ期（重度肝性脑病），昏睡、对刺激尚有反应、脑电图见异常 θ 波和三相慢波；属昏迷期。Ⅳ期，深昏迷状态，对刺激无反应、腱反射消失。

2. 上消化道出血

（1）病因：凝血因子、血小板减少；胃黏膜炎症、溃疡；门静脉高压。

（2）表现：少量出血者仅大便隐血试验阳性；明显出血者则解黑便或暗红色便；严重出血除解暗红色甚至红色稀/烂便外，可有呕血。患者红细胞数及血红蛋白水平随出血量增多可明显降低。

3. 肝肾综合征

（1）诱因：出血、放腹水、大量利尿、严重感染等。

（2）表现：少尿、无尿，血肌酐升高、电解质失衡。

4. 感染　多发生于胆道系统、腹腔、肺部。多为革兰氏阴性菌感染。但长期应用广谱抗菌药物后，可发生真菌感染。

【治疗】

病毒性肝炎治疗的基本原则：充分的休息、合理的饮食、适当的药物治疗、避免损肝药物的使用。

（一）肝炎的综合治疗

1. 饮食与营养　急性肝炎及慢性肝炎急性发作的患者，饮食宜清淡，少食重油或肥腻的食物，但需注意补充维生素、纤维素；需保证每日基本热量摄入，摄入不足者则需经静脉补充；失代偿性肝硬化的患者，应避免一次禁食大量高蛋白质食物，食物应柔软、少渣。

2. 抑制肝脏的炎症反应　应用甘草酸制剂如甘草酸二铵、复方甘草酸苷；必要时，在慎重评估利弊后，可短期给予肾上腺糖皮质激素。

3. 改善肝组织微循环　应用前列腺素 E_1（前列地尔注射液）。

4. 利胆退黄　应用腺苷蛋氨酸，熊去氧胆酸；苦黄注射液，片仔癀。

5. 减轻肝组织损伤及促进修复　应用促肝细胞生长素，腺苷蛋氨酸，还原型谷胱甘肽，乙酰半胱氨酸，多烯磷脂酰胆碱，水飞蓟宾，双环醇，联苯双酯等。

6. 支持治疗　对于血清白蛋白低下患者给予人血白蛋白输注；对于 PT 明显延长者，可予以鲜血浆、冷沉淀或凝血酶原复合物。

7. 中医中药治疗。

（二）抗病毒治疗

1. 抗乙型肝炎病毒治疗　目标为最大限度地长期抑制 HBV 复制，减轻肝细胞炎性坏死及肝纤维化，延缓和减少肝衰竭、失代偿性肝硬化、HCC 及其他并发症的发生，从而改善生活质量和延长生存时间。

（1）一般适应证

1）HBV DNA 水平：HBeAg 阳性患者，HBV DNA $\geqslant$ 20 000 IU/ml（相当于 10^5 拷贝/ml）；HBeAg 阴性患者，HBV DNA $\geqslant$ 2000 IU/ml（相当于 10^4 拷贝/ml）。

2）ALT 水平：一般要求 ALT 持续升高 $\geqslant 2 \times$ ULN（如用干扰素治疗，应 ALT $\leqslant 10 \times$ ULN、血清总胆红素 $< 2 \times$ ULN）。

3）肝组织病理：炎症活动度 $\geqslant 2$ 级（G2）和（或）纤维化程度 $\geqslant 2$ 级（S2）。

具备①及②或③者，可给予抗病毒治疗。

（2）药物

1）核苷（酸）类似物：恩替卡韦（ETV）、替诺福韦酯（TDF）、丙酚替诺福韦（TAF）、替比夫定（LdT）、阿德福韦酯（ADV）、拉米夫定（LAM）。

对于初治患者，应首先选用恩替卡韦、替诺福韦酯或丙酚替诺福韦治疗。

2）干扰素 α（IFN-α）：聚乙二醇化干扰素 α，普通干扰素 α。

如患者经济条件许可，可首选聚乙二醇化干扰素治疗。

有下列情况之一者不宜给予干扰素治疗：ALT $> 10 \times$ ULN 或血清总胆红素 $> 2 \times$ ULN、妊娠或短期内有妊娠计划、精神病史（具有精神分裂症或严重抑郁症等病史）、未能控制的癫痫、失代偿性肝硬化、未控制的自身免疫性疾病、伴有严重感染，视网膜疾病，心力衰竭和慢性阻塞性肺疾病等基础病。

2. 抗丙型肝炎病毒治疗　目标为清除 HCV，获得治愈，减轻 HCV 相关肝损害，阻止进展为肝硬化、失代偿性肝硬化、肝衰竭或肝癌，改善患者的长期生存率，提高患者的生活质量，预防HCV 传播。

（1）适应证：所有 HCV RNA 阳性患者，只要有治疗意愿，无治疗禁忌证，均应接受抗病毒治疗。

对所有具有适应证且愿意接受抗丙型肝炎病毒治疗的患者，均应做 HCV 基因型检查，以便根据其 HCV 基因型选择治疗方案。

（2）药物

1）干扰素 α：聚乙二醇化干扰素 α，普通干扰素 α。

2）利巴韦林：PR 方案，即聚乙二醇化干扰素 α 必须联合利巴韦林。

3）直接抗病毒药物（DAAs）：目前国内已上市的有阿舒瑞韦（ASV）、索菲布韦（SOF）、达萨布韦（OPrD）、达拉他韦（DCV）。

（三）重症肝炎（肝衰竭）的治疗

1. 综合治疗　如上。

2. 抗病毒治疗　对于重型乙型肝炎（肝衰竭）患者，如其血清 HBV DNA $\geqslant$ 2000 IU/ml（或 10^4 拷贝/ml），应予以核苷（酸）类似物抗乙型肝炎病毒治疗（不主张选用干扰素）；丙型肝炎患者如 HCV RNA 阳性，应予以 DDAs 治疗。

3. 如患者系妊娠，建议立即终止妊娠，如果终止妊娠后病情仍继续进展，须考虑人工肝和肝移植治疗。

4. 防治并发症

1）上消化道出血：①减少胃酸的分泌。组胺 H_2 受体拮抗剂如雷尼替丁、法莫替丁等；质子泵抑制剂如奥美拉唑、泮托拉唑、艾司奥美拉唑等。②降低门静脉压力，如奥曲肽、特利加压素。③必要时可在内镜下止血（注射硬化剂、电凝止血、血管套扎等）。

2）肝性脑病：①低蛋白饮食，必要时经静脉补充氨基酸或白蛋白。②乳果糖溶液口服或弱酸溶液保留灌肠。③门冬氨酸鸟氨酸静脉滴注或口服。④支链氨基酸注射液（3AA，或 18AA-Ⅶ）静脉滴注。⑤出现脑水肿表现时，予以 20% 甘露醇溶液或 10% 甘油果糖溶液分次滴注。⑥注意维持水、电解质和酸碱平衡。

3）继发感染：注意观察患者体温、外周血常规、C 反应蛋白、降钙素原等的变化；一旦有继发感染出现，在积极寻找感染病灶的同时，及时予以广谱抗菌药物治疗，然后可根据感染病灶的器官调整治疗药物；如能够获得细菌分离培养结果，则可根据药敏结果调整抗菌药物。

4）肝肾综合征：①避免引起有效血容量降低的各种因素；避免使用可能引起肾损伤的药物。②可选择下列药物治疗方案，特利加压素联合白蛋白；奥曲肽联合白蛋白；前列地尔，配合使用利尿剂。③连续肾脏替代疗法（CRRT）。

5. 人工肝支持系统

（1）适应证：①各种病因所致的肝衰竭，PTA 在 20% ～ 40%、血小板 > $50×10^9$/L；②未达到肝衰竭诊断标准，但有肝衰竭倾向者；③晚期肝衰竭肝移植术前等待供体、肝移植术后排斥反应、移植肝无功能期。

（2）相对禁忌证：①严重活动性出血或并发 DIC 者；②对治疗过程中所用血制品或药品如血浆、肝素和鱼精蛋白等高度过敏者；③循环功能衰竭者；④心肌梗死非稳定期者；⑤妊娠晚期。

（3）并发症：出血、凝血、低血压、继发感染、过敏反应、低血钙、失衡综合征、溶血、空气栓塞、水和电解质及酸碱平衡紊乱等。

6. 肝移植

（1）适应证：①各种原因所致的中、晚期肝衰竭，经积极内科综合治疗和人工肝治疗疗效不佳者；②各种类型的终末期肝硬化。

（2）禁忌证：

1）绝对禁忌证：①难以控制的感染，包括肺部感染、脓毒血症、腹腔感染、颅内感染、活动性结核病；②肝外合并难以根治的恶性肿瘤；③合并心、脑、肺、肾等重要器官的器质性病变，需要基本生命支持，包括重度心功能不全、颅内出血、脑死亡、肾功能不全行肾脏替代治疗时间 > 1 个月；④人类免疫缺陷病毒（HIV）感染；⑤难以戒除的酗酒或吸毒；⑥难以控制的精神疾病。

2）相对禁忌证：①年龄 > 65 岁；②合并心、脑、肺、肾等重要器官功能病变；③肝脏恶性肿瘤伴门静脉主干癌栓形成；④广泛门静脉血栓形成、门静脉海绵样变等导致无法找到合适的门静脉流入道者。

【预防】

（一）控制传染源

肝炎患者和病原携带者是本病的传染源。急性患者应隔离治疗至病毒消失。慢性肝炎患者可根据其血清病毒载量评估传染性大小。

（二）切断传播途径

1. 甲型和戊型肝炎　搞好环境卫生和食品卫生，加强粪便、水源管理，培养良好个人卫生习惯，防止"病从口入"。

2. 乙、丙、丁型肝炎　做好手卫生。严格使用一次性注射用具，各种医疗器械及用具实行一用一消毒。对带血及体液污染物严格消毒处理。加强献血及血制品管理。

（三）保护易感人群

1. 甲型肝炎　①注射甲型肝炎纯化灭活疫苗或减毒活疫苗。②对近期与甲型肝炎患者密切接触的易感者，可予以人丙种球蛋白注射，时间越早越好。

2. 乙型肝炎

（1）乙型肝炎疫苗：接种乙肝疫苗是预防 HBV 感染最有效的方法。乙肝疫苗的接种对象主要是新生儿，其次为婴幼儿，15 岁以下未免疫人群和高危人群（如医务人员、经常接触血液的人员、托幼机构工作人员、接受器官移植患者、经常接受输血或血液制品者、免疫功能低下者、HBsAg 阳性者的家庭成员、同性性行为者、有多个性伴侣者和静脉内注射毒品者等）。

乙肝疫苗全程需接种 3 针，按照 0-1-6 程序，即接种第 1 针疫苗后，在 1 个月和 6 个月时注射第 2 针和第 3 针疫苗。新生儿接种第 1 针乙肝疫苗要求在出生后 24 小时内，越早越好。接种部位：新生儿为臀前部外侧肌肌内或上臂三角肌肌内注射，儿童和成人为上臂三角肌中部肌内注射。

（2）阻断 HBV 母婴传播：对 HBsAg 阳性母亲所生新生儿，应在出生后 24 小时内尽早（最好在出生后 12 小时内）注射人乙肝免疫球蛋白（HBIG），剂量应 ≥ 100IU，同时在不同部位接种 10 μg 重组酵母乙肝疫苗，在 1 个月和 6 个月时分别接种第 2 针和第 3 针乙肝疫苗。新生儿在出生 12 小时内注射 HBIG 和乙肝疫苗后，可接受 HBsAg 阳性母亲的哺乳。

（3）意外暴露后预防：当有破损的皮肤或黏膜意外暴露 HBV 感染者的血液和体液后，可按照以下方法处理。①血清学检测：应立即检测 HBV-M 和 HBV DNA，酌情在 3 个月和 6 个月内复查。②主动和被动免疫：如已接种过乙肝疫苗，且已知抗 -HBs 阳性者，可不进行特殊处理。如未接种过乙肝疫苗，或虽接种过乙肝疫苗，但抗 -HBs < 10 mIU/L 或抗 -HBs 水平不详者，应立即注射 HBIG 200 ～ 400 IU，并同时在不同部位接种一针乙肝疫苗（20μg），于 1 个月和 6 个月后分别接种第 2 针和第 3 针乙肝疫苗（各 20μg）。

3. 戊型肝炎 易感者可接种重组戊型肝炎疫苗：30μg，肌内注射，0、1、6 个月方案。

【病毒性肝炎应掌握的内容】

（一）病史采集

1. 病毒性肝炎的常见症状 消化道症状、乏力、尿色等；持续时间。

2. 既往病史 有无病毒性肝炎或慢性肝功能异常史、饮酒及药物服用史，有无慢性心肺疾病或代谢病，有无手术史及输血或血制品输注史。

3. 流行病学资料 饮食史，有无与病毒性肝炎患者密切接触史（家族史），有无病毒性肝炎疫苗接种史。

（二）查体

1. 巩膜、皮肤有无黄染（程度），有无蜘蛛痣、肝掌，浅表淋巴结有无肿大。

2. 肝脾触诊、肝浊音界、移动性浊音的检查方法。

（三）肝功能检查各项指标的临床意义

（四）病历书写

1. 病毒性肝炎的分型及其诊断标准。

2. 鉴别诊断：急性肝炎的鉴别诊断；慢性肝炎的鉴别诊断；黄疸的鉴别诊断。

（五）医嘱

1. 病毒性肝炎综合治疗的基本原则。

2. 丙型肝炎和慢性乙型肝炎抗病毒治疗的适应证。

（六）住院期间病情观察

1. 症状的变化 食欲、体力、尿色、尿量；睡眠。

2. 肝功能监测 一般患者每 3 ～ 5 天复查肝功能、凝血等指标，重症患者需缩短检查间歇，必要时每天复查。

（七）其他

甲型、乙型、戊型病毒性肝炎的预防。

（汤 伟）

第二章　感染性腹泻

感染性腹泻是由多种病原微生物感染引起的一组急性肠道传染病，临床上以腹泻、呕吐等急性胃肠炎表现为特征；根据其病因，可分为病毒感染性腹泻和细菌感染性腹泻。

第一节　病毒感染性腹泻

多种病毒感染人体后可引起急性胃肠炎，其中较常见的是轮状病毒、诺罗病毒和肠腺病毒。

【病原】

1. 轮状病毒　人类轮状 DNA 病毒，属于呼肠病毒科。根据病毒的基因结构和特异性，可以将轮状病毒分为 A～G 7 个组和 2 个亚群（Ⅰ和Ⅱ）。A 组主要引起婴幼儿腹泻，人类主要感染该组病毒。B 组为成人腹泻轮状病毒。C 组主要流行于猪中，但在个别人中发现。D～G 组仅与动物疾病有关。亚群Ⅱ比亚群Ⅰ多见。

婴幼儿轮状病毒耐酸、耐碱、耐乙醚，在粪便中可存活数天至数周，但加热 56℃ 1 小时可使其灭活。

2. 诺罗病毒　诺罗病毒是一组被证实能引起人类胃肠炎的病毒。最早于 1972 年从患者中被分离出，命名为诺沃克病毒；2002 年第八届国际病毒命名委员会将其定名为诺罗病毒。

诺罗病毒为单链 RNA 病毒，根据其 RNA 聚合酶区核苷酸序列的差异，可分为两个基因组：基因组Ⅰ和基因组Ⅱ。

诺罗病毒对各种理化因子有较强的抵抗力：耐乙醚、耐酸；60℃ 30 分钟不能灭活，但煮沸可灭活。

3. 肠腺病毒　腺病毒根据红细胞凝集特性可分为 A～F 6 个亚属，其中 F 亚属的 40 型、41 型和 30 型可侵袭小肠而引起腹泻，故称为肠腺病毒。

肠腺病毒为双链 DNA 病毒。其病毒颗粒表面的型特异性抗原可刺激机体产生中和抗体。

4. 其他可致腹泻的病毒　柯萨奇病毒、埃可病毒、星状病毒、呼肠病毒、原型嵌杯病毒等感染人或动物后均可引起腹泻。

【流行病学】

1. 传染源　患者和隐性感染者是主要的传染源。被感染的动物也是传染源。

2. 传播途径　主要为粪 - 口途径传播。轮状病毒和肠腺病毒也可经呼吸道传播。

3. 易感人群　普遍易感。A 组和 C 组轮状病毒主要感染婴幼儿或儿童，B 组主要感染成人。诺罗病毒感染后发病者以成人和大龄儿童多见。肠腺病毒主要引起 2 岁以下儿童致病。

【临床表现】

不同病毒引起腹泻的临床表现相似。

1. 轮状病毒胃肠炎　潜伏期 1～3 天。起病急，有恶心、呕吐、腹泻、腹部不适等症状。常先吐后泻。粪便为稀便或水样便，腹泻次数每天十余次、重者可达数十次，严重病例可出现脱水、酸中毒和电解质紊乱。可有发热。半数患儿在腹泻出现前可有咳嗽、流涕等上呼吸道感染症状，重症者有支气管炎或肺炎。普通患者症状轻微，多数腹泻持续 3～5 天，病程 1 周左右，少数可持续 1～2 周或更长时间。接受免疫抑制剂治疗、体弱及老年人被感染后病情多较重。严重脱水导致循环衰竭甚至多脏器衰竭是本病的主要死因。

2. 诺罗病毒性胃肠炎　潜伏期 1～2 天。起病急，以腹泻、腹痛、恶心、呕吐为主要症状，解黄色稀水样便或水样便，每天十余次，可伴发热、乏力、肌痛。一般持续 1～3 天自愈。体弱及老年患者病情较重。

3. 肠腺病毒性腹泻 潜伏期 3 ～ 10 天。患者多为 5 岁以下儿童。临床表现与轮状病毒胃肠炎相似，但病情较轻，病程较长。部分患者可因腹泻较重出现脱水症状；严重者可因严重脱水和电解质紊乱而死亡。

【辅助检查】

1. 血常规 外周血白细胞总数多正常，少数可稍升高。

2. 粪常规 黄色水样；一般无脓细胞及红细胞，有时可有少许白细胞。

3. 病原学检查

（1）病毒抗原检测：可采用补体结合（CF）、免疫荧光（IF）、放射免疫（RIA）、酶联免疫吸附试验（ELISA）等方法检测粪便中的特异性病毒抗原。

（2）分子生物学检测：采用 PCR 或 RT-PCR 法，检测各病毒的 DNA 或 RNA。

4. 血清抗体的检测 采用病毒特异性抗原检测患者发病初期和恢复期双份血清中的抗体效价，如呈 4 倍以上增高有诊断价值。

5. 电镜 / 免疫电镜检测 可从患者粪便中检出致病的病毒颗粒。

【诊断】

根据临床表现，外周血常规和粪常规检查的特点，结合流行病学资料（秋冬季节、集体发病等），可作出临床诊断；如病原学检查获得阳性结果，则可确诊。

【治疗】

本病无特异性治疗，主要是针对腹泻和脱水的对症、支持治疗。

1. 纠正脱水

（1）轻度脱水及电解质紊乱：可服用等渗液或世界卫生组织推荐的口服补液盐（ORS）。配方：1000ml 水中含氯化钠 3.5g、碳酸氢钠 2.5g、氯化钾 1.5g、葡萄糖 20g 或蔗糖 40g。剂量：成人开始时 50ml/kg，4 ～ 6 小时饮完，以后酌情调整剂量；儿童开始时 50ml/kg，4 ～ 6 小时饮完（婴幼儿应用时必须少量多次给予）；直至脱水纠正。注意：严重腹泻、频繁呕吐者不宜给予 ORS。

（2）严重脱水及电解质紊乱：应采用静脉补液，除及时补充液体外，需密切观察血清电解质及酸碱平衡的变化，及时调整治疗措施。情况改善后可改为口服。

2. 止泻 蒙脱石散。成人 1 袋 / 次，每日 3 次。儿童：1 岁以下，每日 1 袋，分 3 次服；1 ～ 2 岁，每日 1 ～ 2 袋，分 3 次服；2 岁以上，每日 2 ～ 3 袋，分 3 次服。

3. 解痉镇痛 对有明显的痉挛性腹痛者，可给予山莨菪碱口服或肌内注射。

4. 饮食 宜清淡及富水分。呕吐频繁者，可暂禁食，经静脉补充每日所需水、电解质及热量。

第二节 细菌感染性腹泻

细菌感染性腹泻是由细菌引起的、以腹泻为主要表现的一组常见肠道传染病。

【流行病学】

1. 传染源 患者，病原携带者。

2. 传播途径 粪 - 口途径。

3. 易感人群 普遍易感，没有交叉免疫。

【常见病原菌及相应表现】

1. 沙门菌属

（1）病原学：为革兰氏阴性杆菌，以鼠伤寒沙门菌、肠炎沙门菌和猪霍乱沙门菌较为多见。

灭活方法：加热 55℃ 1 小时或 60℃ 10 ~ 20 分钟；5% 苯酚 5 分钟。

（2）临床表现：潜伏期 6 ~ 48 小时，最短 2 小时。胃肠炎是沙门菌病最常见的临床类型，也称为沙门菌食物中毒。多起病较急、畏寒或寒战、发热、体温可达 40℃，开始时有恶心、呕吐，随后出现腹痛、腹泻。腹泻次数每日 3 ~ 5 次至数十次，大便初为稀烂便，后渐成黄色水样便，可粪质很少或无。多数患者症状较轻，少数患者仅有腹泻、排稀烂便而无发热；重症患者可出现严重脱水、休克和肾衰竭，甚至死亡。

（3）辅助检查：白细胞总数多正常，但有中性粒细胞核左移现象。急性期粪便培养阳性率几乎可达 100%，但血培养阴性。

2. 大肠埃希菌

（1）病原学：为革兰氏阴性杆菌，有 170 多个血清型；大多数大肠埃希菌为人类肠道内的正常寄植菌群，但致病性的大肠埃希菌可引起肠道感染。致病性大肠埃希菌包括肠致病性大肠埃希菌（EPEC）、肠产毒性大肠埃希菌（ETEC）、肠侵袭性大肠埃希菌（EIEC）、肠出血性大肠埃希菌（EHEC）。

（2）临床表现

1）EPEC 肠炎：潜伏期平均 8 ~ 19 小时，病程 1 ~ 2 天。水样腹泻或黏液性腹泻，量较多，无里急后重；腹痛不明显。多无发热，全身中毒症状不明显；重症可有脱水及酸中毒。粪便镜检无白细胞。

2）ETEC 肠炎：潜伏期平均 44 小时，病程 4 ~ 7 天。轻症者仅有轻度腹泻，但重症者表现与霍乱相似。主要表现为水样腹泻、腹痛、恶心、呕吐，可伴有头痛、肌痛，发热较少，血样便罕见。

3）EIEC 肠炎：表现与细菌性痢疾相似。

4）EHEC 肠炎：突出的表现为腹泻、解大量血性便，有腹痛，但发热不明显。

大肠埃希菌 O157: H7 感染：轻症者仅有水样腹泻；典型患者腹痛较剧，初为水样便，几天后出现血性便，可有发热。部分患者于感染 1 周后出现溶血性尿毒综合征、血栓性血小板减少性紫癜、脑神经障碍等并发症，严重者可致死亡，病死率 5% ~ 10%。

（3）辅助检查：白细胞总数可正常、降低或升高，但中性粒细胞增多。粪便培养分离出的大肠埃希菌需做血清型鉴定。

3. 志贺菌属　　由志贺菌引起的肠道传染病也称为细菌性痢疾。

（1）病原学：志贺菌，也称为痢疾杆菌，为革兰氏阴性菌。志贺菌属有 47 个血清型；根据生化反应和 O 抗原的不同，分为 4 个血清群（A 群——痢疾志贺菌、B 群——福氏志贺菌、C 群——鲍氏志贺菌、D 群——宋内志贺菌）。

（2）临床表现

潜伏期：数小时至 7 天，多为 1 ~ 3 天。

1）普通型：急性起病，腹痛、腹泻，每天排便数次至数十次，多先为稀便，1 ~ 2 天后排黏液脓血便或脓血便（可粪质很少），此时常有里急后重，常有左下腹和（或）脐周压痛、肠鸣音活跃。部分患者有可伴有发热及全身中毒症状。自然病程为 1 ~ 2 周，多数患者可自愈，少数转为慢性。

2）重型：多见于年老、体弱或营养不良者。腹泻每天 30 次以上，排稀水脓血便甚至大便失禁，里急后重明显；后期可出现中毒性肠麻痹、严重脱水、酸中毒和电解质平衡紊乱，甚至循环衰竭。少数患者可出现心、肾功能不全。

3）中毒性菌痢：多见于 2 ~ 7 岁儿童，但成人也可发生。起病急骤、畏寒、高热、全身中毒症状严重，可迅速出现低血压、少尿甚至循环衰竭，或出现嗜睡、昏迷、惊厥甚至呼吸衰竭；但肠道症状很轻或缺如。

4）慢性菌痢：菌痢反复发作或迁延不愈达 2 个月以上者，即为慢性菌痢。根据临床表现，慢性菌痢可分为慢性迁延型、急性发作型和慢性隐匿型。

（3）辅助检查

1）血常规：急性菌痢患者白细胞总数常增高，以中性粒细胞为主；慢性菌痢患者可有贫血。

2）粪常规：粪便外观为黏液脓血便；镜检可见大量白细胞（≥15个/HP）、少量红细胞，如见到吞噬细胞则有助于诊断。

3）粪培养：培养出志贺菌则可以确诊；应尽量在抗菌药物使用前取标本送检。

（4）诊断：根据患者的临床表现、流行病学资料（夏秋季发病、有可疑不洁饮食史或与菌痢患者接触史）及粪常规检查结果，可作出初步诊断，确诊需依据细菌培养结果。对出现不明原因高热、惊厥或休克的儿童，应警惕中毒性菌痢的发生，如患者无胃肠炎表现，可用肛拭子或生理盐水灌肠后取样作粪常规检查，粪便中有大量白细胞（≥15个/HP）即有助于诊断。

4. 空肠弯曲菌

（1）病原学：弯曲菌为革兰氏阴性菌，呈螺旋形或弯曲杆状，无荚膜、无芽孢，有鞭毛，微需氧；能产生内毒素、分泌肠毒素等外毒素。弯曲菌属可分为12个种（含5个亚种），其中空肠弯曲菌和结肠弯曲菌是人类弯曲菌病的主要致病菌，80%～90%的弯曲菌病是由空肠弯曲菌引起的、5%～10%的病例是由结肠弯曲菌引起的。

空肠弯曲菌抵抗力不强，易被干燥、直射日光及弱消毒剂所杀灭，56℃5分钟可被杀死。

（2）临床表现：潜伏期1～7日，平均3.5日。

空肠弯曲菌感染后，病情轻重不一，可无症状，也可表现为严重的小肠结肠炎。大多数患者有全身不适、乏力、畏寒发热（体温38～40℃）；腹痛、腹泻是最常见的表现，腹痛多位于脐周或上腹部，可为间歇性绞痛，大便每日2次至20次不等、呈水样或黏液样或黏液血便；重症患者可持续高热伴严重血便。部分病情较重者有恶心呕吐、嗳气、食欲减退。

病程一般7～10日，也有长至6周者，少数可迁延成慢性腹泻。

（3）辅助检查

1）粪常规：粪便为水样便或黏液血便，镜检可见白细胞和红细胞。

2）血常规：可有白细胞计数和中性粒细胞轻度增加。

3）病原学检查：① 粪便镜检。粪便涂片，经革兰氏染色或瑞氏染色后，直接在显微镜下观察，可见纤细的"S"形、螺旋形逗点或海鸥展翅形等多形性杆菌。② 粪便培养。将粪便接种于选择性培养基上，在42℃微氧环境下培养可获得病原菌。

4）血清学检查：可取病初及恢复期双份血清做凝集试验，检查O、H、K抗体。恢复期血清抗体效价如有4倍以上增高，有诊断价值。

（4）诊断：根据腹痛、腹泻、发热等临床表现，粪常规检查见白细胞和红细胞，结合流行病学资料（可疑不洁饮食史，如食用生的或半熟的肉类制品、蔬菜等），可作出初步诊断；确诊有赖于粪便病原菌检查结果。

5. 葡萄球菌

（1）病原学：葡萄球菌属为革兰氏阳性菌，引起急性胃肠炎的仅限于产生肠毒素的金黄色葡萄球菌菌株。该肠毒素是一种外毒素，对热稳定（100℃30分钟仅能杀死葡萄球菌而不能破坏肠毒素），且对各种消化酶有抵抗力，但在pH为2时，可被胃蛋白酶破坏；有8个血清型，各型均可引起食物中毒。当此种细菌污染食物后，在氧气不足、温度20～30℃的条件下，经4～5小时繁殖，即产生大量肠毒素。人如进食了此种污染食物则可发生食物中毒。

（2）临床表现：潜伏期2～5小时，极少超过6小时。起病急骤，恶心、呕吐，呕吐物可带胆汁、黏液和血丝，伴中上腹部痉挛性疼痛；继之出现腹泻，排稀便或水样便，每日数次至数十次。重症患者可因剧烈吐泻而致脱水、肌肉痉挛甚至循环衰竭。一般无明显发热。大多数患者经数小时可恢复。

（3）辅助检查

1）直接镜检：取可疑食物或患者的呕吐物、粪便，制成涂片后进行革兰氏染色，显微镜下观察有无革兰氏阳性球菌。

2）细菌培养：取可疑食物或患者的呕吐物、粪便，采用高盐琼脂培养基或氯化锂蛋黄培养。

3）毒素测定：可采用反向间接血凝法、免疫荧光法或放射免疫法等，检测食物浸出液或细菌培养液中有无肠毒素。

（4）诊断：根据临床表现，可疑不洁饮食史或同食者有相似发病史，作出初步诊断。如通过镜检观察或培养分离出葡萄球菌、血清学方法检测到肠毒素则可确诊。

6. 变形杆菌

（1）病原学：变形杆菌属是肠杆菌科的革兰氏阴性杆菌，无芽孢，无荚膜，兼性厌氧。有 5 个种：普通变形杆菌、奇异变形杆菌、产黏变形杆菌、潘氏变形杆菌和豪氏变形杆菌，其中奇异变形杆菌和普通变形杆菌与临床关系较为密切。变形杆菌对热抵抗力不强，加热 55℃持续 1 小时可被杀灭。

（2）临床表现：进食被变形杆菌污染的食物后，可引起急性胃肠炎，也称为变形杆菌食物中毒。潜伏期一般为 10 ～ 12 小时，短者 1 ～ 3 小时，长者可达 60 小时。

主要表现为恶心、呕吐，腹痛、腹泻，可伴畏寒、发热。腹痛多位于脐周、阵发性、较剧或呈绞痛，腹泻每日数次至十余次、排水样便可混有黏液、有恶臭。体温升高一般不超过 40℃，伴头痛、头晕、乏力。部分患者可出现面部和上身皮肤潮红、荨麻疹样皮疹伴瘙痒。

病程多 1 ～ 2 天，少数患者达数日。预后一般良好。

（3）实验室检查：凡疑变形杆菌中毒时，应取可疑食物、呕吐物和粪便做细菌培养，分离出同型变形杆菌。分离出的变形杆菌，必须做血凝试验才能确认。

7. 气单胞菌

（1）病原学：气单胞菌属为革兰氏阴性杆菌，包括 30 多种菌，其中水气单胞菌、温和气单胞菌、豚鼠气单胞菌可引起人类腹泻及肠道外感染。

（2）临床表现：潜伏期 1 ～ 2 天。急性起病，腹泻，排稀水样便，可有腹痛，但无里急后重；部分患者可排黏液便；少数可排脓血便且伴里急后重；个别患者可呈霍乱样腹泻。可有低热。大部分患者于 2 ～ 5 天自愈，无并发症。

（3）实验室检查：粪常规镜检可见少量白细胞和红细胞，少数可满视野有白细胞；大便培养可分离出气单胞菌。

（4）诊断：根据腹痛、腹泻、低热等表现，有可疑不洁饮食史，结合粪便培养阳性可诊断本病。

8. 小肠结肠炎耶尔森菌

（1）病原学：小肠结肠炎耶尔森菌为革兰氏阴性杆菌，按生化反应可分为 6 种生物型：1A、1B、2、3、4、5；其中，1A 型为非致病型，其余均为致病菌株。所有致病菌株都含有热稳定肠毒素、毒性质粒、VW 抗原等。该菌在 -30 ～ 42℃均可生存，采用煮沸、干燥及各种消毒剂均可杀灭。

（2）临床表现

1）小肠结肠炎：多见于婴幼儿。急性起病，腹痛、腹泻。腹痛主要位于下腹，偶有呈绞痛者；大便每日 3 次至 10 次不等，水样便或带黏液便，血便少见。持续 3 ～ 14 天。可伴有发热。偶见有肠道病变严重而引起中毒性肠麻痹、肠套叠、肠静脉血栓形成、肠穿孔和腹膜炎者。

2）末端回肠炎：青少年或年长儿童多见。临床表现除发热、腹泻外，主要以腹痛症状最为显著，常以右下腹为主，因常同时有白细胞增高，颇似阑尾炎，故又称为假性阑尾炎。

（3）实验室检查

1）血常规：白细胞及中性粒细胞轻度增高，重症者可有明显增高，并有核左移及中毒颗粒。红细胞沉降率轻度增快。

2）粪常规检查：外观为稀黏液状便，镜检有白细胞和红细胞。

3）粪培养：取粪便，置于半固体运送培养基中送检。培养分离出可疑菌落后，需进行生化试验和血清学鉴定。

4）血清凝集试验：以本菌抗原检测患者血清中凝集抗体效价。取病初及恢复期双份血清检测，如抗体效价呈 4 倍或 4 倍以上增长，有诊断价值。

（4）诊断：根据临床表现如腹痛、腹泻，腹痛位于下腹或右下腹（有时酷似阑尾炎），粪便为水样黏液便或血便，伴发热，结合流行病学资料，可作出初步诊断；粪便培养分离出病原菌即可明确诊断。

【并发症】

1. 脱水、酸中毒和电解质紊乱　腹泻时大量水和电解质丢失，进而引起脱水、电解质紊乱、酸中毒，严重者可能致死，尤其是儿童、老年人及体弱者更易致死。

2. 菌血症　常见于沙门菌、志贺菌感染。

3. 溶血性尿毒综合征（hemolytic-uremic syndrome，HUS）　可以由多种病原引起，如大肠埃希菌、伤寒杆菌、志贺菌属等，尤以产志贺毒素大肠埃希菌 O157：H7 多见。通常发生于腹泻开始后的 1～2 周，临床表现为发热、黑便、少尿、无尿、皮肤瘀点瘀斑、血尿、巩膜皮肤黄染等，部分患者可出现高血压、心力衰竭、肝脾大，还可出现头痛、嗜睡、烦躁、幻觉、惊厥和昏迷。实验室检查可发现血小板减少、溶血性贫血、肾功能异常、凝血功能异常。

4. 吉兰 - 巴雷综合征（Guillain- Barré syndrome，GBS）　常由空肠弯曲菌引起。

5. 反应性关节炎和虹膜炎　常因弯曲菌、沙门菌、福氏志贺菌及耶尔森菌感染引起。

6. 其他　肠穿孔、中毒性巨结肠、脑水肿、败血症、感染性休克、心包炎、反应性关节炎、血栓性血小板减少性紫癜等。

【鉴别诊断】

各种致病菌所致的细菌性感染性腹泻的主要临床表现相似，故鉴别诊断需依赖病原学检查。

【治疗】

1. 一般治疗及对症治疗

（1）饮食：一般无须禁食；饮食宜清淡、易消化，进流食或半流食，忌油腻、刺激性食物，年长儿及成人应暂停服用牛奶及其他乳制品。呕吐频繁者，可暂禁食。

（2）腹痛剧烈者，可予山莨菪碱或阿托品类药物。慎用或禁用阿片制剂。

（3）蒙脱石散 / 混悬液：对消化道内的病原体及其产生的毒素有固定、抑制作用；对消化道黏膜有覆盖能力，并通过与黏液糖蛋白相互结合，有助于修复、保护黏膜屏障。

（4）小檗碱：有较好的收敛止泻作用，并有一定的抑菌作用。

（5）发热：对轻中度发热者，应以物理降温为主；高热患者可予以解热镇痛剂；高热伴严重毒血症患者，可予以小剂量肾上腺糖皮质激素，如效果不佳或高热伴烦躁、惊厥时可采用亚冬眠疗法。

2. 维持水、电解质和酸碱平衡

（1）口服补盐液（ORS）：适用于无频繁呕吐的轻中重度脱水患者，服用的剂量和次数根据患者脱水的程度决定。

（2）静脉补液疗法：对于中重度脱水、电解质紊乱、酸中毒及休克患者应采用静脉补液，以尽快纠正脱水、电解质紊乱和酸碱失衡，恢复有效循环血容量。

1）宜用乳酸林格液。

2）有酸中毒者，予以 5% 碳酸氢钠或 11.2% 乳酸钠，根据血气分析结果计算剂量，可先给予半量，然后根据病情进一步治疗。

3）根据血电解质分析结果，补充或纠正钾、钙或钠的失衡。

3. 抗菌治疗　可选用氨基糖苷类或第三代头孢菌素；也可选用四环素类抗生素。轻症患者可口服给药；重症或呕吐频繁者需静脉滴注给药。

4. 益生菌治疗 服用益生菌制剂，可有助于恢复肠道正常菌群、重建肠道生物屏障、拮抗致病菌的定植。可选用酵母菌、地衣芽孢杆菌、双歧杆菌制剂。

5. 感染性休克及感染中毒性脑病的治疗 一些病原菌如志贺菌的严重感染可导致患者发生感染性休克和（或）感染中毒性脑病，如中毒性菌痢，必须立即给予综合治疗。

（1）降温。

（2）经静脉给予有效抗菌药物治疗。

（3）抗休克治疗

1）扩充血容量：晶体液（5% 葡萄糖盐水、乳酸林格液或林格液），胶体液（白蛋白、鲜血浆）。

2）纠正酸中毒：5% 碳酸氢钠。

3）血管活性药物：①扩血管药物。山莨菪碱每次 0.3 ～ 0.5mg/kg，隔 10 ～ 30 分钟静脉注射一次，病情好转后延长给药间隔，连续用药 10 次而无效时改用或加用其他药物。②缩血管药物：去甲肾上腺素 2 ～ 20μg/（kg·min）或多巴胺 5 ～ 20μg/（kg·min），适用于血压骤降且血容量一时内难以补足时，可短期使用；血容量补足后低血压仍不能纠正时，可单用或与扩血管药物联合使用。

4）肾上腺糖皮质激素：氢化可的松或泼尼松龙。

5）维护心、肺、肾等重要脏器的功能

A. 心功能不全：出现心功能不全征象时，应严格控制输液速度和量；必要时给予强心药物如毛花苷 C 或毒毛花苷 K。

B. 肺功能的维护：保持气道通畅，清除气道分泌物，鼻导管或面罩间歇加压吸氧，如仍不能使 PaO_2 达到 ≥ 60mmHg，应考虑气管插管行辅助呼吸。

C. 肾功能不全的防治：积极抗休克，维持足够的有效循环血量，是保护肾功能的关键。如血容量已补足、血压亦已基本稳定，仍少尿时，可给予 20% 甘露醇 250ml 快速滴注或给予呋塞米 20 ～ 40mg 静脉注射；必要时按急性肾衰竭处理。

（4）脑水肿的防治

1）头部降温：使用冰帽。

2）缓解脑血管痉挛：山莨菪碱。

3）降低颅内压、防治脑水肿：甘露醇、呋塞米、肾上腺糖皮质激素。

（5）防治 DIC：在积极抗感染、抗休克和改善微循环的基础上，给予肝素或低分子量肝素治疗。

第三节 医院内腹泻

医院内腹泻（nosocomial diarrhea）多由艰难梭菌引起，称为艰难梭菌相关性腹泻（CDAD）或艰难梭菌相关性结肠炎（CDAC）。

由服用抗生素引起的以腹泻为主要症状的胃肠道疾病总称为抗生素相关肠炎（antibiotic associated colitis，AAC），其中最严重的即是假膜性结肠炎（pseudomembranous colitis，PMC）。与抗菌药物相关的 PMC 病例中，致病菌几乎都是艰难梭菌。

【病原】

艰难梭菌（*Clostridium difficile*，Cd），为革兰氏阳性厌氧菌。

Cd 主要产生 A 和 B 两种毒素，A 毒素产量大，是引起临床肠道症状的因素；B 毒素产量少于 A 毒素，但其对细胞的毒性比 A 毒素大数千倍。两者均为肠毒素。B 毒素又称细胞毒，因其具有很强的致细胞病变作用。两者在 PMC 的发病中均有重要的地位，患者的腹泻是这两种毒素合成作用的结果，而 Cd 本身并不引起腹泻，故 CDAD 为一毒素介导的肠道疾病，病菌并不侵袭肠黏膜。75% 的 Cd 产生两种毒素。

【流行病学】

CDAD 可见于任何年龄，但在新生儿中很少见，绝大多数发生于抗菌药物或肿瘤化疗、放疗或免疫抑制剂应用者。几乎所有具有一定抗菌谱与活性的抗菌药物均可作为致病因素；最常见者为广谱头孢菌素类、氨苄西林、克林霉素和抗菌药物的联合应用，次为其他青霉素类、红霉素、氨基糖苷类、四环素和复方磺胺甲噁唑（SMZco）。20% 以上无腹泻的住院患者结肠菌丛中可检测到 Cd；Cd 在环境中广泛存在，在受 Cd 腹泻患者粪便污染的地区内尤为多，因而在医院环境和小型疗养院中老年人和接受抗菌治疗的患者中易发生局灶性暴发。

【临床表现】

潜伏期可短至抗菌药物治疗后 1 天，一般为抗菌治疗后 1 周左右；多至 20% 的患者，腹泻发生于停药后 6 周。CDAD 的临床表现轻重不一：有的仅为无症状的 Cd 携带者，有症状的可为轻重不同的腹泻、结肠炎、PMC 或暴发性结肠炎，后者常并发中毒性巨结肠。

1. 无结肠炎的抗生素性腹泻 常于抗生素应用后 1 周内发生。有腹痛、腹泻，每日 2 ~ 3 次，稀烂便、常呈绿色、带黏液。胃肠道症状多随抗生素的停用而好转。一般无全身症状。

2. 结肠炎 起病较缓，有腹痛、腹泻，可伴有全身症状，如发热、乏力等。查体腹部有压痛。实验室检查：可有白细胞计数增多，水、电解质紊乱。肠镜检查：可见黏膜有弥漫型或斑片状充血、炎症表现，但不可见典型的假膜。

3. PMC 有腹痛，较重且呈痉挛性，腹泻、便次不定，排稀水样便。查体下腹部弥漫性压痛。实验室检查：白细胞增多，可有水、电解质紊乱及低蛋白血症等。肠镜检查：可见黄白色、隆起呈小片状假膜，散在分布于肠黏膜表面，则 PMC 的诊断即可确立。

4. 暴发性结肠炎 多起病急骤，腹泻、腹胀、腹痛，腹痛可为持续性，查体可有腹部胀满、腹肌紧张、局限性压痛、肠鸣音减低。腹部 X 线检查可显示大量的肠腔积气。早期行肠镜检查及粪便的 Cd 培养等检查，可帮助早期诊断。如发生中毒型巨结肠扩张而引起麻痹性肠梗阻时，患者的腹泻反而减轻，但全身状态却迅速恶化。故在抗生素应用过程中，发生中毒型巨结肠、局限性腹膜炎或麻痹性肠梗阻时，均应考虑 Cd 所致的暴发性结肠炎的可能。

Cd 引起的暴发性结肠炎，因其常累及肌层、使其失去张力，造成肠扩张，导致中毒型巨结肠。如不能及时诊断并予以治疗，可迅速导致肠穿孔、腹膜炎、败血症甚至死亡。

【辅助检查】

1. 血常规 轻至中度感染患者外周血白细胞可正常，严重感染者白细胞可达 $15 \times 10^9/L$ 以上。

2. 粪常规 可见白细胞。

3. 粪培养 常采用 CCFA 培养基进行厌氧培养，48 小时后观察有无典型菌落；可取典型菌落接种至液体培养基继续厌氧培养 48 小时，然后做细胞毒性试验。

4. 毒素免疫检测 用 ELISA 直接检测腹泻粪便标本中的 Cd 毒素 A 和（或）毒素 B。

5. 毒素基因检测 采用实时 PCR 法定性检查粪便标本中的 Cd 毒素基因。

6. 肠镜检查 对怀疑 PMC 患者通过结肠镜检查和镜下刷片或取假膜、组织进行革兰氏染色，有助于快速作出诊断。PMC 主要的镜下表现为病变肠段可见黏膜充血、水肿、糜烂、溃疡，直肠乙状结肠有多发性隆起的斑片或融合为大片的灰绿色、黄褐色假膜覆盖黏膜表面；严重者病变融合；假膜邻近的黏膜可水肿、充血，触及易出血，也可见散在溃疡；假膜性病变主要累及左侧结肠或全结肠，少数累及回盲部。

7. 腹部 X 线检查 腹部平片可见结肠扩张、积气。CT 检查可发现结肠壁增厚、结节状结肠袋增厚、水肿厚度 > 4cm，特别是炎症部位在升结肠时，对于重症 Cd 感染患者有一定辅助诊断意义。暴发性结肠炎常出现腹水、缆绳征等。

【诊断】

诊断依据：病史（住院患者，有抗菌药物应用史，或有大手术或癌症化疗史），临床表现（腹痛腹泻、稀便伴黏液等，查体可有腹部的压痛、腹肌紧张、肠鸣音减低等）；实验室检查结果（粪检中有白细胞，外周血常规中白细胞增多）；肠镜检查结果（点状、隆起的黄白色假膜，间杂正常黏膜或红肿黏膜）。

确诊本病的依据为粪便厌氧培养分离出 Cd 菌和（或）Cd 毒素检测 [ELISA 检测毒素 A 和（或）毒素 B]。

【治疗】

CDAD 一旦诊断确立后，应立即停用抗菌药物。停用抗菌药物后数日，15% ～ 25% 的轻度 CDAD 患者可自行恢复而无须特殊治疗。应注意纠正水、电解质紊乱；对于重症患者还应加强支持治疗，补充血浆、白蛋白，以维持有效血容量。

对 CDAD 患者，不能给予麻醉剂镇痛，也不能用解痉剂及止泻剂，因其可引起肠道张力下降，不利于毒素的排出而加重病情。

1. 无结肠炎的抗生素相关性腹泻　立即停用抗菌药物。

2. 抗生素相关性结肠炎或 PMC　立即停用原用抗菌药物，并加用抗厌氧菌的抗生素。首先用口服剂，甲硝唑和（或）万古霉素，疗程一般为 7 ～ 10 天，起效慢者可延长其疗程。

（1）轻至中度 PMC 患者：甲硝唑，口服，每次 250 ～ 500mg，每日 4 次。

（2）重症或复发的 PMC 患者：万古霉素，口服，每次 125 ～ 500mg，每日 4 次，疗程 7 ～ 14 天；用于重危患者（白细胞计数＞ 15×10^9/L 或肌酐增加到其基础值的 1.5 倍以上）或并发肠梗阻者，以大剂量为宜。

（3）肠梗阻患者：禁食，甲硝唑 500mg 静脉滴注，每 6 小时 1 次，去甲万古霉素 400mg 静脉滴注，每日 2 次，共用 7 ～ 14 日。能口服时可改口服。

3. 如因基础疾病不能停用抗菌药物时，可以选用针对性强的抗生素，或选用对厌氧菌有较好效果的广谱抗生素，如亚胺培南、头孢哌酮、舒巴坦、头孢美唑等。

4. 益生菌治疗　益生菌可显著降低 PMC 的发生率，是 PMC 的有效治疗手段。可选用乳酸菌、双歧杆菌等。

粪菌移植：采用健康人大便滤液灌肠。目前此方法被认为是抗菌药物治疗无效后的唯一治疗措施。

5. 外科治疗　一般只用于暴发性结肠炎、中毒性巨结肠的进展（恶化）期，或肠梗阻经内科治疗无好转时，应考虑外科治疗。如并发肠出血、肠穿孔等，也可根据患者情况考虑外科治疗，可行结肠次全切除术，术后腔内用药。

【感染性腹泻应掌握的内容】

（一）病史采集

1. 主诉与现病史

（1）起病时间。

（2）主要症状：腹泻的次数、大便的性状；有无腹痛、部位、程度；有无呕吐、次数、呕吐物的性状；有无发热、体温、发热时有无伴随症状；尿量有无减少。

2. 流行病学资料　有无可疑不洁饮食史；有无腹泻患者接触史；有无长期应用抗菌药物史。

（二）查体

1. 基本情况　神志、脉搏、血压；有无脱水体征（眼窝凹陷、皮肤干燥且弹性下降、指端干瘪等）。

2.腹部情况　腹部外观有无下凹呈舟状腹；有无压痛、压痛的部位及有无肌紧张和（或）反跳痛；肠鸣音。

（三）辅助检查

1.基本检查　粪常规、大便隐血；血常规；症状明显者，血生化检查（电解质、肝功能、肾功能等）。

2.病原学检查　粪培养（一般为需氧，必要时做厌氧）。

（四）诊断与鉴别诊断

根据临床表现、流行病学资料、粪常规及血常规检查结果，可作出细菌感染性腹泻的初步诊断；根据病原学检查结果，可作出明确诊断。

（五）治疗

1.对患者做饮食指导。

2.对症治疗：纠正脱水、电解质紊乱和酸中毒。

3.抗菌药物治疗：正确选择抗菌药物。

4.感染性休克治疗的基本原则。

（汤　伟）

第十一篇 其他（麻醉）

第一章 麻醉前病情评估、麻醉前准备及麻醉前用药

第一节 麻醉前准备

（一）麻醉前准备的目的

1. 使患者体格和精神尽可能达到最佳状态。

2. 增强患者对麻醉和手术的耐受力。

3. 提高患者在麻醉中的安全性，避免麻醉意外。

4. 减少麻醉并发症。

（二）麻醉前准备内容

1. 患者准备

（1）病情估计。

（2）精神准备。

（3）器官系统生理功能。

2. 术前访视项目

（1）阅读病历，对病情和手术麻醉风险有总体了解，了解手术方式、时间、对麻醉的要求。

（2）访视患者：主诉、现病史、手术麻醉史、外伤史、家族史及过敏史、必要的体格检查。

（3）掌握重要器官及系统功能状态，美国麻醉协会（American Society of Anesthesiologists，ASA）分级评定。

（4）术前禁食、禁水和术前用药。

（5）麻醉选择和麻醉知情同意书（自我保护）。

3. 病情评估

（1）充分了解患者健康状况。

（2）全身状况和重要脏器功能。

（3）疾病的安危所在，可能的并发症及防治措施。

（4）评估患者对麻醉和手术的耐受力。

4. ASA 病情分级（表 11-1-1）

表 11-1-1　ASA 病情分级

等级	评估标准	麻醉风险	病死率（%）
I	健康患者	正常情况无风险	0.06 ～ 0.08
II	轻度系统性疾病，器官在代偿范围内	风险较小	0.27 ～ 0.40
III	重度系统性疾病，器官在代偿范围内	有一定的顾虑和风险	1.82 ～ 4.30
IV	重度系统性疾病，器官代偿。终身需要不间断治疗	风险很大	7.80 ～ 23.0
V	濒死患者，无论手术与否，24 小时内不大可能存活	风险最大，孤注一掷	9.40 ～ 50.7

5. 戈德曼（Goldman）心脏高危因素预测（表 11-1-2）

表 11-1-2　Goldman 心脏高危因素评分表

内容	评分
充血性心衰（第三心音、颈静脉怒张等）	11
6 个月内发生急性心肌梗死	10

续表

内容	评分
非窦性心律或房性期前收缩	7
多发室性期前收缩（＞5次/分）	7
年龄＞70岁	5
急诊手术	4
主动脉瓣狭窄	3
开腹、开胸或主动脉手术	3
危重患者（$PaO_2 < 60mmHg$，$PaCO_2 > 50mmHg$，$K^+ < 3mmol/L$，$BUN > 18mmol/L$，$Cr > 260mmol/L$，SGOT升高，慢性肝病综合征及非心源性卧床）	3
总分	53

按积分将心功能分为4级：0～5分为Ⅰ级；6～12分为Ⅱ级；13～25分为Ⅲ级；≥26分为Ⅳ级；累计分达Ⅲ级以上者手术危险性大。

6. 心功能分级及临床意义（表11-1-3）

表11-1-3　心功能分级表

级别	屏气试验（秒）	临床表现	意义	麻醉耐力
Ⅰ	＞30	能够耐受日常体力活动，活动后无心慌、气短、不适感觉	心功能正常	良好
Ⅱ	20～30	对日常活动有一定不适感觉，能够自行调节活动量，不能跑步	心功能较差	如处理正确，仍然可以耐受
Ⅲ	10～20	轻度体力活动后有明显不适，只能够胜任极轻微体力活动	心功能不全	充分术前准备，避免增加心脏负担
Ⅳ	＜10	不能耐受任何体力活动，休息时候有心慌、气短。无法平卧，端坐呼吸，心动过速	心力衰竭	极差，应推迟手术

7. 呼吸困难分级（表11-1-4）

表11-1-4　呼吸困难分级表

级别	临床表现	麻醉耐受力
0	无呼吸困难症状	佳
Ⅰ	能够较长距离缓慢平道走动，但懒于步行	良好
Ⅱ	步行距离有限制，走一条或两条街后需要休息	差
Ⅲ	短距离走动出现呼吸困难	很差
Ⅳ	静息时也出现呼吸困难	极差，应推迟手术

8. 重要脏器功能估计

（1）全身情况：体重指数（body mass index，BMI）、血红蛋白（hemoglobin，HB）、水及电解质等。

（2）心血管系统：心电图（electrocardiogram，ECG）、脉压、射血分数（ejection fraction，EF）、心指数（cardiac index，CI）、彩超、运动试验等。

（3）呼吸系统：肺功能检查等。

（4）泌尿系统：尿素氮（BUN）、肌酐（Cr）等。

（5）消化系统：血清总蛋白（total protein，TP）、白蛋白、白/球值、胆红素。

（6）血气分析。

9. 简易心肺功能测定

（1）吹火柴试验：如不能吹灭15cm前火柴，第一秒用力呼气容积占用力肺活量的百分比（$FEV_1/FVC\%$）＜60%、第一秒用力呼气容积（FEV_1）＜1.6L、最大通气量＜50L可能存在气道阻塞性疾患。

（2）吹气试验：最深吸气后做最大呼气，呼气时间＞5秒，可能存在气道阻塞性疾患。

（3）屏气试验（憋气试验）：平静呼吸后屏气时间＜15～20秒或深呼吸数分屏气时间＜30秒，提示心肺储备功能不足。

（4）登楼试验：登四层楼，患者心率及呼吸频率在10分钟内完全恢复登楼前水平且无心律失常，可较好地耐受心胸手术。

10. 有关解剖结构检查

（1）全身麻醉：体重指数（BMI）、有无打鼾、头颈活动度、张口度、气道分级评定、Allen试验等。

（2）硬膜外麻醉：脊柱活动度、外伤史、麻醉史、有无椎体钙化等。

11. 有关气道通畅度的评估指标（表 11-1-5）

表 11-1-5　气道通畅度评估表

指标	正常值	插管困难或困难气道
枕寰关节屈伸度	350°	＜150°
张口度（cm）	4～6	＜3
甲颏间距（cm）	＞6.5	＜6
BMI（kg/m²）	20～25	＞26
口咽喉三轴线	可以重叠	无法或者部分重叠
Mallampati 分级	＜Ⅲ级	＞Ⅲ级
颌骨水平长度（cm）	＞9.0	＜9.0

12. 精神方面的准备　目的是消除患者的忧虑和恐惧（不要肯定紧张情绪）以取得患者的配合。

（1）交感神经兴奋，耗氧量增加。

（2）增加心脏负担。

（3）增加手术困难。

（4）增加麻醉药物用量。

（5）诱发麻醉并发症的危险。

13. 非外科疾病治疗

（1）改善患者营养状态，治疗低蛋白血症、贫血、维生素缺乏等。

（2）纠正水、电解质紊乱。

（3）合并症的治疗：高血压、糖尿病、冠心病、肺部疾病等。

（4）收缩压（systolic pressure）＜180mmHg、舒张压（diastolic pressure）＜110mmHg，经系统治疗。

（5）血红蛋白＞80g/L。

（6）糖尿病患者空腹血糖正常或接近正常、尿糖阴性、尿酮体阴性。

（7）患心肌梗死＞6个月，3个月之内相对禁忌。

（8）感染、月经等不行择期手术。

14. 禁食禁饮时间（表 11-1-6）

表 11-1-6　禁食禁饮时间表（h）

年龄	固体/非流质饮食	液体
成年	6～8	2～3
36 个月以上	6～8	2～3
6～36 个月	6	2～3
6 个月以下	4～6	2

第二节 麻醉选择与药品和器械准备

（一）麻醉选择

1. 患者方面 年龄、疾病的严重程度、重要脏器功能、情绪与合作程度、肥胖程度、患者意愿等。

2. 手术方面 手术部位、手术方式、术者的特殊要求与技术水平。

3. 麻醉方面 麻醉者的业务水平、经验或习惯，麻醉设备和药品方面的条件等。

（二）药品和器械准备

1. 麻醉药品。

2. 麻醉用具。

3. 麻醉机。

4. 监测设备。

5. 抢救药品和器械。

6. 麻醉相关设备准备。

麻醉机及相应气源、气管插管用具、吸引用具及吸引管；动、静脉穿刺用套管针、各种输液用液体、听诊器；监测血压、脉搏、心电图、血氧饱和度、体温等的装置或监测仪；常用麻醉药；心血管药物和其他急救用药等。

第三节 麻醉前用药

（一）目的

1. 使患者情绪安定、合作，减少恐惧焦虑。

2. 减少麻醉药的副作用。

3. 调整自主神经，消除不良反射（迷走神经）。

4. 缓解术前疼痛。

（二）麻醉前常用药物

1. 镇静安定药。

2. 催眠药。

3. 麻醉性镇痛药。

4. 抗胆碱药。

5. 抗组胺药。

6. 麻醉前常用药物及用法见表 11-1-7。

表 11-1-7 麻醉前常用药物及用法

药名	作用	用药途径	用量
地西泮	镇静、催眠、抗焦虑、抗惊厥	口服 静脉	0.1～0.2mg/kg 0.05～0.1mg/kg
咪达唑仑	镇静、催眠、抗焦虑、抗惊厥	口服 肌内注射	0.1～0.2mg/kg 0.05～0.1mg/kg
苯巴比妥	镇静、催眠、抗惊厥	肌内注射	0.1～0.2g（成人）
吗啡	镇痛、镇静	皮下注射	5～10mg（成人） 0.05～0.1mg/kg（小儿）
哌替啶	镇痛、镇静	肌内注射	25～100mg（成人） 0.5～1mg/kg（小儿）
阿托品	抑制腺体分泌、解除平滑肌痉挛、抑制迷走神经兴奋	皮下注射	0.5mg（成人） 0.01mg/kg（小儿）
东莨菪碱	抑制腺体分泌、解除平滑肌痉挛、抑制迷走神经兴奋	肌内注射	0.3mg（成人） 0.01mg/kg（小儿）

（三）麻醉前用药原则

1. 年老、体弱、休克等患者减少镇痛镇静药量。

2. 高血压、冠心病、甲亢患者麻醉前用药加量。

3. 腹部手术患者、小儿抗胆碱药物加量。

4. 一般情况差、衰弱、年老、休克、甲状腺功能减退者及 1 岁以下婴儿一般不用。

（朱　翔）

第二章　全身麻醉（气管插管术）

【定义】

气管插管术是麻醉医师必备的救命术之一，可以维持呼吸道通畅，保护呼吸道免于塌陷和狭窄阻塞、提供清除气管和支气管内分泌物的途径或是呼吸功能不全情况下，用来连接呼吸机。全身麻醉要素包括镇静、遗忘、镇痛、肌松，减轻应激反应。

【适应证】

1.头部、颜面及颈部的手术，无法行面罩麻醉者。

2.侧卧或俯卧等特殊姿势，难以确保呼吸道畅通者。

3.开胸、心脏手术等需要做正压手术者。

4.腹部手术进行胃肠道的操作时，有胃内容物反流顾虑者。

5.肠梗阻等紧急手术，非空腹者。

6.虽非绝对的适应证，但需进行长时间麻醉者。

【禁忌证】

1.困难插管者（张不开口，颈部活动受限、僵硬）。

2.颈椎受伤，无法活动者。

3.欲施行口腔内手术，不能进行口内插管者。

【准备常规】

1.插管用物　喉头镜、胶布、注射器、适合的气管导管、导引通条、听诊器、口咽通气道。

2.药物准备

（1）麻醉诱导药物：芬太尼、丙泊酚、罗库溴铵。

（2）急救药物：阿托品、肾上腺素等。

3.麻醉机准备　大型 3L 蛇形管、面罩、吸引器、吸痰管。

4.口内气管导管　分为一般气管导管、钢丝加强管（表 11-2-1）。

表 11-2-1　不同年龄常用气管导管内径及插管深度表

年龄	内径（mm）	经口插唇端距离（cm）
早产儿	2.5～3	8～9
新生儿	3.5	9～10
1 岁	4	10～11
2 岁	4.5	14
4 岁	5	15
6 岁	5.5	17
8 岁	6	19
10 岁	6.5	20
成年女性	7	21
成年男性	7.5	22

【标准流程】

1.测试麻醉机、生理监视器可正常运行。

2. 监测所有麻醉及急救装备、确认药物及用物齐全和正确。

3. 核对患者身份。

4. 建立无创监测，包括心电图（ECG）、血氧饱和度（SpO$_2$）、无创血压（NIBP）。

5. 使用 100% 氧气，应用面罩以达到充分氧合。

6. 选择适当尺寸的气管导管，测试套囊有无漏气或破损。

7. 将插管用物放置于患者头侧，并协助医师执行插管技术。

8. 依医嘱给予麻醉药物，给药后需注意患者的生理征象。

9. 待医师确认气管导管位置正确，用打气空针将套囊充气并连接呼吸管至麻醉机再粘贴上固定胶带，一般皆固定在患者的右嘴角（注意粘贴方式，避免造成压疮）。

注意气管内管是否在肺内的方法如下：①检查两边是否起伏，听诊呼吸音是否清晰对称。②麻醉机监视器上呼气末二氧化碳（ET CO$_2$）波形是否出现。③气管内管的雾气是否随挤压呼吸气囊而出现。④挤压呼吸气囊时，气道压力太高，则表示气管内管在不正确的位置。

10. 于患者口中放入适当的口咽通气道或牙垫。

11. 插管后必须注意气道压力及呼气末正压（PEEP）压力大小。

12. 眼睛部分视外科医师状况而定，一般须使用蓝色胶带由上而下粘贴，固定时将双眼皮紧密黏着，以免眼角膜受伤（移开胶带时，请慢慢移除，避免皮肤破损）。

13. 放置体温线（勿将体温线和气管导管固定在一起，以免失误将气管导管扯出）。体温线可置于口咽或鼻咽。

14. 将呼吸管路以支架固定，注意气管内管勿曲折或压到患者脸上，并将无创监护仪的线路整理收齐。

15. 将喉头镜清洗并消毒。

【并发症及处理】

（一）心血管系统

1. 低血压 收缩压低于基础值的 20% ～ 30% 或低于 80mmHg。

原因：

（1）术前禁食、清洁灌肠或术中失血引起血容量不足。

（2）麻醉药对循环的抑制（负性肌力或外周血管扩张作用）。

（3）手术操作压迫上、下腔静脉使回心血量减少。

（4）正压通气引起胸膜腔内压增高，静脉回心血量减少。

（5）肾上腺皮质功能不全、心功能不全、休克等。

（6）严重心肺并发症，如心肌缺血。

处理：

（1）解除病因：尽量解除导致低血压的原因；麻醉药的应用方法应合理，药量适当。

（2）适当补充容量，可行液体负荷试验。

（3）静脉注射麻黄碱 10 ～ 15mg，因具有 α、β 受体效应，于血压升高的同时心率也可增加；多巴胺每次 1 ～ 2mg；去氧肾上腺素 50 ～ 100μg，仅具有 α 受体效应，还可使心率反应性减慢，于心率增速者可使用。

（4）顽固性低血压者，应检查血气、电解质等。

2. 高血压 舒张压＞ 100mmHg 或收缩压高于基础值的 30%。

原因：

（1）患者本身疾病：如原发性高血压、甲状腺功能亢进、嗜铬细胞瘤、颅内压增高等。

（2）手术刺激、麻醉操作、麻醉过浅有关：如探查、压迫腹主动脉、气管插管等。

（3）通气不足，缺氧、CO$_2$ 潴留。

（4）全身麻醉恢复期高血压伴有躁动或尿潴留。

（5）药物所致：如泮库溴铵、氯胺酮常导致一过性高血压；单胺氧化酶抑制剂与哌替啶合用时亦可致血压升高；血管活性药应用不当。

处理：

（1）解除诱因：有高血压病史者可口服降压药至术晨一次药。诱导前可静脉注射乌拉地尔25～50mg；芬太尼3～5μg/kg吸入或与静脉诱导药同时应用，可减轻气管插管时的心血管反应。

（2）据手术刺激的程度调节麻醉深度。吸入麻醉药对减弱交感神经反射优于阿片类药物。

（3）顽固性高血压者，控制性降压以维持循环稳定。硝普钠0.5～1μg/（kg·min），或硝酸甘油0.5μg/（kg·min）。

（4）气管内注射利多卡因，减少应激反应。

3. 心肌缺血、急性心肌梗死、急性冠脉综合征　有资料表明，非心脏手术的手术患者围手术期心肌缺血的发生率可高达24%～39%，冠心病患者可高达40%。如果发生心肌梗死的范围较广，势必影响到心肌功能，心排血量锐减，终因心力衰竭而死亡。尤其是新近（6个月以内）发生过心肌梗死的患者，更易出现再次心肌梗死。

诱发心肌梗死的危险因素：①冠心病病史；②高龄；③存在外周血管狭窄或粥样硬化；④高血压（收缩压≥160mmHg，舒张压≥95mmHg患者其心肌梗死发生率为正常人的2倍）；⑤手术期间有较长时间的低血压；⑥据文献报告，手术历时1小时的发生率为1.6%，6小时以上则可达16.7%；⑦手术的大小，心血管手术的发生率为16%，胸部为13%，上腹部为8%；⑧术后贫血。

麻醉期间易于引起心肌氧耗量增加或缺氧的因素：①患者精神紧张、焦虑和疼痛、失眠，均可致体内儿茶酚胺释放增多和血内水平升高，周围血管阻力增加，从而提高心脏后负荷、心率增速和心肌氧耗量增加；②血压过低或过高均可影响心肌的供血、供氧，若在麻醉过程中发生低血压，比基础水平低30%并持续10分钟；③麻醉期间供氧不足或缺氧，心肌的供氧进一步恶化；④麻醉过浅或心率增快或心律失常。

4. 心律失常

（1）窦性心动过速或过缓：①心动过速与高血压同时出现，浅麻醉的表现，应适当加深麻醉；②低血容量、贫血、缺氧以及代谢率增高（如甲状腺功能亢进、恶性高热）时；③手术牵拉内脏（胃、食管、胆囊等）或心眼反射时，可因迷走神经反射致心动过缓，严重者可致心搏骤停，静脉注射阿托品0.25～0.3mg可起到预防作用。

（2）期前收缩（房性期前收缩、室性期前收缩）：①首先应明确其性质，并观察其对血流动力学的影响；②麻醉下发生的室性期前收缩多属良性，如非频发无须特殊治疗；③如因浅麻醉或CO_2蓄积所致的室性期前收缩，于加深麻醉或排出CO_2后多可缓解，必要时可静脉注射利多卡因1～1.5mg/kg；④应避免过度通气，因碱中毒时，钾离子及镁离子进入细胞内，使心室肌的应激性增加；⑤房性期前收缩多发生在原有心肺疾病的患者，偶发房性期前收缩对血流动力学的影响不明显，因此无须特殊处理。

5. 心房颤动（快速房颤）、心室颤动（为最严重的并发症）。

（二）消化系统

1. 术后恶心、呕吐　发生率与患者体质及术中用药有关，氟哌利多、阿扎司琼可缓解。

2. 误吸

（1）肠梗阻及饱胃者宜采取清醒气管插管。采用快速诱导插管时，可压迫甲状软骨使食管闭合，防止胃内容反流，并避免将气体吹入胃内。

（2）静脉注射H_2受体拮抗剂雷尼替丁50mg，西咪替丁100mg可使胃液容量减少到25ml以下，pH＞2.5，一旦发生误吸则肺损害可相应减轻。

（三）神经系统

全身麻醉下发生脑血管意外，当时未必能及时发现，只有当麻醉后发生苏醒延迟、意识障碍，或相关病理部位的功能受损所反映出特殊体征时才会引起临床注意。

1. 缺血性脑卒中

病因：

（1）动脉粥样硬化。

（2）心源性栓子（房颤、血栓形成和栓子的脱落）。

（3）血管炎。

（4）血液黏稠度的改变和高凝状态。

（5）脂肪栓子、气栓而引起栓塞和缺血性的病变。

控制高血压能降低发生缺血性脑卒中的危险。

2. 出血性脑血管病

病因：

（1）动脉瘤。

（2）脑血管畸形。

（3）高血压性动脉粥样硬化性出血。

（4）全身出血性素质等。

预防：控制高血压和保持血流动力学的平稳，能降低高血压性脑实质内出血的危险。

【苏醒延迟】

全身麻醉包括吸入麻醉、静吸复合麻醉、全凭静脉麻醉，在停止给药后，患者一般在 60～90 分钟当可获得清醒，对指令动作、定向能力和术前的记忆得以恢复。

【常见原因】

1. 药物作用的延长　①剂量过大；②增加中枢神经对药物的敏感性；③高龄；④生物学差异；⑤代谢效应；⑥药物 - 蛋白结合率的降低；⑦麻醉消除排出的延迟；⑧麻醉药的再分布；⑨降低药物的相互作用。

2. 代谢性疾病　①肝、肾、内分泌系统和神经系统疾患；②低氧血症和高碳酸血症；③酸中毒；④低血糖症；⑤血高渗综合征；⑥电解质失调（Na^+，Ca^{2+}，Mg^{2+}）和水中毒；⑦低温和高热；⑧应用神经毒性药物。

3. 中枢神经系统的损伤　①脑缺血；②颅内出血；③脑栓塞（空气、钙、纤维或脂肪）；④低氧血症和脑水肿。

【处理原则】

1. 支持疗法，无论何种原因引起的苏醒延迟，首先是保持充分的通气。

2. 实验室检查：包括血清 K^+、Na^+、Cl^- 水平，血糖、酮体；动脉血气分析以及尿常规（尿糖、酮体）。

3. 保持充分通气，不必盲目应用呼吸兴奋剂。一般可先拮抗麻醉性镇痛药（如纳洛酮）的效应，随后再拮抗肌松药的残留效应。

4. 对症治疗。

【术中知晓】

术中知晓：相当于回忆，术后能记起术中情况。

易发生知晓的麻醉方法有基础麻醉、静脉全麻、N_2O 麻醉、吸入麻醉。

原因：主要为镇静药不足，麻醉管理不到位。

常见手术：妇科腹腔镜、耳鼻喉手术、颅脑手术、无痛胃肠镜等。

（朱　翔）

第三章　硬膜外麻醉

【定义】

硬膜外麻醉是指硬膜外间隙阻滞麻醉，即将局麻药注入硬膜外腔，阻滞脊神经根，暂时使其支配区域产生麻痹，称为硬膜外间隙阻滞麻醉，简称为硬膜外阻滞。根据给药的方式可分为单次法和连续法。根据穿刺部位可分为高位、中位、低位及骶管阻滞。

【穿刺技术】

1. 为了防止全脊髓麻醉，须备好气管插管装置、给氧设备及其他急救用品。

2. 严格消毒。

3. 穿刺体位有侧卧位及坐位两种，临床上主要采用侧卧位。穿刺点应根据手术部位选定，一般取支配手术范围中央的相应棘突间隙。通常上肢穿刺点在胸 3～4 棘突间隙，上腹部手术在胸 8～10 棘突间隙，中腹部手术在胸 9～11 棘突间隙，下腹部手术在胸 12～腰 2 棘突间隙，下肢手术在腰 3～4 棘突间隙，会阴部手术在腰 4～5 间隙，也可用骶管麻醉。确定棘突间隙，一般参考体表解剖标志。如颈部明显突出的棘突，为颈下棘突；两侧肩胛冈连线交于胸 3 棘突；两侧肩胛下角连线交于胸 7 棘突；两侧髂嵴最高点连线交于腰 4 棘突或腰 3～4 棘突间隙。

4. 硬膜外间隙穿刺术有直入法和旁入法两种。颈椎、胸椎上段及腰椎的棘突相互平行，多主张用直入法；胸椎的中下段棘突呈叠瓦状，间隙狭窄，穿刺困难时可用旁入法。老年人棘上韧带钙化、脊柱弯曲受限制者，一般宜用旁入法。

5. 负压试验可用悬滴法，不推荐通过注射空气判断是否进入硬膜外腔隙。

【适应证】

1. 无痛分娩。

2. 剖宫产。

3. 胸腔手术可做术后止痛（PCA）。

4. 腹部、下肢及会阴部手术。

5. 不宜实施全身麻醉的上述手术患者。

【禁忌证】

1. 不能合作的患者。

2. 因失血或脱水而循环血流量减少时。

3. 凝血功能障碍、使用抗凝剂、PT、APTT 异常、血小板减少（＜ $100×10^9$/L）者。

4. 中枢神经系统疾病。

5. 穿刺部位感染。

6. 患者不同意。

【流程】

1. 备妥用物，连同麻醉车推至手术室。

2. 检查麻醉机及生理监护仪的功能是否正常。

3. 将急救药品备妥，置于麻醉车上，如阿托品及肾上腺素。

4. 患者准备

（1）病患资料、数据确认。

（2）为病患连接心电监测仪。

（3）检查病患的输液通道是否顺畅。

（4）向患者解释并摆好侧卧、屈膝、头弯姿势，呈虾米状。

5. 将硬膜外麻醉包置于麻醉车上，小心打开，倒入适量的消毒溶液时无菌开瓶。

6. 待麻醉完成后，协助病患取平躺卧姿，试验剂量 3～5 分钟，通常麻醉医生会询问病患下肢是否有热、麻的感觉（注：皮肤分节位置——乳头 T_4、剑突 T_7、腹部 T_{10}、髂嵴 L_1）。

7. 确认有作用后，注入麻醉药。

8. 给氧、即刻为患者测量血压，并调整测量时间为 2 分钟 1 次。

9. 为患者铺盖适当的被单或暖风毯保暖，以及依手术部位作适度的暴露。

10. 随时注意患者的生命征象，并告诉患者若有不适情形要告知，如呼吸困难、发抖、恶心呕吐等。

【注意事项】

1. 当患者采取坐姿麻醉时，要特别注意患者的安全。

2. 当患者有所主诉时，要有所响应并处理之。若患者主诉呼吸不顺时，给予吸氧；发抖时给予保暖，并了解是否为不自主发抖；若恶心呕吐则将头侧向一边，铺上一条干净的布单，给予止吐剂。

3. 当给予患者镇静剂时，需注意其 SpO_2、呼吸及采取适当的保护约束。

【并发症和处理】

（一）低血压

1. 原因

（1）交感神经阻滞→小动脉扩张（体循环阻力下降）+ 小静脉扩张→回心血量下降 → BP 下降。

（2）平面＞T_4→副交感神经功能亢进→心率下降→心排血量下降→血压下降。

（3）运动神经阻滞后，肌肉张力下降→"肌泵"作用减弱或消失，→心排血量下降→BP 下降。

（4）循环功能代偿不全者（心脏病、高血压等），未阻滞区域血管的收缩不能代偿阻滞区域血管的扩张，极易发生 BP 下降。

（5）术前有水电解质失衡、低血容量者，未经有效的处理，应用硬脊膜外腔阻滞，血压下降急骤。

2. 防治

（1）掌握好适应证，有水电解质失衡、低血容量者，尽量不用或者经有效的术前准备和处理后慎重使用硬脊膜外腔阻滞。

（2）循环功能代偿不全者，少量分次给药。

（3）扩充血容量。

（4）心动过缓，血压下降不明显时，可用阿托品 0.25～0.5mg 静脉注射。

（5）血管收缩剂的应用

1）常用麻黄碱 10mg/ 次静脉注射，连续使用 3 次以上效果不好时，考虑调换药物。

2）间羟胺 + 多巴胺，持续静脉滴注，注意浓度、速度调节。

3）去氧肾上腺素（0.3～0.5mg）静脉注射，血压可能骤升。

4）甲氧明 10mg+10% 葡萄糖静脉注射，可反射性减慢心率。

（二）呼吸抑制

1. 原因

（1）上胸部或颈部硬脊膜外腔阻滞时局麻药浓度偏高，阻滞达 T_2～T_4，肋间肌麻痹；阻滞达 C_4，膈肌运动受限。

（2）低、中位硬脊膜外腔阻滞药量过大，阻滞范围极广，肋间肌、膈肌运动受影响。

（3）局麻药中毒，呼吸中枢受抑制。

（4）镇静镇痛药使用不当。

2. 防治

（1）上胸段、颈部硬脊膜外腔阻滞使用低浓度药液（1% ～ 1.2% 利多卡因）；尽量不用呼吸抑制剂；出现呼吸困难时，面罩辅助呼吸；呼吸停止时，应行气管插管控制呼吸。

（2）掌握好用量并防止麻醉药误入血管。

（3）维持循环功能稳定。

（三）全脊髓麻醉

临床可见典型全脊髓麻醉和延迟性全脊髓麻醉。①典型全脊髓麻醉：临床表现为进行性呼吸抑制、显著血压下降、意识消失或抽搐。②延迟性全脊髓麻醉：少数患者延迟至注药后 30 分钟或更长的时间才出现体征。其机制可能是局麻药沿软膜下间隙或硬膜下间隙向上扩散所致。有报道发生率为 0.016% ～ 0.55%。

1. 原因

（1）硬脊膜外腔穿刺，穿破了硬脊膜和蛛网膜见脑脊液流出，常采用退针后置入硬脊膜外腔导管，或改间隙实施硬脊膜外腔阻滞，局麻药自裂口渗入蛛网膜下腔。

（2）硬脊膜外腔导管进入蛛网膜下腔

1）导管太硬（冬季时多见）。

2）导管口有活瓣性物质阻塞，反复抽吸无脑脊液。

3）麻醉过程中导管进入蛛网膜下腔：先天性或其他原因，患者硬脊膜很薄，注射器抽吸时产生负压，使硬脊膜紧贴导管并受胸腹腔压力变化影响，不断与导管摩擦，使其破裂，导管或药液进入蛛网膜下腔。

4）操作过程中，针稍偏斜，针尖在神经根硬脊膜的远端，损伤了神经外膜或束膜，局麻药可渗入神经束膜下间隙，并沿此或软膜下间隙扩散。

5）硬脊膜下间隙扩散。由于穿刺困难，刺伤了硬脊膜，使局麻药在硬脊膜下间隙扩散，常引起延迟性全脊髓麻醉。

2. 防治

（1）选用硬脊膜外腔阻滞时，应有充分应付以外的思想准备和药品准备，如麻醉机、气管插管、急救药品等。

（2）操作要轻柔、准确，进入硬脊膜外腔的体征要明确，一般不用单次阻滞，多选用连续阻滞。

（3）穿破了硬脊膜，有脑脊液外溢时，一般应改换麻醉方法；改换间隙穿刺实施硬脊膜外腔阻滞时，应分次小量给予麻醉药，严密观察患者的反应；若导管误入蛛网膜下腔，低位时可采用连续腰麻。

（4）每次推药前均应抽吸，排除活瓣性组织阻塞，防止导管中途进入蛛网膜下腔。

（5）一旦发生全脊髓麻醉，立即行气管插管，进行有效人工呼吸；应用血管收缩药升压；心搏停止时，立即进行胸外心脏按压，进行心脏复苏。

（四）心搏骤停

心搏骤停是硬脊膜外腔阻滞最危险的并发症。有报道发生率为 0.009% ～ 0.059%，病死率在 50% 以上。

1. 原因

（1）局麻药误入蛛网膜下腔，未及时发现和进行有效的抢救，因心肌急性缺血缺氧，而致心搏骤停。

（2）术前病情危重，脱水、酸中毒、低血容量等情况未得到有效处理—循环处于代偿边缘而未引起重视，硬脊膜外腔阻滞易出现广泛平面，血压急剧下降，导致心搏骤停。

（3）合并高血压、冠心病或其他心脏病的患者，常有潜在性循环功能障碍，选用硬脊膜外腔阻滞，易发生心搏骤停。

（4）术中神经反射或血流动力学急骤变化，导致心搏骤停。

2. 防治

（1）严格掌握适应证。

（2）重危患者，分次小量给药。

（3）术中严密观察患者反应，注意全脊髓麻醉的发生。

（4）维持循环功能稳定。

（5）术前应做好急救的一切准备。

（6）一旦发生，即刻行心、肺、脑复苏。

（五）局麻药中毒

局麻药中毒是硬脊膜外腔阻滞期间较常见的术中并发症。

1. 临床表现

（1）中枢神经系统：主要是抑制效应。

1）轻度：嗜睡、耳鸣、多语（抑制性神经元敏感性高）。

2）中度：神志消失及肌震颤（抑制不平衡的结果）。

3）重度：惊厥。

（2）心血管系统：主要是抑制效应。

1）轻度：血压升高、心率增快（中枢神经系统相对兴奋的结果）。

2）中度：血压下降、心率减慢、心排血量下降。

3）重度：心搏骤停。

2. 原因

（1）局麻药剂量过大。

（2）局麻药误入血管内。

（3）作用部位血供丰富而局麻药中未加血管收缩药。

（4）患者耐受力下降而局麻药未相应减量。

3. 预防

（1）麻醉前使用地西泮或苯巴比妥。

（2）局麻药中加入肾上腺素。

（3）注药前回抽。

（4）一次用量少于极量，儿童按千克体重计算。

（5）根据患者情况酌情减量。

4. 治疗

（1）停止给药。

（2）面罩给氧，观察变化。

（3）轻、中度中毒时静脉注射地西泮。

（4）重度中毒出现惊厥时静脉注射硫喷妥钠或琥珀胆碱。

（5）插管给氧、维持循环稳定。

（6）必要时复苏。

（六）肾上腺素的不良反应与防治

1. 肾上腺素的不良反应　局麻药中常加入肾上腺素，以延长麻醉时间，减慢药物的吸收，当出现以下情况时，会导致患者出现肾上腺素的不良反应：①如果用量过多；②硬脊膜外腔血管有损伤；③患者对肾上腺素敏感均有可能出现血压剧升、心动过速、头痛、烦躁不安等。

2. 防治

（1）严格掌握使用浓度（1/40 万～1/20 万），一般 6 号针头大概 16μg/ 滴。

（2）减少血管损伤。

（3）怀疑有肾上腺素不良反应时，应减低浓度或者不加肾上腺素。

（七）截瘫

近年来结果表明，神经损伤特别是截瘫已超越脑损害成为麻醉致伤的第二位原因，是研究的热点。截瘫发生率极低，但它是硬脊膜外腔阻滞最严重的神经并发症，可能的原因分述如下。

1. 脊髓直接损伤

（1）原因：①穿刺时用力过猛或误入蛛网膜下腔，穿刺针直接刺伤脊髓；②麻醉间隙定位失误，尤其是儿童。

（2）临床表现：损伤时常伴剧痛，可有一过性意识消失；截瘫平面与穿刺点一致。

（3）预防：

1）操作要求用力均匀平稳，缓缓进针（利用两手相对抗之合力将针向前推进，不可两手同时向一方向用力推进）。

2）注意脊髓下端在椎管相应部位：①成人下端止于 L_1 下缘或 L_2 上缘→腰穿时应低于 L_2；②儿童及新生儿止于 L_3 椎体→腰穿时应低于 L_3。

2. 血肿

（1）原因：穿刺或置管损伤血管出血，据报道，一次穿刺成功的出血率为 24.4%～25.9%，41～70 岁者为 31.2%。但出血一般不会形成血肿，大多数患者均可自行吸收。凝血障碍、血管硬化、使用抗凝治疗的患者可形成血肿。

（2）临床表现：麻醉作用异常持久；消退后又出现麻醉现象；腰部剧痛→截瘫。

（3）诊断：①术后患者下肢功能未能在预计时间内恢复，应考虑并发血肿的可能；②检查：MR（及时、确切）—硬脊膜外腔局部高密度影，且穿刺间隙上下散在较低密度影；CT 常不能发现血肿。

（4）治疗：确诊者 8 小时内椎板切开清除血肿减压。

（5）预防：①接受抗凝治疗和凝血功能障碍的患者，不选用硬脊膜外腔阻滞；②提高穿刺技术，减少出血发生率；③可疑者术后随访要及时；④血小板＜ $60×10^9$/L 禁用连续硬脊膜外腔阻滞。

3. 脓肿

（1）原因：①麻醉用具消毒不严；②操作时将细菌带入硬脊膜外腔；③细菌经血液或淋巴液播散到硬脊膜外腔，形成脓肿。

（2）临床表现：腰部剧痛，咳嗽、弯颈、屈腿疼痛加剧；高热、寒战→神经根反射性疼痛，同时棘突压痛和叩击痛→截瘫。

（3）处理：椎板切开减压 + 大剂量抗生素（脊髓耐受完全性缺血的时间是 45 分钟，椎板减压引流脓肿手术越早越好）。

（4）预防：①麻醉用具及皮肤严格消毒；②遵守无菌操作原则；③穿刺点附近皮肤有感染者，忌用硬脊膜外腔阻滞；④全身有急性感染灶者（急性扁桃体炎、急性泌尿系统感染等）应待感染控制后再行手术。

4. 硬脊膜外腔气肿　硬脊膜外腔容积大约 100ml，如果压力突然增高，可压迫脊髓产生暂时性缺血，导致神经损害，甚至截瘫。

（1）临床表现：麻醉作用消失后常出现腰背部剧痛；有报道：硬脊膜外腔注入空气 30～40ml 后再推药 20ml，术后会产生脊髓压迫症状，7 个月才完全恢复。

（2）CT 检查：硬脊膜外腔局部散在囊状低密度影。

（3）预防：尽量少注空气。

5. 脊髓前动脉综合征　脊髓前动脉来自两侧椎动脉的颅内部分，在延脑腹侧合并为一支，沿脊髓前正中裂下行，供应脊髓横断面前 2/3 范围，此部分血供相对较少，易发生缺血性损害，其主要病变为前侧柱缺血性坏死。

（1）原发因素：椎管内肿瘤或腰椎间盘突出可以压迫脊髓前动脉；动脉粥样硬化、栓塞、动脉瘤、主动脉缩窄等，均可使脊髓前动脉的血流减少。

（2）诱因：局麻药中肾上腺素浓度过高，使血管痉挛；麻醉过程中血压剧降，持续时间长，都可使脊髓前动脉的血流锐减，从而导致脊髓前侧柱缺血坏死。

（3）临床特点：无感觉障碍；主诉运动障碍（翻身困难、躯体沉重）。

（4）预防：①硬脊膜外腔阻滞过程中，避免持续性低血压，出现低血压，应积极处理；②有血管疾患的患者、老年患者，局麻药应少加或不给肾上腺素。

6. 潜在性中枢神经系统疾患　术前患者已存在中枢神经系统病变，但未发现症状和明显体征，麻醉后出现症状，甚至偶合截瘫。麻醉后出现神经系统并发症（又不能用操作不当解释）与麻醉操作无直接关系时，应考虑到潜在性疾病的可能性。如慢性脊髓蛛网膜炎、椎管内肿瘤、转移性肿瘤等，可通过造影或 CT、MRI 检查确诊。

防治：①麻醉前应仔细询问病史和进行必要的体检，有中枢神经系统疾病史或已出现可疑症状的患者，不选用硬脊膜外腔阻滞；②术前未发现，术后出现神经系统并发症时，宜尽快检查确诊，需手术者应及早手术。

7. 癔症性截瘫　据报道癔症患者于硬脊膜外腔阻滞后出现截瘫。

（1）诊断主要依据：①神经系统检查与出现的症状不符；②患者熟睡与清醒时的表现不一致，暗示疗法常有效。

（2）注意：诊断更要慎重，要求做检查和观察，严防误诊。

（八）神经根损伤

1. 常见原因

（1）物理损伤：硬脊膜外腔穿刺时，可因针偏离正中线而损伤神经根，术后出现局限性感觉障碍。

（2）化学损伤：甲醛或误入高浓度非麻醉药，损伤范围广。

2. 机制　神经损伤机制主要包括侵入性损伤、蛋白变性、脱水、神经内注射、血管收缩剂引起缺血、局麻药毒性作用。

3. 防治

（1）穿刺动作应轻柔，忌用暴力，有异感出现时应停止操作，改换方向或部位穿刺。

（2）有时盆腔手术操作可能损伤腰骶丛的部分神经，这类患者临床表现同穿刺点无关系。

（3）局限性感觉障碍，可用神经营养剂、理疗等方法治疗，一般可恢复。

（九）腰背痛

1. 原因

（1）穿刺粗暴可损伤韧带和肌膜。

（2）进针过深可损伤椎板骨膜，甚至损伤髓核包膜，导致椎间盘脱出。

（3）手术台过硬，手术时间长，麻醉后肌肉松弛，可因过度牵张而肌肉劳损。

2. 防治

（1）穿刺时忌用暴力，尽量用细针，针斜口与韧带走向平行，减少对韧带的损伤。

（2）进针受阻时，不要硬性推进穿刺针，应调整针的方向，进针避免过深，防止损伤髓核包膜。

（3）一般腰背痛，休息、理疗即可恢复。

（4）椎间盘脱出作相应治疗。

（十）气胸、皮下气肿、气栓

1. 原因

（1）气胸：常因胸段穿刺时穿刺针滑向一侧，进针过深，损伤胸膜所致，可伴纵隔气肿和皮下气肿。

（2）用空气测试硬脊膜外腔阻滞时，注入量过大，空气从颈椎、胸椎的椎旁孔逸出，沿深筋膜，向颈、胸部皮下组织扩散，查体时有明显的捻发音。

（3）临床上有报道，因硬脊膜外腔血管破裂或导管进入血管，用空气测试时，气体经血管扩散，并发肺栓塞。

2. 防治

（1）穿刺针过深时未触及黄韧带应查明原因，不能盲目进针。

（2）注气试验时，空气用量应小，或者用盐水做注液试验。

（3）血管破裂，导管进入血管时，应禁用空气测试，可用生理盐水测试，或退出导管。

（4）皮下气肿，程度不重，可自行吸收。

（5）气胸时可胸腔抽气治疗，张力性气胸应做闭式引流。

（十一）导管引起的并发症

1. 导管折断

（1）原因：①置管困难时，退管不退针，斜口将导管割断；②拔管时用力过猛，特别是使用已久已老化的导管更易折断。

（2）临床表现及预后：约80%的患者终身无不适；约20%的患者可出现腰腿痛等。部分病人被误诊为椎管肿瘤或腰椎间盘突出。

（3）预防：①导管已过斜口时，需退管时同穿刺针一起外退，以防穿刺针斜口割断导管；②定期更换老化、有裂隙的导管；③治疗：导管断在皮下可考虑取出；断在硬脊膜外腔，无临床表现时主张观察；出现压迫体征，可考虑椎间盘镜取出或手术取出。

2. 拔管困难

（1）原因：①骨质或肌肉痉挛使导管不能拔出；②导管前端扭结成扣，不能拔出。

（2）防治：①拔管时让患者躺成原穿刺置管的体位。此外可给予热敷，局部封闭。拔时手指尽量贴近皮肤，缓缓用力，有人还主张给予肌肉松弛剂。②置管困难时，不要硬性送管，可用生理盐水冲击导管，有时可顺利送入导管。导管不宜送入太长以防扭结。送管时穿刺针斜口方向不要变动，防转动时使导管曲折。

（十二）霍纳综合征

霍纳综合征多发生于颈部或上胸部硬脊膜外腔阻滞，可能是局麻药经颈椎椎旁孔溢出，阻滞了星状神经节，表现为眼睑下垂、瞳孔缩小、视物模糊、鼻塞、颜面热感等。不必处理，药效过后，症状自行消失。

（十三）上皮样瘤

由穿刺针尖将上皮植入硬脊膜外腔，以后形成上皮样瘤，较长时间后，才出现压迫脊髓症状。

（十四）鼻尖发痒

临床上发现硬脊膜外腔阻滞中有少数患者出现鼻尖发痒的表现，不能用其他原因解释，可能与硬脊膜外腔阻滞有关，其机制不明。局部用乙醇纱布擦一下，或镇静剂，可缓解或消失。

（朱　翔）

第四章 神经阻滞（区域阻滞麻醉）

【定义】

在神经干、丛、节的周围注射局麻药，阻滞其冲动传导，使所支配的区域产生麻醉作用，称神经阻滞。神经阻滞只需注射一处，即可获得较大的麻醉区域。但有引起严重并发症的可能，故操作时必须熟悉局部解剖，了解穿刺针所要经过的组织，以及附近的血管、脏器和体腔等。常用神经阻滞有肋间、眶下、坐骨、指（趾）神经干阻滞，颈丛、臂神经丛阻滞，以及诊疗用的星状神经节和腰交感神经节阻滞等。

【适应证】

1. 创伤、术后的急性痛。

2. 各种神经病理性疼痛，如三叉神经痛、舌咽神经痛、带状疱疹及疱疹后神经痛、复杂区域疼痛综合征、幻肢痛等。

3. 慢性退行性变如颈椎病、腰椎间盘突出症、退行性骨关节病、骨性关节炎等。

4. 各种头痛，如颈源性头痛、偏头痛、丛集性头痛、枕神经痛等。

5. 各种血管疾病如雷诺病、闭塞性脉管炎、心绞痛、脑血管痉挛等。

6. 癌性疼痛。

7. 非疼痛性疾病，如面神经麻痹、面肌痉挛、颞下颌关节紊乱综合征、突发性耳聋、视神经炎、过敏性鼻炎、顽固性呃逆、自主神经功能紊乱等。

【禁忌证】

1. 未明确诊断者忌行神经阻滞以免掩盖病情。

2. 不合作患者。

3. 局部或全身感染。

4. 有出血倾向者。

5. 严重心肺功能不全者。

6. 对局麻药过敏者。

一、臂丛神经阻滞术

【适应证】

1. 外伤、骨折、肿瘤等引起上肢疼痛，如肩臂软组织痛、肩周炎、上肢血管性疾病、带状疱疹后神经痛等。

2. 中枢性或末梢性上肢疼痛的鉴别诊断。

【禁忌证】

1. 穿刺部位畸形、感染或肿瘤。

2. 肺气肿或呼吸功能不全者。

3. 有出血倾向者。

【并发症】

1. 霍纳综合征 臂丛神经阻滞并发颈交感神经节阻滞时可出现霍纳综合征，多无须处理。

2. 喉返神经阻滞 多因药物剂量大引起，表现为声音嘶哑、失音。

3. 膈神经阻滞　一旦发生应及时给氧、辅助呼吸。

4. 全脊髓麻醉　进针方向垂直于椎体，或进针过深，可能使药物误入蛛网膜下隙，致全脊髓麻醉。

5. 局麻药中毒　由于进针方向垂直于椎体，或进针过深，药物误入椎动脉可致局麻药中毒。

二、颈浅丛神经阻滞术

【适应证】

落枕、枕后神经痛、耳大神经痛、颈部神经痛及锁骨上神经痛等。

【禁忌证】

1. 局部感染。

2. 有出血倾向者。

【并发症】

局麻药中毒：局麻药误入颈外静脉可致局麻药中毒。

（朱　翔）

附：各类疾病手术应掌握的麻醉方式

神经系统手术、心血管手术、五官科手术、口腔科手术、眼科手术、小儿外科手术、甲乳外科手术、介入科手术麻醉应掌握全身麻醉。

普外科腹部手术、胸科手术、泌尿外科手术、妇产科手术麻醉应掌握全身麻醉和椎管内麻醉。

骨科手术应掌握全身麻醉、椎管内麻醉及神经阻滞。

（朱　翔）